科学出版社"十三五"普通高等教育本科规划教材

康复医学技术与设备

主　编　漆小平　李立新　付　峰

主　审　武　剑　郭学军

副主编　袁　华　史学涛　姚树森　薛　蓬

　　　　杨丽芳　药　晨　黄奕江　云庆辉

U0389147

科 学 出 版 社

北　京

内 容 简 介

本教材从临床应用角度系统介绍康复医学的主流支持技术与设备，重点阐述现代康复设备的生理学原理、工程学应用背景以及整机构成的关键技术。

本教材是医学设备系列教材之五，内容分为六章。第一章康复评定技术，介绍康复评定的基本概念、实施原则、主要方法、内容和常用设备；第二章神经电生理检查设备，主要介绍肌电图机、脑电图机和诱发电位仪的整机构成及关键技术；第三章运动康复设备，主要介绍各种关节活动设备、多关节主被动训练仪、运动康复训练系统和平衡训练器械等，并在国内教材中首次介绍各类康复机器人和运动代偿器械；第四章电磁物理治疗设备，介绍离子导入、低频电疗、中频电疗、高频电疗和磁疗等设备；第五章非电物理治疗设备，内容包括光波、力学、冷热、机械波和水疗等物理治疗设备；第六章为生物反馈治疗技术，介绍生物反馈的心理治疗和具有生物反馈的功能性电刺激以及相关器械。

本教材可作为生物医学工程、临床医学、康复医学及护理学等相关专业的本科生教材，也可作为相关专业研究生、专科生的选修课教材，以及医学工程技术人员、临床医护人员的参考读物。

图书在版编目（CIP）数据

康复医学技术与设备/漆小平，李立新，付峰主编. —北京：科学出版社，2023.9

科学出版社"十三五"普通高等教育本科规划教材

ISBN 978-7-03-076421-8

Ⅰ.①康…　Ⅱ.①漆… ②李… ③付…　Ⅲ.①康复医学–高等学校–教材　Ⅳ.① R49

中国国家版本馆 CIP 数据核字（2023）第 177477 号

责任编辑：李　植/责任校对：宁辉彩
责任印制：张　伟/封面设计：陈　敬

科 学 出 版 社 出版

北京东黄城根北街 16 号
邮政编码：100717
http://www.sciencep.com

北京中石油彩色印刷有限责任公司 印刷

科学出版社发行　各地新华书店经销

*

2023 年 9 月第 一 版　开本：787×1092　1/16
2024 年 1 月第二次印刷　印张：32
字数：895 000

定价：168.00 元
（如有印装质量问题，我社负责调换）

编委会人员

刘　勇（大连医科大学附属第一医院）　　刘海斌（山东第一医科大学）

刘润芝（山东第一医科大学）　　　　　　刘　琳（海口市第四人民医院）

刘锐岗（空军军医大学）　　　　　　　　刘蓉蓉（北京大学口腔医学院）

刘　鹏（解放军联勤保障部队九二四医院）　齐　立（解放军联勤保障部队九二四医院）

米永巍（中部战区总医院）　　　　　　　江　山（中日友好医院）

江慧杰（联勤保障部队临潼康复疗养中心）　孙丽艳（大连大学附属新华医院）

孙晓龙（空军军医大学西京医院）　　　　孙彬彬（解放军总医院第一医学中心）

孙喜文（京科维创技术服务有限公司）　　苏红森（解放军联勤保障部队九二四医院）

苏　娟（联勤保障部队临潼康复疗养中心）　杜少鹏（解放军总医院第七医学中心）

杜　杰（大连市软组织疼痛研究会）　　　李　卫（陆军军医大学）

李卫平（邵东市中医医院）　　　　　　　李业博（空军军医大学第二附属医院）

李立新（联勤保障部队临潼康复疗养中心）　李　让（京科维创技术服务（北京）有限公司）

李永勤（陆军军医大学）　　　　　　　　李成毅（广州市第十二人民医院）

李军强（联勤保障部队临潼康复疗养中心）　李志方（解放军总医院第一医学中心）

李忠红（陆军军医大学士官学校）　　　　李咏雪（联勤保障部队药监总站）

李岩峰（解放军总医院第四医学中心）　　李晓亮（联勤保障部队药监总站）

李晓铭（山东第一医科大学）　　　　　　李晓燕（大连大学附属新华医院）

李效银（陆军第八十集团军医院）　　　　李　婵（西安市儿童医院）

李　辉（解放军联勤保障部队九二三医院）　李瑞欣（大连大学附属新华医院）

李　雷（南部战区海军第一医院）　　　　李靖宇（解放军联勤保障部队九六七医院）

李　磊（空军军医大学）　　　　　　　　杨　军（解放军总医院海南医院）

杨丽芳（西安市儿童医院）　　　　　　　杨　剑（空军军医大学西京医院）

杨　琳（空军军医大学）　　　　　　　　杨　斌（解放军联勤保障部队九〇七医院）

杨　滨（空军军医大学）　　　　　　　　杨德武（北京卫生职业学院）

肖义荣（解放军联勤保障部队九〇七医院）　吴小宝（解放军联勤保障部队九〇七医院）

吴向东（平顶山市中医医院）　　　　　　吴坤坤（河南百昌源医疗科技有限公司）

吴英花（延边大学附属医院）　　　　　　吴佳铭（陆军军医大学士官学校）

吴建刚（迈创精准检测公司）　　　　　　吴　琴（山西省人民医院）

何永正（河南翔宇医疗设备股份有限公司）　怀　亮（山东第一医科大学）

宋振华（海口市人民医院）　　　　　　　张红远（解放军联勤保障部队九二三医院）

张克清（安阳市中医院）　　　　　　　　张丽欢（大连医科大学附属第一医院）

张林媛（空军军医大学）　　　　　　　　张　杰（河南翔宇医疗设备股份有限公司）

张　峥（战略支援部队特色医学中心）　　张秋实（联勤保障部队药监总站）

张俊红（解放军总医院第八医学中心）　　张　洁（山东第一医科大学）

张甜甜（连云港市特殊教育中心）　　　　张朝兵（合肥市第三人民医院）

张　楠（大连大学附属新华医院）　张鹏飞（空军军医大学）

张　毅（空军军医大学）　陈卉芳（广州医科大学）

陈　光（解放军联勤保障部队九〇七医院）　陈荟先（解放军总医院第五医学中心）

陈晓飞（解放军联勤保障部队九八〇医院）　陈　静（大连医科大学附属第一医院）

陈碧华（陆军军医大学）　武　剑（清华大学附属北京清华长庚医院）

武　婷（天津市胸科医院）　林　枫（南京大学）

招展奇（空军军医大学）　季振宇（空军军医大学）

周怡敏（空军军医大学）　周　荃（广州一康医疗设备实业有限公司）

周晓晖（海南省中医院）　郑小溪（中部战区总医院）

郑东宏（河源市人民医院）　郎　朗（陆军军医大学第二附属医院）

孟　欣（空军军医大学西京医院）　孟　慧（山东第一医科大学）

赵志秋（山东第一医科大学）　赵晨光（空军军医大学西京医院）

赵淑丽（解放军总医院医保中心）　赵嫦莹（广东省工伤康复医院）

胡大维（联勤保障部队大连康复疗养中心）　胡　旭（空军军医大学西京医院）

药　晨（解放军总医院第八医学中心）　段惠娟（解放军总医院第五医学中心）

侯振恒（京科维创技术服务（北京）有限公司）　施艳艳（河南师范大学）

闻　巍（解放军总医院海南医院）　姜廷帅（空军军医大学西京医院）

姜茂刚（空军军医大学第二附属医院）　宫晓洋（大连医科大学附属第一医院）

姚　凯（解放军总医院第一医学中心）　姚树森（解放军总医院医保中心）

袁水平（解放军联勤保障部队九〇七医院）　袁　华（空军军医大学西京医院）

袁亦金（上海海神医疗电子仪器有限公司）　袁志垚（新乡医学院第一附属医院）

袁鸿儒（空军军医大学西京医院）　柴肖锋（河南翔宇医疗设备股份有限公司）

晁　勇（解放军总医院医保中心）　徐灿华（空军军医大学）

徐　桓（联勤保障部队药监总站）　徐海琴（空军九八六医院）

高玉玲（大连医科大学附属第一医院）　高华永（解放军总医院）

高　鹏（解放军联勤保障部队九二四医院）　郭学军（新乡医学院第一附属医院）

唐　伟（大连大学附属新华医院）　唐　迪（联勤保障部队大连康复疗养中心）

黄日新（广州一康医疗设备实业有限公司）　黄礼群（中部战区总医院）

黄呈凤（联勤保障部队药监总站）　黄奕江（解放军联勤保障部队九〇七医院）

黄振俊（解放军总医院海南医院）　曹婷婷（大连港医院）

龚渝顺（陆军军医大学）　崔向红（联勤保障部队大连康复疗养中心）

崔　骊（空军军医大学西京医院）　崔景辉（大连德澜医院）

章祖华（联勤保障部队桂林康复疗养中心）　琚　芬（空军军医大学西京医院）

韩　峰（大连港医院）　覃家华（重钢总医院）

程亮亮（大连大学附属中山医院）　焦亮强（解放军联勤保障部队九〇七医院）

谢　地（山东第一医科大学）

漆小平（空军军医大学）

樊佳东（解放军总医院第四医学中心）

颜　园（迈创精准检测公司）

薛　蓬（大连市社区卫生服务研究会）

霍　江（解放军总医院第五医学中心）

磨国鑫（解放军总医院第八医学中心）

魏　良（陆军军医大学）

路刘平（联勤保障部队临潼康复疗养中心）

熊　攀（上海海神医疗电子仪器有限公司）

黎大鹏（联勤保障部队临潼康复疗养中心）

潘云虎（解放军联勤保障部队九〇七医院）

霍旭阳（吉林医药学院）

穆景颂（中国科学技术大学附属第一医院）

魏旭峰（无锡明慈心血管病医院）

魏珊珊（山东第一医科大学）

前　言

人们都希望健康，期盼生理机能永不衰老。然而，伤病、慢病、衰老造成的退行性病变，以及手术等有创治疗，都不可避免地会损伤或影响人体部分生理功能，导致某些功能障碍，甚至残疾。对于这些伤病或伤残者而言，即使仅缺失部分生理功能，尤其是运动能力，也是非常痛苦的，将严重影响其生活与生存质量。为此，现代医疗更加重视功能"康复"，有责任在挽救生命的同时，最大限度地恢复或维系患（伤）者的生理功能。

康复一词译自于英语"rehabilitation"，词义是伤病后重获能力，以适应正常的社会活动。康复的意义并不在于完全消除病理变化，而是经过康复治疗，使已经形成障碍或残疾的功能恢复到最佳状态。1993 年，世界卫生组织（WHO）给康复的定义为：康复是一个帮助病员或残疾人在生理或解剖缺陷的限度内和环境条件许可的范围内，根据其愿望和生活规划，促进其在生理、心理、社会生活、职业、业余消遣和教育等方面的潜能得到最充分发展的过程。

康复医学是围绕人体功能障碍，以恢复或代偿机体功能、弥补或重建功能缺失、提高和改善生存质量为核心目标的医学学科。其特征是治疗的非药物性和无创伤性，主要是通过各种物理刺激或外在干预来调动机体的自我修复和功能重建能力，使患者从生理功能到精神层面得到全面恢复。现代康复医学涉及的治疗技术十分宽泛，包含物理治疗、作业治疗、言语治疗、心理治疗、康复工程等。

物理治疗是康复医学中最为重要且有效的治疗技术，主要包括物理因子治疗和运动康复训练，其中的治疗和训练过程均依赖各专项支持设备。物理因子治疗就是"理疗"，是利用自然界和理疗设备提供的人工物理能量来促进组织修复、减轻病残程度，也是目前广泛使用的康复治疗形式。随着科技进步，许多新兴的物理治疗技术与设备陆续投入使用，从而极大丰富并扩展了物理因子治疗，使以往困难或无法开展的康复治疗得以普及。比如，动态干扰治疗仪的出现催生了干扰电疗法，它利用中频交流电的穿透性，在机体更深层的组织界面产生低频调制脉冲，以治疗神经肌肉类疾病。又如，体外冲击波在体外碎石术的基础上已成功地用于治疗骨骼和软组织等疾病，尤其是气压弹道式冲击波治疗仪的小型化和使用安全性，又促进了体外冲击波治疗技术在运动康复领域的快速普及与应用。许多精神类疾病可归咎于大脑某些区域的异常行为，经颅磁刺激仪刺激大脑皮层，可诱导皮层产生感应电流，进而调节中枢神经部分功能区的兴奋性。因而，经颅磁刺激也为精神及神经疾病的治疗提供了一种无痛、无创的方法。

运动康复是利用运动刺激来改善已经丧失或正在减弱的运动机能，预防和缓解肌肉萎缩及并发症。在疾病的急性期和早期，可以预防残疾，使已发生的轻度功能障碍逆转或程度减轻；对于已经不能逆转的残疾，则训练患者借助工具辅助完成某些功能动作，或实现功能替代与代偿。因此，运动康复器械应包含三个层次，一是适应于早期康复治疗的被动训练器材，如各种 CPM（关节持续性被动活动）机、主被动训练仪等，尤其是床边主被动训练仪使脑卒中或骨科手术患者的早期运动治疗成为可能。二是抗阻和平衡训练器械，适用于有一定运动能力的患者，最常用的基础训练器械包括各种等速肌力训练器、耐力运动器材和平衡训练器械等。对于某些神经系统疾病以及手术后运动功能障碍的患者，不具备上器械能力，比如不能站立、四肢无法自主活动等，可采用运动康复训练系统。运动康复训练系统是康复训练的智能化高端器械，比如，上肢机器人利用智能仿生技术，通过模拟上肢各关节的运动规律，可以为各级肌力水平的患者制订个性化治疗方案，开展上肢全关节的被动、主被动和主动训练。

具有运动代偿能力的器械是运动康复设备的重要组成部分，包括各种假肢、矫形器、助行器械、机械手、外骨骼机器人等。近些年，外骨骼机器人技术快速发展，已形成电子、机械、仿生跨界融合的前沿技术，其中最为重要的衍生应用就是能够辅助和增强残疾人代步移行能力的可穿戴设备——下肢外骨骼机器人。下肢外骨骼机器人是一类便于穿戴、有体外助力的智能化机械系统，不仅能够通过迈步训练逐渐改善患者的下肢协调能力，还可以利用仿生动力系统辅助下肢残疾者站立以及自主行走。

《康复医学技术与设备》是医学设备系列教材之五，内容分为六章。第一章介绍康复评定的基本概念、实施原则、主要方法、内容和常用设备，重点介绍了几款典型的运动功能评定设备。神经电生理检查是康复评定的重要内容，为此，将神经电生理检查设备独立设为第二章，主要介绍肌电图机、脑电图机和诱发电位仪的整机构成及关键技术，并在诱发电位环节中阐述了运动诱发电位、事件相关电位的形成过程和检测方法。第三章运动康复设备是本书的重点内容，主要介绍利用"运动"这一机械性物理方式对人体进行功能干预的支持设备，包括各种CPM关节活动设备、多关节主被动训练仪、运动康复训练系统和平衡训练器械等，并在国内教材中首次介绍各类康复机器人、运动代偿器械及外骨骼机器人。第四章为电磁物理治疗设备，分别介绍了离子导入、低频电疗、中频电疗、高频电疗和磁疗等设备的电路结构和实现技术。第五章为非电物理治疗设备，内容包括光波、力学、冷热、机械波和水疗等物理治疗设备。生物反馈是康复领域的新兴治疗技术，本书将这部分内容放在第六章，并在详细介绍生物反馈的心理治疗的基础上，介绍了具有生物反馈的功能性电刺激以及相关器械。

在教材编写过程中获得了空军军医大学、陆军军医大学、山东第一医科大学等医学院校和解放军总医院等医疗单位，以及河南翔宇医疗设备股份有限公司、广州一康医疗设备实业有限公司、上海海神医疗电子仪器有限公司、杭州永川科技有限公司、京科维创技术服务（北京）有限公司等企业的大力支持，借此表示诚挚谢意！

需要说明，康复医学设备种类繁多，限于篇幅，本教材不能一一列举，随着科技和医学的发展，各种康复技术与设备的使用方法及标准规范也会不断更新，建议读者使用本教材涉及的技术方法与设备时，应认真阅读配套的使用说明和操作规范。

本教材虽经多次修改、审校，但因内容广，加之学识有限，难免存在纰漏，敬请指正！

2022 年 6 月于海南

目　　录

第一章　康复评定技术···1
　　第一节　康复评定及实施原则··1
　　第二节　运动功能评定···10
　　第三节　其他功能评定···51
　　习题一···72

第二章　神经电生理检查设备···74
　　第一节　肌电图检查技术与设备···74
　　第二节　脑电图与诱发电位检查技术与设备·································107
　　习题二··138

第三章　运动康复设备··140
　　第一节　运动治疗···140
　　第二节　关节活动技术与训练设备···155
　　第三节　肌力与耐力训练设备··171
　　第四节　平衡与协调训练设备··213
　　第五节　运动代偿器械与外骨骼机器人·····································230
　　习题三··259

第四章　电磁物理治疗设备··261
　　第一节　直流电治疗与离子导入设备·······································261
　　第二节　低频电疗设备···271
　　第三节　中频电疗设备···290
　　第四节　高频电疗设备···307
　　第五节　磁疗设备···331
　　习题四··346

第五章　非电物理治疗设备··348
　　第一节　光波治疗设备···348
　　第二节　力学治疗技术与设备··365
　　第三节　冷热疗设备···401
　　第四节　机械波治疗设备···426
　　第五节　水疗设备···461
　　习题五··476

第六章　生物反馈治疗技术··478
　　第一节　生物反馈治疗原理··478
　　第二节　生物反馈的心理治疗方法···484
　　第三节　具有生物反馈的功能性电刺激······································489
　　习题六··496

参考文献···497

第一章　康复评定技术

"拯救生命"并使其功能恢复"如初",是现代医疗追求的最高境界。随着临床医学的进步,许多病死率极高的疾病已得到有效救治,使危重症患者的生存率大幅提升。然而,在急性疾病度过危险期后或慢性疾病的退行性病变,又使得患者面临着各种功能障碍,严重影响其生存质量。因此,现代医学更加重视患者的功能恢复,旨在救助生命的同时,尽可能地恢复其原有的正常生理功能。

康复(rehabilitation)就是病、伤、残后机体功能的恢复过程,是指综合应用医学的、社会的、教育的、职业的措施,采用各种非药性的物理干预和专项功能训练等治疗手段,尽最大可能消除或减轻病、伤、残者的功能障碍,改善和保持他们的生理、心理、智力和(或)社会功能,使其早日回归社会。

康复医学源自于医学康复,是临床医学的一个重要分支。虽然,临床上常将康复医学简称为康复,但两者并不等同。从学术角度上看,康复是一项事业,医学康复(medical rehabilitation)是一个领域,而康复医学(rehabilitation medicine)则是一个具体的专业或专科,具有完整的学科属性。简言之,康复医学是以研究病、伤、残者功能障碍的预防、评定和治疗为主要任务,以恢复躯体功能、提高生活自理能力、改善生存质量为目标,是临床医学一级学科目录下的二级学科。康复医学主要是面对急性病恢复期、慢性病、先天或后天的伤残者,强调功能恢复,要使患者不仅在生理上,而且要在心理、精神和社会层面得到全面康复。

第一节　康复评定及实施原则

康复评定(rehabilitation evaluation)是康复治疗的基础,如果没有客观评定就无法规划治疗、评价疗效。康复评定类似于临床诊断,但比临床诊断更加细致、详尽。由于康复医学的对象是有功能障碍的患者,治疗目的是最大限度地恢复、重建或代偿其功能,因此,康复评定的重点不是寻找病因,而是客观、准确地评定功能障碍的原因、性质、部位、范围、严重程度、发展趋势、预后和转归,并为规划康复治疗提供依据。

一、康复评定概述

康复评定目前尚无统一的定义,但主流的诠释是,康复评定是在临床检查的基础上,对病、伤、残患者的功能状况及水平进行客观、定性和(或)定量描述,并对其结果做出合理解释,因而又称其为功能评定。康复评定是对人体的整体功能进行评价,包括躯体运动功能、言语(交流)功能、心理精神功能和社会适应性等四个方面。

(一)康复评定的作用与意义

康复评定分为临床评定和功能评定两个方面。其中,临床评定(clinical evaluation)是对疾病、功能障碍和临床诊断等全部资料进行综合的过程,主要包括症状、体征、疾病诊断、各种辅助检查的结果以及患者的身心健康等,重点是评价患者的健康状况、可能接受康复治疗(训练)的能力以及风险判断;功能评定(functional evaluation)是描述机体功能及受限状况的过程,既需要对身体局部单一功能进行评定,如肌力评定、关节活动度评定等,也要对总体功能进行评定,如日常生活活动能力评定、职业能力的评定等,重点是对个体生活自理能力的评定。

1. 康复评定的作用　康复评定的基本意义就是根据患者功能障碍的性质、范围、程度以及康复需求,恰当规划和适时修正治疗方案,并评价治疗效果。

（1）掌握功能障碍的状况

1）了解功能障碍的性质。寻找引起功能障碍的器官组织缺陷，包括先天性（如先天性脊髓脊膜膨出、先天性心脏病等）、后天性（如小儿脑性瘫痪、小儿麻痹后遗症、脑卒中等）或继发性（如骨折后长期卧床引起的关节挛缩等）的疾病。

2）了解功能障碍的范围。明确功能障碍导致哪部分器官受到限制，如颅脑损伤患者是单纯性躯体运动功能障碍，还是同时存在认知、言语和心理障碍等。

3）了解功能障碍的程度。按照世界卫生组织（World Health Organization，WHO）标准，分清功能障碍是组织器官水平缺陷，或身体活动能力受到影响，还是个体与外界交往、发挥社会作用受到限制，区分损伤、活动受限和参与受限三个不同层次的障碍。

（2）制订康复计划：不同性质的功能障碍需要选择不同的治疗措施和方法，为此，需要查找和分析导致功能障碍的原因，以及阻碍患者重返家庭和社会的具体因素，如关节活动受限、肌力低下、平衡和协调功能障碍等均可导致患者运动功能障碍，但三者的康复治疗方法却有很大差异，关节活动受限主要是改善关节活动度，肌力低下可以通过力量训练得到提高，平衡和协调功能障碍则需要相应的平衡和协调训练。

（3）评价治疗效果：一个完整的康复治疗过程应该是以评定开始，又以评定结束。通过评定，找出患者存在的功能障碍，分清主次，制订适宜的治疗方案，再进行有针对性的康复治疗；经过一段时间的治疗，需要再次评定，以了解治疗效果，并根据再次评定的结果，制订或修改下一阶段的治疗方案；继续治疗，然后再评定，再治疗……如此往复，直至达到既定的康复目标或可以停止治疗。

患者的状况千差万别，需要不断探索新的更有效的治疗方法。为了比较疗效，必须要用客观、统一的标准加以衡量，目的是寻求更有效的治疗方法。

（4）协助判断预后：由于病、伤、残的部位、范围、性质和程度不同，同一种疾病、相似的功能障碍的发展趋势也会不同，评定可以动态观察康复治疗的进程，对其发展进行预判。对预后的判断可给患者及其家属以心理准备，使制订的治疗计划更为合理。

2. 康复评定的意义　康复评定可以从三个角度来归纳其意义。

（1）从患者的角度。通过评定，可以使患者对自身的疾病和活动能力有所了解，帮助患者建立恰当的治疗目标，增强信心，提高主动参与治疗的积极性。

（2）从康复治疗的角度。通过全面、系统、准确地评定，可以弥补病史和一般临床检查的不足，易于及早发现功能障碍，具体了解患者的康复需求，帮助全面制订适宜的康复计划，进而有效控制康复治疗质量。

（3）从社会的角度。通过评定，可以发现在社会康复方面存在的问题，如社会对提供资助、改进服务质量、环境以及政策法规方面所存在的缺陷，为社会对残疾人提供帮助提供依据。此外，评定还可以为政府相关部门提供病情资料。

3. 康复评定流程　康复是一个较漫长的治疗（训练）过程，康复目标分为长期目标和短期目标。长期目标是在康复治疗结束或出院时所期望的功能活动水平，短期目标是长期目标的基础和具体步骤，是实现长期目标中的一个又一个的阶段性目标。

根据康复目标，至少应在每个治疗阶段的前、中、后期各进行一次康复评定，根据评定结果，制订或修改治疗方案，并对康复治疗效果和预后做出评价。康复评定流程，如图 1-1 所示。

（1）初期评定。初期评定应在患者接受治疗前完成，目的是全面了解患者的功能状况和障碍程度，分析存在的问题，评估康复预后，并作为制订康复治疗计划的依据。

（2）中期评定。中期评定在康复治疗中进行，通常为每 1～2 周评定 1 次，恢复较慢者每3～4 周评定 1 次。中期评定的目的是，经过阶段性康复治疗，评价患者功能状况有无改善，分析疗效原因，并以此调整康复治疗计划和方案。

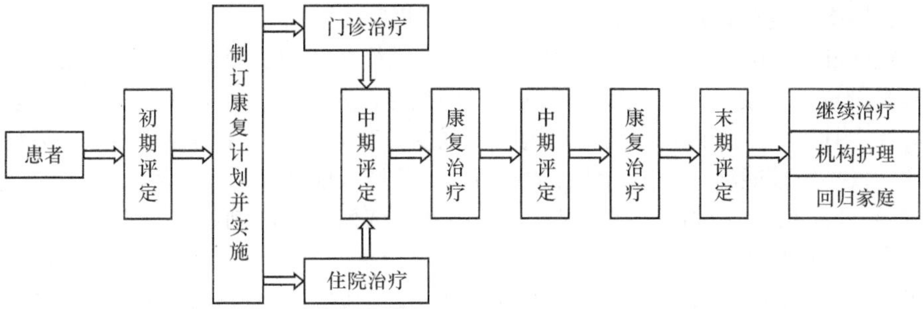

图 1-1　康复评定流程

（3）末期评定。末期评定在康复治疗结束时进行，目的是评定患者经过康复治疗后的总体功能，评价治疗效果，提出进一步康复治疗或重返社会的建议。

（二）康复评定与临床检查的区别

临床检查是康复评定的基础，但临床检查所能够提供的功能信息量有限，更多偏重于基础性疾病本身。例如，对于行走障碍的患者，临床检查重在了解其病因是神经系统疾患还是骨关节损伤，继而检查肢体是否等长，肌肉有无萎缩，关节活动是否受限，肌肉力量有无变化等。而康复评定除了需要了解上述临床检查的内容外，还需要通过步态分析进一步得到有关运动功能的具体数据，如行走困难是发生于步行周期的支撑相还是摆动相，以及在每一个时相中身体重心的变化、肢体各关节的活动、肌肉力量有无异常等。再如，对于失语症患者，临床检查注重了解其性质是属于感觉性的、运动性的或者混合性的，是不完全性的还是完全性的；而在康复评定中的言语评定，不仅可以得到失语症的一般资料，还可以通过言语的流畅度、口语的听理解和复述能力等的测试，将失语症进一步细分为非流畅性失语和流畅性失语等。

因此，康复评定要比临床检查更为具体、更具有针对性，两者的主要区别有以下几个方面。

（1）对象不同。临床检查的对象包括一切急性、慢性、重症、危症患者；康复评定的对象是伴有功能障碍的病、伤、残患者。

（2）病情不同。临床检查的对象病情复杂、多变；康复评定的对象多为生命体征平稳、病情稳定的患者。

（3）目的不同。临床检查是寻找病因（定性、定位），了解病理过程（性质、部位、范围、程度），主要是针对疾病本身；而康复评定则侧重了解有无功能障碍及其障碍程度、残存的功能状况、功能恢复潜力、日常生活能力等。

（4）检查手段不同。临床检查以实验室或诊断仪器为主，局限于患者个体，即按照器官—组织—细胞—分子的顺序进行检查；康复评定则以观察、测量和询问为主，由个体外延，即按照个人—家庭—社会的顺序进行。

（5）处理原则不同。临床检查后主要是药物和手术治疗；而康复评定后的治疗方式主要为功能训练、代偿、环境改造或功能适应。

（三）康复评定对象

康复评定的对象是伴有功能障碍的病、伤、残以及有康复需求者。

1. 残损、残疾和残障　康复评定是评价人体的功能障碍，根据世界卫生组织 1980 年制定的《国际残损、残疾和残障分类》标准，将功能障碍分为残损、残疾和残障 3 个层次。

（1）残损（impairment）：为"身体结构受损"，是指心理、生理、解剖结构或功能上的任何丧失或异常。如关节疼痛、活动受限、共济失调、呼吸困难、忧虑、生病前后的性格变化等。残损是有关器官结构和系统功能异常的生物医学概念，被认为是一种在器官水平上的障碍，可以分为智力残损、心理残损、语言残损、听力残损、视力残损、内脏（心肺、消化、生殖器官）残损、骨骼（姿势、体格、运动）残损、畸形、多种综合残损等。

（2）残疾（disability）：为"活动受限"，是由于残损使能力受限或缺失，以致患者不能按正常的方式和范围进行活动。残疾是以功能为导向的概念，是根据活动完成的状况来反映残损，被认为是一种在个体水平上的障碍，可以分为行为残疾、交流残疾、生活自理残疾、运动残疾、身体姿势和活动残疾、技能活动残疾、环境适应残疾、特殊技能残疾、其他活动残疾等。

（3）残障（handicap）：为"参与限制"，是因残损或残疾，限制或阻碍患者发挥正常的社会作用，是社会水平的残疾。残障是一个社会学的概念，反映个人与周围环境和社区的相互作用以及对上述的适应状况，患者不能完成应有的社会功能。因此，残障被认为是一种环境和社会水平上的障碍，可以分为定向识别（时间、地点和人）残障、身体自主残障（生活不能自理）、行动残障、就业残障、社会活动残障、经济自立残障等。

2. 残疾的社会属性 2001 年 5 月 22 日，在第 54 届世界卫生大会上通过的《国际功能、残疾和健康分类》（ICF）提出了有关"残疾"的新概念，强调"残疾"的社会属性，即残疾不仅是某一个体的功能状态，也是在社会环境下逐渐形成的一种复合状态，建议通过改造环境，以适应残疾人参与社会活动的需求。

二、康复评定方法

长期以来，康复界一直在努力寻求能够客观表达各种残损、残疾和残障的具体方法，并尝试通过数据来反映评定的结果。但是，由于功能障碍的复杂性，至今仍有相当多的残损、残疾和残障无法定量表达，更多的是采用定性的方法加以评估。

（一）定性评定与定量评定

现阶段，康复评定的主流方法包括肉眼观察、徒手试探、量表评定和设备检测，从评定的结论分析上看，分为定性评定和定量评定。

1. 定性评定 定性是一种常用的认知事物方法，定性过程强调观察、分析、归纳与描述。在康复医学中，定性评定通过对评定对象的整体状态观察，描述性分析其功能特性，主要是明确某些专项功能障碍"有没有"或"是不是"，适用于表述功能的差异性。定性评定的优点是通常并不需要使用专项检测仪器，对常规检查也没有特殊的要求。但定性评定具有一定的主观性，弹性较大，评定结果模糊笼统，在一定程度上取决于临床经验。

交谈、问卷调查和肉眼观察是康复评定中重要的定性评定方法。通过交谈和观察，将获得的第一手临床信息与正常人群的表现特征进行比对，可大致判断被评定对象是否存在功能障碍，以及功能障碍的性质等。在康复医学中，定性评定常作为一种筛查手段，可以对患者进行初步筛查。

2. 定量评定 与定性评定不同，定量评定需要采用数学方法，通常需要对收集的数据进行统计学处理才能获得量化的分析结果。定量评定强调所采纳的数据应具有统计学意义，其分析结果更为客观、精准。定量评定的关注点是"量"的抽象走向，侧重于"程度"描述；而定性评定则更关注于"质"的具体走向，侧重描述事物的"本质"。

人体是一个复杂的功能体，其功能的"量化"检测是极其困难的，就当前技术而言，还没有能够完全满足定量评定的专项测试设备，也没有相应的定量评定标准与法规。因而，现阶段康复医学的定量评定还仅限于"量表""分级"形式，评定的方法主要有等级资料评定和计量资料评定。

（1）等级资料评定：是利用具有统计学意义的功能测评表，将人体某专项功能状态的检查结果按"等级"进行量化，即将等级赋予分值的评定方法。

如脑卒中最常用的评定量表即美国国立卫生研究院卒中量表（NIH stroke scale，NIHSS），其包含 11 项检测内容，每项根据神经功能损害程度赋予不同分值，得分越高程度越重，且总分与预后密切相关，即 16 分以上预后极差，6 分以下恢复良好。

另外，常见的肌力评定中的 MRC 分级（0～5 级），步行能力评定中的 Hoffer 步行能力分级

（Ⅰ～Ⅲ级），中枢神经系统疾病常用的评价运动模式的布伦斯特伦（Brunnstrom）运动功能评定方法（Ⅰ～Ⅵ期），日常生活活动能力评定中的改良巴塞尔（Barthel）指数、功能独立性评定量表（functional independence measure，FIM，每项1～7分，共18项，总分126分）、Fugl-Meyer运动功能评定法（每项0～2分，共113项，总分226分）等，都是根据功能障碍的不同程度进行分级量化。

（2）计量资料评定：是通过实际测量获得资料并分析量化结果的方法。数据的提取通常用度量衡单位表示，如运动功能评定中的关节活动度评定以度（°）表示，肢体长度和周径用厘米（cm）表示，等速肌力测试中的峰力矩以牛顿·米（N·m）表示。计量资料评定的优点是可以将功能障碍的程度直接量化，因此，评定结果更为客观、准确，便于进行比较、统计和分析。

（二）常用的康复评定方法

康复评定的常用方法主要有访谈及观察、调查问卷、量表评定和设备评定。

1. 访谈及观察

（1）访谈法是通过与患者及其家属（看护人员）的面对面交谈或电话访谈，以了解患者功能障碍发生的时间、持续时间、发展过程以及对日常生活的影响等。通过交谈，还可将治疗方案、注意事项等告知患者及家属，争取对治疗的支持和配合。访谈具有调查方式灵活易实施、适用人群广泛、资料收集可靠的优点，便于了解个别较深层的内容。缺点是主观性强、费时、标准化困难。

（2）观察法是在一定时间内，在特定条件下，有目的、有计划地通过感官或借助一定的科学仪器，对特定个体的某项功能、心理行为或活动、疾病症状等情况进行观察，从而搜集资料，评定其功能障碍的严重程度。观察法主要适用于失语症、交流障碍者、植物人状态、老年痴呆或危重患者的评定，也可作为访谈法等其他康复评定方法的补充。观察法能较直观了解患者的实际功能状况，应用简便。缺点是比较粗略和主观，缺乏必要的量化标准。

2. 调查问卷 即通过让受试者填写调查问卷的方式，选出符合自身实际情况的答案，从而迅速、有效地收集有关信息。例如，简化麦吉尔（McGill）疼痛问卷（SF-MPQ），就是通过让患者回答反映疼痛的性质、程度、强度的问卷，可以简便、快速地评定疼痛特性。另外，生存质量评定中的中文版健康调查量表36（SF-36）、西雅图心绞痛问卷（Seattle angina questionnaire，SAQ）、确定是否有酒精滥用与依赖的筛查工具即CAGE问卷、评价腰椎功能的Oswestry功能障碍指数问卷表等都是此类评定方法。调查问卷的优点是省时省力，缺点是填表人如果不能准确理解项目的内容，或不能准确表达，会造成信息的丢失。

3. 量表评定 是目前应用最为广泛的评定方法，即采用具有较好效度、信度和敏感度的标准化评定量表对被评定对象的各项功能障碍进行综合、全面、客观地评定。具有客观化、可重复性高、可比性好、程序易标准化、易操作等优点，在临床和科研中应用广泛。

（1）自评量表和他评量表：根据评定主体的不同，评定量表分为自评量表和他评量表。

1）自评量表是受试者自己根据自身身体、疾病、功能情况，结合量表内容进行打分。如宗氏（Zung）焦虑自我评价量表（也称焦虑自评量表，self-rating anxiety scale，SAS）、抑郁自评价量表（self-rating depression scale，SDS）、疼痛强度评定中的视觉模拟评分法（visual analogue scale，VAS）及语言分级评分法（verbal rating scale，VRS）等，疼痛部位评定中的45区体表面积评分法也属于自评量表的范畴。

2）他评量表主要是由专业人员通过观察、访谈或借助特定器械进行相关功能评定后的打分。例如，常用的认知功能障碍筛查的认知功能筛查量表（cognitive abilities screening instrument，CASI）、压疮评定中的美国压疮协会压疮分级、吞咽功能评估中的洼田饮水试验等。

（2）等级量表和总结量表

1）等级量表通过级别的不同来表示功能状态的等级。目前，国际上比较通用的帕金森病病情程度分级评定法，即Hoehn-Yahr分期评定法就是比较典型的等级量表。其评定结果中，Ⅰ级、Ⅱ

级表明日常生活无须帮助，Ⅲ级、Ⅳ级表明日常生活需部分帮助，Ⅴ级表明日常生活需全面帮助。等级量表将功能按某种标志排成顺序，采用数字或字母将功能状态进行定性分级，是对功能的特征进行一定程度的量化。

2）总结量表是由一系列技能或功能活动组成，根据受试者活动时的表现进行评分，最后将各项分值相加得出总分，从而得出某种总结性的结论。如认知功能评定中的蒙特利尔认知评估量表（Montreal cognitive assessment scale，MoCA）就是一种简便、快速的轻度认知功能损害筛查工具。满分 30 分，得分越高认知功能越好。总分≥26 分表明认知功能正常，总分＜26 分表明认知功能存在损害。额叶功能评定量表（frontal assessment battery，FAB）用于评定额叶执行功能，总分 18分，12 分以下则额叶功能存在问题。

（3）功能量表：按照评定量表的内容，有五种主要的功能量表。①运动功能量表，如Rivermead 运动指数和 Holden 步行功能分类等；②言语功能量表，如 Frenchay 构音障碍评定、波士顿（Boston）诊断性失语检查等；③心理精神量表，如汉密尔顿抑郁量表（Hamilton depression scale，HAMD）、汉密尔顿焦虑量表（Hamilton anxiety scale，HAMA）等；④日常生活活动能力评定，如改良 Barthel 指数、Katz 指数；⑤生存质量（quality of life，QOL）评定和社会功能评定，如 SF-36、总体幸福感量表（GWB）等。

4. 设备评定　是指借助于相关仪器设备对受试者的某一功能性变量进行测量，通过检测数据来评定患者的功能状况。例如，动态心电图机（Holter）可对心功能进行全天候监测，以帮助制订康复方案；脑电图通过测定自发的有节律的生物电活动，可了解脑部功能状态，以协助颅脑外伤患者癫痫的诊断、分类和病灶的定位；血管 B 超检查可以明确有无下肢深静脉血栓的存在等。设备评定的显著优点是可以将受试者的功能状态精确量化，获得的数据更为客观，因而，更多地应用设备参与康复评定是康复界今后发展的趋势。

（三）康复评定的质量要求

康复评定中采用的评定量表必须具有规范性，建议使用国际公认的评定量表。对于部分地区或医疗单位自行制定的量表，则需要在完成信度、效度、统一性、敏感度的临床研究和论证后，才能够应用于临床或推广。

1. 信度（reliability）　即可靠性，是指不同评定者使用同一评定量表的一致性水平，用以反映相同条件下重复测定结果的近似程度，它包括组内信度和组间信度。

（1）组内信度：是指同一对象在不同时期反复测定的一致性。病情相对稳定时，两次测定间隔时间通常为 1～2 周；病情变化较快时，可适度缩短测定间隔周期。

（2）组间信度：是指多个评定者对同一对象评定的一致性。理想情况下，不同的评定者完全独立地对患者进行评价，但在实际工作中很难做到。多数情况，是让受试者做某个功能活动，由多个评定者进行评分，或将受试者的活动情况录像后回放，由多人进行打分。

2. 效度（validity）　即有效性，是评定量表的另一基本特征，是指量表所测试的结果与预期测试结果的接近程度。可靠性低的量表，会干扰评定结果的准确性。

效度主要包括内容效度、标准效度和结构效度三个方面。其中，内容效度是指量表中所设计的条目能否反映评定的要素；标准效度评价的是量表测量结果与标准测量结果之间的接近程度，其评定方法是选择一个与本量表直接有关系的独立标准，然后在研究人群中同时进行量表和标准的测量，比较两者的结果；结构效度是指量表的评定结果与预期的假设是否一致。

3. 统一性　每个康复医疗单位根据本单位的情况可制定相应的评定量表，这些量表应有明确的标准、规程和可操作性。

4. 敏感度（sensitivity）　又称为敏感性，是指在受试者的功能状态随着内外环境改变发生变化时，量表结果能够对其变化做出反应的敏感程度。在临床上，如果一个量表不能有效反映患者某个功能状态细微、具有临床意义的变化，即使信度、效度较好，也不是有效的量表。在实际应用中，如果患者功能状况经过康复治疗后有所改善，其量表评定结果能够及时反映出功能改善的数据，就说明该量表具有较好的敏感度。

三、康复评定的主要内容

康复评定的内容包括主观资料、客观资料、功能评定和制订康复计划四个部分，即 SOAP 法。其中，S（subjective data）主观资料，主要指患者详细的病史，包括患者个人的主诉及其他的临床症状；O（objective data）客观资料，是体格检查得到的客观体征和功能表现；A（assessment）功能评定，是对上述资料进行整理和分析；P（plan）制订康复计划，是拟订处理计划，包括有关的进一步检查、会诊、诊断、康复治疗和处理等。

（一）病史

在康复评定中，主要是通过与患者或其家属、看护面谈来获得病史。病史（medical history）主要内容包括主诉、现病史、既往史、功能史、个人史、职业史和家族史等。

1. 主诉（chief complaint）　是康复评定的第一项内容，是患者对其症状和（或）体征、发病持续时间等的自述。

2. 现病史（history of present illness）　是病史中的主体内容，记述的是患者发病、症状、演变和诊治的全过程。

（1）起病与患病时间：包括起病时间、发病急缓、原因或诱因。每种疾病的起病或发作都有各自的特点，详细询问起病状况对诊断疾病具有重要的鉴别作用。例如，脑卒中等疾病起病急骤，类风湿关节炎引起的功能障碍则起病缓慢。起病还常与某些因素有关，例如，脑血栓常在睡眠时发生，脑出血则多发生于激动或紧张状态。

患病时间是指从起病到就诊或入院的时间。如果先后出现几个症状则需追溯到首发症状的时间，并按时间顺序询问整个病史过程。

（2）症状特点：包括主要症状出现的部位、性质、持续时间和程度，缓解或加剧因素，了解这些特点有助于对疾病和功能的评定。对症状的性质也应作有鉴别意义的询问，如疼痛的性质为灼痛、绞痛、胀痛或隐痛，疼痛为持续性或阵发性，发作及缓解时间等。

（3）病因及诱因：询问时，应尽可能了解与本次发病有关的病因（如外伤、中毒、感染等），以及诱因（如气候变化、环境改变、情绪、起居饮食失调等），这些都有助于明确诊断与拟定治疗措施。

（4）病情发展与演变：包括患病过程中主要症状的变化以及出现的新症状，这些都可视为病情的发展与演变。如长期卧床的患者出现不明原因的胸闷且持续不缓解，则应考虑到肺栓塞的可能性。

（5）伴随症状：是在主要症状的基础上又同时出现一系列的其他症状。伴随症状通常是鉴别诊断的依据，或提示已经出现并发症。如腹泻可能为多种病因的共同症状，单凭腹泻这一症状并不能确诊疾病，如果通过询问并了解其伴随症状则有助于诊断。

（6）诊治经过：患者于本次就诊前已经接受过其他医疗单位诊治时，则应询问已经做过的检查及结果、是否进行过手术治疗、进行过哪些康复治疗及疗效，若进行过药物治疗，应查明使用过的药物名称、剂量、时间、疗效及药物的副作用等。

（7）病程中的一般情况：现病史还应记述患者患病后的精神、体力状态，食欲及食量的改变，睡眠与大小便情况等。

3. 既往史（past history）　即为过去病史，是向患者问询既往的健康状况和过去曾经患过的疾病（包括各种传染病）。既往史还应包括外伤史、输血史、手术史、预防接种史，以及对药物、食物和其他接触物的过敏史等，特别是与目前所患疾病有密切关系的神经系统、心肺系统、肌肉骨骼系统疾病等。

4. 功能史　是康复病史的核心内容，在康复评定中占有极其重要的位置。通过了解功能史，可以区分疾病所导致功能障碍的状况和类型，并确定其残存能力。功能主要是指日常生活能力，一般包括交流、进食、修饰、洗澡、如厕、穿衣、床上活动、转移和行动等。

5. 个人史　是指患者的个人信息，主要包括社会经历、习惯与嗜好等。

（1）社会经历：包括出生地、居住地区和居留时间（尤其是疫源地和地方病流行区）、受教育程度、经济生活和业余爱好等。不同传染病有不同潜伏期，应根据考虑的疾病，询问过去某段时间是否去过疫源地。

（2）习惯及嗜好：包括起居与卫生习惯，饮食的规律与质量，烟酒嗜好时间与摄入量，以及其他异嗜物和麻醉药品、毒品接触及使用情况等。了解患者的习惯与嗜好，有利于制订帮助患者独立的个体化康复措施，有机会改变其现有及将来不良的习惯与嗜好。

6. 职业史　包括患者接受教育和工作的情况。

（1）教育与培训：尽管教育水平不能预示智能，但患者的教育水平可提示患者在康复过程中所能获得的智能技巧。此外，结合躯体功能评定，通过教育背景可了解患者将来的教育和培训需求。了解患者接受教育情况对于患者将来的就业非常重要，尤其是对青年患者更有意义。

（2）工作史：详细了解患者的工作经历，可以确定患者是否有进一步接受教育和培训的必要，还有助于了解患者的学习意愿、可信性和自律性。了解情况时，应记录过去的工作时间、工作类型以及工作变更的原因，包括工种、劳动环境，以及对工业毒物的接触情况、时间以及工作场所的建筑障碍等。

7. 家族史　通过询问家族史，可以了解家族的遗传性疾病，询问患者家庭成员的健康状况，有助于规划患者出院后的康复方案。

（二）体格检查

康复所做的体格检查有别于一般的医学体检。康复体格检查除了需要从体检中获取相关医学诊断信息外，还有两个主要任务：一是通过检查，了解疾病引发的残疾和残障；二是确定残存的躯体、心理和智力能力，并以此作为功能重建的基础。

1. 生命体征及一般体况　生命体征是评价生命活动存在与否及其质量的重要指标，包括体温、脉搏、呼吸和血压等。一般体况主要为发育与体型、营养、意识、语调与语态、面容与表情、体位、姿势、步态以及皮肤和淋巴结等。记录血压、脉搏、呼吸、体温、体重和患者的一般健康状况，确认高血压对脑卒中、心肌梗死等的二级预防具有临床意义。心动过速可能是高位截瘫患者的最初表现，也可能提示长期制动患者的肺部栓塞。最初的体重记录有利于确定和追踪营养不良、肥胖以及水和电解质紊乱。

2. 头颈及五官　是体格检查的重点内容。

（1）头部：头颅检查应注意大小、外形、头发密度等，观察头皮，触诊有无压痛。观察头部是否存在陈旧性损伤或新伤，通过触摸损伤部位或神经外科手术部分，检查分流泵是否通畅等，以排除康复治疗禁忌证。

（2）颈：充分暴露颈部至颈根，观察颈部外形，注意其对称性。除去枕头，以手托扶受检者枕部作被动屈颈动作，测试其抵抗力。对动脉粥样硬化和脑血管疾患的患者，应注意听诊颈部血管杂音。对肌肉骨骼系统疾病的患者，应测量其关节活动度，检查是否有压痛及放射痛。对于新近损伤的患者，应通过放射检查排除骨折或其他不稳定状况。

（3）眼：包括视力、视野、色觉和立体视觉。视力障碍会直接妨碍康复效果，在条件允许情况下，应进行屈光度、裂隙灯及检眼镜等相关检查。

（4）耳：检查双侧外耳和耳后区，注意有无皮损、结节、畸形和疼痛等。听力障碍也可限制康复效果。检查时，可用"手表试验"来测试听觉敏锐度，或通过对患者耳语测试其复述能力，了解是否存在听力障碍。对头部外伤患者检查时注意是否存在脑脊液耳漏等，完善相关检查指导康复治疗。

（5）鼻：注意鼻的外形，有无鼻翼扇动，有无鼻出血，注意观察鼻腔黏膜和分泌物。如果头部外伤患者出现血性的鼻腔排液，则应明确是否为脑脊液鼻漏。

（6）口腔和咽喉：注意口唇颜色，有无苍白、发绀等。观察口腔和咽部黏膜的卫生和感染、牙齿破损和牙龈炎症或肥大等，检查义齿合适度和维护情况。对于关节炎或损伤的患者，应观察并触诊颞颌关节是否有弹响、柔软度、肿胀或活动受限的表现。同时应明确患者是否存在吞咽障碍及饮水呛咳等症状。

3. 胸部　慢性阻塞性肺疾病、哮喘、肺炎、重症肌无力、脑卒中等均有可能使肺功能受到损害。肺功能将直接影响运动耐力，对于运动耐力已受影响的患者，必须准确检查患者是否有肺功能障碍，注意对深静脉血栓形成的高危患者应排除肺栓塞引起的肺功能障碍。对于胸廓挤压征阳性患者，应明确是否存在肋骨骨折。应测量胸椎关节活动度，检查是否有压痛及放射痛，明确是否存在胸椎骨折。

4. 腹部　对多发性硬化和脊髓疾病的患者，在触诊和叩诊腹部前应进行视诊和听诊。腹壁检查经常会导致局部张力增高，从而增加腹部检查的时间、检查的难度，或不能完成检查。对某些中枢神经系统疾病引起的肠蠕动障碍患者，腹部用力触诊可引发胃内容物反流。

5. 心血管系统　心血管功能障碍将严重影响运动耐力，康复干预不仅可以减轻和缓解心血管功能失调对运动耐力和总体健康的影响，还能避免或降低心律不齐、瓣膜疾病和先天性发育异常患者脑卒中的发生率。深静脉血栓是因其他疾病而长期制动患者常见的并发症，在静脉淤血和回流不畅的情况下，危险性更大。检查时，应关注双下肢是否存在静脉曲张、回流不畅或水肿，以筛查是否形成深静脉血栓。

6. 神经系统　在康复评定中，神经系统检查尤为重要。脑损害会造成患者在知觉、言语、记忆、计算、空间结构以及思维等方面出现功能障碍。神经系统检查常分为精神状态、言语与语言功能、脑神经、反射、中枢性运动整合、感觉和知觉评定，涉及脑功能的各个方面，主要是通过测验及量表评定的方式来进行，并要对这些障碍类型进行鉴别。

7. 泌尿生殖系统　检查泌尿生殖器官时，应了解是否有小便控制、排便和性功能障碍。小便失禁和使用体外收集装置的患者易发生生殖器官渗出和溃疡，应检查男性患者阴茎皮肤、女性患者的尿道周围黏膜以及会阴区有无渗出和溃疡。对于带有内置导尿管的男性患者，应触诊其阴囊内容物以排除睾丸炎和附睾炎。神经源性尿失禁在康复患者中较为常见，但检查者不应忽视膀胱膨出或其他可矫治原因所致的尿失禁。

对直肠、肛门指检，以及肛门括约肌和会阴部感觉的检查，也是康复评定的重要内容，对怀疑有中枢神经系统、自主神经或盆腔疾病的患者还应检查球海绵体肌反射。

8. 肌肉骨骼系统　康复医学中，对肌肉骨骼系统的检查主要有视诊、触诊、关节活动度测量、关节稳定性测定、肌力测定和肌张力测定，肌肉骨骼系统检查结果对康复治疗有重要的指导作用。

（1）视诊：主要观察有无脊柱侧凸、后凸、前弯；关节畸形、截肢、躯体缺损和下肢长度不对称；软组织肿胀、肥大、瘢痕和缺损；以及肌肉颤动、萎缩、肥大和断裂。

（2）触诊：是触摸探查，通过触、摸、按、压被检查者局部，可以了解肌肉骨骼系统的物理特征。对于任何异常，应首先确定是软组织还是骨骼，以及是否是异常的解剖结构。对软组织异常，还要进一步鉴别是凹陷性还是非凹陷性水肿、滑膜炎或肿块。

（3）关节活动度测量：正常人的关节活动度也有相当大的差异，年龄、性别、身体状况、肥胖和遗传等因素均可影响关节活动度。在测量关节活动度时，应注意轴心位置、移动臂和固定臂摆放等因素，并做好记录。

（4）关节稳定度测定：关节稳定度是关节的结构成分抵抗不适当外力的能力，由骨骼的一致性、软骨和关节的完整性、韧带和肌力以及关节所需承受的力量等因素确定。四肢关节和脊柱的不稳定常见于外伤性疾病和神经源性疾病。

（5）肌力测定：是测定受试者在主动运动时肌肉或肌群的收缩力量，用以评定肌肉的功能状态，是运动系统功能检查的基本内容之一，是运动系统伤病的诊断、残疾评定和康复治疗方法选择的重要依据。检查时令患者作肢体屈曲动作，检查者给予相反的阻力，测试患者对阻力的克服力量，并注意两侧比对。肌力测定结果会受到很多因素影响，如年龄、性别、疼痛、疲劳、恐惧以及对检查的配合程度等。

（6）肌张力测定：肌张力是维持身体各种姿势以及正常运动的基础。肌张力表现有多种形式，人静卧休息时，身体各部分肌肉的张力称为静止性肌张力；站立时躯干前后的肌肉保持一定的张力，维持站立姿势和平衡，称为姿势性肌张力；肌肉在运动过程中的张力，保证了肌肉运动的连续、平滑，称为运动性肌张力。肌张力检查时根据触摸肌肉的硬度，以及屈曲肢体时感知肌肉对被动屈伸的阻力作判断。肌张力过高或过低都会影响正常运动功能的执行，中枢性运动功能障碍都会有不同程度的肌张力异常。

第二节　运动功能评定

运动是生命活动的标志，只要生命存在，运动就不会停息。运动功能评定是运动治疗（训练）的基础，通过运动功能评定，可以客观、准确了解功能障碍的性质、范围以及程度，为确定康复目标，规划治疗方案，评估其发展、预后和转归提供依据。

运动功能评定的主要内容包括肌肉功能（肌力与肌张力）评定、关节活动度评定、平衡与协调评定、步态分析、感觉功能评定、心肺功能评定、日常生活活动能力评定等。

一、人体运动系统

人体运动系统主要由骨、关节（骨连结）和肌肉（主要指骨骼肌）三部分组成，约占体重的60%，并构成坚固的骨支架，赋予人体基本形态。人体运动系统，如图 1-2 所示。

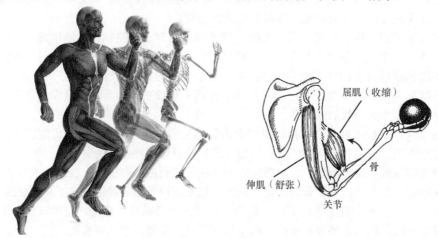

图 1-2　人体运动系统

从人体运动学的角度上看，骨是一种被动器官，骨骼肌为动力源，关节是支持骨杠杆活动的枢纽。骨与不同形式（不活动、半活动或活动）的关节联结在一起，构成了人体骨骼系统，并为肌肉提供了广阔的附着点。肌肉是运动系统的动力器官，在神经系统的支配下，肌肉发生收缩或舒张，通过关节枢纽，牵拉其所附着的骨彼此靠近或远离，产生人体最基础的杠杆运动。

（一）运动系统的主要功能

人体的运动系统主要有三大基本功能，即运动、支持和保护。

1. 运动 是人体运动系统的首要功能。人体运动是一个非常复杂的生理过程，包括保持平衡和移位等简单活动，以及如语言、书写等高级活动。人体所有的运动都是在神经系统（中枢和周围神经）的支配下，通过肌肉收缩（或舒张）来实现的，即使是一个简单的运动，往往也需要有许多肌肉的参与。在运动过程中，一部分肌肉（如屈肌）收缩，主要是承担预期运动；而另一部分肌肉（如伸肌）则予以协同配合；处于拮抗地位的肌肉此时则适度放松并保持一定的紧张度，以使动作平滑、准确，起到平衡保障的作用。

2. 支持 运动系统的第二个功能是支持。支持包括构成人体轮廓、支撑体重和内部器官，以及维持人体的姿态等。姿态的维持除了有骨与骨连接的支撑作用外，更为重要的是依靠动态调节肌肉的紧张度来保持平衡。肌肉处于不随意的紧张度是生物体的常态，也是维持人体基本姿态的关键。实际上，维持体态就是一个神经系统反射性调节肌肉紧张度的"闭环"过程，即使是在某一静止体态，也需要互相对抗的肌群各自保持相应的紧张度，以获取身体的动态平衡。

3. 保护 运动系统的第三个功能是保护。人的躯干形成了多个体腔，颅腔可以保护和支持脑髓及面部等器官；胸腔保护和支持心脏、大血管、肺等重要器官；腹腔和盆腔保护和支持消化、泌尿、生殖系统的众多脏器。这些体腔由骨连结构成了完整的骨性壁（如颅腔）或部分骨性壁，肌肉也是构成某些体腔壁的重要部分，如腹前、外侧壁，胸廓的肋间隙等，或围绕在骨性体腔壁的周围，形成颇具弹性和韧度的保护层，当受到外力冲击时，肌肉的反射性收缩能够起到缓冲打击和震荡的重要生理作用。

（二）骨骼

骨骼（skeleton）是脊椎动物的坚硬器官，具有支撑躯体、保护体内重要器官、提供肌肉附着和运动杠杆等作用，部分骨骼还有造血、维持矿物质平衡的功能。骨（bone）是在结缔组织或软骨的基础上，经过较长时间发育过程（骨化）而形成的器官。骨在成人期为206块，约占体重的1/5，可分为躯干骨（51块）、颅骨（29块）、上肢骨（64块）和下肢骨（62块）四部分。人体的每块骨均为器官，具有一定的形态结构和血管、神经分布，能够进行新陈代谢，有其生长发育过程，并具有一定的修复和改建能力。经常进行锻炼可促进骨骼的良好发育，使其结实粗壮。

人体的每块骨都由骨质、骨膜、骨髓等构成，并有血管分布，如图1-3所示。

1. 骨质（bone substance） 又称为骨组织，是骨的主要成分。骨质含有大量钙化的细胞间质和多种细胞（骨细胞、骨原细胞、成骨细胞和破骨细胞）。

骨质由于结构的不同可分为两类，一类是由多层紧密排列的骨板构成，称为骨密质；另一类由薄骨板即骨小梁互相交织构成立体网，呈海绵状，称为骨松质。骨密质的质地致密，抗压、抗扭曲性很强；而骨松质则按力的一定方向排列，虽质地疏松但却体现出既轻便又坚固的性能，符合以最少的原料发挥最大功效的构筑原则。不同形态的骨，由于其功能的侧重点不同，在骨密质和骨松质的配布上也呈现出各自的特点。

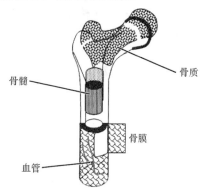

图1-3 骨结构

骨质

骨髓

骨膜

血管

2. 骨膜（periosteum） 是骨表面除关节外所被覆盖的坚固、致密的结缔组织包膜，薄而坚韧，并有许多纤维束伸入骨质内。骨膜内含有丰富的神经和血管，是骨发生、成长和修复的重要结构。

骨膜由两部分构成，外层由胶原纤维紧密结合而成，富含血管、神经，有滋养和感觉的作用；内层也称为形成层，胶原纤维较粗，并含有细胞。生长中的骨膜，在内面有整齐排列的成骨细胞，具有造骨细胞的功能，对骨的生长和增生（断裂愈合）有着重要作用。老年人的骨膜变薄，成骨细胞和破骨细胞的分化能力减弱，因而骨的修复能力退化。

3. 骨髓（bone marrow） 为柔软且富含血液的结缔组织，充填于长骨髓腔及骨松质腔隙内，主要的作用就是造血功能。胎儿及幼儿期的骨内全是红骨髓，6岁前后，长骨骨髓腔内的红骨髓逐渐转化为黄骨髓，红骨髓仍保留于各类型骨的松质内，继续造血。

成年人的骨髓分为两种，红骨髓和黄骨髓。红骨髓因富含血液、呈红色而得名。红骨髓具有造血功能，能制造红细胞、血小板和各种白细胞。其中，血小板有止血作用；白细胞能杀灭与抑制多种病原体，包括细菌、病毒等；某些淋巴细胞能制造抗体。因此，骨髓不仅是造血器官，还是重要的免疫器官。黄骨髓含有大量脂肪组织，呈黄色，没有直接造血能力。但当机体严重缺血时，部分黄骨髓可转变为红骨髓，重新恢复其造血功能。

4. 骨的血管和神经　骨具有丰富的血管系统，其血管网络由动脉、静脉和毛细血管构成。血管的分布随骨的生长、塑形改造而变化。关节软骨内无营养血管，其营养来源于软骨下骨内血管和关节滑液的渗透。

神经伴随血管进入骨内，并分布到血管周围间隙中，以内脏传出纤维较多并分布到血管壁。躯体传入纤维主要分布在骨膜，因此，骨膜对张力或撕扯的刺激较为敏感，骨折和骨脓肿时常会引起剧痛。

（三）关节

关节（joint）是指骨与骨之间的连接。因各部分骨的功能不同，与骨连接的关节可分为两类，即不动关节和活动关节。不动关节也称为骨缝，是骨与骨之间有致密纤维结缔组织的紧密相连，如头骨的骨片之间的连接。由于不动关节并不支持人体运动，因而，在人体运动系统里所涉及的关节主要是指活动关节，如肩、肘、腕、髋、膝、踝等关节。

关节，如图1-4所示。

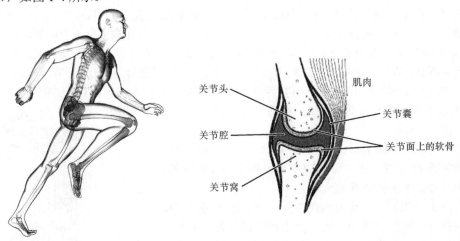

图1-4　关节

关节一般由关节面（包括关节头、关节窝）、关节囊和关节腔三部分构成，当关节周围的肌肉发生收缩时，可产生伸、屈、外展、内收及内外旋等运动。

1. 关节面　是构成关节各相骨的接触面。为使关节动作稳定并增大关节的接触面，经过漫长的生物进化，关节面呈凹凸形状，即一相关骨的关节面呈隆凸，称为关节头；另一骨的关节面呈凹陷，称为关节窝。在各自的关节面上还覆有一薄层的透明软骨，即为关节软骨。关节软骨的表面光滑且具有弹性，能够承受一定的压力，可以有效降低运动时两骨间的摩擦，并减缓震动与冲击。

2. 关节囊　由纤维结缔组织构成，附着于关节面周围的骨面上，用以密封关节腔。关节囊分为内、外两层，外层为厚而坚韧的纤维层，由致密结缔组织组成，纤维层增厚部分称为韧带，可增强骨与骨之间的连接，并防止关节过度活动。关节囊的内层为滑膜层，薄而柔软，由血管丰富的疏松结缔组织构成，含有平行和交叉的致密纤维组织相贴，并移行于关节软骨的周缘，与骨外膜有牢固连接。滑膜形成的皱褶围绕在关节软骨的边缘，但不覆盖软骨的关节面。滑膜层产生的滑膜液，可提供营养，并有润滑作用。

3. 关节腔 是关节软骨与关节囊的滑膜层共同围成的密闭腔隙。正常状态下，腔内含少量滑液，使关节保持湿润和滑润。关节腔内呈负压，以增强关节的稳定性。

4. 辅助结构 关节除具备上述 3 个基本结构外，某些关节为适应其特殊功能还形成一些特殊结构，以增加关节的灵活性和稳固性。例如，韧带是连接骨与骨之间的结缔组织束，是关节囊的增厚部分，可加强骨连结的稳固性；关节盘或关节半月板是位于两关节面之间的纤维软骨，能使两骨关节面的形状相互适应，减少运动时的冲击，有利于关节运动；关节唇是附着于关节窝周缘的纤维软骨环，能够加深关节窝，以增大关节面，有稳固关节的作用。

（四）骨骼肌

骨骼肌（skeletal muscle）是附着在骨骼上的肌肉，是体内数量最多的组织，有 600 多块，约占体重的 40%。骨骼肌是人体非常重要的肌肉群，属于横纹肌（横纹肌还包括心肌和内脏横纹肌），全身骨骼的正常运作就是依靠骨骼肌的收缩来完成的。

1. 骨骼肌的结构 如图 1-5 所示。

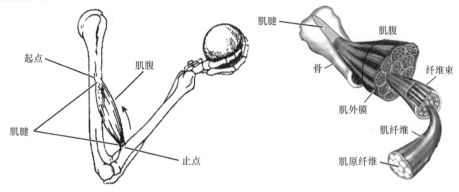

图 1-5 骨骼肌结构

骨骼肌的基本结构主要包括肌腹、肌腱和肌外膜。

（1）肌腹：具有收缩和舒张功能。肌腹内部有许多肌细胞，由于肌细胞细长呈纤维状，故又称肌纤维。肌纤维具有收缩功能，是骨骼肌的基本功能单位。

（2）在骨骼肌两端各有一段无收缩能力的肌腱。肌腱为胶原纤维，附着于骨骼，可以固定肌肉，能够承担较大的拉伸负荷。

（3）肌外膜：包裹在整块肌肉外面。肌外膜是一层致密结缔组织膜，含有血管和神经网络。

2. 肌纤维（muscle fiber） 即肌细胞，因肌细胞细长且不分支而得名，如图 1-6 所示。

如图 1-6 可见，骨骼肌的肌腹由肌纤维束组成，肌纤维束内又包含许多肌纤维，而每一根肌纤维都有上百万个肌原纤维（myofibril）。可以理解为，肌纤维就是一个肌细胞，而肌原纤维是组成该肌细胞的基本结构。根据外观和功能的不同，肌纤维又分为红肌纤维与白肌纤维。红肌纤维也称 I 型纤维、慢缩肌纤维、慢氧化纤维；白肌纤维又称 II 型纤维、快缩肌纤维或快酵解纤维。

3. 骨骼肌的收缩机制 肌肉收缩是指肌腹长度缩短，生理表现是肌力增加。骨骼肌收缩并非是肌原纤维（粗细不等的肌丝）本身长度的缩短，而是由于细肌丝（肌动蛋白）向粗肌丝（肌球蛋白）滑行导致的肌节缩短的结果。这就是骨骼肌收缩的分子机制，其机制又称为肌丝滑动原理（滑行学说），如图 1-7 所示。

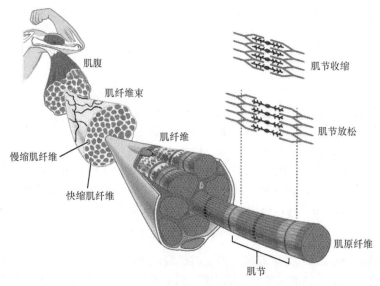

图 1-6　肌纤维与肌原纤维

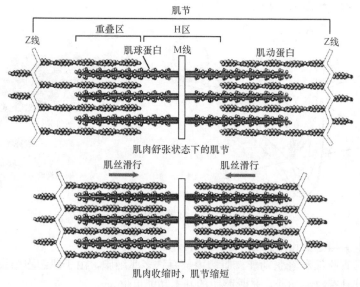

图 1-7　肌节的收缩和舒张

根据肌丝滑动原理，当骨骼肌收缩时，肌球蛋白（粗肌丝）的横桥被激活，引起肌球蛋白头发生屈动，拉动肌动蛋白（细肌丝）向肌节中央 M 线移动，导致相邻的 Z 线相互靠近，使得肌节缩短，表现为整个肌细胞和肌肉的收缩。由此可知，肌肉进行的收缩运动，实际上就是细肌丝在粗肌丝上的滑动。肌肉处于舒张状态，粗肌丝两端的细肌丝的间距较远，此时，肌肉表现为松软、较细。在神经的支配下肌肉产生收缩冲动，两侧细肌丝就会沿着粗肌丝向中间滑动，中间 H 区间距缩短（重叠区增加），这时，肌肉会表现为坚硬、紧绷和粗壮。

肌肉舒张放松时，不同人两侧肌丝在中间留下的间距是有差异的。肌肉紧张的人群，H 区间距较短，尽管肌肉是处在松弛状态（不主动用力），但也表现为紧绷。正是由于这个原因，为了使肌肉充分舒展，运动前通常需要对韧带进行拉伸，运动后也要进行适当的拉伸放松。适当的拉伸，也可以增加肌肉的弹性，使肌肉有较好的收缩势能，使运动更有力量。

4. 骨骼肌的运动生理　人体的一切活动都是在神经系统的支配下进行的，也就是说，肌肉仅是一个提供动力的执行器官，它需要接受神经系统的"触发"指令，才可以适时地完成各种相应的动作。肌肉收缩是一个复杂的生理过程，首先由大脑或脊髓（中枢神经）发动产生兴奋，并以电冲动（动作电位）的方式传递给运动神经元，再通过周围神经将这一兴奋传导至各运动神经元的树突，然后顺着轴突传到轴突末端。

运动神经生理结构，如图 1-8 所示。

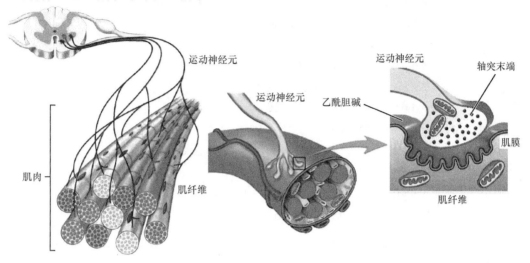

图 1-8　运动神经生理结构

动作电位到达轴突末端，神经末梢会分泌神经递质——乙酰胆碱，乙酰胆碱与肌膜上的受体结合，将动作电位传遍整条肌纤维，致使肌膜上的离子通道开放，钠离子进入，形成一个去极化过程，使肌纤维发生收缩动作。由此可见，肌纤维的收缩现象是电冲动刺激肌纤维产生的结果。

二、肌力与肌张力评定技术

肌力与肌张力都是反映肌肉功能的医学名词，一字之差，其临床意义各有不同。肌力是指肌肉收缩时所产生的力量，而肌张力则是指肌肉松弛状态下的紧张度，以及被动运动时的阻力。

（一）肌力评定

肌力（muscle strength）是肌肉收缩时所产生的最大力量，又称为绝对肌力，即某一肌肉或一系列肌群主动收缩时表现出来的力量，以及肌肉运动时对抗阻力的能力，可以用克服阻力的数据来进行测定。肌肉力量测试分为不出现明显肌肉或肢体活动的静力性测试和有阻力负荷的肢体活动使肌肉长度发生改变的动力性测试。

肌力检查是在受试者主动运动时，通过测定相关肌肉或肌群的收缩力量，来评定肌肉的功能状态。肌力评定（muscle test）的主要目的是通过手法或器械判断有无肌力下降以及肌力低下的程度与范围，发现导致肌力下降的原因，为规划训练治疗提供依据。定期检查神经肌肉病损的恢复程度和进度，可以预防肌力失衡引起的损伤与畸形，评价肌力增强训练的阶段效果。

1. 徒手肌力评定（manual muscle test，MMT） 是一种不借助任何器材，仅依靠检查者徒手对受试者进行肌力测定的方法。施行 MMT 时，应让受试者采取标准受试体位，对受试肌肉作标准的测定动作，同时观察该肌肉完成受试动作的能力，必要时由测试者用手施加阻力或助力，判断该肌肉的收缩力量。由于人体运动是大脑支配下的活动，并不是一块或一组肌肉的收缩，因此，MMT 是测试相关的主动肌与协同肌共同完成指定运动时所产生的最大力量。

MMT 是在减重、抗重力和抗阻力条件下，按完成动作的活动范围、抗重力或抗阻力的状况进行分级。MMT 的评定标准，见表 1-1。

表 1-1　MMT 评定标准

级别	名称	评定标准	相当于正常肌力（%）
5	正常	能抗重力及最大阻力完成关节全范围内活动	100
5–	正常–	能抗重力及最大阻力完成关节 50%～100% 全范围内活动	
4+	良好+	能抗重力及接近最大阻力完成关节全范围内活动	
4	良好	能抗重力及中等阻力完成关节全范围内活动	75
4–	良好–	能抗重力及中等阻力完成关节 50%～100% 全范围内活动	
3+	尚可+	能抗重力及最小阻力完成关节全范围内活动	
3	尚可	能抗重力完成关节全范围内活动，不能抗阻力	50
3–	尚可–	能抗重力完成关节 50%～100% 全范围内活动	
2+	差+	能抗重力完成关节小于 50% 全范围内活动，非抗重力可完成关节全范围活动	
2	差	去重力条件下，可完成关节全范围内活动	25
2–	差–	去重力条件下，可完成关节 50%～100% 全范围内活动	
1	微缩	有微弱肌肉收缩，但不能引起关节运动	10
0	零	无任何肌肉收缩	0

MMT 的特点：

（1）简便、易行、实用，不需要特殊的检查器具。

（2）以自身各肢体的重量作为肌力评定标准，能够反映出与个人体格相对应的力量，比器械肌力测试更具有实用价值。

（3）定量分级标准较粗略，有主观评价的误差。

（4）仅表达肌力的大小，不能评价肌肉收缩耐力。

2. 等长肌力评定　肌肉运动主要有两种收缩形式，即等长收缩和等张收缩。等长收缩（isometric contraction）是指肌肉收缩时肌肉长度不变，张力增加，不产生肢体关节运动的收缩方式。等长肌力评定（isometric strength test）又称为静力性肌力测试，是指某些关节保持一定姿位（相对静止）时，肌肉通过等长收缩（肌纤维长度不变）完成的力量测试。等长肌力评定是测定肌肉等长收缩时所能产生的最大肌力，适用于 3 级以上肌力的检查，可以取得较为精确的定量评定。

等长肌力评定通常采用专门的器械进行测试，常用的方法有握力测试、捏力测试、背肌力测试等。

（1）握力测试：握力表现的是屈指肌的静力性肌力，主要是测量上肢肌肉的抓握能力。握力测试相对安全、方便，并且成本低廉，也能够侧面反映全身的肌肉力量，现已成为测试肌力的实用方法之一。

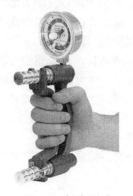

图 1-9　握力测试

握力测试，如图 1-9 所示。

握力以握力指数来评定，即

$$握力指数 = \frac{手握力}{体重} \times 100\%$$

握力指数是相对握力，通过握力数据与测试者体重的关联，可以获得更为客观的相对肌力。成年男子正常的握力指数在 47%～58%，女子正常的范围为 40%～48%。

（2）捏力测试：捏力是指拇指指尖与其余手指共同内收所产生的力量，主要反映拇指对掌肌及四指屈肌的肌力。捏力的正常值约为握力的 30%。

捏力测试，如图 1-10 所示。

（3）背肌力测试：是测量背部肌肉收缩时的最大力量，反映机体背部肌肉的静力性收缩力。背肌力测试，如图 1-11 所示。

通常采用拉力计测量背部肌肉收缩时最大的力量，再通过拉力指数评定背肌力。

$$拉力指数 = \frac{拉力}{体重} \times 100\%$$

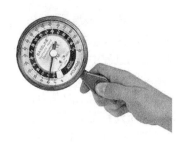

图 1-10 捏力测试

一般男性的正常拉力指数为体重的 150%～200%，女性为体重的 100%～150%。

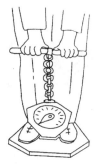
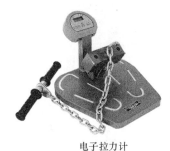

电子拉力计

图 1-11 背肌力测试

3. 等张肌力评定 等张收缩（isotonic contraction）包括离心收缩和向心收缩，是指肌肉收缩时，张力不变、肌肉长度改变并产生肢体关节运动的收缩方式。等张肌力主要是反映肌肉克服阻力收缩做功的能力，当牵动相应关节作全幅度运动时，所克服的阻力值不变。肌肉做等张收缩时，其肌纤维的张力值基本保持不变，通过肌纤维的长度变化产生关节运动。由于肌肉等张收缩将产生关节运动，因而又称为动力性收缩。

等张肌力评定是测定肌肉克服阻力做功的能力。测试时，被测肌肉收缩，完成全关节活动范围的运动，所克服的阻力值不变，以测得一次全关节活动度运动过程中所抵抗的最大阻力值，即为该关节运动的最大负荷。等张肌力评定需要为受试者提供恒定阻力且阻力量值可自行调整的装置，因而，其测试通常要使用专用的检测设备，如图 1-12 所示。

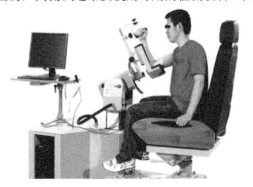
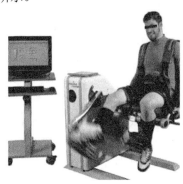

图 1-12 等张肌力评定

4. 等速肌力评定 等长肌力评定反映的是关节处于某一位置（角度）时的肌力，无法评价关节其他位置的肌力量值；在等张运动中，关节运动至不同角度时，肌肉的作用力矩必然会因为力臂变化有所差异。因此，若要完成等张运动的全程测试，所施加阻力不能大于受试者关节运动的最小力矩。实际上，等张肌力评定仅是测定关节活动范围内的最小力矩，得到的测试结果往往偏低。由此可见，等长和等张这两种肌力评定都存有一定的缺陷。

（1）等速运动：1967年，由美国的工程师珀赖因（Perrine）和希斯洛普（Hislop）首先提出了等速运动的概念。等速运动（isokinetics exercise）就是运动速度恒定的运动，是指利用专门设备，根据运动过程中肌力的变化，相应调节外加阻力，使整个关节能够按照预先设定的速度运动。等速运动时，肌肉收缩实际上是采用一种等长收缩与等张收缩的混合方式。

（2）等速运动的肌力评定原理：等速肌力评定是通过肢体在做等速运动时所测定的肌力等参数，进而判断相关肌肉、关节等的运动功能状态。由于人体自身并不能自主产生等速运动，因而进行等速肌力评定必须要使用专门的检测仪器，目前最为常用的是等速肌力评定训练仪。

广州研制的A8多关节等速肌力评定训练仪与训练系统，如图1-13所示。

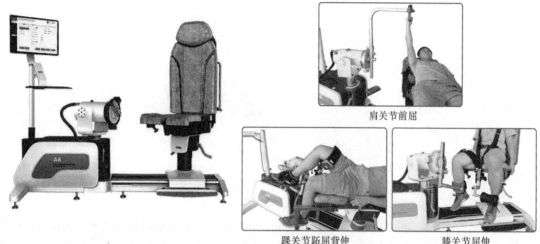

肩关节前屈

踝关节跖屈背伸　　　　膝关节屈伸

图1-13　A8多关节等速肌力评定训练仪

等速运动需要将肢体固定在评定仪的杠杆支架上，受试者肢体用力，即可带动杠杆做全关节活动范围的往复运动。在测试过程中，运动速度由评定仪预先设定，肢体运动阻力随肌力的变化呈顺应性改变，其运动速度不变。即，肢体主动运动且肌力较强时，杠杆的阻力增大，从而使肌肉的负荷加大，力矩（肢体绕关节转动时，肢体力量与用力点到关节垂直距离的乘积）输出增加；反之，当肌力较弱时，杠杆的阻力随之减小，肌肉负荷降低，力矩输出减少，通过检测力矩的输出即可测试肌力的各项运动参数。

（3）等速肌力评定的特点：由于等速肌力评定训练仪为肢体提供的阻力（肌肉负荷）为伺服系统，可根据受试者的肌力随动调节，肌力与阻力成作用力与反作用力的正比变化，因而，运动阻力不会超过肌肉本身的负荷极限。这种运动模式，既可以保证肌肉在关节运动的各个角度均能达到最大的收缩力度，也不会造成过度运动损伤。比如，在疲劳、疼痛、损伤等状态下，由于肌力降低，其运动阻力也会随之减小，所以，不会造成或加重肌肉损伤。因此，等速运动是一种很安全的运动形式，也称为"可调节抗阻运动"。

等速肌力评定训练仪可以提供恒定速度和顺应性阻力，使得等速肌力评定十分简便，能够测试关节运动中任何一点肌肉输出的最大力矩值，同时，还可获得肌肉的做功能力、爆发力及耐力等数据，并且一次测试可同时测试主动肌和拮抗肌两组肌力，了解拮抗肌群间的平衡状况。等速肌力评定是目前公认的肌肉功能评价及肌肉力学特性研究的最佳方法，但其测试设备较为昂贵，耗时多，需要专业的测试人员。

（二）肌张力评定

肌张力（muscle tone）就是肌细胞相互牵引产生的力量，是指肌肉组织在松弛状态下的不随意、持续、微小的紧张度。肌张力是维持身体各种姿势、支撑体重以及正常运动的基础，根据身体所处的不同状态，肌张力可表现为以下形式。

（1）静止性肌张力，是指肌肉处于静息状态下具有的紧张度。

（2）姿势性肌张力，是指人体维持一定姿势（站立或坐位）时，躯体前后肌肉所具有的紧张度。

（3）运动性肌张力，是指肌肉在运动过程中具有的紧张度。

1. 肌张力形成机制　形成肌张力的本质是生物体自身的紧张性牵张反射，是指有神经支配的骨骼肌受到外力牵拉使其伸长时，能够引起受牵拉肌肉的反射性收缩，如图 1-14 所示。

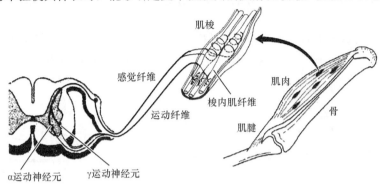

图 1-14　牵张反射

牵张反射（stretch reflex）的基本过程是，肌肉受到牵拉，肌梭（骨骼肌内的菱形结构）的内外肌被拉长，引起肌梭感受器兴奋，经感觉纤维将信息传入脊髓，使脊髓前角 α 运动神经元兴奋，再通过运动纤维使被牵拉的肌肉反射性收缩，从而实现牵张反射。也就是说，牵张反射能够使外力牵拉伸长的肌肉引起反射性收缩，以保持肌肉具有一定的紧张度，维持人体姿势。

2. 肌张力的评价标准　正常的肌张力主要取决于周围神经和中枢神经系统的支配状况，有赖于完整的神经调节机制以及肌肉本身的收缩能力、弹性、延展性等。一旦神经系统的支配发生改变，将可能导致肌张力增高、降低或肌张力障碍。因此，肌张力异常是中枢或周围神经损伤的重要体征。

（1）正常肌张力评价标准：肌肉外观应具有特定的形态，肌肉应具有一定的弹性；跨同一关节的主动肌与拮抗肌进行有效的收缩可使关节固定，如将肢体被动地放在空间的某一位置上，突然松手时，肢体保持肢位不变，可以维持主动肌与拮抗肌的平衡；具有随意使肢体由固定姿势向运动状态转变的能力，在需要的情况下，能够完成某肌群的协同动作，具有某块肌肉独立运动的能力。

（2）痉挛的评定标准：痉挛的准确量化评定比较困难，临床上多根据量表进行评定，最常用的评定量表是改良阿什沃思（Ashworth）量表分级法，见表 1-2。

表 1-2　改良 Ashworth 量表

等级	标准	结果
0 级	被动活动肢体在整个范围内均无阻力	肌张力不增加
1 级	被动活动肢体到终末端时有轻微的阻力	肌张力稍增加
1⁺级	被动活动肢体在前 1/2 的 ROM 中有轻微的"卡住"感觉，后 1/2 的 ROM 中有轻微的阻力	肌张力稍增加
2 级	被动活动肢体在大部分 ROM 内均有阻力，但仍可以活动	肌张力轻度增加
3 级	被动活动肢体在整个 ROM 内均有阻力，活动比较困难	肌张力中度增加
4 级	肢体僵硬，阻力很大，被动活动十分困难	肌张力高度增加

注：ROM 为关节活动度，range of motion

三、关节活动度评定技术

关节（joint）是骨与骨的连接形式，其中的可动关节是人体一切运动或动作的功能基础，也就是说，只有关节作为"枢纽"才可能发生人体的物理性位移。可动关节是人体运动系统的重要器官——运动支点，当骨骼肌受到刺激产生收缩时，通过牵拉骨骼绕行关节运动可使人体产生位移，即骨杠杆作用产生运动。如果人体的关节运动受阻或受限，必将影响其活动能力，引起各种运动功能障碍。

关节活动度（range of motion，ROM）又称为关节活动范围，是指关节运动时可达到的最大弧度，是衡量一个关节运动量的尺度。关节活动度常以度数表示，为所达新位置与初始位置之间的夹角，如图 1-15 所示。

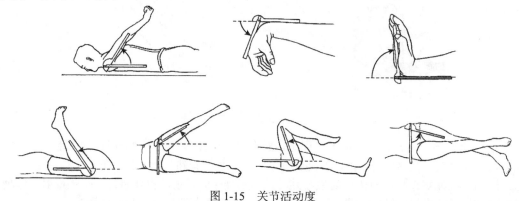

图 1-15　关节活动度

（一）关节运动的类型

根据关节运动的动力来源，关节运动可分为主动运动、被动运动和主动助力运动。根据关节运动的类型，关节活动度又分为主动关节活动度和被动关节活动度。

1. 主动关节活动度（active range of motion，AROM） 是通过人体自身的主动随意运动而产生运动弧度。因此，测量某一关节的 AROM 实际上是考察被检查者肌肉收缩力量对关节活动度的影响。

2. 被动关节活动度（passive range of motion，PROM） 是指在外力作用下，使关节运动所通过的运动弧度。正常情况下，被动运动至终末位时会产生一种关节囊内、不受随意运动控制的运动。因此，PROM 略大于 AROM。通过 PROM 的测量可以判断被检查者关节运动的受限程度，更重要的目的是，通过 PROM 检查可以判断该关节运动终末感的性质，从而确定是否存在限制关节运动的异常结构变化。

（二）关节运动及活动范围

人体的骨骼结构有多种关节形式，将承担着生命活动中各种精细的位移或动作。每个关节都有运动轴心和相应的自由度，关节的轴心可以决定骨骼的运动方向（方位），自由度则表现为关节的活动范围。比如，如图 1-16 所示的手就有许多个不同形式的关节，可以协同完成各种复杂、精细的动作。

1. 关节运动 关节运动与关节面的形态有着密切关系，关节面的位置改变即为关节运动（articular movement）。根据用力点、重力点与支点的位置不同，骨杠杆运动主要有三种形式，如图 1-17 所示。

①平衡杠杆是典型的力学杠杆形式，用力点和重力点分别在支点的两侧，如颈部进行的后伸和前屈运动；②省力杠杆为重力点在支点和用力点之间，由于用力点较支点的距离更远，其力臂

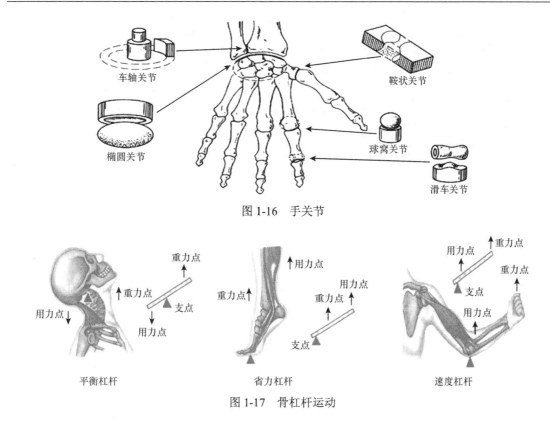

图 1-16　手关节

图 1-17　骨杠杆运动

更长，因而这种杠杆可以克服较大的体重，如行走时提起足跟的动作；③速度杠杆的用力点在重力点和支点之间，它的特点是作用力臂较短，其运动速度和活动范围较大，但活动时需要使用较大的力量才能克服重力，如肘关节运动。

人体的骨骼系统有许多关节，可以完成各种复杂动作，常见的关节运动主要有：屈和伸、内收和外展、水平屈伸、环转、旋转（内旋和外旋、旋前和旋后）、内翻和外翻等。

（1）屈和伸：运动环节在矢状面内，绕额状轴运动。向前运动为屈；向后运动为伸。但膝关节以下的运动环节则相反。足背向小腿前面靠近为踝关节背屈；相反，足底向小腿后面靠近为踝关节跖屈。

（2）内收和外展：运动环节在额状面内，绕矢状轴运动。靠近正中面为内收；远离正中面为外展。

（3）水平屈伸：上臂（或下肢）先在肩关节（或髋关节）处外展90°，向前运动为水平屈，向后运动为水平伸。

（4）环转：关节的远端绕某个基本轴连续做圆周运动称环转。凡能绕额状轴和矢状轴运动的关节，均可作环转运动。

（5）旋转：为一关节面绕着固定的纵轴顺时针或逆时针转动。由前向内的旋转称内旋（或称旋前）；由前向外的旋转称外旋（或称旋后）。

（6）内翻和外翻：足的内翻包括足的内收和旋后；足的外翻包括足的外展和旋前。

2. 关节运动类型　根据产生关节运动用力程度的不同分为主动关节运动、主动-助力关节运动和被动关节运动三种类型，如图1-18所示。

（1）主动关节运动不需要任何外力辅助，是作用于关节的肌肉随意收缩使关节运动时通过的运动弧。

（2）主动-助力关节运动是在一定的外力辅助下，患者主动收缩肌肉来完成的运动或动作。助力可由治疗师、患者健肢、器械、引力或水的浮力等提供。这种运动常是由被动运动向主动运动

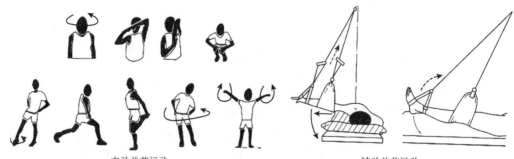

主动关节运动　　　　　　　　　　　　被动关节运动

图 1-18　关节运动

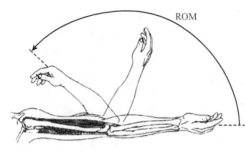

图 1-19　关节活动度

过渡的形式，目的是逐步增强肌力，建立协调的动作模式。

（3）被动关节运动是完全由外力完成的关节运动弧。由于被动关节运动时肌肉处于放松状态，没有主动关节运动时的软组织弹性、肌肉组织厚度或肌张力等限制其延展性，因而，被动关节活动度要比主动活动度大些。

3. 关节活动度的测量　关节活动度是测量远端骨所移动的运动弧度或转动角度，如图 1-19 所示。

（1）关节活动度测量器具：关节活动度测量需要使用各种关节量具，如图 1-20 所示。

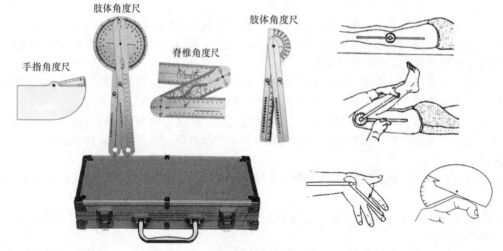

图 1-20　关节量具

关节量具即角度尺，主要有 3 种结构形式。一是由圆形或半圆形的刻度盘和两条臂（分别为固定臂和移动臂）构成的肢体角度尺，其中，固定臂与刻度盘为一体，相对于刻度盘不可移动，移动臂的一端与刻度盘的中心同轴连接，通过转动移动臂，可以测量四肢的关节活动度；二是用于测量脊柱活动度的脊椎角度尺，可以用来测量背部活动范围和脊柱屈伸时的活动范围；三是手指角度尺，可测量手指外展或屈曲的活动度，或拇指外展（虎口开大）的程度。

（2）关节活动度的正常范围：见表 1-3。

表 1-3 关节活动度的正常范围

关节	关节运动	活动度	关节	关节运动	活动度
颈椎	前屈	0°~60°	腕	掌屈	0°~90°
	后伸	0°~50°		背伸	0°~70°
	侧屈	0°~50°		尺偏	0°~55°
	旋转	0°~70°		桡偏	0°~25°
胸腰椎	前屈	0°~45°	髋	屈曲	0°~125°
	侧屈	0°~45°		伸展	0°~15°
	后伸	0°~30°		外展	0°~45°
	旋转	0°~40°		内收	0°~45°
肩	屈曲	0°~180°		内旋	0°~45°
	后伸	0°~50°		外旋	0°~45°
	外展	0°~180°	膝	屈曲	0°~150°
	水平外展	0°~40°	踝	背屈	0°~20°
	水平内收	0°~130°		跖屈	0°~45°
	内旋	0°~90°		内翻	0°~35°
	外旋	0°~90°		外翻	0°~25°
肘	屈曲	0°~150°			
	旋后	0°~90°			
	旋前	0°~90°			

四、平衡与协调功能评定

平衡与协调都属于运动功能范畴，若使人体在活动中保持平稳、准确，必须要有良好的平衡协调能力。平衡与协调功能的关系密切，并互相影响，共同维系着人体正常的活动。

（一）平衡功能评定

根据牛顿第一定律（惯性定律），如果施加于物体的外力总和为零，则物体保持静止或匀速直线运动，这种状态称为物体的平衡状态。平衡（balance）是指来自各方向的作用力与反作用力相互抵消，使物体处于一种相对的稳定状态。

人体平衡要比自然界物体平衡复杂得多，是指身体活动或受到外界干扰其重心偏离稳定位置时，通过自发的、无意识的或反射性的活动使重心恢复稳定的能力。人体的平衡功能是保持姿态与体位，完成各种静态与动态活动的基础，意义是维持人体重心（center of gravity，COG）始终垂直于支撑面的上方或范围内，如图 1-21 所示。

人体正常的平衡功能应该具备三个基本能力，一是能够保持正常的生理体位；二是在随意运动中可调整姿势；三是可以安全有效对外来干扰做出反应。

1. 平衡功能分类 人体的平衡功能可分为静态平衡和动态平衡。

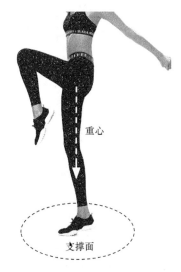

重心

支撑面

图 1-21 人体平衡

（1）静态平衡：指人体在无外力作用下，睁眼、闭眼时维持某姿势稳定的过程，例如，坐位和站位时的平衡。

（2）动态平衡：是身体在空间移动时，维持并控制体态的能力。动态平衡包括两个方面，自我动态平衡和他人动态平衡。其中，自我动态平衡是在无外力作用，人体进行各种自主运动中保持平衡状态的能力，如行走过程的平衡，由坐姿到站立或由站立到坐姿转换的平衡；他人动态平衡是在外力干扰（包括加速度和减速度）使身体重心发生改变时，做出的保护性应激反应，以维持或建立新的平衡。例如，在行驶的车中行走。

2. 平衡的生理学机制　人体保持平衡的先决条件是肌张力，正常的肌张力是支撑自身体重并可完成抗重力运动的基本条件。此外，在各种状态下人体若维系平衡，还必须依赖中枢神经系统控制下的感觉系统和运动系统的参与及协同动作。

（1）感觉输入：人体站立时，通过视觉、本体感觉、前庭觉的信息传入，可以实时感知人体当前所处位置与地球引力及周围环境的关系。

1）视觉感受器主要是提供头部相对于环境物体位置变化以及周围物体的运动信息。在视环境静止不动的情况下，视觉系统能够准确感受环境中物体的运动，以及对视空间的定位。如果身体平衡受到干扰，通过颈部肌肉的收缩可使头部保持向上直立位，并保持视线水平，从而使身体获得新的平衡。如果阻断了视觉输入（如闭眼或戴眼罩），姿势的稳定性将显著下降，这也是视觉障碍者或老年人平衡能力降低的重要原因之一。

2）本体感觉（proprioception）是指肌、腱、关节等运动器官，在不同状态（运动或静止）时产生的感觉。足底通过感受与支撑面接触的皮肤感觉（触觉、压觉），可以向大脑皮质传递有关体重分布及身体重心位置的信息；分布于肌肉、关节的本体感受器能够收集随支撑面变化的信息，如面积、硬度、稳定性以及表面平整度等变化，各部位的空间定位和运动方向。正常人站立在固定的支撑面上时，起着主导作用的是足底皮肤的触觉、压觉和踝关节的本体感觉，通过足底信息产生相应的补偿运动可以使姿态保持稳定。如果足底皮肤和下肢本体感觉消失，人体将失去感受支撑面的能力，会严重影响姿态的稳定性。比如，站在泡沫板上时，由于泡沫板干扰了本体感觉，姿势的稳定性明显降低。

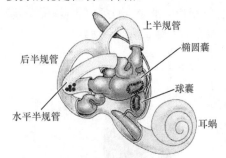

图 1-22　前庭感受器

3）前庭觉（vestibular sensation）也称平衡觉，是人体对自然运动状态和头部空间位置的感受，其感受器在内耳，主要是帮助人体感知与重力、旋转、加速度等有关的头部位置改变信息。图 1-22 所示的前庭感受器可以细分为半规管、球囊和椭圆囊，半规管主要用来感知旋转和角加速度，球囊和椭圆囊主要是负责地球引力和直线加速度的感受。

当人体做加速或减速运动时，头部会调整其倾斜角度，以维持身体的平衡；若碰撞物体或跌倒时，能迅速反应，保护身体免受伤害。在躯体感觉和视觉系统正常的情况下，前庭冲动在控制重心位置上的作用很有限。只有躯体感觉和视觉信息被阻断或输入不准确而发生冲突时，前庭系统的感觉输入在维持平衡中才变得至关重要。比如，坐在行进的车中，即使闭上眼睛，也可感知车的加速、减速或转弯；乘坐电梯时，可以感受到超重和失重。

（2）中枢整合：平衡觉神经中枢主要包括脊髓、前庭核、内侧纵束、脑干网状结构、小脑及大脑皮质。为维持平衡，多级平衡觉神经中枢对来自前庭觉、视觉及本体感觉三大感觉系统的传入感觉信息进行整合，传出指令到达相应的运动神经核，通过各种反射性运动来维持身体平衡。当体位或姿势发生改变时，为了判断重心的准确位置和支撑面状况，中枢神经系统通过整合并分析感觉信息，能够从中选择正确的定位信息。

（3）运动控制：中枢神经系统通过分析、整合多种感觉信息后下达运动指令，运动系统会恰当运用不同的运动模式控制姿势变化，目的是将身体重心调整至稳定范围或重新建立新的平衡。这种由多组肌群共同完成的平衡动作称为协同运动，它是人体为回应外力或站立支撑面变化而产生的条件反射性的对策。自动姿势性协同运动主要是由下肢和躯干肌来完成，通过其相关肌肉按一定的时间、顺序和强度收缩，可实现人体的站立运动模式。

如果某种扰动破坏了人体当前的平衡，神经中枢可瞬间判断扰动，并根据扰动的程度迅速启用相应的自动姿势性协同运动来应对。主要的调节机制包括踝策略、髋策略以及跨步策略，如图 1-23 所示。

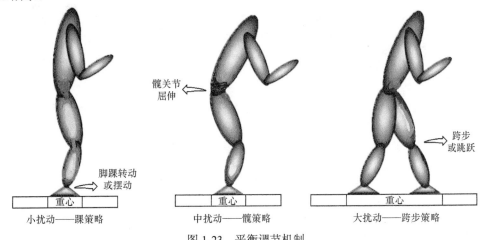

图 1-23　平衡调节机制

1）踝策略（ankle strategy）即为踝关节协同动作，是指人体站在一个比较坚固的支撑面上，受到一个较小的外界干扰（如较小的推力）时，身体重心以踝关节为轴进行前后转动或摆动（类似钟摆运动），以调整重心，保持身体的稳定性。对正常人而言，平衡干扰较小且站立支撑面适宜时，踝关节协同动作模式是保持站立平衡的主要对策。

2）髋策略（hip strategy）又称为髋关节协同动作，可以通过髋关节屈伸来调整身体重心并保持平衡。比如，正常人站立在较小的支撑面上（小于双足面积），当受到一个较大的外界干扰时，机体为了减少身体摆动使重心重新回到双足的范围内，则可以通过髋关节的屈伸活动来调整身体重心。

3）跨步策略（stepping strategy）又称为跨步协同动作，是通过向作用力方向快速跨步以重新建立重心的支撑点，即为身体重新确定站立支持面。当外力干扰过大，身体的摇动进一步增加，重心超出其稳定极限，髋调节机制不能调整平衡的变化时，人体启动跨步调节机制，自动向用力方向快速跨出或跳跃一步，以重新建立身体重心支撑点，避免摔倒。

3. 平衡反应　是指平衡状态改变时，人体恢复原有平衡或建立新平衡的过程，其中包括反应时间和运动时间。反应时间是从平衡状态的改变到出现可见运动的时间；运动时间为从出现可见运动到动作完成，建立新平衡的时间。

平衡反应是一种自主反应，属于高级水平的发育性反应，可以通过后天长期训练得到提高或改善。比如体操、技巧等项目运动员，舞蹈、杂技演员的平衡能力就明显高于普通人群。当某种原因导致人体平衡能力受损时，通过积极的治疗和平衡训练，也可以在一定程度上改善或恢复平衡功能。

（1）姿势控制中的预备性活动：在许多不稳定的随意运动开始之前，身体的某些部位就已经预先出现肌肉的收缩运动和体重的转移，这一现象称为预备性姿势调整（anticipatory postural adjustments）。当人体不能进行预备性姿势调整或转移时，就难以进行有目的性的随意运动。

（2）平衡反应的一般表现方式：常见的平衡反应有四种表现方式。一是当身体的支撑点发生变化时，出现躯干向外力作用的方向弯曲，同时肢体向外伸展；二是当身体的支撑点发生倾斜或重心移位时，出现躯干向倾斜上方弯曲，同侧肢体向外伸展，对侧肢体保护性伸展；三是从前向后推受试者，先后出现足距背屈、屈髋、躯干屈曲、上肢向前平抬，最后头、肩向前倾斜；四是从后向前推受试者，先后出现足趾屈曲、足跟抬起、伸髋、躯干后伸、上肢向后摆，最后肩后伸、头后仰。

（3）特殊平衡反应：人体的特殊平衡反应主要有保护性伸展反应和跨步及跳跃反应，如图1-24所示。

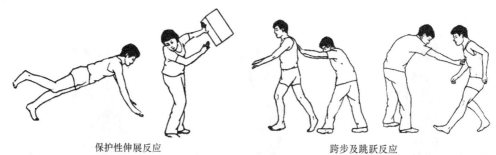

保护性伸展反应　　　　　　　　　　　　跨步及跳跃反应

图1-24　特殊平衡反应

保护性伸展反应是身体受到外力作用而偏离支撑点时所发生的一种平衡反应，表现为上肢和（或）下肢的伸展，作用在于支持身体，防止摔倒。跨步及跳跃反应是应用跨步策略，在外力使身体偏离支撑点或在意外情况下，为了避免摔倒或受到损伤，身体顺着外力方向快速跨出一步，可以改变支撑点或增大支撑面，目的是重新获取新的平衡。

4. 平衡功能的评定方法　平衡功能评定的主要目的：了解评定对象是否存有平衡障碍，确定平衡障碍的程度、类型，分析引起平衡障碍的原因，预测发生跌倒的可能性。依据评定结果，协助规划康复治疗方案并评估疗效。平衡功能评定分为主观评定和客观评定两个方面，主观评定是以功能性活动的临床观察为手段的评定方法，主要有观察法和量表法；客观评定则需要使用相关的平衡测试仪器。

（1）观察法：观察被评定对象不同的体位（卧位、跪位、坐位或站立位）以及在活动状态下的姿态稳定性。观察法虽然过于粗略和主观，缺乏量化，但由于其应用简便，可以对具有平衡功能障碍的患者进行筛选，至今仍广泛应用。

观察法主要包括：闭目直立检查法（双足并拢直立，观察在睁闭眼时身体的摇摆）、单腿直立检查法（单腿直立，观察睁闭眼情况下维持平衡的时间）、强化龙贝格（Romberg）检查法（双足一前一后、足尖接足跟直立，观察睁闭眼时身体的摇摆），以及睁闭眼坐、侧方走、倒退走、环行走等检查。

（2）伯格（Berg）平衡量表：量表法属于主观评定后的记录方法，由于不需要使用专门设备、结果量化、评分简单、应用方便，因而临床应用普遍。作为平衡功能性活动的一种标准化评定方法，Berg平衡量表具有较好的信度、效度和敏感性，通过观察多种功能活动来评价患者重心主动转移的能力，可以对患者坐、站位下的静态和动态平衡进行全面检查。Berg平衡量表，见表1-4。

表1-4　Berg平衡量表

序号	项目	表现	评分
1	从坐位站起	不用手扶能够独立地站起并保持稳定	4
		用手扶能够独立地站起	3
		几次尝试后自己用手扶站起	2
		需要他人少量的帮助才能够站起或保持稳定	1
		需要他人中等或大量的帮助才能够站起或保持稳定	0

续表

序号	项目	表现	评分
2	无支持站立	能够安全地站立 2min	4
		在监视下能够站立 2min	3
		在无支持的条件下能够站立 30s	2
		需要若干次尝试才能无支持地站立 30s	1
		无帮助时不能站立 30s	0
3	无靠背坐位，但双脚着地或放在一个凳子上	能够安全地保持坐位 2min	4
		在监视下能够保持坐位 2min	3
		能坐 30s	2
		能坐 10s	1
		没有靠背支持不能坐 10s	0
4	从站立位坐下	最小量用手帮助安全地坐下	4
		借助于双手能够控制身体的下降	3
		用小腿后部顶住椅子来控制身体的下降	2
		独立坐，但不能控制身体的下降	1
		需要他人帮助坐下	0
5	转移	稍用手扶就能够安全地转移	4
		绝对需要用手扶才能够安全地转移	3
		需要口头提示或监视才能够转移	2
		需要一个人的帮助	1
		为了安全，需要两个人的帮助或监视	0
6	无支持闭目站立	能够安全地站立 10s	4
		监视下能够安全地站立 10s	3
		能站 3s	2
		闭眼不能达 3s，但站立稳定	1
		为了不摔倒，需要两个人帮助	0
7	双脚并拢无支持站立	能够独立地将双脚并拢并安全地站立 1min	4
		能够独立地将双脚并拢并在监视下站立 1min	3
		能够独立地将双脚并拢，但不能保持 30s	2
		需要别人帮助将双脚并拢，但能够双脚并拢站 15s	1
		需要别人帮助将双脚并拢，双脚并拢站立不能保持 15s	0
8	站立位时，上肢向前伸展并向前移动	能够向前伸出大于 25cm	4
		能够安全地向前伸出大于 12cm	3
		能够安全地向前伸出大于 5cm	2
		上肢能够向前伸出，但需要监视	1
		在向前伸展时失去平衡或需要外部支持	0
9	站立位时，从地面捡鞋	能够轻易且安全地将鞋捡起	4
		能够将鞋捡起，但需要监视	3
		伸手向下达 2～5cm，且独立地保持平衡，但不能将鞋捡起	2
		试着伸手捡鞋时需要监视，但仍不能将鞋捡起	1
		不能试着做伸手向下捡鞋动作，或需要帮助	0

续表

序号	项目	表现	评分
10	站立位，转身向后看	从左右侧向后看，体重转移良好	4
		仅从一侧向后看，另一侧体重转移较差	3
		仅能转向侧面，但身体的平衡可以维持	2
		转身时需要监视	1
		需要帮助以防身体失去平衡或摔倒	0
11	转身360°	在4s内，安全转身360°	4
		在4s内，仅能从一个方向安全转身360°	3
		能够安全转身360°，但动作缓慢	2
		需要密切监视或口头提示	1
		转身时需要帮助	0
12	无支持站立时，将一只脚放在台阶或凳子上	能够安全且独立站立，在20s内完成8次	4
		能够独立站立，完成8次时间超过20s	3
		无须辅助，在监视下能够完成4次	2
		需要少量帮助能够完成大于2次	1
		需要帮助以防止摔倒或完全不能做	0
13	一脚在前无支持站立	能够独立将双脚一前一后地排列（无间距），并保持30s	4
		能够独立将一只脚放在另一只脚前方（有间距），并保持30s	3
		能够独立迈一小步，并保持30s	2
		向前迈步需要帮助，但能够保持15s	1
		迈步或站立时失去平衡	0
14	单腿站立	能够独立抬腿，保持时间大于10s	4
		能够独立抬腿，保持时间5～10s	3
		能够独立抬腿，保持时间超过3s	2
		试图抬腿，但不能保持3s，但可以维持独立站立	1
		不能抬腿或需要帮助以防摔倒	0

注：Berg平衡量表共14项内容，每项分为5个评分等级，最高总积分为56分，最低为0分。0～20分，平衡功能差，患者需要乘坐轮椅；21～40分，有一定平衡能力，患者可在辅助下步行；41～56分平衡功能较好，患者可独立步行；低于40分有摔倒的危险。

5. 平衡测试仪测试法 平衡测试仪又称为测力台，是近年来发展较快的一种定量评定平衡能力的专用设备，如图1-25所示。

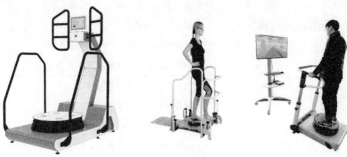

图1-25 平衡测试仪

平衡测试仪由两部分组成，即受力平台和计算机系统。受力平台是重力检测装置，在其表面通常装有 4 组高精度的压力传感器，用于检测受试者足底的重心变化；计算机系统及配套的专用软件通过采集压力传感器的力学数据，可换算得到人体的重心位置，进而描记出重心的摆动轨迹。平衡测试仪通过测量人体重心的摆动角度、移动面积和形态，可以量化评定平衡功能。同时，平衡测试仪也能够用于平衡训练。

平衡测试仪的平衡功能测试分为静态平衡功能测试和动态平衡功能测试。

（1）静态平衡功能测试：是通过分析足底重心轨迹来评定人体在静态下姿势的稳定性，如图 1-26 所示。

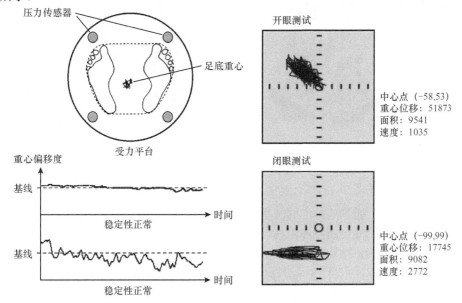

图 1-26　静态平衡功能测试

静态平衡功能测试原理是，利用受力平台表面上的 4 个压力传感器分别检测各测力点的压力，由此换算出受试者足底的当前重心位置，并将其重心位置定义于测试平面坐标的某一点，即坐标点对应于重心位置。测试过程中，受试者站立于受力平台上，如果足底重心发生微小位移，受力平台表面即可检测到其数据变化，由计算机系统即时描记出重心的位移轨迹，并通过计算可以得到一定时间内重心移动轨迹长度、重心位移方向（中心点）、移动范围（面积）以及轨迹速率等指标。

静态平衡功能测试包括双腿站立、单腿站立、足尖对足跟站立（双脚一前一后站立）、睁眼和闭眼站立等。闭眼检查非常必要，目的是减少或去除视觉对平衡的影响，使受试者更多地依靠本体感觉和前庭觉来保持平衡。

（2）动态平衡功能测试：动态平衡功能是指人体在空间移动或支持面不稳定时，能够维持并控制身体姿势，重新获得平衡的能力。动态平衡功能测试就是利用平衡测试仪的受力平台来模拟各种不稳定环境，即以不同的运动速度和方位（顺时针或逆时针）360° 调整受力平台的倾斜角度（最大倾斜角度为 20°），通过人为改变支撑面的稳定性来完成动态平衡功能的测试以及平衡训练。动态平衡功能测试，如图 1-27 所示。

动态平衡功能测试主要有两部分内容，一是测试人体稳定极限，检测时，人为改变受力平台的倾斜角度和方位，观察身体的倾斜方向、轨迹以及可重新获得平衡的最大倾斜角度；二是测试平衡调整反应，通过改变受力平台的倾斜速度和运动方位，观察被试者在支撑面变化进行调整反应时重心摆动的轨迹、长度及范围等。

平衡测试仪的两个上肢扶手内均设有压力传感器，在进行动态平衡功能测试时，人体若达到平衡极限（下肢和躯干的核心肌群难以维持平衡，则需要上肢代偿），会反射性地利用上肢辅助支撑，受试者对扶手的用力与平衡能力相关。因此，通过检测两个扶手内的压力传感器的数据，也可以配合评价平衡功能，其中左右手的用力量值，可以反映重心的偏移方位。

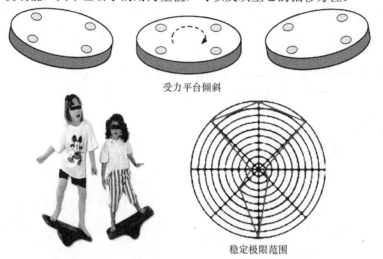

受力平台倾斜

稳定极限范围

图 1-27 动态平衡功能测试

（二）协调功能评定

协调（coordination）是指人体能够产生平滑、准确、有控制运动的能力，包括按照一定的方向和节奏，采取恰当的力量、速度和距离，达到准确的目标等方面。正常的随意运动需要有若干肌肉的共同协作运动，当主动肌收缩时，必须有拮抗肌松弛、固定肌的支持固定和协同肌的协同收缩，才可能准确地完成一个动作，这种肌肉之间协调配合产生的运动称为协调运动。

协调运动（coordinated movement）主要表现为产生顺畅、有控制的运动，同时伴有适当的速度、距离、方向、节奏和肌力。协调运动可分为两大类，一类为粗大运动，是由大肌群参与的身体姿势的保持、平衡等运动，如翻身、坐、站、行走；另一类是精细活动，是由一组或几组小肌群共同完成的随意运动，如手指的灵巧性、控制细小物品的能力等。

1. 协调运动与共济失调　协调运动的产生需要有功能完整的深感觉、前庭、小脑和锥体外系的参与，其中小脑对协调运动起着重要的作用，每当大脑皮质发出随意运动指令时，小脑便配合产生某种制动响应。如果大脑或小脑发生病变，四肢的协调动作和行走时的身体平衡将发生障碍，产生以笨拙的、不平衡的和不准确的运动为特点的异常运动，如图 1-28 所示。

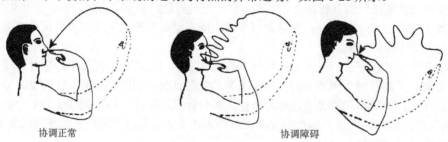

协调正常　　　　　　　　　　　　　协调障碍

图 1-28 协调障碍

协调障碍又称为共济失调（ataxia）。根据部位的不同，共济失调分为小脑共济失调、基底节共济失调、脊髓后索共济失调。①小脑共济失调主要表现为四肢与躯干失调，患者对运动的速度、距离、力量不能准确估计，发生辨距不良、动作不稳，行走时两脚分开较宽、步态不规则、稳定性差，即蹒跚步态等。②基底节共济失调表现为震颤、肌张力过高或低下、随意运动减少或不自主运动增多，如舞蹈症、手足徐动症。③脊髓后索共济失调表现为不能辨别肢体位置和运动方向，行走时动作粗大，迈步不知远近，落地不知深浅，抬足过高，跨步宽大，踏地加重，而且需要视觉补偿，总看着地走路，闭目或在暗处步行时易跌倒。

2. 评定方法　协调功能评定主要是判断受试者是否存在协调障碍，障碍的程度、类型及引起协调障碍的原因，为制订康复计划和方案提供客观依据。现阶段，协调功能评定主要是采用观察法，观察受试者在维持各种体位和姿势以及完成指定动作时有无异常，能否达到顺畅、准确和有控制性。常用的方法有平衡性协调试验与非平衡性协调试验两类。

（1）平衡性协调试验：是评估身体在直立位时的姿势、平衡以及静和动的成分，主要是粗大运动。常用的方法包括立位保持与立位平衡试验、步行平衡协调检查等。评分标准：能够完成活动的 4 分；需要较少帮助完成活动的 3 分；需要较大帮助完成活动的 2 分；不能完成活动的 1 分。

（2）非平衡性协调试验：是评估身体不在直立位时的静止和运动成分，包括粗大运动和精细运动，属于一般协调障碍的神经学检查。常用方法有指鼻试验、指指试验、对指试验等。评分标准：能够正常完成的 5 分；能完成指定的活动，但速度和熟练程度比正常稍差为 4 分；能完成指定的活动，但协调缺陷明显，动作慢、笨拙和不稳定为 3 分；只能发起活动而不能完成活动的 2 分；不能活动的 1 分。

五、步态分析技术

步行（walking）是人类生存的基础，也是与其他动物区别的关键特征，意义在于实现安全、有效的站立位移。步行是人类日常生活中重复性最多的活动，涉及足、踝、膝、髋、臀、躯干、肩、颈的肌肉和关节的协同运动。步态（gait）即步行的姿态，是人体结构与功能、运动调节系统、行为以及心理活动在行走时的外在表现。步态属于人类的习惯性行为，与职业、教育、年龄、性别等有关。正常步态有赖于中枢神经、周围神经以及骨骼肌肉的协调工作，如果疾病或外伤损害到神经系统或骨骼肌肉系统，就有可能会出现步行障碍，形成异常步态。

"康复始于步行"，改善和恢复行走异常患者的功能是康复医学的一项重要内容，也是患者最为迫切需要恢复的重要功能。

（一）正常步态

所谓正常步态，是指健康成人用自我感觉最自然、最舒适的姿态行进时的步态，它具有 3 个特征，身体平稳、步长适当、耗能最少。正常步态应该是髋关节、膝关节、踝关节运转灵活，身体平衡良好，以及头、躯干、四肢协调、流畅地配合运动。

1. 步态周期（gait cycle）　是行走过程中一侧足跟着地至该侧足跟再次着地时所经历的时间，如图 1-29 所示。

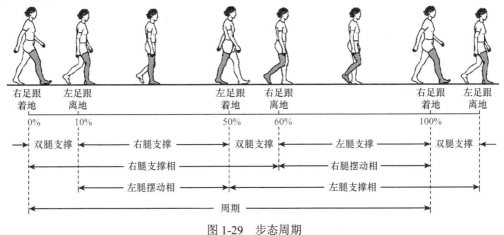

图 1-29　步态周期

根据足与地面的接触情况，步态周期分为支撑相和摆动相。其中，支撑相又分为初次双腿支撑、单腿支撑和再次双腿支撑三个阶段，作用是双腿或单腿轮流支撑身体重量并保持平衡；摆动相可以分为摆动初期、摆动中期和摆动末期三个阶段，目的是能够使摆动腿推进至转移位置。从时间配比上来看，支撑相约占步态周期的60%，摆动相约占步态周期的40%。

2. 正常步态特征 正常步态的基本特征是：

（1）支撑相有良好的稳定性，摆动相足部放松。以最小的能量消耗，取得身体重心的稳定。

（2）两侧下肢交替摆动，重复相同过程，具有均匀、足够的步长。

（3）在大脑皮质的控制下，全身各关节、肌肉协同地参与运动。膝关节在支撑相吸收震荡并且蓄积能量，在摆动相带动小腿和足部运动。

（4）个体差异。行走是通过后天学习、实践获得的能力，并随年龄、性别、职业的不同有所改变。

3. 步态参数 正常步态的三个基本过程，支持体重、单腿支撑、摆动腿迈步。因此，正常的步态应保持合理的步长、步幅、步宽和步角等步态参数，如图1-30所示。

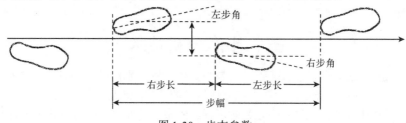

图1-30 步态参数

（1）步长（step length）又称为单步长，分为左步长和右步长，指行走时，一侧足跟迈步着地处至对侧足跟着地处之间的直线距离。健全人在平地行走时，步长通常为50～80cm。

（2）步幅（stride length）又称为跨步长，指行走时，同侧足跟着地处至再次足跟着地处之间的直线距离，通常是步长的2倍。

（3）步宽（stride width）指行走中双侧足中心线之间的距离，健全人为5～10cm。

（4）步角（foot angle）又称为足角，指在行走中，人体行进方向与足底中心线所形成的夹角，健全人的步角约为6°。

（5）步频（cadence）又称为步调，指单位时间内迈出的步数，一般以平均每一分钟行走的步数表示，健全人平均自然步频为90～140步/分。

（6）步速（walking speed）为每个单位时间内在大约三个单步后达到的平均速度。临床上，通常让受试者以平常的速度步行10m的距离，通过所需时间换算出步行速度。

步态参数受诸多因素的影响，即使是健全人，由于年龄、性别、身体肥瘦、高矮、行走习惯等不同，个体差异较大。

（二）步态分析方法

步态分析（gait analysis）是利用生物力学的概念和已掌握的人体解剖、生理学知识，对人体行走功能进行比对分析的一种研究方法。针对康复评定，步态分析的目的并不在于协助临床诊断，而是通过对比个体的步态模式和步态参数，认识和描述其步态差异，从中确定对异常步态的障碍学诊断，评估步态异常的性质和程度，比较不同种类的辅具（含义肢）、矫正器、矫形手术对步态的影响，为规划康复治疗方案（包括步态训练方法、装配义肢或矫形器、选择助行装置等）、评价疗效提供依据。

步态分析的主要内容：

（1）时间-距离参数，包括步长、步幅、步宽、步角、步速、步频、步行周期、支撑相时间、摆动相时间等。

（2）运动学参数，指步行中髋、膝、踝等关节的运动规律（角度、位移、速度、加速度等），骨盆倾斜和旋转、身体重心的变化规律等。

（3）动力学参数，指引起运动的力学参数，包括地板受力、功与功率等。

（4）肌电活动参数，指步行过程中下肢主要肌肉的电生理活动指标。

（5）能量代谢参数，指人体运动过程中的能量代谢情况。

现阶段，用于临床的步态分析方法较多，主要包括传统的观察法、足印法等，以及以运动学、动力学为测量原理的各种现代步态分析。

1. 观察法 又称为目测分析法，由检查者用肉眼观察受试者的行走过程，根据所得到的印象或按照一定的观察项目逐项评定，并做出步态定性分析结果。这种方法不需要特殊仪器设备，操作简便，主要缺陷是依赖检查者的临床经验，主观性较强。

步态观察时，要求受试者采用自然步态，即最省力的步行姿态。观察包括正面、侧面和背面，特别需要注意全身的姿势和步态，即步行节律、稳定性、流畅性、对称性、重心偏移、手臂摆动、各关节运动姿势与角度、患者表情、辅助装置（矫形器、助行器）的作用等，观察要点见表1-5。

表1-5 目测分析法观察要点

内容	观察要点
步行周期	时相是否合理，左右是否对称，行进是否稳定和流畅
步行节律	节奏是否匀称，速率是否合理，时相是否流畅
疼痛	是否干扰步行，部位、性质、程度与步行障碍的关系，发作时间与步行障碍的关系
肩、臂	塌陷或抬高，前后退缩，肩活动过度或不足
躯干	前屈或侧屈，扭转，摆动过度或不足
骨盆	前、后倾斜，左、右抬高，旋转或扭转
膝关节	摆动相是否可屈曲，支撑相是否可伸直，关节是否稳定
踝关节	摆动相是否可背屈和跖屈，是否足下垂、足内翻或足外翻，关节是否稳定
足	是否为足跟着地，是否为足趾离地，是否稳定
足接触面	足底是否全部着地，两足间距是否合理，是否稳定

2. 足印法 是一种简便、定量、客观而实用的步态测试方法，由于主要是测量步幅、步速及步角等空间参数，因而，足印法属于测量步态空间参数的一种最传统、简易方法。采用足印法测试时，受试者足底要涂有滑石粉或墨水作为颜色标记，当走过一段指定路线时，会在测试区的地面上留下足印，通过足迹测量可以得到各项步态空间参数。足印法的测试区距离要求不少于600cm，每侧足不少于 3 个连续足印，如图 1-31 所示。

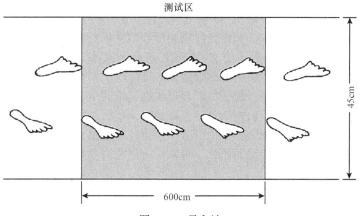

图 1-31　足印法

　　随着技术进步，足印法已被图像测量法所取代。图像测量法分为视频图像测量法和红外光点图像测量法，两者步态分析的原理相同，即采集下肢运动图像，然后利用已知长度的比例对图像标定，通过解析，可以获得图像中步态周期的各项空间参数。

　　3. 运动学分析（kinematic analysis）　是研究步行时肢体运动时间与空间变化的规律。早期运动学测量主要是采用连续拍摄照片的方法，后来被摄像机记录步态视频所取代，并逐渐由平面视频录制方式向三维数字化分析过渡。

　　三维数字化分析是现代运动学步态分析的主流方法，一般需要应用4～8台数字摄像机，通过多角度摄取步行过程中各关节点的运动轨迹，再利用模型分析技术进行三维图像重建，可获得人体运动时的各种运动学参数。从检测媒介的角度，现有的步态分析仪的图像提取方式包括视频摄像型、红外光型和超声波型三种类型。

　　随着计算机图像处理技术的发展，运动捕捉（motion capture）已经进入到实用化阶段，并成功运用于虚拟现实、人体工程学、模拟训练等研究领域。运动捕捉的目的是通过捕捉运动物体的运动轨迹，自动生成二维或三维动画，以便于对其运动姿态、运动过程进行多角度分析。运动捕捉步态分析的检测原理示意图，如图1-32所示。

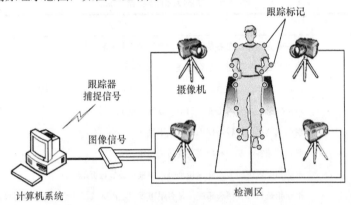

图1-32　运动捕捉步态分析的检测原理示意图

　　从技术的角度，运动捕捉实质上就是测量、跟踪、记录人体行走时在三维空间中的运动轨迹。基本原理是，通过对目标体上特定光点（跟踪标记）的监视和跟踪来完成动作的捕捉。从理论上说，对于空间的任意一点，只要它能够同时被两台摄像机所见，则根据同一瞬间两机所拍摄的图像和相机参数，即可确定这一时刻该点的空间位置。当摄像机以足够高的速率连续拍摄时，从图像序列中就可以得到该点的运动轨迹。

　　典型的光学式运动捕捉系统需要6～8台摄像机（包括红外光或超声探头），这些摄像机视野的重叠区域即为受试者行走的测试范围。为了便于图像处理，步态分析要求受试者穿着单色服装，并在身体的关键部位（如髋部、肘关节、腕关节等）粘贴便于识别的反射标志或发光点。测试时，摄像机连续拍摄受试者的行走动作，并将图像序列保存下来，然后进行图像分析和处理，识别其中的标志点，计算各标志点在每一瞬间的空间位置，进而得到运动轨迹。

　　由于红外摄像具有采样快速、识别准确等特点，目前用于步态分析的光学式运动捕捉系统多采用红外光源。红外反射式的检测过程是，红外摄像机从不同角度发放的红外光线，经跟踪标志反射可探测到各标志点空间位置；根据三角定位原则，计算机系统可精确计算出标志点的空间坐标；再通过生物运动学的原理得到骨骼自由度运动轨迹，并利用三维动态图像重建技术，构建受试者的行走动画。检查者通过回看动画图像，可以从不同角度观察受试者细微的分解动作，使步态分析更为准确、可靠。

　　4. 动力学（kinetics）分析　是研究步行过程中作用力和反作用力的强度、方向与时间的方法，具有代表性的测试设备是测力平板，也称为测力台。

（1）三维测力平板：多为长方形，由踏板、压力传感器和底座组成。压力传感器安装在踏板与底座之间的四角，通过支撑踏板可实时检测到踏板的承重压力。三维测力平板，如图1-33所示。

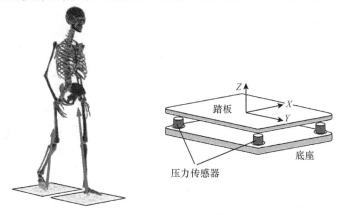

图1-33　三维测力平板

当受试者的脚踏在平板上，通过压力传感器可以对人体站立或行走时足底与支撑面间的压力向量（Z垂直力、X横向力和Y前后向力）进行测量和分析，从而获得反映人体下肢的结构、功能乃至全身的协调性等方面的信息，得到人体运动时的各种动力学参数。

（2）压力曲线：当受试者在测力平板上行走时，由四个角上的三维压力传感器检测到X、Y、Z三个方向的压力，经实时线性叠加，可以得到三维受力与时间的曲线，如图1-34所示。

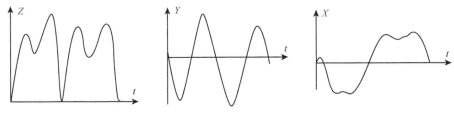

图1-34　三维受力曲线

在一个步行周期内，Z方向的垂直受力曲线具有两组明显的双峰波形，会相继出现六个极值点，即一侧足跟触地、一侧足放平、一侧足尖离地、对侧足跟触地、对侧足放平、对侧足尖离地。以左下肢起步为例，第一个极大值发生在左足第一次与地面接触，为体重的1～1.2倍；当左足完全放平，Z方向受力出现一极小值点，为体重的0.7倍左右；紧接着，左足尖离地瞬间，即左足主动蹬离地面，此时，身体重心向右侧下肢转移，又达到下一极大值。Y方向的前后受力曲线与时间轴对称，有正负两个极值，分别发生在足跟触地和足尖离地时刻，为体重的10%～20%。受试者向前行进时，也就是在支撑相早期，支撑足和地面产生向后水平的摩擦力，使得Y方向受力为负值；当支撑足全部落地并主动蹬离地面时，由于肌肉产生的力量向后推离地面，在支撑足和地面之间产生向前的水平摩擦力，这时Y方向力为正。X方向横向受力曲线也是与时间轴对称，但量值较小，最大力值约为体重的6%。

综上分析，正常步态的受试者在测力平板上行走时，左、右足的受力曲线应该是基本相似，其中，Z方向的受力均值较大，呈双峰形状；Y方向和X方向的受力均值较小，受力曲线与时间轴对称。但是，如果受试者为异常步态，在测力平板上行走的稳定性必然很差，其受力曲线表现为明显的不均匀性，与正常人的波形曲线差异较大。

六、感觉功能评定

感觉（sensation）是对刺激的觉察，是大脑对直接作用于感觉器官的客观事物的个别属性的

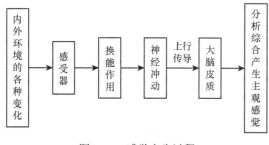

图 1-35 感觉产生过程

反映。这里有两个关键点，一是感觉是一种直接反映，它要求客观事物直接作用于人的感觉器官；二是感觉所反映的是客观事物的个别属性，而不是事物的全貌。因此，感觉仅是认知过程的初级阶段，是一种最简单的心理现象，人类就是通过各种感觉来认识客观事物。例如，认识菠萝的过程，通过视觉可以观察它的颜色，通过味觉可以尝试它的酸甜味，通过嗅觉可以闻到它的清香气味，通过触觉可以触摸到它粗糙的凸起。感觉产生过程，如图 1-35 所示。

感觉是大脑对客观世界的主观反映，是一切心理（认知）活动的基础。有了感觉，才有可能分辨出颜色、声音、软硬、粗细、重量、温度、气味，以及了解自身各部的位置、运动、姿势、饥饿、心跳等。人和动物都是通过神经系统接受外界或体内的刺激形成感觉，主要有躯体感觉、特殊感觉（包括视觉、听觉、嗅觉、味觉）和内脏感觉等，其中躯体感觉是运动康复评定中重要的组成部分。

感觉功能评定目的：

（1）帮助发现患者有无感觉障碍及感觉障碍的分布、性质、程度。

（2）对病变进行定位诊断，并进一步寻找病因。

（3）在感觉反馈减少的情况下，测定对运动和功能的影响。

（4）建议需要提供的保护措施，预防继发性损害。

（5）帮助制订感觉训练和治疗方案。

（一）躯体感觉

躯体感觉（somatosensory）是触觉、压觉、温觉、痛觉和本体感觉（关于肌肉和关节位置和运动、躯体姿势和运动以及面部表情的感觉）的总称，就是除去视、嗅、味、听以外的感觉，又可分类为皮肤感觉、运动感觉等。

1. 躯体感觉系统（somatic nervous system） 主要包括两个子系统，一个是通过肌肉、肌腱和关节来感知机械力刺激（包括位置觉、运动觉、振动觉等），这类感觉也被称为深感觉；另一个则是由皮肤感知的浅感觉，主要有触压觉、疼痛觉和温度觉。这两个子系统使人和动物能够感觉物体的形状和纹理，可以感知所受到的外力以及可能的伤害刺激，并立即做出反应。如手被针扎到后会即刻产生缩手反应，其反射弧，如图 1-36 所示。

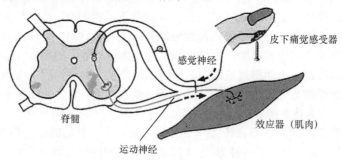

图 1-36 手被针扎的缩手反射弧

由图 1-36 示反射弧可见，手被扎到后痛觉感受器产生的兴奋，沿感觉神经（传入神经）至脊髓的神经中枢，经分析加工再发出冲动，该兴奋由运动神经（传出神经）到达效应器，即产生缩手的保护性动作，这一过程就是躯体感觉系统的应答反应。

（1）躯体感受器（somatic receptor）：通常是指神经组织末梢的特殊结构，作用是能够把内外界刺激信息转换为神经的兴奋活动变化。躯体感受器种类很多，如图1-37所示。

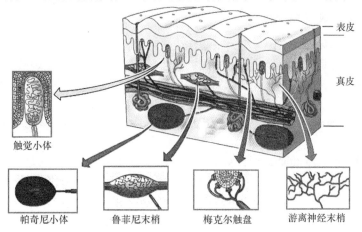

触觉小体

帕奇尼小体　　　鲁菲尼末梢　　　梅克尔触盘　　　游离神经末梢

图 1-37　躯体感受器

从功能上看，躯体感受器可以分为机械感受器、伤害感受器和温度感受器三大类；从形态上，它们又分为游离的和囊状的两类，伤害感受器和温度感受器属游离神经终末，而其他感受器都不同程度上由囊状物包裹。

所有躯体感受器的基本功能就是"换能"，都可以将刺激能量转化为神经冲动——动作电位。例如，施加在皮肤上的机械力引起皮肤变形或神经终末的变化，从而影响感受器细胞膜阳离子非特异通透性，导致去极化，并使感受器引出一个感受器电位，感受器电位能够触发神经末梢，产生可传导的动作电位。

（2）躯体感觉皮层（somatosensory cortex）：是躯体感觉的最高级中枢，主要位于大脑皮质的中央后回，与体表之间呈现相应的空间对应关系。全身体表感觉的投射区称第一皮质感觉区，可以感受躯体、四肢、头面浅部的痛觉、温觉和触觉。感受躯干四肢的肌、腱、骨膜及关节的深部感觉，投射区在大脑皮质中央后回的中上部，旁中央小叶部和中央前回，称为本体感觉。躯体及头面部的感觉途径一般由三级神经元传导，经丘脑和内囊投射到大脑皮质的相应区内。

中枢神经系统如同一部容器巨大的信息加工器，加工的结果可以引起反射活动，产生感觉或记忆。例如，动物遇到伤害性的东西，会逃避躲开，这就是一种反射活动。在这个反射活动中，伤害性刺激信息传入中枢，经过中枢加工，再由运动神经传出，引起肌肉的活动。中枢神经系统接受传入信息后，还可以上传到大脑的特定部位，产生感觉，这一点人类可根据主观经验做出明确报告，在动物界或许也有同样或类似的"感受"。有些感觉信息传入中枢后，经过学习过程，还可在中枢神经内留下痕迹，形成新的记忆。

中枢神经系统在完成上述功能活动的同时，有一个非常重要的特征，即协调与整合。协调是将各个作用结合成为和谐运动；整合则是把单独的、部分的活动变成为一个完整的活动。在这里，输出与输入不再是呈现一对一的对应关系，可以是多个输入，转化为单个输出；或者是单个输入，引起多个输出响应。例如，当左腿屈曲时，右腿为了支持体重一般都是伸直的，而左腿屈肌是收缩的，伸肌却是松弛的，这些活动都体现了中枢神经系统的协调与整合作用。

2. 躯体感觉的分类　根据感受器对于刺激的反应或感受器所在的部位不同，躯体感觉又分为浅感觉、深感觉和复合感觉。

（1）浅感觉：浅感觉的感受器分布在皮肤及黏膜内，对触觉、压觉、温度和有害刺激产生反应。

（2）深感觉：又称本体感觉，包括关节觉（位置觉、运动觉）、振动觉，是刺激肌腱、肌肉、骨膜和关节的本体感受器（肌梭、腱梭）产生的感觉。

（3）复合（皮质）感觉：包括皮肤定位觉、两点辨别感觉、体表图形觉、实体觉、重量觉等，是大脑综合分析和判断的结果，也称为皮质感觉。

（二）常见躯体感觉障碍

根据病变性质，躯体感觉障碍可分为刺激性症状和抑制性症状两类。

1. 刺激性症状　感觉传导途径受到刺激或兴奋性增高时，可出现感觉刺激症状。

（1）感觉过敏（hyperesthesia），感觉敏感度增加，神经兴奋阈值下降，轻微刺激即引起强烈感觉。如痛觉过敏，表明感觉系统有刺激性病变。

（2）感觉倒错（paraesthesia），对刺激的感觉错误。如将触觉刺激误认为痛觉刺激，将冷觉刺激误认为热觉刺激等。

（3）痛觉过度（hyperpathia），对外界刺激的感受阈值增高且反应时间延长，因此对轻微刺激的辨别能力减弱。当受到强烈刺激，经一段潜伏期后，才可产生一种定位不明确的疼痛或不适感，并向周围扩散，常见于丘脑、脑干或顶叶皮质病变。

（4）感觉异常（paresthesia），在无明显的外界刺激的情况下出现异常自发性感觉，如烧灼感、麻木感、蚁走感、针刺感、肿胀感等，通常与神经分布的方向有关。

（5）感觉错位（allesthesia），刺激一侧肢体时，产生对侧肢体相应部位的刺激感受，本侧刺激部位无感觉。

（6）疼痛（pain），接受和传导感觉的结构受到刺激并达到一定的强度，或对痛觉正常传导起抑制作用的某些结构受损时，都可能引发疼痛感。多见于周围神经、脊髓后根、脑脊膜和丘脑等部位受损。疼痛可表现为局部痛、放射性痛、扩散性痛、牵涉性痛、烧灼样疼痛等。

2. 抑制性症状　感觉的传导途径被破坏或其功能受到抑制时，会出现感觉减退或感觉缺失。

（1）感觉缺失（anesthesia），是指受试者在意识清醒情况下对刺激不能感知。典型症状有痛觉缺失、温度觉缺失、触觉缺失和深感觉缺失等。在同一部位各种感觉（深、浅感觉）均缺失，称完全性感觉缺失；在同一部位只有某种感觉缺失，而其他感觉存在，称为分离性感觉障碍。

（2）感觉减退（hypoesthesia），神经兴奋阈值高，对较强刺激才能感知，感受到刺激的性质不变。

（三）感觉功能检查

感觉功能检查由两部分组成，即给予刺激和观察受试者对刺激的反应。如果感觉功能有障碍，应注意感觉障碍的类型、部位和范围、程度以及受试者的主观感受。

常用的检查工具有：大头钉或牙签（一端尖、一端钝）若干个；两支试管及试管架；棉签、纸巾或软刷；钥匙、钱币、铅笔、手表、汤勺等常见物；一套形状、大小相同，重量不同的物件等。

1. 浅感觉测试　主要包括触觉、压觉、痛觉和温度觉的测试。

（1）触觉测试：令患者闭目，检查者用棉签或软毛笔对其体表的不同部位依次接触，并询问患者有无（轻痒）感觉，如图 1-38 所示。

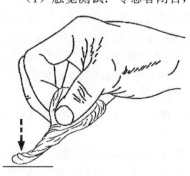

检查时，刺激的动作要轻，不应过频，刺激的时间间隔不要有规律，要在两侧对称的部位进行比较。检查四肢时，刺激的方向应与长轴平行，检查胸腹部的方向应与肋骨平行。检查顺序为面部、颈部、上肢、躯干、下肢。

（2）压觉测试：患者闭眼，检查者用大拇指使劲地去挤压患者的肌肉或肌腱，请患者指出感觉。对瘫痪的患者，压觉检查常从有障碍部位到正常的部位。

（3）痛觉测试：患者闭目，用大头钉的尖端和钝端以同等的力度随机分别轻刺患者的皮肤，如图 1-39 所示。

图 1-38　触觉测试

　　轻度触及时，要求患者即刻表达刺激的具体感受（疼痛、疼痛减退/消失、痛觉过敏）以及部位。对痛觉减退的患者，需要从有障碍的部位向正常的部位过渡检查；对痛觉过敏的患者，应从正常的部位向有障碍的部位检查，以更易于确定异常感觉范围。

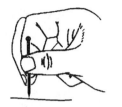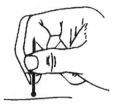

图 1-39　痛觉测试

　　（4）温度觉测试：人体的温度觉包括冷觉和温觉。冷觉测试通常使用装有 5～10℃ 的冷水试管，温觉采用 40～45℃ 温水试管，在受试者闭目的情况下，冷热试管交替接触其皮肤，让受试者回答"冷"或"热"，如图 1-40 所示。

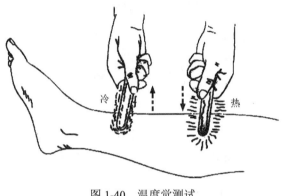

图 1-40　温度觉测试

　　检查时，应选用管径较小的试管，管底面积与皮肤接触面不可过大，接触时间以 2～3s 为宜，并注意两侧对称部位的比较。

　　2. 深感觉检查　分为关节觉测试和振动觉测试。

　　（1）关节觉测试：关节觉是指关节所处的位置（角度）和运动方向的感觉，包括位置觉和运动觉两个方面。

　　1）位置觉测试：令受试者闭目，检查者移动其肢体并停止在某个位置。让受试者说出肢体所处的位置，或另一侧肢体模仿出相同的位置。

　　2）运动觉测试：患者闭目，检查者在较小范围里被动活动其肢体，让受试者表述肢体运动的方向。例如，检查者用示指或拇指轻持受试者的手指或足趾两侧，做轻微的被动伸或屈的动作（约 5°），受试者回答肢体活动的方向（"向上"或"向下"），再用对侧肢体进行模仿。

　　关节觉测试，如图 1-41 所示。

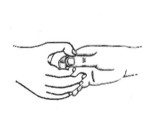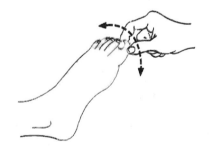

图 1-41　关节觉测试

　　（2）振动觉测试：如图 1-42 所示。

　　患者闭目，用 128～256Hz 的音叉柄置于患者骨骼突出部位，让患者指出音叉有无振动和持续时间，并作两侧、上下对比。检查时，常选择骨突部位，如胸骨、锁骨、肩峰、尺桡骨茎突、内外踝等。

　　3. 复合感觉测试　复合感觉包括两点辨别觉、皮肤定位觉、图形觉、实体觉和重量觉等，这些感觉是大脑综合分析的结果。通常必须在深、浅感觉均为正常时，复合感觉检查才有意义。

　　（1）两点辨别觉测试：患者闭目，用特制的两点辨别尺

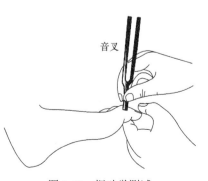

图 1-42　振动觉测试

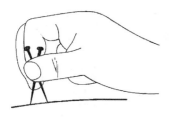

图 1-43　两点辨别觉测试

或双脚规的两尖端（两点分开至一定距离），同时轻触受试者皮肤，如图 1-43 所示。

测试时，两点的压力应尽可能一致，让患者回答感觉到的是"一点"或"两点"。若感到是两点，再缩小两接触点的距离，直至两接触点被感觉为一点为止，并测量出此时两点间的实际距离。

正常人全身各部位两点间的距离也不同，口唇一般为 2～3mm、指尖为 3～6mm、手掌和足底为 15～20mm、手背和足背为 30mm、胫骨前缘为 40mm、背部为 40～50mm。

（2）皮肤定位觉测试：受试者闭目，检查者用手指或棉签轻触一处皮肤，请其用手指出触及的部位，然后测量并记录与刺激部位的距离。正常的误差，手部＜3.5mm，躯干＜1cm。

（3）图形觉测试：如图 1-44 所示。

患者闭目，用铅笔或火柴棒在患者皮肤上写数字或画图形（如圆形、方形、三角形等），询问其能否感觉并辨认所画的内容。

（4）实体觉测试：是检查手对实物的大小、形状、性质的识别能力。检查时，令受试者闭目，将日常生活中熟悉的物品放置于其手中（如火柴盒、小刀、铅笔、橡皮、手表等），患者抚摸后说出该物的名称、大小及形状等。检查时应先测患侧，并两手比较。

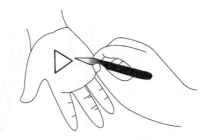

图 1-44　图形觉测试

（5）重量觉测试：检查分辨重量的能力。将形状、大小相同，但重量逐渐增加的物品逐一放在受检者手上，或双手同时分别放置不同重量的检查物品。要求受检者将手中重量与前一重量比较或双手进行比较后说出轻或重。

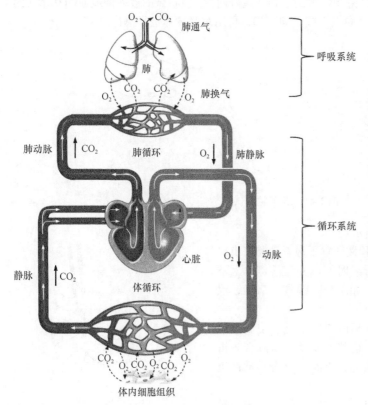

图 1-45　人体的供氧过程

七、心肺功能评定

心肺功能（cardiopulmonary function）是人体吐故纳新、新陈代谢的基础，也是运动耐力的物质保障。生命活动需要能量，其能量来自于体内有机物（包括糖类、脂类和蛋白质等）的氧化分解。也就是说，生物体若要维持生命活动，就必须摄入足够的氧气，需要通过体内细胞组织的线粒体（mitochondrion）与氧气发生氧化反应来获取能量。人体吸取氧气依赖于呼吸和循环两个生理系统，供氧过程如图 1-45 所示。

呼吸系统的主体器官是肺，功能是通过呼吸完成气体的纳新，即新鲜空气（富氧气体）通过呼吸道实现肺通气，再经肺泡与肺泡毛细血管间的气血交换完成肺换气。循环系统中心脏和血管系统的作用是通过心脏的泵血功能，经由血管系统，将氧气与血红蛋白结合形成的氧合血红蛋白输送到各组织器官。心肺功能直接影响全身组织器官以及肌肉活动，与体质和运动能力密切相关。因此，了解患者的心肺功能状况是规划和调整康复治疗的前提，目的是有针对性地制订康复预案并合理控制运动量。

（一）心功能评定技术

康复医学所涉及的心功能不仅是狭义的心脏机械功能（收缩与舒张功能），还包含心脏的供血能力，即通过心脏不间断地收缩与舒张，将体循环氧代谢后的血液从静脉引入至右心房，经肺循环的氧合作用，再由左心室射入主动脉，使富氧血液进入体循环，以构成完整的血液循环封闭系统，如图 1-46 所示。

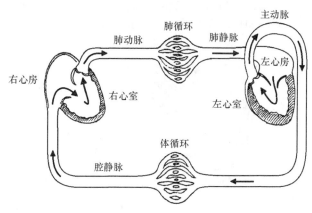

图 1-46 血液循环

心脏是驱动血液循环（心血管系统）的动力器官，泵出的血液量——心输出量，通常是衡量心脏泵血功能的关键指标。但由于个体差异，很难仅以心输出量的多少来评定心功能状态，因而，康复医学更侧重于测定在运动过程中心脏的供血能力——心脏的功能容量（cardiac functional capacity）。主要方法是运动试验，即采用运动量较大的次级限量运动试验，来了解心脏功能的储备和适应能力。常用的心功能评定方法包括对体力活动的主观感觉分级（如心脏功能分级、自觉用力程度分级）、超声心动图、心脏负荷试验（如心电图运动试验、超声心动图运动试验、核素运动试验、6 分钟步行试验）等。

1. 心功能分级 是对体力活动的主观感觉分级，主要是依据患者有无心悸、呼吸困难、乏力等主观症状来进行心功能等级评定。纽约心脏病学会（NYHA）制定的心功能分级标准见表 1-6。

表 1-6 心功能分级

分级	评定标准
Ⅰ级	患者体力活动不受限制，平时一般体力活动不引起疲乏、心悸、呼吸困难或心绞痛等
Ⅱ级	患者的体力活动受到轻微限制，休息时无自觉症状，但平时一般体力活动即可出现乏力、心悸、呼吸困难或心绞痛
Ⅲ级	患者体力活动明显受限，低于正常活动的运动量即可引起心悸、呼吸困难等症状
Ⅳ级	患者不能从事任何体力活动，休息状态下仍有心力衰竭等症状，体力活动后加重

2. 心血管功能检查 反映心血管功能的特征指标较多，主要包括心率、血压、心输出量（心排血量）、心室容量、射血分数、心动周期等。尽管心输出量能够直接反映心脏的泵血能力，但由于其检测方法较为复杂（多为有创方式），因此，现阶段用于心功能评定主要是采用无创体表生理检查，常规方法主要有心率、血压、心电图、血氧饱和度以及超声心动图等检查。

（1）心率（heart rate，HR）：即心脏每分钟搏动的次数，如图 1-47 所示。

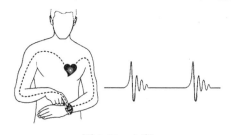

图 1-47 心率

在安静状态下，成人正常心率为 60～100 次/分。心率变化与心脏功能（疾病）密切相关，如果心率超过 160 次/分或低于 40 次/分，大多见于心脏病患者，常伴有心悸、胸闷等不适感。心率的测定方法较为简单，临床常用徒手触诊和听诊，也可以通过心电图、超声心动图等准确记录心率。

（2）血压（blood pressure，BP）：是重要的生命体

征，是指血液在血管内流动时，作用于单位面积血管壁的侧压力。血压是推动血液在血管内流动的动力，心室收缩，血液从心室射入动脉，此时血液对动脉的压力最高，称为收缩压；心室舒张，动脉血管弹性回缩，血液仍慢慢继续向前流动，血压下降，此时的压力称为舒张压。

根据血管系统的不同，血压分为动脉血压、毛细血管压和静脉血压等，临床最常应用的血压是无创动脉压，测量指标为收缩压、舒张压及平均压。正常值的参考范围为，收缩压90～140mmHg、舒张压60～90mmHg。

无创血压测量，如图 1-48 所示。

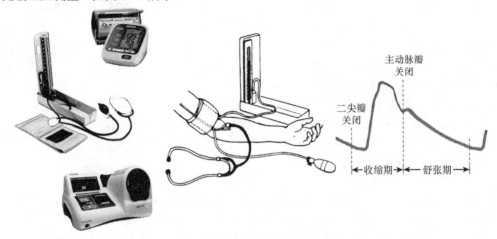

图 1-48   无创血压测量

现阶段，无创血压主要有两种测量方法，柯氏音法和震荡波法。这两种方法的共同点都是由袖带加气压挤压血管使血流完全堵断，然后逐渐放气减压；不同点是，柯氏音法通过脉搏声来判断收缩压和舒张压，震荡波法则是通过测量脉搏波来获取收缩压和舒张压。正常的血压是血液循环流动的前提，血压过低或过高（低血压或高血压）都会影响人体的心血管功能，血压消失则是死亡的前兆，这说明血压具有极其重要的生物学意义。

（3）心电图（electrocardiogram，ECG）：是心脏搏动时产生的生物电位变化曲线，是客观评价心脏电兴奋的发生、传播及恢复过程的重要生理指标。典型的心电图呈波形，如图 1-49 所示。

心电图是临床最常见的一种心功能检查手段，其费用低、操作简便，对临床诊断和治疗都有重要意义。做心电图检查，可以明确心脏跳动起源的部位、心率和心脏节律、心脏激动的次序及传导情况、心肌供血情况等。如心肌缺血，心电图表现为复极过程改变，即 ST-T 波形改变，其中，心内膜下心肌缺血，相应导联 T 波高大直立，ST 段压低；心外膜下心肌缺血，相应导联 T 波倒置，ST 段抬高。

心电图机（electrocardiogram machine）是通过体表电极描记心脏活动时心肌激动产生生物电信号的专用医学仪器，由于其诊断技术成熟、可靠，操作简便，对患者无创伤，因此，它是最为普及的一种心脏生理功能检测与诊断设备，如图 1-50 所示。

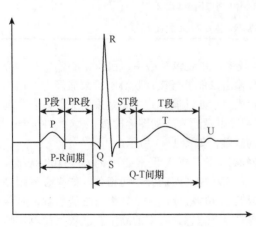

图 1-49   典型的心电图波形

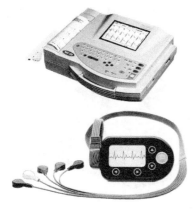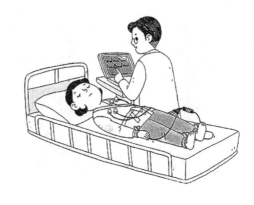

图 1-50　心电图测试

心电图机描记的是静息心电图,是心脏病诊断的常规检查。这种方法简便、无痛苦,但缺点是敏感性不高,也就是说,如果没有心绞痛发作,多数冠心病患者的心电图表现为正常。如果在心绞痛发作时检查心电图,90%以上可以出现心肌缺血性改变,待心绞痛缓解后心电图又会逐渐恢复正常。由于常规心电图的检测时间较短,难以捕捉到心绞痛发作时的心电图表现,容易造成漏诊。

3. 心脏负荷试验　由于心血管系统具有强大的储备能力,因而,除了正在医院接受救治的患者,绝大多数冠心病患者在心绞痛发作时,都很难及时接受心电图检查。所以,可以在做好抢救准备的条件下,通过分阶段递增运动负荷来增加无氧代谢,以诱发心脏的功能性缺血,并同步监测心血管的"表现"(症状、心电、血压等),这一检查方法称为心脏负荷试验(cardiac stress test)或心电运动试验(ECG exercise test)。

(1)心脏负荷试验的目的:心脏负荷试验的主要目的是通过一定负荷量的生理运动,了解患者的生理及病理变化。

1)为运动处方提供依据。通过了解受试者可耐受的运动负荷,判断其心功能,指导日常活动和运动强度,并制订运动处方,以确保康复训练的有效性和安全性。

2)协助诊断早期冠心病。许多冠心病患者,尽管冠状动脉扩张的最大储备能力已下降,但静息时冠脉血流量尚可维持,无明显心肌缺血表现,心电图并无异常。为揭示已减少或相对固定的冠脉储备能力,可以通过运动给予心脏更多负荷,以增加心肌耗氧量,诱发心肌缺血,辅助临床对心肌缺血做出诊断。

3)判断冠状动脉病变的严重程度及预后。运动过程中,发生心肌缺血的运动负荷越低、心肌耗氧水平越低(即心率、血压越低)、ST段下移的程度越大,冠心病就越重,预后也越差。

4)发现潜在的心律失常,鉴别良性及器质性心律失常。如运动诱发或加剧的心律失常,则提示为器质性心脏疾病,应该避免运动或调整运动量;如运动使心律失常减轻,甚至消失多提示为良性心律失常,日常生活活动和运动不必受限。

(2)常用的心脏负荷试验:如图 1-51 所示。

活动平板试验和踏车试验是临床最为常用的心脏负荷试验方法,通过观察受试者在运动过程中的各种生理反应(呼吸、血压、心率、心电图、气体代谢、临床症状与体征等),来判断其心、肺、骨骼肌等的储备功能(实际负荷能力)和机体对运动的实际耐受能力。

1)活动平板(treadmill)试验又称为跑台试验,是指受检者在装有电动传送装置按预设方案(坡度、速度)运动的试验。受试者通过在活动平板上走-跑运动,以逐渐增加心脏负荷,最终达到预期的运动目标。活动平板运动属于动力负荷(多肌群的等张运动)方式,通过其上下肢伸、屈肌的有节奏交替收缩与舒张,可增加末梢血流灌注,并促进静脉回流,使循环反应与相应的氧代谢量成正比,可以较全面地反映心脏做功及摄氧能力。

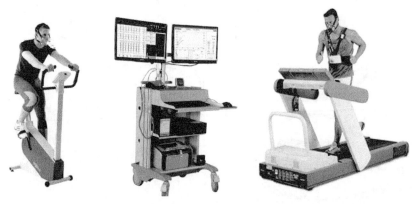

图 1-51　心脏负荷试验

2）踏车运动试验（bicycle exercise test）也是分级负荷试验的基本方法之一，是指受试者在固定功率的自行车（通过增加踏车阻力来调整运动负荷）上进行运动。踏车运动试验基本上是等长运动，仅在启动踏车或每级负荷增加时发生等张运动。踏车试验对冠心病的早期诊断有一定的临床价值，主要优点是便于血压、心电图等生理指标的记录；缺点是可能不能达到最大心脏负荷，不会骑车者难以完成测试。

（3）目标心率：心输出量随机体代谢需要而增加的能力称为心力储备，其大小主要取决于每搏量和心率有效提高的程度。心脏病患者，静息时心输出量与健康人没有明显差别，但由于心力储备降低，运动时心率不能有效提升，会出现心悸、气急等症状。由此可见，心力储备在一定程度上表现为心率储备，即可以在一定范围内提升心率的能力。

一般来说，心率的高低对应于心肌的氧耗量，即运动过程中，高心率也就是心肌氧耗量最大的过程。换言之，达到最高心率的运动负荷量，即为个体所能承担的最大运动量。所谓"最大运动量"，每一个体不尽相同，如体力劳动者与非体力劳动者同时达到各自的运动极限时，虽然其运动量差异悬殊，但此时两者的最大心率却可能相同。因此，以"最高心率"作为预期负荷量是一个较客观的运动指征。

经欧美多国家的统计学论证，发现不同年龄组的"最高心率"差别较大，而同年龄组性别之间的差别较小，因而，可按受试者的年龄推算出最高心率

$$最高心率 = 220 - 年龄$$

以检出心肌缺血为目的运动试验，一般不以最高心率（极量心率）为目标，而是多以其85%～90% 为目标心率，即亚极量运动负荷试验。如 50 岁的患者疑为冠心病，进行运动试验时，预期的亚极量心率为

$$亚极量心率 = (220 - 50) \times 85\% = 145 次/分$$

（4）症状限制性运动试验：是指运动进行至出现必须停止运动的指征时的试验，多用于冠心病诊断、评估心功能和体力活动的能力。停止运动的指征包括：

1）出现呼吸急促或困难、胸闷、胸痛、心绞痛、极度疲劳、下肢痉挛、严重跛行、身体摇晃、步态不稳、头晕、耳鸣、恶心、意识不清、面部有痛苦表情、面色苍白、发绀、出冷汗的症状和体征。

2）运动负荷增加时，收缩压不升高反而下降，低于安静时收缩压 10mmHg 以上；运动负荷增加时收缩压上升，超过 220mmHg；运动负荷增加时舒张压上升，超过 110mmHg；或舒张压上升，超过安静时 15mmHg。

3）运动负荷不变或增加时，心率不增加，甚至下降超过 10 次/分。

4）心电图显示 ST 段下降或上升，超过或等于 1mm；出现严重心律失常，如异位心动过速，频发、多源和成对出现的期前收缩，心房颤动，心房扑动，心室扑动，心室颤动，2 度以上房室

传导阻滞或窦房传导阻滞、完全性束支传导阻滞等。

5）患者要求停止运动。

（5）低水平运动试验：是指运动至特定的、低水平的靶心率、血压和运动强度为止的试验，即运动中最高心率达到 140 次/分，或与安静时相比增加 20 次/分；最高血压达 160mmHg，或与安静时比增加 20～40mmHg。低水平运动试验适用于急性心肌梗死后或心脏术后的早期康复以及其他病情较重者，可作为出院评价、确定运动处方、预告危险及药物使用的参考。

（二）肺功能评定技术

肺是人体的呼吸器官，主要的生理功能是呼吸（respiration）。呼吸是机体与外界环境进行的气体交换，通过呼吸，机体可以从大气中摄取代谢所必需的氧气（O_2），排出代谢生成的二氧化碳（CO_2）。因此，呼吸是维持基础代谢和机体功能的基本生理活动，一旦呼吸停止，生命也将终结。

呼吸过程为三个相互衔接并同时进行的基本环节，如图 1-52 所示。

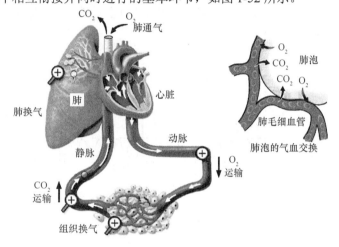

图 1-52　呼吸过程

（1）外呼吸，是指大气环境与肺泡的气血交换过程，包括肺通气（通过呼吸道和肺与外界空气进行气体交换）和肺换气（肺泡与肺泡毛细血管的气血交换）。

（2）气体运输，氧气与血红蛋白结合形成氧合血红蛋白，通过血液循环系统的气体转运，可将肺氧合后的富氧动脉血输送至各组织器官；代谢生成的二氧化碳通过静脉回收，再一次进入肺循环。

（3）内呼吸又称组织换气，是指血液与组织内线粒体氧化能源物质（营养物质）所进行的气体交换，用以维持细胞的新陈代谢。

正常的肺功能取决于健全的呼吸中枢、呼吸肌和肺组织，依靠完整且扩张性良好的胸廓。根据临床表现、肺通气功能、换气功能、呼吸肌力量测定、运动负荷试验等方面对肺功能进行评定，可为康复治疗提供依据。现阶段，康复医学的呼吸功能评定主要是沿用临床医学的常规检查方法，并综合患者的主观感受对其呼吸功能进行困难分级。

1. 呼吸困难分级　呼吸困难（dyspnea）是指患者呼吸费力，有摄氧不足感，客观表现为呼吸运动用力，重者鼻煽，甚至出现发绀，并伴有呼吸频率、深度与节律的异常。呼吸困难分级研究的是呼吸困难与临床症状的关系，不仅可以判断呼吸困难的严重性，还有助于评价患者的肺功能、运动能力和生活质量。目前，用于评价呼吸困难的临床方法主要是依靠日常活动诱发气短的分析评价，呼吸困难 5 等级分级法见表 1-7。

表 1-7 呼吸困难分级

分级	功能能力
I	正常活动无明显受限，但用力时有呼吸困难，可就业
II	基本日常生活活动（ADL）或平地行走无呼吸困难，上楼或爬坡时呼吸困难，通常限于坐位职业
III	某些 ADL（如淋浴、穿衣）时呼吸困难，可以用自己的速度走一个街区，但跟不上同龄人，一般只限于从事完全坐位的职业
IV	部分 ADL 需要依靠他人，休息时无呼吸困难，但稍出力即有呼吸困难
V	家居且卧床或坐在椅中，休息时也呼吸困难，大部分 ADL 依靠他人

2. 肺容量（lung volume） 是肺内可容纳的气体量，是呼吸道与肺泡的总容量，反映外呼吸的容积空间。在呼吸过程中，随着呼吸肌的运动，胸廓扩张与收缩，肺容量随之发生变化。肺容量变化幅度主要与呼吸的深度有关，一般可采用肺量计测定和描记。依据呼吸运动的特点，肺容量可以分解为如图 1-53 所示的各部分指标。

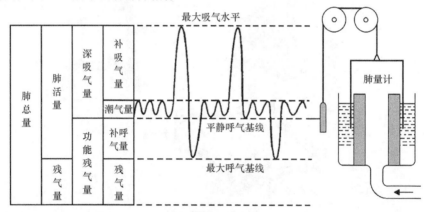

图 1-53 肺容量

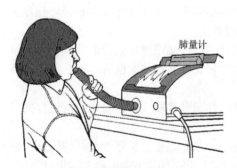

图 1-54 肺容量测试

肺容量具有静态解剖学意义，也为动态呼吸功能（通气和换气）提供保障。肺容量共有四个基础容积（潮气量、补吸气量、补呼气量和残气量）和四个基础肺活量（深吸气量、功能残气量、肺活量和肺总量），这些参数除残气量（也包括肺总量、功能残气量）外，其余各项指标均可通过如图 1-54 所示的肺量计直接测定。

（1）潮气量（tidal volume，TV）：是指静息状态下每次吸入或呼出的气量，它与年龄、性别、体表面积、呼吸习惯以及机体的新陈代谢有关，正常人的潮气量为 400～600mL。潮气量与呼吸频率决定了每分钟通气量。因而，为保证有足够的通气量，潮气量较小者需要配合更快的呼吸频率。例如，限制性疾病患者表现为潮气量偏小，呼吸频率偏快。

（2）补吸气量（inspiratory reserve volume，IRV）：或最大吸气水平，是指平静吸气末再尽力吸气所能吸入的气体量，正常成人为 1500～2000mL，主要反映吸气肌的力量和储备能力。

（3）补呼气量（expiratory reserve volume，ERV）：是指平静呼气后还能呼出的最大气量，正常成人约为 1000mL，补呼气量反映了呼气肌和腹肌的力量。在正常人中变动较大，体位对其有显著影响，仰卧位因膈肌上抬、肺血容量增加，较立位补呼气量明显减少。妊娠、肥胖、腹水和肠胀气等都可减少补呼气量。细支气管在呼气相关闭使其陷闭时，补呼气量降低，见于阻塞性通气功能障碍患者。

（4）残气量（residual volume，RV)：是指深呼气后，肺内剩余的气量，正常成人为1000~1500mL。临床上常结合残气量占肺总量百分比（RV/TLC%）进行综合分析，以排除体表面积对残气量绝对值的影响。任何可引起残气量绝对值增加或肺总量减少的疾患，都将导致RV/TLC%的增高。

（5）深吸气量（inspiratory capacity，IC)：为平静呼气后再深度吸入的最大气量，IC=TV+IRV，成人平均值为：男性2600mL、女性2000mL。深吸气量与吸气肌力量、胸肺弹性和气道通畅程度都有关系，它是最大通气量和肺活量的主要成分（约占肺活量的75%），因此，足够的深吸气量能够保证肺活量和最大吸气水平。深吸气量降低，往往预示有限制性通气功能障碍的可能。

（6）功能残气量（functional residual capacity，FRC)：是指平静呼气后肺腔内残留的气体量，FRC=RV+ERV，成人平均值：男性2300mL、女性1600mL。功能残气量在生理上起着稳定肺泡气体分压的缓冲作用，可以减少通气间歇期对肺泡内气体交换的影响。如果没有功能残气量，呼气末期肺泡将完全陷闭，流经肺泡的血液将失去进行气体交换的机会，就会产生静-动脉分流。呼吸为功能残气位时，吸气肌和呼气肌同时处于松弛状态，此刻胸廓向外的弹性力与肺泡向内的弹性回缩力以及表面张力平衡，肺泡内压为零。

功能残气量有利于通气间歇期的肺泡气血交换，若功能残气量减少，肺泡内氧和二氧化碳浓度随呼吸周期的波动变大，在呼气时，肺泡内没有充分的气体继续与肺循环血流进行气体交换，因而形成静-动脉分流；若功能残气量过大，则吸入气中的氧被肺内过量的功能残气稀释，造成肺泡氧分压降低，二氧化碳分压增高，减弱了肺换气效能。

（7）肺活量（vital capacity，VC)：是指一次尽力吸气后，再尽力呼出的气体总量，包括潮气量、补吸气量和补呼气量三部分。肺活量是一次呼吸的最大通气量，在一定意义上可反映呼吸机能的潜在能力。肺活量与人的呼吸功能密切相关，主要取决于胸腔壁的扩张与收缩的宽舒程度，生理学研究表明，人体的各系统、器官、组织、细胞每时每刻都在消耗氧，机体只有在氧供应充足的情况下才能正常工作。人体内部的氧供给全部靠肺的呼吸来获得，在呼吸过程中，肺不仅要摄入氧气，还要将体内代谢的二氧化碳排出，肺是机体气体交换的中转站，这一中转站的容积大小直接决定着每次呼吸气体交换的量，因而肺活量是评价肺通气功能最为客观的生理指标。

肺活量检测数值低，说明机体摄氧能力和排出废气的能力差，人体内部的氧供应会不充裕，一旦机体需要大量的氧消耗（如长时间学习、工作、剧烈运动时）就将可能出现氧供应的严重不足，从而导致诸如头痛、头晕、胸闷、精神萎靡、注意力不集中、记忆力下降、失眠等不良反应。它不仅会影响人体正常的活动，而且会给健康造成伤害。肺活量因性别和年龄而异，男性明显高于女性。在20岁前，肺活量随着年龄增长而逐渐增大，20岁后增加量就不明显了，成年男子的肺活量为3500~4000mL，成年女子为2500~3000mL。体育锻炼可以明显提高肺活量，譬如，中长跑运动员和游泳运动员的肺活量可达6000mL以上。

（8）肺总量（total lung capacity，TLC)：为深吸气后肺内所含有的气体总量，由VC+RV构成。正常成年男性为5000~6000mL，女性为3500~4500mL。肺部或胸部限制性疾患，如肺浸润性病变、肺不张、肺间质纤维化以及神经肌肉疾病都可导致肺总量减少；阻塞性疾病如支气管哮喘、肺气肿等可引起肺总量增加，通常将增减20%以上者视为异常。

3. 肺通气功能　肺通气（pulmonary ventilation）是肺与外界环境之间的气体交换过程。实现肺通气的器官包括呼吸道、肺泡和胸廓等，呼吸道是连接肺泡与外界的气体通道；肺泡是肺泡气与血液气进行气血交换的场所；而胸廓的节律性呼吸运动则是实现通气的动力。

肺通气功能是描述空气进入肺泡以及废气从肺泡排出的动态过程，可以反映呼吸过程气体的流通能力，主要指标包括每分通气量、肺泡通气量、最大通气量、时间肺活量等。肺通气功能含有时间概念，凡是影响呼吸频率、呼吸幅度和气体流量的生理、病理因素均可影响肺通气功能。

（1）每分通气量（minute ventilation，MV)：又称为静息通气量，是指静息状态下每分钟

吸入或呼出的气量，反映维持基础代谢机体所需的通气量。每分通气量为潮气量与呼吸频率的乘积，即

$$MV = TV \times RR$$

式中，RR 为呼吸频率。每分通气量正常值为 6～8L，大于 10～12L 为通气过度，小于 3～4L 反映通气不足。

肺通气有较大的储备能力，一般在静息状态下每分通气量无明显变化，只有严重通气功能受损或通气调节降低时，才会发生改变。

（2）肺泡通气量（alveolar ventilation，V_A）：是指静息状态下，每分钟吸入气量中能到达肺泡进行有效气体交换的通气量。

正常呼吸中，呼吸性细支气管以上的气道仅为气体传导通道，并不参与肺泡气体交换，构成了解剖学意义上的无效腔或死腔。因而，肺泡通气量（V_A）为每分通气量（MV）减去不能进行气体交换的生理无效腔通气量（dead space ventilation，VD）

$$V_A = (TV - VD) \times RR$$

肺泡通气量的大小因人而异，一般为 3～5L，正常无效腔通气量与潮气量的比值为 0.13～0.40。肺泡通气量反映了有效通气量，每分通气量降低或者无效腔比例增加都可导致肺泡通气量的不足，从而使肺泡氧分压降低，二氧化碳分压增高。呼吸中枢疾病、神经肌肉疾病、胸部疾病以及气道阻力增高，均可导致肺泡通气量降低。

（3）最大通气量（maximum voluntary ventilation，MVV）：是指每分钟以最深最快的呼吸所得到的最大通气量。最大通气量是一项负荷测试，其大小与呼吸肌的力量、胸廓和肺组织的弹性、气道阻力均相关，是综合评价肺通气功能储备能力的可靠指标。MVV 取决于三个因素，胸部完整结构和呼吸肌的力量、呼吸道通畅程度和肺组织弹性。

我国成年人正常男性最大通气量约为 100L/min，女性约 80L/min，最大通气量的大小与年龄、性别、体表面积、胸廓、呼吸肌和肺组织是否健全以及呼吸道是否畅通等因素有关。确定被检者最大通气量是否正常时，应将实测值与预测值进行比较，若实测值占预测值 80%～100% 为基本正常，60%～70% 为稍减退，40%～50% 为显著减退。最大通气量的生理意义与时间肺活量的意义相同，因其测定困难，故常用时间肺活量代替。

（4）时间肺活量（timed vital capacity）：是指用力呼吸过程中随时间变化的呼吸通气量，临床最常用的是用力呼气量（forced expiratory volume，FEV），即深吸气后用力呼气至残气位（RV 位）时，肺容积随时间变化的关系，如图 1-55 所示。

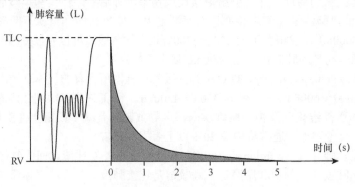

图 1-55　时间肺活量测试曲线

测试时间肺活量时，首先要尽力吸气，然后再用力作最快速度呼气，直至呼完。与此同时，分别记录第 1、2、3s 末呼出的气量，正常成人应分别呼出其肺活量的 83%、96% 和 99%。阻塞性肺病患者往往需要 5～6s 或更长时间才能呼出全部肺活量；呼吸运动受限的许多病理状态下，

第 1s 末时间肺活量增加，并可提前呼完全部肺活量。所以，时间肺活量可作为鉴别阻塞性或限制性通气障碍的参考。

4. 换气功能　呼吸作为最基本生命体征，核心任务就是气体交换，其中包括肺通气和肺换气两个生理学层面。肺通气关注的仅是气体流通过程，并不包含气体交换；而肺通气（pulmonary ventilation）则是呼吸"目的"，是指肺泡与肺毛细血管血液之间的气体交换，可以反映呼吸的生理学效应，评估人体与外界环境进行气体交换的能力。

人体的换气功能包括肺（泡）换气和组织换气两个阶段，如图 1-56 所示。

肺泡换气是肺泡气与血液的气血交换，组织换气则是血液与组织细胞的换气，全部过程始终贯穿着氧浓度或氧分压（PO_2）、二氧化碳浓度或二氧化碳分压（PCO_2）的周期性变化，即气体从分压高处（高浓度）向分压低处（低浓度）的物理性弥散。

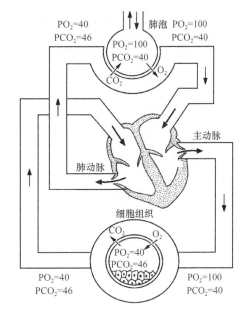

图 1-56　换气过程

注：图中单位均为 mmHg

因而，肺泡换气后血液中的 PO_2 增高、PCO_2 下降；组织换气后 PO_2 下降、PCO_2 增高。如果出现肺换气障碍，呼吸运动不能及时摄入 O_2 或排出 CO_2，将导致缺氧和血液中的 CO_2 增多，严重时会发生呼吸性酸中毒等。

（1）有氧运动（aerobic exercise）：是以有氧代谢为主的运动，指人体在氧气充分供应的前提下进行的体力活动或体育锻炼。即在运动过程中，人体吸入的氧气与需求量匹配，达到生理上的平衡。一般来说，有氧运动指的是强度低且有韵律性的运动，运动时间较长（约 30min 或以上），运动处于中等或中上强度，心率为最大心率值的 60%～80%。常见的有氧运动包括快走、慢跑、骑自行车、跳绳、做健身操、游泳等。

有氧代谢过程，如图 1-57 所示。

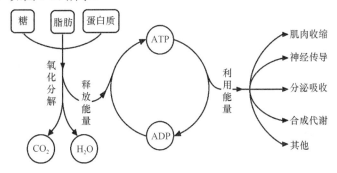

图 1-57　有氧代谢过程

有氧代谢的主要"燃料"是糖和脂肪，可以供给缓慢且持久的能量。当人体开始活动时，随着能量需求的增加，呼吸和心率会相应提升，使 O_2 的供给量适应性增加。只要运动处于中等运动强度以下，这种有氧代谢就能够维持机体的能量需要，人体不会感觉到太疲惫。如果运动强度增加，其呼吸、心率的增加已经不能完全满足能量需求时，表明有氧代谢已经无法独立完成能量供给，这时无氧代谢系统就会启用。

无氧代谢的"燃料"只有糖，特点是供能迅速，能够满足需要爆发力的运动能量需要，但这种能量只能满足短时间的能量需求，这也说明人类不能以 100m 的冲刺速度去完成长距离跑动。

无氧代谢时会产生乳酸，这是由于氧气供应不足，糖分没有充分"燃烧"，产生的乳酸还没来得及代谢。如果乳酸不能及时通过血液循环系统带走，那么就会造成乳酸堆积，随之感受到肌肉的酸胀疼痛。

实际上，有氧代谢和无氧代谢很少孤立存在，更多的是同时进行，只不过有时有氧代谢占主导，有时无氧代谢占主导。也有些运动，初期可能是无氧运动，但随着身体机能的提升，同样强度下可能就变成"有氧"运动。比如，刚开始跑步训练时，8min 的配速会觉得上气不接下气，这时就是"无氧"占主导；经过一段时间训练，随着体能的提升，再同样以 8min 配速跑，就没有那么吃力，这时跑步已经成为有氧运动。

（2）最大摄氧量（maximal oxygen uptake，VO$_{2max}$）：是一项重要的有氧耐力指标，是指机体在剧烈运动时所能摄取的最大氧气含量，即在进行有大量肌群参与的力竭性运动中，心肺功能和肌肉利用氧的能力达到极限时，单位时间内（通常以分钟为计算单位）所能摄取的氧量。意义在于通过 VO$_{2max}$，可以了解人体最大的有氧代谢能力，进而综合评价心肺的转运能力（包括心输出量、动静脉氧差、毛细血管密度等）和肌肉对氧的吸收利用能力（包括线粒体数量、酶活性）。在康复医学中，常利用 VO$_{2max}$ 来评估者的运动耐力，可为制订运动处方和评估疗效提供依据。

正常人 VO$_{2max}$ 取决于心输出量和动静脉氧分压差，即

$$VO_{2max} = 心输出量 \times (动脉氧分压 - 静脉氧分压)$$

如果氧的摄入、弥散、运输和利用能力下降，则 VO$_{2max}$ 降低。运动训练（尤其是耐力训练）可通过中心效应（改善心肺功能）和外周效应（改善骨骼肌代谢能力）来提高最大摄氧量。VO$_{2max}$ 有明显的性别和年龄差异，女性为男性的 70%～80%，男性在 13～16 岁最高，女性在 12 岁左右最高。

测定 VO$_{2max}$ 通常是受试者在实验室或在训练场地利用功率计（跑步平台、功率车等）进行极限运动，并同时测试摄氧量，如图 1-58 所示。

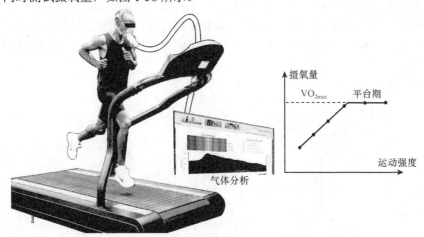

图 1-58 VO$_{2max}$ 的测定

VO$_{2max}$ 是在特定的运动环境下测定，目的是检测受试者摄氧量所能达到的容忍极限。实际上，当氧气摄入量达到最大值时，受试者无论怎么努力，摄氧量也不会增加，即出现 VO$_2$ 的平台期，这个平台期就是 VO$_{2max}$。

目前，临床上测定 VO$_{2max}$ 的方法分为直接测定法和间接测定法。

1）直接测定法的测试过程是，受试者在运动过程中使用一个带有三通阀的呼吸面罩，吸气时，三通阀开启，可吸入外环境的新鲜空气；呼气时，三通阀对外环境关闭，呼出的气体被收集到特制的气袋内并进行气体分析，根据呼出气中的氧含量可计算出受试者的 VO$_{2max}$。直接测定法的先决条件是受试者必须要达到足够高的运动强度，这对于体弱或中老年者比较困难，因而，对于这

类人群通常需要采用间接测定法。

2）间接测定法并非要求受试者一定要达到极限运动量，常用方法有 12min 跑、20m 折返跑和台阶试验等。间接测定法的依据是人体的摄氧量与完成运动时的心率密切相关，因而，通过检测运动心率和运动完成的情况，可以推测受试者的 VO_{2max}。比如，在跑步机上进行 12min 匀速跑，要求受试者尽最大努力完成更远的跑步距离并测量最高心率，再根据跑动距离和心率推算出 VO_{2max}。

第三节　其他功能评定

康复评定的目的是评估机体现有的功能水平和能力，以便制订康复计划。康复评定的主要内容包括心理、言语、运动、自理、职业和社会等，可大致归纳为四个方面。

（1）躯体功能评定：包括肌力与肌张力评定、关节活动度评定、协调与平衡功能评定、步态分析、感觉功能评定（包括疼痛评定）、心肺功能评定、ADL 能力评定、泌尿系统和性功能评定以及神经电生理评定等。

（2）认知与心理功能评定：包括智力测验、情绪评定、心理状态评定、疼痛的评定、失用症和失认症的评定、痴呆评定、认知评定、人格评定等。

（3）言语与吞咽功能评定：包括失语症评定、构音障碍评定、言语失用评定、语言错乱评定、痴呆性言语评定、言语发育迟缓的评定、吞咽功能评定、听力测定和发音器官功能评定等。

（4）社会功能评定：包括社会活动能力评定、生存质量评定、职业能力评定等。

躯体功能评定的部分内容（运动康复评定）已在上一节做了系统介绍，有关神经电生理诊断技术的相关内容将安排在第二章。

一、言语-语言功能评定

言语（speech）是指口语表达能力，是运用说话方式进行人际交流的过程；而语言（language）则是一种社会现象，是人类通过高级结构化的声音组合来传递信息。语言是一类人群之间为沟通而制定的具有统一编码、解码标准的声音指令，具有稳固性和可变性。语言与人类思维有着密切联系，是思维的载体和物质外壳的表现形式。

语言是人类特有的信息传达形式，只有人类才有真正意义上的语言。尽管许多动物也能够通过声音表达感情或者在群体中传递信息，但动物只是拥有一些固定的模式。只有人类才会把无意义的语音按照某种特定的方式组合起来，形成具有意义的语素，再通过为数众多的语素按照各种排列方式组合成话语，用无穷尽的变化方式来表达变化无穷的含义。

（一）言语与语言

言语与语言是两个不同概念，但两者又紧密关联。首先，言语离不开语言，每一个体只有遵循语言中的词汇和语法结构规则，才能正确表达言语的正确含义。另外，语言也离不开言语，任何一种语言都必须通过言语构音活动才能发挥其交际工具的作用。语言的发展、完善与更新，都离不开人类的言语活动。如果某种语言不再被人们所采纳，就会逐渐从社会交流中消失。因此，人类的言语活动及其产物是语言客观存在的基础。

1. 发声机制　语言形成的生理过程是，气体由肺经气管进入声道，通过呼吸、发声、共鸣、构音及韵律产生声音。人体的声道包括参与发声活动的各个器官，主要有喉、声带、咽、舌、软腭、硬腭、齿和唇，如图 1-59 所示。

人体的发声器官可以分为三部分，动力区、声源区和调音区。

（1）动力区：是指发声的供气通道，主要器官包括喉头以下的气管、支气管和肺。其中，肺是呼吸气流的承载器官，是产生语音的动力源。肺部呼出的气流，通过支气管到达喉头，直接作用于声带、咽腔、口腔和鼻腔等发音器官。

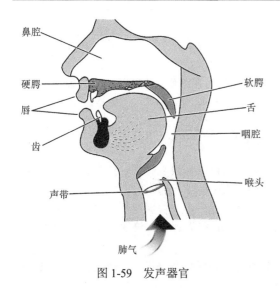

图 1-59 发声器官

鼻腔
硬腭
唇
齿
软腭
舌
咽腔
喉头
声带
肺气

（2）声源区：就是指声带，声带位于喉头中间，是两片富有弹性的带状薄膜，两片声带之间有一个空隙，称为声门。当肌肉收缩和杓状软骨（软腭）等活动时，可带动声带放松或收紧，致使声门打开或关闭，呼出的气流通过声门产生振动，即可发出声音。通过控制声带的松紧度，可以发出不同声调的声音。

（3）调音区：为共鸣腔，由口腔、鼻腔和咽腔构成。口腔包括唇、齿和舌头，口腔的后面是咽腔，咽腔上连口腔和鼻腔，下接喉头。口腔和鼻腔由软腭和悬雍垂间隔，当软腭和悬雍垂上升时，鼻腔关闭，口腔畅通，发出的声音在口腔中共鸣，称为口音；软腭和悬雍垂下垂时，口腔受阻，气流只能通过鼻腔中流出，发出的声音主要在鼻腔中共鸣，称为鼻音；如果口腔没有阻碍，气流可同时从口腔和鼻腔呼出，发出的声音在口腔和鼻腔同时产生共鸣，称为鼻化音，鼻化音又称为口鼻音，是人类主要的发声方式。

2. 言语链 语言是通过思维实现的有目的的声音表达，这一过程涉及大脑、传出神经和发声肌肉。大脑可根据表达的语义合成词汇，通过传出神经将运动指令以神经冲动的方式传递给发声肌肉，发声肌肉包括支配声带的肌肉和咽腔、口腔、鼻腔的肌肉，以及呼吸肌（因为发声时必须呼气），这些肌肉的协作收缩使空气发生振动，也就产生了语音。

语音是语言的物质外壳，具有物理属性、生理属性、心理属性和社会属性。①物理属性是指语音是一种声音，具有频率、强度、时程、音调等声学要素；②生理属性是指语音是由发声器官协同运动产生的，需要呼吸器官提供气流，声带发生振动，口腔或鼻腔产生共鸣；③心理属性是指语音关系到人的听觉认知，不同的人发出同一音素尽管会有细微差别，但听者通过听觉中枢的认知可以判断出是哪个音素；④社会属性是指语音是用来交流的，它应该让交谈的对象听懂。因此，人类的言语链（speech chain）必然涉及人体的多个器官，包括耳朵、大脑、听觉神经、发声器官和运动神经等，如图 1-60 所示。

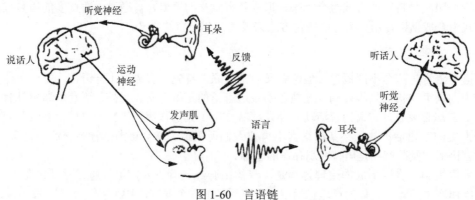

听觉神经
说话人
运动神经
发声肌
反馈
耳朵
语言
耳朵
听话人
听觉神经

图 1-60 言语链

人与人的语言交流过程是，说话人的大脑根据表达内容进行词汇组合，并发出指令，由运动神经传达到舌头、嘴唇、悬雍垂、声带等发音器官的肌肉；发音器官运动产生振动声波，即"语音"，语音再通过空气将表达信息传播给听话人；对于听话人来说，首先由耳朵接收语音，通过感觉传入神经传递至大脑，然后大脑中枢辨析说话的信息内容，进行语义加工，并理解其语义。这个信息传递的过程，是联结说话人大脑与听话人大脑的事件链条，称为言语链。值得注意的是，每个人都能够同步听到自己的说话声音，这是一种信息反馈过程。

3. 语言特征 语言是传递信息，具有统一编码、解码标准的声音组合，是人类最为重要的交流工具和表达方式。语言存在于人类特定的"群居"环境中，是为满足社会性生活需求产生的，所以特定的生存环境必然会在语言的词汇上打上烙印。语言是文化的一个重要组成部分，甚至可以说没有语言也就没有人类文明，也只有通过语言才能把文化世代传承。

（1）语言的符号性：语言是社会约定俗成的表达符号，具有社会属性，为大众所承认并采纳。语言是一种社会契约，是特定社会或民族集体意识的习惯表达。

（2）语言的任意性：任意性是指语言符号和文字与能指和所指之间具有一种任意的连接关系，通常是不可论证的。尽管有个别语句可以找到出处，但普遍意义上，语言还是一种不可论证的任意性关系，这也就是为什么世界上有那么多种语言形成的原因。

（3）语言的可变性：语言是一个不断演变和发展的信息体系，在这个体系中的各要素既有一定的稳定性，也有其变动性。稳定性是指语言体系的长远演变过程，它早已存在，已经被大规模地研习和使用；而变动性则是将语言作为一个系统，有其不断衍生、传承和发展的内部规律。任何事物都是不断变化的，语言系统也是一样，尽管变化并不明显，但是受到社会、文化等诸多因素的影响，语言还是向着经济、简练、实用、包容、表现力强的趋势发展。

（4）语言的传承性和交流性：从某种意义上来看，语言是人类文化得以传承和储蕴的有效载体。因此，它在自身的发展过程中，逐步体现出很强的传承性和交流性。所谓传承性，是指语言以自己的风格吸引或者促使人们在生活生产中自觉或不自觉地通过语言这个工具直接或者间接影响着相关人群，甚至波及其他更为广泛的区域。另外，语言在人类社会发展中，不仅在人与人之间，在古代人与现代人之间，在中国人与外国人的交流之间储存了大量的文明信息，同时由于语言本身强大的交流功能，也不断产生更具有表达力的语言。

（二）言语-语言障碍评定方法

言语-语言障碍是指对语言理解、表达及交流过程中出现的功能障碍，包括言语发育迟缓、发育性语言困难、后天获得性失语等。言语-语言障碍可表现在发音、言语连接、言语流畅及言语速度以及词义表达等方面。对于脑部损害、周围神经损伤导致言语-语言异常障碍的患者，应及时进行言语-语言功能的评定。目的是了解患者是否存在言语-语言功能障碍，判断障碍的性质、类型、程度和原因，预测患者言语-语言功能障碍恢复的可能性，为制订治疗计划提供依据并判断治疗效果。

1. 言语-语言障碍 分为言语障碍和语言障碍，言语障碍是指运用口语和非口语的交流过程中词语应用出现的障碍，表现为在形成语言的各个环节（如听、说、读、写），可以是单独或多个器官受损所导致的交流障碍，代表性的言语障碍为脑卒中和脑外伤所致的失语症；语言障碍是指口语形成障碍，包括发音困难或不清，气流中断或言语韵律异常等导致的交流障碍，代表性的语言障碍为构音障碍（运动性构音障碍）。

造成言语-语言障碍的原因大致有以下三类。

（1）中枢神经系统损伤：当大脑优势半球损伤后，引起言语的感知辨别障碍、理解接收以及组织运用语言的能力发生障碍，导致言语交流能力的丧失或减弱，如脑梗死、脑出血、颅脑损伤等导致大脑半球受损，从而引起的言语功能障碍。

（2）心理和精神异常：心理和精神异常属于非器质性损伤引起的功能性障碍，包括癔症性失音和失语、应激性语言障碍、精神病引起的言语异常、口吃以及发热昏迷引起的语言逻辑混乱等。

（3）言语-语言器官损伤：如声带、共鸣器官、产生言语的肌肉或支配言语相关肌肉的运动神经受损引起的言语交流障碍；听理解障碍时，外界的语言信息输入受阻，对言语交流也会产生影响；手部运动相关的神经肌肉病变会造成肢体语言及书面语言的表达障碍等。

2. 失语症评定 失语症（aphasia）是一类非发音器官功能障碍所致的获得性语言障碍，指与语言功能有关的脑组织器质性损伤，造成患者对人际交流符号系统的理解和表达能力受损，尤其是对语音、语义、字形等语言符号的理解和表达出现障碍。主要症状表现为口语表达障碍、听理解障碍、阅读障碍和书写障碍等，轻者仅部分语言功能受损，重者语言功能完全丧失，不能交流。常见的病因有脑血管病、脑肿瘤、颅脑外伤、感染和痴呆等，其中脑血管疾病是最为常见的病因。

失语症评定可以通过系统的语言检查和测试，发现患者是否患有失语症以及严重程度，鉴别失语症类型，了解影响患者交流能力的因素，评定患者残存交流能力以及制订治疗计划等。目前，临床常用的失语症评定方法有波士顿诊断性失语症检查汉语版、西方失语症成套测验和汉语失语症成套测验等，测验内容包括听觉理解、复述、阅读理解、口语表达和书写等多个方面。

（1）波士顿诊断性失语症检查（Boston diagnostic aphasia examination，BDAE）：是目前英语国家普遍应用的标准失语症诊断性测验。它由 5 个大项 27 个分测验组成，每个大项针对言语-语言行为的一个主要功能侧面：

1）会话性交谈和阐述性言语：检查综合性的言语交流能力。

2）听理解：检查言语的听理解功能。

3）口头表达：检查言语的表达功能。

4）书面语理解：检查阅读的接收功能。

5）书写：检查书面语言的输出表达功能。

此外，BDAE 测验还附加了一组评价顶叶功能的非言语测验，包括计算、手指辨认、左右辨认、时间辨认和三维木块图调查等。BDAE 测验有一套标准化的评分标准，临床使用客观方便。

（2）西方失语成套测验（western aphasia battery，WAB）：是 BDAE 测验的改良版，检查时间大约为 1h，是目前广泛用于失语症检查的主要方法之一，在一些非英语语种的国家已经翻译后普遍应用，其特点是省时并得出五个结果：失语症的类型、提供了失语商（AQ）、操作指数（PQ）、大脑皮质指数（CQ）以及语言商数（LQ），可以鉴别患者是否患有失语症，并可用来衡量训练效果。

（3）汉语失语成套测验（aphasia battery in Chinese，ABC）：是 1988 年由高素荣等编制的，主要参考 WAB，并结合我国国情和临床经验，拟订的汉语失语症测验方法。ABC 检查法有谈话、理解、复述、命名、阅读、书写 6 个直接和语言相关的评定大项，按规范化要求，制定了统一指导语，统一评分标准，统一图片和文字卡片。

（4）汉语标准失语症检查：1990 年由中国康复医学研究中心李胜利等在日本标准失语症检查的基础上编制而成，主要包括两大部分内容，第一部分由 12 个问题组成，用于了解患者语言一般情况；第二部分有九大项，包括听理解、复述、说、出声读、阅读、抄写、描写、听写和计算。采用 6 等级评分标准。

3. 构音障碍评定　构音障碍（dysarthria）是指由于神经系统损伤导致与言语有关的肌肉麻痹、肌力减弱或运动不协调而引起的言语障碍，主要表现为听理解正常，并能正确选择词汇和按语法排列，但是在说话上，轻者表现为发音和言语不清，重者完全不能讲话或丧失发声能力。构音障碍常见于脑血管疾病、颅脑损伤、脑肿瘤、脑瘫、肌萎缩性侧索硬化、重症肌无力、小脑损伤、帕金森病及多发性硬化症等疾病。构音障碍可以单独发生，也会与其他语言障碍同时存在，如失语症合并构音障碍。构音障碍类型主要有运动性构音障碍、器质性构音障碍和功能性构音障碍。

构音障碍的评定主要包括客观评价和主观评价两个方面，常用的主观评定方法有 Frenchay 构音障碍评定法和中国康复研究中心构音障碍评定法；客观评价是指采用仪器设备对构音器官和构音功能进行评估和检查，能够精确分析构音器官生理、病理状态，如喉肌电图、电声门图、电子腭图、语音分析图、气体动力学和声学评估等。

（1）Frenchay 构音障碍评定法：分为八个部分，包括反射、呼吸、舌、唇、颌、软腭、喉、言语。每一部分按损伤严重程度分为 5 个（a、b、c、d、e）级别的评分标准，分别为正常、轻度障碍、中度障碍、重度障碍和极重度障碍。

（2）中国康复研究中心构音障碍评定法：是李胜利等在1991年根据日本构音障碍检查法和其他发达国家构音障碍评定方法理论，按照汉语普通话语音的发音特点和我国文化特点研制。评定法包括两大项目，构音器官检查和构音检查。可以评定患者是否患有运动性构音障碍以及严重程度，同时可以用于器质性构音障碍以及功能性构音障碍的评定。

4. 语言发育迟缓评定 语言发育迟缓（language retardation）是指由各种原因引起的儿童口头表达能力或语言理解能力明显落后于同龄儿童的正常发育水平。智力低下、听力障碍、构音器官疾病、中枢神经系统疾病、语言环境不良、大脑功能发育不全、自闭症、脑瘫等因素均是儿童语言发育迟缓的常见原因。常用的评定方法包括智力评估、医学检查（听力检查、构音器官检查等）、S-S（sign-significance）语言发育迟缓检查法等。

5. 口吃评定 口吃（stuttering）指以异常和持续性的言语不流畅为特征，并伴有特有的情感表达、行为和认知特征的临床综合征。口吃的共同特点是非自愿的说话重复（音素、音节、单词或短语重复）、停顿、拖长和阻断，是一种典型的非流畅性言语障碍。口吃的形成牵涉遗传、神经生理发育、家庭和社会等诸多方面，是非常复杂的语言失调症。口吃评估过程中应综合考虑多种因素，通常可采用儿童及成人口吃严重程度分级量表第三版（stuttering severity instrument for children and adults-third edition，SSI-3）等评定工具，对患者进行全面评估。

二、吞咽功能评定

吞咽（deglutition）是通过摄食来维持生存的最基本功能性活动，指食物形成食团由口腔经咽和食管运送入胃的过程。如果出现吞咽障碍，必然会使食物下咽困难，将影响摄食及营养吸收，甚至导致误吸，引发吸入性肺炎，严重者可危及生命。吞咽功能评定的意义在于，明确是否存在口腔、咽、食管结构功能异常，是否存在吞咽障碍及程度，评估吞咽风险（误吸），查找引起吞咽困难的病因，为吞咽障碍的进一步检查和治疗提供依据。

（一）吞咽

吞咽是人类复杂且必需的生理活动之一，其行为并不是一个随意性的动作，而是一种反射性活动，需要特定的刺激条件。

1. 会厌作用 会厌（epiglottis）为舌根后方帽舌状结构，由软骨作基础，被以黏膜。会厌相当于咽喉里的"开关"，在神经系统的支配下，可自动完成"挺起"（开通气管）和"后倾"（关闭气管）的动作，使吞咽与呼吸的功能性活动默契，如图1-61所示。

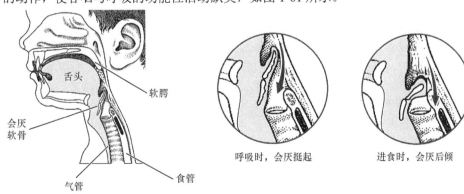

图 1-61 会厌与吞咽和呼吸的关系

人类的咽喉是食物和空气的必经之路，通过会厌的自动调配，可使食物和气体各行其道。当食物和水从口腔下咽时，由于食团刺激会厌后倾，食物经咽部可进入食管入胃，同时会厌封堵气管阻止食物入肺引起"误吸"；呼吸时，会厌挺起，空气从鼻腔吸入，经咽喉部进入气管到肺。

2. 吞咽的生理过程 吞咽一系列的生理过程是人体最为复杂的躯体反射之一，使食团从口腔经咽、食管入胃。吞咽分为 4 个阶段，分别为准备期、口腔期、咽期和食管期，如图 1-62 所示。

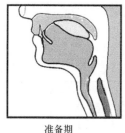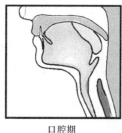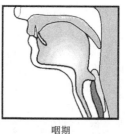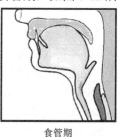

准备期　　　　　口腔期　　　　　咽期　　　　　食管期

图 1-62　吞咽过程

（1）准备期。食物入口，经咀嚼整合成容易吞咽的食团，封闭食物防止食物漏出。

（2）口腔期。颊肌收缩和舌的翻卷作用可将食团推送到舌背部，通过舌背前部紧贴硬腭，食团被推向软腭后方至咽部，这个过程是随意性的，受意识控制。

（3）咽期。当食团经软腭入咽时，刺激了软腭部的感受器，引起一系列肌肉反射性收缩，其结果是软腭上抬，咽后壁向前突出，从而封闭鼻咽通道，避免食物进入鼻腔；同时，声带内收，喉头升高，并向前紧贴会厌软骨，咽与气管的通路被封闭，使呼吸暂停，以防止食物误入气管；食管的上口张开，食团从咽部被挤入食管。这一过程是具有关联性的快速反射动作，通常在 1s 内完成。

（4）食管期。食团被挤入食管后，继而引起食管蠕动，即食团前端的食管壁肌肉舒张，食团后端管壁肌肉收缩。这种肌肉的顺序舒张与收缩，形成了一个向胃推进的波形运动，当食团到达食管下端时，贲门舒张，食团便进入胃中，此期为 6～20s。

由此可见，正常吞咽是一个流畅协调的连续反射过程，是由于食团相继刺激了软腭、咽部和食管等处的感受器，使其传入冲动通过延髓（medulla oblongata）中枢再向咽、喉、食管等处发出传出冲动指令，从而引起相关肌肉的有序收缩与舒张。

如果吞咽反射弧上某个环节受损时，常会发生吞咽障碍。吞咽障碍会因被吞咽的食物误入气管而导致肺部感染，引发吸入性肺炎。因此，在发病初期若出现吞咽活动不协调、吞咽时常发生呛咳现象时，就应引起重视并及早检查治疗。

（二）吞咽障碍评定方法

吞咽障碍（dysphagia）是指由多种原因引起的、可发生于不同部位（下颌、双唇、舌、软腭、咽喉、食管括约肌或食管的功能受损）的进食功能障碍，导致食物不能从口腔送到胃，多见于脑损伤患者，如脑卒中、脑外伤和帕金森病等，表现为饮水呛咳、口鼻返流、咽喉异物感、进食后声音沙哑、呼吸困难、吞咽过程障碍或哽噎等。吞咽障碍对人体的威胁主要来自它的并发症，常见并发症主要是营养不良、脱水、吸入性肺炎等，严重影响患者的心理、疾病预后和生活质量，其中吸入性肺炎更是患者致死的主要原因。

常见的吞咽障碍主要包括三类：

（1）精神性及认知吞咽困难，指功能性吞咽困难，患者害怕吞咽，吞咽机制一般正常。

（2）病理性吞咽困难，指吞咽过程中通道吞咽器官的结构出现病理改变，使食团由口腔运送到胃的过程受到阻碍，如肿瘤、脓肿等。

（3）神经源性吞咽困难，指由神经系统疾病引起的与吞咽功能有关的肌肉无力、不协调、瘫痪或运动控制不准确等造成的吞咽困难。

吞咽障碍评估流程，如图 1-63 所示。

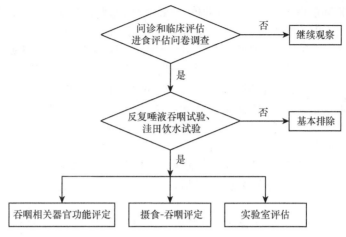

图 1-63 吞咽障碍评估流程

1. 进食评估问卷调查 通过进食评估问卷调查工具（eating assessment tool-10，EAT-10），初步了解患者是否有吞咽障碍及障碍程度，确定是否需要做进一步针对性检查。EAT-10（表 1-8）问卷调查有 10 项吞咽障碍相关问题，每项评分分为 5 个等级，0 分为无障碍，4 分为严重障碍，总分在 3 分及以上视为吞咽功能异常。

表 1-8 EAT-10

序号	调查内容	等级评分	序号	调查内容	等级评分
1	吞咽障碍已经使我的体重减轻		6	吞咽时有疼痛	
2	吞咽问题已经影响到外出就餐		7	吞咽问题影响用餐时的感觉	
3	吞咽液体费力		8	吞咽时有异物卡在喉咙里的感觉	
4	吞咽固体食物费力		9	吃东西时会咳嗽	
5	吞咽药片（丸）费力		10	吞咽时有紧张感	

2. 反复唾液吞咽测试（repetitive saliva swallowing test，RSST） 是由才藤荣一首先提出的吞咽功能检查方法。具体操作步骤如下：

（1）受试者原则上应采用坐姿，卧床患者可采取放松体位。

（2）检查者将食指横置于受试者甲状软骨上缘，让其尽量快速反复吞咽，当确认喉头随吞咽动作上举并越过食指后复位，即判定完成一次吞咽。

（3）让受试者快速反复吞咽，并观察其 30s 内可完成的吞咽次数和动度（当受试者口腔干燥无法吞咽时，可在舌面上注入约 1ml 水后再让其吞咽），老年患者 30s 内完成 3 次即可。一般有吞咽困难的患者，即使第 1 次吞咽动作能够顺利完成，但接下来的吞咽动作会变得困难，或者喉头尚未充分上举就已下降。

3. 洼田饮水试验 是由日本学者洼田俊夫首先提出，广泛用于吞咽障碍检查。检查时，患者取坐位，用水杯盛 30ml 温水，嘱患者如常饮下，注意观察患者饮水经过，并记录所需时间和呛咳情况。

试验结果可分为 5 种情况：

1 级（优）：能顺利 1 次将水咽下，无呛咳，5s 之内为正常，5s 以上为可疑。

2 级（良）：分 2 次喝完，无呛咳。

3 级（中）：能 1 次喝完，但有呛咳。

4 级（可）：分 2 次以上喝完，但有呛咳。

5 级（差）：多次发生呛咳，不能将水喝完。

4. 吞咽相关器官功能评定 为进一步明确吞咽障碍的原因和程度，需要做与吞咽有关的器官功能检查，如口颜面、咽、喉等结构、运动、感觉及反射功能等。

（1）呼吸功能检查：检查患者的呼吸频率、呼吸模式（胸式呼吸或腹式呼吸）及最长呼气时间。

（2）口颜面功能检查：观察患者口颜面器官结构，如唇及两颊黏膜有无破损，唇沟颊沟是否正常，硬腭高度和宽度，软腭和悬雍垂的体积，腭、舌咽弓的完整性，舌的外形及表面是否干燥、结痂、有瘢痕，牙齿及口腔分泌物状况，有无流涎及口颜面器官肌肉的运动状况等。

（3）喉功能检查：检查最长发音时长、音质、咳嗽及清嗓（立刻反应或延迟反应），以及吞咽相关反射检查，包括咽反射、咳嗽反射、呕吐反射，检查吞咽时喉上抬运动情况。

5. 摄食-吞咽评定 通过观察患者对食物的认识、是否存在入口障碍、进食状况（舌、唇、咀嚼运动、食团运送、吞咽后有无误吸等）、吞咽时间等，评定摄食-吞咽过程中各个阶段出现的功能障碍。

6. 实验室评估 是应用医学仪器进行的特殊临床检查，常用的项目包括吞咽造影录像检查、吞咽光纤内窥镜检查、食管测压检查等。

（1）吞咽造影录像检查（video fluoroscopic swallowing study，VFSS）：又称为电视荧光吞咽造影检查，是在 X 线透视环境下，针对口、咽、喉、食管的吞咽运动所进行的特殊造影，是目前公认的最全面、可靠、有价值的吞咽功能检查方法，是评价吞咽障碍的"金标准"，也作为临床上是否拔除鼻饲管的重要指标。

VFSS 是对整个吞咽的不同阶段的情况进行评估，不仅可以发现吞咽障碍的结构性或功能性异常的病因及其发生部位、程度和代偿情况、误吸等，还是选择治疗方法、评价治疗效果的影像学依据。由于口腔至食管上段的吞咽过程十分迅速，采用肉眼观察难以捕捉动作细节，但通过 X 线动态造影录像或快速摄片技术可将吞咽全程高速录制下来，再经过逐帧慢速回放观察，以便于临床诊断。

吞咽造影检查时，患者在透视环境现场吞咽不同黏稠度、不同容积的由造影剂（浓度为20%～60% 硫酸钡混悬液）包裹的食团，通过观察整个吞咽过程，可以对不同阶段（准备期、口腔期、咽期、食管期）进行功能评估，了解舌、软腭、咽喉、环咽肌开放程度、食管上段括约肌的解剖结构和吞咽各种性状（如稀流质，浓流质，糊状食物，固体食物）食物的运送过程，并同时判断是否存在误吸，误吸发生的时间、原因、误吸量，以及是否存在咳嗽反射，咽腔是否有残留及其清除能力等。

（2）吞咽纤维内镜检查（fiberoptic endoscopic evaluation of swallowing，FEES）：是通过软性内镜进行检查的专门技术，如图 1-64 所示。

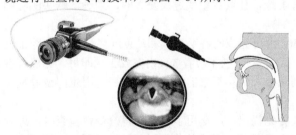

近年来，内镜技术已广泛应用于吞咽功能检查。检查时，嘱咐患者进行平静呼吸、用力呼吸、咳嗽、说话及吞咽等动作，通过直视镜或监视器可以直接观察到鼻腔、咽腔、会厌、杓状软骨、声带和喉等结构与功能，并同时观看到进食过程中食物积聚的位置和状况，包括是否存在吞咽前、吞咽中和吞咽后的食物溢流。

图 1-64 吞咽纤维内镜检查

（3）食管测压（esophageal manometry）检查：是指通过压力传感器将食管腔内压力变化记录下来的一种技术。检查时，可将测压导管置于食管内，在测压导管上的压力传感器可以实时检测食管及贲门的压力，进而辅助诊断食管动力障碍性疾病以及研究食管生理功能，是目前反映食管动力最为直观的检查方法。

食管压力测试，如图 1-65 所示。

食管测压包含静息状态压力测定以及食团吞咽时动态压力测定，可以了解静息时和吞咽时食管各部分结构（食管上括约肌、食管体部、食管下括约肌和胃内）的压力水平。

贲门（cardia）是胃与食管相连的部分，是胃上端的入口，食管中的食物通过贲门进入胃内。贲门处有食管下括约肌（lower esophageal sphincter，LES），如图 1-66 所示。

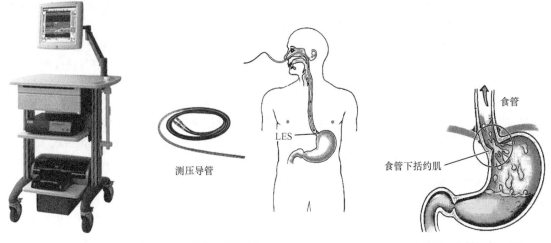

测压导管　　　　　　　　　LES

食管

食管下括约肌

图 1-65　食管压力测试　　　　　　　图 1-66　食管下括约肌

LES 是食管下端与胃连接处的括约肌，可在这一区域形成宽 1～3cm 的高压区，是阻止胃内容物逆流入食管的屏障。正常人静息时，LES 压为 10～30mmHg，比胃内压高出 5～10mmHg。当食物进入食管后，刺激食管壁上的机械感受器，可反射性引起 LES 舒张，允许食物入胃；食团进入胃后，LES 收缩，恢复其静息时的张力，可防止胃内食物和胃液等反流入食管。但是，如果食管的压力降低或者因长期过量进食引起胃部压力增高，将会导致胃液反流，胃酸刺激食管可引发食管炎等疾病。

三、心理与认知功能评定

心理（psychology）属于人类大脑的高级功能，是对客观事物的主观反应，反映了个体与环境相互作用的精神活动。人类的心理活动始终处于一个发生、发展和消失的过程，过程包括，感觉器官收集各种外部事物信息，大脑对信息加工处理（认知）并判断事物的因果（利与害）关系，伴随喜、怒、哀、惧等个性化的情感（情绪）体验。

情绪（mood）是人类各种感觉、思想和行为的一种综合的心理和生理状态，是对外界刺激所产生的心理反应，以及附带的生理反应。心理的变化可以通过情绪表现出来，不同的情绪则反映出心理状态的变化。情绪状态有积极与消极两个方面，消极情绪状态主要表现为焦虑和抑郁等，尤其是慢性疾病及残疾患者的消极情绪，将会不同程度地影响患者的康复治疗效果。因此，有必要对这类患者进行心理状况评估，并予以疏导和医疗干预。

认知（cognition）是指获得知识、应用知识或进行信息加工的过程，这是人类最基本的心理过程，包括感觉、知觉、记忆、思维、想象和语言等。人类的大脑接受外界信息，经加工处理可以转换为内在的心理活动，进而支配行为，这个过程就是信息的加工过程，也就是认知过程。认知能力与认识过程密切相关，也可以说，认知是人类认识过程的一种产物。人类对客观事物的感知（感觉、知觉）、思维（想象、联想、思考）等都属于认识活动，认识过程实际上就是主观意识的客观化过程，反映了客观事物对主观意识的影响。

（一）心理功能评定

心理功能评定（psychological assessment）在康复评定中占有重要地位，主要是运用晤谈、调查、心理测量、观察和实验室检查等方法对患者心理和行为进行系统评定的过程。心理功能评定可用于康复过程中的各个阶段，通过心理功能评定可以准确掌握患者的心理状态，帮助调整心理环境并积极配合治疗。

心理学评定是在一定的刺激反应情境下，观察患者的感知、注意、记忆、执行能力及情绪情感等状况，进而推测大脑功能，评定患者是否存在心理功能障碍以及主要表现、严重程度。目前，康复医学中常用的心理功能评定主要有智力测验、人格测验、情绪测验等。

1. 智力测验　智力（intelligence）也称智能，是学习、保持知识、推理和应对新环境的能力，综合反映了认识客观事物的观察力、注意力、记忆力、思维能力以及想象能力，其核心成分是抽象思维能力和创造性解决问题的能力。

智力测验（intelligence test）就是通过测验方式来评价个体智力水平的方法，是康复医学心理评估的常用手段，主要用于脑卒中、脑外伤、缺氧性脑损害脑性瘫痪、中毒性脑病及老年变性脑病等疾患的智力评估。常用的方法有韦克斯勒儿童智力量表（Wechsler intelligence scale for children，WISC）、韦克斯勒成人智力量表（Wechsler adult intelligence scale，WAIS）、韦克斯勒幼儿智力量表（Wechsler preschool and primary scale of intelligence，WPPSI）、斯坦福-比奈量表、贝利婴儿量表等。

2. 人格测验　人格（personality）也称为个性，是指个体所具有的全部品质、特征和行为等个别差异的总和，代表着对现实稳定的态度和与之相应的习惯化的行为方式。人格是一种具有自我意识和自我控制的能力，是具有与他人相区别的独特而稳定的思维方式和行为风格。

人格测验（personality test）是对人格特点的揭示与描述，即测量个体在一定情境下经常表现出来的典型行为和情感反应，通常包括气质或性格类型的特点、情绪状态、人际关系、动机、兴趣和态度等内容。评定人格的技术和方法很多，最常用的可大致分为两类，问卷法和投射法。问卷法有明尼苏达多相人格测验调查表、艾森克人格问卷和卡特尔人格问卷等，投射法有罗夏墨迹测验等。

3. 情绪测验　情绪是对客观事物是否符合个体心愿而产生的反应，是对感觉、思想和行为综合后产生的心理和生理状态，表现为喜、怒、哀、惊、恐、爱、恨等。情绪常与心情、性格、脾气、目的等互相作用，也会受到荷尔蒙和神经递质的影响，是诱发行动的常见动机。疾病和残障可使患者情绪发生改变，常表现为焦虑、抑郁，甚至悲观失望。

（1）焦虑（anxiety）：是指受到不能达到目的或不能克服的障碍威胁，使个体的自尊心与自信心受挫，或失败感和内疚感增加，预感到不详和担心而形成的一种紧张不安以及带有恐惧和不愉快的情绪。

焦虑症又称为焦虑性神经症，是一种常见的神经类疾病，主要表现为对未来感到恐惧、易激动、不安、烦恼、注意力不集中，并伴有一定的躯体症状。焦虑情绪的测试方法也较多，常用汉密尔顿焦虑量表（Hamilton anxiety scale，HAMA），HAMA 包含有心境、紧张、恐怖、睡眠障碍、认知障碍、抑郁心境、躯体症状、自主神经功能障碍、交谈行为等 14 个焦虑测评项目，每项可按轻重程度评为 0～4 级，总分小于 7 分，没有焦虑；超过 7 分，可能有焦虑；超过 14 分，肯定有焦虑；超过 21 分，有明显焦虑；超过 29 分，可能是严重焦虑。

（2）抑郁（depression）：通常伴有无助感、无用感以及负罪感，并伴随有社会退缩、异常疲劳、哭闹等行为异常，或者还有厌食、体重减轻、失眠易醒、缺乏性欲等生理方面的问题，严重者企图自杀。

抑郁既可表现为一组临床综合征，又可诊断为精神障碍。不同抑郁量表的设计，所依据的抑郁概念并不一致，有些侧重于认知、还有些侧重于生理症状，如食欲、性欲、睡眠紊乱等，但大多数量表均以抑郁症状作为主要评定内容。汉密尔顿抑郁量表（Hamilton depression scale，HAMD）是临床上评定抑郁最为普遍的量表，HAMD 量表有 17 项、21 项和 24 项等 3 种版本。

（二）认知功能评定

认知（cognition）是对客观事物的认识和知晓，是人类大脑为适应周围环境所具有的高级脑功能，是对感觉输入信息的获取、编码、操作、提取和使用的过程。认知的意义在于通过感知后的心理活动获取知识，是人类获得、组织和应用知识的智力活动，包括感知、识别、注意、记忆、学习、言语、思维、推理和解决问题等过程。

脑损伤（如颅脑外伤、脑卒中等）可导致大脑为解决问题而具有的摄取、存储、重整和处理信息的能力下降，会出现注意、记忆、推理及判断等认知功能异常，造成患者对外界环境的感知和适应困难，将不同程度地影响其日常或社会活动。认知功能减退常见的表现是认知速度减慢、反应时间延长、短时记忆容量减少，如记忆丧失、危险行为、在熟悉的地域走失、多疑、交往能力差或情感缺失、睡眠障碍、自理困难等，会出现失语、失认、失用、痴呆等精神或神经活动的改变。

1. 认知功能障碍筛查　是在患者意识清醒的条件下，进行的快速神经心理学筛查，用以判断是否存在认知功能障碍。目前，临床上常用的认知功能筛查量表有简易精神神经状态检查量表（MMSE）、蒙特利尔认知评定量表（MoCA）等。

（1）简易精神神经状态检查量表（mini-mental state examination，MMSE）：是目前临床应用最多的认知功能障碍筛查量表。主要检查包括：定向力、记忆力、注意力和计算力、回忆能力、语言能力及结构模仿，满分 30 分，27～30 分为正常。根据患者文化程度划分认知障碍标准：文盲≤17 分、小学文化≤20 分、中学文化≤24 分、高中文化<27 分，在标准分数线下为认知功能障碍。

（2）蒙特利尔认知评价量表（Montreal cognitive assessment，MoCA）：是用于快速筛查和评价轻度认知功能障碍的常用方法，主要检查包括：定向力、记忆力、注意力、计算力、视空间技能、执行力和语言能力等。检测分为 11 个项目，满分 30 分，总分≥26 分为正常，如果受教育年限≤12 年，总分加 1 分，满分仍为 30 分。

2. 成套认知功能评定　可以对认知功能进行较全面的量化测试，当分值低于正常范围时，提示患者存在认知障碍。目前，临床上常用量表有 H.R 成套神经心理测验、洛文斯顿作业认知评定成套测验等。

（1）霍尔斯特德-瑞坦（Halstead-Reitan）神经心理成套测验：是临床最常用的一种神经心理学测验方法，分为成人（≥15 岁）、儿童（9～14 岁）和幼儿（5～8 岁）三套测验。每套测验分为 10 个分测验，可分别测试大脑抽象思维的概念形成能力、记忆和注意能力、言语能力、感知-运动能力等，是一种较为可靠的心理测验工具。

（2）洛文斯顿作业认知评定成套测验（Loewenstein occupational therapy cognitive assessment，LOTCA）：最初是用于脑损伤患者认知功能评估，后来逐渐被扩展应用到认知障碍患者。LOTCA 包括时间和地点定向、视觉知觉、空间知觉、动作运用、视运动组织、逻辑思维、注意力和专注力等评定内容。

3. 知觉功能评定　知觉（perception）是人类对外部客观事物整体的感观认识，是对感觉信息的组织和解释过程。比如，看到一个苹果、听到一首歌曲、闻到花香、尝到美食等，都是由多个感觉器官通过大脑形成整体认识的知觉现象。

知觉和感觉都是客观事件作用于感觉器官而被认知的初级阶段，都是对现实的感性反应形式，离开了对感觉器官的刺激，就不能产生感觉，也不会有知觉。知觉是各种感觉的综合反应，它来自于感觉，但又有别于感觉。感觉只反映事物的个别属性，知觉却可以认识事物的整体；感觉仅是单一感觉器官的活动结果，知觉却是各种感觉协同活动的完整认识；感觉不依赖于个人的知识和经验，知觉却会受到个人知识经验的影响。同一物体，不同的人对它的感觉是相同的，但对它的知觉就会有差异，知识经验越丰富对物体的知觉越完善、越全面。

知觉具有的基本特征，一是知觉反映的是事物意义，目的是解释作用于感官的事物是什么，并尝试对事物进行解释；二是知觉是对感觉属性的概括，是对不同感觉通道的信息进行综合加工的结果；三是知觉包含思维的因素，通常需要根据感觉信息和个体主观状态所提供的补充经验来共同决定反应的结果。因此，知觉是人类主动对感觉信息进行加工、推论和理解的过程，可以说感觉是知觉的基础，知觉是感觉的深入，是高于感觉的心理性的大脑皮质活动。

知觉障碍则多见于精神类疾病，通常是在感觉传导系统完整的情况下，大脑对感觉刺激的解释和整合出现障碍。由于知觉障碍（如幻觉）对患者的情绪和行为影响较大，可能会对个别事物的属性产生歪曲认识，或引起拒食、出走、自杀、伤人等极端行为。因此，当出现知觉障碍时，应及时检查和送医。知觉障碍主要包括躯体构图障碍、视空间关系障碍、失认症和失用症。

（1）躯体构图障碍：躯体构图是指本体感觉、触觉、视觉、肌肉运动知觉以及前庭觉传入信息整合后形成的神经性姿势模型，其中包含对人体各部分之间相互关系及人体与环境关系的认识。躯体构图障碍是脑损伤后的一种行为综合征，是空间认知障碍的一种，患者通常不能准确判断物体的空间位置，主要症状包括左右失认（不能分辨自身或他人的左侧和右侧）、手指失认（不能识别和命名自己或他人的手指）、躯体失认（否认偏瘫肢体的存在、不能完成区别身体各个部位的指令、不能模仿他人动作）、单侧忽略（刮一侧脸、穿一只袖子、吃半边饭、撞到一边的门框或物体）等。

躯体构图障碍的评定方法较多，常用的方法为图片或实物定位检查。检查时，要求患者根据指令，画一个钟表，如只画出右半部分，而左半部分缺失，评定为躯体构图障碍。也可以通过观察穿衣动作进行检查，如只有一侧不能穿衣而另一侧正常，则提示与单侧忽略有关。

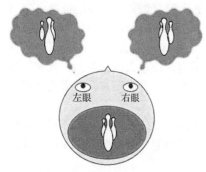

图 1-67　双目立体视觉

（2）视空间关系障碍：双眼中各自视网膜上的视野略有差异，这使得人类能够在两维（平面）视网膜刺激的基础上，形成一个具有深度感的三维空间视觉，如图 1-67 所示。

空间视觉是指对物体的距离、形状、大小、方位等空间特性的知觉，主要包括形状知觉、大小知觉、深度知觉、方位知觉。如果发生视空间关系障碍，患者将不能准确判断自身及物品间的位置关系，可能会出现穿衣服时找不到扣子，停车时找不到停车位，回家时因错判方向而迷路等。

视空间关系障碍的评定方法很多，也很灵活，通常需要根据患者的障碍类型采取不同的检查方法。现阶段，视空间关系障碍主要分为图形背景分辨障碍、空间定位知觉障碍、空间关系辨识障碍、地理定位障碍、距离和深度知觉障碍，每一种障碍都有配套的检查方法。例如，图形背景分辨障碍可采用绘图、图片、实物定位等检查方法；空间定位知觉障碍检查可采用日常生活观察、连接点阵图等检查。

（3）失认症（agnosia）：是感觉到的物象与以往记忆失去联络而变得不认识，即认识不能，是指由于大脑局部损伤所致的一种后天性认知功能障碍。失认症是感觉信息向概念化水平的传输和整合过程中受到破坏的结果，常见于脑外伤、脑卒中、痴呆以及其他神经类的疾病，主要的临床表现为视觉失认（物体失认、面容失认、颜色失认、形态失认、视空间失认）、触觉失认、听觉失认等。

失认症的评定方法：

1）物体失认。评定者将一些常用的东西，如梳子、眼镜、钥匙、铅笔、硬币、牙刷等物品逐一呈现，要求患者通过触摸等方式辨识出该物体。

2）面容失认。让受试者识别亲属或辨认家人照片，不能完成者为面容失认。

3）颜色失认。将不同颜色的物品或卡片放在受试者面前，评定者说出某种颜色，要求其指出来，或嘱受试者用彩笔将无色的苹果、橘子、香蕉等图形涂上相应颜色，不能完成者可判定存在颜色失认。

4）形态失认。可用圆形、正方形、三角形、菱形的塑料片各 2 片，混放于患者前让其分辨，如不能完成者为形态失认。

5）视空间失认。可询问患者或家属平时有无常碰撞物体、跌倒或迷失方向等现象；也可让患者从重叠图中找出是何种物品重叠在一起进行重叠图试验，如不能完成者为视空间失认。

6）触觉失认。在桌子上摆放各种物品，如球、铅笔、硬币、戒指、纽扣、积木、剪刀等，先让患者闭眼用手触摸其中一件并辨认，然后放回，再让患者睁眼，从中挑出刚才触摸过的物品，如不能完成者为触觉失认。

7）听觉失认。检查时可在受试者背后发出各种不同声响，如敲门、杯子相碰、拍手等，检查患者能否判断是什么声音，如受试者能听到声音但却不能辨别出是什么声音，为听觉失认。

（4）失用症（apraxia）：即运用不能，是指脑损伤后大脑高级部位功能失调导致的目的性运动执行能力丧失或运用功能障碍。失用症患者一般并无运动和感觉障碍，但不能正确运用后天习得的技能运动和行为，是一组反映大脑皮质功能水平上的障碍综合征，常见病因为脑血管病变、颅内肿瘤、颅内炎症和颅脑外伤等。失用症包括意念性失用症、意念运动性失用症、结构性失用症等。

1）意念性失用症的评定：受试者对某一要做的事物，需要做什么、怎样做和用什么方法做都缺乏正确的认识和理解，如给受试者烟和火柴，令其点燃香烟，受试者可能会将火柴放进口中，或用未点燃的火柴去"点燃"香烟。

2）意念运动性失用症评定：受试者可以理解一项具体动作的概念和描述动作，但不能按照指令执行或模仿一项有目的的、以往已经习得的动作，如让受试者在指令下拿起牙刷或启动刷牙动作，受试者不能完成，但却可以到盥洗室自发地拿起牙刷，将牙膏挤到牙刷上，然后刷牙。

3）结构性失用症的评定：让受试者用火柴摆几何图形、画房屋或摆积木，若出现长短粗细失当，不适当倾斜断续或其他不成比例，规则混乱等为阳性。

4. 注意功能评定　注意（attention）是一切认知活动的基础，是心理活动中努力对特定事物的指向和集中，是指在指定时间内关注某种信息的能力。由于人类对信息的加工容量是有限的，不可能在同一时间段内处理所有可以感觉到的信息。因此，注意是一种选择性的集中，是有选择的将心理活动集中指向某些符合当前活动需要的特定刺激，并忽视或抑制其他无关刺激。注意必须建立在大脑的清醒状态下，是一个主动的意识过程，包括警觉、选择和持续等多个要素。其中，警觉是一个人对周围环境反应的一种状态，是实现注意的先决条件；选择是有选择地将注意集中于当前所关心的事物；持续是注意力可以维持足够长的时间。在多数情况下，注意还需要排除其他无关刺激的干扰，借助于自身的意志努力使注意较长时间集中于某种特定的目标事物上。

注意障碍常见于脑损伤后遗症，出现注意持续时间短暂、容易精力分散等症状。注意障碍的主要特征为：①觉醒状态低下，表现为注意迟钝、缓慢，对刺激的反应能力和兴奋性降低；②注意范围缩小，表现为主动注意减弱，当患者集中于某一事物时，其他事物不能唤醒注意；③保持注意障碍，表现为注意持久性下降，随境转移，易受干扰；④选择注意障碍，表现为不能有目的地注意符合当前需要的特定刺激，注意不能集中；⑤转移注意障碍，表现为不能根据需要及时转移注意，不能跟踪事件发展；⑥分配注意障碍，表现为不能同一时间做两件事，不能同时利用相关的有用信息。注意是一项基本的认知功能，代表思维水平，是其他多项认知功能的保障。如果产生注意障碍，将会严重影响其他认知障碍的功能康复，因此，改善注意是其他认知障碍治疗的前提。

（1）注意反应时间评定：注意反应时间是指刺激作用于机体到机体做出明显反应所需要的时间，通常采用视觉或听觉的测试方法。测试时，事先告知受试者将要接受的刺激及刺激后做出相应的反应，并记录从刺激到做出反应的时间。例如，检查者在受试者身后呼其姓名，当听到名字后转过头，记录从呼名到转头的时间。

（2）注意广度评定：方法是医生说出一串数字，让受试者正向和逆向复述，能正确复述出的数字串最高位数为该受试者的复述数字距。测验从 2 位数开始，医生以 1 位数/秒的速度说出一组数字，每一水平最多允许 2 次检测（2 次数字不同），通过一次即可晋级下一水平测试，两次测试均没通过，即结束测试。如 3—7，受试者复述 3—7，正确后，晋级 3 位数，7—4—9，患者复述 7—4—9。正常人正数数字距为 7±2，倒数数字距为 6±2；数字距为 3 时，提示患者为临界状态；数字距为 2 时，可确诊为异常。数字距缩小是注意障碍的一个显著特征，还与患者的年龄和文化水平有关。

（3）注意持久性评定：常采用的方法是划消测验，就是在一组由数字和字母组成的字符串中划去指定的数字或字母，如要求患者划去字符串中的数字"3"和字母"C"。操作完毕后，分别

统计正确的划消数与错误的划消数，记录划消所用的时间，并计算出注意持久性指数为

$$持久性指数 = \frac{总查阅数}{划消时间} \times \frac{正确划消数 - 错误划消数}{应划消数}$$

（4）注意选择性评定：是在有外界干扰的情况下，要求受试者指向并集中于某一特定对象，干扰源可以采用听觉干扰或视觉干扰。比如，要求受试者完成经典的 Stoop 字色干扰任务，任务分为三个部分内容，一是对颜色命名，二是对某一颜色字阅读，三是进行文字与颜色的干扰测试。比如，显示的文字是"蓝"字，"蓝"字的颜色为绿色，让受试者说出"蓝"字是什么颜色。

（5）注意转移评定：注意转移是指注意的中心根据新的任务，主动地从一个对象转移到另一个对象上。常用的检查方法是：

第一题：写两个上下排列的数（3、6），然后相加。将和的个位数写在右上方，再将上排的数直接移到右下方，即

$$\frac{3\ 9\ 2\ 1\ 3\ 4\ 7\ 1}{6\ 3\ 9\ 2\ 1\ 3\ 4\ 7}\cdots\cdots$$

第二题：开始的上下两位数与第一步相同（3、6），只是将和的个位数写在右下方而把下面的数直接移到右上方，即

$$\frac{3\ 6\ 9\ 5\ 4\ 9\ 3\ 2}{6\ 9\ 5\ 4\ 9\ 3\ 2\ 5}\cdots\cdots$$

每隔 30s 要求受试者改做另一题，如正在做第一题时改做第二题。将转换总数和转换错误数进行比较，并记录完成作业所需的时间。

（6）注意分配评定：多同时采用视觉、听觉双任务或双耳分听任务评估，要求受试者对刺激做出判断和反应。

5. 记忆功能评价　人类通过感知所获得的经历（知识、经验），在刺激场景停止作用后不会立即消失，它会被保留在人的大脑中，并在需要时能够再现。这种积累和保存个体经验的心理过程，称为记忆（memory）。记忆就是以往经历在大脑中留下的痕迹，是个体对其经验的识记、保持、回忆或再认，是进行思维、想象等高级心理活动的基础。根据信息加工的观点，记忆是人脑对输入信息进行编码、储存以及提取的过程，如图 1-68 所示。

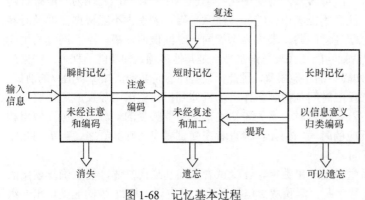

图 1-68　记忆基本过程

记忆分为瞬时记忆、短时记忆和长时记忆。

（1）瞬时记忆又称为感觉记忆（保持时间以 ms 计），是人类记忆系统的第一阶段，是指当感觉刺激停止后头脑中仍能保持瞬间映像的记忆。

（2）短时记忆是指信息保持在 1min 内的记忆，一般情况下，信息在短时记忆中仅能保存 30s 左右。短时记忆的容量称为记忆广度，一般人的容量或储存量为（7±2）个组块项目。短时记忆是感觉记忆和长时记忆的中间阶段，它对来自感觉记忆和长时记忆储存的信息进行有意识地加工。短时记忆又称工作记忆，它不仅起着暂时保存信息的作用，而且还执行着整个系列的加工与提取过程，翻译的口译过程、查号台的服务、学生听课做笔记等都是短时记忆的功能表现。

（3）长时记忆是指信息在头脑中长时间保留的记忆，保留信息的时间在 1min 以上，包括数日、数年直至终生。长时记忆是永久性库存，容量几乎无限大，永远不会"仓满为患"。储存在长时记

忆中的内容不用时处于一种潜伏状态，只是在需要时才被提取到短时记忆中。

记忆是大脑的基本认知功能之一，脑损伤或情绪及人格障碍患者常会出现记忆功能障碍，主要的临床表现为记忆减退、遗忘、虚构和学习困难。

（1）瞬时记忆评价：瞬时记忆障碍表现为即刻记忆缺陷，做事丢三落四，经常忘记刚刚发生的事情。检查瞬时记忆时，要求受试者注视30s后回忆瞬时记忆检测的内容。常用的测试方法有数字广度测试、词语复述测试和视觉图形记忆测试等。数字广度测试是给出一组数字，随后要求受试者复述，复述数字的长度在（7±2）个为瞬时记忆正常，低于5个为瞬时记忆缺陷。词语复述测试是给出4个不相关的词，如苹果、汽车站、足球场、大白菜，受试者复述出3～4个词为正常，若重复5遍仍未答对者为瞬时记忆障碍。

（2）短时记忆评价：短时记忆障碍是记忆保存过程异常和信息的存储时间缩短，如对刚发生的事情一会儿就忘，反而对以往的事情有记忆，常发生于颅脑损伤或脑血管病患者。检查时，可分别于1min、5min和10min后要求患者回忆在检查瞬时记忆时所提到的4个无关词（如苹果、汽车站、足球场、大白菜等），如果回忆困难，可给一些口头提示。严重遗忘者完全不能回忆，甚至否认曾经提供的词汇。

（3）长时记忆评价：长时记忆障碍是由于存储的信息在提取时受阻而产生回忆过程障碍，初期是短时记忆受损，随后长时记忆受到一定影响，痴呆者多属于这一类型。长时记忆测验可提问个人的重要经历（需要亲属或知情者证实其准确性），也可以询问社会重大事件（需要注意患者文化水平及生活经历）。

6.执行能力评定　执行能力（executive capability）是复杂、更高级的认知功能，指独立完成有目的、自我控制行为所必需的一组技能，包括计划、判断、决策、不适当行为的抑制、启动与控制有目的的行为、反应转移、动作行为的序列分析、问题解决等心智操作，是注意力、记忆力、定向力和运动技能综合运用能力的集中体现。

执行功能障碍与额叶-皮质下环路受损有关，具有启动障碍、终止障碍和自身调节障碍等特点。临床表现为：患者不能做出计划，不能进行创新性工作，不能根据规则进行自我调整与控制，不能对多件事进行统筹安排，不能按照要求完成较复杂的任务。执行功能障碍常见于血管性痴呆、阿尔茨海默病、帕金森病痴呆等。

（1）直接观察：对怀疑有执行功能障碍的患者，在排除其肢体运动障碍的前提下，可要求其实际演示一些日常动作，如刷牙、洗脸、梳头、吃饭等。观察患者是否存在反复进行片段动作的情况，持续状态和不能完成序列动作者均为异常反应。

（2）简单操作动作检查：要求患者按照一定的顺序不断变换2～3种简单动作，以测验是否具有适当的反应抑制能力。缺乏反应抑制能力的表现通常是不能根据不同的刺激来变换应答，而是持续同一个动作，是额叶损伤的典型表现。

四、活动能力与生存质量评定

生存（survival）是保存生命，是指生命系统的存在和成长，只要生命体存活，它就是在生存。生存的基本特征是生长、适应、繁殖和进化。比如，一个人、一棵树、一片森林都是一个生态系统，它们通过新陈代谢实现生长，通过遗传繁殖实现世代繁衍，通过适应环境实现进化。

生存能力是人类生命活动的基本能力，是个体独立生活和履行社会责任的基础，主要包括自理和自控能力、适应环境和自救能力、人际交往能力、表达和整合能力、学习和竞争能力等。

（一）日常生活活动评定

日常生活活动（activity of daily living，ADL）是个体在发育成长过程中逐渐习得的能力，是人类为了维持生存及适应生存环境而每天反复进行的、最基本的、最具有共性的活动（衣、食、住、行等）。

根据是否需要使用工具，可将日常生活活动能力分为基础性日常生活活动（basic ADL，BADL）和工具性日常生活活动（instrumental ADL，IADL）。BADL 是指为了满足日常生活每天所进行的必要活动（包括穿衣、进食、保持个人卫生等自理活动）和功能性移动（包括坐、站、行走等身体活动），其评定结果可以反映个体较粗大的运动功能，适用于症状较重的患者。BADL 不涉及言语、认知等高级功能，仅体现躯体功能的 ADL，因而又称为躯体性 ADL（physical ADL，PADL）。IADL 是指个体在社区中独立生活所必需的能力，是需要使用各种常用工具（如电饭煲、电话机、洗衣机、自行车等）才可能完成的高级技能。进行 IADL 评定可以评价患者较精细的运动能力，适用于症状较轻的患者。IADL 在发现残障方面较 BADL 敏感，常用于社区老人和残障人群的调查。

ADL 评定并不涉及解剖学和功能解剖学的医学测试，主要是针对患者的综合能力进行评价，同时还需要了解其感觉和认知功能以及学习 ADL 的能力。ADL 评定结果可能会受到环境、主观意识以及其他社会心理因素的影响，在评定时应对这些干扰因素给予充分的考虑。ADL 评定目的是，了解患者是如何进行日常生活的，能够独立完成的日常活动和难以完成的日常活动，进而确定 ADL 功能障碍的程度，为制订治疗计划和评价疗效提供依据。

1. Barthel 指数评定　Barthel 指数是评估神经肌肉或肌肉骨骼异常患者自理能力的独立指数，量表中包括了进食、洗澡、穿衣等 10 个评定项目，是一种操作简单、可信度高、灵敏度高、使用广泛的 ADL 评定方法。Barthel 指数量表，见表 1-9。

表 1-9　Barthel 指数量表

项目	评定内容	标准	得分
进食	可使用必要的器具独立进食	10	
	需要部分帮助，进食种类受限	5	
	完全依赖他人	0	
洗澡	准备好洗澡水后，可自己独立完成	5	
	洗澡过程中需他人帮助	0	
修饰	可独立完成	5	
	部分独立或需部分帮助	0	
穿衣	可独立完成	10	
	需部分帮助（能自己穿或脱，但需他人帮助整理衣物、系扣子、拉链、系鞋带等）	5	
	需极大帮助或完全依赖他人	0	
控制大便	可控制大便	10	
	偶尔失控	5	
	完全失控	0	
控制小便	可控制小便	10	
	偶尔失控	5	
	完全失控	0	
如厕	可独立完成全部过程	10	
	需部分帮助（需他人搀扶，需他人帮忙冲水或整理衣裤等）	5	
	需极大帮助或完全依赖他人	0	
床椅转移	可独立完成	15	
	需部分帮助（需他人搀扶或使用拐杖）	10	
	需极大帮助（较大程度上依赖他人搀扶和帮助）	5	
	完全依赖他人	0	

续表

项目	评定内容	标准	得分
平地行走	可独立在平地上行走 45m 以上	15	
	需部分帮助（需他人搀扶，或使用拐杖、助行器等辅助用具）	10	
	需极大帮助（行走时较大程度上依赖他人搀扶，或坐在轮椅上自行在平地上移动）	5	
	完全依赖他人	0	
上下楼梯	可独立上下楼梯	10	
	部分帮助（需扶楼梯、他人搀扶，或使用拐杖等）	5	
	需极大帮助或完全依赖他人	0	

Barthel 指数评分结果：最高分是 100 分，60 分以上者为良，生活基本自理；60～40 者为中度功能障碍，生活需要帮助；40～20 分者为重度功能障碍，生活依赖明显；20 分以下者为完全功能障碍，生活完全依赖。Barthel 指数 40 分以上者康复治疗效益最大。

2. 独立生活能力评定 独立生活能力是指个体在家庭中能否生活自理和在社区中能否生存的能力，与 BADL 的区别在于，它不仅需要评价躯体功能，还要评定认知和社会交流能力。目前，临床上常用的独立生活能力评定方法多采用功能独立性评定（functional independence measure，FIM）。FIM 评测的是失能（disability），而不是病损（impairment）；评定的是患者实际残障程度，而不是器官和系统障碍，不是评估患者的生理功能，而是能够实现其功能的能力。

（1）FIM 量表：包括躯体运动功能和认知功能两大类，6 个方面、18 项评定内容，见表 1-10。

表 1-10 功能独立性评定（FIM）量表

项目		序号	评定内容	评分
躯体运动功能	自理能力	1	进食	
		2	梳洗修饰	
		3	洗澡	
		4	穿裤子	
		5	穿上衣	
		6	上厕所	
	括约肌控制	7	膀胱管理	
		8	直肠管理	
	转移	9	床、椅、轮椅间	
		10	入厕	
		11	盆浴或淋浴	
	行走	12	步行/轮椅	
		13	上下楼梯	
认知功能	交流	14	理解	
		15	表达	
	社会认知	16	社会交往	
		17	解决问题	
		18	记忆	

（2）功能水平和评分标准：功能独立性评定（FIM）采用 7 分制，每一项根据可完成的实际情况分为 7 个功能等级（1～7 分），其中：7 分，构成活动的所有作业能够在合理的时间内，规范、

安全地完成，无需修改和辅助设备或用具；6 分，活动中需要辅助设备或用具，活动需要比正常长的时间或存在安全顾虑；5 分，患者所需的帮助只限于备用、提示或劝告，帮助者和患者之间没有直接身体的接触，仅需要帮助准备必需用品或佩戴矫形器具；4 分，患者所需的帮助只限于轻微接触，自身能完成 75% 以上的作业任务；3 分，患者能完成 50%～75% 的作业任务，需要他人给予更多的接触身体帮助；2 分，患者仅能完成 25%～50% 的作业任务，需要他人给予大量的接触身体帮助；1 分，患者仅能完成 25% 以下的作业，需要给予足够的接触身体帮助。

FIM 的最高分为 126 分（躯体运动功能评分 91 分，认知功能评分 35 分），最低分 18 分。126 分为完全独立，108～125 分为基本独立，90～107 分为有条件的独立或极轻度依赖，72～89 分为轻度依赖，54～71 分为中度依赖，36～53 分为重度依赖，19～35 分为极重度依赖，18 分为完全依赖。

（二）生存质量评定

生存质量（quality of life，QOL）是一个多维度评价当前生存状态的概念，是人类对所处的自然环境和社会状态的主观感受，包含国民收入、健康、教育、营养、环境、社会服务与社会秩序等。世界卫生组织（WHO）认为，生存质量依赖于文化和价值观，是个体对于他们的目标、期望、标准以及所关心事情有关的生存状况的体验。由于生存质量会受到包括身体功能、心理状况、独立能力、社会关系、生活环境、宗教信仰与精神寄托等诸多因素的影响，因而，它是一个很难用某些客观标准加以衡量的主观评价，不同的个体对生存质量有不同的感受和认识，其评定困难、复杂。

在康复医学领域，生存质量是一种与个体生理健康有关的主观满意度评价和体验，分为功能障碍、能力障碍、社会性障碍和实际水平四个层面，是指在疾病、意外损伤以及医疗干预的影响下，可以维持良好心态的能力和素质。也就是说，生存质量所定义的健康不仅仅是指有无病患或病痛，更是一种躯体上、精神上和社会上的综合状态，是积极、乐观地与所处社会及自然环境保持和谐。

康复医疗的最终目标已从最大限度地提高 ADL 能力向改善生存质量转变，目的是使患者在生存过程中维持良好的心态，以充分调动其躯体功能、日常生活和社会活动的潜力。

1. 生存质量评定的内容和方法 生存质量评定是对个体的生理、心理、社会功能三层面的状态评估，包括主观评价和客观评估，是影响康复治疗有效性的一个重要指标。根据 WHO 的标准，生存质量的评定内容至少应该包括：躯体机能、心理状况、自理能力、社会关系、生活环境、宗教信仰与精神寄托等 6 个方面，每个方面又包含多个具体的小项。采用的方法主要有访谈法、自我报告、观察法和调查问卷评定法等。

2. 健康调查量表 36（short form 36，SF-36） 是美国波士顿健康研究所研制的简明健康调查问卷，是目前世界上公认的具有较高信度和效度的普适性生存质量评价量表，已广泛应用于普通人群的生存质量测评、临床试验效果评价以及卫生政策评估等领域。SF-36 问卷共有 36 个提问，受检者可根据生理机能、生理职能、躯体疼痛、一般健康状况、精力、社会功能、情感职能以及精神健康等 8 个方面，分别评价自己的生存状况并打分，再计算出最终得分。

最终得分的换算公式为

$$换算得分 = \frac{实际得分 - 该选项可能的最低得分}{可能的最高得分 - 可能的最低得分} \times 100$$

最终得分越高，说明健康状况越好。

（1）生理机能（physical functioning，PF）问卷：有 10 个与日常活动有关的提问，每个提问有 3 个回答选项，见表 1-11。

表 1-11　生理机能量表

序号	提问	实际得分		
		限制很大	有些限制	没有限制
1	重体力活动，如跑步、举重物、激烈运动等	1	2	3

续表

序号	提问	实际得分		
		限制很大	有些限制	没有限制
2	适度活动，如移动桌子、扫地、做操等	1	2	3
3	手提日用品，如买菜、购物等	1	2	3
4	上几层楼梯	1	2	3
5	上一层楼梯	1	2	3
6	弯腰、屈膝、下蹲	1	2	3
7	步行1500m以上的路程	1	2	3
8	步行800m左右的路程	1	2	3
9	步行约100m的路程	1	2	3
10	自己洗澡、穿衣	1	2	3

将各个提问的得分相加得到实际得分，再计算出PF的最终得分

$$PF = \frac{实际得分-10}{30-10} \times 100$$

（2）生理职能（role-physical，RP）问卷：有4个提问，分别为在过去的4周内是否因为健康原因影响了工作和日常活动，见表1-12。

表1-12 生理职能量表

序号	提问	实际得分	
		是	不是
11	减少了工作或其他活动时间	1	2
12	本来想要做的事情只能完成一部分	1	2
13	想要干的工作或活动种类受到限制	1	2
14	完成工作或其他活动困难增多（比如需要额外的努力）	1	2

同理，可以计算出RP的最终得分

$$RP = \frac{实际得分-4}{8-4} \times 100$$

（3）躯体疼痛（bodily pain，BP）问卷：有2个提问，问在过去的4周内，是否发生身体疼痛和因为疼痛影响了工作和家务，见表1-13。

表1-13 躯体疼痛量表

序号	提问	实际得分					
		没有	很轻微	轻微	中度	严重	很严重
15	有身体疼痛吗？	6	5	4	3	2	1
16	身体疼痛影响工作和家务吗？	6	5	4	3	2	1

BP的最终得分

$$BP = \frac{实际得分-2}{12-2} \times 100$$

（4）一般健康状况（general health，GH）问卷：有5个提问，见表1-14。

表 1-14　一般健康状况

序号	提问	实际得分				
		非常好	很好	好	一般	差
17	总体来讲，您的健康状况	5	4	3	2	1
		绝对正确	大部正确	不能肯定	大部错误	绝对错误
18	我好像比别人容易生病	1	2	3	4	5
19	我跟周围人一样健康	5	4	3	2	1
20	我认为我的健康状况在变坏	1	2	3	4	5
21	我的健康状况非常好	5	4	3	2	1

GH 的最终得分

$$GH = \frac{实际得分-5}{25-5} \times 100$$

（5）精力：有关精力（vitality，VT）问卷有 4 个提问，见表 1-15。

表 1-15　精力

序号	提问	实际得分					
		所有时间	大部分时间	较多时间	一部分时间	小部分时间	没有这种感觉
22	您觉得生活充实吗？	6	5	4	3	2	1
23	您精力充沛吗？	6	5	4	3	2	1
24	您觉得筋疲力尽吗？	1	2	3	4	5	6
25	您感觉疲劳吗？	1	2	3	4	5	6

VT 的最终得分

$$VT = \frac{实际得分-4}{24-4} \times 100$$

（6）社会功能（social functioning，SF）问卷：有 2 个提问，见表 1-16。

表 1-16　社会功能

序号	提问	实际得分				
26	过去四周，健康或情绪影响与家人、朋友的社交活动	没有影响	很少影响	中度影响	较大影响	极大影响
		5	4	3	2	1
27	您的健康限制了社交活动（如走亲访友）吗？	所有时间	较多时间	部分时间	小部分时间	没有影响
		1	2	3	4	5

SF 的最终得分

$$SF = \frac{实际得分-2}{10-2} \times 100$$

（7）情感职能（role-emotional，RE）问卷：有 3 个提问，见表 1-17。

表 1-17　情感职能

序号	提问	实际得分	
		有	没有
28	减少了工作或其他活动的时间	1	2

续表

序号	提问	实际得分	
		有	没有
29	本来想要做的事情只能完成一部分	1	2
30	工作或其他活动不如平时仔细	1	2

RE 的最终得分

$$RE = \frac{实际得分-3}{6-3} \times 100$$

（8）精神健康（mental health，MH）问卷：有 5 个提问，见表 1-18。

表 1-18 精神健康

序号	提问	实际得分					
		所有时间	大部分时间	较多时间	一部分时间	小部分时间	没有此感觉
31	您是精神紧张的人吗？	1	2	3	4	5	6
32	不能振作精神	1	2	3	4	5	6
33	您觉得平静吗？	6	5	4	3	2	1
34	您的情绪低落吗？	1	2	3	4	5	6
35	您是个快乐的人吗？	6	5	4	3	2	1

MH 的最终得分

$$MH = \frac{实际得分-5}{30-5} \times 100$$

（9）健康变化（reported health transition，HT）提问，见表 1-19。

表 1-19 健康变化

序号	提问	答案	最终得分
36	跟一年前相比，您觉得您现在的健康状况	比一年前好多了	5
		比一年前好一些	4
		与一年前相比差不多	3
		比一年前差一些	2
		比一年前差多了	1

3. 世界卫生组织生存质量测定量表（WHOQOL-BREF） 也是一个问卷式调查表，要求受试者按照自己的标准、愿望和感受独立回答所有问题。如果某个问题不能确定，可选择最接近于自己真实感觉的答案。注意，所有问题均是受试者本人最近两个星期内的情况。

WHOQOL-BREF 简表，见表 1-20。

表 1-20 WHOQOL-BREF 简表

提问	回答				
1.您怎样评价您的生存质量？	很差	差	一般	好	很好
2.您对自己的健康状况满意吗？	很差	差	一般	好	很好
3.您觉得疼痛妨碍您去做自己需要做的事情吗？	不妨碍	很少妨碍	有妨碍	比较妨碍	极妨碍
4.您需要依靠医疗的帮助进行日常生活吗？	不需要	很少需要	需要	比较需要	极需要

续表

提问	回答				
5. 您觉得生活有乐趣吗？	没乐趣	少有乐趣	有乐趣	较有乐趣	极有乐趣
6. 您觉得自己的生活有意义吗？	没意义	少有意义	有意义	较有意义	极有意义
7. 您能集中注意力吗？	不能	很少能	能	比较能	极能
8. 日常生活中您感觉安全吗？	不安全	很少安全	安全	比较安全	极安全
9. 您的生活环境对健康好吗？	不好	很少好	好	比较好	极好
10. 您有充沛的精力去应付日常生活吗？	没精力	少有精力	有精力	较有精力	极有精力
11. 您认为自己的外形过得去吗？	过不去	很少过得去	过得去	较过得去	完全过得去
12. 您的钱够用吗？	不够用	很少够用	够用	多数够用	完全够用
13. 在日常生活中您需要的信息都齐备吗？	不齐备	很少齐备	齐备	较齐备	完全齐备
14. 您有机会进行休闲活动吗？	没机会	少有机会	有机会	较有机会	极有机会
15. 您行动的能力如何？	很差	差	一般	好	很好
16. 您对自己的睡眠情况满意吗？	很不满意	不满意	一般	满意	很满意
17. 您对自己做日常生活事情的能力满意吗？	很不满意	不满意	一般	满意	很满意
18. 您对自己的工作能力满意吗？	很不满意	不满意	一般	满意	很满意
19. 您对自己满意吗？	很不满意	不满意	一般	满意	很满意
20. 您对自己的人际关系满意吗？	很不满意	不满意	一般	满意	很满意
21. 您对自己的性生活满意吗？	很不满意	不满意	一般	满意	很满意
22. 您对自己从朋友那里得到的支持满意吗？	很不满意	不满意	一般	满意	很满意
23. 您对自己居住地的条件满意吗？	很不满意	不满意	一般	满意	很满意
24. 您对得到卫生保健服务的方便程度满意吗？	很不满意	不满意	一般	满意	很满意
25. 您对自己的交通情况满意吗？	很不满意	不满意	一般	满意	很满意
26. 您有消极感受吗？（如情绪低落、绝望、焦虑、忧郁）	没有	偶尔有	时有时无	经常有	总是有
27. 家庭摩擦影响您的生活吗？	不影响	很少影响	影响	较大影响	极大影响
28. 您的食欲怎么样？	很差	差	一般	好	很好
29. 如果让您综合以上各方面（生理健康、心理健康、社会关系和周围环境等方面）给自己的生存质量打一个总分，您打多少分？（满分为100分）＿＿＿分					
30. 您是在别人的帮助下填完这份调查表的吗？　　　是　　否					
31. 您花了多长时间来填完这份调查表？（　　　　）min					
32. 您对本问卷有何建议：					

习 题 一

1. 康复的意义是什么？
2. 表述康复评定的主要作用与意义。
3. 康复评定可分为哪几个方面，并阐述每方面评定的内容。
4. 根据康复目标，分别在每个治疗阶段的前、中、后期进行评定的目的是什么？
5. 康复评定与临床检查的主要区别是什么？
6. 康复评定的对象是什么，以及怎样区分每个层次？
7. 常用的康复评定方法有哪些？

8. 康复评定的质量要求有哪几个方面？

9. 简述信度的概念。

10. 简述效度的概念。

11. 康复评定的主要内容包括哪些？

12. 在病史问诊中具体包括哪些内容？

13. 肌肉骨骼系统体格检查的内容是什么？

14. 运动功能评定的主要内容包括什么？

15. 什么是肌力，以及肌力评定的目的是什么？

16. 简述肌力评定的主要方法。

17. 徒手肌力测试方法是什么？

18. 简述等长收缩和等张收缩的各自定义，它们的区别是什么？

19. 简述等长肌力测试的常用方法。

20. 表述等速运动以及等速肌力测试的原理。

21. 简述肌张力的概念及表现形式。

22. 简述改良 Ashworth 量表分级。

23. 什么是关节活动度？

24. 主动关节活动度与被动关节活动度的区别是什么？

25. 人体正常的平衡功能应该具备哪些基本能力？其分类是什么。

26. 常见的平衡反应有哪些表现方式？

27. 特殊平衡反应有哪些表现方式？

28. 平衡性协调试验常用的方法包括哪些？

29. 非平衡性协调试验常用的方法包括哪些？

30. 什么是正常步态？

31. 一个步态周期包括哪几个阶段？

32. 正常步态的基本特征及基本过程分别是什么？

33. 步态分析的主要内容有哪些？

34. 常用的步态分析方法有哪些？

35. 感觉功能评定的目的有哪些？

36. 常见躯体感觉障碍有哪些？

37. 感觉功能检查包括哪些方面？

38. 常用的心功能评定方法有哪些？

39. 反映心血管功能的特征指标有哪些？

40. 心脏负荷试验的目的是什么？

41. 常用的心脏负荷试验方法有哪些？

42. 进行肺功能评定的依据是什么？

43. 康复评定的主要内容大致可以归纳为几个方面？

44. 言语-语言障碍评定方法有哪些？

45. 常见的吞咽障碍主要分类有哪些，以及评估流程是什么？

46. 常用的心理功能评定主要包括哪些方面？

47. 认知功能评定内容包括哪些方面？

48. 日常生活活动评定包括哪些内容？

49. 生存质量评定的内容和方法分别是什么？

第二章　神经电生理检查设备

神经电生理（nerve electrophysiology）检查是利用电生理检测设备，探测并记录周围神经、中枢神经及肌肉的电活动，从而判断神经肌肉系统的机能变化，以协助临床诊断。根据神经系统的解剖学特点，神经电生理检查利用不同的检查技术，通过分析随意活动或受到刺激时肌肉和神经的相关生物电位，可对神经的不同节段、神经肌肉接头以及肌肉进行定性、定位、定量诊断，用以指导治疗、评价疗效、判断预后。神经电生理检查不仅是相关神经科室常规的检查手段，也是康复医学的重要评定方法。

神经电生理的检查内容涵盖周围神经检查和中枢神经检查。现阶段，临床采用的神经电生理检查技术主要包括肌电图（EMG）、脑电图（EEG）及诱发电位（EP）等，常用的诊断设备包括肌电图机、脑电图机和诱发电位仪等。

第一节　肌电图检查技术与设备

肌电图（electromyography，EMG）是描记肌肉动作电位的曲线，也是利用电子学仪器记录肌肉静息或随意收缩以及周围神经受到刺激时发生生物电活动的一种电生理诊断方法。狭义的肌电图通常是指常规针极肌电图，而广义肌电图还包括神经传导与反射检查、表面肌电图、重复神经电刺激、单纤维肌电图等多种电生理检查技术。

针极肌电图检查，如图 2-1 所示。

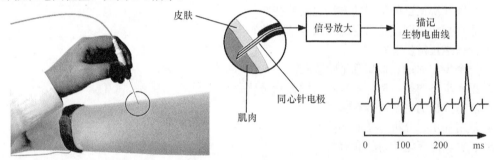

图 2-1　针极肌电图检查

由于人体的运动系统包括上运动神经元、下运动神经元、神经肌肉接头以及肌肉，其中任一环节发生损伤均可导致肌电图改变，因而，通过肌电图检查，可以辅助临床诊断，为神经肌肉系统的疾病诊断提供客观数据。

一、神经肌肉电生理特性

从神经电生理角度，人体内各种信息的传递都是通过动作电位传导来实现的。对于运动神经（motor nerve），由于刺激运动神经纤维可产生冲动，这一冲动通过神经肌肉接头到达肌肉，从而引起肌肉收缩，产生复合肌肉动作电位；同理，感觉神经（sensory nerve）的动作电位是通过刺激感觉神经纤维产生的，并且沿神经干传导。为明确病变部位，区分肌源性或是神经源性病变，目前最重要的检测手段就是肌电图检查，通过肌电图描记肌肉在静息状态或随意收缩时的电生理特征，辅助临床做出正确诊断。

生物电的本质是，细胞膜内外离子浓度差引起的电位差在不同生理时相的变化，是以细胞膜两侧带电离子的不均衡分布和选择性离子跨膜转运为基础。细胞电位有两种表现形式，一种是细胞未受刺激，细胞膜内外两种主要离子（K^+、Na^+）处于动态平衡时的电位，即为静息电位；另一种是细胞受到刺激，离子通道开放引起的膜内外电位变化，称为动作电位。

（一）静息电位

静息电位（resting potential）是指静息状态下细胞膜内外的电位差，由于这个电位差存在于安静的细胞膜两侧，所以也称跨膜静息电位或膜电位。

1. 静息电位的特征　静息电位表现为膜内较膜外"负"电位，如图 2-2 所示。

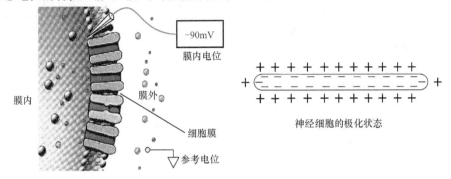

图 2-2　静息电位

若以膜外电位为参考点，则膜内电位在–100～–10mV 变化，如高级哺乳动物的神经细胞和骨骼肌细胞为–90～–70mV。也就是说，在静息状态下，膜外为正电位、膜内为负电位，细胞如同已充电的电容器，处于极化状态。静息电位通常表现为一种稳定的直流电位，只要细胞未受到外来刺激并且保持正常的新陈代谢，静息电位就会处在一个相对稳定的水平。

2. 静息电位的产生机制　细胞膜内外 K^+ 分布的不均衡性和在静息状态下细胞膜对 K^+ 具有的通透性，构成了静息电位产生的生理学基础。在正常状态下，K^+ 的流入量与流出量基本相等，以维持一种相对的电平衡。若要维持这种细胞内外 K^+ 不均匀分布的平衡，就需要有钠-钾泵的作用，所以，静息电位又称为 K^+ 的电-化学平衡电位。

如果改变了细胞外液（或细胞内液）中的 K^+ 浓度，即可改变细胞膜的极化状态，这说明细胞膜的极化状态主要是由细胞膜内外的 K^+ 浓度差决定的。如果细胞膜受损（细胞膜破裂），损伤处的细胞液内外流通，破损处的膜电位消失。因此，正常部位与损伤部位之间就呈现电位差，称为损伤电位，这对于临床诊断是非常有价值的信息。

（二）动作电位

如果在细胞膜上给予刺激，该处静息状态下的稳定极化现象就会被破坏，膜内电位迅速上升，使之高于膜外电位，即膜内为正电位，膜外为负电位，形成一个去极化过程；紧接着在极短时间内，纤维膜又恢复到原来的外正内负状态，即为复极化过程。这个去极化和复极化的过程，也就是动作电位的形成和恢复过程，全部过程仅需数毫秒。

动作电位（action potential）指可兴奋组织或细胞受到阈上刺激时，在静息电位基础上发生的快速、可逆转、可传播的电位变化，即受到刺激先出现膜的快速去极化，继而又立即发生复极化。

1. 动作电位产生过程　细胞膜外的 Na^+ 浓度比细胞内高得多，由于浓度梯度，Na^+ 具有从膜外向膜内转运的趋势，但膜外 Na^+ 能否进入细胞是由细胞膜上的 Na^+ 通道状态来决定的。因而，动作电位与离子通道的状态有着密切关联，如图 2-3 所示。

静息状态下，K^+ 可以自由通过细胞膜，Na^+ 通道则关闭，Na^+ 不能透膜移动。若细胞受到刺激产生兴奋，首先是兴奋度较高的部分 Na^+ 通道开放，少量的 Na^+ 顺浓度差进入细胞，使细胞产生一定程度的去极化。此时，Na^+ 通道部分打开，通透性明显提高。当 Na^+ 去极化达到阈电位时，就会引起细胞膜上大量的 Na^+ 通道同时开放，在细胞膜两侧 Na^+ 浓度差和电位差（内负外正）的作用下，细胞膜外的 Na^+ 快速、大量地流向膜内，导致细胞内的正电荷迅速增多，电位急剧上升，形

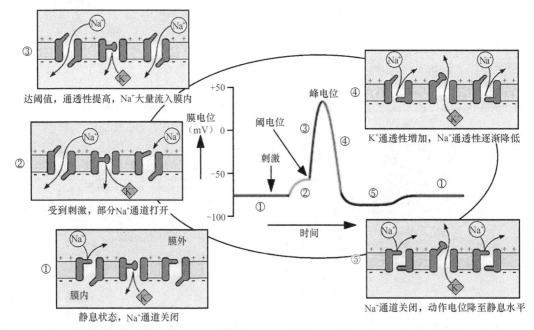

图 2-3　离子通道状态与动作电位

成一个动作电位的上升支，即去极化。

　　Na^+ 的向内流动，使膜内电位升高，当膜内电位增大到足以阻止 Na^+ 进一步内流时，也就是达到了 Na^+ 的平衡电位，Na^+ 停止内流，Na^+ 通道失活关闭。就在此时，K^+ 通道被激活而开放，K^+ 顺着浓度梯度开始从细胞内流向膜外，大量 K^+ 外流，使得细胞膜内的电位迅速下降，形成了一个动作电位的下降支，即复极化。

　　经过复极化，细胞膜电位虽然基本恢复到静息电位的水平，但是，由去极化流入的 Na^+ 和复极化流出的 K^+ 并未各自复位，此时，通过钠-钾泵的主动转运，可将细胞外多余的 K^+ 转运到细胞内，同时将细胞内多余的 Na^+ 转运到细胞外，这一过程称为后电位阶段。

　　综上，动作电位取决于 K^+、Na^+ 通道的状态，去极化是由于大量的 Na^+ 通道开放引起的 Na^+ 大量内流所致；复极化则是由大量 K^+ 通道开放引起 K^+ 快速外流的结果。

　　2. 动作电位的特征　动作电位可以分为去极化、复极化、后电位三个基本过程，动作电位的波形变化如图 2-4 所示。

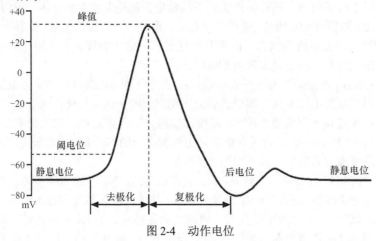

图 2-4　动作电位

　　动作电位由峰电位（去极化上升支和复极化下降支的总称）和后电位（缓慢的电位变化，包括负后电位和正后电位）组成。峰电位是动作电位的主体成分，因此，通常意义的动作电位是指峰电位。动作电位的幅度为 90～130mV，动作电位超过零电位水平约 35mV，这一段也称为超射区。神经纤维的动作电位一般历时为 0.5～2.0ms，可沿膜传播，又称神经冲动。

动作电位具有 3 个典型特征。

（1）"全或无"原则。低于阈刺激不产生动作电位，只有达到阈刺激或阈上刺激才能引起动作电位，无论刺激强度如何，所引起的动作电位水平完全相同。

（2）不可叠加性。动作电位不可能产生任何意义上的叠加。

（3）不衰减性传导。在细胞膜上任意一点产生的动作电位，其形状与幅度均不发生改变。

3. 动作电位的传导　当刺激部位处于内正外负的去极化状态时，邻近未受刺激的部位仍处于外正内负的极化状态，两者之间必然会形成局部电流。这个局部电流又会刺激没有去极化的细胞膜，使之去极化，也随之形成动作电位。这样，不断地以局部电流向前传导，将动作电位传播出去，一直到达神经末梢。

动作电位传导的示意图，如图 2-5 所示。

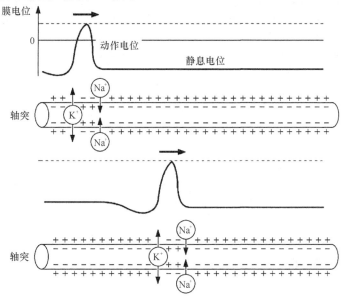

图 2-5　动作电位传导的示意图

动作电位沿着神经纤维传导时，其电位变化（波形）总是保持一致，不会随传导距离的增加而衰减。此外，一条神经中包含很多根神经纤维，其中的一根神经纤维传导神经冲动时并不影响其他神经纤维，也就是说，各神经纤维之间具有绝缘性。这如同在一条电缆中有多条电话线，其通话过程互不干扰。

（三）容积传导

在神经电生理检测的过程中，细胞的兴奋（生物电信号）需要通过一定的介质（结缔组织和体液）传播至记录电极所在部位，这种传导方式称为容积传导（volume conduction）。电流通过介质到达记录部位的过程，即为容积传导的过程。

由于人体解剖的形态所限，体表神经电生理检查通常无法直接实测靶器官组织，更多是测量容积传导信号。

（1）体表检测的电生理信号，本质上是构成靶器官组织的所有可兴奋细胞电活动的综合表现。这一综合性的电活动沿人体组织传递，可以通过体表电极检测到能够反映人体各类功能活动的生物电信号（如心电图、脑电图、肌电图等）。例如，心电图就是心脏细胞活动时产生电位变化的矢量总和，随体表电极（导联）部位不同，心电图记录的波形也会不一样，反映的生理意义也不尽相同。再如，中枢神经所产生的电场，无论是静息状态还是活动状态，在头皮上都有"自发"的节律性电位波动，即脑电图，脑电图就是脑内神经细胞活动时产生电生理现象的综合表现。

（2）随生物电的频率变化，不同人体组织对电信号的传导能力有显著差异性。因而，由源器官传导到体表的生物电信号为容积传导后的间接电位，会由于通路上的不同组织和不同频段的衰减，在体表的不同位置上呈现出有显著的差异生物电信号，其波形必然会有一定的延时，波幅会有所下降。

容积传导又根据其电位发生源和记录电极之间的距离远近分为近场电位（near-field potential）和远场电位（far-field potential），肌电图和神经传导记录的均是近场电位，诱发电位记录的则多为远场电位。

二、针极肌电图

针极肌电图是将针电极插入肌肉并记录电位变化的一种常规电生理检查方法，意义在于确定神经系统有无损伤，鉴别肌肉病变是神经源性损害还是肌源性损害，判断下运动神经元，即脊髓前角细胞、周围神经（根、丛、干、支）、神经肌肉接头和肌肉本身的损害部位。由于针电极能够穿透皮肤和脂肪层直达被测肌肉，作用面积较小、没有体表接触阻抗，因此，可以更为准确地检测到该部位神经肌肉的电生理信息。

（一）运动单位

人体共有 639 块肌肉，其中骨骼肌约为 434 块，它们是支持人体运动的重要组织。肌肉通过神经末梢与运动神经相连，在运动神经的支配下，可以完成各种有节律的收缩。

运动单位（motor unit）是实现神经控制下肌肉收缩的最小功能单位，其生理特点是能够使该运动神经元所管理的肌纤维构成一个活动整体。比如，一般的运动神经元可以支配 100 根或更多的肌纤维，当其中的一根肌纤维发生收缩时，所有其他肌纤维都会同步收缩，并且收缩至最大幅度。一般来说，某个运动单位中的肌纤维数量少，则相对灵活，但力量较小；反之，肌纤维数量多，则力量较大，但不够灵活。

1. 运动单位的分类　根据生理功能的不同，可以将运动单位分为两类，即运动性运动单位（kinetic motor unit）和紧张性运动单位（tonic motor unit）。它们的各自特点是，运动性运动单位的肌纤维兴奋时，发放的冲动频率较高，收缩力强，但易疲劳，氧化酶含量低，属于快肌运动单位；紧张性运动单位的肌纤维发生兴奋时的冲动频率较低，但可以长时间发放，氧化酶含量相对较高，属于慢肌运动单位。

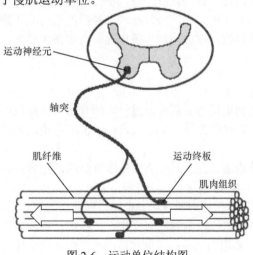

图 2-6　运动单位结构图

2. 运动单位的解剖结构　运动单位的结构，如图 2-6 所示。

运动单位由一个运动神经元和通过轴突所支配的肌纤维群构成，当运动神经兴奋时，运动神经元通过神经末梢的突触传给运动终板的肌膜，使肌细胞内外的离子平衡发生改变，这种改变将激发终板电位而引起肌肉收缩，于是可以产生运动单位的动作电位。

3. 运动单位的生理特性　运动单位具有如下生理学特点：

（1）肌肉收缩时，不同运动单位的活动并非同时启动，而是相继进行的，即在某一时程内，只有部分运动单位发生兴奋，之后，再有另一部分运动单位兴奋，从而可以保证肌肉收缩的稳定和持续。

（2）正常情况下，参与兴奋的运动单位数目可根据生理需要做相应调整，即肌肉轻度收缩时，参与兴奋的运动单位数目较少；如果肌肉大力收缩，则需要调动更多的运动单位兴奋。病理情况下，由于病损使运动单位数目减少，肌肉收缩时不能动员足够多的运动单位兴奋，因此，产生不同程度的瘫痪。如果疾病呈慢性病程，残存的运动单位将会以增加活动频次的方式代偿，容易产生疲劳。

（3）对不同刺激的反应不同。刺激强度增大时，兴奋的神经纤维数目增多，反应的强度也增大。当刺激强度增加到一定量值时，刺激阈不同的神经纤维都能够被兴奋。

（二）针极肌电图的检查方法

将针电极插入被测肌肉中，可以收集到针电极附近一组肌纤维的动作电位，即为针极肌电图，主要是检测在针电极插入过程中、肌肉处于静息状态下和肌肉做不同程度随意收缩时的电活动。如果神经、肌肉发生病变或损伤，可以记录到特征性的电位改变。

针极肌电图检查分为四个步骤：

（1）插入电活动，将记录针插入肌肉时所引起的电位变化。

（2）放松时，观察肌肉在完全放松时是否存在异常自发电活动。

（3）轻度收缩时，观察运动单位电位的时限、波幅、位相和发放频率。

（4）大力收缩时，观察运动单位电位募集的类型。

1. 插入电位　在针电极插入肌肉或在肌肉内移动时，因针头的机械性刺激，肌纤维去极化而产生的短促电活动，即为插入电位（insertional activity）。正常的插入电位短暂，多在针停止移动后，持续时间不超过 300ms。当针电极插入到肌肉运动终板附近，可出现不规则电位，并听到如海啸样的声音，为终极噪声，患者诉说进针处疼痛，将针稍退疼痛即消失。

插入电活动，如图 2-7 所示。

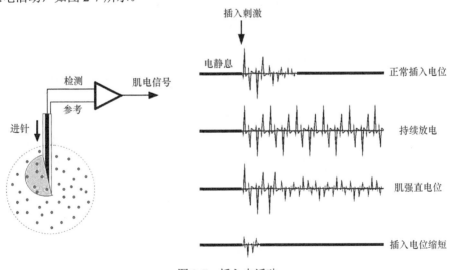

图 2-7　插入电活动

正常的插入电位持续时间短暂，多在进针停止后不超过 300ms 即转为电静息。如果插入电位延长或缩短，即为出现异常。

（1）插入电位延长多见于神经源性疾病和肌源性损伤，若持续放电不止，则说明肌肉不受神经支配。

（2）插入电位的幅度和频率逐渐衰减，出现持续数分钟的肌强直放电。肌强直放电是肌肉自主收缩或受机械刺激后出现的节律性放电现象，是由肌纤维持续、自发的去极化现象引起的，常见于先天性肌强直、强直性肌营养不良、多肌炎等。

（3）插入电位缩短或消失，多见于周期性瘫痪的瘫痪期，说明肌肉失去神经控制，甚至是纤维化。

2. 自发电位 肌肉放松时，针电极所记录到的电位称为自发电位（spontaneous potential）。肌肉处于完全放松称为电静息，在电静息状态下通常不发生肌电活动，肌电图呈现一条水平曲线。但来自于终板区的电位属于正常自发电位，除此之外，其他的自发电位几乎均属于异常自发电位。异常自发电位是受损肌纤维发动的，所以，肌源性损害可能会出现纤颤电位和正锐波等。

3. 运动单位电位 肌肉轻度自主收缩时可记录到运动单位电位（motor unit action potential，MUAP），注意，同心针电极所记录的运动单位电位是在一定范围内若干肌纤维的综合电位。由于运动单位本身的结构、空间排列和兴奋程序不同，可记录到不同形状、时限以及不同波幅的电位。

运动单位电位示意图，如图2-8所示。

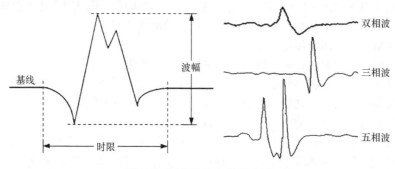

图2-8 运动单位电位示意图

描述运动单位电位有几个重要的波形参数。

（1）时限：也称为时程，是最有诊断价值的指标。时限是指从电位偏离基线到恢复至基线的整个时间过程，它反映了一个运动单位内不同肌纤维同步化兴奋的程度。典型运动单位电位时限为5～15ms，时限的长短与针电极下肌纤维密度及兴奋性是否同步有关，不同部位肌肉和不同年龄人群的运动单位电位时限值差异较大。

（2）波幅：是指肌纤维兴奋时所产生的动作电位幅度的总和。一般取峰-峰电压值为波幅，即最大负峰和最大正峰之间的电位差，单位为mV。运动单位电位的波幅变异较大，主要取决于电极与运动单位的距离及活动纤维的密度。对于正常肌肉，波幅变化范围一般为0.1～3mV。

（3）相位：也称为位相，可以反映不同肌纤维放电的同步性。测量运动单位的相位时，一般是以电位跨越基线的次数再加1得到。正常的运动单位电位为双相或三相，四相及以上称多相电位，正常占5%～10%。

正常肌肉在做轻度、中度或最大用力收缩时，加入活动的运动单位数量将随之变化。肌肉越用力收缩，参与运动单位的数量越多，根据肌肉用力程度的不同会出现单纯相、混合相和干扰相，如图2-9所示。

（1）单纯相。肌肉轻度用力收缩，只有少数运动单位参加收缩，在肌电图上表现为孤立的单个电位。

（2）混合相。肌肉中度用力，募集的运动单位增多，会检测到较密集的运动单位电位，各运动单位电位之间相互混杂，难以区分，但在个别局部区域仍可分辨出单个运动单位电位。

（3）干扰相。肌肉最大用力收缩时，肌纤维募集更多，放电频率增高，致使运动单位电位相互重叠在一起无法分辨单个电位。

4. 募集电位 为重收缩，是指肌肉大力收缩时更多的运动单位同时兴奋的综合电位，健康肌肉的正常波形为干扰相。

在病理状态下，尽管肌肉在做大力收缩，但无法调动足够多的运动单位参与其收缩，实际上

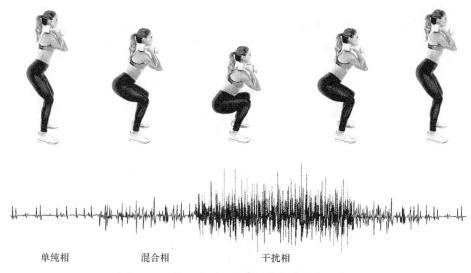

单纯相　　　　混合相　　　　干扰相

图 2-9　正常肌肉不同程度用力收缩时的肌电图

　　仅是少量具有功能的运动单位参与收缩，并发放电位，此时，肌电图并不表现为相互重叠的干扰相，还能够看到更多的单个运动单位的电位发放现象。这种波形表象也称为单纯相，在做大力收缩时出现单纯相，多见于神经源性病变（高波幅），也可发生于肌源性损害晚期（低波幅）。

　　肌源性病变时，运动单位正常，但由于大量肌纤维被破坏，运动单位内的肌纤维数量减少，所产生的力量也就明显降低。由于每个运动单位所产生的力量都相应减少，所以要产生即使很小的力量也需要调动较多的运动单位参与，当患者用很小的力量收缩时，肌电图表现为很多运动单位放电，这种用力程度与运动单位电位出现不成比例的现象，即为早期募集现象，又称病理干扰相，多见于肌源性损害。

　　同一块肌肉使用相同力量时，不同的肌电图病理表现，如图 2-10 所示。

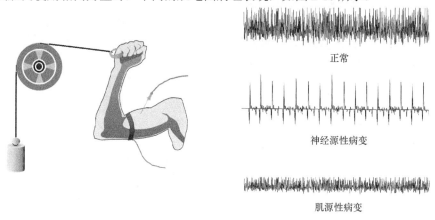

正常

神经源性病变

肌源性病变

图 2-10　不同的肌电图病理表现

三、神经传导检查

　　神经传导检查（nerve conduction study，NCS）是一类针对周围神经功能的肌电图检查项目。测定方法是，记录电极放置于待测神经控制的肌肉远端，然后在近端预定距离处对该神经施加超强电刺激，通过记录和分析这一电活动信号，可以判断神经冲动的传导能力，评估是否存在神经损伤，有助于临床诊断周围神经系统的病变过程。目前，临床用于神经传导的检测项目主要有运动神经传导、感觉神经传导、F 波、H 反射和瞬目反射等。

（一）常规的神经传导检查方法

正常神经受到刺激，能够产生相应的兴奋和兴奋传导，根据周围神经的性质，这种兴奋传导具有一定的方向性，如图 2-11 所示。

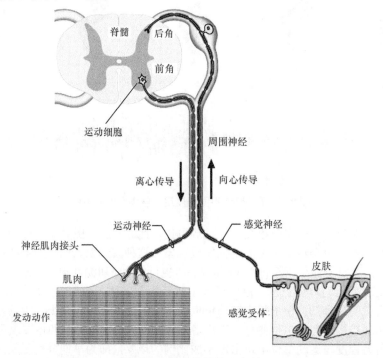

图 2-11 兴奋传导的方向性

如图 2-11 所示，人体周围神经包括运动神经和感觉神经，在兴奋的传导过程中，运动神经纤维可将兴奋冲动传向远端肌肉，即为离心传导或下行传导；而感觉神经纤维则会将冲动传递至中枢，即向心传导或上行传导。利用这一重要的传导特征，临床上可以利用电脉冲来刺激运动神经或感觉神经，进而测定神经传导速度，评估神经传导功能。

现阶段，用于临床神经传导的常规检测方法是，测定有髓大直径纤维的速度，如果发生传导速度减缓，将提示大直径纤维缺失或节段性脱髓鞘。因而，常用的神经传导检查主要包括两部分内容，即运动神经传导测定和感觉神经传导测定。

1. 运动神经传导的测定 运动神经传导（motor nerve conduction）测定的基本原理是，在神经干通路上选择两个或两个以上的刺激点，在各刺激点上分别施加超强电刺激（直流电脉冲），并同时从运动神经所支配的肌肉上记录神经冲动所产生的动作电位。由于该运动神经兴奋引起的动作电位为肌肉所有肌纤维收缩所产生的电活动总和，因而称为复合肌肉动作电位（compound muscle action potential，CMAP），简称 M 波。

比如，对正中神经的运动传导测量，如图 2-12 所示。

（1）潜伏期：是指从刺激伪迹开始到肌肉动作电位（M 波）偏离基线的时间，它反映了神经轴索中快传导纤维到达肌肉的时间。潜伏期包含三个独立的过程，一是冲动在神经干的传导时间；二是神经和肌肉接头之间传递的时间；三是冲动在肌纤维的传导时间（如图 2-12 示的 T_1、T_2）。

（2）波幅：是指 M 波的峰-峰间的距离，反映参与复合肌肉动作电位的肌纤维数量。正常情况下，在远端和近端分别给予刺激，得到的肌肉动作电位形状几乎一致，但也可发现近端比远端肌肉动作电位时限稍长，面积和波幅稍小。当远近端刺激时，肌肉动作电位波幅下降 50% 以上，则提示这两点之间存在神经传导阻滞。

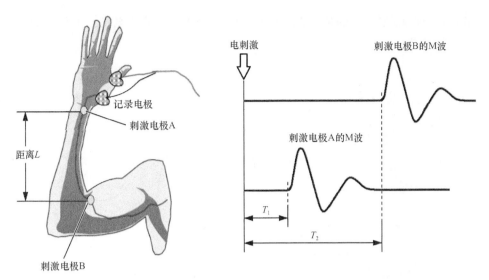

图 2-12 正中神经的运动传导测量

（3）运动神经传导速度（motor nerve conduction velocity，MCV）：是评价运动神经传导功能的重要指标，可以反映神经干大神经纤维的生理状态。目前主流的检测方法是，在运动神经的两个不同部位分别施加电刺激，可在同一块肌肉上激励出相应的 M 波，并得到两个不同的潜伏期（T_1、T_2），这两个潜伏期的时间差（即为两个刺激点之间的神经传导时间）与两个刺激电极间的距离 L 之比，即为运动神经传导速度。有公式

$$MCV = \frac{L}{T_2 - T_1}$$

运动神经传导检查可以确定神经受损的部位、分布、受损神经的病理生理类型，判断是以脱髓鞘为主还是以轴索损害为主。通常脱髓鞘病变的典型运动神经传导改变为末端潜伏期明显延长，神经传导阻滞和神经传导速度减慢；轴索病变时则表现为，肌肉动作电位波幅明显减低，末端潜伏期正常或稍延长。

2. 感觉神经传导的测定 感觉神经（sensory nerve）又称传入神经，它的远端纤维末梢上分布有感受器，另一近端与脑或脊髓联系。如果感受器感受到机体内或外的刺激，将产生兴奋，并转化为神经冲动，神经冲动经传入神经上传至中枢，可引起感觉或反射。人体重要的感觉神经有嗅神经、视神经、位听神经等。

感觉神经传导（sensory nerve conduction）也是反映冲动在神经干上引起的传导过程，主要是研究后根神经节和后周围神经的功能状态，尤其是感觉神经传导速度（sensory nerve conduction velocity，SCV）可用于周围神经早期的病变诊断。感觉神经传导的检测方法也是通过刺激一端感觉神经，使冲动沿神经干传导，并在感觉神经的另一端记录这一冲动的 M 波，根据所记录电位幅度、潜伏期及传导速度做出相应的临床诊断。

感觉神经传导测量可采用指环电极，与运动神经传导速度不同，由于没有神经肌肉接头的影响，所以感觉神经传导速度可以直接由刺激点到记录点之间的距离和潜伏期来计算。也就是说，感觉神经传导的速度测定仅需要一个刺激点。目前，感觉神经传导速度的测定方法主要有两种方式，即顺流法和逆流法（或称为正流法和反流法）。

（1）顺流法：是远端刺激、近端记录的方法。可将刺激电极置于感觉神经的远端，记录电极放在神经干的近端，然后测定它的潜伏期和感觉神经的 M 波。刺激电极与记录电极之间的距离 L 除以潜伏期 T 即为感觉神经传导速度。有公式

$$SCV = \frac{L}{T}$$

图 2-13 为尺神经感觉传导的顺流法测量图，图中指环电极套在无名指上作为刺激电极，在神经干上通过表面电极可以记录感觉神经的 M 波。

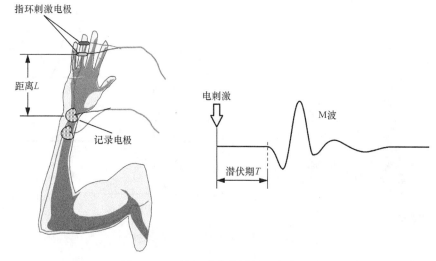

图 2-13　尺神经感觉传导的顺流法测量

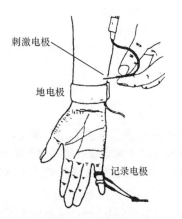

图 2-14　逆流法

（2）逆流法：逆流法与顺流法相反，为近端刺激、远端记录，如图 2-14 所示。

在近端的神经干上安置刺激电极，远端手指上（食指或小指）的环状电极可作为记录电极。由于使用逆流法得到的 M 波信号较强，并容易获得，因此逆流法更为临床所常用。

需要说明，运动神经传导记录的是肌肉的活动电位；而感觉神经传导记录的则是神经的活动电位。两者相比，由于神经活动电位比肌肉活动电位要微弱得多，通常小于 $50\mu V$，因此，通过前置放大器直接提取感觉神经活动的 M 波是比较困难的，目前通常采用叠加平均法来增加信号幅度。

（二）特殊检查

由于常规的神经传导检查主要是针对远端的神经节段，因而对于神经近端的功能状态还需要采用一些特殊的检查方法。现阶段，适用于神经近端功能的特殊检查方法主要包括 F 波、H 反射、瞬目反射等。

1. F 波（F wave）　是一种运动迟发反应（late response），是神经干在超强刺激下，在复合肌肉动作电位（M 波）后出现的一个小动作电位（晚成分），它是运动神经折返放电引起的特殊电生理现象。

（1）F 波的产生机制：神经传导的一个重要特征就是双向传导性，如果对运动神经施加一个阈上强度的刺激，产生的兴奋可以由刺激点同时向中枢（逆行）和肌肉（顺行）双向传导。其中，向远端传导引起肌肉反应，产生 M 波；而向近端传导的冲动使神经细胞兴奋后又再次发生冲动，产生一个激发电位 F 波，如图 2-15 所示。

F 波的产生机制，运动神经纤维兴奋的逆向冲动传入相应的脊髓前角细胞，再直接或间接地经过中间神经元或树突网从而兴奋其他前角细胞，然后，冲动再次沿着运动轴突顺行到达所支配的肌肉，从而形成了第二次反应，即 F 波。由于 F 波最初是从足部小肌肉（the small muscles of the feet）中发现，所以被命名为 F 波。

F 波是同一运动神经元的回返兴奋，出现的时间必然要晚于 M 波。如果将刺激点向近端移动，

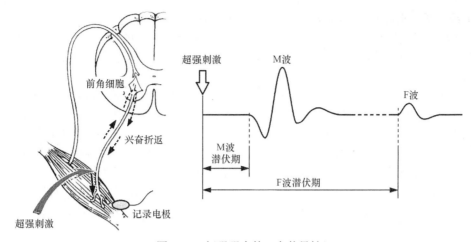

图 2-15　超强强度的双向传导性

M 波的潜伏期将逐渐延长，F 波的潜伏期却相应缩短。这说明，F 波的兴奋首先是离开肌肉记录电极逆行至脊髓，然后，再由前角细胞折返到远端的记录电极。

（2）F 波的检测方法：由于 F 波具有波幅不随刺激强度变化、波形和潜伏期变异较大的特点，因而，需要采用 10～20 次重复的超强刺激。根据测定的 F 波组，分别计算最短潜伏期、平均潜伏期、波幅及出现率、传导速度。F 波的检测，如图 2-16 所示。

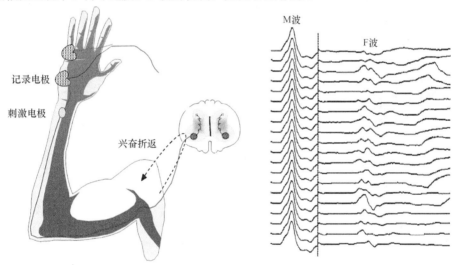

图 2-16　F 波检测

F 波检测如同运动神经传导的测量方法。刺激需采用超强刺激，因为低强刺激只能兴奋 Ia 类传入纤维，而不能引出 F 波。

（3）F 波的评估指标：在一组超强刺激下，F 波的潜伏期、形态及波幅会有所差异，原因是每次刺激会兴奋不同数量的前角细胞。现阶段，临床采纳的 F 波评估指标主要有潜伏期、出现率和 F 波比率。

1）潜伏期：是从刺激伪迹开始到 F 波起始位，刺激的位置向近端移动，潜伏期会缩短。通常以最短潜伏期为 F 波潜伏期，但也可以采用平均潜伏期。

2）出现率：F 波的出现率是在一定数量刺激后出现的 F 波数量，正常的 F 波出现率为 80%～100%。F 波的出现率与运动神经元的兴奋度有关，若出现率降低，则常提示为近端传导功能和运动神经元兴奋度下降，可能发生前角细胞和运动轴索等病变。

3）F波比率：正常情况下，F波的波幅仅是M波的1%左右。

测定F波的潜伏期和传导速度可以了解该神经近髓段神经传导的状况，对于神经根或神经丛的病变有一定的诊断价值。通过观察F波的波幅及出现率，可以了解神经元池的兴奋性，主要用于评估痉挛程度。

2. H反射（H reflex） 命名源于发现者的名字霍夫曼（Hoffmann），故也称Hoffmann反射。H反射由感觉神经传入，经突触在运动纤维传出，它是一种真正意义上的反射。与F波可以在所有运动神经中检出不同，H反射的分布则有明显的限制，在新生儿到1岁儿童期可以在很多周围神经上引出，但成人仅能在胫神经上引出。H反射测定的是感觉和运动纤维往返传导的速度，可以反映周围神经近髓段的功能状态，也是周围神经病变诊断的参考指标之一。

（1）H反射原理：H反射，如图2-17所示。在神经干给予电刺激后，经感觉神经的Ⅰa类纤维传入脊髓后角，再由α运动神经元轴突传出，引起相应肌肉产生复合性动作电位。

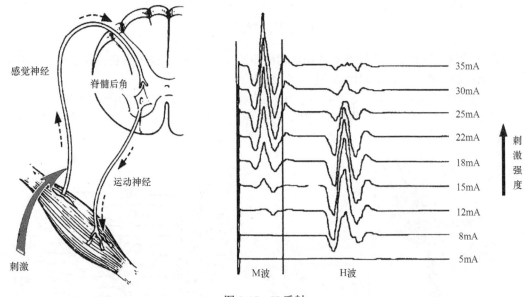

图2-17 H反射

H反射为低阈值反射。由于Ⅰa类传入纤维是最粗且兴奋性最高的纤维，因而，可用弱电流刺激胫后神经。低强度刺激，使Ⅰa类传入纤维兴奋，出现H波（无M波），随着刺激强度逐渐增强，H波的波幅也随之增大；刺激强度达到一定水平后，可使传出运动神经纤维兴奋，诱发M波，M波将随刺激强度的进一步增加而增大，与此同时，H波的波幅开始降低；进一步增加刺激强度，达超强刺激时，H波将消失，M波的波幅为最高值。

（2）H反射的检测方法：患者俯卧位，两腿伸直，小腿充分放松，记录电极放在腓肠肌内侧头和外侧头之间，参考电极距离记录电极远端3～4cm，参考电极放在跟腱上，地线位于记录电极和刺激电极之间。在腘窝处刺激胫神经，阴极朝向近端，刺激强度从小剂量开始，逐渐增加。

H反射检测，如图2-18所示。

（3）H反射的诊断意义：测定H反射可以了解反射弧通路的传导状况，对中脑以下中枢神经系统和近段周围神经的病变具有较高的诊断价值。例如，近端胫神经、坐骨神经、腰骶神经丛、骶1神经根发生病变时，都可以出现H反射潜伏期延长或消失；通过观察H/M比值，可以了解神经元池的兴奋性，用于评估痉挛程度；感觉神经出现损害时，H反射消失，可用于评估早期周围神经病变，特别是糖尿病周围神经病变。

（4）H反射与F波的区别：见表2-1。

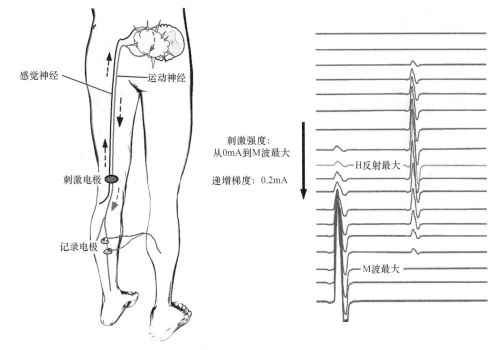

图 2-18 H 反射检测

表 2-1 H 反射与 F 波的区别

特征	H 反射	F 波
机制	单突触反射，Ia 类纤维传入，α 运动神经元轴突传出	不是反射活动，是逆向冲动所诱发 M 波传出性发放，传入和传出均经 α 运动神经元轴突
刺激阈值	刺激阈值低，超强刺激可阻断 H 反射，波幅有随刺激强度变化的趋势	刺激阈值高于诱发 H 反射及 M 波所需的强度
波幅与潜伏期	刺激强度不变时，潜伏期和波形保持恒定。低强度刺激时，H 波波幅大于 M 波，平均为 M 波波幅的 50%～100%	保持恒定刺激强度，波幅与潜伏期各异。F 波波幅小于 M 波，仅为 M 波波幅的 1%～5%
可诱发的肌肉	正常成人不采用易化方法，仅可在比目鱼肌和桡侧腕屈肌引出	理论上，在每一块肌肉上都能够记录到 F 波

3. 瞬目反射（blink reflex，BR） 是一种先天性的保护性反射，可以使眼角膜保持湿润，防止异物进入眼球。比如，面部有叩打、光、声、角膜触觉等刺激时，眼睛会不自主闭上以保护眼球，即诱发防御性条件反射。瞬目反射检查由于具有无创性，现广泛应用于临床，已成为神经电生理学检查的重要手段之一。它对三叉神经、面神经和脑干病变的早期诊断具有重要的临床价值，特别是对于特发性面神经麻痹的预后判断有重要意义。

（1）瞬目反射检查：瞬目反射的测定，如图 2-19 所示。

检查时，患者仰卧，眼睛睁开或轻微关闭，记录电极置于双侧眼轮匝肌下缘瞳孔下方，参考电极置于眼内眦、鼻根旁，也可以置于颞部眼外眦处，地线放前额中央，刺激电极位于一侧的眶上神经。注意，刺激强度不要太大，以免引起刺激伪迹。检查时，一般要重复刺激几次，选择其中波形稳定、重复性好的波形来测量 R1、R2 的最短潜伏期。

（2）瞬目反射的观察：瞬目反射主要包含两个基本成分，即早发反应 R1 波和迟发反应 R2 波。当刺激同侧眶上神经时，仅在刺激侧眼可以记录到 R1 波，而 R2 波在两眼都可以记录到。R1 波通常比较稳定，而且重复性比较好，检查时临床上可见有瞬目动作。

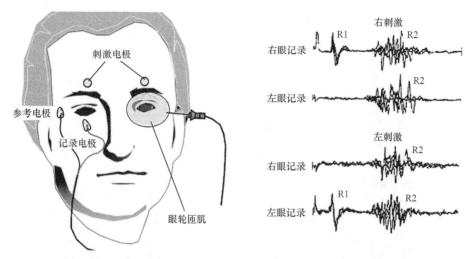

图 2-19 瞬目反射的测定

瞬目反射主要是观察 R1 波、R2 波的波幅和潜伏期，正常值 R1 的潜伏期在 13ms 以内，左右侧间差为 1～1.2ms；R2 的潜伏期在 40ms 以内，两侧间差不超过 5ms。

（3）瞬目反射的临床应用：临床上应用瞬目反射主要是用来评估面神经、三叉神经以及脑干的功能。瞬目反射的传入神经是三叉神经，传出神经为面神经，三叉神经受损时，损伤侧诱发的所有成分潜伏期均延长或消失；面神经损害时，对任一侧刺激，损伤侧 R1 波及 R2 波均延长或消失。

四、表面肌电图

现代康复医学和运动医学更为关注肌肉的整体性运动，需要了解开始运动至疲劳全过程的肌肉反应水平，肌肉的收缩形式和运动姿态等。然而，传统的单一运动单位电位检查已不能满足对肌肉功能评定的新需求，由此，极大促进了表面肌电图在康复医学领域的应用。

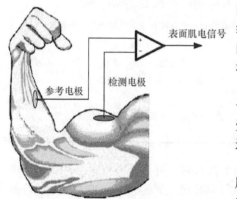

图 2-20 提取表面肌电信号

表面肌电图（surface electromyography，sEMG）是一种无创、操作简便的神经肌肉功能检查方法，因其不受体位、姿态和运动状态等限制，也称为动态肌电图或运动肌电图，如图 2-20 所示。

虽然从电生理学的概念上看，表面肌电图与针电极肌电图都是表达肌肉活动时发生的生物电现象，但它们的研究目的、使用的设备、数据处理与分析方法以及临床意义等均有着较大的区别，见表 2-2。

表 2-2 表面肌电图与针电极肌电图比较

	针电极肌电图	表面肌电图
定义	利用电子学仪器记录肌肉静止或收缩时的电活动，通过电刺激检查神经肌肉兴奋及传导功能，确定神经元、周围神经、神经肌肉接头及肌肉的功能状态	通过表面电极可测试较大区域内肌群活动时的生物电信号，反映众多肌纤维共同放电的叠加效应，用来评估运动功能障碍
应用领域	神经源性疾病与肌源性疾病的鉴别诊断；下运动神经元疾病：神经根与神经丛疾病、周围神经病、单神经病和嵌压性神经病及脑神经疾病、神经肌肉接头传递障碍性疾病；肌肉疾病：以肌肉异常活动为特征的神经肌肉疾病	神经科、康复科：中风患者急性期的运动功能障碍的康复评估，肌力、肌张力、协调性、步态分析评定、脑瘫评定等；体育：运动员动作分析及运动员损伤评定；人体工程学：人体工程学设计及科研、工伤（职业病）判定

续表

	针电极肌电图	表面肌电图
仪器通道	多为2~4通道	常规10通道，最多可达到40通道
特点	干扰小，定位性好，易识别，在检查过程中有一定的痛苦及损伤	无创性，操作简单，患者易接受，可反复多次检查
扩展功能	以探测感觉运动神经静息电位、动作电位为主，还可做诱发电位	表面肌电传感器结合关节角度、压力等进行全方位的检查分析，对临床的步态分析给出综合的指导
检查项目	静息电位、自发电位、运动单位电位和募集电位	时域指标：原始表面肌电图、均方根分析、积分肌电图；频域指标：中位频率、平均功率频率，以动态描述肌力、疲劳、步态等肌肉动力学指标

表面肌电图作为一种可量化的肌肉功能测评手段，逐渐在疾病病理的特征描述、发病机制的探索、疾病诊断与评估、治疗手段的评价和预后比较等方面发挥着重要作用，现已广泛应用于临床疾病诊断、肌肉力量评定、肌肉疲劳程度判断和假肢控制等。表面肌电评测技术不仅是运动功能障碍的评估方法，还可以配合各种物理治疗实现良好的生物反馈。

（一）表面肌电图的检测原理

由于组成运动单位的肌纤维都被包围在兴奋和未兴奋的众多肌纤维及导电性良好的体液和组织中，各肌纤维动作电位的产生与传导均会在其外部介质中形成"容积传导"现象。因此，肌肉所产生的复合肌肉动作电位（M波）是众多肌纤维共同表现的电场，这个电场随着兴奋的传递和传导，在每一瞬间均有不同的空间和时间分布。表面肌电图实际上就是记录这一电场的变化，可以通过表面电极在活体上实时检测肌群的生物电活动。

1. 肌电位　运动神经没有发生兴奋，肌肉处于静息（放松）状态，此时并不产生动作电位。只有当运动神经把兴奋传递到运动终板时，这种兴奋增加了离子对肌膜的通透性，受到刺激的膜外离子迅速进入膜内，使得膜内离子的数量剧增而引起放电效应，即产生动作电位。因此，在肌肉兴奋时，会由于肌纤维动作电位的传导和扩布而发生电位的变化，这种变化的电位称为肌电位（muscle potential）。

肌肉的动作电位是在运动神经末梢传递神经冲动到达突触时产生的终板电位（这种冲动可能是神经中枢传来的信息，也可能是外部给予的刺激）引起肌纤维去极化、电荷扩散及一系列的生物物理和化学变化过程。由于人体肌肉的收缩是众多运动单位共同参与活动的结果，因此，临床上记录到的肌电信号是众多运动单位肌电位协同作用的重合，如图2-21所示。

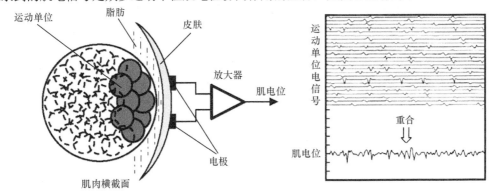

图2-21　肌电位重合示意图

人的肌体为容性导体，在皮肤表面形成的肌电场相当于电容器电解质的边界。因此，表面电极不是仅检测某一点的肌电位，而是记录电极周围一个区域的肌电活动。

2. 表面肌电信号　是众多运动单位的生物电活动在时间和空间上分布的总和，主要是浅层肌肉的肌电信号和神经干上电活动的综合效应。肌肉做轻度收缩时，部分肌纤维并不需要参与收缩、放电，肌电信号较弱、频率较低（因为募集的运动单位较少）；如果肌肉做强力收缩，将募集更多的肌纤维放电，肌电信号随之加强、频率也明显增高。表面肌电信号的典型波幅为 15～100μV，能量集中在 20～450Hz 的频谱范围。

由于肌电信号本身就是一种十分微弱的生物电信号，从体表拾取的表面肌电信号还存在容积传导过程中皮肤和组织的衰减作用。因而，表面肌电信号比针电极记录的信号更加微弱，也更容易受到干扰。对表面肌电图影响最大的是噪声，主要有来自仪器中电子元件固有的电子噪声；来自于周围环境的噪声，如电磁辐射、工频干扰等；因电极和皮肤表面间产生位移或因电极与放大器间的连接线移动导致的运动伪迹噪声等。

这些干扰源的存在，使得提取的表面肌电信号形态具有较强的随机性和不稳定性。因此，需要对表面肌电信号进行必要的前期预处理，主要方法是，选用高质量的电子元件，合理设计放大和滤波电路，以有效降低噪声；通过数字滤波软件，对表面肌电信号进行光滑和特征处理。

3. 表面肌电图的测量　表面肌电图测量的原理示意图，如图 2-22 所示。

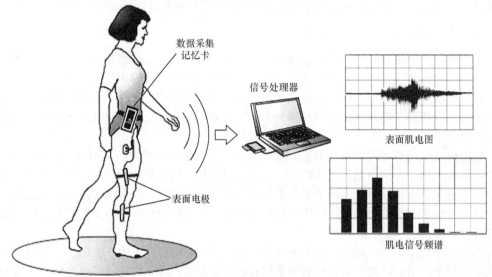

图 2-22　表面肌电图测量

表面肌电图仪由表面电极、传输导线、放大器、数据采集记忆卡、2～16 通道肌电信号处理器、电脑及专门的分析软件等组成，系统中具有肌电信号分析处理软件，可对采集的肌电信号进行自动分析。肌电信号测量主要有两种方式，即联机的即时测量方式和采用记忆卡的无线脱机方式。联机即时测量方式的肌电信号采集与信号处理及屏幕显示同步进行，便于调节肌肉收缩强度、运动方式及标记等；采用记忆卡的无线脱机方式可在各种姿势、体位及运动中测量，不受环境限制，检测时，先用肌电测试仪采集肌电信号并储存到记忆卡中，然后再转移到计算机中进行肌电信号的处理分析。

（二）表面肌电图的分析方法

肌肉运动是复杂的生物体运动，肌肉收缩时其肌纤维放电也是一种复杂的生物电现象，由此形成的肌电图具有非平稳性和非线性。在过去相当长的时期，肌电信号的采信主要是依赖目测，或是依据一些简单的统计学处理，例如，针极肌电图在延续观测记录曲线的时限、波幅等，是根据运动单位动作电位的波形、时限来区分正常或异常肌电图。

随着电子技术的发展，微处理器和计算机信号（图像）处理系统逐渐引入到肌电测量领域，形成了一系列现代肌电信号分析方法，使原本无规律、无法识别的表面肌电信号，经过数字化分析，已成为有诊断价值的评估信息。现阶段，对表面肌电信号进行数据处理后主要有四种表现形式，分别为原始表面肌电图、均方和平滑处理后的肌电信号、频谱分析和概率波幅直方图，常用的分析方法有时域分析及频谱分析。

1. 时域分析 是将肌电信号视为一组电压-时间序列信号，通过分析可以得到肌电信号的某些统计学特征值，主要目的是运用数学方法来描述外周运动单位参与活动的数量和它的同步性。一般来说，时域分析是肌电信号分析的最直接方法，通过时域分析可以得到信号的某些特征，例如，对原始信号进行整形、滤波，并计算得到信号的平均值、幅值直方图、过零次数等。目前，常用的时域分析指标有积分肌电值、均方根等。

（1）积分肌电值：肌电信号可近似为均值为零的随机信号，显然，通过求解肌电信号均值（近似为零）无法表征信号间的特征差异。若对肌电信号取绝对值后再求均值，即积分肌电值（IEMG），其均值将恒大于零，因而，可以提取到肌电信号的某些特征。

积分肌电值是对所有信号取绝对值后再进行均值运算，即

$$\text{IEMG} = \frac{1}{N}\sum_{i=0}^{N-1}|x_i|$$

式中，N 为肌电信号序列的个数，$|x_i|$ 为肌电信号波幅的绝对值。

积分肌电值实际上是肌电信号经整流滤波后单位时间内曲线面积的总和，它可以反映肌力强度随时间的变化，可用于分析肌肉在单位时间内的收缩能力。有试验表明，在最大用力收缩时，无论速度快慢，其积分肌电值基本相同。由于表面肌电图与肌肉用力有密切关联，尤其肌电积分值与肌肉张力呈正相关，使得积分肌电值成为研究肌肉活动能力的一项重要指标。

（2）均方根（RMS）：是另一重要的时域特征值。表面肌电信号是人体自主产生的生物电信号，具有交流电的性质，其波幅是随时间变化的函数。均方根的物理意义就是周期函数的有效值（如同交流电压的有效值），表达式为

$$\text{RMS} = \sqrt{\frac{1}{T}\int_{t=0}^{T}x^2(t)\mathrm{d}t}$$

式中，T 为肌电信号周期，$x(t)$ 为肌电信号的波幅。

均方根是反映神经放电的有效值，可用来描述一段时间内肌电信号的平均变化特征。一般认为，RMS 与运动单位募集和兴奋节律的同步性有关，可以实时无损伤地反映肌肉的活动状态，其数值变化取决于肌肉负荷与肌肉生理、生化过程间的内在联系。RMS 还是理想的滤波方式，可使肌电信号的波形更为平滑，最大限度地滤除噪声。

2. 频谱分析（spectrum analysis） 是一种将复杂时域信号分解为若干单一的谐波分量的技术，目的是获得信号的频率结构以及各谐波的信息（如波幅、功率、强度或相位等）。

来自于肌肉表面的肌电信号是一个非线性的时域信号，利用快速傅里叶变换（FFT）可将其转换为强度-频率的频域信号，通过对高频/低频的能量谱分析，可以特异性了解正常个体的自发用力、控制用力与神经肌肉疾病患者之间的频率谱差异，以协助临床诊断肌病和测评肌肉疲劳。

（1）时域信号与频域信号：时域和频域都是信号的基本表达形式。其中，时域模型是客观存在的时间域，可以反映按时间先后顺序发生的事件，信号是时间的函数；而频域仅是一个遵循频谱规则的数学模型，在频域分析中正弦波是唯一存在的波形形式，所有的信号波形都可以通过谐波的叠加来描述，信号为频率的函数。

时域信号与频域信号的转换关系，如图 2-23 所示。

如图 2-23 可见，时域信号经过傅里叶变换可以得到对应的频域信号，即信号强度按频率顺序展开，以更直观地表达强度（幅值）与频率的关系。

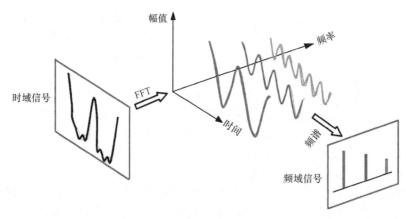

图 2-23　时域信号与频域信号

（2）功率谱（power spectrum）：功率谱估计是频谱分析的重要方法之一，主要是研究信号在频域中的各种特征，意义是可以在有限的频域内提取被噪声淹没的有用数据。

肌电功率谱分析方法的流程主要包括：确定信号采样时长、数字化处理、功率谱估计并做出功率谱图，如图 2-24 所示。

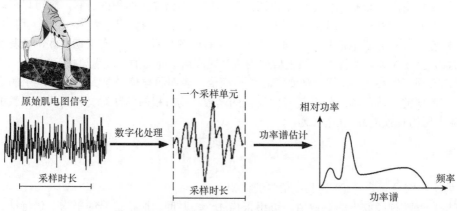

图 2-24　肌电功率谱分析流程

第一步：确定信号采样时长。

肌电图的时域信号经过快速傅里叶分析可以转换成频域信息，这段转换后频域信息需要有足够量的时域信号数据支持才能保证功率谱的准确性。理论上说，采样时长越长，数据越多，转换后的功率谱越准确、可靠。但是，在实际临床中应用的采样时长不可能设定得太长，过长的采样时长会影响检测的实时跟踪效果。因此，通常定义采样单元的时长为 2～4s。

第二步：数字化处理。

数字化处理是将原始的肌电信号转变成可以在计算机上进行处理的数字信号。肌电信号的数字化处理，如图 2-25 所示。

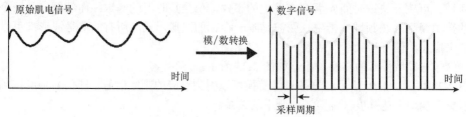

图 2-25　肌电信号的数字化处理

为保证模拟信号经过模数转换后不失真，肌电信号模数转换的采样周期要满足奈奎斯特（Nyquist）采样定律，即最小采样频率必须大于或等于信号最高频率的 2 倍。这样，模数转换后的离散采样数据序列才能完整表达原始信号。为了获得更高的分辨率，在硬件条件允许的情况下，应选取更高的采样频率。

第三步：功率谱估计。

应用功率谱估计算法对数字化的肌电图离散数据进行处理，计算出各频点下的肌电图功率值，得到以频率为横轴、功率为纵轴的功率谱图。肌电功率谱图，如图 2-26 所示。

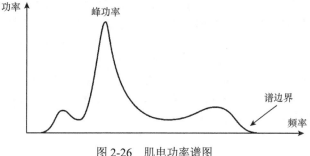

图 2-26 肌电功率谱图

功率谱估计算法如下：

假定一离散时间序列 $x(n)=\{x(1), x(2)\cdots x(N)\}$，则其傅里叶变换定义为

$$F(\omega) = \sum_{n=1}^{N} x(n)e^{-j\omega n}$$

式中，ω 为频率，所以上式是一个关于频率的函数表达。而该序列的自相关函数定义为

$$r(m) = \sum_{n=1}^{N} x(n)x(n+m)$$

它反映了时间序列 $x(n)$ 和其自身作了一段延迟之后的 $x(n+m)$ 的相似程度。如果已知一个随机信号 $x(n)$（如脑电信号）的自相关函数 $r(m)$，那么功率谱密度函数定义为

$$P(\omega) = \sum_{m=-\infty}^{\infty} r(m)e^{-j\omega m}$$

即随机信号的功率谱是信号自相关函数的傅里叶变换。由于肌电图信号的连续性和随机性，一般无法得到真实的功率谱，只能利用有限信号对真实的功率谱进行逼近估计。功率谱估计方法可分为经典谱估计和现代谱估计。经典谱估计方法包括周期图法、相关图法及相应的改进方法。现代谱估计方法的提出主要针对经典谱估计方法的缺点，其内容极为丰富，方法大致可分为参数模型谱估计和非参数模型谱估计，前者有 AR（autoregressive）、MA（moving average）、自回归移动平均（autoregressive moving average，ARMA）及谐波信号模型等，后者有最小方差方法、多分量的 MUSIC（multiple signal classification）方法。现代谱估计方法能够在保证功率谱有较高分辨率的同时，具有良好的方差性能，但缺点是计算量较大，因此，目前的研究热点集中在模型参数的求解上，以得到速度更快、更稳健、统计性能更好的算法。

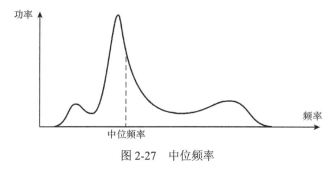

图 2-27 中位频率

（3）中位频率：肌电图的功率谱是描述肌电信号强度与频率的关系，其中，如图 2-27 所示的中位频率（median frequency，MF）表示的是肌肉强度的中间值所对应的频率。

中位频率（MF）是功率谱区域分为 1/2 时的频率点，主要受肌肉组织中的快肌纤维和慢肌纤维的组成比例的影响，可以客观了解肌肉疲劳程度和神经肌肉系统的异常状态。

骨骼肌纤维可以分为慢肌纤维（Ⅰ型纤维）和快肌纤维（Ⅱ型纤维），其中，慢肌纤维的收缩速度较慢，肌电图表现为低频放电，由于是氧化代谢产生的 ATP（三磷酸腺苷，是生物体内最直接的能量来源），所以具有较长的持续用力时间，主要作用是保持耐力；快肌纤维收缩速度快，表现为高频放电，其收缩力也较大，主要作用是快速反应，由于是无氧酵解（糖元代谢）产生的ATP，在较短的时间内易产生疲劳和乳酸堆积。

可见，这两类肌纤维的内部构造、收缩能力、生理功能等均有所不同，收缩时产生的肌电信号也有各自特征。因此，根据肌电功率谱可以了解肌肉的耐力和生化变化，进而监测肌肉的疲劳度和代谢状态。肌肉开始运动时，首先是增加运动单位电位的放电频率，表现为频谱右移，MF值较高；随着力量的逐渐增大，进一步增加募集的运动单位数量，表现为肌电频谱继续右移，MF值继续增大，同时波幅也有所增加；当运动至肌肉出现疲劳，肌纤维兴奋的传导速度降低，募集的运动单位数量逐渐减少，表现为肌电频谱的左移，波幅有所降低。即肌肉处于疲劳状态，肌肉的募集运动单位的同步性下降，肌纤维的传导速度减缓，快肌纤维疲劳致使快肌纤维占优势的局面转换至慢肌纤维占优势，这些都使得MF降低（左移）。由此可见，MF的变化可以反映肌肉的疲劳程度。

五、肌电图机

肌电图诱发电位仪（以下简称肌电图机）是一类常规、高精密度的神经电生理专用诊断设备。通过使用针电极或体表电极，可以采集到肌肉收缩时的生物电信号，并获得能够反映肌肉神经系统电生理活动规律的波形图——肌电图。传统肌电图机主要是用来检测针极肌电图的各项指标，但随着神经传导、表面肌电图以及诱发电位等临床检查的需求增加，现代肌电图机在针极肌电图的基础上，将神经传导、表面肌电图和诱发电位等一并纳入肌电图机的功能范围，统称为肌电图诱发电位仪。

以下将以上海研制的 NDI-094 型肌电图诱发电位仪为例，系统介绍肌电图机的整机结构以及工作原理。

NDI-094 型肌电图诱发电位仪，如图 2-28 所示。

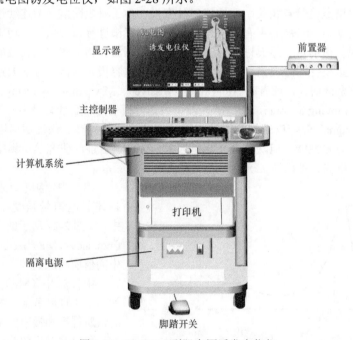

图 2-28　NDI-094 型肌电图诱发电位仪

（一）肌电图机的整机构成

肌电图机是利用针电极或体表电极检测并记录肌肉动作电位的专用电子学仪器，通过选用相应的外来刺激（包括电脉冲刺激、听觉刺激、视觉刺激、体感以及运动刺激等），还可以进行各种神经传导、反射和诱发电位的检查。因而，肌电图机应具备以下两个基本的功能。

（1）可以采用恰当的方式和强度来刺激受检部位。

（2）能够精准检测到该肌肉神经系统的动作电位，并可以确定该诱发电活动与刺激源的关联。

除此之外，肌电图机还应具有较完备的计算机控制和数据处理体系，能够通过自身的软件系统选择和控制各种刺激器和刺激模式，自动采集和记录肌电信息，实现对肌电数据的智能化分析与处理。

1. 肌电图机的结构　一套完整的肌电图检测系统，应包括前置器和配套的各种测量电极（体表电极、针电极、接地电极等），主控制器和各种刺激器，以及计算机系统等。

肌电图机的各模块以及物理联系，如图 2-29 所示。

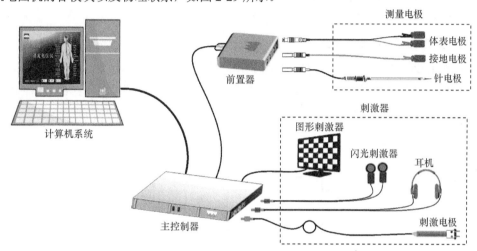

图 2-29　肌电图机各模块的物理联系

前置器是连接测量电极的前端信号通道，并具有一定的信号放大能力。主控制器是肌电图机的核心装置，主要功能为：一是可以实时接收来自于前置器的检测信号，并对其适应性放大后进行模数转换；二是根据需要，适时启用相应的刺激器；三是与计算机系统建立良好的信息联络，既可以向计算机系统传送检测数据，也能够接受其控制指令。

2. 肌电图机的电气原理　为简化工作原理，单通路肌电图机的电气原理框图，如图 2-30 所示。

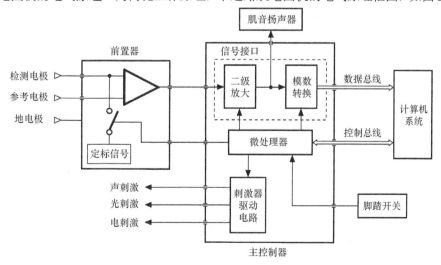

图 2-30　单通路肌电图机的电气原理框图

本机是肌电图和诱发电位一体机，可以测试针肌电图、表面肌电图、神经传导和反射以及各种诱发电位，其基本的检测流程为：

（1）由计算机系统设置待查项目以及相关运行参数（包括检测灵敏度、扫描时程和刺激强度等）。为便于临床应用，本机在出厂前已为各检查项目设定了相应的默认运行参数，检测时一般仅需自行设置刺激强度。

（2）连接各测量电极，肌电信号经前置器和主控制器内部的放大电路整形放大，再经模数转换，由数据总线进入计算机系统，通过计算机系统的数据处理，可实时显示被测肌电图波形。

（3）进行神经传导和诱发电位测试时，计算机系统由控制总线发放指令，通过主控制器的微处理器启用相应的刺激器。

实际上，本机设有 4 个功能完全相同的检测接口，因而，在前置器和主控制器也有 4 个信号通道，主控制器还需要增设相应的逻辑控制电路。

（二）肌电信号检测通道

肌电图机的核心价值在于精准检测神经肌肉的动作电位，因此，安全、可靠地采集肌电信号就是肌电图机的最基本功能，也是肌电图机的质量依据。信号检测通道利用测量电极现场采集肌电信息，通过滤波、放大和模数转换，为计算机系统提供原始的肌电图数据。

肌电信号检测通道贯穿于肌电图机的各功能模块，其原理框图，如图 2-31 所示。

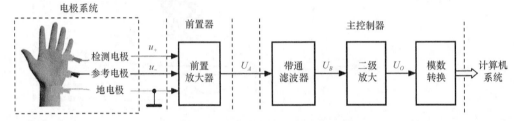

图 2-31 肌电信号检测通道框图

1. 测量电极系统 为适应不同的临床检测需要，目前用于提取肌电信号的测量电极有多种结构形式，主要包括皮肤电极和各种针电极，以及配套的屏蔽线缆和专用线缆接口。注意，根据应用习惯，检测电极为黑线，参考电极为红线，地电极为绿线。

（1）皮肤电极：也称为体表电极或表面电极，主要用于记录肌肉收缩时的神经肌肉动作电位，也可作为外周神经的刺激电极。肌电图检测常用的皮肤电极有盘状电极、粘贴电极以及多用于接地的腕带电极，如图 2-32 所示。

（2）单极针：为单一电极的针电极，如图 2-33 所示。

单极针采用不锈钢材料，针尖锐利，尖端处裸露 0.2～0.4mm 的电极部分，针杆用绝缘层覆盖。由于单极针只有一个电极，应用时，还需要使用另外一个电极作为参考电极。

（3）同心圆针：是最常用的一种针电极，其针杆采用同心圆结构，外层为筒极，常用于参考电极，内芯有一个（或两个）用镍铬合金、银或白金制成的芯极，直径约为 0.1 mm，可作为测量

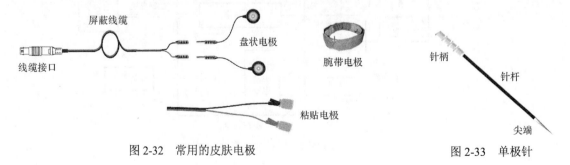

图 2-32 常用的皮肤电极　　　　　　　　图 2-33 单极针

电极，因而使用更为方便。

同心圆针，如图 2-34 所示。

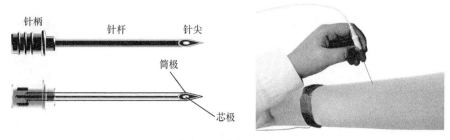

图 2-34　同心圆针

同心圆针还有双芯极结构，与普通同心圆针的结构略有不同，它的针管内有两条相互绝缘的金属丝，其中，一个芯极可作为测量电极，另一个作为参考电极，能够检测到这两个细丝电极间微小的电位变化。

（4）单纤维针电极：单纤维肌电图是研究一个运动单位内不同的肌纤维及其运动终板的电活动，对其检测时，需要使用一种采集界面非常微小的单纤维针电极，以便于记录单一肌纤维的动作电位或单个神经轴索的传导状况。

单纤维针电极，如图 2-35 所示。

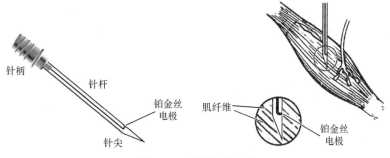

图 2-35　单纤维针电极

单纤维针电极的结构与同心圆针相似，也是在管芯内设置一个或多个相互绝缘的细导电丝，可以同时收集一系列单纤维的肌电信号。单纤维针电极的管径更小，直径为 0.5～0.6mm。它的测试电极多采用细铂金丝，线径约为 25μm，位于距离针尖 300～500mm 的旁开口处。

（5）肉毒毒素引导电极针：肉毒毒素是肉毒杆菌在繁殖过程中分泌的一种细菌内毒素，有剧毒。肉毒毒素对兴奋型神经介质有干扰作用，抑制肌肉神经功能亢进，临床上主要用来治疗肌肉痉挛、角弓反张、脑瘫、斜视等。由于肉毒毒素能够干扰乙酰胆碱从运动神经末梢的释放，阻断神经和肌肉之间的信息传导，从而引起肌肉的松弛性麻痹。因此，通过注射肉毒毒素可以治疗斜视、眼睑痉挛、面肌痉挛以及各种上运动神经元损伤引起的肢体肌肉痉挛。肉毒毒素注射也可用于美容除皱等，具有无创伤、见效快、操作方便、价格便宜等特点。

为准确定位，注射肉毒毒素需要在肌电图的引导下进行，目的是避免盲打，使肉毒毒素精准地注射到靶肌肉上，以实现最好的治疗效果。肉毒毒素引导电极针，如图 2-36 所示。

如图 2-36 可见，肉毒毒素引导电极针既是一个能够检测肌电图的针电极，也是注射器的针头。在进行引导时，可通过引导针检测的肌电图波形或肌音变化，以鉴别引导针是否处于痉挛肌，如果找到靶肌的运动点，即可进行定位注射。

（6）皮下针电极：多为一次性电极，具有固定可靠、接触良好等特点，广泛用于肌电图监测，尤其适用于术中监测。皮下针电极主要采用双绞线形式，如图 2-37 所示。

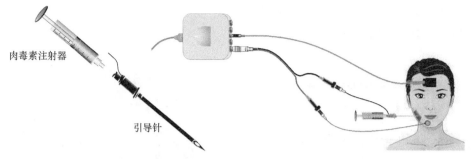

图 2-36　肉毒素引导电极针

肉毒素注射器

引导针

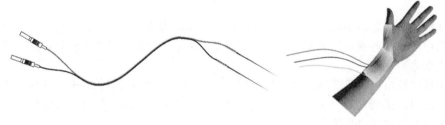

图 2-37　皮下针电极

2. 前置器　如图 2-38 所示。本机的前置器共设有 4 个双极（检测电极和参考电极）肌电图采

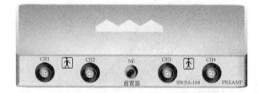

图 2-38　前置器

集通道，分别为 CH1、CH2、CH3 和 CH4，可连接 4 路肌电图电极，在前置器还有一个人体接地端口（NE）。

前置器内部有 4 路结构完全相同的前置放大器，可分别对各路电极采集到的肌电信号进行前置放大。前置放大器电路，如图 2-39 所示。

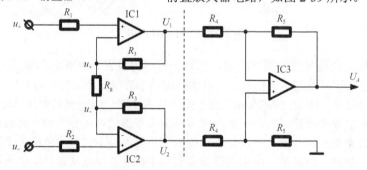

图 2-39　前置放大器电路

本机的前置放大器采用两级放大结构，能提供 40dB 的增益，可将微伏级的肌电信号放大至毫伏级。第一级放大电路由运算放大器 IC1 和 IC2 组成，电路结构为同相并联差动放大器，主要作用是提高输入阻抗。根据运算放大器性质，有

$$\frac{U_1 - u_+}{R_3} = \frac{u_+ - u_-}{R_g} = \frac{u_- - U_2}{R_3}$$

可分别整理为

$$U_1 = u_+ + \frac{R_3}{R_g}(u_+ - u_-) = \left(1 + \frac{R_3}{R_g}\right)u_+ - \frac{R_3}{R_g}u_-$$

$$U_2 = u_- + \frac{R_3}{R_g}(u_- - u_+) = \left(1 + \frac{R_3}{R_g}\right)u_- - \frac{R_3}{R_g}u_+$$

两式相减后，得到

$$U_{12} = \left(1 + \frac{2R_3}{R_g}\right)(u_+ - u_-)$$

由 IC3 组成的第二级放大器为基本差动放大器，其转移函数

$$U_A = \frac{R_5}{R_4}U_{12}$$

代入 U_{12}，得到这个前置放大电路的转移函数为

$$U_A = \left(1 + \frac{2R_3}{R_g}\right)\frac{R_5}{R_4}(u_+ - u_-)$$

通过调整其中的电路参数，可以获得所需要的增益。

3. 主控制器的信号处理电路　主控制器是一个完善的单片机系统，其中的信号通道包括一个带通滤波电路和二级放大电路。

（1）带通滤波器电路，如图 2-40 所示。

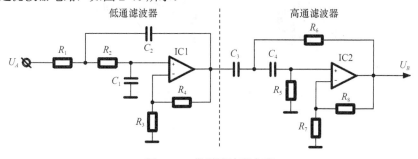

图 2-40　带通滤波器电路

带通滤波器由两级滤波电路组成，其中，运算放大器 IC1 是一个二阶低通滤波器，频率特性取决于 R_1、R_2、C_1、C_2 构成的 RC 网络，电路增益 k_1 为

$$k_1 = 1 + \frac{R_4}{R_3}$$

运算放大器 IC2 构成一个二阶高通滤波器，频率特性由 C_3、C_4、R_5、R_6 决定，电路增益 k_2 为

$$k_2 = 1 + \frac{R_8}{R_7}$$

（2）二级放大电路：主控制器的二级放大电路，如图 2-41 所示。

运算放大器 IC1 为射极跟随器，IC2 构成了一个增益可调节的同相放大器，电路的增益调节范围为 40～60dB。调节增益的方法是，程控改变两个电子开关的接通位置，即可改变电阻 R_1、R_2 的值，进而调节放大器的放大倍数。运算放大器 IC3 组成的是具有固定增益的一阶低通滤波器，目的是进一步消除输出波形的毛刺，以提高模数转换电路的转换精度。

（三）刺激器与刺激驱动

为实现神经传导和各项诱发电位的测试功能，肌电图机需要配备各类刺激器以及相应的驱动控制装置，刺激器驱动控制电路位于主控制器内，如图 2-42 所示。

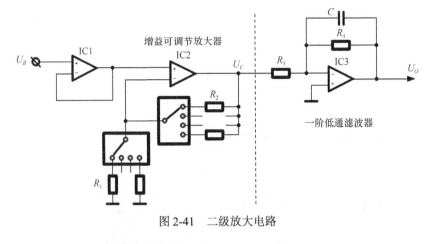

图 2-41　二级放大电路

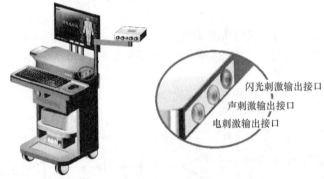

图 2-42　主控制器的刺激器接口

　　本机的主控制器上有三个刺激驱动专门接口，可以分别连接各种电刺激器、耳机和闪光刺激器。

　　现代肌电图机对刺激系统有如下基本要求。

　　（1）刺激种类完备。现阶段，用于测试各种神经传导和反射的刺激方式主要是直流电刺激；而诱发电位则根据检测项目，需要采用更加丰富的刺激形式，其中，听觉诱发电位检测需要采用声音刺激，视觉诱发电位要应用闪光或图形刺激，体感诱发电位、运动诱发电位和事件相关电位等则需要使用各种形式的电脉冲刺激。

　　（2）刺激方式可控。刺激方式可控主要反映在三个方面：一是刺激强度可控，以保证刺激器输出适量的强度；二是刺激器（脉冲）输出时机可控，可以为平均叠加法提供采样基准；三是刺激作用时长可控，以保证采集的信号清晰、准确。

　　（3）刺激装置安全。刺激装置的安全性更多体现为对刺激强度选择得恰当，比如，刺激器强度不宜过大，不应大于患者的耐受度。另外，对于电刺激，还要保证其用电的安全性，刺激器的电驱动通常要采用"浮地"方式。

　　1. 刺激电极　为适应不同的临床测试，现代肌电图机都配备有多个种类的专用刺激电极，常用的包括手持电极、鞍形电极、环形电极、桥形电极、笔形电极、螺旋电极等。刺激电极的连接接口多采用双线电缆头，根据临床应用的习惯，刺激电极的正极使用红线，设有红色标记，负极为黑线，设有黑色标记。

　　注意，由于细胞静息电位为外"正"内"负"，当直流电刺激神经轴突时，兴奋仅发生在刺激电极负极处。原因是，负电极处的细胞膜受到刺激电流的影响，膜内的负电位将减小，细胞发生去极化，达到阈电位后即可产生兴奋；相反，正电极处的细胞膜的刺激电流将使细胞内负电位增大，细胞膜发生超极化，细胞的兴奋性将受到抑制。

（1）手持电极：是最为常用的一种刺激电极，操作者通过手持电极可以灵活地对外周神经的不同位置分别施加电刺激，主要是用于测试各种神经传导、反射和体感诱发电位。手持电极，如图 2-43 所示。

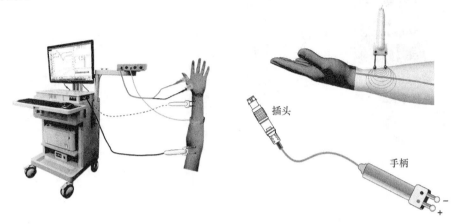

图 2-43　手持电极

手持电极的两极间距一般为 20mm，由于刺激探头相对较长，适用于对走行较深的神经行电刺激。手持电极的另一结构特点是有一个便于把持（较长）的手柄，在实际测试时，可以通过按压力度，尤其是对较为肥胖者的用力按压，以保证电刺激的效果。

（2）鞍形电极：因形状与"马鞍"有些相似而得名，如图 2-44 所示。

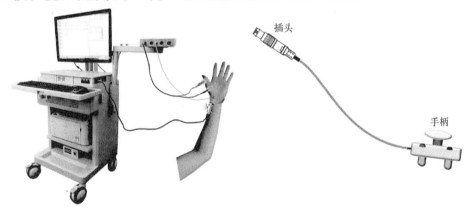

图 2-44　鞍形电极

鞍形电极的极间间距也为 20mm，相对于手持电极的结构特点，一是电极探头较短，一般用于较表浅的神经走行部位；二是它的手柄较为短小，易于手指夹住手柄，操作更为灵活，但不便于用力按压。

（3）环形电极：如图 2-45 所示的环形电极也称为指环电极，采用弹性可拉伸金属材质，常用于手指或脚趾等部位的电刺激。

（4）桥形电极：是在头部行电刺激的专用电极，主要用于运动诱发电位的测试。为适配头部的形状和头颅大小，桥形电极的固定连杆设有一个弧形角度，并可以根据头颅尺寸自行调节两个电极之间的间距，间距调节范围为 70~110mm。桥形电极，如图 2-46 所示。

（5）笔形电极：是在术中对暴露神经进行刺激的特种电极，它的探针较细，一般为 0.5~1mm，电极的间距也较小，约为 5mm。笔形电极的探针为钩形，便于在手术中钩住暴露的神经。笔形电极，如图 2-47 所示。

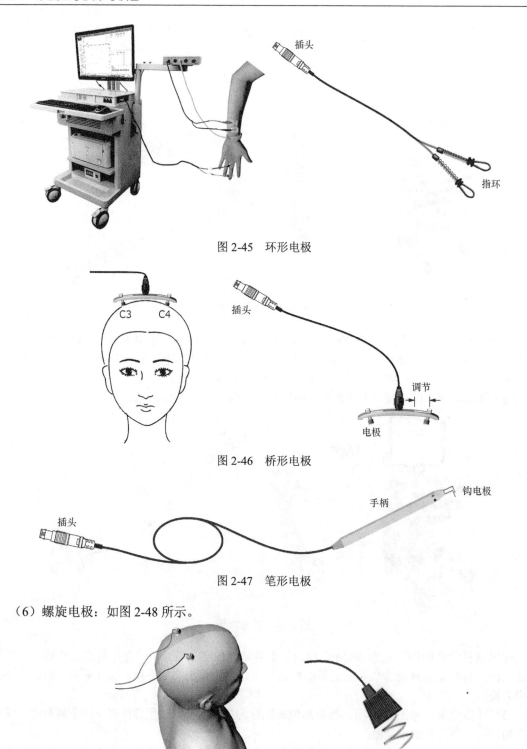

图 2-45　环形电极

图 2-46　桥形电极

图 2-47　笔形电极

（6）螺旋电极：如图 2-48 所示。

图 2-48　螺旋电极

螺旋电极的探针采用螺旋形状，使用时，可将探针旋拧至肌体某一部位来加以固定。这种螺旋式电极结构具有固定稳定、不易滑脱、接触可靠等优势，尤其适合在头部进行固定，常用于术中头部电刺激，是目前脊髓等运动神经手术最为重要的一种刺激电极。

2. 直流电刺激驱动器　是为电刺激器提供直流电脉冲的驱动电路，作用是在两个电极间产生脉冲电场，以刺激神经细胞兴奋，发生动作电位。在接触良好的前提下，人体阻抗通常为 $1\sim2k\Omega$，一般不大于 $5k\Omega$。为保证电刺激输出强度的稳定性，目前驱动电路多采用恒流源形式，如图 2-49 所示。

图中 R 为人体等效阻抗，当脉宽一定时，电刺激强度（电脉冲幅度）U 仅与电流 I 有关，即 $U=RI$。通过改变场效应管 T 的开关状态，可以实现电脉冲输出。

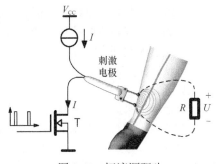

图 2-49　恒流源驱动

为实现安全、精准的直流电刺激，肌电图机对直流电刺激驱动器还应具体要求。一是驱动器输出电脉冲的幅度应足够高，可以达到刺激阈值；二是电刺激的输出脉宽可以自行调整，能够满足特殊刺激需要；三是驱动器电路还应有电路故障保护和接触阻抗、电极线缆检测环节，以确保刺激器使用安全和电极、线缆连接无误。

本机的直流电刺激驱动器原理框图，如图 2-50 所示。

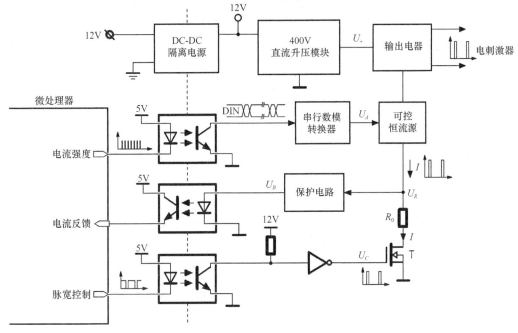

图 2-50　直流电刺激驱动器的原理框图

（1）升压模块及输出电路：如图 2-51 所示。

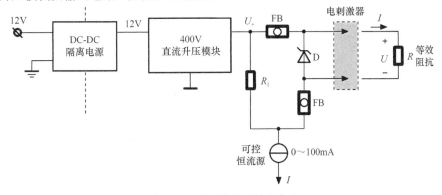

图 2-51　升压模块及输出电路

人体阻抗为 1～2kΩ，可控恒流源的输出电流上限为 100mA。因此，为满足刺激器的满额输出，并弥补刺激电极与皮肤接触可能造成的压降，驱动器的直流电压 U_+ 至少应高于 200V，本机驱动器的直流电压 U_+ 的标称值为 400V。为提升电压，升压模块采用直流逆变器，作用是将 DC-DC 隔离电源输出的 12V 直流电压升高至 400V。注意，考虑到电刺激器的安全性，升压模块必须采用"浮地"形式。

由于过压保护稳压管 D 的反向击穿电压高于 400V，电路正常时并不导通；补偿电阻 R_1 的阻值为 MΩ 级，通过的电流很小（可以忽略不计）；两个磁珠 FB（等效为电阻和电感的串联）是用来吸收高频信号，对于直流电脉冲信号可视为短路。因此，通过刺激电极施加到人体的电脉冲强度为 $U=RI$，调整可控恒流源的电流 I，即可改变其刺激强度。本机可控恒流源电流的调整范围为 0～100mA。

（2）可控电流源电路：如图 2-52 所示。

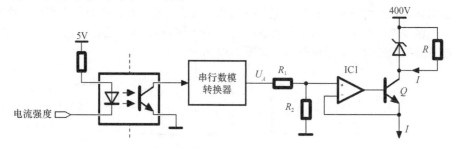

图 2-52　可控电流源电路

根据计算机系统设置的刺激强度，微处理器的串行口可发出 8 位串行数据，经数字光电耦合器和串行数模转换器，可将强度设定值转换为相应的模拟信号 U_A。U_A 再由电阻 R_1、R_2 分压，连接至运算放大器 IC1 的正向输入端，通过 IC1 调节三极管的导通状态，即可确定恒流源的输出电流 I。

（3）保护电路：驱动器的保护电路应具备两项基本保护功能，一是有过压（流）保护环节，可以在电路发生故障的瞬间断开输出电路，终止电刺激输出；二是能够检测接触阻抗和电极线缆连接的可靠性。保护电路，如图 2-53 所示。

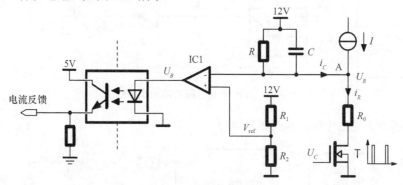

图 2-53　保护电路

待机状态下，开关管 T 关断，$i_R=0$，电路处于一个稳定状态，电压 U_R 大于 12V，由于远高于比较器 IC1 正向输入端的参考电压 V_{ref}，其输出电压 U_B 为低电平。当进行电刺激时，开关管 T 导通，在 T 导通瞬间，由于电容 C 存在初始储能，电压 U_R 将维持一定量值的高电平，此时

$$U_R = (i_C + I)R_0$$

假设开关管 T 的导通时间较长，随着电容 C 的放电结束，$i_C=0$，电路将达到另一稳定状态，有

$$U_R = I \times R_0$$

由于肌电图机常规电刺激的脉冲宽度小于 100ms，因而，在实际应用中，电容 C 的放电并未结束，电压 U_R 还将维持较高的电平。从图 2-54 所示的 U_R 变化曲线可见，电路正常的工作状态时，U_R 的电位变化不会低于 IC1 参考电压 V_{ref}，比较器的输出电压 U_B 恒定为低电平。

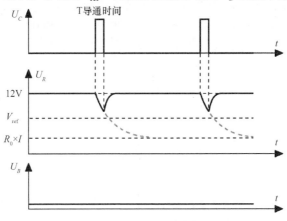

图 2-54　U_R 变化曲线

如果电路发生故障，保护电路的 U_B 波形变化，如图 2-55 所示。

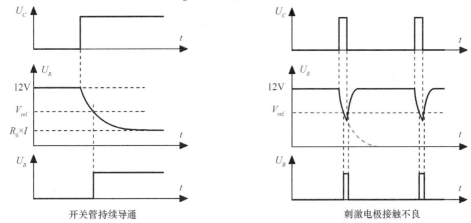

图 2-55　故障时，U_B 波形变化

第一种情况，开关管 T 始终导通或导通的时间过长。根据保护电路中的 U_R 的变化曲线，电压 U_R 将会持续低于参考电压 V_{ref}，比较器的输出 U_B 即为高电平，经数字光耦，电流反馈信号也为高电平，微处理器接收到这一故障信息，可立即关断输出并报警。

第二种情况，刺激电极的接触阻抗过大或电极线缆断裂、连接有误。这时，可控电流源的电流 I 已不能满额输出，由于 I 的降低甚至为"0"，U_R 波形明显下降，将出现低于参考电压 V_{ref} 的过程，致使 U_B 产生电脉冲。微处理器根据"电流反馈"信息，可以立即发出报警提示。

（4）脉宽控制：电刺激实际上是电能作用到人体上产生的响应，其强度不仅受控于刺激电压，还与电脉冲作用的时长有关。显然，电脉冲作用的时间越久，给予人体的电能量就越多，刺激响应将更为明显。

临床应用时，电刺激脉宽通常是采用默认值（本机的默认值为 0.2ms），不建议调整。但是，对于某些特体患者（如肥胖脂肪层过厚，可以增加刺激脉宽）或者进行特殊的测试（如使用笔形电极时可以降低脉宽），则可根据实际刺激效果，适度调节电刺激的脉宽，本机脉宽的调整范围为 0.1～1ms。

刺激脉宽调整也是在肌电图机的设置界面上进行，计算机系统根据设定脉宽，由主控制器的微处理器端口输出相应的脉宽控制信号。该信号为低电平时，数字光电耦合器导通，输出低电平，经反相器使 U_C 为高电平，场效应管 T 导通，此时有电流通过，输出电路产生一个电刺激脉冲；反之，脉宽控制信号为高电平，数字光耦截止，U_C 为低电平，场效应管 T 截止，终止电刺激。

3. 声音刺激 就是通过头戴式耳机发放一定强度的音频信号，主要是用于测试听觉诱发电位（AEP），刺激强度主要用"声压级"标称，一般为 80～120dB.SPL（相当于"听力级"的 45～85dB.nHL）。目前，临床常用的声音刺激信号主要为短声和短纯音。

声音刺激驱动电路，如图 2-56 所示。

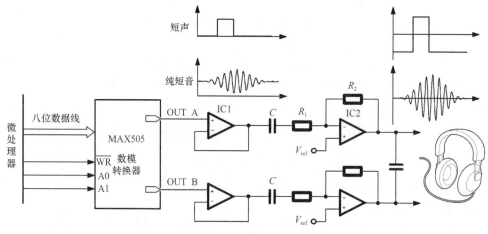

图 2-56 声音刺激驱动电路

声音刺激驱动电路的工作过程是：

（1）计算机系统将预设的声音形式（短声或短纯音）和刺激强度以八位并行数据的方式传送给数模转换器 MAX505，MAX505 是 4 路 8 位电压输出型数模转换器，转换周期为 6μs，可将八位并行数据快速转换为相应的模拟电压信号。由于本机仅需提供左耳和右耳两个声音刺激，因而只开启两路数模转换通道，输出分别为 U_{OUTA}、U_{OUTB}。

（2）数模转换器 MAX505 输出的单极模拟信号 U_{OUTA} 和 U_{OUTB}，分别经缓冲器 IC1 连接至隔直电容 C，将其转换为双极信号。

（3）本机的 IC2 选用的是 L272 大功率双运算放大器，可为头戴式耳机的左右通道提供足够强度的音频信号。

4. 闪光刺激 应用一定强度的闪光刺激视网膜，可以在视觉皮层记录到视觉诱发电位。闪光是早期最为常用的一种视觉刺激方法，因其检测波形和潜伏期的一致性较差，大多被图形刺激所替代。但是，由于闪光刺激基本不需要患者配合，尤其适用于精神病、婴幼儿以及昏迷等患者，因此，临床上还在使用闪光刺激。

现阶段，闪光刺激主要是采用红色的 LED，其驱动电路如图 2-57 所示。

闪光刺激器中有 3 组红色 LED，当微处理器的左眼驱动端或右眼驱动端（也可以同时驱动）输出低电平脉冲时，通过射极跟随器（12V 电源供电），可将电路中 A 点或 B 点的电位瞬间拉低，使该闪光刺激器的 3 个 LED 同时闪亮。本机 LED 闪亮时长的范围为 1～10ms，可以自行设定。

5. 图形刺激 是目前临床上常规使用的视觉刺激，主要分为图形翻转刺激和图形隐现刺激，如图 2-58 所示。

（1）图形翻转刺激：由相互交替的黑白方格（棋盘格）或黑白光栅（竖条栅或横条栅）组成，显示器的亮度应保持恒定，并要求显示屏上的黑白元素数量相等。

（2）图形隐现刺激：为了实现图形的隐现（给-撤），刺激图形与等亮度的漫射背景应以突变

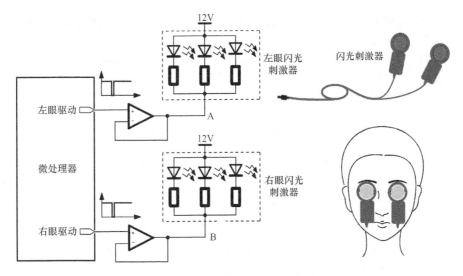

图 2-57　闪光刺激器与驱动电路

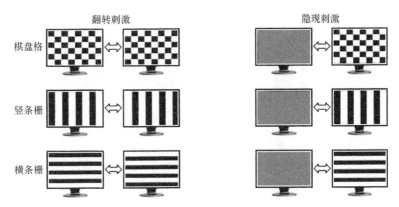

图 2-58　图形刺激

的形式交替。图形出现或消失时，要求平均亮度保持不变。标准推荐，图形显示为 200ms，中间应有持续 400ms 的空白屏间隔，再进行图形/空白屏交换。

第二节　脑电图与诱发电位检查技术与设备

人类的大脑皮质约有 140 亿个神经细胞，这些神经元具有持续的自发性生物电功能。当皮层细胞群同步活动（同时启动或抑制）时，通过记录电极可以在头皮表面监测到自发性、节律性的电位变化，称之为脑电图（electroencephalography，EEG）。

脑电图是由精密电子仪器从头皮上提取并放大而获得的脑部自发性生物电位图形，是现代脑电活动的主要检查技术。通过脑电图检查可以了解脑功能，为临床诊治颅脑外伤、脑肿瘤、癫痫等疾病提供依据。如果给予某种刺激，将会导致对应功能区的脑电信号改变，这种因外界刺激所引起的脑电位变化，即为诱发电位（evoked potential，EP）。根据刺激方式的不同，在大脑皮质的特定区域会出现视觉诱发电位（VEP）、听觉诱发电位（AEP）和体感诱发电位（SEP）等。诱发电位具有信号微弱、可重复性和严格的时相关系，通过重复刺激和多次叠加，可以检测到相应神经系统的功能状态。

目前，脑电图的应用范围不仅限于神经系统的疾病检查，也已广泛用于重症监护、麻醉监测以及心理评估和行为测评等。在脑科学的研究方面，通过检测 EEG 并进行特征分析，使之与外部执行设备互动，即通过 EEG 建立计算机与大脑的信息通道，简称为脑机接口（**brain-computer** interface，BCI）。借助 BCI，可用于恢复并重建受损的听觉、视觉和肢体运动等功能，提升人工假体的自主反馈效能和智能化水平。

事实上，目前人类对脑电的理解与应用还仅处于"初级阶段"，脑电信息的提取方式、采集部位、分析方法，尤其是对大脑功能区所对应皮层的脑电变化，以及各功能区皮层电位间的关联、认知功能、情感活动等的神经电活动机制，仍有待进一步探索。

一、脑电图检查技术

脑电图是指从头皮上获得的脑部生物电位图形，是通过电极记录下来的脑细胞群自发性电活动。脑电信号能够综合反映大脑皮质神经细胞群突触的电位变化，其波幅、频率和位相等特征可以对应人的意识活动以及某些生理病理状态。

（一）脑电产生机制

人类或脊椎动物在安静情况下，即使没有任何外界刺激，在大脑皮质上仍能记录到持续的节律性电位变化，这种自发性电活动即为脑电波。

脑电波是大脑皮质神经细胞群同步活动时突触后电位的总和，通常是通过头皮表面电极获得的。脑电波产生的机制是，安静时，锥体细胞（树突—轴突—突触）处于极化状态；当冲动传入细胞一端，则引起该端的去极化，此时，在细胞两端的电位差可形成一个双极电场，神经电信号自一端向另一端传播，如图 2-59 所示。

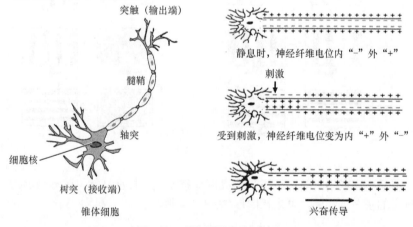

图 2-59　神经电信号的传播

由于胞质和细胞外液都富含电解质，兴奋传导引起的电场（生物电流）也会在细胞外扩散，利用头皮电极即可记录到这种电活动。事实上，在头皮上记录的脑电电位变化并非某一神经细胞的电活动，反映的是记录电极所在区域内众多神经细胞电活动的总和。

脑电图各主要成分的产生机制可归纳为以下几点。

（1）慢活动是皮层内许多锥体细胞同时产生的突触后电位的总和。大脑皮质的神经细胞按其形态可分为锥体细胞、星形细胞和梭形细胞三种，后两种细胞或因部位太深，或因方向错综，不能形成有效的电场，对脑电图形成的意义不大；只有锥体细胞，尤其是大锥体细胞，其顶树突垂直伸到皮层表面，如果它们的电活动为同时发生，就有可能在一定的区域内综合叠加被头皮电极记录下来。

（2）α节律是由非特异性丘脑核的兴奋性和抑制性突触后电位变化所产生。丘脑非特异性核发出的神经纤维，广泛投射至大脑皮质各区域，用电刺激丘脑的非特异性核，可在皮层上广泛地发生节律性电活动，好像 EEG 中的梭形 α 节律。应用微电极记录，在梭形节律发生时，可见丘脑的非特异性核细胞和皮层锥体细胞内部发生周期变化的兴奋性和抑制性突触后电位，由此可推测，丘脑的非特异性核可能是 EEG 的起步点。

（3）闭眼安静时，通常可在头皮电极上记录到 α 节律；睁眼注意时，α 节律则会被低波幅快活动的波形所替代。这种现象称为 EEG 的激化，是由于感觉传入纤维旁支的冲动进入脑干网状结构，扰乱了丘脑起步点结构的同步化，使 EEG 上的节律性活动消失，从而出现去同步性快活动。

关于脑电图的产生机制，历史上存在多种解释。目前，大多数学者认同，大脑皮质表面的电位变化主要是由突触后电位变化而形成的，也就是说是由细胞体和树突的电位变化形成的。可以想象，单一神经元的突触后电位变化是不足以引起皮层表面的电位改变的，必须有大量的神经组织同时发生突触后电位变化，才可能在大脑皮质表面出现电位改变。从皮层的神经元组成来看，锥体细胞的分布排列比较整齐，顶树突互相平行并垂直于皮层表面。因此，当这些细胞发生同步放电活动时，由于方向一致，可合并形成一个较强大的电场，反映至大脑皮质表面即为脑电。

（二）脑电图的基本成分

脑中枢与神经末梢不同，即使没有任何感觉刺激，它也会存在自发性和节律性的放电现象，如中度麻醉时，皮层会出现 8～12Hz 的自发脑电活动。由于年龄、清醒或睡眠状态、正常或病变状态的不同，所描绘的脑电图会有许多差异。因此，脑电图的波形要比心电波形更为复杂，其波形表达的含义也更为丰富。脑电波形代表大脑皮质某一区域神经细胞群同步活动产生的电位差，它除了具有频率、波幅、位相、波形等基本特征外，还有出现方式以及在各皮层相应区域分布和对各种刺激的反应性等特征。

1. 按频率分类 尽管自发脑电的时域波形是很不规则的，但它可以被理解为是一种近似于正弦波的电位变化形式。因此，在现代脑电图学中根据某一段波形的主要频率成分，可将脑电图的基本波形成分分解为 β 波、α 波、θ 波、δ 波。

脑电图的基本成分，如图 2-60 所示。

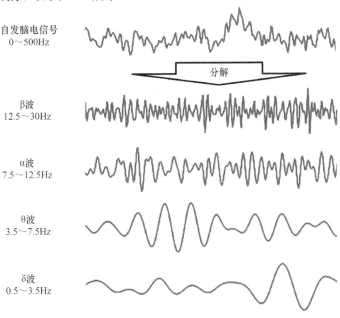

图 2-60 脑电图的基本成分

（1）β 波：β 波的频率为 12.5～30Hz、波幅＜30μV，称为快波，以额、颞和中央区较为明显，人清醒时的大部分时间 β 波处于优势波状态。随着 β 波的增加，机体逐渐呈紧张状态，因而削减了体内免疫系统能力，此时人的能量消耗加剧，容易疲倦，若不充分休息，会堆积压力。当然，适当的 β 波对注意力提升、认知行为有积极作用。

（2）α波：α波频率为 7.5～12.5Hz，波幅为 10～100μV，在大脑各区均可发现，但以枕部最为明显。α波为优势波时，人的意识清醒，但身体却是处于放松状态，身心能量消耗最少，相对的脑部获得的能量较高。α波是人类学习与思考的最佳脑波状态。

（3）θ波：θ波频率为 3.5～7.5Hz。θ波为优势波时，人的意识中断，身体深沉放松，中枢神经系统处于抑制状态，对于外界的信息呈现高度的受暗示状态，即称为催眠状态。θ波对于触发深度记忆、强化长期记忆等帮助很大，所以，θ波被称为"通往记忆与学习的闸门"。

（4）δ波：δ波频率为 0.5～3.5Hz，振幅为 10～200μV，常在额部出现。δ波为优势波时，人体处于深度睡眠、深度麻醉、无意识的状态。人的睡眠质量好坏与δ波有着直接的关系，δ波睡眠是一种无梦、深沉的睡眠状态。

由此可见，脑电图反映的大脑皮质神经细胞电活动与睡眠、抑制（麻醉深度）直接相关，睡眠或麻醉时，脑电活动同步发生变化。随着抑制程度加深，脑电频率逐渐变慢（甚至快波脑电信号完全消失），同时波幅增大，即α波、β波成分减少，δ波、θ波成分增加。θ波和δ波统称慢波，常见于正常婴儿至儿童期，以及成人的睡眠期，慢活动增多或出现局灶性慢波有一定的定位诊断价值，也可粗略观察到麻醉深度的改变。

2. 按波形分类 除了频率分类法，临床还采用按波形分类的方法。

（1）正弦波：这类波形的上行支及下降支清楚且较为圆滑。

（2）单时相波和双时相波：单时相波是一种自基线向上或向下单一方向偏转的波形；双时相波则同时含有基线向上与基线向下两个成分。

（3）三相波：是基线向上、向下交替的三个成分。第一相为较小的负相波，第二相为正相波，第三相为高于第一相的负相波。它常见于代谢性脑病，特别是肝性脑病，也可见于癫痫、颅脑外伤及朊病毒感染性疾病。

（4）棘波：形状类似尖钉，一个棘波所占时限为 20～70ms。

（5）尖波：呈尖峰形状，它与棘波的不同之处在于所占的时间为 70～200ms。

（6）复合波：由 2 个或 2 个以上的连续的波组成，一般包括棘慢复合波、多棘波复合波（尖慢复合波）和多棘慢复合波。

（7）精神运动性变异型波：是一种带有切迹，波幅为 50～70μV、频率为 4～7Hz 的节律性电活动。这种带有切迹的慢波系由两个负相波组成，其中有一正相偏转，呈短至长程出现。

各种常见的节律波形，如图 2-61 所示。

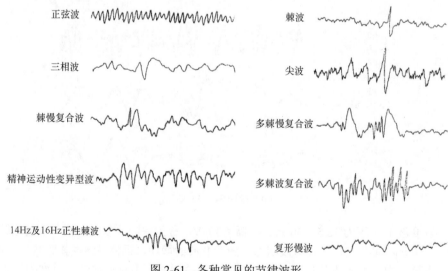

图 2-61 各种常见的节律波形

（三）脑电图的电极系统

脑电图检测系统的示意图，如图 2-62 所示。

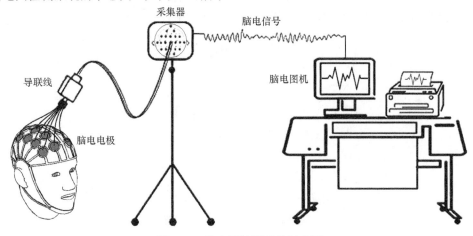

图 2-62　脑电图检测系统示意图

与心电图、肌电图的检测原理类似，记录脑电图首先要解决以下三个技术要点。

（1）采集脑电信号的记录电极。

（2）电极在头部安放的位置。

（3）电极与前置放大器输入端的连接关系（脑电图的导联系统）。

脑电图采用的是多组电极同步检测技术，需要在头部这个狭小的区域内放置数量较多的电极，因而，脑电图的导联系统要比心电图、肌电图复杂得多。

1. 脑电电极　根据脑电信号的测量方法和应用需求不同，脑电电极可以分为头皮电极、皮层电极、深部电极、特殊电极等几大类。对脑电电极的基本要求是，极化电压低，不产生腐蚀性离子，易于安置固定，不会给患者带来痛苦，长期使用磨损小等。

（1）头皮电极：是放置在头皮上的电极，目的是采集头皮表面上的脑电信号。头皮电极有多种形式，主要包括盘状电极、管状电极、针状电极和黏附电极等，提倡使用如图 2-63 所示的盘状电极。

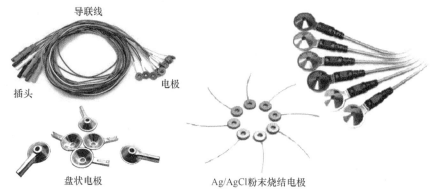

图 2-63　盘状电极

盘状电极通过导电膏与头皮表面连接并固定，具有安装方便、伪迹少、患者无痛苦、不易发生感染等优点，可以长时间卧位使用。

（2）特殊电极：普通头皮电极相对大脑皮质较远，为更准确地描记某些特定部位的脑电活动，临床上需要测试皮层脑电图和深部脑电图。皮层脑电图和深部脑电图的采集电极为特殊电极，常用的特殊电极为蝶骨电极、鼻咽电极和深部电极等，这些特殊电极具有一定的创伤，安放时需要进行较为复杂的临床操作。

蝶骨电极是为记录颞叶前下方电位而设计的一种特殊电极，对颞叶癫痫特别是前颞叶病变诊断有非常重要的意义。蝶骨电极及放置位置，如图 2-64 所示。

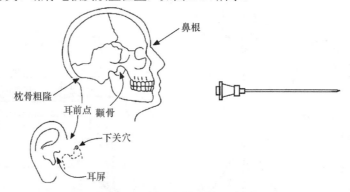

图 2-64　蝶骨电极及放置位置

蝶骨电极用普通 6～10cm 的不锈钢针从下关穴垂直刺入，直抵颅骨骨壁为止，成人进针深度约为 5cm，此时针尖位于蝶骨底面卵圆孔附近，即可记录颞叶前下方脑电活动。

2. 10—20 系统电极放置法　头皮脑电图与体表心电图的检测手段类似，若要提取有诊断意义的脑电信号，必须先规定电极在头皮表面的安放位置，并确定电极与放大器的导联关系。对脑电电极安放的基本要求是，确保在头皮上的指定区域能检测到相应的脑电活动。

根据国际脑电图学会建议，目前国际通用的标准方法是 10—20 系统电极放置法。这种方法简单、合理、解剖标志明确，各电极间距相等、对称，便于安放和比对。10—20 系统电极放置法，如图 2-65 所示。

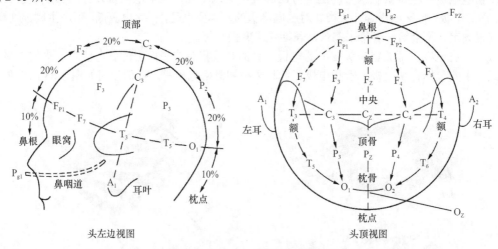

图 2-65　10—20 系统电极放置法

（1）前后矢状线：从鼻根至枕外粗隆取一连线，在这条线上由前至后标出 5 个点，依次命名为额极中点（F_{PZ}）、额中点（F_Z）、中央中点（C_Z）、顶中点（P_Z）、枕中点（O_Z），额极中点至鼻根的距离和枕中点至枕外粗隆的距离各占此连线全长的 10%，其余各点均以此连线全长的 20% 相隔。这就是 10—20 系统命名的来源。

（2）横位：从左耳前点（耳屏前颧弓根凹陷处）通过中央点至右耳前点取一连线，在这条连线的左右两侧对称标出左中颞（T_3）、右中颞（T_4）、左中央（C_3）、右中央（C_4）。T_3、T_4 点与耳前点的距离各占此线全长的 10%，其余各点（包括 C_Z 点）均以这条连线全长的 20% 相隔。

（3）侧位：从额极中点（F_{PZ}）向后通过 T_3、T_4 点至枕中点分别取左右侧连线，在左右侧连线上由前至后对称地标出左额极（F_{P1}）、右额极（F_{P2}）、左前颞（F_7）、右前颞（F_8）、左后颞（T_5）、右后颞（T_6）、左枕（O_1）、右枕（O_2）各点。F_{P1}、F_{P2} 点至额极中点（F_{PZ}）的距离与 O_1、O_2 点至 O_Z 点的距离各占此连线全长的 10%，其余各点（包括 T_3、T_4）均以此连线全长的 20% 相隔。

（4）其他：其余的左额（F_3）、右额（F_4）点分别位于 F_{P1}、F_{P2} 与 C_3、C_4 点的中间；左顶（P_3）、右顶（P_4）点分别位于 C_3、C_4 与 O_1、O_2 的中点。

为了区分电极和大脑两半球的关系，通常右侧用偶数，左侧用奇数。左右侧各取 8 个电极，加上前后位上的额中点（F_Z）、中央中点（C_Z）、顶中点（P_Z），总共使用 19 个电极。10—20 系统电极放置法的特点是，电极排列与头颅大小及形状成比例，电极以标准位置适当地分布于头颅主要部位。

除了 10—20 系统电极放置法，目前仍有其他电极安置方法在使用。为了提高检测的分辨率，在脑功能的研究中，经常还使用管状电极帽的 64 导、128 导、256 导等电极安放方法。

3. 脑电图电极帽 是配戴在被试者头上采集脑电信号的装置，由于无需单独安放电极，临床应用更为方便。电极帽采用一体化设计，结构中包括测量电极（主要使用盘状电极）、弹力帽、导联线和电缆接头等。电极位置严格按照国际 10—20 分法布置，要求配戴舒适、接触良好、采集信号可靠等，主要适用于脑类疾病检测、脑素质训练和脑科学研究等。

脑电图电极帽，如图 2-66 所示。

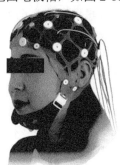
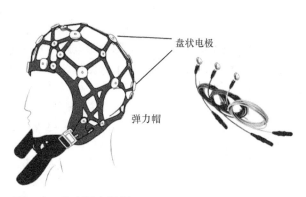

盘状电极

弹力帽

图 2-66　脑电图电极帽

使用电极帽体（弹力帽）时，要求合理选择帽体材料和适宜的尺寸。帽体材料宜选择弹性面料，还要考虑电极帽体的舒适性和透气性。根据受试者的头围大小，应选择松紧适度的电极帽，格林泰克的脑电图帽尺寸见表 2-3。

表 2-3　格林泰克的脑电图帽尺寸

序号	型号	头围尺寸	规格
脑电图帽 1	L	58～62cm	成人大号
脑电图帽 2	M	54～58cm	成人中号
脑电图帽 3	S	50～54cm	成人小号
脑电图帽 4	XS	46～50cm	儿童大号
脑电图帽 5	Infant Cap Ⅰ	42～46cm	儿童中号
脑电图帽 6	Infant Cap Ⅱ	38～42cm	儿童小号
脑电图帽 7	Infant Cap Ⅲ	34～38cm	新生儿

（四）脑电图导联

脑电图描记的是头皮上不同电极（皮层不同解剖部位）之间的电位差。因此，前置放大器的输入端至少有一个（或两个）需要连接至测量电极。假如人体上存在零电位，连接到零电位上的电极为参考电极或无关电极；在头皮上采集脑电信号的电极为测量电极或记录电极。

脑电图的电极导联有两种连接方式，一是单极导联方式，放大器的两个输入端中一个连接记录电极，另一个连接参考电极，测量的电位差就是该电极处皮层电位变化的绝对值；二是双极导联形式，放大器同时引导两个记录电极的信号，这时的检测信号为两个电极间的电位差。

1. 零电位点的选取　在人体上选取零电位点（参考电位）的方法很多。理论上，对于富含电解液的机体，其零电位点应选择在距离该机体较远处，可惜这种远离机体的参考点难以实际运用，通常只能在人体上找一个距离记录电极相对较远的点定义为零电位点。首先考虑到的是四肢，但它并不适用，因为如果将四肢作为参考电位，有可能在脑电信号中混入一定量的心电信号（心电幅度通常比脑电幅度大两个数量级）和肌电信号。

（1）耳电极参考电位：为了在头部选取一个尽可能远离记录电极的位置，目前采用的方法是选取耳垂电极为零电位点。由于耳垂电极并非绝对零电位，因此，单极导联实际测量的是头皮各记录电极与耳电极之间的电位差，但它的测量值很接近记录电极的电位绝对值，临床可以采信。

以同侧耳电极作为参考电极时，检测的是左、右侧头皮各记录电极与同侧耳电极之间的电位差。但当距离耳电极较近处，如颞部导联有高波幅的电位出现时，这个高幅电位就会传递到耳垂致使耳电极活化，影响整个同侧半球的脑电波形。

（2）平均参考导联：现代生物电测量中，选取零电位的另一个重要方法就是平均参考导联。平均参考导联是将多个记录电极分别通过较大阻值（大于 $1.5M\Omega$）连接起来，即通过电路平均技术形成一个近似的零电位。比如，心电图检测电路中将三个导联通过威尔逊网络形成一个参考电位。同理，脑电图检测也可将各个头皮记录电极通过电阻连接在一起作为参考电位，这种方法能够消除因单侧耳电极活化带来的影响。但是，如果某一记录电极的测量电位较高，通过平均技术难以完全消除，则可能影响双侧半球采集信号的精度。

2. 单极导联　单极导联电极的连接方法是记录电极置于头皮上某一指定位置，参考电极接零电位点。单极导联的特点是放大器测量的电位差就是记录电极处电位变化的绝对值（相当于心电图的胸导联）。应用单极导联时，应事先考虑参考电极的选用和连接方式。目前，单极导联的参考电位有四种形式供选择。

（1）使用与记录电极同侧的耳电极作为参考电极。

（2）使用与记录电极异侧的耳电极作为参考电极。

（3）两侧耳电极连在一起作为参考电极，它组成的单极导联脑电图系统，如图 2-67 所示。

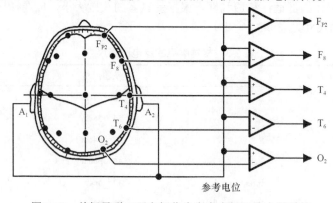

图 2-67　单极导联（耳电极作为参考电极）脑电图系统

（4）采用平均参考导联作为参考电极。平均参考导联组成的单极导联脑电图系统，如图 2-68所示。

3. 双极导联　不需要使用参考电极，前置放大器的两个输入端分别连接不同的记录电极。双极导联记录的波形是两个电极之间的电位差值（相当于心电的肢体导联），它不能指向某个具体检测部位的电位变化。

双极导联的优点是不易受到其他生物电信号干扰，可以完全排除耳电极（作为参考电极方式）引起的误差。但是，它的信号波幅一般较低，也不够稳定，并要求两个记录电极的间距应足够大，一般为30～60mm，不应小于20mm。若间距过近，则会导致信号波幅偏低，难以采信。双极导联脑电图系统，如图2-69所示。

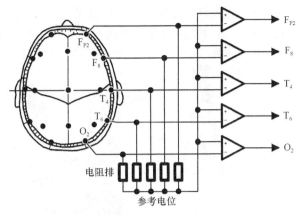

图 2-68 单极导联（平均参考导联）脑电图系统

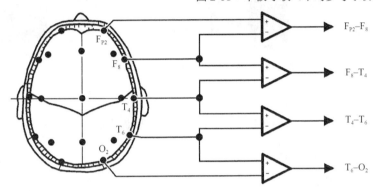

图 2-69 双极导联脑电图系统

二、脑电图机

脑电图机是用来检测和记录脑细胞群电活动的专用医学诊断设备。由于脑电图机与心电图机都是通过体表电极来获取生物电信号，因此，它们的工作原理和电路结构基本相同。但是，脑电图（EEG）与心电图（ECG）在采集信号强度、波形成分、频率范围、导联数量及临床应用方面仍存在较大差异，其整机构成及电路性能、参数也有所不同。脑电图机与心电图机信号检测电路的性能差异，见表2-4。

表 2-4 脑电图机与心电图机信号检测电路的性能差异

	心电图机	脑电图机
信号强度	0.01～5mV	2～200μV
频率范围	0.05～250Hz	0.1～100Hz
CMRR	100dB	100dB 以上
输入阻抗	2MΩ	10MΩ 以上
定标电压	1mV	5/10/20/50/100μV
通道数	1/3/12	8/16/32，最多可达 256

注：CMRR 即共模抑制比

本节将以 NT9200 系列的脑电图仪为例，介绍脑电图机的结构与工作原理。NT9200 系列脑电图仪，如图2-70所示。

构成一套完整的脑电图检测系统，需要有脑电信号采集器和计算机系统（包括主机、显示器、键盘、鼠标以及打印机等），还应配备灵活的移动台车和各种活动支架。为了提高脑电图机对癫痫检查的阳性率，目前脑电图机还随机配有闪光器和摄像系统，作用是利用 0.1～10ms 的闪光刺激脉冲来诱发癫痫发作，并通过记录癫痫发作的现场脑电图和视频图像，协助临床诊断。

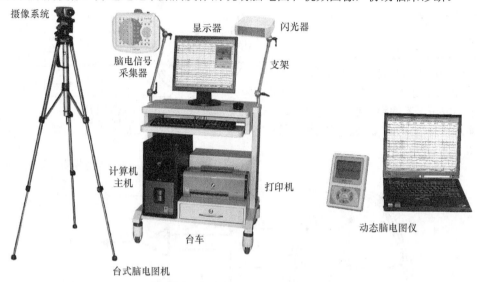

图 2-70　NT9200 系列数字脑电图仪

（一）脑电图机的基本构成

为适应脑医学的各种临床诊断，现代脑电图机除了具备强大的脑电信号采集与处理功能外，还需要有诱发脑电的刺激（如视觉刺激、听觉刺激等）接口，更为重要的是，通过配套的计算机系统和专用软件，可以实现脑电图机的控制、脑电信息存储、运算、分析和数据处理等功能。因此，传统意义上仅采集脑电图信号的脑电图机已趋于淘汰，被具有强大智能分析和图像处理功能的计算机系统所取代。

1. 脑电图机的结构　脑电图机的基本结构，如图 2-71 所示。

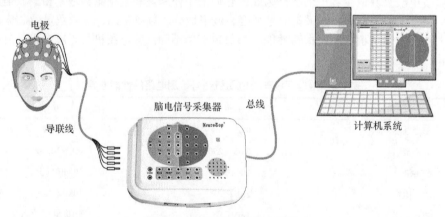

图 2-71　脑电图机的基本结构

脑电图机有三个组成部分，一是有可在头皮上拾取脑电信号的记录电极和导联线；二是有功能完备的脑电信号采集器，可以完成头皮脑电信号的滤波、放大甚至模数转换等全部功能，可以为后续计算机系统提供完整的基础脑电数据；三是有配套的计算机系统，能够快速分析、处理检测数据，并通过数据终端显示或打印脑电图、脑地形图等。

2. 脑电图机的电气原理　从脑电图专项检测技术层面上看，脑电图机的硬件就是指脑电信号采集器。传统的脑电图机电气原理框图，如图 2-72 所示。

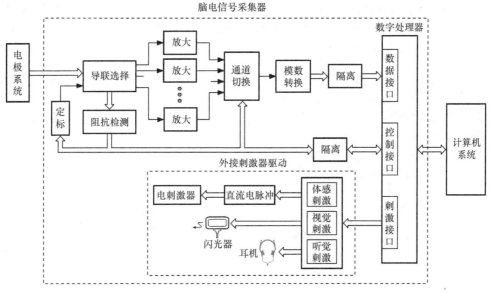

图 2-72　传统脑电图机电气原理框图

图 2-72 所示是传统的脑电图机结构，由于受到早期模数转换器的采样灵敏度（一般要求输入信号＞1.0V）、采样频率和动态范围等技术制约，脑电电极采集的信号必须要预先进行信号滤波和多级放大，然后，才可以经通道切换有选择地按时序将信号传送至模数转换器（多个信号走一个信号处理通道），转换后的数据再通过数据接口送至数字处理器进行数据和波形处理。由此可见，前置放大器和有限的信号通道是传统脑电图机的技术瓶颈，严重影响了脑电信号的采集速率和波形质量。

随着集成电路技术的进步，低等效输入噪声（输入信号 1.0μV）、多通道、高采样速率的 24 位模拟信号前端芯片已广泛应用于脑电图机，芯片可以对脑电电极拾取的信号直接进行模数转换。由于模数转换器前移，甚至不需要外围放大电路（芯片内部含有前端放大器），专用的模拟前端可以扩展足够多的采样通道，电路中已不再必需导联选择和通道切换，能够通过对各通道数字信号的导联重组来实现不同导联的脑电波形输出。因此，现代数字脑电图机的硬件结构得到大幅简化，其电气原理框图，如图 2-73 所示。

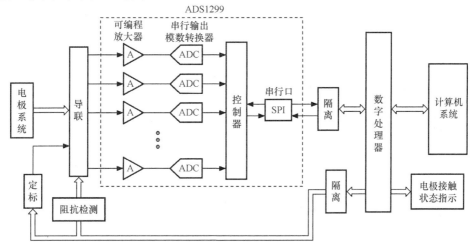

图 2-73　数字脑电图机电气原理框图

图 2-73 中，ADS1299 是一类生物电检测专用的模拟信号前端芯片。由于该芯片内仅有 8 个信号通道，在实际应用中，如果需要构成更多的测试通道，可以采用级联的方式配置多个 ADS1299 芯片。因此，为实现脑电 10—20 系统的 19 个电极的信道，脑电图机至少需要使用 3～4 块 ADS1299。

（二）脑电信号的引入

脑电信号的引入环节主要包括机外的脑电电极、导联线以及脑电信号采集器内的定标和电极接触阻抗检测电路等，意义就是通过头皮电极采集脑电信号。

1. 脑电信号采集器 是脑电图机的核心装置，主要作用是引入脑电信号，对采集的脑电信号直接进行数字化处理。

脑电信号采集器，如图 2-74 所示。

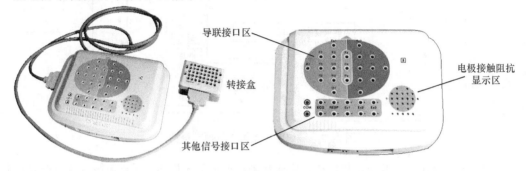

图 2-74 脑电信号采集器

为实现安全、可靠地引入脑电信号，脑电信号采集器应具有 3 个基本功能。

（1）在导联接口区有明确的编码提示，以便于"对位"连接各导联。

（2）可以检测电极的接触阻抗，如果测试到某一路测试电极的接触阻抗过大或导联脱落，在电极接触阻抗显示区的对应位置上指示灯亮。

（3）能够为各信号通道提供定标电平。

在脑电信号采集器上还设有一个其他生理信号接口区，其中包括一路呼吸波检测端口和一路心电检测端口，以及 3 个备用的生理测试通道，作用是配合脑电图同步测试呼吸、心电及其他电生理信号（如肢体肌电图等）。同步检测其他电生理信号有着重要的临床意义，首先，由于呼吸波和心电图是脑电图测量中主要的生理干扰源，目前还没有适当的方法将其屏蔽，因此，通过同步测试受检者自身的呼吸波和心电波，可以便于临床比对排除，避免误诊；其次，脑电图测试中，尤其是对癫痫的筛查，临床上还常需要兼顾观察当时的心电图、肢体肌电图等，因而，同步检测其他生理波形，也有辅助临床诊断的价值。

在脑电信号采集器上还有一条专用的线缆外接转接盒，作用是通过转接盒插接 21 个电极，可方便临时性断开或连接电极，这主要是用于脑电监护过程中的临时转运。

2. 电极系统 脑电电极主要包括盘状电极和耳电极，如图 2-75 所示。

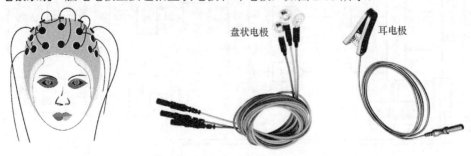

图 2-75 盘状电极和耳电极

脑电的电极系统通常使用 21 个盘状电极和 2 个耳电极，对于某些特殊情况也可应用针电极或电极帽。脑电导联线为带有屏蔽层的单芯电缆，通过导联的不同连接形式可以构成单极导联或双极导联。由于数字脑电图机的双极导联可以通过后期计算机系统的导联重组（两个单极导联信号相减）来实现，因而，脑电信号的引入通常仅为单极导联形式。

3. 电极接触阻抗检测　电极与头皮接触是否良好直接关系到脑电图的测试质量，因此，在脑电信号采集器上都必须具有电极接触阻抗检测电路。如果某一路电极的接触阻抗大于设定阈值（一般为 20kΩ），对应的指示灯亮，则提示该电极接触不良或导联脱落。

电极接触阻抗检测电路，如图 2-76 所示。

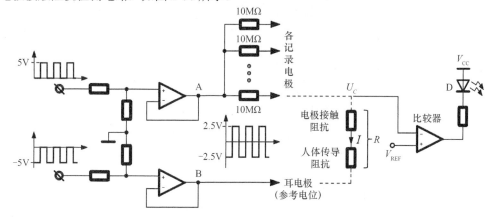

图 2-76　电极接触阻抗检测电路

脑电信号采集器内部的数字处理器发送两路对称的 5Hz、±5V 的脉冲，经光耦（图 2-76 中省略）隔离、电阻分压，由两个射极跟随器输出±2.5V 的电脉冲。这一±2.5V 的电脉冲再经 10MΩ 的电阻接至各记录导联输入端口。由于人体阻抗为 1～2kΩ（一般不大于 5kΩ），远远小于串联的电阻阻值 10MΩ，回路电流 I 可近似理解为一个恒流源。因此，记录电极的端电压 U_C 为

$$U_C = RI$$

式中，R 为人体传导阻抗与电极接触阻抗之和。由于人体的传导阻抗基本不变，U_C 仅与电极的接触阻抗成正比。如果电极发生接触不良，电极接触阻抗将大幅提升（电极开路时，接触阻抗将无穷大），U_C 也随之增大，通过比较器与正向输入端的 V_{REF} 比对，输出端为低电平，对位的发光管 D 亮，提示该电极接触不良。

4. 定标　早期的脑电图机由于需要现场校准各通道的灵敏度，因此，脑电图机在描记脑电图之前需要进行定标。对于数字脑电图机来说，灵敏度的校准已经不再是必要过程，定标电平仅是为出厂测试和维修提供标准信号，本机定标信号为 0.5Hz 的±50μV 双向电脉冲。

（三）脑电信号处理

脑电信号采集器的另一个基本功能是对引入的脑电信号进行必要的数字化处理，为后续计算机系统提供初始脑电图数据。脑电信号处理原理框图，如图 2-77 所示。

如图 2-77 可见，数字脑电图机的信号处理已不再需要导联选择和通道切换等环节，其电路结构得到了大幅简化，实际上，脑电信号的放大、模数转换及信号传输等主要功能都集中在模拟前端芯片上。本机使用的是 ADS1299 八通道的生物电测量模拟前端，芯片内部包含 8 路程控开关阵列（MUX）、8 个 1.0μV 低输入噪声的可编程增益放大器（PGA）和 8 个 24 位串行输出的模数转换器（ADC），以及标准串行口，因此，脑电信号处理的主要功能可以通过 ADS1299 一站式完成。

1. 开关阵列　ADS1299 具有灵活的信号引入方式，通过内部控制器更新开关状态寄存器的内容，即可随时改变 MUX 的开关状态。ADS1299 芯片内部有 8 个结构完全相同的程控开关阵列（也

称为多路复用器），其中的一路开关阵列结构，如图 2-78 所示。

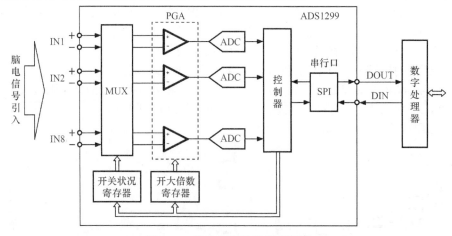

图 2-77　脑电信号处理原理框图

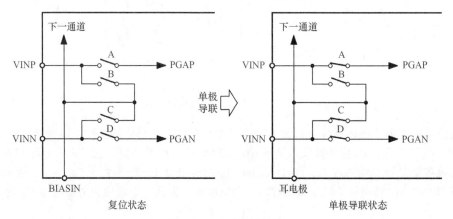

图 2-78　开关阵列结构

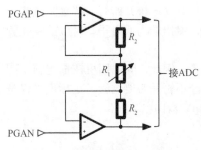

图 2-79　可编程增益放大器

可见，通过更新开关状态寄存器的状态字，即可改变开关状态。例如，实现脑电图的单极导联，可将开关 A、C、D 闭合，B 打开，记录电极信号经端口 VINP、开关 A 接至可编程放大器的正向输入端（PGAP），耳电极电平经公共端口 BIASIN，通过开关 C、D 接至放大器的反向输入端（PGAN）。注意，采用单极导联时，端口 VINN 悬空。

2. 可编程增益放大器　是一个低噪声放大器，基本结构形式为同相并联差分放大器，如图 2-79 所示。

PGA 有七个增益等级，放大倍数分别为 1、2、4、6、8、12 和 24。通过写入放大倍数寄存器的状态字，可改变 R_1 的阻值，进而调整 PGA 的放大倍数。比如，R_1 无穷大时，PGA 的放大倍数为 1；R_1 阻值是 R_2 的 2 倍，放大倍数为 2；依此类推，可以实现 PGA 的放大倍数分别为 4、6、8、12 和 24。

（四）导联设计

正确安放电极，合理设计导联，是保证脑电图检测质量、提高异常波形检出阳性率的关键。根据国际脑电图学会的建议，目前 10—20 电极放置法已成为国际通用的标准方法。因此，对记录电极安放有如下基本要求：

（1）确保在头皮上不同代表区域都能记录到脑电活动，应至少有19个记录电极。

（2）若临床需要，可在标准部位之间增放电极。

（3）两个记录电极间距离不宜太小，如果电极安放过密则不能有效检测电位差。

现代数字脑电图机常规提供19路单极导联信号，通常选用耳电极为参考点。为适应临床需要，以充分表达这19个记录电极所采集的脑电信号，脑电图机还需要对脑电信号进行导联重组，称为"导联设计"。现阶段，临床对导联设计已有惯例，单极导联分为耳电极单导和平均电极单导；双极导联较为复杂，建议采用纵联、横联和环联等形式。

1. 单极导联 根据参考导联的选取方式不同，单极导联只有两种导联设计方式，分为耳电极单极导联和平均电极单极导联，如图2-80所示。

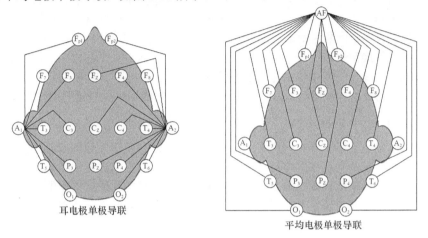

图2-80 单极导联（每条连线表示两个应用电极）

2. 双极导联 根据十字交叉和三角定位的原则，双极导联设计应满足布局简洁、对称，各电极间的距离均等的要求。因此，双极导联可以有多种导联设计形式，应用较多的主要有纵联、横联和环联，如图2-81所示。

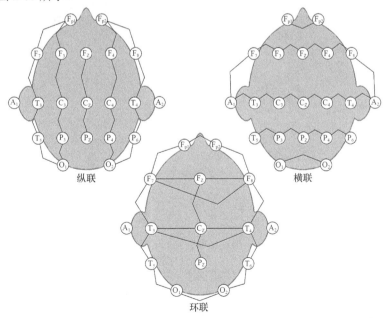

图2-81 双极导联（每条连线表示两个应用电极）

三、诱发电位

诱发电位（evoked potentials，EP）也称为诱发反应，是指神经系统（包括外周或中枢、感觉或运动系统）接受内在或外界"刺激"所产生的特定生物电活动。也就是说，如果对神经系统某一特定部位（从感受器到大脑皮质）给予相宜的刺激，或使大脑对刺激信息进行加工，则会在该系统和头皮的相应区域检测出与刺激有锁时和特定位相关的生物电反应，即为诱发电位。由此可见，诱发电位有其明显的"空间"、"时间"和"位相"特征，只能在该神经传导通道的特定部位上检测到。

继脑电图和肌电图之后，诱发电位是临床神经电生理学的第三大进展。临床上，在病史和体征不能确定诊断的情况下，通过诱发电位能够检出神经系统的功能异常；也可以通过检测中枢神经系统的抑制状态来确定麻醉深度。诱发电位技术是观测人脑功能的一种无创性（或微创）手段，为感知生理、临床神经生理和心理学的研究开辟了新途径。在生理学研究中，诱发电位往往比自发电位更具有临床意义。诱发电位所包含的潜伏期、极性、波幅和持续时间等十几个可予以测量的成分，能够描述诱发的神经活动，可以表达对刺激性质的感知和对刺激意义的理解。

（一）诱发电位检测技术

大脑皮质的生物电活动主要有两种形式，即自发性电活动和诱发性电活动。自发性电活动通常是指常规脑电图，反映的是大脑皮质在无外界刺激状态下产生的自发生物电活动；诱发性电活动特指诱发电位，为中枢或周围神经系统接受刺激，并沿着特定的通路诱发出中枢神经系统的电活动。各种诱发电位都具有特定的波形和电位分布，潜伏期与刺激之间存在严格的锁时关系，这与自发脑电图（EEG）的自发性和周期性有显著区别。

1. 大脑皮质（cerebral cortex） 是调节或控制躯体运动的最高级中枢，是意识活动、产生抽象思维的物质基础。人类的大脑皮质约有 140 亿个神经细胞，面积可达 2200cm^2，主要含有锥体细胞、梭形细胞和星形细胞（颗粒细胞）及神经纤维。这些神经细胞共同构成了感觉（如视觉、听觉、躯体感觉等）、运动、语言等多种生命活动的神经中枢。

（1）大脑皮质功能区：人类的大脑皮质有很多沟、回，大大增加了皮层的面积。不同区域的皮层有着各自的功能分工。大脑左半球外侧面的功能区定位，如图 2-82 所示。

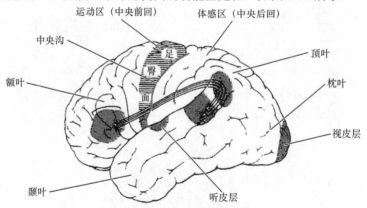

图 2-82 大脑左半球外侧面的功能区定位

以大脑的中央沟为界，中央后回是躯体感觉区，中央前回为运动区；枕叶和矩状裂周围皮层称为视觉区；颞横回称为听觉区；额叶皮层大部分，顶、枕和颞叶皮层的其他部分都称为联合区，它们能接收多通道的感觉信息，汇通各个功能特异区的神经活动。

（2）大脑皮质各功能区的意义：大脑皮质运动、体感区与躯体各部位的关系，如图 2-83 所示。

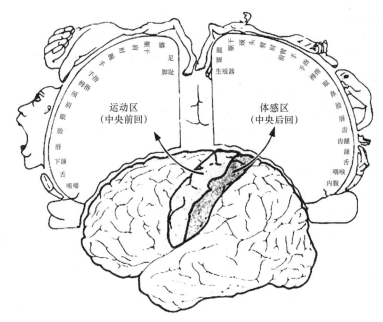

图 2-83 大脑皮质运动区、体感区与躯体各部位的关系示意图

运动区（motor area）是管理身体运动的神经中枢，位于中央沟之前的皮质内，支配身体内外所有的随意肌运动。运动中枢发出的神经冲动，以左右交叉与上下倒置的方式进行。

体感区（somatosensory area）是管理身体上各种感觉的神经中枢，包括热觉、冷觉、压觉、触觉、痛觉等均受该中枢的管理。体感区位于顶叶的皮质内，隔中央沟与运动区相对。体感区的功能与身体各部位的关系，也是以上下颠倒与左右交叉的方式进行。

视觉区（visual area）是管理视觉的神经中枢。视觉区位于两个半球枕叶的皮质内，交叉控制两只眼睛。由视神经通路可以看出，每只眼球内视网膜的左半边，均经由视神经通路，与左半球的视觉区连接。这说明左半球的视觉区同时控制左右两只眼睛。同样，右半球的视觉区也同时控制左右两眼。

听觉区（auditory area）是管理两耳听觉的神经中枢，位于两半球的外侧，属于颞叶的区域。每一半球的听觉区均与两耳的听觉神经连接，但与视觉区的特征又不相同。每一半球的听觉区，均具有管理两耳听觉的功能，其中一个半球的听觉区受到伤害时，对个体的听觉能力只有轻微的影响。

联合区（association area）是具有多种功能的神经中枢。在每一半球上均有两个联合区，其一是从额叶一直延伸到运动区的一大片区域，称为前联合区，主要功能是与记忆思考有关；其二是后联合区，分散在各主要感觉区附近，如额叶的下部就与视觉区有关，此区域受伤会降低视觉的辨识力。

2. 诱发电位的基本特征 如果对感觉器官施加适宜刺激（包括机械、温度、声、光、电等刺激），经过机体的换能作用，会转换成神经冲动并进入中枢，由此可以在各级特定区域检测到该刺激所诱发的生物电活动。因此，诱发电位具有两个基本特征。

（1）因果关系。诱发电位是由刺激源产生的生物电活动，因而，诱发电位与刺激源具有明确的"激励-响应"的因果关系。

（2）锁时关系。诱发电位是刺激源经感受器、神经传导等一系列有规则运作产生的生物电活动，诱发电位与刺激源存在着明显的时相关系（潜伏期），并具有可重复性。

3. 诱发电位的分类 不同感官的诱发电位所表现的形式会有所不同，刺激特性的差异也可以影响诱发电位的波形结构。依据受检神经的性质，诱发电位可以分为感觉诱发电位、运动诱发电位、事件相关电位等。

（1）感觉诱发电位：主要有躯体感觉、听觉和视觉三大类。通过电脉冲或机械刺激可以诱发体感诱发电位（SEP），以特定的声音刺激能诱发听觉诱发电位（AEP），由闪光或图形翻转刺激可以诱发视觉诱发电位（VEP）。

（2）运动诱发电位：通过适宜的电流或磁场，经颅骨或椎骨刺激大脑运动皮质或脊髓所记录到的肌肉动作电位，称为运动诱发电位（MEP）。

（3）事件相关电位：人脑对某些刺激信息进行认知加工时，在头皮记录到的电位变化，称为事件相关电位（ERP）。

一般说来，诱发电位可以分为两个主要的时间段，即原发反应（早反应）和原发后反应（晚反应）。原发反应是最早通过特异丘脑皮层通路到达皮层第一感觉区的诱发反应，而在刺激后 $50 \sim 100 \mathrm{ms}$ 产生的反应称为晚反应，晚反应广泛地分布于皮层双侧并会受到意识水平的影响。因此，早反应在功能上与感觉器官的接受能力有关，晚反应主要与信息处理的过程有关。

4. 诱发电位的信号处理　由于脑膜、头骨和头皮的影响，在头部检测的诱发电位要比自发脑电信号小得多，为 $0.1 \sim 20 \mu \mathrm{V}$。另外，诱发电位是淹没在各种自发电位（脑电、肌电、心电等）噪声背景中的信号，因而，需要使用专门的信号分离技术。为了将微弱的诱发电位从背景噪声中分离出来，目前，诱发电位主要是根据诱发电位的空间、时间及相位等特征，利用潜伏期与刺激之间的锁时关系（给予刺激后立即或在一定时间内出现诱发电位），进行信号提取，最基本的信号处理方法是叠加平均法。

（1）叠加平均法原理：由于诱发电位总是在刺激后固定的时间内（潜伏期）出现，其波形的形态基本保持一致，而脑电的自发电位与刺激源无固定时相关系，因而，通过对多次刺激的结果叠加，诱发电位就会因其在固定时间出现、极性一致而变得突显，其他的信号（自发性脑电信号等）因与刺激无固定时相关系，而被自身的正负信号所抵消，这就是叠加技术；将叠加后的波形除以叠加次数，使 EP 波幅大小恢复原貌，即为平均技术。

设输入信号 $f(t)$ 是有用信号和随机白噪声的合成，可表示为

$$f(t) = s(t) + n(t)$$

式中，$s(t)$ 为振幅恒定周期信号，功率为 S，$n(t)$ 为随机白噪声（无规则信号）。在信道中，随机白噪声一般都服从高斯分布，也称作高斯白噪声，其均值为零、方差为 δ^2。根据高斯白噪声的性质可知，噪声的功率为 δ^2。即输入信号的信噪比为

$$SNR_{IN} = \frac{S}{\delta^2}$$

进行 m 次叠加平均后，输出信号为

$$y(t) = \frac{1}{m} \sum_{k=1}^{m} f(t_k + iT) = s(t) + \frac{1}{\sqrt{m}} \overline{n(t)}, \quad 0 \leqslant t \leqslant T$$

式中，T 为多点平均扫描时间间隔，$f(t_k+iT)$ 为第 i 点的第 k 次样值，$\overline{n(t)}$ 为噪声信号有效值。可见，对输入信号进行叠加平均处理，有效信号经 m 次叠加平均后其值不变，而噪声叠加平均后为

$$N(t) = \frac{1}{m} \sum_{k=1}^{m} n(t_k + iT) = \frac{1}{\sqrt{m}} \overline{n(t)}$$

则输出信噪比变为

$$SNR_{OUT} = \frac{S}{N_0} = m \frac{S}{\delta^2} = m \cdot SNR_{IN}$$

式中，N_0 为叠加平均后输出噪声的功率。

由以上推导可知，周期信号经过 m 次同步叠加后，信噪比提高 m 倍。因此，周期性信号或可

重复性信号经过多次取样积累后，其信噪比会明显提高，积累次数越多，信噪比改善越好。如果叠加平均的次数足够多，那么，微弱的有用信号就可以从较强的背景噪声中提取出来。

（2）平均诱发反应法：叠加平均法在医学研究中的应用称为平均诱发反应法（averaged evoked response，AEV），是机体对某个（组）外加刺激所产生的因果反应。AEV方法可以用来检测微弱的生物诱发电位信号，如希氏束电图、诱发电位、耳蜗电图等。由于这些背景噪声是随机的（无极性亦不规律），其平均值和协方差为零，而诱发电位的波形及振幅较为固定，随着叠加平均次数的增加，诱发电位波形愈加明显。

为保证应用AEV方法的准确性，必须要确定叠加采样的基准时间点。由于诱发电位与刺激源具有严格的锁时关系，因此，检测通常是将刺激源作为信号采样的基准时间点。应用AEV法提取诱发电位，如图2-84所示。

叠加平均法是用来提高信噪比的重要技术手段，目的是将诱发电位信号从自发脑电信号和各种背景伪迹中分离出来。

5. 诱发电位的波形结构　关于诱发电位波形的极性，我国和欧美国家均采用"下正上负"的相位体制，即基线上的波形为负，基线下的波形为正。波形常用的标记方法是：

（1）用波形的极性（以P表示正相波，N为负相波）和各成分出现的顺序（以阿拉伯数字或英文字母表示）的组合命名，如P1、P2、P3…和N1、N2、N3…常用于体感诱发电位和中长潜伏期的听觉诱发电位。

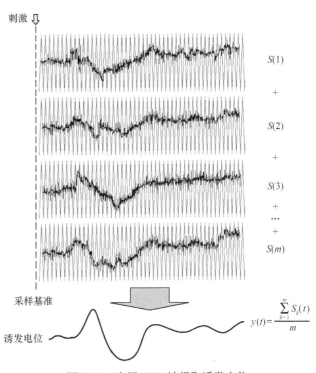

图2-84　应用AEV法提取诱发电位

（2）按波峰的潜伏期毫秒数标记，如P100、N20、P45等。

（3）以罗马数字（Ⅰ、Ⅱ…Ⅶ）表示脑干听觉诱发电位的标记。

（4）用波形的解剖发生源命名，如LP代表从腰骶髓记录的生物电活动。

潜伏期和振幅是诱发电位的两个重要的测量指标。潜伏期包括绝对潜伏期和峰潜伏期。绝对潜伏期是指刺激与诱发电位波形上某一特定点之间的时间间隔（ms），通常采用波峰的顶点作为测量点（峰潜时）。

绝对潜伏期与振幅，如图2-85所示。

图中LN1、LP1、LP2分别为N1、P1、P2波峰的绝对潜伏期，A1N1代表从基线测量的N1振幅，N1P1、N1P2分别代表N1至P1和N1至P2的峰-峰值。

两个波峰的时间间隔称为峰间潜伏期，如图2-86所示。

诱发电位的波形特征是：

（1）诱发电位振幅很小，多为<1μV。

（2）反应是在受到刺激经历一定的潜伏期后出现。

（3）呈现特定的波形结构。

（4）与自发脑电信号是长时间周期方式不同，它的反应为瞬间表现。

（5）有相应的电位分布区，其分布位置与面积取决于有关传导组织的结构特征。

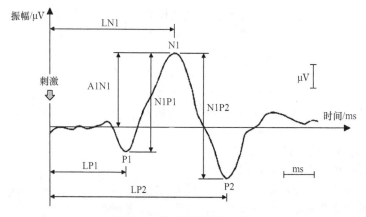

图 2-85　绝对潜伏期与振幅

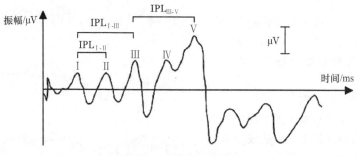

图 2-86　峰间潜伏期

（二）听觉诱发电位

听觉诱发电位（auditory evoked potential，AEP）是通过声音刺激听觉传导通路，经脑干原发听皮层到达联合皮层的生物电活动，是一项反映脑干受损、大脑抑制较为敏感的客观指标。

1. 听觉通路　正常人耳的结构分为外耳、中耳、内耳，以及听神经、传导通路、听觉皮层中枢，如图 2-87 所示。

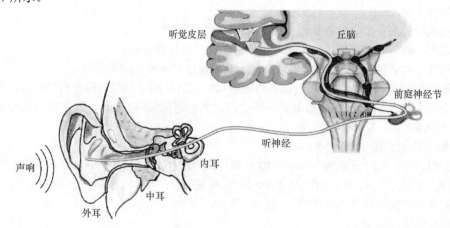

图 2-87　听觉通路

事实上，耳朵仅是"听声"过程中的一个传递环节，能够真实感受到声音存在的是大脑的听觉中枢。在自然界，声音的发生和传递是一种振动（声波）形式，但大脑的听觉中枢不能直接感受到这种振动。因而，需要通过外耳收集声音的振动波，并利用中耳的鼓膜和听骨链放大并传导声音，再由内耳的耳蜗将这种振动转换为生物电信号，通过听神经纤维传递到听觉中枢，从而感受到声音。

2. 记录电极位置　耳蜗毛细胞可将外耳、中耳传递到内耳的声音能量转换成生物电信号，再通过听觉神经传递到大脑皮质。由于听觉生物电的传导需要经过耳蜗螺旋神经节、脑干（耳蜗核、橄榄核等）、丘脑、大脑下皮层、大脑皮质颞横回等中转结构，因而，在上述各部位通过记录电极均可检测到与听觉有关的电活动，即为听觉诱发电位。

进行 AEP 测试时，一般是记录颅顶（C_z）与乳突（位于外耳门后方的骨性突起部位）或耳垂（A_1 或 A_2）之间的电位差。由于额部发际与颅顶记录的电反应差异较小，且可避免移动头发，操作更为方便，因此，临床常用额部发际代替颅顶电极。

听觉诱发电位典型的电极安放位置，如图 2-88 所示。

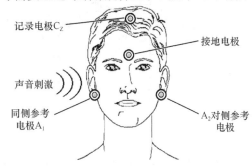

图 2-88　听觉诱发电位典型电极安放位置

3. 常用的刺激声信号　声响刺激的意义是"唤醒"听觉认知，刺激强度一般为 45～80dB。常用的刺激声信号主要有短声（click）、滤波短声（filtered click）和短纯音（tone-brust），不同刺激声的声学波形，如图 2-89 所示。

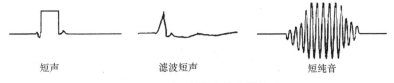

图 2-89　不同刺激声的声学波形

（1）短声：将短促的 50～200μs 的方波送至耳机，产生"嗒、嗒"的短声。这种刺激声的特点是持续时间较短（只有数毫秒），但频率范围很宽，能量谱集中在 2～4kHz。由于人的外耳道对 3kHz 左右、听骨对 1.5kHz 易产生共振，因而，短声是引起神经排放同步的最佳信号，可得出最清晰的反应波。

（2）滤波短声：产生短声的电脉冲经窄带滤波器（1/3 倍频程）滤波后，再输入耳机所产生的声信号为滤波短声。短音和滤波短声通常由 2 周期声调上升、1 周期平台波和 2 周期声调下降波组成，这种声调的变化有利于刺激人体听觉的认知，可以提高 AEP 监测的灵敏度。

（3）短纯音：对纯音的正弦波形进行调制，获得具有对称性上升相、下降相和平台的声信号，因此，短纯音由一段包络呈梯形的正弦波组成，其波形分为上升时间、下降时间和持续时间。短纯音的频率采用低音区，并可以根据临床需要选择，选择的范围通常为 500Hz、1000Hz、2000Hz、4000Hz 和 8000Hz。

4. 听觉诱发电位的波形　听觉诱发电位由一系列不同潜伏期的脑电活动波形构成，可以反映刺激经听觉传导通路的各级神经结构依次兴奋的过程。AEP 包括从耳蜗至皮层的生物电活动，由 11 个如图 2-90 所示的波形组成。

当刺激声音强度在 70dB 左右时，从颅顶处与乳突之间所记录到的 AEP 由 11 个波形（包含 15 个成分）组成的波群。根据潜伏期的长短不同，这一波群依次分为听觉脑干诱发电位（早期成分）、中潜伏期成分、长潜伏期成分三个阶段。

（1）早期成分：听觉脑干诱发电位（auditory brainstem response，ABR）是听觉诱发电位的早期成分，属于短潜伏期反应的诱发电位，是耳机发放短声刺激后 0～10ms 内记录到的前 6～7 个波形（命名为Ⅰ～Ⅶ），记录的电活动部位主要为耳蜗至脑干水平，可以反映刺激传至脑干及脑干的处理过程。其中，Ⅰ波是耳蜗神经动作电位，Ⅱ波起源于耳蜗神经核，Ⅲ波来自脑桥上橄榄复合核与斜方体，Ⅳ波与Ⅴ波分别代表外侧丘系和中脑下丘核，Ⅵ波与Ⅶ波是丘脑内膝状体

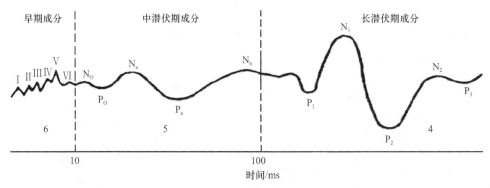

图 2-90　听觉诱发电位波形

和听放射的动作电位波形。因此，Ⅰ、Ⅱ波实际代表听觉传入通路的周围性波群，其后各波代表中枢段动作电位。波Ⅰ~波Ⅴ等前 5 个波最稳定，其中波Ⅴ波幅最高，可作为辨认 ABR 各波的标志。

ABR 为一种客观检测手段，是根据检测到的电位变化来判断听觉，与意识水平无关。ABR 也是一项脑干受损较为敏感的客观指标，是声刺激引起的神经冲动在脑干听觉传导通路上的电活动，可以客观敏感地反映中枢神经系统的功能。ABR 记录的是听觉传导通路中的神经电位活动，反映耳蜗至脑干相关结构的功能状况，凡是涉及听通道的病变或损伤都会影响 ABR，往往脑干轻微受损而临床并无明显症状和体征时，ABR 已有改变。

（2）中潜伏期成分：中潜伏期听觉诱发电位（middle latency auditory evoked potential，MLAEP）是在接受刺激后 10~50ms 出现。清醒状态下的个体间及同一个体中的 MLAEP 变异很小，而且与大多数麻醉药的作用呈剂量相关性变化。因此，MLAEP 较适用于麻醉深度的判断。

MLAEP 波幅达 $30\mu V$，波形包括 N_o、P_o、N_a、P_a 和 N_b，代表丘脑听觉有关部位和大脑皮质的激活，可能还夹杂着一定量的头皮肌肉反射电活动干扰。MLAEP 主要产生于内侧膝状体和初级听觉皮层，具有明确的解剖学定位意义，且不同的特征反映了脑部对刺激的反应方式。MLAEP 的正相波和负相波对吸入和静脉麻醉药物均敏感，随着麻醉药剂量的增大，在患者意识丧失的过程中 MLAEP 波形的波幅降低、潜伏期延长（尤其是 P_a、N_b 波），这些构成了应用 MLAEP 的波幅和潜伏期监测麻醉深度的基础。

（3）长潜伏期成分：长潜伏期听觉诱发电位（long latency auditory evoked potential，LLAEP）在接受刺激的 50ms 后出现。LLAEP 与意识水平密切相关，但过于敏感，在小剂量麻醉药作用下即可完全消失。长潜伏期成分命名为 P_1、N_1、P_2、N_2、P_3，也称为晚成分，主要反映前额皮质的神经活动，运用言语声引起的诱发电位具有左右半球不对称的性质。

（三）视觉诱发电位

视觉诱发电位（visual evoked potential，VEP）与听觉诱发电位、体感诱发电位等共同构成感觉电生理现象，是研究人类的感觉功能、神经系统疾病、行为与心理活动的重要手段。在视野范围内，如果给予视网膜一定强度的闪光或图形视觉刺激，可在视觉皮层或头颅骨外的枕区记录到由视觉通路传导产生的诱发电位，即为视觉诱发电位。

1. 视觉传导通路　由三级神经元组成，如图 2-91 所示。

第一级神经元为视网膜的双极细胞，是连接视细胞和节细胞的纵向联络神经元。其周围支与形成视觉感受器的视锥细胞和视杆细胞形成突触，中枢支与节细胞形成突触。第二级神经元是节细胞，其轴突在视神经盘（又称视神经乳头、盲斑、眼盲部）处集合向后穿巩膜形成视神经。视神经向后经视神经管入颅腔，形成视交叉后，延为视束。在视交叉中，只有一部分纤维交叉，即来自两眼视网膜鼻侧半的纤维交叉，走在对侧视束中；颞侧半的不交叉，走在同侧视束中。因此，左侧视束含有来自两眼视网膜左侧半的纤维，右侧视束含有来自两眼视网膜右侧半的纤维。视束行向后外，绕大脑脚，多数纤维止于外侧膝状体。第三级神经元的胞体在外侧膝状体内，它发出的轴突组成视辐射，经内囊后肢，终止于大脑距状沟周围的枕叶皮质（视皮层）。还有少数纤维经上丘臂终止于上丘和顶盖前区，顶盖前区与瞳孔对光反射通路有关。

因而，在光刺激下，视网膜形成的电信号，经过换能，眼球视网膜神经部轴突在视神经盘处集合成视神经，经视神经管进入颅腔，形成视交叉后延为视束。视束主要终止于外侧膝状体，再由外侧膝状体发出纤维组成视辐射投射到视皮层，产生视觉。

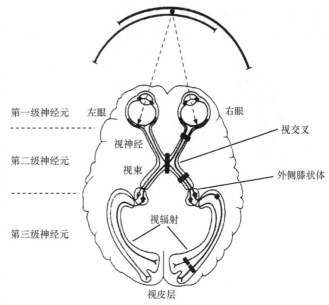

图 2-91　视觉传导通路

2. 视觉诱发电位的分类　目前，常用于临床检测视觉诱发电位的方法主要有两类，即闪光视觉刺激和模式视觉刺激，如图 2-92 所示。

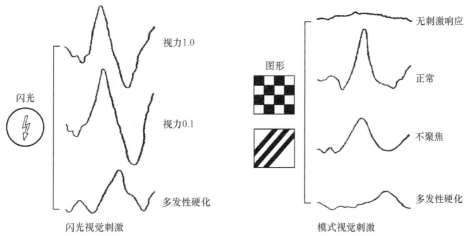

图 2-92　视觉诱发电位检测

（1）闪光视觉诱发电位：闪光是一种弥散的非模式刺激光源，是早期常用的视觉诱发电位检查方法，主要缺点是波形及潜伏期的正常值变异过大。但对于视力受损严重、不能或不愿意配合检查的患者（如精神病、婴幼儿或昏迷患者），临床上还只能应用闪光视觉诱发电位的检查方法。

（2）模式视觉诱发电位：模式刺激有清晰的轮廓和锐利的边缘，可呈现二维视觉空间，常用图像包括棋盘格、条栅、点或其他图形，其中棋盘格式翻转 VEP 是目前临床最常用的模式视觉诱发电位检查方式之一。

3. 视觉诱发电位的检查方法　如图 2-93 所示。

（1）电极位置：记录电极放置在枕中点（O_z），如果采用多导同时检测，可将记录电极置于左枕（O_1）、右枕（O_2）和左右颞（T_5、T_6）各点。参考电极位于额中点（F_z），也可以为耳电位（A_1 或 A_2），C_z 接地。

（2）记录波形：VEP 的记录波形为 3 个波成分的复合波，按其波峰和潜伏期命名，分为 N75、P100 和 N145。N75 波幅较低，难以辨认；N145 的波幅和潜伏期变异太大，这两个波成分都不易被临床采信。P100 能在所有健康人中记录到，其正常值变异较小，所以，临床上将 P100 作为分析视觉诱发电位的唯一波成分，它的潜伏期是临床重要的评价指标。

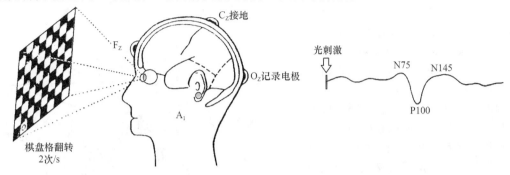

图 2-93　视觉诱发电位检查方法

（四）体感诱发电位

体感诱发电位（somatosensory evoked potential，SEP）也是一种常见的感觉诱发电位，是指躯体感觉系统的外周神经部分在接受适当刺激后，在其特定的感觉神经传导通路上记录的电生理响应，可以反映周围神经、脊髓后索、脑干、丘脑、丘脑放射及皮质感觉区的功能状态。

1. 体感传导通路　体感为躯体感觉（somatic sensation），是触觉、压觉、温度觉、痛觉和本体感觉的总称，其中本体感觉是指肌、腱、关节等运动器官在不同状态（运动或静止）下产生的感

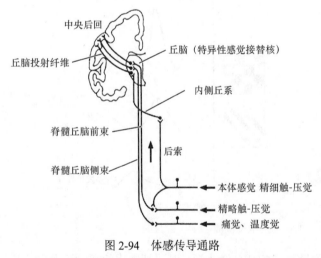

图 2-94　体感传导通路

觉。体感为上行神经传导通路，如图 2-94 所示。

体感上行神经通路源自身体不同部位的感受器，与躯体感觉传导有关的解剖通路主要有两条，即后索内侧丘索投射系统和脊髓丘脑投射系统。①后索内侧丘索投射系统为深感觉通道，主要是用来传递来自于肌肉、肌腱、关节和骨膜的位置感、运动感、振动感和皮肤精细触觉等深感觉信息，是体感诱发电位的主要传导通路；②脊髓丘脑投射系统为浅感觉通道，传递的是来自皮肤和黏膜的痛觉、温度觉、压觉以及粗略触觉，主要与体感诱发电位中的中长潜伏期诱发电位有关。

目前临床上常用的体感诱发电位检测主要为：上肢的正中神经和尺神经体感诱发电位、下肢的胫神经和腓神经体感诱发电位。

2. 上肢体感诱发电位　上肢体感诱发电位的检测方法，如图 2-95 所示。

通常选择对腕部正中神经进行方波脉冲电刺激，刺激强度一般采用使周围神经的动作电位为最大波幅值的 50%，因为这时 SEP 的波幅可以达到最大。在实际检测中，多以肌肉抽动阈值以上的数毫安，刺激频率一般为 1～5Hz。要求每侧至少进行两组测试，每组的刺激次数为 500～2000次，以确保测试结果的可重复性。

（1）记录电极和参考电极的位置：记录电极的安放位置通常有 3 个点，一是头部 C'_3 或 C'_4（10—20 系统中央区 C_3 或 C_4 后 2cm 处），用来检测皮层电位；二是采用颈椎棘突（C_5 或 C_7），以检测颈髓电位；三是在锁骨的 Erb 点，用来检测臂丛电位。参考电极一般置于 F_z 位或耳垂。

（2）记录的波形及命名：SEP 的各波形也是以极性（波峰向下为 P、向上为 N）和正常平均潜

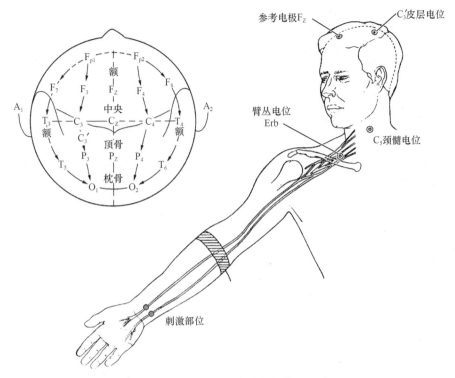

图 2-95　上肢体感诱发电位的检测方法

伏期来命名。比如，潜伏期为 9ms，波峰向上的波形称为 N9。

　　对腕部正中神经刺激的上肢体感诱发电位波形，如图 2-96 所示。

　　由对侧皮层 C_3' 或 C_4'（F_Z 参考电位）记录的是皮层电位，主要波形电位是 P14、N20、P25、N35 等；外周神经是同侧 Erb 点，记录臂丛电位 N9；在颈椎 C_5 或 C_7 记录颈髓电位 N13。

　　3. 下肢体感诱发电位　通常对踝部胫神经刺激来检测下肢体感诱发电位，刺激方法如同上肢体感诱发电位。

　　（1）记录电极位置：下肢体感诱发电位电极安放位置，如图 2-97 所示。

　　记录电极主要有 3 个位置，一是头部 C_Z' 或（头顶正中后 2cm 处），用来检测皮层电位；二是在腰椎 L_2（第 2 腰棘突），用于采集腰髓电位；三是在 S_{CP} 处检测腘窝电位。参考电极置于 F_{PZ}'（额极正中

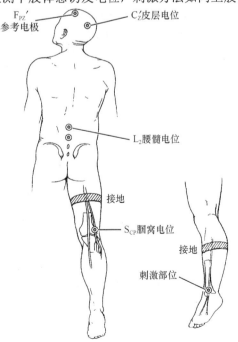

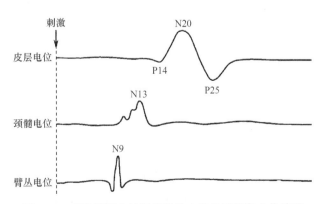

图 2-96　对腕部正中神经刺激的上肢体感诱发电位波形　　　　图 2-97　下肢体感诱发电位安放位置

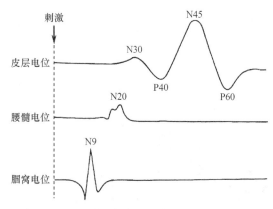

图 2-98　对胫神经刺激的下肢体感诱发电位波形

后 2cm 处）。

（2）记录的波形及命名：对胫神经刺激的下肢体感诱发电位波形，如图 2-98 所示。

（五）运动诱发电位

运动诱发电位（motor evoked potential，MEP）是继 SEP 后，专为测定运动神经功能而设计的另一类神经电生理检查技术。在 MEP 问世之前，临床上一直是采用 SEP 检查感觉系统的方法来推测运动通路的功能状态，尽管 SEP 对上行感觉通路损伤有着较高的特异性和敏感性，但毕竟与下行运动通路分属于两个不同的神经系统，SEP 并不能完整反映出运动传导通路的功能，如有些患者的运动功能受损，但 SEP 报告仍可能表现为正常。

MEP 的形成过程，如图 2-99 所示。

利用电或磁直接刺激大脑皮质相应的运动区，使其产生兴奋，经下行运动传导通路可将兴奋传递至脊髓运动神经元，从而激活所支配的效应器——肌肉，通过记录电极可以检测到复合肌肉动作电位，即为 MEP。

MEP 能较为客观地反映运动皮质的兴奋性，评估中枢的运动神经传导功能。在正常情况下，经颅刺激运动皮质产生的兴奋可在皮质神经元的多个沿锥体束快速传导纤维中记录到间接波，肌肉能够收缩产生 MEP。如果皮质神经元至脊髓前角运动神经元通路上的任何部位发生损伤，均可导致运动诱发电位异常，表现为阈值、波幅、潜伏期及中枢运动传导时间的改变。MEP 图形所表现的各种数据，可以反映运动系统功能的完整性，尤其是能较客观地反映脑卒中患者运动功能的缺失状况。随着经颅

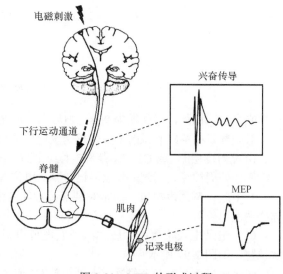

图 2-99　MEP 的形成过程

刺激技术和叠加平均技术的逐步完善，MEP 已广泛应用于运动神经系统疾病的诊断，以及各类脊髓及脊柱的术中监护和预后评估。

1. MEP 的基本原理　MEP 是应用电或磁刺激运动皮层或脊髓产生兴奋，通过下行传导路径，使脊髓前角细胞或周围神经运动纤维去极化，可在相应肌肉表面检测到肌肉动作电位。根据刺激方式，临床上分为经颅电刺激（TES）和经颅磁刺激（TMS）两种运动诱发电位的测试方法。

（1）经颅电刺激：如图 2-100 所示。

早在 1954 年，巴顿（Patton）等学者利用经颅重复电刺激兴奋猴的皮质运动区，在颈髓部通过球状电极记录到了 MEP。但由于这种刺激会引起局部剧痛，患者无法忍受，难以临床推广。直到 20 世纪 80 年代初，默顿（Merton）等发明了一种高压单脉冲电刺激器，能够产生较大的单脉冲电流（200V、5μs、1200mA），通过刺激头皮相应部位兴奋运动皮质，使

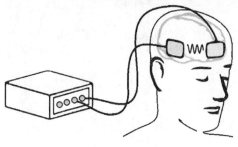

图 2-100　经颅电刺激

对侧肢体肌肉发生收缩，由此产生了运动诱发电位，这也标志着 MEP 的问世。经颅电刺激时，由于颅骨对电流的阻碍及电流在人体内弥散现象，大部分电流并未到达目标皮质神经元，而是沿头皮扩散至邻近肌肉，常会引起疼痛。

1988 年，有学者以一种限幅直流电脉冲的方式来刺激大脑皮质，可以在相应运动单元记录到运动诱发电位，并基本解决了疼痛问题。因而，现阶段的经颅电刺激主要是采用经颅直流电刺激技术（transcranial direct-current stimulation，tDCS）。经颅电刺激是一种非侵入性的神经刺激技术，它通过电极将低强度（<2mA）直流电脉冲作用于特定脑区，可以实现对大脑运动皮质的调节，并产生 MEP。

（2）经颅磁刺激：1985 年，巴克（Barker）等首先应用磁脉冲代替经颅电刺激，并成功记录出运动诱发电位。这种方式作用机制可解释为，磁刺激器所产生的脉冲强磁场在颅内脑组织产生感应电流，该电流刺激大脑运动皮层后产生神经冲动向下传导，即可在对侧肢体记录到刺激应答，即运动诱发电位。由于磁刺激在头皮上产生的感应电流很弱，不足以兴奋痛觉感受器，受检者无明显不适，因而使 MEP 检查技术逐渐在临床推广应用。

目前，磁刺激器的基本形状有圆形和 8 字形（也称为蝶形），如图 2-101 所示。

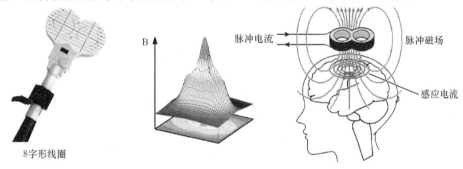

图 2-101　8 字形磁刺激器

磁刺激器的输入为高强度（脉宽约为 200μs、幅度大于 2000V）直流电脉冲，在头皮上可产生脉冲强磁场，通过 8 字形线圈的聚焦性，磁力线无创伤穿透颅骨并到达皮层，在两线圈组成的交叉点产生一个感应电流。这一电流刺激大脑运动皮层后产生相应的神经冲动，在对侧肢体可以记录到运动诱发电位。

2. 运动传导通路　是指从大脑皮质至躯体运动效应器的神经联系，途经脑干、脊髓、周围神经等。由于运动神经传导是从大脑皮质到肌肉，因而，运动传导通路也称为下行传导通路，如图 2-102 所示。

3. MEP 的检测方法　根据刺激器的不同，运动诱发电位检测分为电刺激和磁刺激两大类。电刺激具有定位准确，电极安放简单的优点，但患者有一定的电击疼痛感。磁刺激虽无疼痛感，但刺激器体积较大，安放复杂，容易受到麻醉药物的干扰，所以在手术麻醉的条件下，电刺激无疑是首选。

运动诱发电位（TMS）检查，如图 2-103 所示。

（1）记录电极位置：检测时，受试者取坐位，肌肉处于放松状态。上肢记录电极通常位于拇短展肌和第一背侧骨间肌的肌腹上，下肢多用小趾外展肌和胫骨前肌。

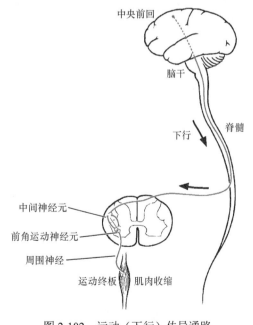

图 2-102　运动（下行）传导通路

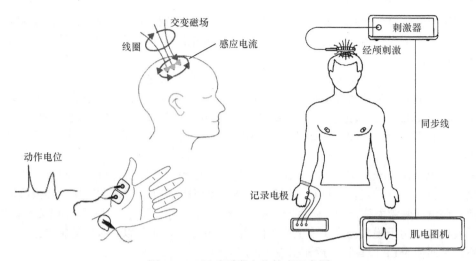

图 2-103　运动诱发电位检查示意图

（2）刺激电极安放的位置：通常选择的刺激位点：

1）肘关节刺激点，在肘关节偏尺侧。

2）臂丛区刺激点，在锁骨上窝中段。

3）颈椎 C_6 或 C_7 刺激点，在椎体中线、棘突的正上方。

4）皮质区刺激点，对侧头顶 C_3 或 C_4 点前 2cm。

4. 皮质脊髓束的传导检查　运动诱发电位重点是检测记录波形的各段潜伏期和中枢运动传导时间。

（1）上肢检测：上肢各段潜伏期检测，如图 2-104 所示。

上肢的运动中枢 C_z'（C_3 或 C_4）稍前面 2cm 处，经头皮刺激在上肢的肌肉（如第一背侧骨间肌）可记录到一个肌肉复合运动电位（MEP1）；然后，在后颈部（C_6）神经根刺激或 Erb 点进行刺激，可在同一块靶肌肉分别记录到另外一个复合运动电位（MEP2 或 MEP3），这两个运动电位的潜伏期之差即为上肢运动中枢到颈部的中枢传导时间。

（2）下肢检测：同理，分别在下肢运动中枢（C_z 稍往前 2cm 左右）与 L_3～L_4 腰部神经根刺激所得的运动诱发电位的潜伏期之差，即为下肢运动中枢到腰部的运动传导时间。

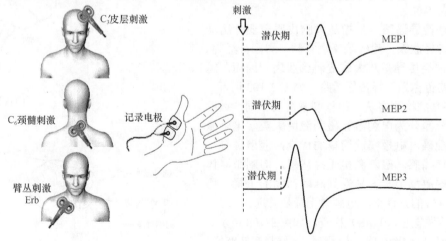

图 2-104　上肢各段潜伏期检测

5. 运动诱发电位特征性指标　运动诱发电位的主要特征性指标为兴奋阈值、潜伏期、波幅、中枢传导时间等。

（1）兴奋阈值（excitability threshold，ET）：是指经颅刺激后引起处于静息状态下的肌肉产生MEP的最小刺激量。用阈刺激引起的MEP一般局限于刺激对侧的肌肉，正常人ET值在两半球间差异极小。

（2）潜伏期：是自经颅刺激至引起靶肌肉产生MEP的时间。MEP的传导路径是皮质-脊髓束，潜伏期的长短反映了这段神经的传导速度。中风后皮质脊髓束受损，不仅会损伤传导神经结构，同时也将不同程度地影响电生理特性，使潜伏期延长。

（3）波幅：即运动诱发电位的振幅，反映放电神经元的数量。正常人MEP的波幅变化较大，甚至在同一个人身上不同时期记录的MEP的重复性只有63%～94%。测量时，通常需要进行两侧对照（波幅的正常值与左右侧、性别、身高等因素无关），但对于中风患者偏瘫侧的MEP波幅一般较健侧低。

（4）中枢传导时间（central conduction time，CCT）：即为经颅刺激引起靶肌肉MEP的潜伏期与经颈段或腰段神经根刺激引起上肢肌或下肢肌MEP的潜伏期之差。在中风患者中，关于偏瘫侧CCT延长有较多的报道，且此延长与病变性质、程度及部位有关。

（六）事件相关电位

从信息学角度，脑电图（EEG）并非是绝对的"自发"电位，实际上，EEG中含有的丰富信息正是由各种内外刺激协同"诱发"产生的，只不过当前的技术还无法精准辨识刺激与其引发的脑电生理变化的对应关系，还不能理解EEG所表达的具体含义。现阶段，脑电学仍习惯于将EEG称为自发电位，其用意在于区分"诱发"电位，即区分通过人为特别安排的刺激引发的脑电位。

经历了半个世纪的研究，对EEG已有两个基本共识：一是大脑活动伴有生物电现象，这个生物电信息可以被记录；二是周围环境的刺激（如声、光等）将影响脑电活动，脑电也会因心理活动而发生变化。20世纪60年代，萨顿（Sutton）等学者提出了事件相关电位（event-related potentials，ERPs）的概念，并通过平均叠加技术在皮层记录到了大脑诱发电位，并证实，这个脑诱发电位可以反映人类在认知过程中的大脑神经电生理变化。

ERPs是指施加一种特定的外源性刺激，作用于感觉系统或皮层的某一部位，通过给予刺激或撤消刺激，可引起皮层的电位变化。由于事件相关电位与认知过程密切相关，可以反映认知过程中大脑的神经电生理状态，因而也被称为认知电位。ERPs是与刺激有固定时相关系的脑电位变化，是刺激事件（包括视觉、听觉、体感等物理刺激和心理因素）在大脑内引起的客观表达，由此可以"窥视"到人类认知活动的脑功能状态，为研究心理和行为的神经机制，了解认知的发生、成熟、衰退过程，提供了一种可靠的实验方法。

1. ERPs的特点　ERPs是一种特殊的脑诱发电位，是指给予特定外来刺激或使大脑对刺激的信息进行加工，在感觉系统和头皮相应部位产生的可以检出的、与刺激有固定锁时关系和特定位相的生物电反应。

ERPs有如下几个显著特征：

（1）普通诱发电位（包括听觉、视觉、体感、运动诱发电位）只能检测神经系统对刺激本身产生的反应，而ERPs则是记录大脑对刺激信息经过"加工"引起的反应。ERPs是在注意的基础上，与识别、比较、判断、记忆、决断等心理活动有关，反映了认知过程中大脑神经电生理的变化。

（2）刺激不是单一的重复闪光或短声刺激，应至少含有两种或两种以上的刺激编成刺激序列（刺激信号不定，可以是视、听、数字、语言、图像等），目的是调动被试者的认知（判断）过程。

（3）ERPs的波形成分，不仅含有易受刺激源物理特性影响的"外源性"生理成分，还包括不受物理特性影响的"内源性"心理成分，内源性成分与被试者的精神状态和注意力相关。

（4）ERPs属于长潜伏期诱发电位，测试时一般要求被试者意识清醒，并在一定程度上主动参与。

（5）根据测试目的，可以编制不同的刺激序列，包括刺激的性质、内容以及编排方式等。

2. ERPs检出原理　活着的大脑总会不断地自发性放电，称为脑电（EEG），脑电的波形成分复杂且不规则，波幅约为几微伏到 75μV（正常人的脑电图高波幅可达 150μV）之间。而由心理活动所引起的脑电信号远比自发脑电更为微弱，一般只有 2～10μV，通常被"淹没"在各种自发电位中。

既然 ERPs 是一种脑诱发电位，它同样具有诱发电位的两个基本特征，即潜伏期恒定和波形基本恒定。因而，为提取淹没在各种自发生理（脑电、肌电、心电等）噪声背景中的事件相关脑电信号，可以使用专门的信号分离技术，即叠加平均法。

事件相关脑电信号的提取方法，如图 2-105 所示。

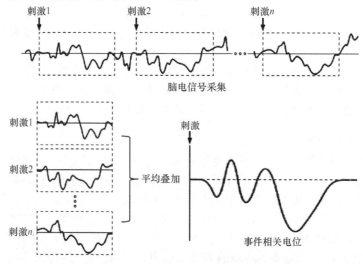

图 2-105　事件相关脑电信号提取

（1）分段采集脑电信号：根据潜伏期恒定的特征（诱发电位与刺激源的锁时关系），以刺激源作为信号采样的基准时间点，可将同一事实（刺激）多次引起的多段脑电记录下来。注意，这时每一段脑电信号都是各种成分的综合，并含有自发电位和各种噪声。

（2）重复叠加：将由相同刺激引起的多段脑电进行多次叠加。在叠加过程中，由于自发脑电信号和噪声是随机变化的，叠加后其"正""负"抵消；相反，由于 ERPs 信号具有"锁时"和波形近似的特征，所以经过叠加，其波幅会不断增加，当叠加次数足够大时，ERPs 信号就被"突显"放大出来。

（3）还原波形：经过 n 次叠加后，ERPs 波幅增大了 n 倍，再除以 n，使 ERPs 恢复原形，即还原为一次刺激时的事件相关电位波形图。

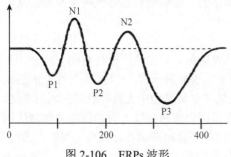

图 2-106　ERPs 波形

3. ERPs 波形及命名　事件相关电位属于长潜伏期诱发电位，经过平均叠加法得到的 ERPs 波形，如图 2-106 所示。这些峰被标示为 P1、N1、P2、N2、P3。由于 P1 的潜伏期约为 100ms，命名为 P100；同理，N2 命名为 N200、P3 命名为 P300，以及 N4 命名为 N400 等。

4. ERPs 刺激　生物个体与周围环境都有对外界"刺激"在机体内适应与协调的"反应"过程。鉴于刺激物通常来自周围环境，不同事物之间可能存在着某种关联。因而，一种刺激作用于生物个体时，就不仅限于该刺激本身的理化作用，还会相继带来其他事物或过程的信息，引发与生物个体相关的反应，其中包含每一个体不同的认知过程和心理反应。

（1）刺激源：ERPs 的外源性刺激就是感觉刺激，包括视觉刺激、听觉刺激和躯体感觉刺激。

视觉刺激分为不同强度、色调的图形（几何图形、文字、面孔、自然景观等）和非图形（闪光）刺激；听觉刺激可以有短声、纯音、语音、言语及其他自然或非自然声音；躯体感觉刺激主要为微弱电脉冲刺激，还可以采取机械刺激和按压刺激等。

（2）刺激信息"加工"：在生物进化过程中，越是低端动物，对刺激的反应越集中于对刺激的理化性质反应，往往忽略或较少对刺激可能具有的丰富信息进行"理解"。人类是处于社会活动的顶端动物，由于劳动和语言文字，以及抽象思维与形象思维的存在，现实生活中很容易发现并认识刺激所携带的某种信息，刺激本身对个体的意义已不再是单纯理化特性。也就是说，在大多情况下，刺激本身的理化特性已不再对个体起直接作用，而是让位于刺激所携带的信息。比如，人类接受文字和语言刺激时，个体反应的是对信息（语义或字义）的"理解"和"加工"，不再受制于声音刺激本身。

进行 ERPs 测试时，要求受试者对某类刺激信息做出某种具体反应，实际上就是对刺激所赋予的内源性成分通过"理解"做出的反应。其中典型的实例是，可以通过"无刺激"的刺激产生内源性成分，比如思考、回忆等心理活动就会引出 P300。

ERPs 的内源性成分并非是"无因内生"的成分，它们是信息调动大脑活动的电生理现象，这正是 ERPs 与普通诱发电位的本质区别。

（3）刺激编制：以 P300 为例说明刺激编制。虽然，P300 所需要的刺激无外乎也是视觉、听觉和躯体感觉等，但是与普通诱发电位不同，它必须是两个或两个以上的刺激组成的刺激序列，通常称为 OB 刺激序列（oddball paradigm）。

这两个或两个以上刺激，按功能意义上分为：要求受试者对这一刺激作计数或按键反应的称为靶刺激（target stimulus，T）；不要求做出反应的为非靶刺激（non-target stimulus，NT）。T 和 NT 通常是随机出现在刺激序列中，并各有一定的出现概率，两者的出现概率互补，如 T 为 0.15，NT 则为 0.85；T 为 0.30，NT 为 0.70 等。靶刺激在刺激总量的比例不可高于 30%，否则会影响 P300 的潜伏期和波幅。

引出 P300 的刺激序列编制示意图，如图 2-107 所示。

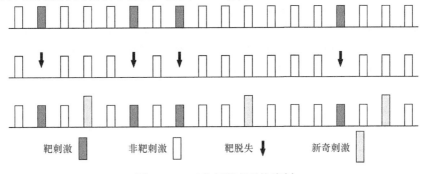

图 2-107　三种刺激序列的编制

一般情况下，无论是 T 还是 NT 刺激均可能引出 ERPs，但对于 P300 的波幅则以 T 引出明显。刺激脉宽为 50～100ms、间隔一般为 1～3s，刺激间的间隔过短或过长都会影响内源性成分。在刺激序列中如果随机地省略某段刺激（靶脱失），同时要求受试者将"无刺激"作"目标靶"并做出反应，同样可以引出 P300，这正说明了 ERPs 的"内源性"特点，证实 P300 是大脑对信息而并非对刺激本身做出的反应。

有时可在刺激序列中随机插入一种与 T 和 NT 不同的刺激，使受试者受到突然性刺激，例如，瞬间加入一个高调的声音，这种意外的刺激称为新奇刺激（novel stimulus，Ns），Ns 同样可以引出明显的 P300。

5. 电极位置　ERPs 电极的置放与脑电图描记的常规方法相同，也是采用 10—20 电极放置系统。记录电极通常置于额中点（F_z）、中央中点（C_z）或顶中点（P_z），以 P_z 部位的波幅最大，或根据测试目的放置在其他部位。参考电极置于双耳垂（A_1、A_2），接地电极置前额（F_{PZ}）。如果测试仪器性能优越，还可以同时记录更多部位的电位，用以完成 ERPs 地形图。

6. P300 ERPs 波形中，P1、N1、P2 成分是易受刺激源物理特性影响的"外源性"成分，N2、P3（P300）等是很少受物理特性影响的"内源性"心理成分。内源性成分与认知功能密切相关，是大脑对外来信息加工时特有的电位信号，其中的 P300 成分是认知功能中最主要的成分，即在刺激后 300ms 左右从皮层记录到的一个最大正性电位。大量的临床研究证实，在认知功能损害的有关疾病中，P300 潜伏期和波幅将发生相应的改变，因此，P300 电位已成为有认知功能疾病诊断与评估预后的重要技术手段。

（1）P300 的信息刺激：人是顶级高等动物，具有意识，能够主观控制注意和思维过程。普通诱发电位仅是记录神经系统对刺激本身产生的直接反应，而 ERPs 则是记录大脑对刺激所带信息做出的反应。测试中，通常"要求"受试者对"靶刺激"作按键或计数反应，而对"非靶刺激"不作反应，这就是测试"要求"对某一刺激人为地赋予了某种信息或意义。

如果将"刺激脱失"（靶脱失）作为靶刺激，则意味着是给"无刺激"赋予信息，这个信息就是令受试者注意有规律刺激发生的随机信息"消失"，意义是在没有刺激情况下做出相应的信息反应，以引出 P300。以语言和文字作为信息的载体乃是人类所特有，其理化性质已可忽略不计，关注的仅是载体含义。

ERPs 波形从刺激发出后依次引发各个成分，反映了大脑对外来信息的初步认知和加工过程。P300 的时间窗在 250～500ms 出现，1000ms 后消失。这恰恰说明了 ERPs 绝不是简单的"纯生理反应"，而是一个含有加工信息的"心理过程"。

（2）ERPs 的机制：1981 年，有学者曾对 P300 的形成机制提出如下理论：从环境带来的信息被接受后都是以表征（representation）的形式存储在大脑的庞大信息库中，形成记忆内容。如果又接收到新的刺激信息，新信息在认知加工时，将受到与其有关的"记忆"表征的作用，并被整合到原有的表征中去，形成新的记忆表征。全部与新信息有关的表征，被称为"场合"（context），对新信息加工的过程实际上是修正原有的场合，更新信息库，也就是增加和更新记忆的内容。

因此，这个关于 P300 形成机制的理论就被称为"场合修正模式"（context updating model）理论。这个理论认为，与场合修正有关的认知加工过程产生了 P300，其波幅的大小反映了场合修正的信息量。也就是，刺激引出 P300 的波幅越大，内容被记住的可能性也越大。比如，某人突然遇到多年未见的老友，对方的相貌、服饰已非昔日，与早期的形象大不一样，但言谈举止仿佛依存。这时，脑海记忆中旧的表征必然会因新信息的到来进行重新加工，得到充实和更新，旧的形象将被新的记忆所取代。

P300 是在刺激后 250～500ms 出现的诱发电位，说明的确存在一个大脑对信息的初步认知和加工过程。迄今为止，有关 P300 产生的理论仍然未明确，大多对 P300 产生机制的阐述仅限于解释性，其原因还无法通过严格的实验得到证实。

长期以来多以 P300 作为事件相关电位的代称，虽有偏颇，但临床应用广泛并形成了检测标准。实际上，ERPs 并不仅是 P300，还包括 P1、N1、P2、P3（P300）之外的失匹配阴性波（MMN）、N400、伴随负反应（CNV）等成分，它也可以从不同的侧面研究高级心理活动，如言语、注意、期待等。

习　题　二

1. 动作电位的特征有哪些？
2. 运动单位分类及各自特点是什么？
3. 运动单位具有哪些生理学特征？
4. 针极肌电图检查步骤和检查内容是什么？
5. 描述运动单位重要的波形参数及定义。

6. 正常人肌肉不同程度用力收缩时，肌电图上有什么表现？

7. 神经传导检查测定方法是什么？

8. 运动神经传导检测基本原理是什么？

9. 运动神经传导检测用途是什么？

10. 感觉神经传导速度测定方法有哪些？

11. F 波的产生机制及特点是什么？

12. F 波的评估指标是什么？

13. H 反射诊断意义是什么？

14. H 反射与 F 波的区别是什么？

15. 瞬目反射的临床应用及主要观察指标是什么？

16. 针极肌电图和表面肌电图的区别是什么？

17. 表面肌电图检测原理是什么？

18. 表面肌电图仪结构包括哪几部分？

19. 肌电图机基本检测流程是什么？

20. 脑电图的基本波形成分包括哪几种？

21. 对脑电电极基本要求有哪些？

22. 零电位点的选取方法有哪些？

23. 脑电图机的基本结构是什么？

24. 脑电信号采集器需具有哪些基本功能？

25. 10—20 电极放置法对记录电极安放有哪些基本要求？

26. 大脑皮质功能区包括哪几个？

27. 诱发电位的基本特征是什么？

28. 诱发电位的分类是什么？

29. 诱发电位的波形特征有哪些？

30. 当刺激声音强度在 70dB 左右时，从颅顶处与乳突之间所记录到的听觉诱发电位组成波群，根据潜伏期的长短不同分为三个阶段，分别是什么，以及各自的特点是什么？

31. 视觉诱发电位分为哪几类？

32. 临床上常用的体感诱发电位检测主要有哪些？

33. 运动诱发电位的形成过程是什么？

34. 运动诱发电位基本原理及分类是什么？

35. 运动诱发电位检测方法有哪些，及各自的优缺点是什么？

36. 运动诱发电位检查常选用的刺激位点有哪些？

37. 运动诱发电位的特征性指标有哪些？

38. 事件相关电位显著特征有哪些？

39. 事件相关电位检出原理是什么？

40. 事件相关脑电信号的提取方法是什么？

第三章　运动康复设备

"生命在于运动"是法国思想家伏尔泰（Voltaire）的一句格言，寓意是，生命源于运动，生命存在于运动，生命进化也在于不懈地运动。如果人类丧失了运动能力，也就失去了生命的物质基础，难以维系生存。对于伤病或伤残者来说，即使是缺失部分运动能力也是非常痛苦的，将影响其生存质量，有时甚至是生命。为此，现代医学有责任在挽救生命的同时最大限度地维系患（伤）者的运动功能，使其正常生活。

脑血管疾病是一种常见的多发病，是当今运动致残的第一大病因。据不完全统计，急性脑卒中后约有 3/4 患者存在不同程度的偏瘫、失语等与运动功能相关的症状，而药物治疗对此尚无重大突破。因此，许多欧美国家已将早期运动康复治疗（训练）作为急性脑卒中治疗体系的重要组成部分，并取得了良好的临床效果，使脑卒中患者的后遗症得到明显改善。近年来，我国康复医学有了长足进步，逐步认识到早期运动康复治疗对改善脑卒中患者的肢体运动功能和日常生活自理能力，帮助其回归家庭和社会具有重要的价值。

运动康复是一种非药物性治疗，是有针对性地徒手或利用各类器具、设备，通过运动刺激以最大限度地恢复已经丧失或正在减弱的运动机能，预防和治疗肌肉萎缩以及局部或全身并发症。意义在于，充分调动人体强大的自我修复功能，使接受康复训练的患者从运动能力到精神层面得到恢复，以利于重返社会。

缓解运动功能障碍是康复医学体系中最为核心的内容，运动治疗是康复治疗的重要手段。运动治疗属于物理疗法（physical therapy，PT）范畴，是物理治疗两大组成部分之一（另一部分为物理因子疗法）。运动治疗主要是采用"运动"这一机械性的物理方式对患者进行功能干预，着重进行躯干和四肢运动、感觉和平衡等功能训练，包括肌力训练、耐力训练、关节功能训练、平衡训练、有氧训练、步行训练、易化训练等。

第一节　运动治疗

运动治疗（sports therapy）也称为康复训练，是物理治疗中利用力学因子，为缓解症状或改善功能而进行的全身或局部运动的治疗方法。

运动治疗以运动医学、生物力学和神经发育学等为基础，采用主动和（或）被动的运动方式，通过改善、代偿和替代等途径，旨在改善运动组织（肌肉、骨骼、关节、韧带等）的血液循环和代谢，促进神经肌肉功能，提高肌力、耐力、心肺功能和平衡功能，减轻异常压力或施加必要的治疗压力，纠正躯体畸形和功能障碍。运动治疗技术是康复医学体系中最基本、最积极的治疗方法，特点是患者主动参与，局部治疗与全身治疗、防病与治病相结合。

一、运动治疗技术的主要内容

运动治疗技术内容丰富、项目较多，根据目前临床常用的治疗手段，可将运动治疗技术归纳为三大类。

（一）以生物力学和运动学为基础的运动治疗技术

生物力学和运动学是运动治疗技术的基础理论，在此基础上，现在已形成了一整套完善的运动治疗方法，基本内容包括以下多个方面。

1.肌力训练（strength training） 是根据超量负荷（over load）的原理，通过肌肉的主动收缩来改善或增强肌肉力量。增强肌力的方法很多，根据肌肉的收缩方式，分为等长运动和等张运动；根据是否施加阻力，又分为非抗阻力运动和抗阻力运动。其中，非抗阻力运动又包括主动运动和主动助力运动；抗阻力运动包括等张（向心、离心）、等长、等速的阻力运动。

超量负荷训练是恢复肌力的基本原则，进行肌力训练时应引起必要的肌群疲劳。因为无明显的肌肉疲劳，也就不会出现超量恢复，肌肉训练难以取得预期效果。

2. 耐力训练 耐力（endurance）是指人体耐受持续运动的能力，相当于运动强度、时间或重复次数的乘积。耐力训练包括全身耐力训练和局部肌肉耐力训练。

全身耐力训练也称为有氧训练，是采用中等强度、大肌群、动力性、周期性的运动，要求运动应有足够的持续时间，以提高机体有氧代谢运动能力为目的，常用于强身健体，以及心肺疾病、代谢疾病患者和老年人的康复训练，常用的运动方式有步行、健身跑、游泳、自行车、划船等。局部肌肉耐力训练是小负荷、多重复、以提高肌肉收缩耐力的训练方式，常采用器械辅助训练，主要器具有哑铃、沙袋、拉力器等。

3. 关节活动（joint motion）训练 是通过患者的主动运动和被动运动、负荷训练和手法治疗，利用反复、多次或一定时间的牵张，促使挛缩、粘连的纤维组织松弛，产生更多的塑性延长，用以增加或维持关节活动度、提高肢体运动能力。常用的方法，一是根据是否借助外力，分为主动运动、助力运动和被动运动；二是根据是否使用器械，分为徒手运动和器械运动。

4. 牵张训练 牵张（stretching）是对肌肉和韧带进行的牵伸性活动训练。其中，缓慢持续的牵张动作可以缓解肌肉痉挛，同时有利于挛缩的结缔组织延伸；快速牵张则有利于促进神经肌肉的兴奋性，可用于促进瘫痪肌肉的收缩。牵张训练的目的是，兴奋或抑制肌肉收缩，改善或重新获得关节周围软组织的伸展性，降低肌张力，增加或恢复关节活动度，防止发生不可逆的组织挛缩，预防或降低躯体在活动或从事运动时出现的肌肉、肌腱损伤。

尽管牵张与牵引（traction）都具有延展作用，但它们的治疗方法和目的有所不同。牵张是指利用主动或被动手法，拉长肌腱和肌肉等软组织，使其张力增大；而牵引则是指拉长关节，使关节的间隙增大，常用的方法有手法牵引、器械牵引和自我牵引等。

5. 转移训练 体位转移（transfer）是指人体从一种姿势转移到另一种姿势的过程，包括卧→坐→站→行走。转移训练是为了使患者完成日常生活及康复锻炼过程中所需要的姿势转换，以及为身体移动而进行的训练，是提高患者体位转换能力的锻炼方法，主要包括独立转移、辅助转移和被动转移等。

6. 平衡训练 平衡（balance）是指人体无论处在何种姿势，如静止、运动或受到外力作用的状态下，能够自动调整姿势并维持姿态稳定的一种能力。当人体重心垂线偏离稳定的支撑面时，能够迅速通过主动的或反射性的方式使重心垂线返回到稳定的支撑面内，这种能力又称为平衡能力。

平衡训练是以提高患者维持身体平衡能力为目的所采取的各种训练措施，通过训练可以激发姿态条件反射，加强前庭器官的稳定性，从而改善平衡功能。提高平衡功能是康复训练中的一项重要内容，将直接或间接影响患者的身体控制和日常生活自理能力。

7. 协调训练 协调（coordinate）是多组肌群共同参与并相互配合，平稳、准确、高效和控制良好的运动能力，是人体完成精细动作的必要条件。协调训练就是利用视觉、听觉和触觉来促进随意运动的控制能力。

8. 步行（walking）训练 是以矫治异常步态，促进步行转移能力的恢复，提高患者的生活质量为目的的训练方法。

9. 呼吸（breathing）训练 是指保证呼吸道通畅，提高呼吸肌功能，促进排痰和痰液引流，改善肺和支气管组织血液代谢，加强气体交换效率的训练方法。

呼吸包括胸式呼吸和腹式呼吸，但呼吸训练更为重视改善有效的腹式呼吸。腹式呼吸是一种深层呼吸方法，技术要点是，无论是吸气还是呼气都要尽量达到"极限"量，即以吸气到不能再吸、呼气到不能再呼为度。在腹式呼吸过程中，腹部也要求有相应的收腹和胀腹配合，最好要达到收腹或胀腹的极点。

10. 放松（relax）训练 是指身体和精神从紧张状态松弛下来的一种有意识的控制过程。放松训练的直接目的是降低肌肉的紧张度，最终目的是缓解整个机体的活动水平，达到一种心理上的松弛，从而使机体保持内环境平衡与稳定。

另外，运动治疗技术还包括物理治疗体系中的水疗、手法治疗（推拿与按摩）、医疗体操等。

（二）神经生理学治疗技术

神经生理学治疗技术（neurophysiological therapy，NPT）又称为神经肌肉促进技术、神经发育学疗法或易化技术，主要是用于中枢神经系统损伤后的康复治疗，内容包括促进兴奋（易化）和强化抑制两个方面。

中枢神经系统损伤后，患者常会出现不同程度的肢体运动功能障碍。针对这种障碍，康复医学依据人体神经系统正常的发育规律，运用诱导或抑制手段，通过刺激运动通路上的各级神经元，调节其兴奋性，使患者逐步学习如何运用正确的运动模式完成日常动作，从而获得可控制的、协调的随意运动，达到神经运动功能重组的治疗目的。现阶段，已有多种神经肌肉促进技术应用于临床，其共同特点是，早期治疗原则，重视患者及其家属的主动参与，遵循人体神经系统发育规律的综合治疗，配合多种感觉刺激（躯体、语言、视觉等刺激）的强化训练。

1. Rood 技术　是由美国人鲁德（Margaret Rood）在 20 世纪 50 年代创立的，又称为多种感觉刺激治疗法或皮肤感觉促通技术，主要观点是，感觉输入决定运动输出；运动反应按一定的发育顺序出现；身、心、智是相互作用的。Rood 的技术要点是，利用有控制的感觉刺激（如轻微的机械刺激或表皮的温度刺激），根据人体的正常发育顺序刺激相应的皮肤感受器，以加速诱发有目的性的运动反应或引起运动兴奋，通过反复运用这种感觉刺激，可以逐步诱导出正确的运动模式。

根据神经发育学的观点，任何人体活动都是在出生后，从先天遗传的各种反射通过不断练习和实践获得的。这一过程需要反复进行感觉刺激，以修正动作，直至在大脑皮质的意识水平上达到最高级的反射性控制。Rood 技术就是基于运动模式的先天原始反射理论，通过对运动终板较丰富（一般为肌腹）的皮肤区域施加机械刺激或温度刺激，诱发或抑制骨骼肌运动，经过不断利用感觉的反馈修正，可以逐步在大脑皮质水平形成和谐的运动控制。

Rood 认为，不同的肌肉在完成不同的任务中有其各自不同的"职责"。任何一个活动，即使是最为简单的动作，也需要多组肌肉协同参与，其中包括主动肌、拮抗肌、固定肌和协同肌。因此，Rood 技术既要诱发肌肉兴奋，也需要抑制相应的肌肉反应、缓解痉挛肌，并应用个体发育规律促进运动的控制能力。常用的感觉刺激方法有快速擦刷、捏、推敲、冰刺激（短时间）、快速牵张、摇动、压缩关节等。

2. Bobath 技术　又被称为神经发育疗法，是由英国物理治疗师波巴斯（Berta Bobath）和她的丈夫（Karal Bobath）根据"运动发育控制"理论，经过长期康复治疗实践创立的评定和治疗小儿脑性瘫痪和成人偏瘫的方法。这一技术被认为是 20 世纪治疗神经系统疾患，特别是中枢神经系统损伤引起的运动障碍最有效的方法之一。

Bobath 技术最大的贡献是，它摒弃了"代偿性训练"这一传统的治疗概念，认为"代偿性训练"忽略了偏瘫侧有可能完成正确功能活动的潜力，如被动牵拉、单一肌肉训练等技术对脑卒中患者的治疗效果并不理想，因为脑卒中患者的主要问题在于运动控制功能障碍，而不是肌力受限，单一肌肉训练并不能解决肌张力、协调功能异常等临床症状。Bobath 强调，所有脑卒中患者都有重新学习正常的运动模式、改善偏瘫侧功能性活动的潜力，通过减少痉挛，抑制不正常的姿势、病理性反射或异常运动，就有可能诱发正常的运动模式，改善和提高患者的日常自理能力。也就是说，正常的运动模式是不可能建立在异常动作的基础上的，只有充分地抑制异常动作，才有可能诱导出正常的运动模式。

（1）强调患者学习运动的感觉：Bobath 认为，运动的感觉可通过后天的学习和训练获得，反复学习运动的方式及动作可促进患者获得正常的运动感觉。治疗中应根据患者的症状及存在问题，设计相应的训练活动，这些活动不仅要诱发有目的性的反应，而且还需要充分考虑到是否可以为患者提供相同运动的重复机会，只有反复刺激和重复训练，才可以促进和巩固所学习的动作。

（2）强调患者学习基本姿势与基本运动模式：人体的每一种技能活动都是以姿势控制、平衡反应及其他保护性反应、紧张与放松等模式为基础。依据人体正常的发育规律，在抑制异常运动模式的同时，通过关键点的控制诱导患者逐步学会正常的运动模式，诱发出高级神经系统反应，使患者克服异常动作和姿势，逐渐体验和实现正常的运动感觉和活动。

（3）按照运动的发育顺序制订训练计划：患者的训练计划必须与患者的发育水平相适应，人体的运动发育顺序一般是：仰卧位→翻身→侧卧位→肘支撑位→手膝跪位→双膝跪位→立位。在治疗过程中，应首先注意患者的头颈运动，然后是躯干，最后才是四肢。

（4）将患者作为整体进行治疗：训练时要将患者作为一个整体进行训练，不仅要治疗患者的肢体运动功能障碍，还要鼓励患者积极参与治疗，掌握肢体在进行正常运动时的感觉。

Bobath 技术有两个重要目标，一是缓解痉挛；二是引入具有分离性的运动模式，并将其运用到功能活动中。技术要点是，通过关键点的控制以及设计的反射抑制模式和肢位的恰当摆放来抑制肢体痉挛；待痉挛缓解之后，通过反射、体位平衡诱发其平衡反应；再让患者进行主动的、小范围的、不引起联合反应和异常运动模式的关节运动；然后再进行各种运动控制训练，逐步过渡到日常生活动作的训练。强调在缓解痉挛的前提下，按照人体运动发育顺序，由低级向高级渐进的训练原则，学习运动感觉及基本姿势与基本的动作要领，目的是促进正常运动功能的恢复。

3. Brunnstrom 技术　是由瑞典物理治疗师布伦斯特伦（Signe Brunnstrom）创立的一套中枢神经系统损伤后针对运动障碍的治疗方法，也称为中枢性促进技术。Brunnstrom 技术最基本的原则就是"早期"治疗原则，强调患者在尚未恢复任何主动活动之前，应充分利用人体发育早期的各种皮层下反射活动（包括中枢神经损伤后常发生的共同运动、联合反应等异常运动）引出非随意性运动，以促发早期的功能恢复进程，然后再通过不断地修正运动模式，使之成为更复杂的功能性活动。

Brunnstrom 技术的主要特点是，在脑损伤后恢复过程中的任何时期（尤其是早期）均可采用运动模式来诱发运动反应，以便让患者观察到自己偏瘫侧的肢体仍然可以诱导，刺激患者康复和主动参与治疗的欲望。强调在整个恢复过程中要循序渐进，逐渐向正常和复杂的运动模式过渡。肢体的共同运动（当让患者活动患侧上肢或下肢的某一个关节时，相邻的关节甚至是整个肢体都可出现一种不可控制的运动）和其他异常的运动模式，都是脑损伤患者在恢复正常自主运动前必然经历的过程。因此，Brunnstrom 主张在恢复的早期，充分利用一切刺激方法引导出肢体的运动反应，并从各种运动模式（包括异常的运动模式）中引导、分离出正常的运动成分，经过反复学习、训练，最终脱离异常运动，逐步修正为正常的功能性运动，从而实现中枢神经系统的重新组合，恢复患者的运动控制能力。

Brunnstrom 技术的治疗原则：

（1）重视运动感觉，认为联合反应和异常的协同动作是脑疾患后，运动功能正常恢复过程的组成部分，应予以利用而不是加以抑制。

（2）在偏瘫的恢复初期，由于中枢神经系统功能障碍，高级中枢对动作的修正受到影响，使肢体的原始反射重现（大部分的原始反射在一岁以后逐渐消失，但脑部受损后这些反射可能会再次出现，形成病理反射），并出现联合反应和共同运动。Brunnstrom 认为，这些作用和反射可用来引导肌肉反应，然后再通过主观努力，产生出一种被加强的半自主运动。因此，在无随意运动时，应充分利用本体感觉和体外皮肤刺激诱发共同运动，以及利用联合反应引导患侧的肌肉收缩，当确立了某种程度的协同动作后，再利用各种方法抑制共同运动成分，使其分离出较单一的正常动作。

（3）意识和感觉在恢复中起着重要的作用。Brunnstrom 认为，偏瘫不仅是运动功能障碍，更是一种感觉功能障碍，实际上，许多运动障碍都是由感觉障碍引起的。因此，在运动功能的恢复过程中，必须强调意识集中，充分利用感觉和视、听觉的信息反馈，以及调动患者的主动参与。

4. PNF 技术（proprioceptive neuromuscular facilitation，PNF）　即本体神经肌肉促进技术，

是由美国神经生理学家赫尔曼·卡巴特（Herman Kabat）博士于 20 世纪 40 年代创立的，并首先在脊髓灰质炎患者的康复治疗中使用。半个多世纪以来，PNF 技术得到发展和完善，现已成为多种神经肌肉系统疾病的有效康复治疗手段。

PNF 技术的基本治疗原则可归纳为以下几点。

（1）每一个体都有尚未开发的内在潜能，这是 PNF 技术的基础。

（2）正常运动发育是按照从头到足、由近端到远端的顺序发展。因此，在治疗过程中，首先应注意头、颈的位置和动作，只有改善了头、颈和躯干的运动状态，才可能进一步改善远端的四肢动作；只有控制了肩胛带的稳定性，才有可能训练上肢的精细动作及技巧。

（3）早期的运动以反射活动占优势（如新生儿期的各种反射活动），成熟期的运动可以通过姿势反射来维持或增强。姿势反射是通过中枢神经调节骨骼肌的紧张度或产生相应的位置移动，目的是保持或修正身体空间姿势，这些反射活动对于动作的维持与再学习是非常有益的。

（4）运动功能的发育具有周期性倾向，表现为屈肌和伸肌占优势的相互转换。实际上，动作发育就是在屈肌和伸肌交替占优势的过程中发展的，如婴儿学习向前爬行的动作时，手和脚的伸肌占优势；向后爬，则屈肌占优势。正常的运动取决于屈肌和伸肌的交互性收缩，维持姿势也需要屈肌和伸肌的拮抗平衡。因此，在脑损伤患者的治疗中，如果屈肌张力过高，应以训练伸肌为主；反之，伸肌张力过高，则应着重练习屈肌。

（5）功能性活动通常是由一些相反的动作组成，如进食动作、坐站动作，因此，在治疗中要充分注意方向相反的动作。例如，训练患者从椅子上站起的同时，也要训练由站立到坐下；同样，患者也必须练习穿衣和脱衣这两个目的性相反的动作。如果患者不能进行方向的逆转，其功能活动肯定受限。因此，在治疗中必须进行方向节律性的逆转，这样可使拮抗肌重新建立平衡。

（6）正常的运动与姿势维持取决于肌肉的"协同作用"，这正是 PNF 技术的主要目标，即发展拮抗肌的平衡。例如，脑外伤患者，由于躯干伸肌占优势，常出现平衡障碍，难以维持坐位平衡；又如，偏瘫患者手指的屈肌占优势，会出现手指屈肌痉挛。因此，PNF 治疗的关键是预防和矫正主动肌与拮抗肌之间的不平衡状态。当发生痉挛时，应先抑制痉挛，再刺激拮抗肌的收缩，然后促进反射和姿势。

（7）动作发展总是按照整体的动作模式和姿势顺序进行，如婴儿先学会爬、滚，最后才学会站立和行走。在这个学习过程中，婴儿也学会了在不同的动作模式和不同姿势中使用四肢。因此，在治疗中应遵循运动发育规律。

（8）动作能力的改善依赖于动作的学习，动作的学习可通过感官（包括视觉、听觉和触觉）刺激得到加强，治疗中的多种感觉输入会促进患者动作的学习和掌握。

（9）通过反复刺激与重复动作，可促进并巩固患者所学习的动作，发展肌力和耐力。在动作发展过程中，未受损部分会不断重复动作技能直至掌握。这个训练过程如同儿童学习走路一样，一旦学会即成为生活中的一部分，可以运用自如。

PNF 技术最初主要是针对各种神经肌肉瘫痪的治疗，并被证实安全有效。后来证明这一方法还有助于改善因肌力、运动控制、平衡和耐力有困难的患者，如脊髓损伤、骨关节和周围神经损伤、脑外伤和脑血管意外导致的偏瘫等。同时，它的一些特殊技术对于因疼痛和软组织粘连导致的关节活动度下降，也有很好的疗效。PNF 技术强调多关节、多肌群参与的整体运动，而不仅是单一肌肉的活动，目的在于增强关节的运动性、稳定性和控制能力，以及掌握如何完成复合动作的技巧。

PNF 由 91 种基本运动模式和 15 种手法活动技术组成，主张通过手的接触、语言口令、视觉引导来影响运动模式。治疗原则强调按照正常的运动发育顺序，运用适当的感觉信息刺激本体感受器，使某些特定的运动模式中的肌群发生收缩，促进产生功能性运动。

5. 运动再学习技术　毫无疑问，易化技术的产生与应用，极大促进了运动控制能力的康复，使神经康复技术从周围神经水平提升至中枢神经水平。但是，20 世纪 80 年代初，澳大利亚物理治疗师卡尔（J. Carr）等认为易化技术还存在缺欠，主要是结合患者的实际需要训练其日常生活的基本功能不够，缺乏对个体运动障碍的具体分析，在疗效上也不够理想。因此，他们认为现代康复的一个方向性任务是，将侧重点从易化技术转向为运动控制再学习（简称运动再学习），从传统的经验治疗（训练）进步至应用运动科学。

运动再学习技术（motor relearning programme，MRP）是 Carr 等提出的一套运动康复疗法，它将中枢神经系统损伤后运动功能的恢复训练视为是一种再学习或再训练的过程，在强调患者主动参与和认知重要性的前提下，按照科学的学习方法对患者进行运动再教育以恢复其运动功能。MRP 主要适用于脑卒中患者，也可用于其他运动障碍。

易化技术与运动再学习技术的比较，见表 3-1。

表 3-1 易化技术与运动再学习技术比较

	易化技术	运动再学习技术
正常运动控制	强调姿势和运动依靠反射，通过感觉和运动本身的刺激可引出正常反射，并阻止或抑制异常反射或病理反射	大多数的熟练运动并不是依靠计划好的神经对肌肉输出模式，而是经过反复学习，在大脑中形成的运动程序
技巧获得	通过引发正常运动的刺激来学习运动，患者被看作是被动运动模式的接受者。尽管刺激有时能够引出正确的运动，但解除诱发和强化刺激后，常又回到异常模式	患者是运动问题的主动解决者，治疗应根据患者的功能情况，通过一系列适合的作业，使患者改善病情
运动失控	用脑的等级结构观点阐述脑损伤后出现的异常运动模式及痉挛等，通常采用神经生理学的观点解释运动障碍	痉挛不能解释运动缓慢，肌电图已表明这是主动肌激活不充分所致，认为神经缺损后的运动障碍是神经组织的缺失及代偿造成的，应早期干预以阻止消极的代偿，不但要做神经生理学分析，也需要分析生物力学状态
功能恢复	认为脑损伤后的恢复遵循类似婴幼儿神经发育的规律，即近端到远端的顺序	有研究表明，婴幼儿发育近端和远端的控制是平行的，不分前后顺序。同时，在考虑运动再学习时要分析发生行为的前后关系和进行运动的环境特点

MRP 强调早期活动和主动活动的治疗原则，尽可能在患者发展和学习代偿方法之前就开始运动再学习，以避免无效的协同运动（协同运动多见于偏瘫的恢复初期，常见于肢体刚出现随意运动，表现为肢体各个关节难以产生独立关节的分离运动）。脑卒中恢复模式，如图 3-1 所示。

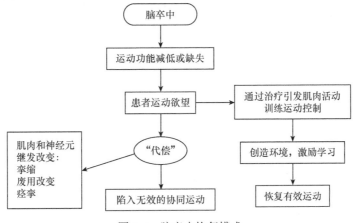

图 3-1 脑卒中恢复模式

MRP 的治疗原则：

（1）强调患者主动参与及反复训练。治疗师作为指导者，可以诱导患者参与分析自身存在的功能障碍、问题的关键及原因，再通过反复练习解决所存在的问题。

（2）治疗时，首先要对患者存在的主要问题，即已经丧失的动作进行分析，并找出影响这些动作形成的障碍点，然后指导患者按照正常的运动方式学习，以克服障碍。

（3）制订训练方案时，要与作业活动、日常生活的功能动作紧密联系，当患者不能完成作业练习时，可考虑练习分解动作。

（4）Carr 等认为，要使患者的运动功能障碍得到最大程度的恢复，就要给患者提供一个适合学习的环境，适宜的环境可以刺激脑功能的适应和重组，可以让患者在训练室学习，也可将患者转移到一个熟悉的环境，训练时要有正确的顺序。

（5）Carr 等还认为，通过视觉、听觉和手法指导，可使患者了解自己所做的练习是否正确，应鼓励和调动其学习主动性，使患者重新掌握有效的运动作业技巧。

MRP 由 7 个部分组成，内容包括日常生活中的基本运动，即上肢功能、口面部功能、从仰卧位到床边坐起、坐位平衡、站起与坐下、站立平衡、行走功能。治疗时，患者在治疗师的帮助下，学习那些发病前所熟悉的作业，使患者有意识地练习特定的运动作业活动，提高患者对自己能力方面的认识，并促进其肌肉活动和控制能力。

日常生活的基本功能动作训练，概括为 4 个步骤：功能动作分析，找出丧失的主要成分→练习丧失的动作成分→训练有功能的活动（作业治疗）→将训练应用到日常生活中去，使学习能持续和深入。

（三）以代偿或替代为基础的辅助运动技术

病残致使人体的部分生理功能减弱或丧失，经过系统的功能训练后仍不能恢复其功能时，可利用代偿或替代的方法恢复或部分恢复患者的功能性活动，以最大限度地改善患者的日常生活自理能力。

代偿或替代包含两个技术层面，一方面是"代偿"，即调动生物体自身的代偿能力，或通过专项训练降低代偿性运动的不良反应，学习并掌握某些代偿动作或运动功能；另一方面是"替代"，可利用现代人工辅助器具，如义肢、矫形器、助行器以及机器人等，辅助人体完成某些专项的动作和位移。

1. 代偿（compensation） 是代替和补偿某一功能或某种能力，是环境发生变化或机体受损时，生物体为维持正常生理需求所做的适应性改变。代偿的基础是生物体内的大部分器官都具有一定的储备能力，即平时这部分功能单位可能处于静息的或低功能状态，一旦有生理性需求，这部分细胞、组织或器官的功能就会被调动，以代偿失去或不足的生理功能。代偿是生物体与生俱来的生理功能，由此人类才得以生存及繁衍。

代偿分为代谢性代偿、功能性代偿、结构性代偿等形式。比如，一个人右手受伤不能使用筷子，于是本来不会使用筷子的左手就会接替右手，最终有可能形成左手与右手一样都可以熟练地运用筷子，这一代偿方式即为功能性代偿。

人类机体为实现目的性功能，各肢体、器官之间在特定条件下也会发生代偿现象。比如，某些器官因病损，机体会调用未受损部分和有关的器官、组织或细胞来替代或补偿其代谢和功能，在体内建立起新的平衡。如慢性肾小球肾炎的一些肾单位损伤破坏，肾小球发生纤维化，其所属肾小管萎缩、消失，这时，未受损的或受损较轻微的肾单位功能将增强，出现细胞增生、肥大。若一个肾脏由于疾病被切除，另一个肾脏则会肥大，甚至可增大一倍，以代偿失去的肾脏功能。又如，患者的某一肢体功能受限，在进行有目的动作时，就会利用相对功能较好的部位来代偿。比如，痉挛型双瘫的患儿，在发育到俯爬阶段时，因两髋关节内收内旋、下肢交叉，加之下肢功能障碍重于上肢障碍，俯爬时只能用两上肢来代偿下肢的功能，患儿常常用两上肢支撑体重，靠两个上肢的力量驱动身体前行。

代偿通常会对机体的运行或运动做出贡献，可以弥补器官已失去的部分功能。但是，代偿有时也会带来一些副作用，如肺萎陷或支气管哮喘，可以发生代偿性肺气肿，此时由于气肿的肺泡腔充气过多，肺泡隔毛细血管受压，肺循环血流阻力增加，将加重右心负担，严重者还可能导致肺源性心脏病。

2. 代偿性运动 如果肌肉骨骼系统的某一局部过度运动或受伤，必然会出现疲劳感或疼痛，使参与的运动单位逐渐减少，导致运动能力下降，产生不稳定运动，甚至劳损。此时，人体会自动启用自我保护机制，选择其他肌肉、关节来替代已劳损或受伤部位的功能，产生一种偏离正常生理结构的特殊生物力学动作，即代偿性运动。

代偿性运动是人体神经肌肉系统常见的自我保护策略，也是很难被察觉到的一种运动模式。它通过新的动作激活方式（运动单位），利用结构上的依赖（骨骼、韧带、肌腱、筋膜和关节）可以有效减缓疲劳并避免暂时不适。也就是说，当某部分肌肉或关节的功能减弱时，机体就会利用其他肌群或关节协助来完成动作。例如，韧带重建术后，患侧要制动休息一段时间，大脑会优先选择健侧来完成运动，久而久之，健侧的神经肌肉控制等逐渐强于患侧。后期，即使患侧恢复到能够正常运动的状态，但由于肌肉募集迟缓，大脑还是会优先激活健侧，引发健侧代偿，导致在训练过程中健侧越练越强壮，相比之下患侧显得越来越弱。

术后康复训练实际上是一个打破代偿性运动的训练方式，因为长期处于制动状态下的肌肉，在刚开始恢复肌力训练时都不可避免地会存在借力动作。训练开始时这种代偿性运动可能是细微的或几乎察觉不到的，但随着训练持续，其疲劳感逐渐增加，代偿性运动就会越发明显，并连带至更大的活动范围。比如，在训练如图3-2所示抗阻伸膝运动时，刚开始，小腿能够很轻易地抬至最高位置；但随着肌肉逐渐疲劳，动作难以到达终末位，大腿肌肉甚至会发生抖动，这时的动作主要是依靠代偿来完成的。

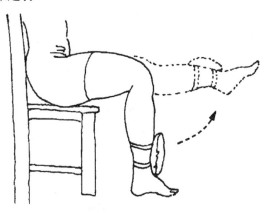

图 3-2   抗阻伸膝运动

引起代偿性运动的原因有很多，常见有以下几种机制。

（1）知觉不足、动作模式错误。表现为机体的能力足够，但不会准确使用。例如，有些人硬举可以达到两倍的自重，但静坐却会感到腰酸背痛，这通常是深层稳定肌力量不足，主要是靠表层的主动肌代偿产生的疲劳。

（2）超出能力范围。错估了自身可承担的能力，或是在渐进超负荷的过程中太躁进，也有可能是疲劳累积导致的超量负荷。例如，在长距离跑步的过程中，当髂腰肌和臀大肌逐渐疲劳，髋屈伸的动作就会更多地转移到股四头肌和腘绳肌上，甚至大腿无力就依靠小腿的推蹬来完成步态，导致腓肠肌或比目鱼肌的代偿。

（3）功能退化或受伤。功能会因为受伤或功能退化导致能力低于原有水平，例如，现代人常有关节活动度退化的现象，在前弯时，髋屈角度受限，容易在腰椎和胸椎产生邻近关节的代偿，导致弯腰或驼背。

（4）肌力失衡。主动肌能力足够，但拮抗肌或协同肌力量不足，失衡的肌肉将会拉扯关节与骨骼产生位移或疼痛，长久以往，身体的姿势会因此而改变，肌肉可能会过度紧绷与僵硬。

人类机体是一个分工精确的系统，没有哪个肌肉或关节能够完全替代另外一些肌肉或关节的功能。当机体需要寻求其他肌肉或关节代偿时，其动作和姿势都会产生相应的变化。虽然代偿性运动是人体重要的保护机制，但由于代偿会使机体内部的力学结构发生改变，长时间的代偿势必影响动作效率、协调性，容易引发劳累，增加受伤概率。

对于伤病或不可逆的残障患者来说，代偿性运动是一种不得已选择的运动模式，目的是在肌肉-骨关节功能丧失或者不足时，能够帮助其完成基本的功能活动。常用的代偿性运动方式包括肌肉代偿、体位代偿、动作代偿、辅助装置代偿等。建立正确的代偿性运动需要科学指导下的适应性训练，使不可逆的残缺功能从中获得机能和技能改造。实际上，人类几乎所有的运动技能都需要经历一段适应性训练过程。因此，对于残障患者来说，重新建立其代偿性运动模式将需要较长时间的训练，通过学习和反复练习，可使运动器官、神经器官、代谢器官与之适应，实现"功能重塑"。

3. 替代（substitution） 是代替的近义词，具有替换、取代的意思。但替代与代替的语境并不相同，"替代"没有"代替"那么强的主动性，并具有永久性取替的含义。

以替代为基础的辅助运动技术主要是针对不可逆的功能障碍，通过运用各种人工辅助器械或设备，帮助患者完成某些专项动作或行走。现阶段，应用于临床的常用运动辅助器械主要包括各种假肢、矫形器、助行器和行走外骨骼机器人等，意义在于，通过这些运动辅具，可以补偿和替代人体已经缺失的部分运动功能，使其能够基本生活自理甚至是参与社会活动。

二、运动治疗技术的分类

运动治疗技术有多种分类方法，常用的分类方法主要有根据肌肉收缩形式分类和根据运动方式分类。

（一）根据肌肉收缩形式分类

肌肉收缩是肌肉对刺激所产生的机械性生理反应，根据肌肉收缩时肌长度和肌张力的变化，可将肌肉收缩分为三种基本形式。

1. 等张运动（isotonic exercise） 为动力性运动，是指肌肉收缩时肌纤维长度缩短而产生的关节活动，如步行、慢跑和比较轻松的游泳运动等。等张运动就是人们日常的锻炼形式——有氧运动。根据肌肉收缩时肌纤维长度变化的方向，等张运动分为向心性运动和离心性运动，如图 3-3 所示。

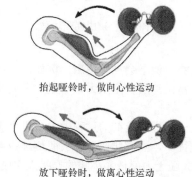

抬起哑铃时，做向心性运动

放下哑铃时，做离心性运动

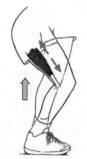

下蹲，做向心性运动　　起身，做离心性运动

图 3-3　向心性运动与离心性运动

（1）向心性运动（concentric isotonic exercise）。当肌肉收缩时肌力大于阻力（外力），肌肉的长度缩短，肌肉的止点与起点之间相互靠近，即称为向心性缩短，如屈肘时的肱二头肌收缩。向心性收缩的目的是产生肢体运动，收缩的速度相对较快，神经控制也比较简单。

（2）离心性运动（eccentric isotonic exercise）。当肌肉收缩时肌力小于阻力（外力），肌纤维被动地延长（不是肌肉放松），肌肉的止点与起点相互远离，即称为离心性延伸，如下楼梯时股四头肌的收缩，或缓慢放下哑铃时肱二头肌的收缩。离心性收缩的目的是控制肢体运动，收缩的速度相对较慢，神经控制较为复杂并涉及多种反馈抑制。

2. 等长运动（isometric exercise） 为静力性运动，是指以增加肌肉张力来对抗某一固定阻力的运动形式。等长运动通常并不产生关节活动，肌肉的收缩力与阻力相等。如图 3-4 所示的人体下蹲动作就是典型的等长运动。

肌肉的等长收缩常用于维持特定的体位、姿势和平衡，通过有效的等长运动可以增强肌力，常见的等长运动有强度较大的举重运动、强度较小的倒立和瑜伽等静态运动。

3. 等速运动（isokinetic exercise） 也称为等动运动，是一种人为设计、肌肉等长收缩与等张收缩的混合运动方式。等速运动需要使用专门的等速训练设备，训练过程中，关节运动依据预先设定的速度进行，其外加阻力始终与肌力平衡。即等速仪器所产生的阻力会根据受试者的肌力变化实时动态调整（肌力加大，阻力相应增加；肌力减弱，阻力相应降低），无论受试者使用多大力度（或不用力），肢体的运动速度都会被限定为预设的角速度。

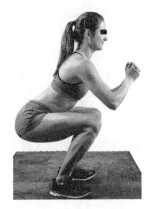

图 3-4　等长收缩下蹲运动

等速运动训练，如图 3-5 所示。

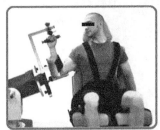
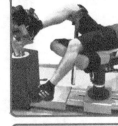
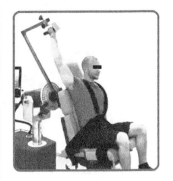
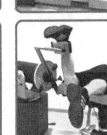

图 3-5　等速运动训练

由于等速运动训练设备产生的阻力与关节运动力矩动态匹配，因而，其检测系统可以在训练过程中获得有关肌力变化的各种生物力学参数，从而在进行肌力训练的同时完成相应的肌力测试。

等速运动的技术优势：

（1）由于等速运动的速度不变、阻力可调，肌肉在关节活动的全部范围内始终处于最大肌力，因此，能够更有效地锻炼肌肉的力量、耐力和灵活性，提高康复训练效率。

（2）传统的徒手肌力检查往往无法明确定量，等速运动技术具有较多的运动模式，可以对受试者的肌力提供客观且精确的测试，能够动态反映肌肉功能。

（3）等速肌力训练设备能够在关节运动的全范围提供顺应性阻力，并能够同时训练拮抗肌群，可有效避免肌肉功能恢复的不平衡，有利于关节稳定性的改善。

（4）等速测试与训练具有较高的安全性，这是因为外加的阻力是根据受试者不同的运动能力而改变的。若受试者处于术后恢复期或是外伤、神经肌肉受损等，阻力将随肌力的减弱而相应降低，甚至是无阻力（相当于被动运动）；如果受试者的肌力逐渐恢复，也可以在运动过程中的任何一点使用最大肌力，但其运动角速度不变。

等速肌力训练常用于运动系统损伤早中期的肌力康复治疗，可使肢体在其活动范围内做持续运动，并且等速肌力训练仪提供的顺应性阻力可以使整个肌肉得到全面的锻炼，有效克服肌肉功能恢复的不平衡。相比于传统训练，等速运动训练更有利于功能恢复。例如，膝关节前交叉韧带损伤等造成膝关节失稳疾病，等速运动训练及其重建术后的等速运动训练能够有效加快康复进程。

对于神经系统疾病的康复治疗，尤其是偏瘫运动功能的康复，等速运动训练也有一定的治疗效果，可以增强偏瘫患者肌力，且不会影响痉挛程度，从而提高患者的步速、移行和其他日常活动能力。因此，等速肌力训练技术在肌力恢复、防治肌肉萎缩、维持肌肉收缩功能、避免肢体功能障碍及改善生活质量等方面都具有重要的临床应用价值。

（二）根据运动方式分类

按照运动方式，肌肉运动可分为被动运动和主动运动两种形式，在被动运动与主动运动之间还可以进行有一定辅助的助力运动，主动运动还包括抗阻运动等。

1. 被动运动（passive exercise） 是一种完全依靠自身以外的力量来完成动作的运动方式，可以通过辅助设备，也可以是在他人（治疗师或家人）或本人健康肢体协助下进行的运动，如图 3-6 所示。

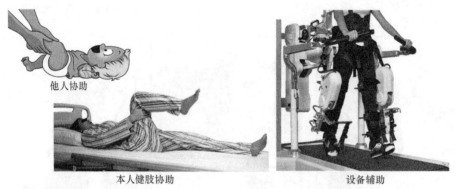

图 3-6　被动运动

被动运动时，被动的肢体肌肉应放松，利用外力固定关节的近端、活动关节的远端，根据病情需要尽量做关节各方位的全幅度运动，但应避免动作过大（患者并没有对抗力）伤害患者。被动运动和主动运动一样重要，适用于各种原因引起的肢体运动功能障碍，能起到放松痉挛肌肉，牵引挛缩的肌腱、关节囊和韧带，恢复和保持关节活动度的作用。

按摩其实就是一种最好的被动运动，常被用于脑血栓偏瘫（或其他疾病）患者的康复治疗。随着科技的进步和生活水平的提高，被动运动也已成为健身美容最有益的方式。按摩通过对经络穴位的刺激，促进经络的信息传导，可提高体内代谢与身体的平衡能力，增强体质，预防疾病。

2. 助力运动（assistant exercise） 是指患者的患肢尚无足够力量完成主动运动时，由医务人员、患者本人的健侧肢体或利用器械提供力量来协助患肢进行的康复运动，主要作用是增强肌力并改善肢体功能。

助力运动应遵循以主动运动为主，助力运动为辅的治疗原则。助力要与主动用力相配合，避免以助力代替主动用力，随着患肢肌肉力量的恢复和加强，应逐渐减少辅助力。助力运动适用于创伤后的肌无力或不全瘫痪肌肉的功能训练，以及体力虚弱患者的锻炼。

3. 主动运动（active exercise） 是一种在没有任何辅助情况下完成的运动方式，是功能锻炼的主要方法，适用于有活动能力的患者。主动运动训练的目的是，增强肌肉弹性，恢复肌肉的正常功能。

主动运动与被动运动是互补的，在恢复初期，常以被动训练为主，随着症状好转，逐渐过渡到辅助运动、主动运动。

4. 抗阻运动（resistance exercise） 指的是肌肉在克服外来阻力时进行的主动运动，能恢复和发展肌力，广泛用于各种原因所致的肌肉萎缩。抗阻阻力的大小应根据患肢的肌力而定，以经过用力后能克服阻力完成运动为度。

三、运动治疗的基本原则

运动和制动都会影响机体功能，那么，如何选择恰当的运动方法和适宜的运动量，避免机体长期处于制动状态，是实现预期康复治疗目标的基本要务。

1. 因人而异　即为个体化治疗原则，是按照不同患者功能障碍的特点、疾病诊断、病程、评定的结果及治疗目的等，制订相应的康复治疗目标和方案，并根据治疗进度和功能恢复情况及时调整方案。

2. 循序渐进　运动治疗的应激适应性需要逐步建立，训练效应的积累是一个从量变到质变的过程。运动康复训练实际上是一个技能学习的过程，也是神经肌肉功能重建、运动再学习的过程，因此，康复运动强度应该由小到大，运动时间由短到长，动作复杂性由易到难，休息的次数和时间由多到少、由长到短，训练的重复次数由少到多，运作组合由简到繁。

3. 持之以恒　康复训练是一个能力和技能逐渐积累和提高的过程。要获得预期疗效，其训练必须要持续一定的训练周期和训练强度。如果中途停止训练，训练效应将随之消退。因此，康复训练需要长期坚持，甚至维持终生。

4. 主动参与　运动康复最为重要的治疗原则就是患者的主动参与原则，没有患者的主动配合，就不可能获得理想的治疗效果。只有患者主动参与，才能充分兴奋运动中枢、募集运动神经元，有利于重塑神经功能、强化心理功能，从而获得预期疗效。

5. 综合训练　人体发生的功能障碍，通常是多器官、多组织、多系统的多维功能障碍，若恢复其正常的生理功能，不仅要进行康复训练，还应积极配合心理、职业、教育、娱乐等治疗，训练手段也应包括补偿、代偿、替代等多种方式。

6. 安全性　不论采取什么方式的运动疗法，都应以保证患者安全为前提，应避免急于求成，防止各种运动损伤。

四、运动治疗的作用

运动是生命的基本属性，不仅表现为生命体本身的物理性位移，也标志性地体现了生物体内部结构的动态变化。运动还是人类最为基础的生理性刺激，具有调节人体各系统、器官功能状态的作用。

1. 运动可维持和改善运动功能　根据训练适应机制的原理，恰当的运动康复治疗可以使减弱的机体功能逐步得以恢复，甚至恢复到损伤前的水平。

（1）运动可以改善骨骼的血液循环，增强骨的新陈代谢，使骨径增粗，皮质增厚，提高骨的抗折、抗弯、抗压缩能力。

（2）运动尤其是耐力训练，可使肌纤维中线粒体数目增多、体积增大，提高有氧氧化酶和琥珀酸脱氢酶的活性，从而提高肌纤维的收缩能力。运动可使肌肉变得肥厚、体积增大、总量增加，并有效减缓肌肉萎缩。

（3）关节、骨的代谢主要是依赖于日常活动时的加压和牵伸，运动能够刺激代谢，不仅可使关节周围的肌肉力量增强，关节囊和韧带增厚，韧性、弹性和伸展性提高，而且可使关节的稳固性、运动幅度和灵活性均能得到改善。关节附近的骨折或关节置换术后，应及时运用运动疗法，以刺激软骨细胞，增加胶原和氨基己糖的合成，防止滑膜粘连，从而增加关节活动度，恢复关节功能运动应力，促进关节骨折的愈合。

（4）运动还可以改善平衡和协调能力，预防并延缓骨质疏松等。

2. 运动能够改善心肺功能　由于运动时肌肉做功，消耗了体内能源底物，从而加速了各器官的代谢，可以促进血液循环系统的有氧能力，改善呼吸功能。在一定的范围内，循环系统的有氧能力与运动强度成正比。运动过程中，大量的血液流向肌肉，心肺功能活动也将相应增加，以适应机体能量交换（有氧代谢）的需要。

（1）肌肉运动时，循环系统的适应性变化就是提高心输出量，以增加血液的供给，运动时心输出量的增加与运动量或耗氧量成正比。

（2）运动时各器官的血流量将进行重新分配，其结果是使心脏和进行运动的肌肉的血流量明显增加，不参与运动的骨骼肌及内脏的血流量减少。运动过程中，皮肤血管舒张，血流增加，可以增加皮肤散热。

（3）运动时的动脉血压水平取决于心输出量和外周阻力两者之间的关系。在有较多肌肉参与运动的情况下，肌肉血管舒张对外周阻力的影响大于其他不参与运动器官血管收缩的代偿作用，因而，总的外周阻力有所降低，表现为动脉舒张压降低；此外，由于心输出量显著增加，收缩压将升高。

（4）随着运动强度的增大，氧代谢的需求量大幅提高，机体需要消耗更多的 O_2 并排出等量的 CO_2，为此，呼吸功能将发生适应性调整。具体表现是，呼吸加深加快，肺通气量增加。潮气量可从安静时的 500mL 上升到 2000mL 以上，呼吸频率随运动强度可由每分钟 12～18 次增加至每分钟 40～60 次。结合潮气量与呼吸频率的变化，运动时的每分钟通气量可从安静时的每分钟 6～8L 上升到每分钟 80～150L，较安静时增大 10～12 倍。

3. 运动可促进代偿功能　对于某些经过系统运动治疗，其功能仍难以完全恢复的患者，通过对健侧肢体或非损伤组织的训练，可以发展代偿能力，以补偿已经丧失的功能。例如，偏瘫或截瘫患者经过规范的运动治疗后，患肢功能仍未完全恢复，但通过训练代偿能力（比如右臂偏瘫，可以通过训练左臂完成代偿动作），以实现最大限度的生活自理。

4. 运动可提高神经系统的调节能力　运动是中枢神经最有效的刺激形式，所有的运动都可向中枢神经提供感觉信息。因而，运动是一系列生理性条件反射的综合，适当的运动可以保持中枢神经系统的兴奋性，改善神经系统的反应性和灵活性，维持其正常的生理功能，提高对全身各器官的调整和协调能力。随着运动复杂性的增加，大脑皮质将建立暂时性的动作联系和条件反射，可促进神经肌肉功能和中枢神经功能的重塑过程。

5. 运动可增强内分泌系统的代谢能力　主动运动可以促进糖代谢，减少胰岛素分泌，维持血糖水平，增加骨组织对矿物质的吸收。因此，适当运动已经成为糖尿病、骨质疏松症的基本治疗手段之一。

6. 运动可调节精神和心理状态　研究发现，每次 60 分钟的低中强度运动，可以促进大脑皮质、尾状核、下丘脑和小脑等处的内啡肽（endorphin，生物化学合成物激素）分泌，产生镇痛作用。运动中机体代谢活动增强，肾上腺素分泌增加，可以缓解精神和心理压力，抑制抑郁或焦虑情绪与躯体器官功能紊乱，改善患者的情绪和心态，锻炼人的意志并增强自信心。

五、制动对机体的影响

制动（immobilization）是指人体局部或全身保持固定或限制活动，是临床医学常用的保护性治疗措施。康复过程最常用的制动医疗措施包括：卧床休息、局部固定（如骨折或脱位后的石膏或夹板固定）和神经性麻痹（止痛或麻醉），这三种制动方式可以单独或同时使用。

医学制动是现代临床治疗不得已采用的一种限制性保护措施，具有一定的时限要求，其积极作用主要包括以下三个方面。

（1）有助于减轻局部损伤的痛感和肿胀，过程性保护已损伤组织的自然修复。

（2）在病情不稳定的情况下，通过限制活动，可降低进一步加重损伤或再次损伤的风险。

（3）减小组织和器官的能量消耗，以保护受损组织和器官功能，避免功能失代偿。

但是，限制身体正常活动后必然也会给机体带来一些负面作用，可能会发生废用综合征，增加并发症的风险，并可能产生新的功能性障碍。

（一）制动对运动系统的影响

制动会不同程度地影响运动系统。

1. 对骨骼肌的影响　在制动最初的几个小时，肌蛋白的合成速度开始减缓；制动30天，肌细胞胰岛素受体对胰岛素的敏感性下降；制动45天，肌线粒体密度减小、氧化酶活性下降、总毛细血管密度降低、毛细血管长度缩短，导致骨骼肌局部的血流量减少，可能引起肌代谢障碍。

制动可造成废用性肌萎缩，以神经性瘫痪引起的肌萎缩最为明显。肌萎缩的速度为非线性，即制动早期肌萎缩最快，呈指数下降趋势。由于肌萎缩、支配肌运动的神经兴奋性下降、运动单元募集减少等因素，肌力下降，并且肌力下降的速度要比肌萎缩的速度快。肌力下降和神经功能障碍又是造成步态不稳和运动协调性下降的主要原因。制动还会导致肌膜的胶原纤维发生改变，使肌膜硬化、弹性下降。由于肌膜的限制作用，整块骨骼肌将会丧失其伸展性，造成肌性挛缩。

2. 对骨关节的影响　制动1～2天尿钙即开始增高，5～10天内增高显著，7周时可达到高峰。由于钙的大量流失，血钙降低，低血钙又促进了骨组织中的钙转移至血液中，从而产生了高钙血症，最终导致骨钙的负平衡。

随着钙的流失，骨质吸收超过骨质的形成，特别是骨小梁和骨皮质的吸收增加，使骨密度降低，表现为骨质疏松。骨密度降低主要发生于身体承重的下肢骨和维持躯干姿势相关的骨，以承重最大的跟骨骨密度减低最为明显。

制动还可导致关节周围的软组织、韧带和关节囊病变，使关节活动度严重受限，产生关节挛缩。由于关节周围韧带的刚度降低，强度下降，能量吸收减少，韧带附着点处变得脆弱，易发生韧带断裂。

（二）制动对心血管系统的影响

制动对心血管系统的影响，主要反映在血容量减少、心率加快、每搏量下降和有氧运动能力降低等。

1. 血容量减少　制动1～2h后血容量就开始迅速减少，这是短时间卧床所造成的最明显的心血管改变；制动24h后，血容量约减少5%，20天后将可能减少20%。血容量的下降对心肌梗死的患者非常不利，可造成非心源性的循环功能以及相应的运动功能减退。

2. 心率加快　制动3～4周后，心率增加4～15次/分。卧床后进行直立位活动时，心率的增加更为显著，且心率的增加与卧床时间长短呈正相关。心率增加和血容量减少都与自主神经功能失调等因素有关，若基础心率加快，心脏舒张期缩短，将使冠脉血流灌注减少，可能会引发心肌缺血。

3. 每搏量下降　在神经病变导致的肌瘫痪中，由于肌泵作用降低，下肢静脉回流减少、静脉顺应性增加，再加上循环血容量的降低，导致心室充盈量下降，每搏量减少，在直立位时每搏量减少得更为显著。

4. 有氧运动能力降低　制动30天，最大摄氧量（VO_{2max}）以每天0.9%的速度下降，这一速率与老年生理性衰退的年下降率相似。制动对最大摄氧量的短期影响主要与心输出量降低和血容量减少有关，长期影响则主要与肌萎缩、肌功能减退、肌力和耐力下降等因素有关。

5. 血流速度减缓　制动后每搏量下降（即心输出量下降），交感神经兴奋性降低，血管外周阻力增加及血液本身理化特性改变，引起血流动力学上的一系列变化，以腹主动脉、股动脉及大脑中动脉血流速度的减少最为明显。

6. 血栓形成　制动后血容量下降，而相应的血液中有形成分并不减少，使红细胞压积增高，血液黏滞度明显增加；血小板凝聚力和纤维蛋白原水平也有所增高；加之动、静脉的血流速度减缓，以上因素均可促进血栓的形成。最常见的是深部静脉血栓、血栓性脉管炎和肺栓塞。冠状动脉粥样硬化部位血栓形成的概率也会增加，容易诱发心绞痛和心肌梗死。

7. 体位性低血压　是指由卧位转换为直立位时出现血压显著下降，表现为头晕、恶心、出汗、心动过速甚至晕厥，老年人更为严重。卧床休息数天即可产生体位性低血压。

（三）制动对呼吸系统的影响

制动对呼吸系统的影响主要表现为肺通气/血流比例失调、肺通气效率降低、坠积性肺炎发生率增高等。

1. 肺通气/血流比例失调　由于肺循环是低压通气系统，长期卧位，上肺部的血流量增加，但肺通气量并没有增加，所以上肺部的通气/血流比值必然降低，产生肺动-静脉"短路"；而下肺部的血流量减少，但通气却没有减少，所以下肺部的通气/血流比值增加，使肺泡无效腔增加，从而影响正常的气体交换和氧代谢效率。

2. 肺通气效率降低　卧位时，膈肌上移，胸廓容积减小，膈肌的运动部分受阻，胸廓弹性阻力加大，导致胸廓扩张受限，肺呼吸幅度降低。此外，长期卧床，也可出现全身肌力减弱，呼吸肌的肌力也随之下降。诸多因素导致肺的顺应性下降，肺活量减少，使肺通气效率降低，气体交换受阻。

3. 坠积性肺炎发生概率增高　长期卧床可导致支气管平滑肌收缩无力，气管纤毛的摆动功能下降，不利于黏附于支气管壁的分泌物的排出。加上患者咳嗽、咳痰无力，不能有效地清除呼吸道内的分泌物，使坠积性肺炎、支气管感染、支气管阻塞的发生率大大增加。

（四）制动对泌尿系统的影响

制动对泌尿系统的影响主要是发生尿路结石、尿潴留和尿路感染等。

1. 尿路结石　由于制动时抗利尿激素分泌减少，尿量增加，因而随尿液排出的钙、磷、钾、钠等电解质也随之增加，从而可能产生高钙尿症、高磷尿症，高钙尿症和高磷尿症又促进了尿路结石的形成。

2. 尿潴留　卧位时，由于膈肌活动受限、腹肌收缩无力、盆底肌松弛及神经损伤患者神经支配异常等因素，膀胱括约肌与逼尿肌的活动不协调，不利于膀胱排空，从而导致尿潴留。

3. 尿路感染　尿路结石的形成、导尿次数的增多，加之饮水不足、尿液浓缩，都可能增加尿路感染发生的概率。

另外，长期的制动还会不同程度地对患者消化系统和内分泌系统等造成一定的功能性影响。因此，在患者制动期间，应配合进行适当的康复训练，以尽可能地减小因医学制动带来的机体损伤和不适。

短期制动所致的改变可以在短时间内逆转，但长期卧床休息所导致的骨钙负平衡的恢复时间，通常要比制动的时间长 5～10 倍，如宇航员的骨质丢失在 5 年后仍未完全恢复。对脊髓损伤患者（慢性期）的麻痹下肢，采用电刺激肌肉的方法可以增加局部骨质密度。在制动期间进行运动训练（包括等长运动、等速运动和动力性运动），可以减轻骨质改变。关节固定时，如果给予小范围（5°左右）的活动，可以有效地防止关节产生严重功能障碍。对于关节手术后的患者，给予持续性被动活动，可以降低术后关节活动障碍的发生率。预防制动导致的骨质疏松需要早期负重活动，每天安静站立数小时就可以在一定程度上预防骨钙丢失和高钙血症。

对于急性脑卒中患者，早期的运动康复有助于减少因卧床和制动产生的并发症，可促进脑功能重组和受损功能的改善。早期康复时机以脑卒中后患者生命体征平稳的 48h 为宜，缺血性脑卒中开始功能训练的时间可以早些，出血性脑卒中则相对较晚。急性脑卒中患者进行功能训练时间应当个性化安排，需要根据年龄、身体状况、脑损害程度、并发症等，进行针对性的个体化功能训练。

第二节　关节活动技术与训练设备

关节是人体运动的"枢纽"，人类的一切动作都是通过关节活动实现的，一旦关节发生活动障碍，躯体的运动能力必然会受到影响和限制。

关节活动技术（techniques of joint motion）是利用各种方法，维持和恢复因组织粘连或肌肉痉挛等多种因素所导致的关节功能障碍的运动治疗技术。关节活动技术包括手法治疗技术，应用辅助器械、设备的治疗技术，以及利用患者自身体重、肢体位置和强制运动的训练技术等，如图3-7所示。

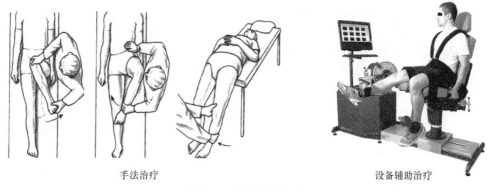

手法治疗　　　　　　　　　　　　　　　　　设备辅助治疗

图 3-7　关节活动治疗

一、关节运动

关节即为骨连结，可以将人体的 206 块骨头连接成一个骨骼系统，其中的可动关节又是人体运动系统的重要支点，通过骨骼肌收缩牵拉骨骼绕行关节的活动，人体可产生各种动作。人体的主要关节包括肩关节、肘关节、腕关节、髋关节、膝关节、踝关节等，如图3-8所示。

（一）关节的基本作用

人类的一举一动都离不开关节活动，关节（以下特指可动关节）的基本作用就是支持人体完成各种动作和位移，主要包括以下四个方面。

（1）连接作用。关节是骨与骨之间的连接，可将骨连接为人体的骨骼系统。

（2）持重作用。表现为关节可以将重量从上向

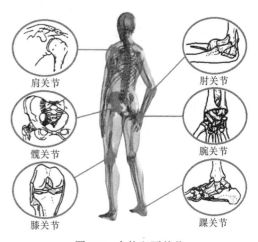

肩关节　　　　肘关节
髋关节　　　　腕关节
膝关节　　　　踝关节

图 3-8　人体主要关节

下逐渐传导，即关节可以支撑和担负体重，如骶髂关节可以把躯干的重量转移到下肢等。

（3）杠杆作用。在人体运动体系中，骨是杠杆，关节是支点，当骨骼肌收缩时，其肌力牵拉骨骼产生杠杆作用，可以通过关节（支点）来完成各种动作。

（4）缓冲作用。行走、奔跑或受到外力冲压时，关节可以起到缓冲作用。例如，奔跑时可缓冲躯体的重量，以减轻骨骼的负担；当受到外力冲击时，经过关节缓冲后，可以大幅度降低和减少对人体的伤害。

关节通常是承重运动，其核心功能就是实现人体可靠的日常活动。因此，关节既要有良好的灵活性，以满足日常活动的功能需求；还应具备足够的稳定性，以至于在完成动作的同时不会给机体带来伤害。从结构力学的观点上看，灵活性与稳定性是一对矛盾，但历经世代进化后形成的

现代人类关节系统，以其完美、多样化的结构形式使各部关节能够完全胜任人体的各种运动。其中，构成关节的软骨、关节囊的滑膜层，以及关节腔和腔内的滑液，有利于关节活动的灵活性；关节囊的纤维层、关节内外的韧带、关节周围肌肉的紧张度，有助于增强关节的稳定性。

从功能上看，稳定性好的关节，灵活性会受到一定限制；反之，灵活性较高的关节其稳定性较低。如上肢关节更多的是完成复杂动作，其灵活性更为重要，因而对灵活性的要求高于稳定性；下肢关节主要是进行承重动作，关节更注重稳定性。

（二）关节与关节的运动形式

人体是一个受大脑和神经支配的复杂运动体，若要完成各种精细的功能性动作，除了需要运动神经准确控制肌肉力量外（该动作所需要的力量），还要求相应的关节能够精准控制其活动位置。也就是说，只有通过多关节的组合运作，人体才可能实现所需要的各种复杂且精细的动作。因此，构成人体运动系统的各关节，从结构形式到活动范围都存在较大差异。

1. 主要关节形式 为支持灵活且复杂的关节运动，人体有许多关节形式，按关节面的形态可以分为滑车关节、车轴关节、椭圆关节、鞍状关节、球窝关节、平面关节等，如图 3-9 所示。

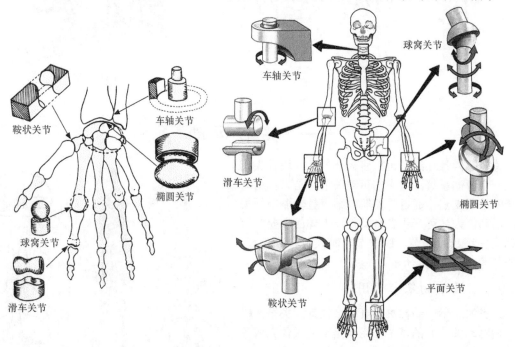

图 3-9　人体主要关节形式

为了便于运动学分析，解剖学将人体定义为一个三维立体结构，即有 3 个互相垂直的运动轴为冠状轴、矢状轴和垂直轴，3 个基本运动切面是矢状面、冠状面和水平面，如图 3-10 所示。

关节是围绕运动轴线活动的器官，由于关节在结构上的不同，其运动轴可以是 1 个、2 个或多个，分为单轴关节、双轴关节和多轴关节。

（1）单轴关节：是绕行一个运动轴活动的关节，例如，手指指骨之间的滑车关节、颈椎的车轴关节、肘部和膝部的滑车关节等，这些关节都只能绕行其运动轴做回旋运动。

膝关节是人体中体积最大、构造最为复杂且容易损伤的关节，属于一种特殊结构的滑车关节，如图 3-11 所示。

膝关节由股骨下端（球形股骨髁）、胫骨上端（胫骨平台）和髌骨等构成，腓骨虽不直接构成膝关节，但因其是许多膝关节重要韧带与肌肉的附着点，因此，常视为膝关节的组成部分。膝关节还有一对独有的特殊软骨，即半月板。半月板是两个月牙形的纤维软骨，位于胫骨平台内侧和外侧的关节面，其纵切面呈三角形，外厚内薄，上面稍呈凹形，以便与股骨髁相吻合，下面为平面，与胫骨平台相接。这种特殊的结构使股骨髁在胫骨平台上形成一个较深的凹陷，从而增加了球形股骨髁与胫骨平台的稳定性。半月板相当于一个缓冲器，通过滑液，可以对关节各部分起到润滑作用并减少摩擦，吸收向下传达的力学振动，保护膝关节长年负重运动而不致损伤。

（2）双轴关节：有两个互为垂直的运动轴，可在两个运动轴构成的平面活动。

如图 3-12 所示的腕部椭圆关节就是一类双轴关节，它有一对凸凹镶嵌椭圆形的关节面，可以做屈伸和内收、外展运动。

鞍状关节也是一种典型的双轴关节，它的关节面为 U 形，彼此呈直角嵌合，中心部分接触于两骨块的凹槽中，如同马鞍置于马背上，彼此可沿另一骨块进行双向的移动。相对于两骨的关节面都是马鞍形，并做十字形交叉接合，可绕冠状轴和矢状轴做屈伸运动和内收、外展运动。

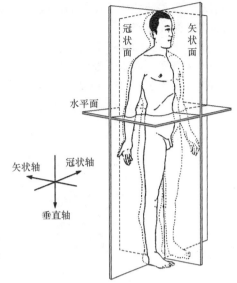

图 3-10　运动轴与运动面

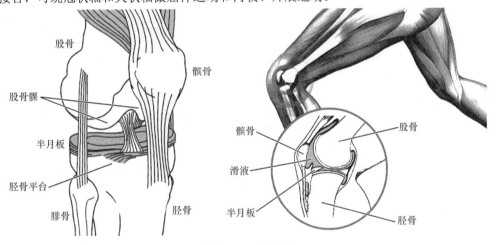

图 3-11　膝关节

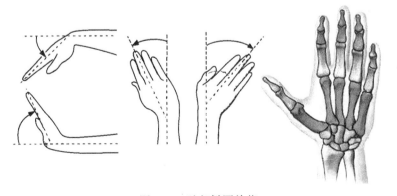

图 3-12　腕部椭圆关节

（3）多轴关节：又称为三轴关节，是绕行三个运动轴做三维立体活动的关节。球窝关节的关节头为球面，关节窝为球形凹面，球面关节头可沿凹形关节窝做三维运动，即沿水平冠状轴的屈伸活动，沿矢状轴的收展运动，以及沿垂直轴的旋内旋外运动。典型的多轴关节为球窝关节，如肩关节、髋关节等。

肩关节（shoulder joint）由肩胛骨的关节盂和肱骨头构成，属于球窝关节，如图 3-13 所示。其中，关节盂周缘有纤维软骨环构成的盂唇附着，以加深关节窝；肱骨头的关节面较大，通常是关节盂面积的 3～4 倍。因此，肩关节是一对较浅的球窝关节，肱骨头的运动幅度较大且灵活。

髋关节（hip joint）由股骨头与髋臼镶嵌构成，也是一种典型的球窝关节，如图 3-14 所示。

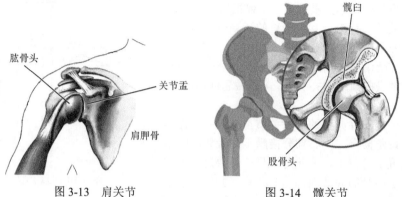

图 3-13　肩关节　　　　　　图 3-14　髋关节

髋关节能作屈伸、收展、旋转及环转运动。但由于股骨头深嵌于髋臼中，髋臼又有关节盂唇加深，包绕股骨头近 2/3，所以运动范围较小。另外，其关节囊较厚，限制关节运动幅度的韧带坚韧有力。因此，与肩关节相比，髋关节的稳定性更强、灵活性较差。这一结构特征正是人类可以直立行走，重力通过髋关节向下传递等功能的客观体现。

平面关节（plane joint）又称为滑动关节，是使骨块左右滑动的关节。由于其关节面接近于平面，可理解为是巨大球体或球窝的一部分，因而也被定义为多轴关节。平面关节的关节囊坚固且紧张，骨的表面实际上是平的，两骨块间彼此滑动可产生范围很小的、多方向的相对移动（微动），多见于手的腕骨之间和足的跗骨之间。

2. 关节的运动形式　与关节的形态结构有关，每一种运动都是假设围绕某个运动轴在一定的基本面进行。关节的主要运动形式有屈伸、收展、旋转、环转和水平屈伸。

（1）屈伸：屈曲（flexion）、伸展（extension）运动是指关节绕冠状轴在矢状面内所进行的运动形式。一般来说，作为运动环境的骨杠杆向前或使关节两相关骨彼此靠近（其间角度缩小）的活动为屈；反之，两相关骨彼此远离（其间角度扩大）为伸，如图 3-15 所示。

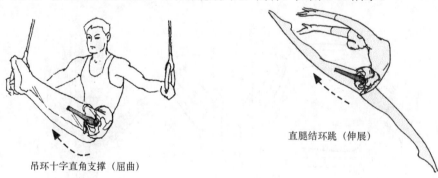

吊环十字直角支撑（屈曲）　　　　直腿结环跳（伸展）

图 3-15　屈伸运动

屈伸运动也是一种常规、实用的体育锻炼形式，通过负重和器械训练可以有效增加机体某一部位的肌肉力量。常见的屈伸训练，如图 3-16 所示。

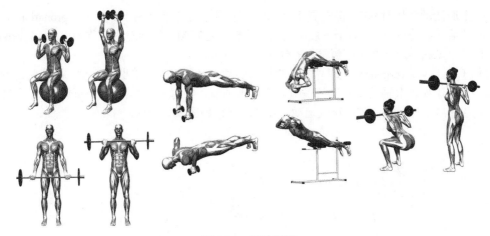

图 3-16　屈伸训练

（2）内收、外展：内收（adduction）、外展（abduction）运动是指关节绕矢状轴在冠状面所做的运动形式。肢体向身体指定线（如身体中线、手或前臂的正中线）靠拢为内收，远离则为外展；手指和足趾的运动分别以中指和第二足趾为中轴，向其靠拢为内收，远离为外展。内收、外展运动，如图 3-17 所示。

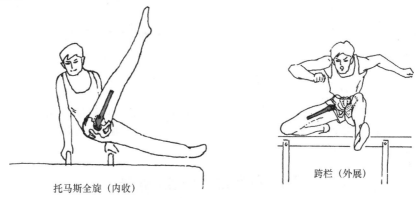

托马斯全旋（内收）　　　　　　　　　　跨栏（外展）

图 3-17　内收、外展运动

（3）旋转：旋转（rotation）或回旋是指关节绕本身的垂直轴在水平面内进行的运动形式。运动时，骨的前面转向内侧为旋内（internal rotation），转向外侧为旋外（external rotation），如图 3-18 所示。

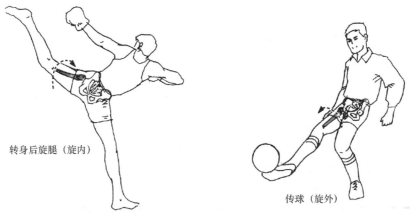

转身后旋腿（旋内）　　　　　　　　　　传球（旋外）

图 3-18　旋内与旋外运动

对于上肢活动，屈肘90°、前臂置于体侧时，前臂旋转使手掌朝下称旋前（pronation），使手掌朝上称旋后（supination）。对于下肢，足向内旋转，足底倾向于面对内侧称为内翻（inversion）；足向外旋转，足底倾向于面对外侧称为外翻（eversion）。

（4）环转（cyclovergence）：即骨的近端原位转动，骨的远端可做圆周运动，整个骨运动的轨迹呈圆锥形。例如，双轴关节（如腕关节）或多轴关节（如肩关节）都可做环转运动，环转运动实际上是屈、展、伸、收的依次连续运动。环转运动，如图3-19所示。

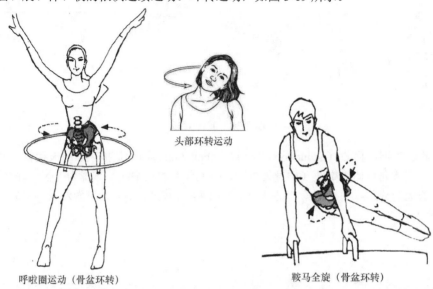

呼啦圈运动（骨盆环转）　　　　　头部环转运动　　　　　鞍马全旋（骨盆环转）

图3-19　环转运动

尽管"环转"与"旋转"都是机体某一部位的转动，但它们之间却有着本质上的区别。"环转"是躯体或肢体环绕某一目标物中心（并非是机体本身的某一运动轴）所做的环绕运动；而"旋转"则是绕行自身机体的某一点或中心线进行的回转运动。

二、关节活动训练器械

关节活动障碍是指各种原因使关节活动度降低或受限所致的肢体失用，或因关节内外创伤、炎症、手术，以及肌肉、肌腱挛缩引起的关节内外粘连。关节活动训练是在关节可达到无痛范围内进行的肢体活动，主要用以防止挛缩与粘连，恢复和改善关节功能，广泛用于骨折固定后、关节脱位后、关节炎症和肢体瘫痪等。

关节活动的训练目标是，利用反复多次或持续一定时间的牵拉挛缩和粘连的纤维组织，使其逐步产生更多的塑性延长，以提高关节的功能性活动能力。训练方法主要包括自身和他人辅助的徒手训练、器械训练及专用设备训练。

（一）改善关节活动度的主要方法

一旦关节活动出现功能障碍，尤其是因关节内外纤维组织挛缩或瘢痕粘连引起的关节活动障碍，通常需要反复进行关节活动度训练来延展关节周围的软组织，恢复软组织的弹性。

1. 关节训练的基本原则　关节训练是恢复或增加关节活动度的一种康复性训练，目的是使关节、关节囊、韧带、肌肉等组织保持良好的功能。

（1）逐步、反复的原则：由于短暂的牵张只能产生弹性延长，只有经过反复多次的、持续较久的牵张才可能产生较多的塑性延展。因此，关节活动度训练是一项较持久的牵张治疗。为了避免在训练过程中发生疼痛或产生新的软组织结构的损伤，训练过程应循序渐进地逐步加量。

（2）安全原则：关节活动度训练患者应采取舒适的体位，施力不应超过患者的疼痛耐受度，一般处于无痛或轻微疼痛状态。在训练过程中或完成训练后，还要注意观察患者一般状况，注意生命体征，活动部分的皮温、颜色，以及关节活动度和疼痛的变化。

（3）顺序原则：同一肢体数个关节均需关节活动度训练时，可依次按从远端向近端的顺序进行单个关节或数个关节的联动训练。

（4）综合治疗原则：关节活动度训练中若配合药物和理疗措施，可增加疗效。

2.关节活动度训练 关节活动度训练的适应证分为四个基本层次。

（1）被动关节活动度训练：是患者处于放松状态（不用力），完全借助于外力来完成关节活动的训练方法，外力主要来自治疗师、患者健肢或各种康复训练器械。训练的目的是，增强患肢的本体感觉，刺激屈伸反射，放松痉挛肌肉，激发主动运动；通过牵张挛缩或粘连的肌腱和韧带，可以维持或恢复关节活动度，为主动运动做过渡性准备，适用于肌力在3级以下患者。主要适应证：不能主动活动身体、昏迷、麻痹、完全卧床休息、存在炎症反应、主动关节活动导致的疼痛等。

关节松动技术（joint mobilization）为西方现代康复治疗体系中的基本技术之一，属于关节被动运动范畴，主要用来治疗如关节疼痛、关节活动受限或关节僵硬等关节功能障碍，是一种非常实用、有效的手法治疗技术。关节松动技术类似于推拿术，但在其理论体系、手法操作及临床应用方面，两者还是有明显不同。

关节松动技术，如图3-20所示。

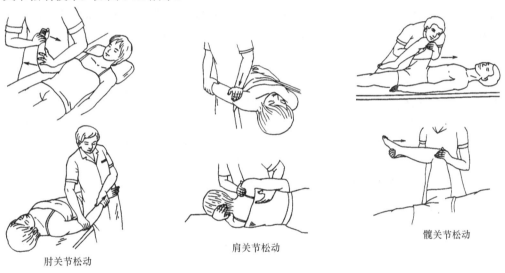

图3-20　关节松动技术

（2）关节持续性被动活动（continuous passive motion，CPM）：是利用机械或电动活动装置，在无疼痛范围内，对关节进行较长持续时间缓慢、连续的被动训练，如图3-21所示。

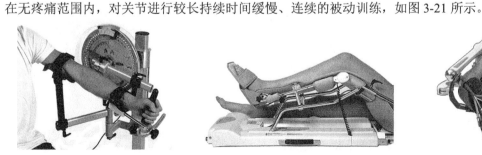

图3-21　关节持续性被动活动

CPM 是一种新兴的生物学理念，旨在持续性被动活动下，加速关节软骨及周围韧带和肌腱的愈合和再生。其作用机制是，通过温和、持续地牵张关节周围组织，增加关节组织的代谢活动，防止纤维挛缩和松解粘连，以保持关节活动度，广泛适用于四肢关节术后及关节挛缩的康复治疗，如关节手术后、骨折内固定术后、肌肉-肌腱-韧带损伤术后、关节松解术后、人工关节置换术后等。

CPM 现已成为四肢关节被动活动的常规康复手段，与一般的被动运动相比，特点是作用时间长、运动缓慢、稳定、可控，因而安全、舒适；与主动运动相比，CPM 不引起肌肉疲劳，可长时间持续训练，同时关节受力较小，可在关节损伤或炎症早期应用且不易发生运动损伤。

（3）主动-辅助关节活动度训练：是指以患者主动肌肉收缩为基础，在外力辅助下完成关节活动的训练方式。助力可由治疗师、患者健肢、器械（如棍棒、滑轮和绳索装置等）、引力或水的浮力来提供。这种运动常是由被动运动向主动运动的过渡形式，训练目的是，在逐步增大关节活动度的同时逐渐增强肌力，建立协调的动作模式。

主要适应证，患者可主动收缩肌肉，在有或无辅助条件下可活动部分肢体；肌力相对较弱，患处关节不能完成全关节活动度的运动；有氧训练时，多次重复的主动-辅助关节活动度训练有利于改善心血管和呼吸功能；身体的某一部分处于制动阶段，为保持其上下部位的关节功能，并为新的活动做准备；卧床患者避免关节挛缩、肌肉萎缩、循环不良、骨质疏松和心肺功能的降低等特殊情况。

（4）主动关节活动度训练：是通过患者主动用力收缩完成的关节活动度训练，通常既不需要助力也不需要克服外来阻力，目的是改善关节活动、肌肉和神经协调功能。适用于患处关节有主动活动能力者；在身体的某一部位制动期间，为保持其上、下部位的关节功能而进行的主动关节活动；长期卧床患者为避免出现循环不良、骨质疏松、心肺功能下降等并发症，动作宜稍平缓，用力程度以引起紧张或轻度疼痛为度。

（二）无动力关节活动度训练器械

无动力关节活动度训练器械没有机械动力装置，主要是支持主动关节活动度训练，或利用健肢对患肢关节进行被动辅助训练。无动力关节活动度训练器械是一类常规的运动器材，可服务于家庭、社区的体育健身活动。无动力关节活动度训练器械种类繁多，从功能上大致划分为肩关节回旋训练器、前臂训练器、髋关节训练器、踝关节训练器等。

1. 肩关节回旋训练器　肩关节是人体活动度最大的球窝关节，有三个如图 3-22 所示的活动度，可以完成屈伸、外展、内收、外旋、内旋、环转等多种肩关节动作。与下肢髋关节比较，肩关节的运动幅度大，但稳定性较差。

肩关节对上肢活动至关重要，主要功能是：

（1）将上肢连接于躯干。

（2）为上肢提供更大的空间活动范围。

（3）为肘关节和手腕的熟练功能和力量提供稳定支撑。

肩关节回旋训练器是肩关节训练的常用康复器材，通过日常训练，可以使上肢、肩部的肌力得到恢复，预防畸形，防止肌肉萎缩，矫正并改善腕部与上肢的运动能力。肩关节回旋训练器通常固定在墙上或架子上，通过手柄转动圆轮或转臂进行训练。

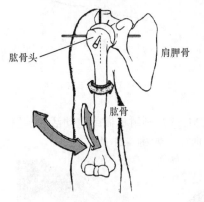

肱骨头

肩胛骨

肱骨

图 3-22　肩关节

肩关节回旋训练器，如图 3-23 所示。

肩关节回旋运动器主要有轮式和转臂式两种结构形式。为便于应用，肩关节回旋训练器设有三个调节装置，一是臂长调节，可用来调节手柄至转动轴的间距；二是高度调节，可升降运动平台的高度；三是阻尼调节，可根据需要调整转动轴的阻尼，使患者能够在不同阻尼下进行抗阻力

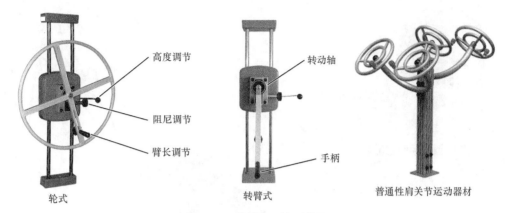

图 3-23 肩关节回旋训练器

的主动运动，从而提高相关肌肉的力量及耐力。

2. 前臂训练器 是用于前臂和腕关节的主动训练器材，主要包括前臂与腕关节运动器、前臂旋转训练器、腕关节屈伸训练器等，如图 3-24 所示。

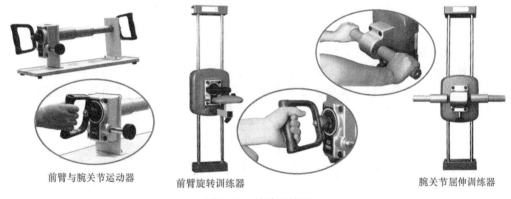

图 3-24 前臂训练器

训练时，患者握住手柄可在前臂旋转训练器上做回旋运动，或在腕关节屈伸训练器做腕关节屈伸动作，从而训练前臂及腕关节。各训练器都设有阻尼调节装置，通过增加阻力可以做相应的抗阻力运动，以增加前臂和腕关节的肌力、耐力。

3. 髋关节训练器 髋关节位于躯体的中部，是连接躯干、承受上身重力和下肢运动冲击力的重要关节。髋关节不仅能够完成屈伸等动作，也为人类的直立行走提供了良好的力学传导支撑，如图 3-25 所示。

并不是所有人都能够自主灵活地支配肢体运动，对于残疾、偏瘫、关节或神经系统疾病患者或先天不足的患者，即使是最简单的髋关节动作也是很困难的。

髋关节训练器就是专门为髋关节活动障碍或因下肢肌力弱引起下肢运动障碍的患者设计的常规康复器材，训练时采用坐姿，患者通过残存的自主活动能力，可对髋关节进行助力或抗阻力的外展和内收专项训练，用以改善并提高患者的下肢运动功能。应用髋关节训练器可以明显缩短康复治疗时间，有效提高治疗效果。髋关节训练器，如图 3-26 所示。

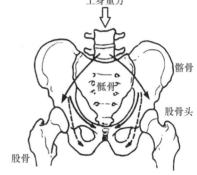

图 3-25 髋关节的力学传导

髋关节训练器的主要结构件包括座椅、下肢支架和配重传动装置。治疗时，患者坐在座椅上，

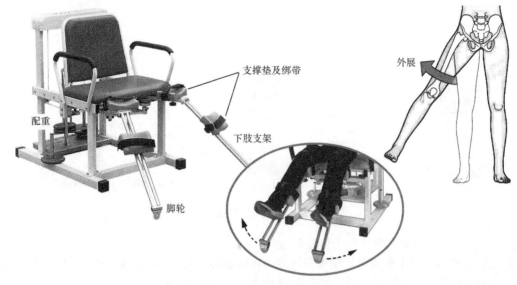

图 3-26　髋关节训练器

根据患者的体型，调节支撑垫的位置并用绑带固定；根据训练需求，选择适宜数量的配重块。然后，在治疗师的指导下患者主动进行下肢外展与内收运动。

4. 踝关节训练器　踝关节（ankle joint）由胫骨、腓骨下端的关节面与距骨滑车构成，是人体距离地面最近的负重关节。踝关节属于滑车关节，可通过距骨的冠状轴做背伸（足尖向上）和跖屈（足尖向下），以及跖屈时可做一定范围的侧方运动。踝关节，如图 3-27 所示。

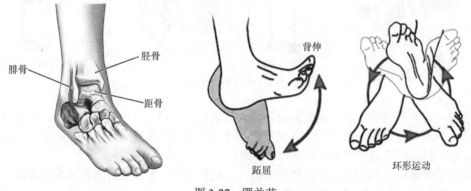

图 3-27　踝关节

踝关节是人体重要的承重关节，主要是支持行走，可以在支撑体重并承受一定冲击力的条件下参与全身运动。如踝关节或周围韧带损伤、脱位或骨折，可表现为局部疼痛、关节积液、活动受限等症状。

踝关节训练器是脚踝肌肉和踝关节训练的专用器材，主要适用于踝关节屈伸功能障碍的患者，可以进行主动踝关节训练，也可通过上肢拉动运动手柄进行踝关节的被动训练。踝关节训练器，如图 3-28 所示。

（三）CPM 关节活动设备

利用人力长时间辅助患者开展 CPM 几乎是不可能的，也难以保证治疗效果，目前临床上开展的 CPM 几乎都需要借助于 CPM 机。CPM 机为肢体 CPM 智能康复训练器材，其结构设计符合人体四肢的活动范围和运动特点，它利用机械或电动装置，在关节无痛的范围内持续性辅助关节活动，以帮助患者术前和术后恢复期完成四肢的伸直、屈曲、外展等全范围被动运动。CPM 机由

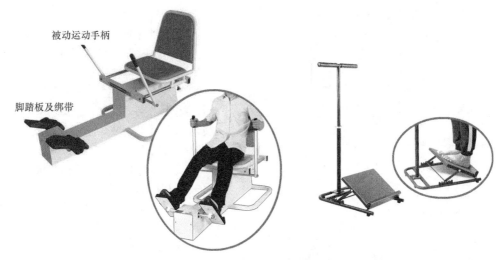

图 3-28　踝关节训练器

活动关节托架和运动控制器等组成，通常分为上肢 CPM 机、下肢 CPM 机和手部 CPM 机，主要用于防止因制动引起的关节挛缩，促进关节软骨和韧带、肌腱的修复，改善局部血液、淋巴液循环等。

1. 上肢 CPM 机　适用于肩关节和肘关节的被动训练，特点是模拟上肢关节自然的运动方式，持续对上肢关节进行无痛的功能恢复训练。上肢 CPM 机，如图 3-29 所示。

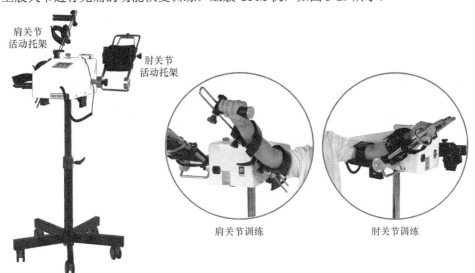

图 3-29　上肢 CPM 机

（1）整机结构与运行参数：上肢 CPM 机主要由肩关节活动托架、肘关节活动托架、驱动电机（包括减速器）、移动支架等组成，如图 3-30 所示。

治疗时，首先需要将患者的上臂安放在相应活动托架上，如果是训练肩关节，需要选择肩关节活动托架，肘关节训练则使用肘关节活动托架，并用绑带加以固定。然后，在操作面板设置训练参数。

根据上肢 CPM 机行业习惯，定义"伸展角度"为关节活动的初始角度，"屈曲角度"为终止角度，通过操作面板上的"伸展角度"键和"屈曲角度"键可分别设定训练的初始位和终止位。例如，患者需要对肩关节进行下垂位至水平位的训练，可将"伸展角度"设定为 0°、"屈曲角度"

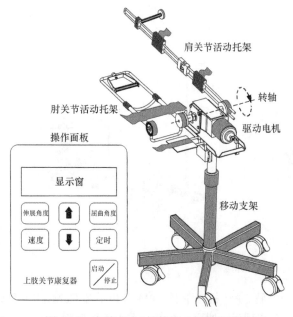

图 3-30 上肢 CPM 机的构成与操作面板

设定为 90°。

通过"速度"键可设置训练运行速度，由"定时"键可设置训练时间，定时时间到，系统将自动停止治疗，并将活动托架归位至初始位。运行参数设置完毕后，按动"启动"键，活动托架可由"伸展角度"至"屈曲角度"反复动作，直至定时时间结束。

（2）活动托架：上肢 CPM 机可进行肩关节和肘关节的 CPM 训练，为此，本机常规配备肩关节和肘关节两种活动托架形式，如图 3-31 所示。

活动托架可根据需要分别安装在主机的左侧或右侧，以适应于左臂或右臂的训练。托架上的绑带和手柄位置可现场调整，由于每个人肘关节的弯曲度不同，在肩关节活动托架上还设有弯曲度调节。注意，在活动托架的传动轴处装有一个半圆形的阻磁体，作用是配合霍尔元件进行活动托架的极限位置保护，即托架旋转至该角度霍尔开关动作。

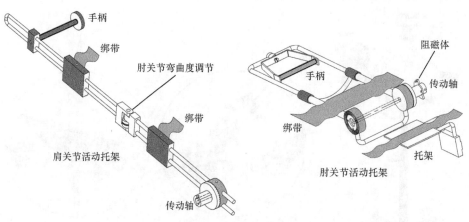

图 3-31 活动托架

（3）驱动电机：是上肢 CPM 机的动力装置，为简化结构，本机选用直交轴齿轮减速电机，如图 3-32 所示。

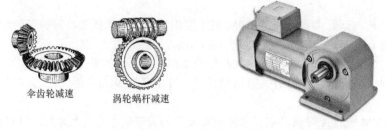

图 3-32 直交轴齿轮减速电机

直交轴齿轮减速电机的结构特点是，利用内部的减速装置（常用伞齿轮或涡轮蜗杆两种形式）

可将电动机的轴向旋转转换为垂直 90° 的传动轴转动。如果齿轮减速器的传动比较大，电动机的旋转圈数就对应于活动托架的运行角度。比如，电动机旋转 1 圈，活动托架运行 1°。那么，根据活动托架复位时的位置（如上肢下垂定义为 0°），并通过记录电动机的旋转圈数，就可以实时确定活动托架当前的位置（运行角度）。

（4）驱动控制：本机控制电路的原理框图，如图 3-33 所示。

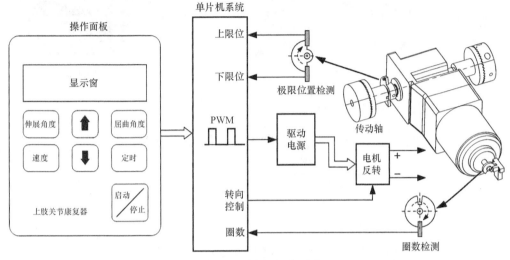

图 3-33　控制电路原理框图

根据预设转速，单片机系统可以调整 PWM 波形的占空比，再通过驱动电源模块为直交轴齿轮减速电机提供相应电压的直流供电。由于 PWM 的占空比决定了直流电源的输出电压，因而，改变其占空比即可线性调节驱动电机的转速。本驱动电机为双向电动机，通过反转控制端改变直流供电的极性，电动机将反向旋转。

在电动机转轴的延长端安装有一个带缺口的圆形阻磁体，电动机转动一圈，霍尔开关导通一次，单片机系统通过记录该霍尔开关的脉冲数量，可确定电动机旋转的圈数，并换算出活动托架当前的运行角度。同理，在齿轮减速器的传动轴上也安装有一个半圆的阻磁体，当活动托架运行到极限位置（上限为上臂到头顶位，下限为下垂位，约 180°），霍尔开关会发生状态变化，单片机系统根据霍尔开关的电平变化可启用极限位置保护（停机或反转）程序。

在治疗过程中如果发生痉挛，系统应该立即自动停机。本机设有痉挛保护环节，其工作原理是，由于正常治疗时电动机的转速为常数，即旋转一周的时长是一定的，因此，通过记录电动机转动一圈的时间，可以检测到当前是否发生了运动痉挛。如果发生运动痉挛，活动托架经齿轮减速器可使电动机形成"堵转"，电机的转速将明显下降或停转，这时单片机系统将进入"痉挛报警"程序。为安全起见，本机以发生 2 次痉挛为限，第一次痉挛停机后还可继续治疗；如果再次出现痉挛，设备将立即终止治疗。

2. 下肢 CPM 机　是下肢关节（包括膝、踝关节）CPM 的专用设备，尤其适用于下肢骨折术后的早期训练，可以促进下肢关节功能的快速恢复。下肢 CPM 机，如图 3-34 所示。

（1）机械结构：下肢 CPM 机的机械结构，如图 3-35 所示。

从功能上看，下肢 CPM 机的机械结构包括两部分，一是恰当放置下肢并捆绑固定的活动支架；二是机械传动机构。

活动支架包括小腿支架、大腿支架、脚踏板支架、绑带等，安放下肢时，首先放松下肢长度调整顶丝，用拉手拉拽活动连杆，使大腿支架、小腿支架的长度与患者下肢相适应，再将患者下肢舒适地放置在活动支架上，脚部放入脚踏板内。下肢安放完毕，立即拧紧下肢长度调整顶丝，并用各部绑带分别固定大腿、小腿和脚。

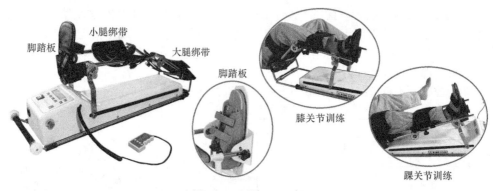

图 3-34　下肢 CPM 机

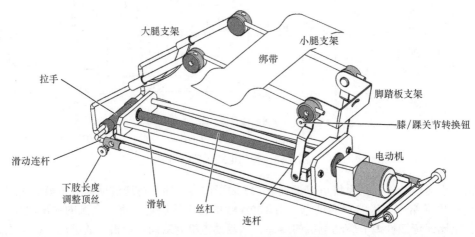

图 3-35　下肢 CPM 机的机械结构

　　本机可以分别训练膝关节或踝关节，当需要进行膝关节训练时，可将膝/踝关节转换钮锁住脚踏板，此时，脚踏板被固定在小腿支架上不能独立活动。如果开启治疗程序，电动机启动并带动丝杠旋转，通过左右两端的连杆，小腿支架将沿滑轨向内移动，使小腿向大腿内侧靠拢，即形成膝关节弯曲动作；膝关节达到预设的"屈曲角度"后，电动机反转，小腿逐渐远离大腿，膝关节恢复至"伸展角度"。若进行踝关节训练，可拉出膝/踝关节转换钮并旋转 90°，脚踏板被放松，连杆可以带动脚踏板进行踝关节的屈伸训练。

　　（2）传动机构：是为下肢 CPM 机提供动力的装置，如图 3-36 所示。

　　传动机构的工作原理是，电动机带动丝杠旋转，可使传动螺母带动连杆沿两条滑轨向内侧（图3-36 的左侧）移动，若电动机反转，连杆则反向运行（图的右侧）。连杆的移动距离和速度取决于电动机旋转的圈数和转速，即电动机转动一周，丝杠移动一个螺距，电动机的转速越快，连杆的运动速度也就加快。根据丝杠的运行距离，系统可换算出膝关节或踝关节训练时的活动角度。如果电动机按照预设的参数运行，连杆可以带动活动支架做下肢关节的反复持续性被动运动。

　　为确定连杆和传动螺母的准确位置，本机设有两个监测光耦。一个是检测电动机旋转圈数的光耦，由于圈数检测光耦的遮光体与电动机同轴，并有 3 个透光孔，即电动机旋转一圈，光耦可产生 3 个导通脉冲，单片机系统可根据该光耦输出脉冲的数量换算出电动机实际转动的圈数，进而确定连杆移动的距离。另一个光耦是零位检测光耦，目的是确定连杆的初始位置。开机时，连杆自动进行一次复位，即与连杆联动的遮光体必须进入光耦的缺口处，使光耦的输出电平改变。

　　（3）运行参数：下肢 CPM 机的操作面板，如图 3-37 所示。具体的操作方法与上肢 CPM 机基本相同，这里不再赘述。

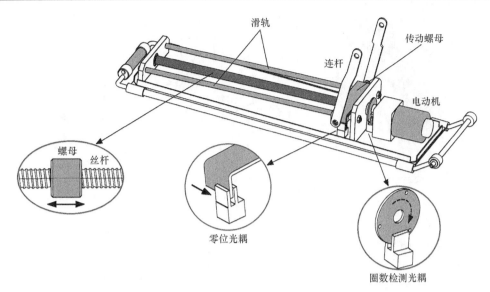

图 3-36 传动机构

3. 手部 CPM 机 手功能是人类最为重要的运动功能，在日常生活和职业活动中，人类需要通过手来完成各种精细的动作，即动手能力。手指关节具备高度的灵活性，其运动形式包括屈伸、收展等，手指各关节还可实现联动，以完成复杂操作。但不幸的是，神经损伤（如脑卒中、脑外伤等）患者在功能恢复期大多会出现不同程度的手功能障碍（偏瘫患者的手部痉挛），这将严重影响其生活自理能力和回归社会的职业能力。因此，开展手部 CPM 手指屈伸训练已经成为手功能康复治疗的常规手段。手部 CPM 机，如图 3-38 所示。

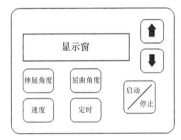

图 3-37 下肢 CPM 机的操作面板

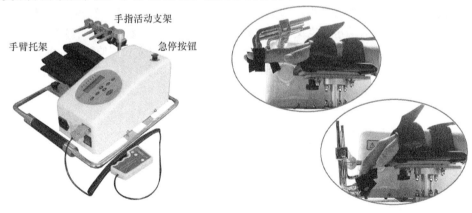

图 3-38 手部 CPM 机

由于指间关节（interphalangeal joint）为单轴的滑车关节，只能做屈伸运动，典型的手指屈伸活动是攥紧拳头后再伸展手指，通过手指的屈伸活动可以完成物体的拿、捏、握等功能性动作。因此，现阶段的手部 CPM 机主要是采用手指屈伸的活动形式，目的是被动训练指间关节。指间关节与手指被动屈伸活动，如图 3-39 所示。

（1）整机结构与运行参数：手部 CPM 机主要由手指活动支架、手臂固定座、驱动电机和驱动控制器等组成，如图 3-40 所示。

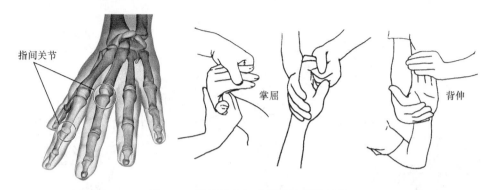

图 3-39　指间关节与手指被动屈伸活动

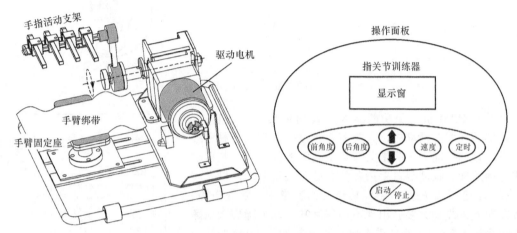

图 3-40　手部 CPM 机的构成与操作面板

　　治疗时，首先要将患者的手臂安放在手臂固定座上并用绑带加以固定，再使用手指活动支架上的绑带分别固定食指至小指（拇指不固定）；然后，由操作面板设置训练参数。根据手部 CPM 机的习惯，将指关节掌屈活动角度定义为"前角度"，背伸角度定义为"后角度"，通过操作面板上的"前角度"键和"后角度"键，可分别设定手指训练的掌屈位和背伸位。注意，手指活动支架的初始位为水平位。再由"速度"键设置训练运行速度，"定时"键设定训练时间。运行参数设置完毕后，按动"启动"键，手指活动托架可由"前角度"至"后角度"反复动作，直至定时时间结束。

　　（2）手指活动支架：如图 3-41 所示。

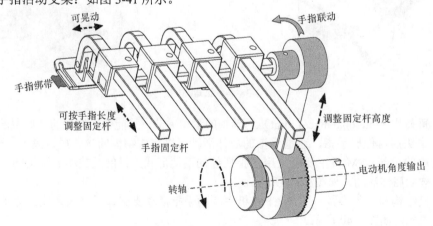

图 3-41　手指活动支架

手指活动支架的作用是恰当安置手指（拇指除外），并模拟指间关节及掌指关节自然的屈-伸活动轨迹运动。手指固定杆有一定的旷量，其高度、长度可根据患者手指状况现场调整，手指调整完毕后可用绑带加以固定。训练时，电动机的输出角度往返变化，通过转轴带动手指活动支架联动，手指可进行往复的屈-伸活动。

（3）驱动电机与位置控制：手部 CPM 机的传动结构，如图 3-42 所示。

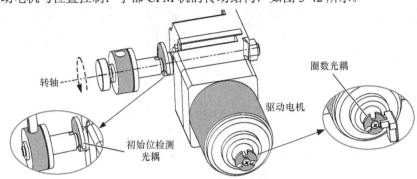

图 3-42　手部 CPM 机的传动结构

手部 CPM 机的驱动电机也选用直交轴齿轮减速电机，由于减速器的传动比较大，电动机的旋转圈数即对应于活动支架的运行角度，通过圈数光耦记录的电动机旋转圈数即可确定活动支架实际运行的位置，并由脉冲间的时长可以换算出手指活动支架的运行速度。同理，根据脉冲间的时长可以判断当前是否发生运动痉挛。

为准确控制活动支架的转角，手部 CPM 机还设有一个初始位检测光耦。在活动支架转轴上有一个带缺口的遮光体，当活动支架旋转至初始位，该光耦透光，通过改变其输出电平，控制系统可确定活动支架的初始位。

第三节　肌力与耐力训练设备

肌力（muscle strength）是肌肉收缩产生的力量，主要是指肢体通过关节做随意运动（收缩或舒展）时克服阻力的能力，意义在于可以使人体在不同负荷或免负荷的条件下，维持姿态、启动或控制动作、产生或调节运动速度。肌力是肌肉最基本的生理功能表现形式，是生物体一切活动（也包括内部器官的生理活动）的原动力，如果肌肉、骨骼、神经系统发生病变，就会使肌力减退或丧失，从而严重影响生存质量。

一、肌力训练

肌力降低是引起运动功能障碍的主要原因，会严重影响患者的日常活动，比如坐姿、站立、步行障碍等。肌力下降的主要原因包括神经系统疾病、失用性肌萎缩、肌源性疾病以及年龄增长等。肌力训练（strength training）是恢复和改善肌肉功能的主要方法，广泛适用于脑卒中、骨折术后等疾患的肌力康复。

（一）肌力训练的基本原则

肌力训练是运用各种康复（体育训练）手段，使肌肉发生适应性变化，目的是恢复肌肉的力量及耐力，改善肢体运动功能，预防各种骨关节疾病，及因术后制动引起的肌肉萎缩。肌力训练，如图 3-43 所示。

1. 分级训练原则　肌力训练前必须先对训练部位的关节活动度及肌力状况进行等级评价，再根据患者现有的肌力水平选择相适应的肌力训练方法。

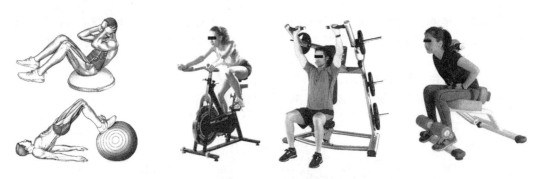

图 3-43　肌力训练

（1）0 级肌力训练：0 级肌力为患者肌肉完全麻痹，触诊肌肉无收缩力，不能做任何自由运动。对于肌力为 0 级的患者，当务之急就是维持患者关节的生理活动度，主要是利用电刺激以延缓肌萎缩，也可进行传递神经冲动的练习，即做主观努力，试图引起瘫痪肌肉的主动收缩。此时，大脑皮质运动区发放的神经冲动，通过脊髓前角细胞向周围传递，直至神经轴突再生达到瘫痪肌群。这种主观努力，可以活跃神经轴突流，增强神经营养作用，促进神经本身的再生。传递冲动也可与被动训练结合进行。

（2）1～2 级肌力训练：1 级肌力是有肌肉收缩，但不能产生动作；2 级肌力为肢体可以在床面上移动，但不能完成抬离床面活动。肌力为 1～2 级时，仍可采用肌肉电刺激疗法，但更为重要的是应尽早采用相应的助力运动训练，即在肌肉主动收缩的同时施加一定的外力帮助，外力可以源于治疗师施加的力量，或者是器械旋转、摆动产生的助力及健肢产生的力量及水浮力，目的是协助患者完成大幅度的关节活动。注意，主观用力时应给予最低限度的助力，避免以被动运动替代助力运动，助力通常仅用于运动的始末，并逐渐减小。

（3）3～4 级肌力训练：3 级肌力为患者能抗重力做主动关节活动，但不能做抗阻力的肢体运动；4 级为能抵抗阻力，但未达到正常的肌力水平。训练可由主动训练逐步过渡到抗阻训练，通过对抗较大阻力的肌肉收缩，可逐渐增加运动单位募集率，从而提高训练效果。

逐渐增加运动阻力是肌力康复训练的重要原则，由此可以渐进、有效地恢复患者的肌肉功能。抗阻训练的阻力可来自于肢体重量、肌肉运动时的外部阻力等，其阻力方向总是与肌肉收缩产生的关节运动方向相反。根据肌肉收缩的生理学特点，抗阻训练应在活动范围的起始和终末施加较小的阻力，中间阻力最大；应尽可能调动患者最佳的能力，但又不至于因阻力过大而影响患者完成正常关节活动度；施加的阻力应根据患者的肌力改善逐渐增大。由此可见，施加顺应性阻尼的等速训练是运动康复的最佳选择。

2. 超量恢复原则　超量恢复（exceeding compensation）也称为"超量补偿"，是指运动训练使肌肉或肌群产生适度疲劳后能量恢复过程中的一个阶段。在此阶段，机体所消耗的能量和各器官机能不仅能够得到恢复，甚至还会超过原有水平，之后又回归到原有水平。这一阶段称为超量恢复阶段，如图 3-44 所示。

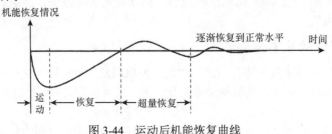

图 3-44　运动后机能恢复曲线

由图 3-44 所示曲线可见，运动疲劳时，肌肉的收缩力量、速度和耐力等机能明显下降，能源物质也有所消耗。在恢复过程中，体内消耗的重要物质（ATP、蛋白质、糖和无机盐等）不仅能够恢复到运动前的水平，而且在一段时间内可出现超过原有水平的现象，称为超量恢复。随着恢复时间的延长，又逐渐返回至原有的功能水平。超量恢复的生理机制十分复杂，在生理学上主要表现为对运动刺激的生理反应，即在一定的生理范围内，运动强度（刺激）越大，势必造成能量短缺，将引起相应的反射性能量补充。

　　肌肉之所以能够在科学地训练后逐渐提高力量，就是因为"超量恢复原理"。也就是说，没有超量恢复，就没有肌力的增长，人体机能就不具有可训练性。根据超量恢复的原理，如果下一次肌力训练开始于超量恢复（肌功能上升并超过原有水平的时间内）阶段，就可以保持超量恢复水平，并且逐步积累肌力训练效果。如此，通过反复的训练即可使肌肉体积增大，肌肉力量增强。超量恢复原理，如图 3-45 所示。

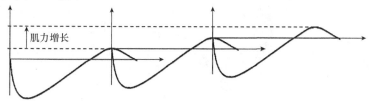

图 3-45　超量恢复原理

　　在合理的生理负荷范围，身体的机能恢复与训练负荷总量成正比，即负荷总量越大，对机体造成的疲劳程度越深，超量恢复效果也就越明显。但是，如果运动负荷的刺激量超出其生理范围，不仅不会出现超量恢复，还可能会因过度疲劳导致运动损伤。

　　3. 适度疲劳原则　疲劳是肌力训练的一部分，没有肌肉疲劳就没有恢复，没有疲劳的恢复就谈不上肌力的提高。但并不是训练量和强度越大越好，应遵守训练使肌肉感到疲劳但不过度疲劳的原则，这也是控制"超常负荷"不至于过度的一个主观限制性原则。

　　训练中出现过度疲劳对较弱的肌肉恢复是有伤害的，如由于前次的训练引起无力、疼痛或不愿再进行原有或新的运动训练，则会极大地影响训练效果。因而，如果训练中出现运动幅度下降、运动速度减慢、肢体出现明显的不协调或者主诉疲乏劳累等情况，应立即停止训练。因此，肌力训练要特别注意掌握适宜的训练频度，应尽量使训练安排在前一次训练后的超量恢复阶段内进行。

（二）肌力训练方法

　　肌力训练的方法很多，根据肌肉的收缩形式分为等长训练、等张训练以及利用专用器械进行的等速训练。

　　1. 等长训练（isometric exercise）　又称为静力训练（static exercise），是指肌肉在紧张用力时不引起关节活动的力量训练，即肌肉收缩仅产生张力（收缩力与阻力相等），肌纤维长度基本不变。常见的等长训练，如图 3-46 所示。

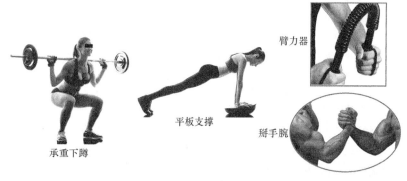

承重下蹲　　平板支撑　　臂力器　　掰手腕

图 3-46　常见的等长训练

肌肉的等长收缩随处可见，如拎着一桶水就是手臂的等长收缩，在单杠上悬垂也是常见的等长训练。还有以某个特定姿势坐着不动时，身体的腹背肌也在保持紧张状态，这对于长期卧床患者来说也是一种等长训练。

（1）等长训练的价值：从生理学角度，静力练习可使神经细胞持续保持较长时间的兴奋，有助于提高神经细胞的兴奋能力。进行等长训练时，由于局部肌肉持续紧张，该部位的毛细血管压力增加，使血液循环受阻，会造成局部缺氧。因此，等长训练是提高肌肉的无氧代谢能力的有效方法，可以增加肌红蛋白含量，尤其是肌肉持续地维持一定强度的等长收缩，能够显著增强肌肉的力量和耐力。

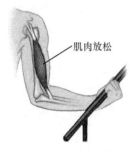
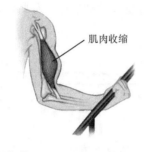

图 3-47　握杠练习

（2）等长训练的特点：等长训练是肌肉在原来静止长度上做紧张用力，通常不需要或需要很少的器械，动作也相对简单，容易掌握。如图 3-47 所示的握杠练习就是常见的一种等长康复训练，患者可根据要求反复用力，能够提高上肢肌力。

等长训练潜在的运动损伤少，较为安全，适用于不易锻炼或无法锻炼的肌群，如四肢的内收肌群，可术后早期在石膏、夹板固定时或关节活动范围内存在疼痛等状况下应用。等长训练的效果与运动技巧无关，通常仅能改善肌力，不能提高机体的活动能力。由于等长收缩时的屏气效应，有可能会加重心血管负担。

2. 等张训练（isotonic exercise） 也称为动力性训练（dynamic exercise），在整个运动过程中，作用于肌肉上的负荷恒定，肌张力不发生明显变化，通过肌肉的缩短与拉长可产生关节运动。等张运动多为有氧运动，如步行、慢跑和比较轻松的游泳运动等。

（1）向心性收缩与离心性收缩：等张肌力训练时，肌张力大致恒定（运动阻力小于患者的最大肌力），可引起明显的关节活动，肌肉能够有控制地反复收缩与放松（被动拉长），形成肌肉的向心性收缩与离心性收缩。

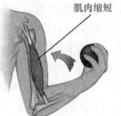
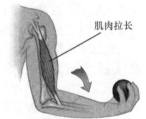

图 3-48　肌肉向心性收缩与离心性收缩

等张训练包括肌肉的向心性收缩和离心性收缩，如图 3-48 所示。

向心性收缩（concentric contraction）肌肉的收缩力高于阻力，产生加速运动，肌肉的起点与止点相互靠近，如上楼时的股四头肌收缩等；离心性收缩（eccentric contraction）肌肉的收缩力低于阻力，起止点之间距离被动延长，产生减速运动或控制运动，如人体下蹲时股四头肌的姿势控制、下楼时的股四头肌收缩等。肌肉交替进行向心性收缩和离心性收缩，有利于增强肌力、提高肌肉弹性。

（2）等张肌力训练的特点：现阶段，肌力训练大多采取等张训练方式，它几乎包揽了大部分的体育锻炼项目。等张训练的方式丰富，有各种器械可供选择应用；可进行全关节活动范围内运动，在任何角度上均能获得训练效果；可以客观量化运动、肌力的进步；与等长训练相比，等张训练为有氧运动，不会发生屏气效应，更适宜心血管系统疾病的患者；能够训练运动技巧和协调性，可训练患者的辅助肌和稳定肌。

3. 等速训练（isokinetic exercise） 是一种运动阻力始终与患者的肌力相匹配，不产生加速度运动（速度恒定）的运动形式。等速训练必须使用专门的等速器械或设备，器械所提供的阻力随患者的肌力水平适应性变化，即患者越用力，阻力也就越大；反之，患者发力减小，阻力也随之降低，甚至是进行被动训练。

等速训练，如图 3-49 所示。

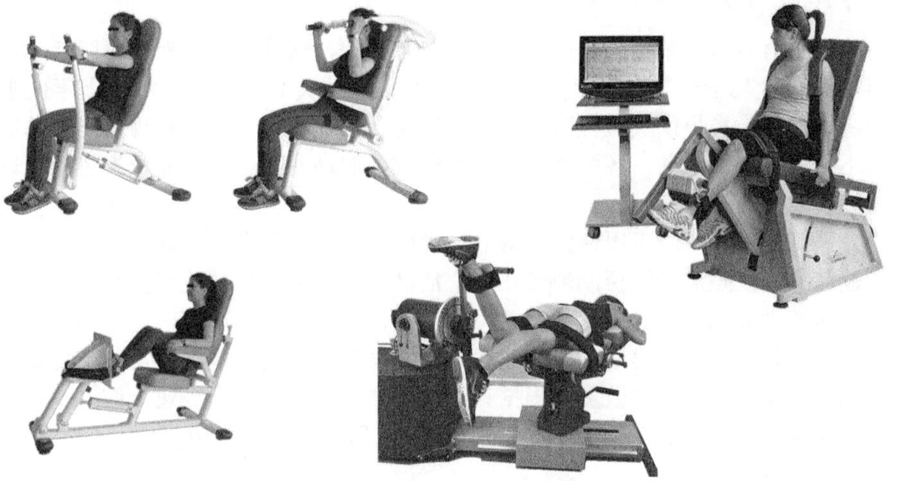

图 3-49　等速训练

等速训练器械的技术关键是提供顺应性阻力，确保肌力训练的全过程不发生加速运动，因此等速训练有如下应用特点。

（1）肌肉全力收缩且不会造成运动损伤。等速训练可使肌肉在整个关节活动范围内以恒定的速度用力收缩，其运动阻力不会超过患者肌肉本身的负荷极限，因此，不会造成过度运动损伤，可使运动肢体的肌张力始终保持在最佳状态，有利于运动损伤后的肌力恢复。

（2）肌力训练与检测同步进行。器械提供的阻力是患者当前的肌力，即肌肉收缩产生的关节活动力矩与等速训练器械所提供的反向阻力相平衡，通过等速训练系统的传感装置可以即时获得肌力变化的各项力学参数，从而完成肌力测试。目前，等速肌力测试已成为肌力评定的"金标准"。

（3）等长与等张的混合收缩方式。在一般生理状态下，肌肉很难产生等速收缩，只有在特定的训练设备上才可能进行等速运动。等速运动在关节活动范围内的每个点上都能提供顺应性阻力，能够同时训练主动肌和拮抗肌，使肌肉得到充分收缩的同时提高关节活动的稳定性。

等速肌力训练常用于运动损伤中早期的肌力康复训练，等速肌力训练仪提供的顺应性阻力可帮助患者在无法用力的位置做减力或被动运动，使患者的整个肌肉都能得到锻炼，可有效避免肌肉功能恢复的不平衡。对于受损的弱侧肌肉，还可以利用等速肌力训练仪的持续被动（CPM）程序进行训练，有利于肌肉的早期康复。

相比于传统肌力训练，等速运动训练更有利于功能的恢复。例如，膝关节前交叉韧带损伤等造成的膝关节失稳，等速运动训练可有效促进其康复进程。对于神经系统疾病的康复治疗，尤其是偏瘫运动功能康复，等速运动训练也有一定效果，等速运动训练可增强偏瘫患者肌力，却不影响痉挛程度，从而提高患者步态、步行和其他日常生活活动能力。因此，等速肌力训练技术在肌力恢复、防治肌肉萎缩、维持肌肉收缩功能、避免肢体功能障碍，以及改善生活质量等方面都具有重要意义。

二、肌力训练器械

肌力训练通常是指肌肉主动用力克服外来阻力的运动过程，无阻力状态下的运动（被动或辅助运动）只能提高关节活动度，不能增强肌力。因此，肌力训练的前提是患者肌力水平应达到 3级或 3 级以上，主要采用的训练方式为主动抗阻运动。

抗阻肌力训练是增强肌力的重要途径，分为徒手抗阻运动和器械抗阻运动，目前广泛用于临床的抗阻训练器材是适用于不同部位的各种等速肌力训练器械。

（一）等速肌力训练器械

传统的等张肌力训练器械是固定运动阻力的训练形式，这种持续不变的抗阻运动，尤其是在运动疲劳期，不可避免地会产生肢体代偿运动，结果是有些关节角度的肌肉力量得不到有效锻炼。等速肌力训练器械是一类提供顺应性阻力的运动器材，其运动阻力始终与患者当前的肌力水平相平衡，因而不会发生代偿运动，各关节的肌肉都能够按照动作要领得到充分锻炼，可以保证肌力与耐力的训练效果。

等速肌力训练器械是目前应用最为普遍的一类肌力主动康复训练器材，尽管它没有机械助力装置，但通过其顺应性阻尼可以帮助患者在整个活动范围内的肌肉都能得到锻炼，并避免超负荷运动损伤。等速肌力训练器械的技术关键并不在于提供恒定的运动速度，而是顺应性阻力随肌力的动态变化，目的是不产生加速运动。等速肌力训练器械的结构简单，通常仅支持单一功能或某一部位的训练，因而器械的种类较多，根据训练部位和运动方式分为等速上肢推举训练器、等速上肢内收外展训练器、等速腹背训练器和等速下肢训练器等，如图 3-50 所示。

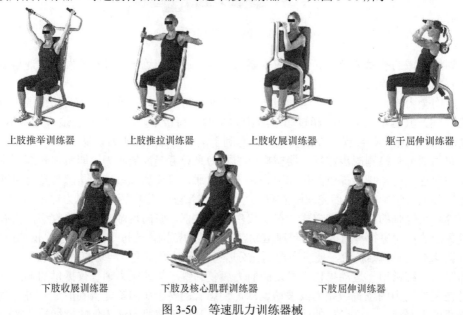

上肢推举训练器　　　　上肢推拉训练器　　　　上肢收展训练器　　　　躯干屈伸训练器

下肢收展训练器　　　下肢及核心肌群训练器　　　下肢屈伸训练器

图 3-50　等速肌力训练器械

1. 液压阻尼器　　阻尼（damping）的物理意义就是对外来力的衰减，或将物体的运动能量转换为其他能量耗散。阻尼器是提供运动阻力、耗减运动能量的装置，工程上常利用阻尼器来吸能减震，如汽车减震器等。阻尼器的种类很多，有空气阻尼器、电磁阻尼器、液压阻尼器等。

阻尼器实质上是一种速度敏感装置，基本作用就是抑制加速度，应用于等速肌力训练器械，可使患者的主动肌力训练维持在安全的生物力学范围内。液压阻尼器及原理结构示意图，如图 3-51 所示。

液压阻尼器的主要结构件包括油缸、活塞、活塞杆以及节流阀等，如果是单向阻尼器还需要单向阀。液压阻尼器的基本工作原理：假设受到外力作用的活塞杆推动活塞向内（图 3-51 示右侧）移动，活塞压缩油缸下半部的空间，油压升高，致使油缸下半部的液压油向油缸上半部流动；由于节流阀的阀口限定了油路流量，此时，活塞向内移动的速度若大于节流阀阀口的预设流量，油缸的内压将快速提升，活塞杆移动受阻，结果是活塞杆向内越用力，油缸的内压也就越高，阻力越大，从而可抑制活塞杆的加速移动。若活塞杆向外（图 3-51 示左侧）移动，同样也会受到油缸内压的反向阻力，由此构成双向液压阻尼器。

液压阻尼器的调节旋钮实际上就是调节节流阀的流量，通过转动调节旋钮，可使阀芯（锥体面）位置上升或下降，阀口的间隙会随之减小或增加，即可改变油路的流量，进而改变阻尼。

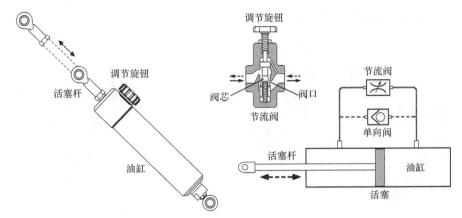

图 3-51 液压阻尼器及原理结构示意图

液压阻尼器分为双向阻尼器和单向阻尼器,如果是单向液压阻尼器,可以在节流阀上并联一个单向阀,单向阀的流向与阻尼方向有关。如图 3-51 示单向阀的进口端在左侧,即活塞向外移动时,液压油通过单向阀流动,没有阻尼作用;反之,活塞向内移动,单向阀阻断,液压油只能通过节流阀,活塞进行阻尼移动。

2. 等速上肢训练器 上肢包括肩、大臂、肘、前臂和手,如图 3-52 所示。

人类的上肢与下肢相比,骨骼轻巧,关节囊薄而松弛,侧副韧带少,肌肉多,肌形细长,因此,动作更为灵活。在康复训练中,上肢及手功能的训练占有非常重要的地位,训练内容主要包括肩关节的屈曲、内收、内旋等训练,肘关节的屈曲训练,以及腕指关节的屈曲、拇指内收训练等。

(1)等速上肢推举训练器:是一款上肢主动训练器材,可同时进行上肢的推举和下拉等速训练,推举过程主要是训练肱三头肌、前三角肌、胸大肌上束,下拉时可训练肱二头肌和背阔肌等。

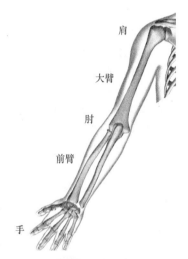

图 3-52 上肢

等速上肢推举训练器,如图 3-53 所示。

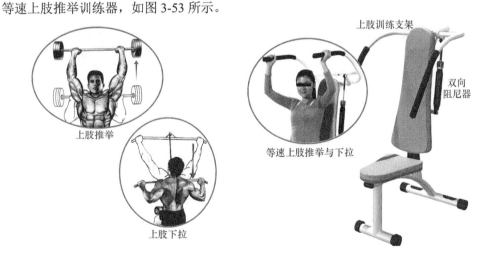

图 3-53 等速上肢推举训练器

(2)等速上肢收展训练器:适用于上肢内外伸展不利的患者进行康复训练,以促进恢复并增强相关肌肉力量,内收训练主要是增强胸大肌,外展训练可锻炼后三角肌、菱形肌、斜方肌等。

等速上肢内收外展训练器，如图 3-54 所示。

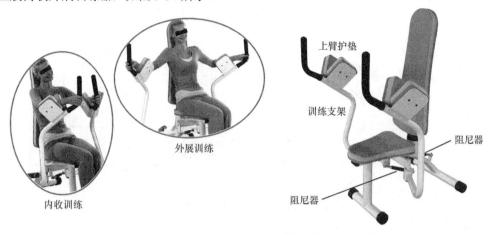

图 3-54　等速上肢内收外展训练器

3. 等速腹背训练器　核心肌群（core muscles）也俗称腹背肌群，位于人体的核心区域（身体中段）环绕躯干，是连接上肢和下肢，维持身体重心稳定的重要肌肉群，主要包括腹直肌、腹斜肌、下背肌和竖脊肌等。核心肌群的作用就是维持稳定，即通过核心肌群（核心力量）整合各关节肌群的力量，可使人体在运动过程中始终保持核心部位的稳定。核心稳定的意义在于，一是为四肢肌肉的发力提供可靠支点；二是为上下肢力量的传递创造条件；三是为身体重心的稳定和移动提供力量支持，并维持身体姿态。

核心肌群薄弱，常会出现姿势不正、弯腰驼背等。因此，经常进行核心肌群训练，不仅可以减少脂肪囤积，更为重要的是能够加强核心肌群的耐力，帮助核心肌群更有力地支撑上半身，改善人体姿态。很多徒手动作都会锻炼到核心肌群，如硬拉、深蹲、俯卧撑、倒立撑、引体向上、仰卧起坐等。常用的几种徒手核心肌群训练，如图 3-55 所示。

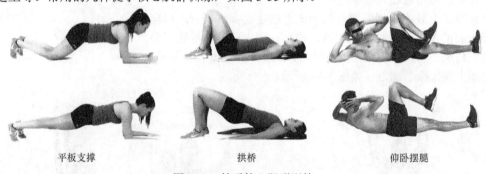

平板支撑　　　　　　　　　拱桥　　　　　　　　　仰卧摆腿

图 3-55　徒手核心肌群训练

等速腹背训练器是目前临床上常用的一种核心肌群康复训练器材，主要是进行腰腹的屈伸训练。躯干前屈用力时，屈曲位达 30°～45°，可锻炼腹直肌；身体后伸（克服液压阻尼器的阻力）回到初始位置，能够训练竖脊肌。等速腹背训练器，如图 3-56 所示。

4. 等速下肢训练器　下肢是指人体腹部以下的部位，包括臀部、股部（大腿）、膝部、胫部（小腿）和足部，如图 3-57 所示。

由于人类的站立体位，下肢必须能够承担体重（及其他负重），并具有灵活的身体移动（走、跑、跳）以及姿势变换（站、蹲、弯腰等）的能力。因此，下肢的骨骼、肌肉比较强壮，筋膜强厚，附着骨面较大，关节活动更为稳定。下肢运动依赖于下肢肌，包括髋肌、大腿肌、小腿肌和足肌，其中，髋肌能够支持大腿的后伸和向外转动，大腿肌可保证膝部伸直，小腿肌收缩时能提起足跟，足肌有维持足弓的作用。

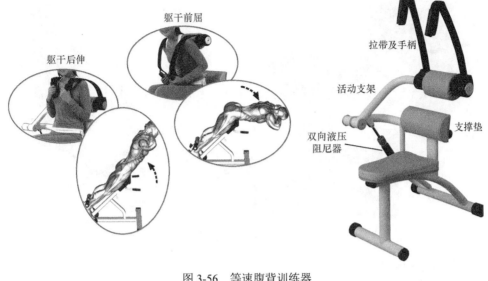

图 3-56 等速腹背训练器

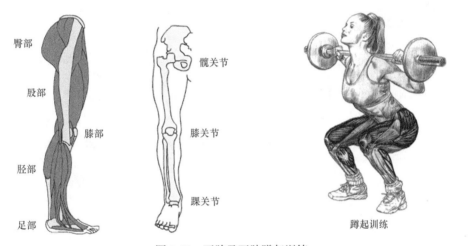

图 3-57 下肢及下肢蹲起训练

下肢肌力的训练方法较多，如各种蹲起（包括负重蹲起）运动就是很实用的下肢训练，可以全面地锻炼腿部和腰腹肌肉力量，由于不受场地限制，这种训练方式较为普及。

（1）等速腿部推举训练器：蹲起，尤其是负重蹲起，可以发展大腿肌肉，但深蹲时腰部的压力较大。而采用腿部推举训练器能够避免腰部承受过大压力，因而可进行较大重量的训练。

利用等速腿部推举训练器进行的腿部推举训练，可以有效增强腿部肌肉的力量，改善下肢各个关节的活动范围。由于在训练器下部装有两个平行的单向阻尼器，可以使腿部用力前推时，阻尼器给予一个预设的阻力；膝关节到达伸直（微屈）体位后，再返回至起始位时，大腿回收，训练器为无阻尼返回。

等速腿部推举训练器，如图 3-58 所示。

腿部推举训练可以锻炼整个下肢，主要目标肌肉是股四头肌，同时对股二头肌、臀大肌和小腿肌群也有较好的锻炼效果。由于腿部推举训练没有均衡性的难题，所以可以适量过度负重，以增加肌肉训练的强度。

（2）等速下肢屈伸训练器：是一类膝关节的训练器材，通过坐姿可以完成腿部的屈伸训练。由于采用双向阻尼器，小腿由初始位（下垂）往上用力至接近于水平位时，主要是训练股四头肌；小腿用力回收，由水平位往下返回至初始位，可训练腘绳肌和臀大肌。

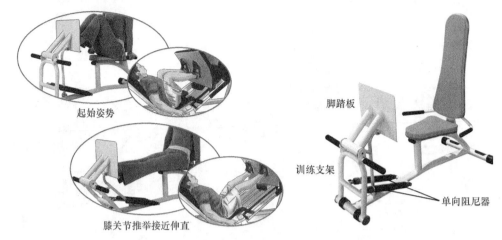

图 3-58 等速腿部推举训练器

等速下肢屈伸训练器，如图 3-59 所示。

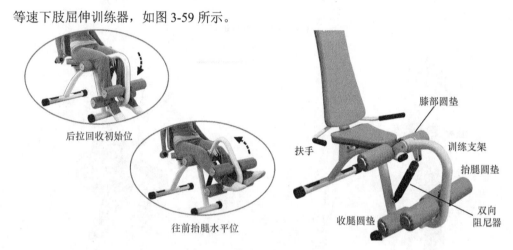

图 3-59 等速下肢屈伸训练器

（二）数字化等速康复训练器

等速肌力训练器是一类普及型的运动训练器材，特点是结构简单、价格低廉，不仅适用于基层康复医院和诊所，也已经被推广成为普通健康人群的健身运动器材。正是由于这类器材的适用人群，其产品对使用性能并无更多的技术要求，一般不需要现场指示活动范围，也无需动态调节运动阻尼。但是，对于神经损伤后处于恢复期的患者，康复训练需要更精细化，临床上也有更为具体、量化的运动指标。因此，某公司在等速肌力训练器的基础上研制了系列数字化等速康复训练器，使其性能得到全面提升，主要改进涉及以下两个技术层面。

（1）全活动范围的数字化管理。根据不同部位的训练要求和患者肌力水平，可以现场预设或自动调节运动阻力，并指示当前关节的活动范围和肌力等级（设有 10 个运动阻力等级）。患者通过显示器能够观察到自己当前关节的活动范围和力量，这实际上构成了一种生理反馈，可以提升治疗信心，改善训练效果。

（2）磁控轮电控阻尼技术。通过微处理器精准控制真磁控轮的阻尼，可以使整个活动范围的阻尼顺滑、平稳，并可以根据患者当前的运动状况动态调节阻尼等级。即，如果患者的运动状态得到改善，其关节活动度必然会有所增大（超出预设水平），单片机通过监测活动范围可自动调节阻尼等级，以提高肌力训练的时效性；反之，若患者出现运动疲劳，系统也能够下调阻尼等级。

数字化等速康复训练器也是一款多机型的系列器材，如图 3-60 所示。

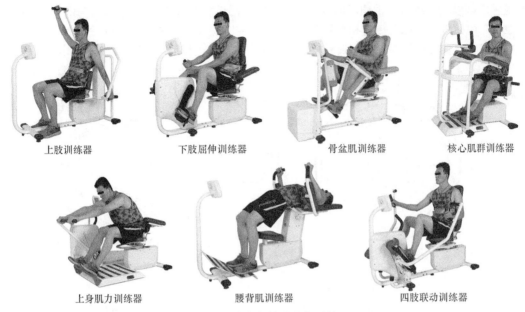

图 3-60　数字化等速康复训练器

尽管数字化等速康复训练器的种类较多，但其工作原理基本相似，下面仅介绍其中两款有代表性的产品。

1. 下肢屈伸训练器　下肢屈伸是膝关节支持人体直立行走的基本动作，通过下肢屈伸训练可以改善膝关节活动能力，增强臀部和大腿的力量。下肢屈伸训练器，如图 3-61 所示。

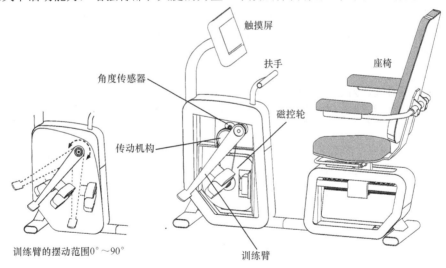

图 3-61　下肢屈伸训练器

下肢屈伸训练器的主要结构包括：由单片机支持的触摸屏、磁控轮的传动机构、训练臂、角度传感器、座椅等。其中，触摸屏可以设置并指示当前的运动参数，主要包括关节活动度、阻尼等级和运动时间等；本机的阻尼采用真磁控轮技术，通过中央处理器改变磁控轮的激磁电压，可以实时调节当前运动阻尼；角度传感器的作用是监测训练臂的摆动角度，如果摆动角度超过预设的活动范围，说明患者腿部肌力得到改善，系统可以通过提高磁控轮激磁电压的方法增加运动阻尼。

（1）真磁控轮：磁控轮（magnetic wheel）是运动康复训练器械常用的一种阻尼源，通过磁力和电磁感应可以为训练臂提供顺滑的双向阻力。根据磁性材料放置位置和激磁方式，磁控轮分为外磁控轮、内磁控轮、侧磁控轮和真磁控轮等，本系列训练器采用的是真磁控轮。

真磁控轮是由激磁线圈提供可控磁场的磁控轮，基本结构与工作原理示意图，如图 3-62 所示。

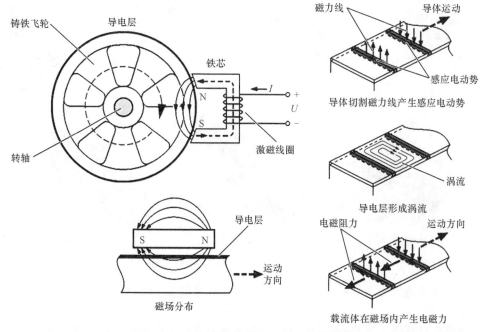

图 3-62　真磁控轮的磁场分布与工作原理

真磁控轮由铸铁飞轮、飞轮边缘包覆的导电层（铝板或铜板）以及激磁线圈组件等组成，其中，铸铁飞轮提供惯性动力，并构成闭合导磁回路；激磁线圈组件包括铁芯和激磁线圈，通过调节直流激磁电流 I（调整驱动电压 U）即可改变磁场强度；导电层为导电性能良好的铝板或铜板，当飞轮旋转时可通过电磁感应现象产生磁控阻力。

磁控轮的工作原理分为三个阶段：

1）可将导电层看成由许多个导电体组成的平面，当飞轮按图 3-62 所示方向旋转时，导电体切割磁场产生感应电动势，电动势的方向按右手定则确定。

2）由于导电层为一个闭合导体，感应电动势的存在将会在导电层内生成涡流，即为感应电流。

3）根据左手定则，载流体在磁场内会产生电磁力，其方向与飞轮运动的方向相反，即这个电磁力为运动阻力。

根据磁控轮的工作原理，如果飞轮的旋转速度加快，导电层单位时间内切割的磁力线数量必然增多，产生的感应电流也就增大，电磁阻力将随之增强。因此，磁控轮具有顺应性调节运动阻力的特点，相当于是一个等速训练装置，运动者的发力将产生对等的运动阻力，力量越大，阻力也就越大。

真磁控轮的磁场是由激磁线圈提供的，控制系统可以根据治疗需要，通过调整驱动电压 U 来调节直流激磁电流 I，以改变磁控轮的磁场强度，进而调节运动阻尼。

（2）传动机构：磁控轮只有在维持一定的旋转速度条件下才可能产生稳定的运动阻尼，为此，如图 3-63 所示的传动机构的作用就是提升速度，要将训练臂的摆动转换为磁控轮的正反向转动。

传动机构的工作原理是，训练臂的摆动经传动比大于 1 的齿轮系统（大轮带小轮）带动同步带轮增幅摆动，再通过同步带将这一增幅摆动传递给磁控轮；由于同步带的传送是大轮带小轮，其传动比较大，使磁控轮产生与训练臂摆动同步的正反向旋转；磁控轮产生的双向阻尼再经由同步带和齿轮的反向传送，对训练臂的活动形成运动阻尼。

（3）角度检测：是本系列训练器的一项重要功能，主要有两个方面的意义。一是通过实时监测患者抗阻运动的关节活动度，可以了解患者当前的运动状态，为评价治疗效果提供依据；二是可根据患者运动能力的恢复状况适时提升运动阻力，以保证训练质量。

本系列训练器的角度检测采用一种非接触式的磁编码技术，即通过监测外部双极磁性材料旋转时产生的磁场变化，可以非接触检测训练臂的运行角度。检测方式与磁场分布，如图 3-64 所示。

AS5134 为一款 360 步可编程的高速磁旋转编码器芯片，其检测原理框图，如图 3-65 所示。

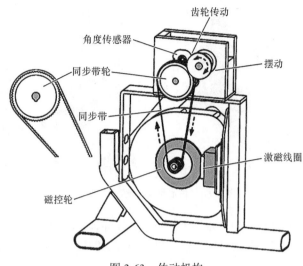

图 3-63　传动机构

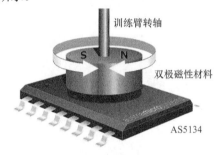

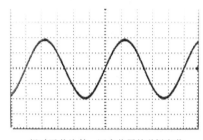

图 3-64　检测方式与磁场分布

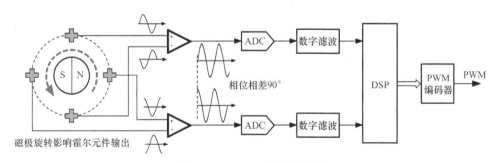

图 3-65　AS5134 的原理框图

AS5134 的芯片内部嵌入 4 个按圆周排列的霍尔元件，当训练臂上的双极磁性材料转动（双极磁性材料的轴心与 4 个霍尔元件的中心同轴）时，作用于霍尔元件的磁场强度也会随之改变，使霍尔元件的输出电压按正弦曲线变化。即，作用于霍尔元件的磁场越强，输出电压越高；磁场减弱，输出电压降低；如果改变磁场极性，输出电压的极性也会随之改变。由于 4 个霍尔元件的空间位置彼此相差 90°，两个对角的霍尔元件（相差 180°）分别接入到前置放大器的同相和反相输入端，经信号放大可以得到两个相位相差 90° 的正弦波。这两组相位相差 90° 的正弦波信号，再经 A/D 转换和数字滤波，分别接入 DSP（数字信号处理器），DSP 根据两组信号的相位关系可以计算出磁极的旋转角度（当前训练臂的运行角度），再通过 PWM 编码器输出角度检测的串行数据。

2. 核心肌群训练器　也称为扭腰训练器，主要是锻炼腹背肌，常用的训练方法有坐姿训练和跪姿训练两种，如图 3-66 所示。

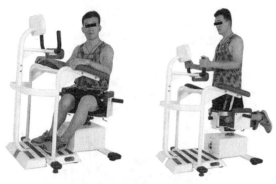

图 3-66　核心肌群训练器

（1）整机结构：核心肌群训练器的整机结构，如图 3-67 所示。

核心肌群训练器的结构主要分为机械支撑构件和传动机构两部分，其中，机械支撑构件包括扶手、上臂托板、训练平台等，通过训练平台的水平自由转动，可以帮助患者完成平稳的扭腰活动，以增强腰腹的力量；传动机构的核心肌群训练器的核心装置，通过预设或动态调节阻尼，有利于协助患者逐步恢复核心肌群的功能。

由于微处理器管理的触摸屏、训练平台转动角度检测和真磁控轮等与下肢屈伸训练器相同，这里不再赘述。

（2）传动机构：核心肌群训练器的传动机构，如图 3-68 所示。

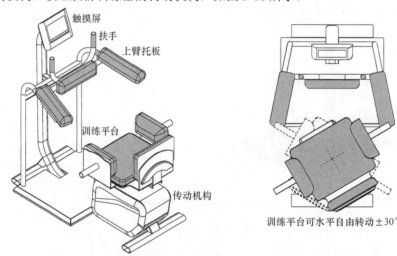

图 3-67　核心肌群训练器的整机结构

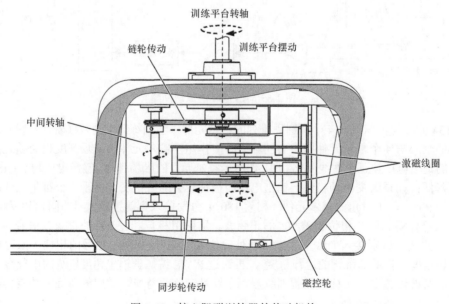

图 3-68　核心肌群训练器的传动机构

传动机构的作用是将训练平台的摆动转换为磁控轮的正反向旋转，并将磁控轮产生的运动阻尼反向传递给训练平台。具体运行过程是，训练平台的摆动经转轴带动链轮传动机构摆动，由于链轮机构的传动比大于 1（大轮带小轮），致使中间转轴为增幅摆动；中间转轴再带动同步带轮摆动，同样还是大轮带小轮，使磁控轮产生与训练平台摆动同步的正反向旋转；磁控轮产生的双向阻尼再经由同步带和链轮，对训练平台形成运动阻尼。

三、耐力训练器材

耐力（endurance）是指机体能够较长时间保持一定强度和动作质量的能力，是人体最基本的运动素质。提高耐力不仅取决于人体的正常发育，更与日常所承受的运动负荷（包括劳动强度）有关，符合生理发育规律的耐力性负荷训练，可使肌肉、关节、心肺、血液、免疫系统及物质代谢等发生适应性改变，有利于提高耐力。

（一）耐力训练

耐力包括两个方面的内容，即肌肉耐力和心血管耐力。因此，发展耐力有两个基本途径，一是增强肌肉力量、提高肌肉耐受力的训练，二是提高心肺功能。人体耐力的提高，总是伴随着内脏器官，首先是心血管系统功能的提高，以及有氧代谢能力的改善；同时，还表现为人体的骨骼肌和关节韧带等运动器官能够承受更长时间的负荷，以及在心理上对于克服长时间工作所产生的疲劳感有较为充分的准备。

1. 肌肉耐力 又称为力量耐力，是人体肌肉长时间持续工作的能力，它与心血管耐力共同构成了人体耐力。具体来说，肌肉耐力是肌肉长时间工作的能力，即肌肉持续收缩的耐疲劳能力。肌肉耐力通常体现为，肌肉能够持续维持足够强度的等长收缩，或可进行多次有强度的等张（等速）收缩，相当于运动强度、时间或重复次数的乘积。

肌肉耐力是衡量人体抵抗疲劳的重要指标，肌肉耐力越强，人体就越不容易疲劳，在运动中，体能也更为充沛。与大负荷、快速度、短时间的肌力训练不同，耐力通常采用中小负荷、多重复、长时间的训练方法，目的是增强肌肉重复收缩时耐受疲劳的能力。肌肉力量的增长依赖于一定负荷的科学训练，运动负荷的合理程度直接影响训练效果。

（1）训练强度：一般来说，极限负荷的 85% 以上重量，竭尽全力只能完成 1～3 次动作的为大强度；极限负荷的 60%～80%，能完成 6～12 次动作的为中强度；50% 以下，能完成 15 次以上动作的为小强度。耐力训练主要是进行小强度、多次重复的训练，并根据患者的力量恢复情况逐渐增加训练强度。

（2）组数：通常 4 组以下为少组数，4～8 组为中组数，8 组以上为多组数，耐力训练应从少到多逐渐增加训练组数。

（3）每组的训练次数：即每一组中的动作重复的次数，通常以 1～5 次为少次数，6～14 次为中次数，15 次及 15 次以上为多次数。

（4）密度：是指每组之间的休息时间，间歇时间达 2～3min 为小密度，1～1.5min 为中密度，每组间歇 30s 以内为大密度。

（5）动作速度：据研究，快速对发展爆发力有利，混合速度对增长力量有利，而慢速和中速则对发展肌肉耐力有利。

2. 心肺耐力（cardiorespiratory endurance） 是指人体持续性进行大量肌肉共同活动，如走路、慢跑、骑车、跳舞、跳绳、划船等，心脏、血管、肺脏和肌肉系统同时工作的能力。心肺和血管的功能对于氧和营养物的分配、清除体内代谢物具有重要作用，良好的心肺耐力可将富氧的氧合血红蛋白顺畅输送至肌肉组织，细胞高效利用氧气转换为运动能量，因此，不易产生疲劳，或能够在短暂休息后快速恢复体能。

发展心肺耐力的方法就是有氧运动，还应保证足够的运动强度、训练频度和时间。

（1）运动强度：研究发现，运动强度接近 50% 最大摄氧量时可有效提高心肺功能，因此，通常将这一强度称为训练阈。由于最大摄氧量的测定比较复杂，目前主要是采用最适宜运动心率来间接地表示运动强度，计算公式为

$$最大心率=220-年龄$$
$$心率储备=最大心率-安静心率$$
$$最适宜运动心率=心率储备×75\%+安静心率$$

比如，某人 20 岁，安静心率为 70（次/min），有

$$最大心率=220-20=200$$
$$心率储备=200-70=130$$
$$最适宜运动心率=130×75\%+70=167.5$$

（2）训练频度：指每周的训练次数。有研究表明，每周运动 1 次，肌肉的酸痛和疲劳感每次都会发生，运动后 1~3 天身体不适，效果不蓄积；每周运动 2 次，酸痛和疲劳有所减轻，训练效果有一定的蓄积，但不明显；每周运动 3 次以上，基本无酸痛和疲劳反应，训练效果蓄积明显。因此，耐力运动频度应以每周 3~5 次为宜。

（3）训练时间：指一次锻炼的持续时间，它与运动强度紧密相关，强度大时，训练时间应稍短；强度小，时间可延长，有氧训练一般在 30min 左右就可以达到较好的运动效果。

（二）有氧耐力训练器材

有氧耐力训练方法很多，多以户外为主，如走、跑、爬山、游泳、滑冰及球类运动等。由于户外活动会受到天气、环境等影响，尤其是对于康复中的患者困难更大，因此，耐力康复训练主要是室内活动，常用的运动器材有跑步机、椭圆机和功率自行车等，如图 3-69 所示。

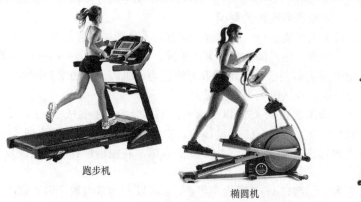
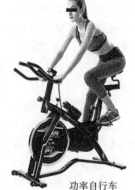

跑步机　　　　　　椭圆机　　　　　　功率自行车

图 3-69　耐力运动器材

1. 医用慢速跑台　跑步机（treadmill）是支持跑步或快走的专用运动器材，广泛用于临床康复和室内健身运动。跑步是人类的一种本能，跑步时肌肉的耗氧量显著增加，这个耗氧过程主要依赖心血管系统的适应性补充，即心率提高，呼吸加快、加深，因此，适度的跑步锻炼可有效改善心肺和血管机能。医用慢速跑台是一类康复专用的跑步机，其结构和工作原理与普通跑步机完全相同，只不过它的速度下限设计值较低，通常要求低于 0.3km/h（普通跑步机的低速值为 0.8km/h），以适应患者或伤残者的特殊训练需求。另外，医用慢速跑台还需要配备护栏、扶手，或配合使用减重吊带。

跑步机与医用慢速跑台，如图 3-70 所示。

从结构上看，跑步机由两部分组成，即控制板和跑台。控制板是跑步机的控制装置，它不仅可以设置并指示当前的运动参数，如跑步速度、运动时长、坡度等，还能够记录运动距离、运动时间、消耗热量等运动数据。通过手握心率扶手，可以准确监测运动者当时的心率。为使跑步健

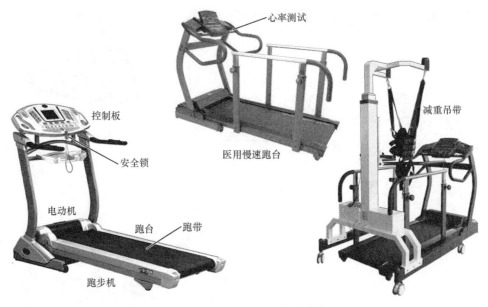

图 3-70　跑步机与医用慢速跑台

身运动更加愉悦，目前在跑步机上还配备有视听装置，通过显示屏和音响可以选择运动场景和现场音乐，如某款跑步机的控制板，如图 3-71 所示。

跑台是跑步机的执行装置，主要结构包括电动机、机架（坡度调整）、跑步皮带等，如图 3-72 所示。

性能良好的跑台需要有三个基本装置，一是可以线性提速的传动系统；二是良好的减震系统；三是坡度调节。

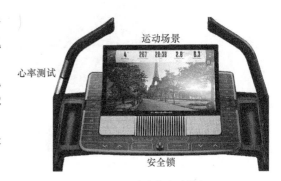

图 3-71　跑步机控制板

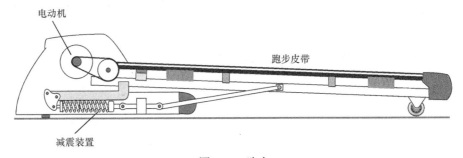

图 3-72　跑台

（1）传动系统：跑步机的传动系统是驱动跑步皮带向后平移的执行装置，其结构示意图，如图 3-73 所示。

传动系统的工作原理是，控制板通过调速器控制电动机（常用直流电机或变频电机）的旋转速度，电动机带动传动滚轴使跑步皮带向后方平移，运动者在跑台上可以沿跑步皮带进行跑步或行走运动。跑步机前部的传导滚轴还设有一个测速装置，通过测速装置能闭环控制电动机转速，可使跑步皮带的行进速度更为精准。

（2）减震系统：跑步机的减震环节非常重要，它不仅是为了降低室内噪声，避免环境干扰，更为重要的是通过动态吸收运动冲击力，可以保护下肢关节和肌肉，降低运动疲劳，提高运动的舒适度。跑步机的减震是全方位的，技术处理包括多个机械构件，如图 3-74 所示。

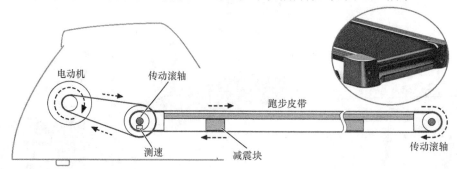

图 3-73　传动系统

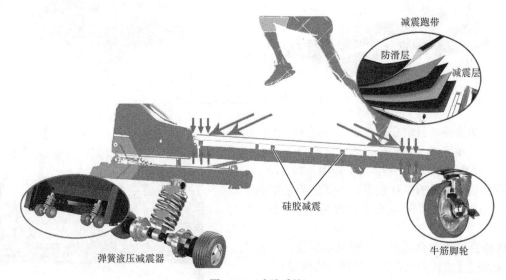

图 3-74　减震系统

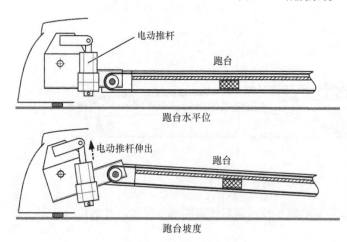

图 3-75　跑台坡度调整

（3）坡度调节：坡度是指跑步平台与地面的夹角，在跑步机上适当设置一定的坡度（通常 4°～6°），有助于全面锻炼腹部、腰部、小腿、大腿的肌肉。坡度常用来调节运动强度，许多患者，尤其是老年患者，通过提高速度来增加运动量是不现实的，但可以通过提升跑台的坡度来增加运动强度。跑步机的坡度设置主要是抬高跑台前部，如图 3-75 所示。

跑台坡度调整的方法是，通过控制电动推杆的伸出长度，使跑台前部抬高形成坡度。

2. 功率自行车　也称为健身车（body-building vehicle），与跑步机一样，是另一类典型的模拟户外有氧运动的器材。由于通过适当强度的持续有氧运动，可以促进心血管功能，加快新陈代谢（消耗脂肪），改善人体的体质，因而，功率自行车也被称为心肺训练器材。

功率自行车，如图 3-76 所示。

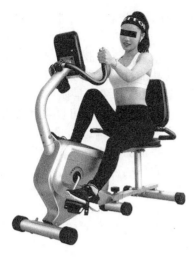
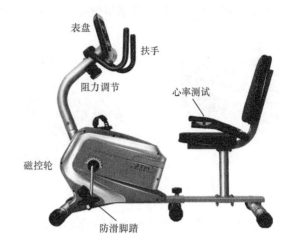

图 3-76　功率自行车

（1）外磁控轮：是一种通过永久磁铁建立磁场的磁控轮装置，调节阻尼的方法是改变磁极与导电层的气隙间距。在同等转速的条件下，增大气隙，产生的运动阻尼将减小；反之，气隙减小，阻尼增加。

外磁控轮是永磁铁（定子）在铸铁飞轮（转子）外侧的结构形式，如图 3-77 所示。

通过阻尼调整拉线可以调节永磁铁与导电层的气隙间距，进而改变电磁感应的强度，即可调节磁控轮的电磁阻力。

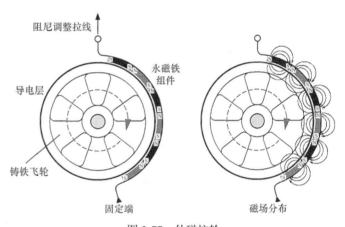

图 3-77　外磁控轮

（2）康复健身车：是专为康复患者设计的一类功率自行车，其中针对康复的特殊需求进行了多处改造，如图 3-78 所示。

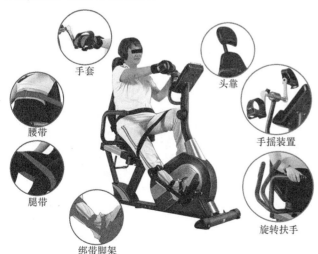

图 3-78　康复健身车

如图 3-78 可见，康复健身车的主要改进为：

1）增设了头靠，通过放倒靠背可以实现背靠式（也称为仰卧式）训练。

2）可以用各部绑带将患者固定，以便于患者的运动发力，提高安全性。

3）增加了手摇装置，患者可以进行四肢联动训练。

另外，治疗师还可以利用康复健身车进行上肢或下肢被动训练。

3. 四肢联动训练仪　是一款应用广泛的运动康复器材，适用于脑卒中患者恢复期和偏瘫、截瘫患者早期的有氧训练。四肢联动训练仪采用一种独特的机械式联动方式，治疗的原理是利用健肢带动患肢共同运动，即只要患者有一个肢体能够完成主动运动，就可以带动其他三个肢体做被动运动。这种以上肢屈伸和下肢蹬踏为基础的功能性四肢联动训练，可以较好解决零肌力下患者的早期主动康复训练，通过"一肢带三肢"可以帮助患者模拟正常人的自主控制运动强度，不会引起痉挛，并可加快本体感觉的恢复，有利于改善肢体的协调性和平衡性，促进较弱肌肉的早期力量恢复。四肢联动训练仪，如图 3-79 所示。

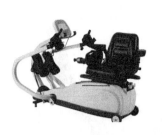
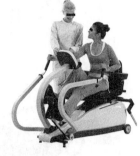

图 3-79　四肢联动训练仪

四肢联动训练仪是一种无动力支持的运动康复训练器，整机结构如图 3-80 所示。

（1）四肢联动系统：如图 3-81 所示。

由图 3-81 可见，左扶手与右脚踏（左部）、右扶手与左脚踏（右部）分别被连接成一个结构体，即左扶手与右脚踏或右扶手与左脚踏只能同时动作。如患者的右腿蹬踏时，左臂同时做屈曲动作。左部与右部通过各自的连杆与曲轮连接，构成了四肢的机械联动。因而，四肢中只要有一个动作，其他三个必然会同步随动。四肢联动装置的运行特点是，左部与右部的运动方向相反，即左腿蹬踏时右腿回收，曲轮始终处于摆动状态。

（2）阻尼装置：四肢联动训练仪的阻尼也是通过磁控轮实现的，由于旋转的磁控轮才会产生阻尼，为此，需要通过一个同步带传动系

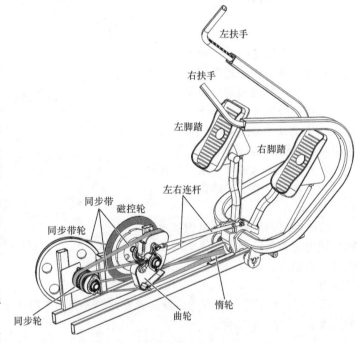

图 3-80　四肢联动训练仪的整机结构

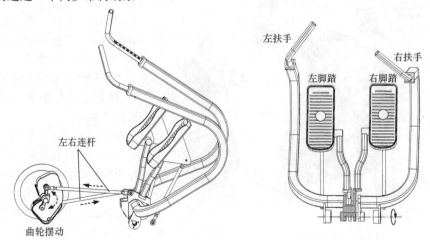

图 3-81　四肢联动系统

统将曲轮的摆动转换为磁控轮的单向转动。阻尼装置的同步带传动系统，如图3-82所示。

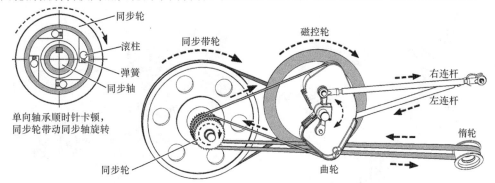

图3-82 阻尼装置的同步带传动系统

为使同步带轮单向（图3-82示顺时针）旋转，在同步轴上的两个同步轮均安装有单向轴承，单向轴承的作用是一个方向（如逆时针）可以自由转动，另一方向轴承处于卡顿状态。因此，当右连杆拉拽（左连杆必然为推送）曲轮顺时针摆动时，通过同步带传送，内侧的同步轮顺时针旋转，单向轴承被锁死，该同步轮带同步轴顺时针转动；与此同时，传动带经惰轮使外侧同步轮沿逆时针旋转，外侧的单向轴承自由转动。同理，左连杆拉拽、右连杆推送时，曲轮逆时针摆动，外侧同步轮顺时针旋转，单向轴承锁死，同步轴顺时针转动；同时，内侧同步轮为逆时针自由转动。由此，两个同步轮可分时段带动同步轴单向旋转。

同步轮带动磁控轮的皮带传动，如图3-83所示。

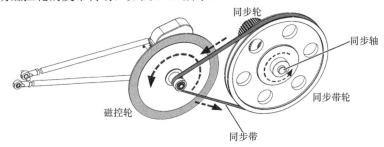

图3-83 同步轮带动磁控轮的皮带传动

同步轮与同步带轮同轴，经同步带传动使磁控轮转动。由于同步带轮的直径远大于磁控轮的传动轮，传动比较大，使得磁控轮的转速升高，这有利于精准控制运动阻尼。

4. 多关节主被动训练仪 多关节是指四肢关节，多关节主被动训练仪是目前临床上应用最为普遍的一类肌力与关节训练器材，主要包括上肢、下肢和四肢等多款主被动训练设备，如图3-84所示。

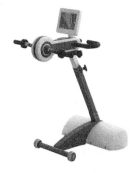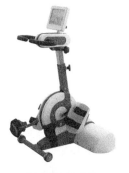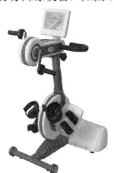

上肢主被动训练仪　　　　下肢主被动训练仪　　　　上下肢主被动训练仪

图3-84 多关节主被动训练仪

为便于临床应用，在多关节主被动训练仪的系列产品中还增加了多款床边设备，如图 3-85 所示。

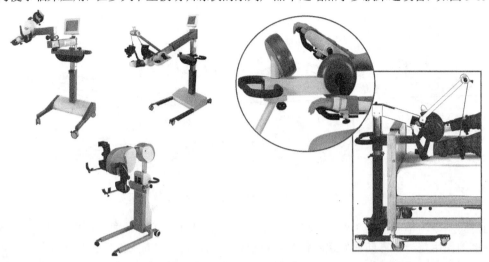

图 3-85　床边主被动训练仪

（1）控制系统：多关节主被动训练仪实际上就是患者肢体绕仪器的转轴做旋转运动，因此，它的执行装置是一台直流电机，根据直流电机的运行状态，可分别提供主动训练模式、被动训练模式和主被动转换训练模式。直流电机的控制系统，如图 3-86 所示。

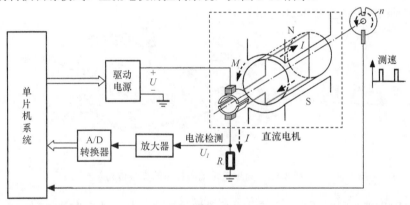

图 3-86　直流电机的控制系统

直流电机（direct current machine）是实现直流电能与机械能相互转换的旋转电机，具有可逆性，其中，将直流电能转换为机械能的为直流电动机；将机械能转换为直流电能的为直流发电机。多关节主被动训练仪就是利用直流电机的这一可逆特性，为患者提供主动、被动和主被动转换等多种训练模式。由单片机组成的直流电机控制系统，主要监测的运行参数是电机转速和电枢电流，控制系统可根据预设模式、治疗参数和检测的数据实时调整驱动强度（直流电压 U），以构成一个闭环控制系统。

（2）主动训练模式：采用主动训练模式时，直流电机处于发电运行状态，相当于一个负载，训练仪的作用是提供预设的运动阻力。直流电机的转矩方程是

$$M = C_M \Phi I$$

式中，M 为输出转矩，I 为电枢电流，Φ 为电枢磁场（考虑为常数），C_M 为转矩系数。

可见，输出转矩 M 与电枢电流 I 成正比，因此，控制系统只要实时监测并调整直流电机的电枢电流，就可以保证输出转矩稳定，即为患者提供恒定的反向转矩——运动阻力。电枢电流的检

测方法是，在输出回路上对地串入一个小阻值的电阻 R，当有电流通过时，电阻 R 上的端电压为

$$U_I = RI$$

由于采样电压 U_I 与电流 I 成正比，经放大器和 A/D 转换器，可为单片机系统提供当前电枢电流的数字量值。

转矩调节流程图，如图 3-87 所示。

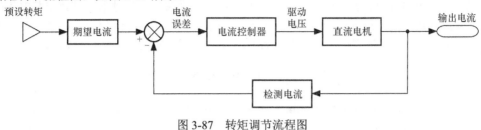

图 3-87　转矩调节流程图

恒定转矩的调节方法是，将实测的电流与期望电流（由预设阻力换算得到）比较并计算出误差值，再由单片机的算法调整直流电机的驱动电压 U，也就是通过改变驱动强度来调整直流电机的输出转矩。

（3）被动训练模式：在被动训练模式下，直流电机处于电动机运行状态，并需要根据预设转速提供相适应的驱动转矩，即为电动机提供等速训练的驱动强度。

由于直流电动机电枢的感应电动势为

$$E = C_E \Phi n$$

对电枢回路有

$$IR = U - E$$

式中，R 为电枢电阻，n 为电动机转速，C_E 为电动势系数。

整理后得到电动机的转速

$$n = \frac{U - IR}{C_E \Phi}$$

由于磁场 Φ 和电枢电阻 R 基本不变，所以通过调节驱动电压 U，改变电枢电流 I，即改变输出转矩 M，进而可以稳定电动机的转速 n。

转速调节流程图，如图 3-88 所示。

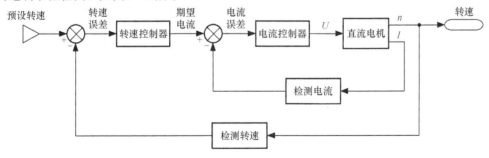

图 3-88　转速调节流程图

被动训练时的直流电动机工作在速度模式下，为此，需要实时监测电动机的转速和电枢电流。测速的方法是通过检测光耦（或霍尔元件）输出脉冲信号的时长可换算出转速，单片机系统再根据当前的转速，通过调整驱动强度来稳定电动机的转动速度。

在被动训练模式下，对患者的痉挛保护是非常重要的安全措施。痉挛保护的方法是，实时监测当前的转速 n，如果患者在训练中发生痉挛，肌肉会强直反应，电动机的转速将明显降低或"堵

转"，此时，单片机系统根据实测的转速 n 判断发生痉挛，则系统立即进入痉挛保护环节。本机的痉挛保护有两种处理方法，一种是电动机立即自动反转以缓解痉挛；另一种是终止训练。由于痉挛保护的前提是发生痉挛时电动机的转速明显降低，因此，训练器需要限定电动机的输出转矩 M，应避免因 M 过大，掩盖痉挛现象。

（4）主被动转换训练模式：选用主被动转换训练模式时，系统首先以被动模式开始训练，并监测电机电枢电流的方向。若电枢电流的方向发生反转，则意味着此时电机已处于发电状态，说明训练者在主动用力，系统则自动切换至主动训练模式。在主动训练过程中，如果电枢电流的方向又恢复到电动状态，说明训练者已经停止用力，系统会自动切换到被动训练模式。

四、运动康复训练系统

各种形式与规格的运动康复训练系统是用于临床康复训练的高端器材，适用于脑中风、脑血管畸形、脑外伤或其他神经系统疾病造成的运动功能障碍，以及术后的运动功能康复训练，主要设备包括上肢康复训练系统、上肢康复机器人、下肢主被动康复训练系统以及多关节等速肌力测试与训练系统等。

（一）上肢康复训练系统

上肢康复训练系统是一款无辅助动力的抗阻训练与评定设备，适用于肌力等级 ≥2 的患者上肢主动训练。训练范围包括肩、肘、腕各关节，通过对上肢的专项抗阻训练，不仅可以提高患者的上肢肌力和灵活性，还能扩展并检测各关节的活动范围。

XYKSZFK-1 型上肢康复训练系统，如图 3-89 所示。

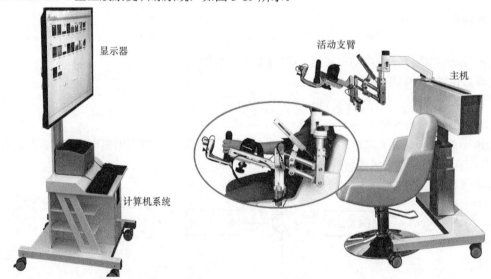

图 3-89　XYKSZFK-1 型上肢康复训练系统

在训练中，通过系统内各转轴的传感器可以实时监测腕、肘、肩的活动数据，配合上级计算机系统的图像软件，可在显示器上即时显示上肢活动位置，并出具各关节活动度的评定报告。

1. 活动支臂　是安置并固定（绑带）上肢，进行上肢抗阻训练和关节活动度、握力检测的执行装置，如图 3-90 所示。

按功能结构划分，活动支臂分为肩关节活动支架、肘关节活动支架和腕关节活动支架三个组成部分。为适应人体上臂活动的生理特点，活动支臂设有多个不同方位的活动转轴，并在各活动转轴上都安装有角位移传感器，目的是实时监测上肢各关节的活动角度。另外，在活动支臂上还装有两个可调节阻力的阻尼器和一个握力器，两个阻尼器分别位于肩关节活动支架和肘关节活动支架上，可以为上臂和前臂提供运动阻力；握力器安装于腕关节活动支架的手柄内，患者通过紧握手柄可以测试当前握力。

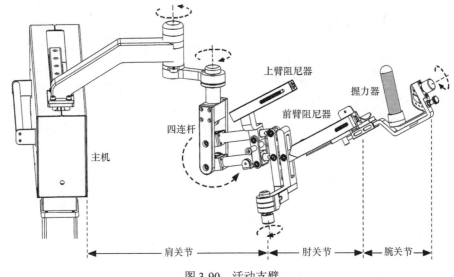

图 3-90　活动支臂

（1）肩关节活动支架：肩关节是人体最为灵活的球窝关节，可以做屈、伸、收、展、旋转及环转等运动。由于肩关节的关节盂面积仅为关节头的三分之一，关节囊薄且松弛，因此，肱骨可进行幅度较大的运动。根据肩关节的活动特点，本机肩关节活动支架可以完成肩关节的屈伸和收展的抗阻运动。肩关节活动支架，如图 3-91 所示。

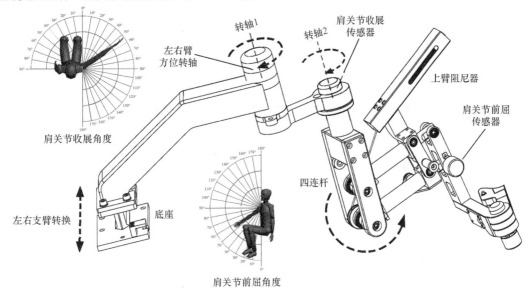

图 3-91　肩关节活动支架

肩关节活动支架中有 4 个可活动的结构件，即底座、转轴 1、转轴 2 和四连杆机构。底座和转轴 1 仅是左右臂转换结构件（并不参与训练），底座向左移动并固定可训练左臂，向右则训练右臂；转轴 1 可以旋转 180° 并通过锁定销固定，以适应左右臂的训练需要。转轴 2 和四连杆是训练支持结构件，其中，转轴 2 可支持肩关节的收展活动，患者在进行内收和外展运动时，肩关节收展传感器可以实时检测其活动角度；四连杆机构主要是支持肩关节的前屈活动，屈曲活动中，肩关节前屈传感器可将活动数据传送至主机。

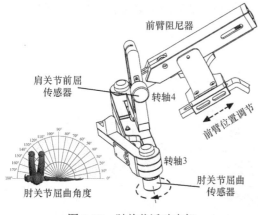

前臂阻尼器

肩关节前屈
传感器

转轴4

前臂位置调节

转轴3

肘关节屈曲
传感器

肘关节屈曲角度

图 3-92 肘关节活动支架

（2）肘关节活动支架：肘关节为滑车关节，主要是做屈、伸运动，也可参与前臂的旋前和旋后运动，如图 3-92 所示。

肩关节活动支架的四连杆臂与肘关节活动支架的转轴 3 连接，当肘关节进行屈曲运动时，肘关节屈曲传感器可以检测到肘关节的屈伸角度。转轴 4 的作用是使肘关节的训练更为顺畅，其中的传感器可以配合肩关节活动支架的四连杆角位移传感器共同完成肩关节的前屈检测。

（3）腕关节活动支架：腕关节是典型的椭圆关节，可做屈、伸、展、收及环转（旋前、旋后）运动，本机主要是用于腕关节的环转运动，并测试患者的握力。腕关节活动支架，如图 3-93 所示。

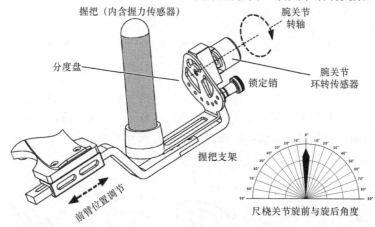

握把（内含握力传感器）

腕关节
转轴

分度盘

锁定销

腕关节
环转传感器

握把支架

前臂位置调节

尺桡关节旋前与旋后角度

图 3-93 腕关节活动支架

腕关节活动支架主要安置手部（调整握把支架的长度），并测试患者的握力。如果需要测试腕关节环转的活动范围，可将锁定销拉起，患者的腕关节可以绕转轴进行环转运动，腕关节环转传感器同时检测其活动角度。

2. 主机与计算机系统 上肢康复训练系统的主机为一套单片机控制系统，主要作用是采集各角位移传感器的数据，并配合上级计算机系统的图像软件，可在显示器上实时显示上肢活动过程的位置，记录上肢各关节的活动角度。为使上肢康复训练趣味化，该系统内设有多款趣味训练软件，如擦墙、打靶、切水果、摘苹果、大鱼吃小鱼、击球等，尤其是大鱼吃小鱼和击球为三维动画，使视图具有一定的纵深感，患者若按要求完成作业，需要更精准地控制上肢各关节活动。其中的摘苹果作业训练，如图 3-94 所示。

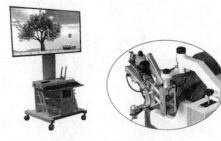

图 3-94 摘苹果作业训练

3. A2 上肢康复训练系统 是一款升级版的上肢主动训练器械，主要技术改进内容，如图 3-95 所示。

（1）A2 采用一体式电动升降装置，通过拐臂上的"升""降"按钮，可以便捷地调节整机高度。

（2）为使训练更为顺畅，避免患者二次损伤，A2 增加了一套激光定位装置，如图 3-96 所示。

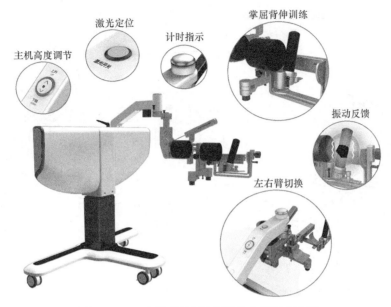

图 3-95 A2 上肢康复训练系统的主要升级内容

激光定位装置可以同时发射两组激光束，分别位于肩关节活动臂的轴心和肘关节的活动臂轴心。定位时，按动"激光开关"按钮，即发射激光，可参照激光束，将患者的肩峰、尺骨鹰嘴分别对位于肩关节轴心和肘关节轴心。

（3）在肩关节活动臂的上方增设了一个计时指示灯，目的是指示系统是否处于计时训练状态，指示灯熄灭，提示该训练结束，可安排下一位患者上机。

（4）在腕关节的训练装置内增设了如图 3-97 所示的掌屈与背伸训练。

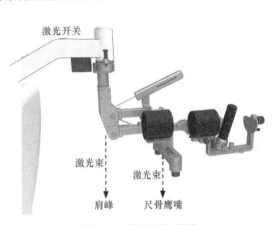

图 3-96 激光定位装置

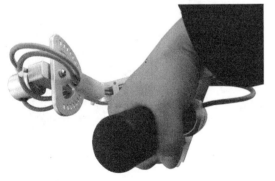

图 3-97 掌屈与背伸训练

（5）握力器内部增加了一个振动装置，作用是当患者主动完成相应的功能训练时，振动器将给予振动提示，通过对患者本体感觉的刺激，可以有效缓解患者姿势性张力，提高康复训练效果。

（6）该机采用一种全新的一体式机械臂结构，使左右手换臂更为简捷。换臂方法，如图 3-98 所示。

（7）该机还增设了 WIFI 无线数据端口和有线 USB 接口，用户可根据实际情况选择系统的连接方式。

（二）上肢康复机器人

由于上肢康复训练系统没有辅助动力，因而，它仅适用于肌力等级≥2 的患者开展上肢主动训练。但对于脑卒中、脑外伤等中枢神经系统受损的患者，其上肢功能基本丧失，在发病后的中早期不可能独立完成主动训练。临床已有共识，运动刺激，尤其是早期的被动刺激，可以最大限

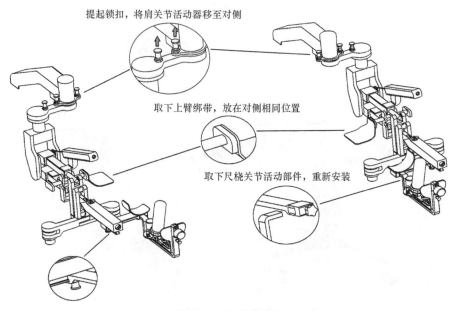

提起锁扣，将肩关节活动器移至对侧

取下上臂绑带，放在对侧相同位置

取下尺桡关节活动部件，重新安装

图 3-98 左右手换臂

度地改善已经丧失或正在减弱的运动机能，预防并治疗肌肉萎缩等并发症。意义在于充分调动人体强大的自我修复功能，通过神经重塑及运动再学习，可以使接受康复训练的患者从运动能力到精神层面得到全面恢复。

由广州研制的 A6 上肢康复机器人，是目前国内一款适用于全肌力等级的上肢康复训练及功能评估系统。它利用机器人智能仿生技术，通过模拟人体上肢各关节的运动规律，尤其是在被动训练模式下的轨迹记忆与还原技术、主被动训练的自动切换技术以及主动训练的减重技术等，可以为各级肌力水平（包括零肌力）的患者制订个性化治疗方案，有针对性地开展上肢全关节（肩、肘、腕）、6 个运动方向（肩关节内收外展、肩关节前屈、肩关节内外旋、肘关节屈曲、前臂旋前旋后以及腕关节掌屈背伸）的被动、主被动和主动训练，并根据训练数据，出具上肢功能评估报告。

A6 上肢康复机器人，如图 3-99 所示。

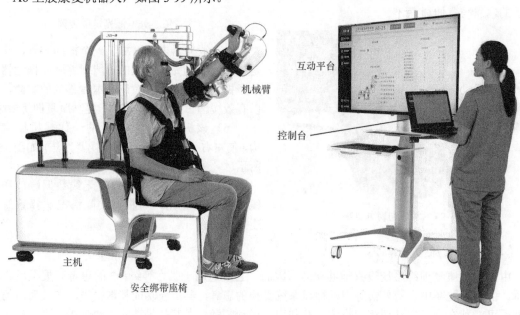

机械臂

互动平台

控制台

主机

安全绑带座椅

图 3-99 A6 上肢康复机器人

　　A6 上肢康复机器人的主要结构包括机械臂、主机、控制台、互动平台以及安全绑带座椅等。机械臂是支持患者上肢运动的活动支架，在主机控制电路的驱动下，可以带动或辅助患者的上肢完成各种关节活动。主机为本系统的控制中枢，主要有两大功能，一是通过与控制台的双向数据传输，可以接受控制台的各项运行指令，如设定训练模式、被动训练各关节的活动位置（角度），记录并还原患者的上肢运动轨迹、痉挛保护以及开始训练和终止训练等，也能够向控制台传送患者的训练数据；二是根据控制台的运行指令，可以通过内部驱动电路实现对机械臂 6 个驱动电机（对应于 6 个运动方向）的在线控制。

　　控制台实际上是一台配有专用软件的笔记本电脑，通过系统界面，治疗师可以现场录入或查找患者信息、选择训练模式、设置各项运行参数、编辑被动训练轨迹等，并根据训练数据，出具上肢功能评估报告。本机还设有多款趣味性虚拟游戏，通过大屏幕互动平台，患者可以根据游戏任务开展训练。

　　1. 机械臂　实际上是一副具有助力、有三维运动轨迹记忆功能的智能化上肢"外骨骼"，通过其动力源和位置（关节活动角度）检测装置，可以根据临床需要，辅助患者开展上肢的全关节训练。

　　A6 上肢康复机器人的机械臂结构，如图 3-100 所示。

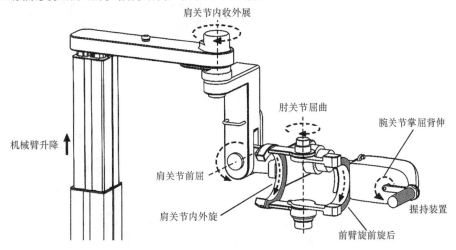

图 3-100　机械臂结构

　　机械臂共有 6 个动力转轴（对应 6 个方向的关节运动），通过电机驱动可以支持零肌力患者进行上肢被动训练，以及辅助 2 级以上肌力水平的患者完成主动训练。为便于临床应用，机械臂可以自动完成左右手换臂；还能利用激光束对肩关节、肘关节进行定位，可使患者的运动过程更为流畅与舒适。该机机械臂的 6 个转轴都设有独立的痉挛监测装置和急停按钮，以保证训练过程的安全性。

　　（1）肩关节活动支臂：如图 3-101 所示的肩关节活动支臂有 3 个动力转轴，可以帮助患者完成肩关节的水平内收和外展、前屈以及内外旋等运动。

　　大悬臂与升降立柱连接，是机械臂的唯一固定支架，通过安装在肩关节内收外展转轴内的伺服电机，可以驱动水平旋臂及竖直臂以肩关节内收外展转轴为轴心，沿水平方向转动，主要支持肩关节的水平内收和外展运动。在竖直臂的末端设有肩关节前屈转轴，通过其轴内的伺服电机可以驱动竖直旋臂垂直转动，主要是支持肩关节的前屈运动。为实现肩关节的旋内和旋外运动，在竖直旋臂的末端连接一个具有动力源的大臂弯轨，可以带动肘关节旋臂转动。

　　（2）肘关节活动支臂：肘关节为滑车关节，主要是做前屈和后伸，也可参与前臂的旋前、旋后运动。肘关节活动支臂，如图 3-102 所示。

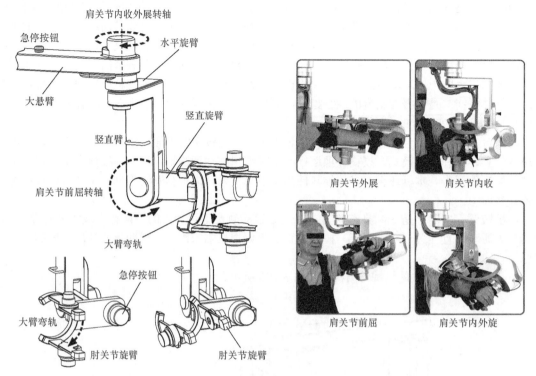

图 3-101　肩关节活动支臂

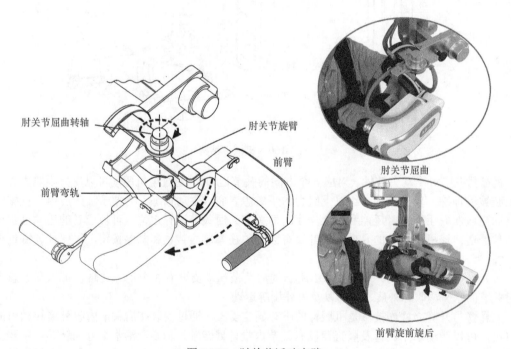

图 3-102　肘关节活动支臂

　　肘关节活动支臂可以支持两个训练动作，一是通过肘关节屈曲转轴的驱动电机，带动肘关节旋臂进行肘关节的屈曲运动；二是由前臂弯轨内的驱动电机，带动前臂进行尺桡关节的旋前旋后运动。

　　（3）腕关节活动支臂：如图 3-103 所示。

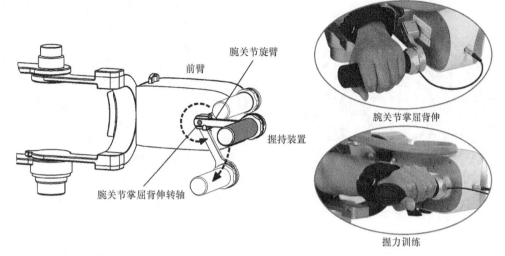

图 3-103　腕关节活动支臂

腕关节活动支臂主要是通过腕关节掌屈背伸转轴内的伺服电机，辅助患者完成腕关节的掌屈背伸训练。另外，在握持装置内部还安装有一个电子握力器，患者用力抓握时可以检测到手掌的握力。

（4）驱动电机与角度检测：机械臂的 6 个转轴内部都分别设有驱动电机和角度传感器，作用是为转轴提供动力并实时监测转轴的旋转角度。比如，如图 3-104 所示的肘关节转轴。

该机的驱动电机采用带有减速装置的低速直流伺服电机，通过调整驱动电脉冲的占空比，可以为各转轴提供 11 个速度等级的角位移转矩。

为保证机械臂运行的准确性和安全性，A6 上肢康复机器人具有完善的角度检测系统，意义是通过实时监测各转轴的角位移，控制系统即可了解各活动支臂的具体位置信息，由此可以记录到患者上肢各关节的活动数据，并对各级转轴的驱动电机实施精准控制。该机的机械臂角度检测采用绝对值旋转编码器技术。

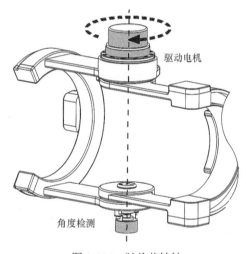

图 3-104　肘关节转轴

根据结构原理，绝对值旋转编码器分为接触式、光电式和电磁式等，最常用的是光电式二进制循环码编码器，如图 3-105 所示。

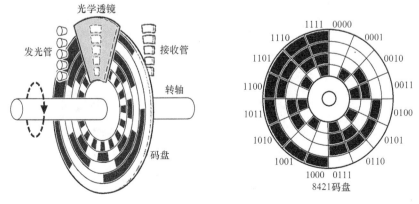

图 3-105　光电式二进制循环码编码器

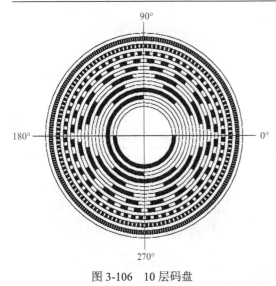

图 3-106　10 层码盘

如图 3-105 编码器的码盘上有许多层同心圆，它代表某种计数体制中的一位，在每一层的同心圆上还规律排列着若干个透光孔，定义透光为"1"、不透光为"0"。当转轴带动码盘旋转时，发光管若相遇透光孔，光线经光学透镜聚焦可以透过码盘，使接收管动作，该位记录为"1"；反之，遇到遮挡，则不透光，记录为"0"。由此可见，码盘的任一旋转位置都能对应于一个二进制数，通过读取接收管的输出电平，可以获得转轴当前的运行角度。

根据 8421 的编码结构，图 3-105 所示的 4 层码盘可将转轴旋转一周的 360° 等分为 $2^{4-1}=16$ 个等份，分辨率仅为 22.5°。为提高分辨率，绝对值旋转编码器的码盘可以增加同心圆的层数，比如，图 3-106 所示的 10 层码盘的分辨率可达

$$\frac{360°}{2^{10-1}}=0.7°$$

绝对值编码器转轴的机械位置（旋转角度）决定了输出编码，其输出编码具有唯一性。因此，它无需记忆，不需要设定参考点，只要转轴的位置确定，读取的数据就是当前转轴的运行角度。

角度检测是 A6 上肢康复机器人最为重要的技术环节，几乎所有的机械臂控制都取决于各转轴的角位移数据。比如，被动训练的运动轨迹记忆与还原技术，就是通过记录患者上肢的具体活动数据，由驱动电机带动机械臂运行到该记录位置；又如判断痉挛，系统给予电机驱动，但由于发生痉挛，该机械臂并不能按预定驱动达到指定位置；再如，主动训练的减重助力，系统需要根据角位移来判断患者是否在用力以及当时的运动方向。

2. 被动训练　对于肌力等级≤2 的患者，A6 上肢康复机器人可以提供 3 种个性化的被动训练模式，即轨迹编辑训练模式、轨迹学习训练模式和处方训练模式。

（1）轨迹编辑训练模式：是治疗师根据患者上肢的功能状态和康复需求，为患者专门订制的一种被动训练方式，需要编辑的训练参数包括：执行顺序（根据临床需要，可安排若干个可训练选项，系统将按照该顺序重复性开展训练）、关节名称（包括肩关节水平内收外展、肘关节屈曲、腕关节屈伸等）、关节活动角度（每个关节活动角度都有一定的设置范围，如肩关节外展的活动范围为 –162°～0°、肩关节内收为 0°～42°）以及转角速度（分为 5 个挡位，慢速、慢中速、中速、中快速、快速，单位为°/s）等。

轨迹编辑界面，如图 3-107 所示。

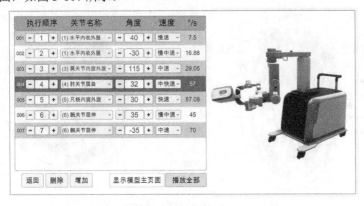

图 3-107　轨迹编辑界面

图 3-107 示轨迹编辑界面共安排了 7 条训练项目，编辑完成后，按动"播放全部"键，在显示器上可以观看到机械臂运行的全部过程。训练开始，机械臂首先由初始位运行到肩关节水平内收 40°（由于角度＞0°，说明是内收），速度为慢速；然后顺序执行下一个肩关节水平外展（角度＜0°）项目等，当完成最后一个项目后，系统自动返回到初始位，再重复执行第一项肩关节水平内收任务，直至训练时间到，机械臂返回至初始位。

（2）轨迹学习训练模式：采用的是一种更为人性化的现场运动轨迹记忆方式，即治疗师辅助患者上肢完成某些关节活动，控制系统则通过记录其运动过程来获取训练轨迹。因而，它是一种更为舒适、安全的训练模式。

轨迹学习，如图 3-108 所示。

轨迹学习完成后，患者将按照记忆的轨迹开展训练。训练速度通常由慢速开始，然后逐渐提高速度，直至快速。

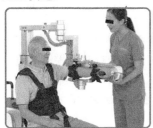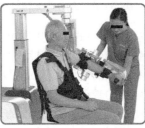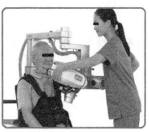

图 3-108　轨迹学习

（3）处方训练模式：采用"一键式"训练方式，所有项目均为设备出厂前预设的训练处方，应用时，仅需在如图 3-109 所示的主界面上选择，即可开始训练。

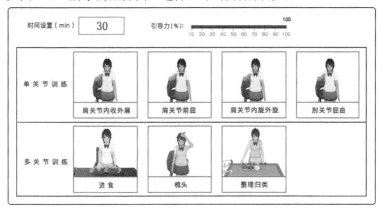

图 3-109　处方训练界面

处方训练模式分为单关节训练和多关节训练，单关节训练包括肩关节内收外展、肩关节前屈、肩关节内旋外旋和肘关节屈曲等训练；为增加趣味性和实用性，在多关节训练中厂家设计了几种贴近生活的项目，包括进食训练、梳头训练和整理归类训练。在处方训练模式中还有一个引导力设置选项（默认为100%），目的是通过降低机械臂的引导力（电机的驱动力）来刺激患者的主动用力。

3. 主动训练　A6 上肢康复机器人的另一个重要训练模式就是支持患者的上肢主动运动，在主动训练模式中，患者可以根据自己的意愿主动引导上肢各个关节进行训练。为提升主动训练效果和训练的舒适性，本系统除了设有多款趣味性的场景互动游戏外，还提供了精准的机械臂减重，目的是通过等量克服机械臂自身的结构阻力，患者上肢能够轻松地自由活动。

主动训练界面，如图 3-110 所示。

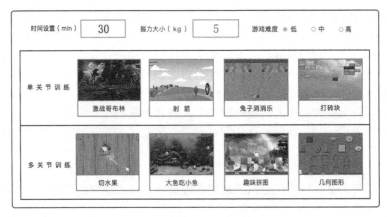

图 3-110　主动训练界面

　　机械臂减重的工作原理是，在主动训练模式下，如果患者主动用力，机械臂的某个或几个支臂会发生位移，安装在转轴内部的绝对值旋转编码器即可检测到其角位移，控制系统根据各转轴角度的变化量可以判断出患者的用力以及活动方位，并立即启用相应的伺服电机，即通过电机的助力克服机械臂自身阻力，患者可以自己用力带动机械臂进行加速或减速运动。注意，主动训练模式的电机助力仅是为了减重，并不能带动患者上肢运动，如果患者没有关节活动，机械臂不会动作。

　　4. 主被动训练　主被动训练模式同时兼有被动训练和主动训练的双重功能，训练时，系统需要实时监测患者的上肢是否主动用力，如果患者没有发力或力量不足（低于触发阈值，即没有检测到足够大的角位移），系统将按照预设的上肢运动轨迹进行被动训练；反之，检测到患者主动用力，系统则支持主动训练。

（三）下肢主被动康复训练系统

　　下肢主被动康复训练系统是用来支持下肢功能障碍患者模拟步行（踏步）训练的专用设备，适用于脑血管疾病、严重脑外伤或其他的神经系统疾病导致的下肢功能障碍以及手术后恢复期的患者，如脑卒中、帕金森病、脑血栓等。训练目的是通过刺激患者下肢的神经肌肉，促进功能恢复，帮助其建立正常的步行模式。

　　XYKXZFK-9 型下肢主被动康复训练系统，如图 3-111 所示。

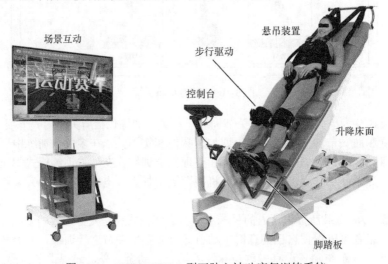

图 3-111　XYKXZFK-9 型下肢主被动康复训练系统

　　下肢主被动康复训练系统兼有主动训练和减重方式下的被动训练两种模式，训练过程可采用仰卧、斜立或直立等体位。被动训练主要用于早中期康复或肌力等级在 2 级以下的患者，当患者肌力达到 2 级或 2 级以上时，可逐步进行有减重的主动训练。在训练中，系统可预设起立角度（0°～90°）、踏步速度（1～80 步/min）、训练时间（0～99min）以及背板角度等参数。

对于被动训练，本系统还设有痉挛监测与保护环节，即当患者发生运动痉挛时，系统将立即终止训练。为使训练具有趣味性，该机通过连接情景互动训练系统，患者可在训练过程中参与相关的场景互动游戏，如赛跑、赛车、公园骑行等，有助于调动患者主动参与训练的积极性，提高治疗效果。

1. 悬吊减重装置　减重步行训练是目前通用的运动康复手段，意义在于使无法承担全部体重的患者直立，并开展相应的早期步行训练，或改善步行动作。悬吊减重是最常用的一种减重方法，通过吊带将人体悬吊，以减轻髋部和下肢的负重，可使患者步行中身体重心的分布趋于对称，利于提高步行的稳定性，矫正步态。

悬吊减重装置如图 3-112 所示。

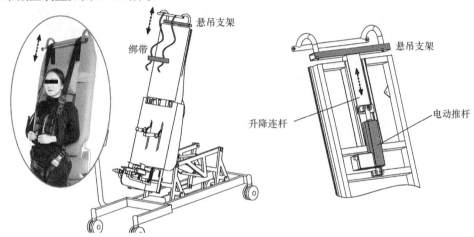

图 3-112　悬吊减重装置

悬吊减重过程是，电动推杆正向运行，推杆伸出，驱动升降连杆并连带悬吊支架上升，通过悬吊绑带可将患者提起；反之，电动推杆反向运行，推杆回收，解除悬吊减重。

2. 床面调整　床面调整的目的是帮助患者在训练过程中保持舒适的体位，以利于提高训练效果。床面调整包括背板倾斜度调节和训练体位调节。

（1）背板倾斜度调节：背板是支撑人体上身的床板，其舒适性直接影响训练效果。该机可根据患者体态调节背板的倾斜角度，调整范围：前倾角度 0°～15°，后仰角度 0°～10°，如图 3-113 所示。

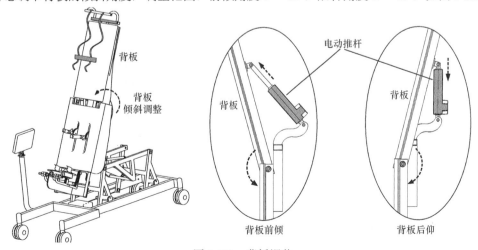

图 3-113　背板调节

背板调节的过程是，电动推杆正向运行，推杆推动背板前倾；反之，电动推杆反向运行，背板后仰。

（2）训练体位调节：临床共识，脑损伤患者的早期康复治疗可以明显降低运动功能障碍后遗症的发生率。对于早期的康复治疗，尤其是急性脑卒中的治疗，早期需要进行床上四肢关节活动，训练体位主要是仰卧位；如果状态好转，训练体位可以为床面倾斜30°；随康复的进展逐步升至60°，直至过渡到直立训练。

训练体位调节，如图3-114所示。

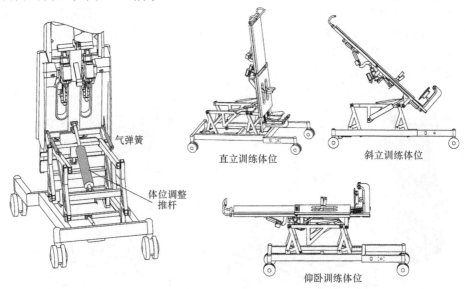

图3-114　训练体位调节

该机训练体位的调整范围为0°～90°，起立时，按动"起立"键，体位调整推杆正向运行，床面被稳步推起，起立角度视治疗需要确定；反之，体位调整推杆反向运行，床面逐渐返回至仰卧位。为保证床面起立与下卧的平稳性，在体位调整推杆的两侧（靠近床边）还设有两个气弹簧，目的是使床面的起立过程平稳与可靠。

注意，做直立或斜立训练时，床面首先应处于仰卧位（床面复位状态为仰卧位），并将患者的下肢绑带及减重绑带固定好，再调整升降床面高度至合适位置，然后才可以进行体位调整。

3. 下肢训练装置　是实现下肢步行训练的关键装置，包括拐臂摆动（被动训练时为步行驱动）和脚踏板两部分功能组件，如图3-115所示。

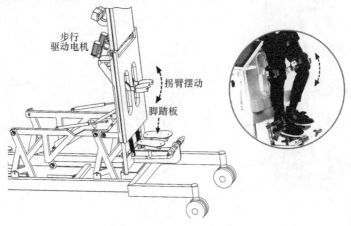

图3-115　下肢训练装置

（1）脚踏板：如图 3-116 所示。

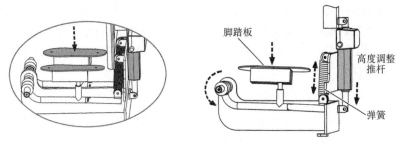

图 3-116　脚踏板

脚踏板为无动力机械装置，作用是通过弹簧的拉力，模拟人体步行过程中双脚交替着地或离地的起伏状态。比如，步行中右脚着地发力，左脚必然是抬腿迈步，此时，两个脚踏板的受力状况显然不同。其中，右脚的用力下压右脚脚踏板，该压力克服弹簧拉力使脚踏板沿转轴向下推移；与此同时，左脚因抬腿迈步（悬空），作用于左脚脚踏板上的压力丧失，依靠弹簧的拉力使左脚脚踏板回升。如此往复，脚踏板可以实现人体在步行过程中的上下起伏动作。

脚踏板高度调整推杆的作用是现场调整脚踏板的实际高度，以适应不同身高的患者应用。

（2）拐臂装置：拐臂采用具有一定弧度的上下摆动是模拟人体正常步态的关键，通过拐臂装置可以实现下肢的主动训练或被动训练。主动训练时，伺服电机并不启动，拐臂装置将配合患者主动用力完成全部的步行动作。在主动步行训练中，患者可参与场景互动游戏，通过追逐某一目标物，可以使患者有意识地用力加快步频，这对于提高治疗效果是有益的。

支持患者的被动训练是下肢主被动康复训练系统需要实现的核心功能，这时系统采用的就是 CPM 训练方式。因此，在被动训练中，系统不仅需要为患者提供等速训练的动力，还要实时监测并"反馈"运动痉挛，一旦发生痉挛，将立即自动停机。

拐臂装置，如图 3-117 所示。

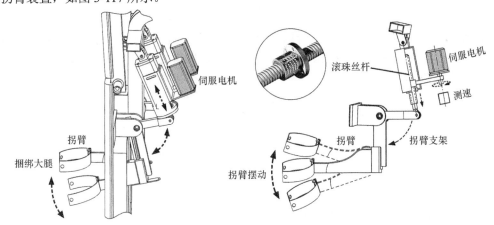

图 3-117　拐臂装置

被动步行训练的过程是，伺服电机按预设的踏步速度选择相应转速，并由控制系统驱动左腿、右腿电机交替正转或反转（当左腿电机正转时，右腿电机反转；右腿电机正转时，左腿电机反转），模拟步行中的蹬地与迈步动作。比如，左腿电机正转，带动滚珠丝杆上行，通过拐臂支架使拐臂向下摆动，模拟步行中的蹬地动作；与此同时，右腿电机反转，滚珠丝杆下行，拐臂支架带动拐臂向上摆动，模拟迈步动作。当电机正转使拐臂运行至蹬地终点位置，或电机反转使拐臂运行到迈步高点时，左右腿电机的驱动电源同时反向，即左腿电机反转，改为迈步；右腿电机正转，改为蹬地动作。如此往复，构成完整的被动步行训练。

在被动训练的过程中，系统还需要通过监测伺服电机的转速来判断是否发生痉挛。方法是，在伺服电机转轴上安装一个测速装置，如光耦、霍尔元件等。正常训练时，患者的肌肉放松，关节活动灵活，电机处于较低的负载状态，转速稳定；一旦产生运动痉挛，患者的肌肉变得坚硬（不自主地强力收缩），电机将发生"堵转"现象，转速急剧下降，甚至停转，系统根据伺服电机的转速即可判断痉挛，并终止训练。

（四）多关节等速肌力测试与训练系统

多关节等速肌力测试与训练系统是一款针对人体肩、肘、腕、髋、膝、踝等六大关节训练的专用设备，主要功能是支持各关节的等速肌力训练，也可根据训练需要进行等张（提供恒定阻力）、等长（固定位置）或 CPM（提供等速动力）等常规训练，并出具相应的检测报告。A8 型多关节等速肌力测试与训练系统，如图 3-118 所示。

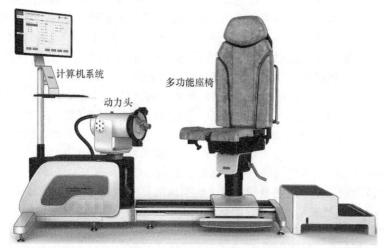

图 3-118　A8 型多关节等速肌力测试与训练系统

1. 动力头　是本系统的核心装置，利用其内部的等速装置，可在训练过程中向肢体提供等量的反向作用力，使肢体的运动阻力始终与肌力水平匹配，以满足等速训练的需要。为实现等速运动，动力头首先要检测并判断患者的肢体是否在用力；若检测到肢体用力并达到训练水平，还应根据当前的训练方式，将肢体的运动速度控制在预设的范围内。

动力头及原理框图，如图 3-119 所示。

动力头的工作原理是，肢体用力，外轴套有加速旋转的趋势；由于转轴的速度为设定值（或启动时转速为零），外轴套的加速运动将使外轴套与转轴之间的电阻应变片发生变形，引起阻值的变化；阻值变化反映了肢体在用力，经前置放大器和模数转换器，中央处理器可以实时监测到患者当前的肢体发力情况，并确定力度和用力的方向。

中央处理器如果检测到肢体在活动范围内的用力，需要根据两种情况做出相应反应。一是伺服电机没有启动，此时伺服驱动器应根据训练方式发放一定频率和数量的电脉冲，使伺服电机加速至预设的训练速度；二是伺服电机经减速器减速已经达到设定的训练速度，这时无论肢体使用多大力量，伺服电机的转速也不会改变，相当于伺服电机向肢体提供了一个等量的反向作用力（阻力）。

（1）等速向心运动与等速离心运动：人体的一切活动都是肌肉对关节作用产生的杠杆运动，为实现其杠杆运动，肌肉只需要有两种收缩形式，即向心收缩和离心收缩。因此，动力头为维持等速运动，首先要判断当前肌力作用的方向，即肌肉是向心收缩还是离心收缩，肢体对等速装置的作用是加速还是减速。肌肉向心收缩或离心收缩的生理区别在于，收缩时肌纤维的长度变化不同，向心收缩的肌纤维缩短，离心收缩的肌纤维增长，表现的运动形式分别为向心运动或离心运动，如图 3-120 所示。

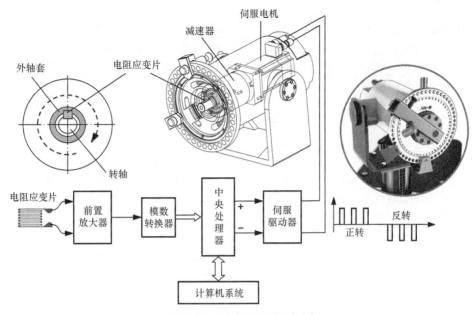

图 3-119　动力头及原理框图

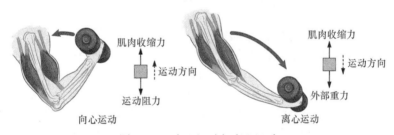

图 3-120　向心运动与离心运动

如图 3-120 可见，向心运动时，肌肉收缩力大于运动阻力，肌力的作用是加速运动，肢体的用力方向与运动方向一致；反之，离心运动时，肌肉收缩力低于运动阻力（如图 3-120 所示的重力作用或其他外部驱动力），产生减速运动，肢体用力方向与运动方向相反。如果运动阻力与肌肉收缩力相等，当前发生的运动形式就是等速运动。表现在等速运动装置上，等速向心运动时，主动力由肌肉收缩提供，肌力的作用方向与运动方向一致，等速装置仅提供与运动方向相反的阻力，即肢体带着等速装置进行抗阻运动；而在等速离心运动时，主动力则是由等速装置提供，肌力与运动方向相反，此时是等速装置拖拽肢体在进行抗阻运动。

（2）电阻应变片（resistance strain gauge）：是利用电阻应变效应实现的传感器，常用于压力或位移检测。电阻应变片的结构示意图，如图 3-121 所示。

电阻应变片由基板、金属电阻应变丝（或箔）、绝缘保护层和引出线等组成。当金属丝受到外力作用时，其长度和截面积都会发生改变，通过测量电阻值的变化即可换算得到当前的压力。比如，金属丝受外力作用伸长时，因长度增加、截面积减少，电阻值会增大；

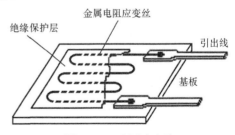

图 3-121　电阻应变片

反之，金属丝受外力被压缩时，长度减小、截面增加，电阻值则会减小。

患者在应用等速装置进行训练时，通过检测电阻应变片的阻值变化即可判断肌肉的收缩方式，同时还能够测量出当前的肌力。等速向心或离心运动时电阻应变片的受力状态，如图 3-122 所示。

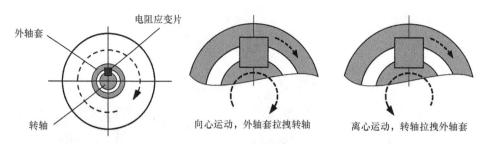

图 3-122　电阻应变片的受力状态

　　进行向心运动时，肢体通过外轴套用力拉拽伺服电机的转轴，电阻应变片会被拉长，阻值增大；反之，由于离心运动是伺服电机克服外轴套肌力的旋转，肢体用力与转轴的驱动力相反，电阻应变片被压缩，阻值将会下降。因此，电阻应变片不仅可以检测当前的肌力，还能够通过阻值变化判断肌肉的收缩方式。

　　（3）伺服电机（servo motor）：为自动控制系统中的执行元件，功能是将脉冲或电压信号转换为转轴的转速（角位移）或转矩输出，具有机电时间常数小、启动转矩大、调速线性范围宽、速度和位置控制精确等特点。

　　脉冲控制式伺服电机的主要工作特性：

　　1）转轴输出的角位移取决于控制端的电脉冲数量，如果伺服控制器连续发放脉冲，伺服电机即为旋转电动机。

　　2）脉冲发放的频率可决定电机的转速。

　　3）转动方向取决于控制端输入脉冲的极性，如果改变输入脉冲极性，伺服电机即可转向。

　　4）伺服电机无自转现象，只要失去控制电脉冲，电机立即处于制动状态。

　　因此，通过中央处理器控制伺服驱动器发放脉冲的数量可以调整动力头的运行角度；改变脉冲频率可以调整训练的速度；改变脉冲极性可以改变运动方向；停止发送脉冲，动力头立即制动。

　　（4）等速特性：动力头内的电阻应变片可实时监测肌力，由伺服驱动器控制的伺服电机（经减速器）可精准输出轴向转角，由此构成了闭环控制系统中两个最为关键的环节，即检测环节和执行环节。

　　等速训练的闭环控制与运行曲线，如图 3-123 所示。

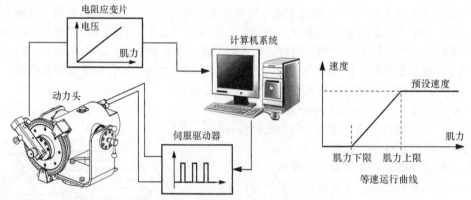

图 3-123　等速训练的闭环控制与运行曲线

　　由等速运行曲线可见，根据肌力变化可将等速肌力训练分为三个阶段。

　　1）肌力小于训练要求的肌力下限，此时，无论是在启动过程或是在等速训练阶段，只要检测到肌力小于肌力下限，等速装置将停止运行，避免被动训练。

　　2）肌力位于肌力下限与肌力上限之间，系统判断肢体为持续用力，伺服电机将加速至预设的等速训练速度。

3）肌力大于训练要求的肌力上限，这一阶段才是真正意义上的等速训练，此时，伺服电机向肢体提供等量的反向作用力，运行速度始终为预设值。

2. 其他常规训练模式　利于动力头内部的肌力检测装置和伺服电机（经减速器）的转矩输出，本系统还可开展等张、等长和 CPM 等常规训练模式。

（1）等张训练是肌力基本不变的训练方式，为此，等速装置仅需要通过肌力检测数据来调控伺服电机的转速及方向，即可实现提供恒定阻力的等张训练。

（2）等长训练的方法是动力头调整至合适的训练位置，将伺服电机"堵转"，是动力头处于制动状态的训练模式。

（3）CPM 是持续被动训练模式，本系统需要为肢体提供活动范围内的全程动力。训练过程中，如果出现运动痉挛，运动阻力将明显增加，伺服电机的转速迅速下降，甚至"堵转"，此时，系统将立即终止训练。

3. 等速训练　A8 多关节等速肌力测试与训练系统为临床设计了超过 20 种的等速训练动作，全面覆盖肩、肘、腕、髋、膝、踝等关节，可以进行相关关节不同方位的训练。

（1）肩关节训练：包括肩关节内收外展训练、肩关节屈曲伸展训练、肩关节水平内收外展训练、外展 90° 位肩关节内旋外旋训练、站姿修正中立位肩关节内旋外旋训练、坐姿修正中立位肩关节内旋外旋训练、屈曲位肩关节内旋外旋训练、PNF D1 和 PNF D2 等，如图 3-124 所示。

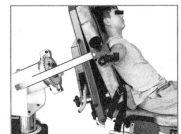
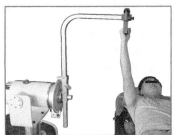

肩关节内收外展训练　　　　　　　　肩关节屈曲伸展训练

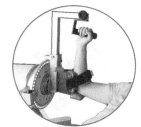
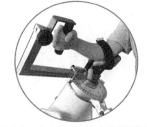
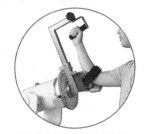

外展 90° 位肩关节内旋外旋训练　　站姿修正中立位肩关节内旋外旋训练　　屈曲位肩关节内旋外旋训练

图 3-124　肩关节训练

（2）肘关节训练：包括肘关节屈曲伸展训练、前臂旋前旋后训练等，如图 3-125 所示。

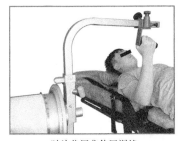
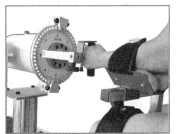

肘关节屈曲伸展训练　　　　　　　　前臂旋前旋后训练

图 3-125　肘关节训练

（3）腕关节训练：主要包括腕关节屈曲伸展训练和腕关节尺偏桡偏训练，如图 3-126 所示。

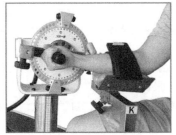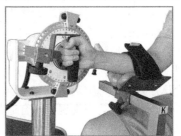

腕关节屈曲伸展训练　　　　　　　　　　　腕关节尺偏桡偏训练

图 3-126　腕关节训练

（4）髋关节训练：该机可进行髋关节的屈曲伸展训练、内收外展训练和内旋外旋训练，如图 3-127 所示。

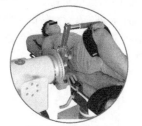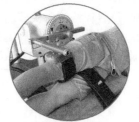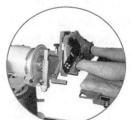

髋关节屈曲伸展训练　　　　　髋关节内收外展训练　　　　　髋关节内旋外旋训练

图 3-127　髋关节训练

（5）膝关节训练：包括坐位膝关节屈曲伸展训练、俯卧位膝关节屈曲伸展训练、胫骨内旋外旋训练等，如图 3-128 所示。

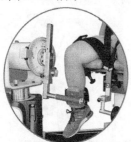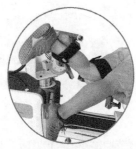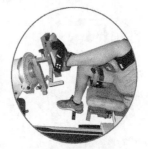

坐位膝关节屈曲伸展训练　　　　俯卧位膝关节屈曲伸展训练　　　　胫骨内旋外旋训练

图 3-128　膝关节训练

（6）踝关节训练：包括俯卧位踝关节跖屈背屈训练、仰卧位踝关节跖屈背屈训练、踝关节内翻外翻训练等，如图 3-129 所示。

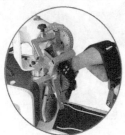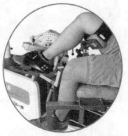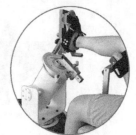

俯卧位踝关节跖屈背屈训练　　　　仰卧位踝关节跖屈背屈训练　　　　踝关节内翻外翻训练

图 3-129　踝关节训练

第四节 平衡与协调训练设备

平衡和协调都属于运动功能范畴，它们之间有其关联性，但也有区别及各自的含义。人体的平衡性是控制身体姿态的一种条件反射，多为生物体的本能，但经过系统的专项训练，平衡能力也可以得到强化。协调性是指动作过程的准确性与流畅性，表现为肌群收缩的时机精准、动作方向与速度恰当、平稳且有节奏。人体的平衡功能是条件反射式的自主控制，而协调则要求注意力集中，需要通过多个感受器共同参与才可能完成的动作。在各项运动康复治疗中，协调性的训练最为困难，影响其训练效果的因素也较多，因此，需要进行有针对性的协调性训练和作业训练来提高患者的协调能力。

许多疾病都会导致平衡和协调功能障碍，最常见的是中枢神经系统的疾病，如脑卒中、脑外伤、脊髓损伤、帕金森综合征等，还有如骨科疾病、外周神经系统疾病等也会不同程度地影响到平衡与协调功能。临床上如果发现平衡和协调功能障碍，需要及时对其进行医疗干预，除了要对症进行药物或手术治疗外，目前最为直接有效的治疗方法就是进行平衡功能和协调功能的专项训练。

一、平衡训练及训练设备

平衡（balance）是人体所处的一种相对稳定的姿态，是在运动过程中或受到外力干扰时能够自动调整并维持体态的能力，其生理控制过程依赖于神经中枢对视觉、本体感觉、前庭觉的信息整合，以及对运动效应器的有效控制。

平衡训练就是采用人为改变平衡环境的手段来刺激患者的平衡反应，目的是通过反复的平衡反应训练，以增强关节的本体感觉，刺激姿势反射，缩短平衡反应时间，提高前庭器官的稳定性，使患者在平衡环境被破坏时，能够立即通过自主的、反射性的活动快速恢复或建立新的平衡，即重心返回到稳定的支撑面内。

（一）平衡训练的基本原则

平衡训练需要遵照循序渐进、由简到难的原则，主要包括支撑面积由大到小、身体重心由低到高、从睁眼到闭眼、从静态平衡到动态平衡，以及逐渐增加训练的复杂性等。

1. 支撑面由大到小 平衡训练支撑面积的逐渐缩小，可使患者从稳定的体位逐步过渡到不稳定的训练体位。平衡训练初期，患者可以在支撑面积较大或有辅助器具支撑的条件下进行训练；随着稳定性提高，可以逐步缩小支撑面积或减少使用辅具。例如，初期进行坐位训练，再逐步过渡至站位；站位训练时，两足之间距离逐渐变小直至并足，然后单足站立，再过渡到足尖站立。除了改变支撑面积，平衡训练还可以通过改变地面环境来增加难度。例如，初期可以在治疗床上训练，平衡功能得到改善后，过渡到在软垫和治疗球上进行训练。

2. 身体重心由低到高 训练初期，患者可采用仰卧位或俯卧位训练，随着平衡功能的改善，逐步过渡到前臂支撑下的俯卧位、肘膝跪位、双膝跪位、半跪位、坐位直至站立位。随着身体重心的提高，训练难度将逐渐加大。

3. 从睁眼到闭眼 从视觉得到的空间信息对平衡功能有明显的位置补偿作用。因而训练初期，可以在睁眼状态下进行训练，随着平衡能力的改善，可开展闭眼平衡训练。

4. 从静态平衡到动态平衡 脑损伤患者的早期需要恢复静态平衡的保持能力，即能够较长时间独坐或独站。当静态平衡得到改善即可进行动态平衡训练。动态平衡训练的常用方法是，患者保持独坐或独站，治疗师从不同的方位推拉患者使其失去静态平衡，目的是诱发动态平衡反应。

（二）平衡训练方法

平衡训练一般应先从卧位（如前臂支撑下的俯卧位）开始，因为卧位的支撑面最大，也最为稳定，患者容易掌握平衡技巧，然后再逐渐过渡到相对不稳定的体位，如站立位。训练的基本顺

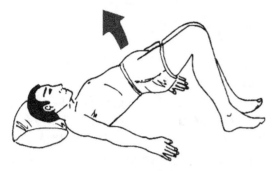

图 3-130 桥式运动

序为：仰卧位→前臂支撑下的俯卧位→肘膝跪位→双膝跪位→半跪位→坐位→站立位。其中，截瘫患者的训练体位是前臂支撑下的俯卧位→肘膝跪位→双膝跪位→半跪位→坐位→站立位。对于偏瘫患者，训练的体位主要是仰卧位→坐位→站立位。

1. 仰卧位训练　仰卧位的平衡训练适合于偏瘫患者，主要是训练躯干平衡，常用的方法是人体呈拱桥状，由此得名"桥式运动"，如图 3-130 所示。

桥式运动取仰卧位，双膝屈曲，同时腰部缓慢向上挺起，臀部抬离（尽量抬高）床面，可以同时完成伸髋、屈膝、足平踏于床面等动作。桥式运动的目的是训练腰背肌并提高骨盆的控制能力，诱发下肢分离运动，缓解躯干及下肢的痉挛，改善躯干肌肌力和平衡能力。因此，临床上通常鼓励患者在病情稳定后尽早开展床上桥式运动。

2. 前臂支撑下俯卧位训练　这种训练体位主要适合截瘫患者，是一种上肢和肩部的强化训练，也可作为持拐步行前的准备训练。前臂支撑下俯卧位训练，如图3-131 所示。

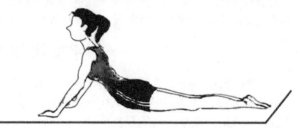

图 3-131　前臂支撑下俯卧位训练

前臂支撑下俯卧位训练分为三个阶段。

（1）静态平衡训练阶段：患者取俯卧位，前臂支撑上肢体重，保持静态平衡。训练初期，保持的时间较短，随着平衡能力的逐渐改善，当保持时间达到 30min 后可以开始进行动态平衡训练。

（2）他动态平衡训练阶段：患者取前臂支撑俯卧位，治疗师从不同方位推动患者的肩部。训练初期，推动的力量应小一些，以患者失去静态平衡后还能自己恢复为度，然后再逐渐增加力度和推动的范围。

（3）自动态平衡训练阶段：患者取前臂支撑俯卧位，自己向各个方向自由活动并保持平衡。

3. 肘膝跪位训练　肘膝跪位同样适合于截瘫患者，也可用于运动失调和帕金森病等具有运动功能障碍的患者。取肘膝跪位时，患者的双肘和双膝均着地作为身体支撑点，在这个体位状态若能够保持平衡 30min，可再进行动态平衡训练。

（1）他动态平衡训练：患者取肘膝跪位，治疗师从不同方位推动患者，推动的力度和幅度可随患者的平衡能力提高逐渐增大。

（2）自动态平衡训练：如图 3-132 所示。

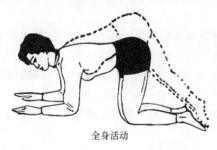

全身活动

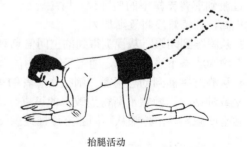

抬腿活动

图 3-132　自动态平衡训练

全身活动也称为整体活动，患者自己向前、后、左、右各方向努力活动身体并保持平衡，也可如图 3-132 所示的躯干上下活动。肢体活动时，患者将一侧上肢或下肢抬起并保持平衡，随着稳定性的增强，可将一侧上肢和另一侧下肢同时抬起并保持平衡，如此逐渐增加训练难度和动作复杂性。

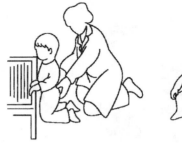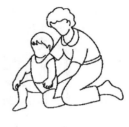

4. 双膝跪位和半跪位训练 主要适合于截瘫患者，只有掌握双膝跪位的平衡以后才可以开展半跪位训练。双膝跪位和半跪位训练，如图 3-133 所示。

图 3-133 双膝跪位和半跪位训练

（1）静态平衡训练：患者取双膝跪位或半跪位并保持平衡，如果能维持 30min 以上的静态平衡，就可以开始进行动态平衡训练。

（2）他动态平衡训练：开始在治疗床上训练，患者跪于治疗床上，治疗师从各方向推动患者；然后再升级为在平衡板上训练，患者跪于平衡板上，治疗师以同样的方式推动患者。由于平衡板会随着患者身体的倾斜而翘动，相当于提供了一个活动的支撑面，所以增加了训练的难度。

（3）自动态平衡训练：患者取双膝跪位或半跪位后，自己主动晃动身体再恢复平衡。自动态平衡训练还可以采用抛接球训练，治疗师在患者的各个方向向患者抛球，患者接到球后，再抛给治疗师。抛球的距离和力度可逐渐加大，从而增加训练难度。无论是患者自己活动，还是抛接球训练，都是先在治疗床上训练，然后再选择使用平衡板，也就是逐渐增加训练的复杂性。

5. 坐位训练 偏瘫患者的早期主要是因为不能保持躯干直立而难以维持坐姿，截瘫的患者如果躯干肌肉瘫痪或无力也会出现坐位平衡障碍，还有一些疾患，如帕金森病等，也会引起坐位平衡的困难，这些状况均需要通过坐位平衡训练来恢复功能。坐位训练，如图 3-134 所示。

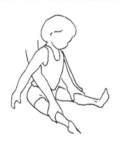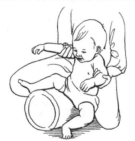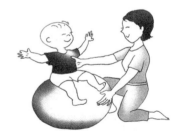

图 3-134 坐位训练

（1）静态平衡训练：患者取坐姿位，前方最好放一面镜子，治疗师位于患者的后方，首先辅助患者保持静态平衡，然后逐渐减少辅助支持，待患者能够独立保持静态平衡 30min 以上时可以开展动态平衡训练。

（2）他动态平衡训练：患者坐于治疗床上，治疗师向侧方或前、后方推动患者，使患者离开原来的起始位。训练初期推动的幅度要小，待患者平衡能力增强后再逐渐加大推动的幅度。随着患者坐位平衡的改善，也可坐在平衡板或治疗球上训练，治疗师也可以从各方位推动患者来增加训练难度。

（3）自动态平衡训练：患者取坐位，自己向左右或前后等方向倾斜，躯干向左右侧屈或旋转，或双上肢从前方、侧方抬起至水平位，或抬起举至头顶，并保持坐位平衡。当患者能够维持足够的平衡时间，就可以增加训练难度，如治疗师位于患者对面，手拿物体置于患者的不同方位，要求患者主动触碰治疗师手中的物体。抛球、接球训练可进一步增加患者的平衡能力，能够增强患者上肢和腹背肌的肌力与耐力。

6. 站立位训练 患者的坐位平衡得到明显改善后，可以开展站立位的平衡训练。站立位平衡训练的目的是为步行训练做准备。站立位训练，如图 3-135 所示。

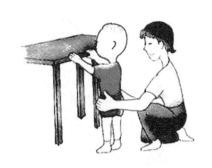
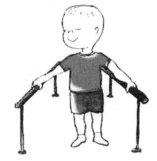
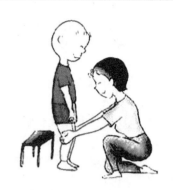

图 3-135　站立位训练

（1）辅助站立训练：患者尚不能独立站立时，应首先选择辅助站立训练。训练时，可以由治疗师扶助患者，也可以由患者自己扶肋木、助行架、手杖或腋杖等，或者患者站于平行杠内扶助步行。当患者的静态平衡有所改善时，可以适度减少辅助。

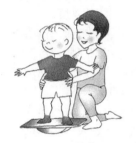
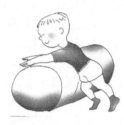

图 3-136　动态站立训练

（2）独立站立训练：患者面对镜子保持独立站立位，通过视觉反馈有利于协助调整不正确的姿势。

（3）动态站立训练：患者面对镜子保持独立站立位，初期患者应选择站在平地上，双足分开，以利于掌握平衡。随着站立平衡功能的改善，可逐渐开展缩小双足分开距离的训练，也可在平衡板或滚筒上进行站立训练，如图 3-136 所示。

（三）平衡训练系统

平衡训练的实质是通过人为改变支撑环境来刺激患者的平衡反应，进而促进平衡功能的恢复与改善。由于人工改变患者的平衡环境（如推拉患者使其改变平衡）需要一定的临床经验，作用的力度与幅度也难以量化，因此，目前临床上广泛使用平衡训练系统，就是利用现代机械装置现场模拟各种不同的失衡环境，可为患者提供处方式的平衡训练，以利于提升平衡治疗效果。如果在训练过程中能够同时检测到人体重心的变化轨迹及参数，即可构成一个平衡训练与评估系统。

现阶段，平衡训练系统主要是采用动态平衡训练体系，患者在训练平台上可以完成多体位的平衡训练。根据驱动方式，动态平衡训练器分为被动适应型和主动适应型两类。其中，被动适应型训练器自带动力装置，通过电力驱动踏板（训练平台）的轻微摆动带动患者进行平衡适应性训练；主动适应型训练器没有动力装置，患者通过自己调整身体重心，促使训练平台发生一定幅度的倾斜，以刺激平衡反应。

图 3-137 所示为某品牌研发的平衡功能训练及评估系统，为主动适应型训练器，主要包括坐姿和站姿两款常规机型。

为提高训练的趣味性，该系列平衡训练系统还增设了场景互动环节，通过多款游戏化的训练软件和视觉反馈系统，可以使患者有身临其境的现场训练感，有助于刺激患者的训练兴趣，增强治疗信心。

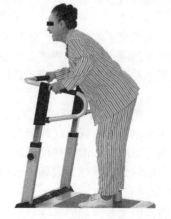
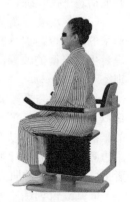

图 3-137　平衡功能训练及评估系统

1. 整机结构　平衡训练系统的机械结构，如图 3-138 所示。

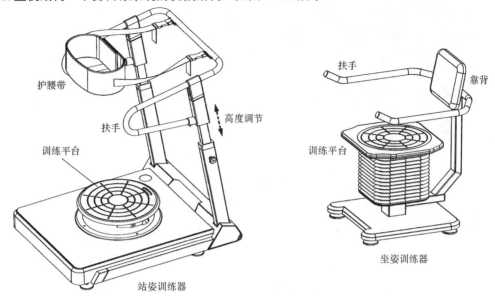

图 3-138　平衡训练系统的机械结构

　　平衡训练系统的机械结构主要包括机架和训练平台，在训练平台内还装有一套六轴角度传感器和信号传输装置，作用是实时监测训练平台的运动倾斜状况，为出具平衡检测报告以及场景互动提供动态信息。

2. 训练平台　是平衡训练系统的核心装置，患者脚踏或坐在训练平台上可以进行相应的动态平衡训练及平衡功能评估。训练平台，如图 3-139 所示。

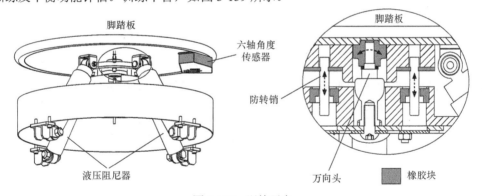

图 3-139　训练平台

　　训练平台内部的主要结构件是一个万向头、四个液压阻尼器和四个防转销。万向头位于训练平台的中心，作用是在平衡训练的过程中，脚踏板（坐姿训练器称为坐板）的中心高度始终维持不变，即训练平台不发生水平位的上下移动，只能通过挤压橡胶块产生运动倾斜。由于万向头挤压橡胶块产生的倾斜是有限度的，它实际上也为训练平台提供了限位保护。四个液压阻尼器和防转销均匀分布在脚踏板的下面，其中，防转销可以防止训练平台扭转，使脚踏板的外缘只能上下活动；液压阻尼器的作用是通过调整阻尼可以改变平衡训练的难度，即阻尼越小，平衡训练的难度越大，患者在训练初期通常选用较大的阻尼。

3. 训练平台的倾斜检测　通过检测训练平台的倾斜状况，即可得到患者在平衡训练时的动态信息。训练平台的倾斜检测，如图 3-140 所示。

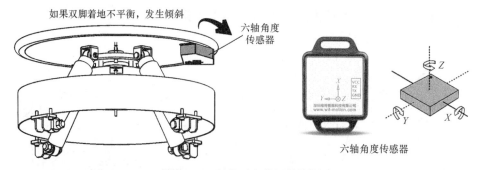

图 3-140　训练平台的倾斜检测

动态平衡检测的核心器件是一块六轴角度传感器，作用是动态感知训练平台相对于水平面的倾斜角度，由此得到患者所处的平衡状态。六轴角度传感器也称为姿态传感器，主要采用三维加速度计、陀螺仪以及三维加速度计与陀螺仪联合应用等方式。

（1）三维加速度计：立方体盒的三维加速度计原理示意图，如图 3-141 所示。

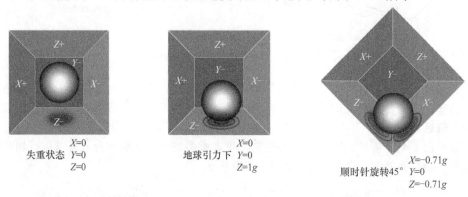

图 3-141　立方体盒的三维加速度计原理示意图

图 3-141 中，左图：如果没有引力场，球会保持在盒子中央，就像人在外太空处于漂浮的状态，立方体盒这 6 个壁面感受到的压力均为零；中图：在地球引力的作用下，球会落在 Z-壁面上，并施加一个 1g（g 为地球的重力加速度）的压力，可以在 Z-壁面上检测到−1g 的加速度值；右图：如果将盒子顺时针翻滚 45°，球会同时触及到 Z-和 X-两个壁面，X 和 Z 轴都感受到−0.71g 的压力。因此，通过检测立方体盒 6 个壁面的受力状况，即可换算出该物体（训练平台）当前的旋转或倾斜角度。

测量壁面受力的方法就是壁面选用弹性敏感元件，即 6 个壁面均使用重力敏感材料。常用的材料主要为压电晶体和压阻元件，还可以利用电容效应、热气泡效应、光效应等，其基本的原理都是利用壁面受力使某类介质产生形变，通过测量因变形量发生的电参数变化来感知物体受力或运动姿态。

（2）陀螺仪（gyroscope）：是利用陀螺（top，是一个质量均匀分布、具有轴对称形状的刚体）高速旋转（每分钟几十万转）时产生的转动惯量，使转轴稳定指向一个固定方向（比如，地陀螺的转轴总是垂直于地面）的装置。也就是说，高速旋转的陀螺具有抗拒改变方向的能力，即无论外围的万向支架如何旋转或倾斜，其内部陀螺的转轴依然能够保持原有的指向性不变。陀螺仪，如图 3-142 所示。

如果将万向支架的外框固定在某一运动物体上，如固定在训练平台的下面，当训练平台发生倾斜时，陀螺仪的转轴与平台的夹角必然会改变，通过检测其角位移可以获得患者当前的运动姿态。

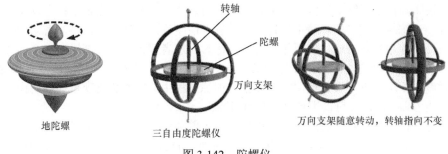

图 3-142　陀螺仪

二、协调训练及训练设备

协调（coordinate）是人体一种重要的自我调节功能，意义在于使人体能够平稳、准确并且有控制地完成随意运动。

协调性是人体运动体系中最为重要的保障性功能，它不仅与遗传的因素有关，还与肌力、肌耐力、动作的纯熟度、身体平衡、柔软度等都有关系。运动协调能力是通过大脑调用身体各部位配合完成动作的一种能力，这种能力是在生长发育过程中或是通过系统训练逐渐获得的。因此，协调是经过反复练习而逐渐获得的运动技巧，主要包括按照一定的方向与节奏，采用恰当的力量与速度，达到准确的目标等几个方面。

（一）协调训练

人体是受大脑支配的躯体，即使是完成一个简单的动作也需要许多肌肉的共同参与，这些肌肉在动作的不同阶段将分别承担主动肌、协同肌、拮抗肌和固定肌的作用。协调功能的本质就是调节各组肌群适时地收缩或放松，动作过程是否流畅、准确取决于这些肌肉在速度、幅度和力量等方面的相互配合，体现神经系统在不同时段对各组肌肉运动单位的动员数量和冲动频率的控制作用。良好的协调性可以帮助人体完成复杂动作，即使是体位发生突然改变，也能够迅速、正确地调整运动姿态，避免运动损伤。

协调训练是恢复平稳、准确、高效运动能力的训练方法，对于协调功能障碍的患者来说，就是利用残存的视觉、听觉和触觉等促进随意运动控制能力的改善。

1. 协调训练的目的及原则　协调训练的目的是形成感觉印象和运动程序，进而产生协调性动作。当中枢神经系统受损时，生物体可以通过未受损神经元的侧支生长，或者由其他神经元或神经通路替代，在受损区域外重新形成感觉印象和运动程序。当中枢神经系统未受损，而下运动神经元或软组织疾病导致运动障碍时，通过练习也可重新启用被抑制的神经通路。

学习并掌握控制和协调技巧的最重要原则就是重复训练，也就是说，一种动作如果重复的次数足够多，这一过程就会被记忆并熟练，并且在不断的重复练习过程中，完成这种动作所花费的精力会越来越少。例如，刚进行手术后不久，肢体执行任何动作都会依赖视觉的监控，但经过 2 周～3 个月的反复练习，肢体动作逐渐恢复其灵活性，就不再需要借助视觉来完成动作。

2. 协调训练的要点　协调训练要求患者注意力集中，在意识控制下所做的练习动作，有利于在神经系统中形成预编程序，使多块肌肉的协调性运动形成记忆印迹，从而提高患者随意再现多块肌肉协调、主动运动的能力。主要方法是通过不同体位，分别进行肢体、躯干、手、足协调性的活动训练，其训练的要点包括以下几个方面。

（1）要求完成具体训练任务：协调性训练都是通过完成具体目标任务实现的。比如，以行走为目标的康复训练，患者无论采用什么方法或使用什么辅助器械，行走是最基本的训练目标。注意，在训练的初期，可以降低训练标准，并不需要担心患者的动作是否正确或协调，主要是确保能够完成行走动作，直到患者充分掌握这个练习动作，才可以进行更高水平的训练。

（2）单块肌肉控制训练法：由于单块肌肉控制训练是一个需要高度集中精力以及密切合作的再学习过程，训练应在安静的环境中进行，要求患者情绪稳定，注意力集中，密切合作。当患者感到疲劳或无法集中注意力时，应暂停训练。训练时，患者保持松弛、舒服、安全的体位，若患者全身无力或有平衡障碍，应充分支撑使其处于斜卧位。患者应在关节活动度内无疼痛区活动，训练负荷适度，要求患者不要过度用力。在整个训练过程中，应避免出现替代性动作，在完成单块肌肉控制能力训练后，才可以进行更复杂的训练。

（3）分解动作练习：对于复杂动作应逐项分解，单独逐项训练，待患者能够准确、熟练地完成各分解动作后，方可将各分解动作合并在一起训练，直到能准确完成整个复杂的动作。例如，在行走之前，患者应先练习行走中的各个分解动作，诸如脚的位置、腿的摆动、脚触地、平衡以及重心转移等练习，直到每个动作熟练掌握再进行行走训练。训练任务越复杂，动作的分解应越细，只有当每个分解动作的练习熟练后才可以进行连贯的动作练习。

（4）相关动作练习：为提高患者的控制和协调能力，在进行较复杂的具体训练任务之前，还需要进行一些相关辅助动作练习。例如，行走训练之前，患者可以先进行脚、踝、髋运动协调性的练习，多个肌群拮抗或促进模式的练习，直到满意时再进行行走训练；又如，为提高手的控制能力，可采取将钉子插入小洞，再将不同型号的钉子从一处插到另一处的练习；再如，通过勾画椭圆和不同的形状来练习书写能力，而不是直接练习文字书写。

3. 上肢协调训练　主要包括轮替动作练习和方向性定位练习两个方面的训练。

（1）轮替动作练习：常用动作包括双上肢交替上举、双上肢交替摸肩上举、双上肢交替前伸、交替屈肘、前臂旋前旋后、腕屈伸、双手交替掌心拍掌背等。

（2）方向性定位练习：基本动作有指鼻练习（左右手交替用食指指鼻）、对指练习（双手相应的手指相互碰撞，从拇指到小指交替进行）、指敲桌面（双手同时用五个手指交替敲击桌面）等。

4. 下肢协调训练　包括下肢轮替动作练习、整体动作练习等。

（1）下肢轮替动作练习：常用动作有交替屈髋（仰卧于床上，双膝伸直，左右腿交替屈髋至90°）、交替伸膝（取坐位，小腿自然下垂，左右腿交替伸膝）、坐位交替踏步（取坐位，左右腿交替踏步）、拍地（足跟着地，脚尖抬起做拍地动作）等。

（2）整体动作练习：常用训练有原地踏步走、原地高抬腿跑、跳绳、踢毽子等。

（二）常用的协调训练器械

针对脑损伤患者出现的协调功能障碍，临床上首先开展的是上肢和手部的协调性康复训练，目的是反复刺激患者残存的感觉功能，增强随意运动的准确性。

1. 上肢协调康复训练器具　上肢协调主要是指手眼的协调功能，目前临床常用的上肢协调康复训练器具，如图 3-143 所示。

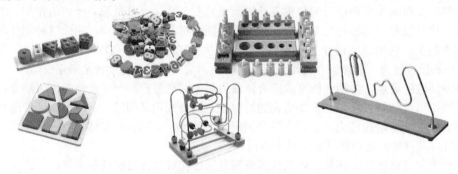

图 3-143　上肢协调康复训练器具

通过上肢协调康复训练器具的专项训练，可以有效提高患者的手眼配合能力，有利于改善协调性。

2. 智能木插板　木插板是脑损伤患者恢复肢体与脑协调性的常用训练器具，可以训练手眼配合，增强手臂动作的控制力和准确性。传统的木插板，如图3-144所示。

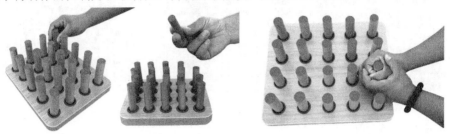

图3-144　传统木插板

传统的木插板包括立柱和带有插孔的孔板，患者的训练任务就是要将多个立柱依次插入到插孔中，治疗师根据患者的插入情况进行协调功能测评。整个训练过程，需要通过人力来检查患者的实际操作（包括动作的准确性和完成时间），然后再给出测评结果。可见，传统的木插板需要治疗师参与，患者对治疗师的依赖性较大。

智能木插板，如图3-145所示。

智能木插板是计算机系统支持的智能手眼协调康复训练平台，是传统木插板的升级替代产品，训练过程不再需要治疗师观察患者的拔插动作，也无需人力测评。患者仅需要根据系统的提

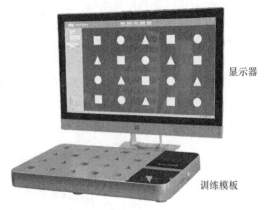

显示器

训练模板

图3-145　智能木插板

示，完成预设的任务，系统即可即时给出测评结果。训练过程中，还有"灯光"和"声音"等提示，使患者能够直观感受到动作的正确性。

本机有三种矩形阵列的训练模板，分别为形状孔板、大圆孔板和小圆孔板，可以支持不同难度的训练任务。三种训练模板，如图3-146所示。

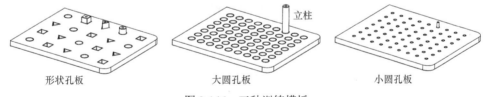

形状孔板　　　　　　　　　大圆孔板　　　　　立柱　　　　　小圆孔板

图3-146　三种训练模板

（1）形状孔板：有圆形、方形和三角形，根据需要也可以增加长方形或菱形。训练时，患者可将不同形状的立柱分别插入到相应的孔板中，比如，圆形立柱只能插入到圆形孔。当立柱正确插入到孔板后，立柱前端的磁性材料使该孔板内的霍尔元件动作，在显示器相应图标位置，颜色随之改变，并发出声音，指示立柱插入正确。

本机有多种训练处方，比如定时处方，要求患者在设定的时间内完成训练，根据插入的立柱数量给出评分；也可以记录患者完成全部立柱插入的时间，并评分。

（2）大圆孔板：大圆孔板的立柱直径约为35mm，训练方式主要是通过插入立柱来组成图形，如要求患者组成一个"中"字，操作过程如图3-147所示。

有两种测评方法，一种是通过记录完成任务的时间来评分，另一种是在规定的时间内检查完成任务的情况。

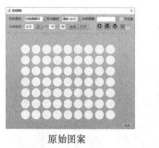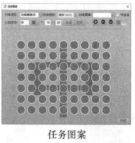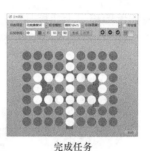

| 原始图案 | 任务图案 | 完成任务 |

图 3-147　组成"中"字的操作过程

（3）小圆孔板：小圆孔板的立柱更细，直径约为 10mm，因此，患者只能用手指捏住立柱进行操作，可以训练手指的精细动作。

3. 智能磨砂桌　是神经科、骨科以及老年退行性疾病患者恢复上肢协调功能的常规训练设备。它通过人机交互的趣味性训练，可以有效提升患者的上肢肌力、耐力、协调能力和关节活动度，促进上肢本体感觉和受损神经肌肉的功能恢复，改善各肌肉群之间的配合，是脑卒中患者恢复上肢功能，提高生活自理能力的重要训练器具。

智能磨砂桌，如图 3-148 所示。

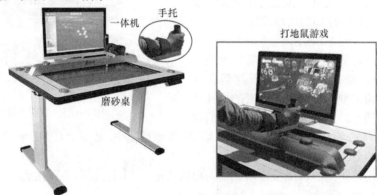

图 3-148　智能磨砂桌

智能磨砂桌实际上就是一个计算机系统，患者通过磨砂桌（相当于触摸屏）上的手托来操控一体机，可以趣味性地完成各项上肢训练。

（1）磨砂桌：磨砂桌的结构，如图 3-149 所示。

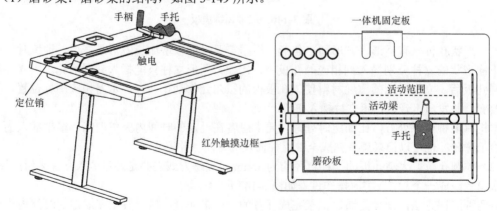

图 3-149　磨砂桌结构

在磨砂桌的桌面上安装了一块矩形磨砂板，磨砂板的四周为红外触摸边框，即构成一块触摸屏。当患者的上肢带动手托做随意运动时，横向可沿活动梁的内轨水平位移，纵向可以拉动活动梁沿边框做垂直移动。在手托的下面设有一个触点，作用是遮挡红外边框的光线，通过实时检测横向、纵向红外光的遮挡状况，即可确定患者手托的当前位置，再由一体机显示对应的光标点，进而实现手托即时控制显示器的光标。

定位销的作用是限定手臂的活动范围，目的是保护患者的上肢不超过自身关节活动的能力范围，以免造成运动伤害。训练前，治疗师应考量患者的关节活动度，并调整定位销的位置。训练结束后，计算机系统通过"热力图"可给出患者手臂的活动范围，以作为关节活动度的评测依据。

（2）红外触摸边框：触摸屏（touch screen）作为一种电脑输入装置，是目前最简单、方便、自然的一种人机交互方式。从技术层面，触摸屏是一套透明的绝对定位系统（鼠标为相对定位装置），通过手指触摸可以确定屏幕的定位。根据触摸屏的工作原理和传输介质，触摸屏主要分为电阻式、电容感应式、压电式、红外边框式以及表面声波式。

红外边框式是一种最为常见的红外触摸屏技术，安装在显示屏上即可构成一块触摸显示屏。红外触摸边框，如图 3-150 所示。

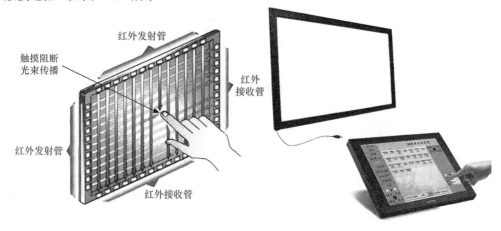

图 3-150 红外触摸边框

红外触摸边框是利用 X 轴和 Y 轴上密布的红外线矩阵来检测并定位触摸信息。工作原理是，屏幕四周对边排布红外发射管和红外接收管，发射管与接收管呈一一对应关系，微处理器通过控制驱动电路可依次触发红外发射管，并同步检测对侧红外接收管的输出状态，形成纵横交叉的红外光阵列，从而得到定位信息。当有物体（手指或任何遮挡物）进入红外光阵列遮挡某处红外光束时，此处纵横两个方向接收管吸收到的红外光强度必然会减弱，微处理器通过监测红外光的接收电平，即可对触摸点进行准确定位。

三、手功能训练器械

人类的手是一个极其复杂的器官，它不仅可以做工，还能够感知物体的外在属性，如物体的温度、软硬度、光滑度等。手功能（hand function）是人类日常生活、工作及社会活动中最为重要的运动功能，其中的日常生活料理和职业活动等大多都是手的精细动作。

手部的功能可以分为三大类，即支持、操作与抓握。①支持是手的重要功能，作用是辅助体态变换，维持平衡。比如，人体从卧位转移至坐位时就需要手的辅助支撑；手还可以利用各种方式在稳定住某一物体的同时用另一只手来执行更多的特定任务。②操作是手能够完成各种复杂活动的能力，主要有两种形式，一种是重复而固定的动作，如打字、翻书等；另一种是持续且流畅的动作，如绘画、书法等。③抓握是拇指与其他四指相互靠拢的目的性动作，是手部最基本的运动功能，通过手指的抓握动作可以捉取或拿起物体。

抓握动作主要有五种形式，如图 3-151 所示。

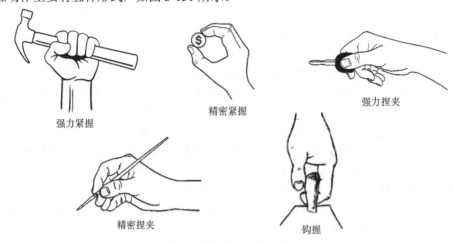

强力紧握 精密紧握 强力捏夹

精密捏夹 钩握

图 3-151 手的抓握功能

手的抓握功能有赖于手部骨和关节动力链的完整性、手内外肌之间协同与拮抗的平衡关系以及手部的各种感觉。如今"手功能"的概念已经超出了其本身含义，被赋予基于解剖结构、涉及中枢控制和外周反馈调控以及连接功能完整性等丰富内涵。也就是说，手的功能不仅与肩胛带、上肢和手的运动有关，而且还与视觉、知觉、认知发育等有着重要的关系。比如，头部能正常活动，手眼才可能协调，肩胛带才能稳定，手与肘关节才能支撑体重，手才可以伸展或握拳，完成各种协调的抓握动作。

（一）手功能综合训练平台

手功能综合训练平台是目前临床上最为常用的一类手功能康复训练器材。为适应手指和手腕部的不同动作形式，手功能综合训练平台设有多个单项训练单元，通过患者的主动运动，可以有效改善手眼协调功能，增加关节活动度，增强肌力和耐力，同时也能改善手部的本体感觉，促进受损神经肌肉系统的功能修复，提高不同肌肉群之间的协调反应能力。

XY-101 型手功能综合训练平台，如图 3-152 所示。

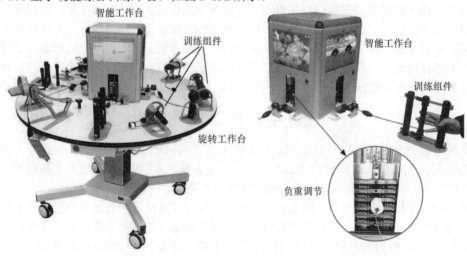

智能工作台 训练组件

旋转工作台

智能工作台

训练组件

负重调节

图 3-152 XY-101 型手功能综合训练平台

手功能综合训练平台主要包括智能工作台和安装在旋转工作台上的12个训练组件。智能工作台呈四方形，位于旋转工作台的中央，是各训练组件的共用装置。智能工作台的四个界面都设有相对独立的客户终端，通过与服务器连接，各客户终端都可以独立应用后台程序，开展不同的训练（游戏）项目，并实时向服务器报告患者的训练数据，从而完成功能测评。智能工作台的显示器下方还设有一个负重调节窗口，训练前，治疗师可根据患者的手部功能和力量状况，合理调整负重（选择适宜的配重块数量），以保证训练质量。

本机可以安排4个患者同时进行手功能训练，当需要转换训练项目时，患者不用移动，治疗师仅需转动旋转工作台的台面，即可完成任务切换。

1. 手掌抓握训练组件 如图3-153所示。

手掌抓握训练的方法是，患者双手抓握杠杆往内用力扭转，可以训练患者的抓握能力和腕部的屈伸能力。

2. 手腕上下偏离训练组件 如图3-154所示。

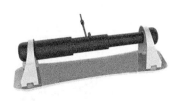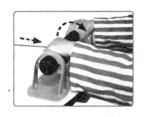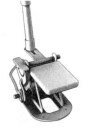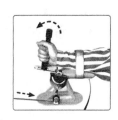

图3-153　手掌抓握训练组件　　　　　　图3-154　手腕上下偏离训练组件

训练时，患者的五指抓握圆柱体并用绑带绑住手腕，通过上下活动手腕可以训练患者的尺骨、桡骨活动度，以及腕部的上下偏离功能，提高手指的屈曲力量和耐力。

3. 手指屈伸训练组件 手指屈伸训练组件，如图3-155所示。

训练方法是，患者将手指伸入到指带内，通过手指的用力拉拽动作可以进行手指的屈伸训练，以改善手部的内收外展范围及肌肉力量和协调性。

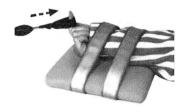

图3-155　手指屈伸训练组件

4. 手柄平拉与提拉训练组件 如图3-156所示。

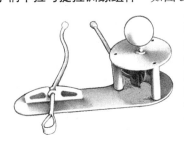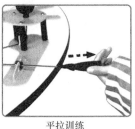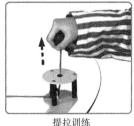

平拉训练　　　　　　提拉训练

图3-156　手柄平拉与提拉训练组件

这个组件可以进行平拉和提拉两项训练。平拉训练时，患者将手指伸入到指带内，可以进行手臂的水平拉力训练；提拉训练是患者通过紧握圆球进行的向上抗阻提拉训练。

5. 拇指训练组件 如图3-157所示。

训练时，患者将拇指伸到指套内，其余四指放在支撑板上，通过拇指的向下用力，可以训练拇指的肌肉力量及活动度。

6. 手腕内收外展训练组件 如图3-158所示。

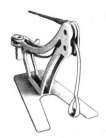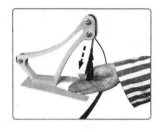

图 3-157 拇指训练组件

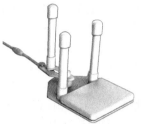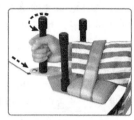

图 3-158 手腕内收外展训练组件

训练时,患者五指握住圆柱手柄,并用绑带将手腕固定,通过手腕的内收与外展动作,可以提高患者的前臂肌肉力量和协调性,以及改善手腕活动范围。

7. 前臂旋转训练组件 如图 3-159 所示。

前臂旋转训练组件是通过手握手柄进行顺时针与逆时针往复扭转的训练,可以强化和调动前臂肌肉,改善患者手腕的旋转范围。

8. 全指抓捏训练组件 如图 3-160 所示。

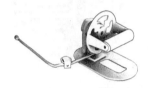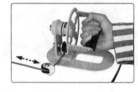

图 3-159 前臂旋转训练组件

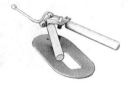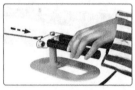

图 3-160 全指抓捏训练组件

全指抓捏训练的方法是,拇指与其余四指合力往复捏紧圆杆,由此可以训练患者拇指与其余四指的对向屈曲力量和肌肉协调性。

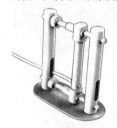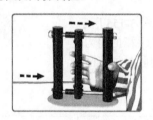

图 3-161 手指对称位训练组件

9. 手指对称位训练组件 如图 3-161 所示。

手指对称位训练是通过手指的对称位抓握动作,对患者的四指屈伸能力进行训练。训练时,患者的拇指放在固定圆柱上,其余四指半握住活动圆柱,通过四指向手掌心方向的抓握动作,可以提高拇指和四指对向运动的力量和耐力,改善手指肌肉协调性、活动范围及精准度。

10. 手指伸展训练组件 如图 3-162 所示。

手指伸展训练的方法是,患者的手掌心向下放置在尼龙半球上,并用绑带固定手腕,然后将手指伸入指带内,通过手指向手背方向的用力运动,可以提高每个手指的力量和耐力,改善手指的伸展范围和活动准确度。

11. 抓握训练组件 如图 3-163 所示。

手指抓握训练的方法是,五指握住圆球,通过顺时针或逆时针的旋转动作,可以训练患者的握力和腕部的旋转能力,以改善手指活动范围和准确度,以及提高手掌力量。

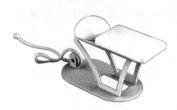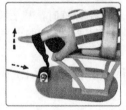

图 3-162 手指伸展训练组件

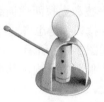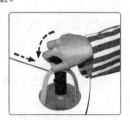

图 3-163 抓握训练组件

（二）手功能主被动训练系统

根据运动再学习（MRP）理论，对于脑损伤患者引起的上肢运动功能障碍或缺失，应鼓励患者尽可能早期开展上肢和手功能的训练，重新学习已经丧失的部分手部功能，并掌握相关运动技巧。

手功能主被动训练系统是手指和手腕的康复训练设备，手功能障碍患者可以在计算机的虚拟环境下，通过人机互动，趣味性完成手指、手腕的各种康复训练以及功能评估。手功能主被动训练系统有两套训练模式，即持续被动训练模式（CPM）和主动训练模式，在主动训练模式下还能够对患者进行手功能评估，可以测评手指、手腕的活动能力。

XY-SGN 型手功能主被动训练系统，如图 3-164 所示。

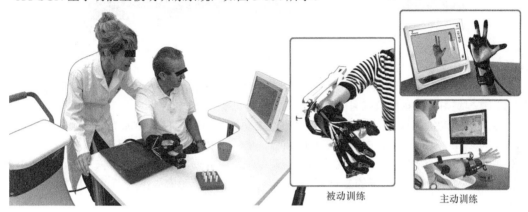

被动训练　　主动训练

图 3-164　XY-SGN 型手功能主被动训练系统

1. 手功能持续被动训练模式　手功能持续被动训练主要适用于脊髓、外周或中枢神经系统（脑卒中、颅脑损伤）受损的轻度瘫痪患者，或是伤后手麻痹患者，意义在于通过持续性的被动运动刺激，可以促进手部细胞发育，防止肌肉萎缩，提高患者手部的肌肉力量、耐力以及手指各个关节的协调性，通过持续性刺激大脑相关运动区，还可以促进脑手功能代偿机制的建立，逐渐改善手部的运动功能和动作的协调性。

手功能被动训练系统，如图 3-165 所示。

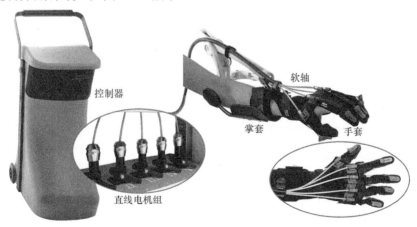

控制器　　软轴　　掌套　　手套　　直线电机组

图 3-165　手功能持续被动训练系统

手功能被动训练的过程是，首先为患者佩戴适宜的掌套和手套，并按手指编号（Ⅰ拇指、Ⅱ食指、Ⅲ中指、Ⅳ无名指、Ⅴ小拇指）准确连接各自的软轴；启动控制器，5 个手指对应的直线电机将按照预设的工作程序做"正转"（软轴延长）或"反转"（软轴缩短）运行，患者的手指可以实现如图 3-166 所示的各种被动运动。

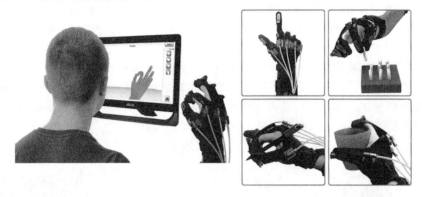

图 3-166　手指被动运动

本机设有多套被动训练项目，包括：单个手指（从大拇指到小手指）顺序进行屈伸练习、握拳练习、拿捏练习、手指数数练习、用整个手掌抓物品练习等。

2. 手功能主动训练模式　XY-SGN 型手功能主动训练系统设有多种训练方式，根据患者的康复需求，可以在一定的活动范围内进行双侧训练、主动辅助训练或完全主动训练。

（1）指关节活动度检测手套：对于有手运动功能障碍的脑损伤患者，在恢复期可以使用指关节活动度检测手套进行手功能的主动训练，并检测指关节活动度。指关节活动度检测手套，如图 3-167 所示。

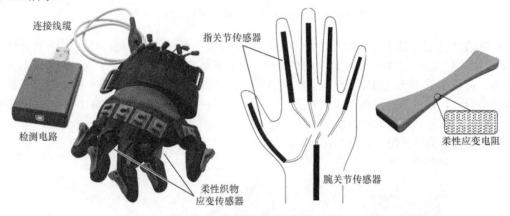

图 3-167　指关节活动度检测手套

指关节活动度检测手套的测量装置是一组粘贴在仿形手套内部的每根手指及掌腕处的电阻柔性织物应变传感器。其检测原理是，如果患者的手指和手腕发生主动弯曲，手套的拉伸作用可使传感器的应力改变，导致柔性应变电阻的阻值变化，通过测量各传感器的电阻值，即可监测到患者手部主动活动的状况，进而评估指关节活动度，也可利用游戏软件开展各种趣味性训练。

柔性织物应变传感器以棉布为基质材料，由于普通棉织物并不导电，不能用于电子器件，因此需要对其特殊处理。方法是，将棉织物进行如图 3-168 所示的高温碳化处理，使其具有导电性，由此可以制作成一种以柔性碳织物为质地的柔性织物应变传感器。

柔性织物应变传感器利用其机械变形可以测量压力、扭矩、位移和加速度等，不仅可用于人体关节运动等大应变的检测，如运动检测、手部动作识别等；也能够检测人体微弱生理信号所引起的形变，如脉搏、心率、语音识别、面部微表情识别等。

（2）指腕关节活动感应装置：如图 3-169 所示。

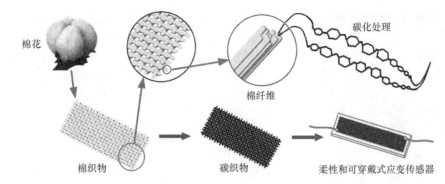

图 3-168　柔性织物应变传感器

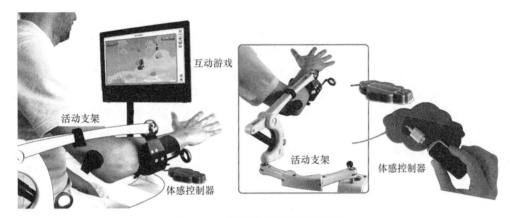

图 3-169　指腕关节活动感应装置

　　本机配有一对动态手臂活动支架，可以舒适安置患者的手臂，帮助手臂在运动捕捉器（体感控制器）的上方空间自由移动。体感控制器（运动传感器）是指、腕关节活动的敏感装置，可以实时检测到患者指、腕关节的空间位置和活动状态，通过人机互动，能够趣味性开展本系统所配备的各款康复训练游戏。如"采蘑菇"训练游戏，训练时，患者先将手臂移动到蘑菇的上方，再弯曲手指做"采摘"动作，即可捡起蘑菇；采到蘑菇后，患者再移动手臂至指定位置（根据地），伸展所有手指，放下蘑菇，即完成一次采摘动作。为增加训练的难度和趣味性，在游戏过程中还会不定期地出现栗色刺猬，患者需要通过移动手臂来躲避刺猬的攻击。

　　依据体感方式与原理的不同，体感控制器主要分为三大类，惯性感测、光学感测以及惯性及光学联合感测。其中，惯性感测是以惯性传感器为主，如利用重力传感器、陀螺仪以及磁传感器等来感测使用者肢体动作的物理参数，再根据这些物理参数得到使用者在空间的各种动作；光学感测主要是通过光学传感器来获取人体影像，通过图像分析得到使用者的各种动作数据。

　　本机使用的厉动（Leap Motion）体感控制器为光学传感器，如图 3-170 所示。

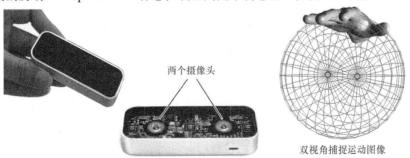

图 3-170　Leap Motion 体感控制器

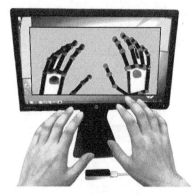

图 3-171　还原手部三维图像

Leap Motion 体感控制器配备有两个摄像头，通过双目识别技术能够对空间物体进行坐标定位，捕捉其立体运动图像。比如，当患者的手伸到控制器的工作区（双摄像头的公共区域）时，控制器可以捕捉到所有手指及手掌的运动信息，并通过算法还原如图 3-171 所示的手部三维图像。

在康复训练过程中，Leap Motion 体感控制器实时获取患者的手部动作数据并传输至上级计算机系统，计算机系统通过对采集的动作信息进行图像处理，可在显示器上还原患者手部动作，并以此操控训练游戏，同时检测患者的手部功能。

第五节　运动代偿器械与外骨骼机器人

代偿（compensatory）是代替或补偿机体的某一功能或某种能力，是环境发生变化时机体为维持正常生理功能所做的改变。代偿是生物体得以生存的重要机制，包括心理代偿和生理代偿（本节特指与运动有关的生理代偿），其中生理代偿又分为代谢性代偿、功能性代偿和结构性代偿等形式，主要是指由原器官的健全部分或其他器官来代替、补偿因受损或发生结构病变的器官功能。比如，肌肉骨骼系统的某一部分出现过度疲劳或损伤，将导致运动功能的退化，产生不稳定或残损，此时人体会自动启用受伤部位的自我保护机制，选择其他肌肉和关节来代替患处功能，产生偏离正常生理结构的特殊生物力学代偿。

运动代偿实际上是生物体本能的一种神经肌肉策略，是机体为了维持正常的生理功能而不得已采取的补救措施。意义在于发生疲劳或损伤时，利用新的动作激活方式（运动单位和肌肉），通过结构上（骨骼、韧带、肌腱、筋膜和关节结构）的依赖关系，补偿或避免令机体不舒服（疲劳或疼痛）的习惯动作，以降低损伤风险。

人体自身的代偿能力是有限的，如果某一器官的损伤已经超出了生理代偿范围，如残肢、神经系统损伤引起的运动功能障碍等，需要借助器械或辅具来辅助完成运动功能障碍的代偿。根据功能障碍的代偿目的不同，运动代偿器械或辅具通常分为两大类，一类是直接安装在人体上的代偿器械，如各种假肢、矫形器等；另一类是具备代偿功能的体外器械，如各种助行器械、机械手、外骨骼机器人等。

代偿器械的核心价值在于，应用人体仿生学原理，依靠现代工程学实现技术制作的各种辅助器械，用以补偿因意外事故、先天缺陷、疾病、战争和机体老化等造成的功能障碍或残疾，使其尽可能恢复或替代原有功能，最大限度地实现生活自理乃至回归社会，以提高伤残者和老年人的生存质量。

一、假　　肢

假肢（prosthesis）也称为"义肢"，是利用医学工程的技术手段，为弥补截肢者或肢体缺损者而制作的人工假体。主要作用包括两个方面，一是弥补结构缺陷，即获得肢体外形；二是弥补功能缺陷，即代偿肢体功能。

假肢的品型繁多，常用的分类方法有：按截肢部位分类、按假肢结构分类、按假肢的安装时机分类、按假肢的驱动源分类、按假肢的主要用途分类、按假肢的组件化分类等。

（一）上肢假肢

上肢假肢（upper limb prosthesis）是为上臂截肢者提供类似于自然上肢功能的义肢。对上肢假肢的基本要求是外观逼真、动作灵活、性能良好、轻便耐用、穿脱方便，目的是便于残肢患者的生活和劳动操作。根据截肢的部位，各类上肢假肢如图 3-172 所示。

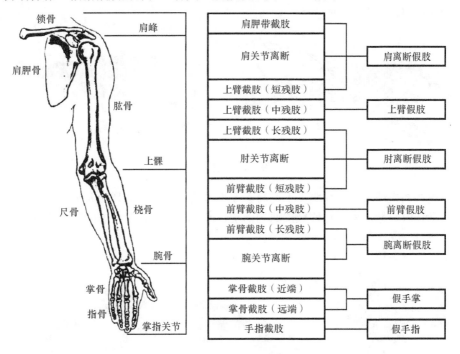

图 3-172 上肢假肢

按功能性分类，上肢假肢分为装饰性假肢、工具性假肢和功能性假肢，主要结构包括上肢假肢接受腔、手部装置、假肢关节、悬吊与控制系统等，如图 3-173 所示。

接受腔的臂筒是包容患者残肢的部分，它是人体上肢残肢与假肢连接的界面部件，也是人-机系统的接口。手部装置按功能分为装饰性手、机械手、工具手和肌电手。假肢关节主要有腕关节、肘关节和肩关节。悬吊与控制系统的悬吊装置功能可以悬挂假肢，操纵手部装置的开合、肘关节的屈曲和肘关节的锁定。控制系统的功能取决于肩胛带活动度、残肢条件以及肌力状况。

1. 腕离断假肢 适用于腕关节离断及残肢长度保留前臂 80% 以上（通常距尺骨茎突 5cm 以内）的截肢者。腕关节离断后残肢保留了前臂的旋前、旋后功能，其范围可以达到前、后旋各 90°。为了充分利用这一功能，通常采用插入式接受

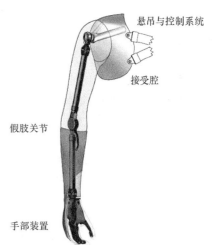

图 3-173 上肢假肢结构

腔、桡性肘关节铰链，可以由残肢直接带动假手旋前、旋后。目前，临床上应用腕离断假肢分为索控式机械手、肌电控制电动手、伺服电子手以及仿生电子手等。

（1）索控式机械手：简称索控手，是最为常用的一类依靠自身力源操控的功能性上肢假肢。它具有手的外形，无需任何外力辅助可以完成手部的抓取、握取、勾取等基本动作，能够满足患者的日常生活和简单劳作。

索控手，如图 3-174 所示。

索控手以截肢者的肩肘部运动为动力，通过肩关节（或肘关节）的屈伸带动背带牵引索来控制手指的开合。索控手分为随意闭合式和随意张开式两类，随意闭合式（常开）的手头常态处于

开手位，取物时，手指的抓握力量和打开幅度可由穿戴假肢者自行控制；随意张开式（常闭）的机械手头，常态处于拇指、食指、中指闭合的功能位，抓取物体时，通过拉拽牵引索打开手头，依靠弹簧的扭力闭合手头并抓取物体。

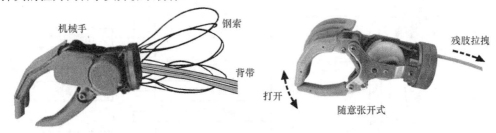

图 3-174　索控手

（2）肌电控制电动手：简称肌电手，与索控手不同，肌电手是利用人体的肌电信号来控制的电动假肢。动作时，截肢者通过残肢的肌肉活动，产生与运动意图相关的肌电信号，由此自主操控机械手的两自由度或三自由度动作。

肌电手，如图 3-175 所示。

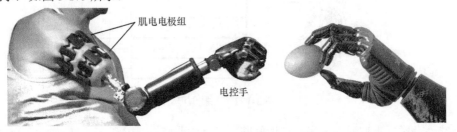

图 3-175　肌电手

肌电手实际上是一种神经义肢，是通过截肢者残肢的肌肉活动来解码其手指的运动意图，再由运动识别系统有目的性地驱动每个手指独立完成相应的功能动作。

肌电手的控制原理框图，如图 3-176 所示。

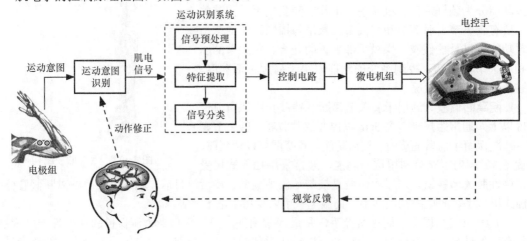

图 3-176　肌电手的控制原理框图

构成一套性能完善的人机协同控制的肌电手，主要有三个关键技术环节，一是运动意图捕捉，通过电极组采集残肢的表面肌电信号，经滤波、放大等信号预处理，使运动识别系统能够捕捉到完整的残肢肌电信号；二是正确理解残肢的运动意图，经过预处理的肌电信号是运动意图识别的基础数据，运动识别系统通过对这些基础数据的分析，可以提取出肌电信号的稳态特征量，再由信号分类模块的算法将肌电稳态特征量分割为每个手指的动作指令；三是转换为残肢的手指动作，控制电路通过接受手指动作指令，可以驱动电控手的各手指微电机（主要是微型直线电机）平滑、准确地完成相应手指动作。

注意，截肢者若要灵活、自如地使用肌电手，还需要一个训练和学习的过程，要使人机协同的控制算法学会解码使用者的意图，并将其转化为义肢的手指动作。这里首先就是要截肢者做出一系列手部动作来训练控制系统学习算法，安装在截肢者残肢的电极会检测到肌肉的活动信号，算法将根据肌肉信号的形式和对应的手部动作进行学习。一旦理解了使用者手指活动的意图，这个信息就可用来控制义肢的单个手指动作。

如果在肌电手的控制环节中增加一套视觉反馈系统，可将肌电手的实时状态反馈至使用者的大脑，使用者通过视觉反馈判断该手部动作是否为理想的手部动作，如有差异，需调整肌肉动作，使预想动作与实际动作保持一致。由于这类肌电手的运动接受大脑指令，它除了具有电动假手的技术优势外，还有直感性强、控制灵活和使用方便等特点，是现代上肢假肢的发展方向。

（3）伺服电子手：伺服（servo）一词源于希腊语，其含义是奴隶。顾名思义，伺服系统就是指可以跟随控制指令完成所期望动作的控制系统。伺服系统的主要作用是，以小信号指令精确控制大负载，其响应（输出的机械位移、速度及加速度等）始终跟随激励信号。

根据"伺服"概念制作的伺服电子手是一种具有反馈功能的假肢，如图3-177所示。

伺服电子手适用于所有上肢截肢患者，特别是残肢上没有明显的肌电信号或者无法忍受肌电手接受腔的患者。伺服电子手的另一个优点是，只要利用传统上肢假肢的背带控制技术就可以顺利地控制假手，因此，患者无需更多训练便可以自如操作。与传统上肢假肢控制系统相比，伺服系统对机械手的控制仅需很小的力量，动作幅度也不要求太大，因而患者无明显不适感，使用时只需要手臂轻微动作，该手的电动装置就会随之响应，并按照患者的意愿控制手的张合及握力。

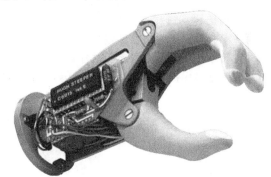

图3-177 伺服电子手

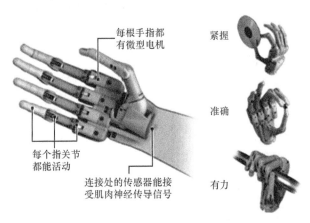

图3-178 仿生电子手

（4）仿生电子手：仿生（bionics）是模仿生物体组织结构和运行模式的科学方法。因此，利用仿生技术制作的仿生电子手更接近于人类的手功能，如图3-178所示。

仿生电子手的外形逼真，每根手指和每个指关节都可以独立地自由活动，更为重要的是，仿生手能够与手臂上残留的肌肉神经组织连接，通过直接检测和感知截肢者的运动意图，可以做出类似于自然手的各种手指动作。

目前，具有代表性的仿生电子手是意大利理工学院和意大利国家工伤保险研究所研制的"汉尼斯"(Hannes)仿生手，如图3-179所示。

"汉尼斯"手不仅外观与普通人手非常相似，还可以使上肢截肢者的功能恢复至90%以上。比如，它的手指动作轻柔、精准，能够动态适应要抓握物体的形状及硬度。

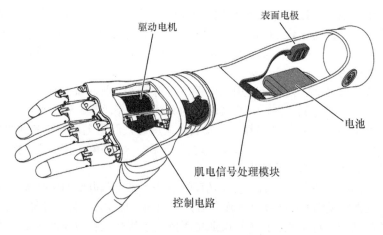

图 3-179 "汉尼斯"手

"汉尼斯"手主要由两个物理模块组成，即运动意图识别模块和欠驱动结构模块。运动意图识别模块是通过对残肢表面肌电信号的特征量分析，得到其运动意图，并由控制电路下达相应的手指驱动指令；欠驱动（underactuation）结构是现代机器人技术中的重要组成部分，目的是大幅度减少系统的独立控制变量个数，可以有效降低拟人机器人的控制难度和制作成本。比如，人的手指有 3 节指面，若采用全驱动方式，应该需要三个自由度的控制系统，但欠驱动仅通过对一个软轴的拉拽动作，即可实现手指的抓持。

欠驱动手指抓持的工作原理，如图 3-180 所示。

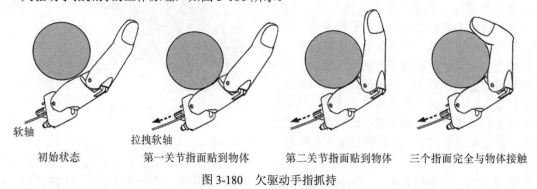

软轴　　　　　　拉拽软轴

初始状态　　第一关节指面贴到物体　　第二关节指面贴到物体　　三个指面完全与物体接触

图 3-180　欠驱动手指抓持

手指的抓持过程是，通过拉拽软轴，第一关节指面贴近物体，并产生约束作用；再拉拽软轴，第二关节指面也与物体接触，同样也会产生约束；进一步拉拽软轴，三个指面完全与物体接触；如果继续拉拽软轴，软轴的驱动力将会完全作用到物体上，通过与手掌配合，对物体产生稳固的抓持动作。

"汉尼斯"手的机械设计采用欠驱动机械控制系统，仅需使用一个驱动电机就能够适应性抓取物体。即使在静止状态下，"汉尼斯"的手指也能够自然弯曲和定位，特别是拇指可以在三个位置上进行不同的抓握方式，即，用于拾取小物件的精细抓握、用于抓取薄物的横向抓握以及用于接纳重物类的动力抓握。

2. 前臂假肢　适用于肘关节以下的各种部位截肢，主要适用于前臂残肢长度保留 35%～80%（通常为肘下 8～18cm）的前臂截肢者，是一种装配数量最多、代偿功能较好的上肢假肢。前臂假肢与腕离断假肢的主要区别仅在于前臂截留的长度，因此，假肢的结构与功能基本相同。现阶段，常用的前臂假肢主要有索控式机械假肢和肌电或开关控制的电动假肢，患者可以根据残肢的条件及个体需求进行合理选配。

（1）索控式前臂假肢：如图 3-181 所示。它是一种应用最早并沿用至今的普通上肢假肢，主要由索控手、腕关节机构、接受腔以及牵引装置等构成。

牵引装置通常采用 8 字形牵引带并拉动牵引索，腕关节机构可以被动屈伸和旋转。改进最大的是接受腔，已由传统的皮革或塑料材料制作的插入式接受腔，利用肘铰链和上臂环带进行悬吊的方式，改进为合成树脂抽真空成形制作的全接触接受腔，并利用肱骨髁和尺骨鹰嘴悬吊，从而使接受腔与残肢适配更为合理，配戴更为便捷，使用更为轻便。

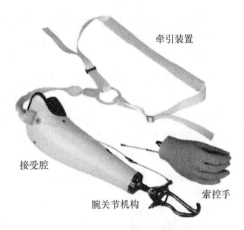

图 3-181　索控式前臂假肢

（2）前臂电动假肢：是一种利用蓄电池为能源的体外力源假肢，通过微型电机可以代偿完成假手的开合和腕关节的活动功能。它不仅代偿功能好、操纵便利，可以获得较大的手指握力，而且还由于没有残肢牵引的依赖，假肢动作不受体位影响，能在任意位置开手。因此，前臂电动假肢较索控式前臂假肢，可用于索控式假肢安装困难的患者（如上肢高位截肢），极大拓宽了上肢假肢的安装范围。前臂电动假肢，如图 3-182 所示。

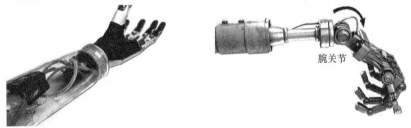

图 3-182　前臂电动假肢

根据驱动电机的控制方式，前臂电动假肢主要有开关控制电动假肢和肌电控制电动假肢两类。开关控制电动假肢是一种简易的电动手，由于没有运动意图检测装置，制作成本远低于肌电手，患者只能利用残肢触压开关启动微电机来操纵手的开合和腕关节动作。因此，这种假肢患者需要较长时间的操纵训练。肌电控制电动假肢的结构和工作原理与腕离断肌电假肢相同，这里不再赘述。

3. 肘离断假肢　适用于肘关节离断或上臂残肢长度保留 85% 以上（通常为距肱骨外上髁 5cm 以内）的截肢者。肘离断假肢，如图 3-183 所示。

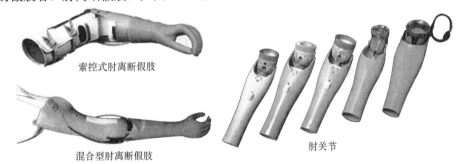

图 3-183　肘离断假肢

肘离断假肢的手部、腕关节与前臂假肢相同，不同点是增加了一套肘关节和上臂假肢接受腔。肘离断的接受腔用皮革或塑料制成，在接受腔的前方开口或开窗，以便于膨大的肘离断残肢球根部能够顺利穿脱。由于肘关节离断后没有安装假肢肘关节的位置，通常采用侧面带锁的肘关节铰链。因此，索控式肘离断假肢需要两根牵引索，其中一根牵引索控制手的开合，另一根牵引索可用来控制肘关节的开锁。混合型肘离断假肢的假肢采用肌电控制，而肘关节同样也需要牵引索的开锁控制。

4. 上臂假肢　适用于截肢部位在肩关节至肘关节之间，上臂残肢保留长度为30%～80%（通常为肩峰下9～24cm）的截肢者。上臂截肢后，由于失去了肘关节，上肢功能严重丧失，装配的上臂假肢，虽然具有可以屈伸的肘关节，但要准确地实现肘关节屈伸与假手的开合相配合，不仅控制系统比较复杂，患者的实际操控也有一定难度。因此，上臂假肢的代偿功能远不及前臂假肢方便，而且操作训练难度更大。

上臂假肢，如图3-184所示。

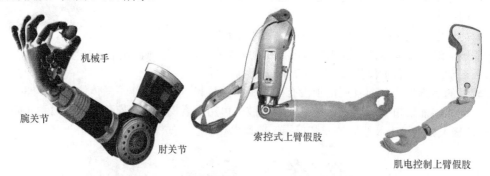

图 3-184　上臂假肢

上臂假肢主要包括索控式上臂假肢、肌电控制上臂假肢、混合型上臂假肢等类型。索控式上臂假肢的手部、腕关节与前臂假肢相同，患者能够主动屈肘。由于索控式上臂假肢有三重牵引索控制，即开手、屈肘、锁肘，都是通过肩部的不同运动方式来分别控制三根牵引索，因此，假肢的操控难度较大，患者需要经过系统的训练才能够掌握。

肌电控制上臂假肢分为二自由度和三自由度主动控制，装配的前提条件是，患者残肢的肌电信号必须能够区分是控制手部装置还是操控肘或腕关节的活动。二自由度上臂假肢可以主动控制机械手的开合和肘屈伸；三自由度除了能够控制手的开合和肘屈伸，还可以主动控制腕关节的屈伸或旋转。由于自由度越大，区分肌电信号的运动意图就越困难，容易出现误动作，所以更多患者还是选用二自由度的肌电假肢。混合型上臂假肢是肌电控制手部动作与索控肘部动作相结合的假肢，这类假肢的控制方式得到简化，也延长了蓄能电池的使用寿命。

5. 肩离断假肢　也称为全臂假肢，适用于肩关节离断、上肢带解脱术（肩胛骨和锁骨截肢）及上臂高位截肢、上臂残肢保留长度小于30%（通常为肩峰下8cm以内）的截肢者。从结构上看，肩离断假肢比上臂假肢多了一个肩关节，如图3-185所示。

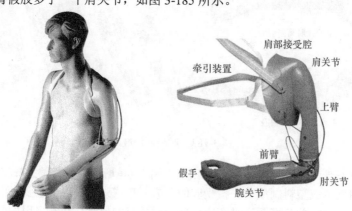

图 3-185　肩离断假肢

肩离断假肢的基本结构包括肩部接受腔、肩关节、上臂、肘关节、前臂、腕关节和假手，以及相应的悬吊和控制机构。它不仅要符合人类手臂的外形特征，而且在结构设计的布局上还要考虑仿生性和造型的美观逼真。由于肩离断患者的整个上肢功能已经丧失，难以利用普通的机械结构予以代偿，目前国内通常是安装装饰性肩离断假肢，但根据需要也可装配具有一定上肢代偿功能的索控式肩离断假肢、混合型肩离断假肢以及四自由度肌电控制的肩离断假肢等。

装饰性肩离断假肢是外形逼真的假臂，具有较好的装饰效果，只能被动做一些简单的动作。索控式肩离断假肢的结构形式与装饰性肩离断假肢相似，只不过它的肘关节和假手不再是装饰性的，而是采用与索控式上臂假肢相同的索控方式，患者通过肩背带可以控制假肢的屈肘和锁肘动作。混合型肩离断假肢是对索控式肩离断假肢进一步升级的假臂，主要是将索控假手升级为肌电假手。现阶段，肩离断假肢的高端是四自由度肌电控制的肩离断假肢，它通过采集胸部、背部和肩部这三路肌电信号来识别患者的上肢运动意图，从而实现对肩、肘、腕和手指的四自由度控制。

（二）下肢假肢

下肢假肢（lower limb prosthesis）是指为了弥补截肢患者下肢的缺损，通过装配在人体上的假体以代偿已经失去的下肢部分功能。下肢假肢的生理学意义是，使截肢患者的双下肢等长，支持站立状态下的体重，恢复其行走功能。

下肢假肢品型众多，以适应不同的截肢部位、截肢后残肢的不同状况等。根据截肢部位划分，下肢假肢可分为部分足假肢、赛姆假肢（踝部假肢）、小腿假肢、膝离断假肢、大腿假肢和髋离断假肢等六个类型，如图3-186所示。

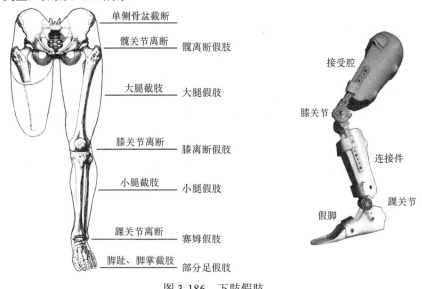

图3-186　下肢假肢

1. 部分足假肢　又称"假半脚"，是用于因创伤、疾病造成足部的部分缺损，包括施行拇趾截肢、部分或全部足趾截肢、跖部截肢、跗跖关节离断、跗间关节离断或跗横关节离断等患者的假肢。由于足部缺损面的肌肉覆盖较少，断面对外界的压力都比较敏感，因而，足部假肢不仅要保证假肢与人体的跟随性，还要充分兼顾受力面的均衡性。

部分足假肢大体分为足套式、鞋式、小腿式部分足假肢以及装饰性足趾套四种，如图3-187所示。

（1）装饰性足趾套：又称假足趾，用于部分或全部足趾截肢的患者。因为失去足趾的患者如果足底不疼痛，一般都能穿用普通鞋步行，所以采用硅橡胶或聚氯乙烯树脂模塑成型制作的假趾套，套在残足上主要是进行装饰性补缺。

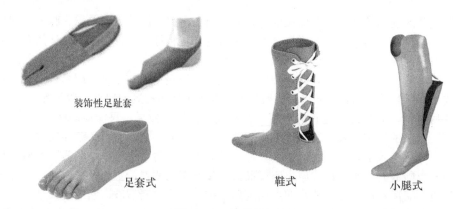

装饰性足趾套

足套式　　　　　鞋式　　　　　小腿式

图 3-187　部分足假肢

（2）足套式部分足假肢：又称足套式假半脚，用于跖部截肢或跗跖关节离断的患者，主要的作用是补缺。传统的做法是按照石膏模型用皮革制作残足接受腔，再与带底革垫的橡胶足端部和海绵（代偿跗跖关节）等材料黏合后制作成型，在后面或侧面开口，用带子系紧固定。这种工艺现在已经很少使用，主要是采用聚氨酯树脂模塑制作，它不仅重量轻，易清洁，而且外形好，更便于配穿各种鞋。

（3）鞋式部分足假肢：又称靴形假半脚，是与矫形鞋配合使用的部分足假肢，多用于跖部截肢、跗跖关节离断，伴有足底疼痛或足部畸形的患者，也可根据患者（特别是穿惯皮靴的患者）的要求专门订做。

（4）小腿式部分足假肢：是与小腿矫形器或小腿假肢结合使用的假肢，主要用于部分足截肢后足的功能损失严重或伴有足部畸形的患者，如跗跖关节离断、附间截肢。

2. 赛姆（Syme）假肢　又称踝部假肢，主要用于赛姆截肢术（切除跗骨及踝关节并圆滑处理，然后用足跟后软组织覆盖胫骨下端）后的假肢，个别情况也可用于皮罗果夫截肢等经足踝部截肢术后。这种假肢实际上可看作是一种特殊的踝部截肢小腿假肢，可以由残肢末端承重，代偿功能好。
赛姆假肢的特点是：

（1）残肢过长，没有安装踝关节的位置，一般采用静踝（SACH）脚。

（2）残肢的末端呈球根状，比较粗大，在制作全接触式接受腔时需做开窗口处理。

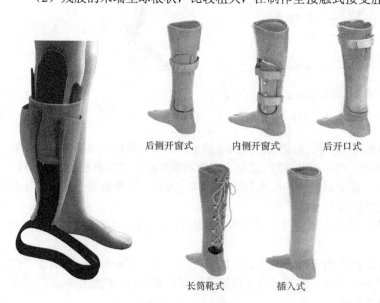

后侧开窗式　　内侧开窗式　　后开口式

长筒靴式　　　插入式

图 3-188　赛姆假肢

（3）残肢长，小腿部肌肉较完整，有较长的杠杆臂，残肢支配假肢的作用好。

（4）残端有良好的承重能力，与小腿假肢相比，残肢末端承重比髌韧带承重更符合人体的生理特点。

赛姆假肢为了穿脱方便，并提高悬吊效果和改善外观，接受腔的型式也在不断改进，现在主要的类型有内侧开窗式赛姆假肢、后开口式赛姆假肢、后侧开窗式赛姆假肢等，如图 3-188 所示。

3. 小腿假肢　是用于小腿截肢的假肢，适用于膝关节间隙下 8cm 至内踝上 7cm 范围内截肢的患者。小腿假肢，如图 3-189 所示。

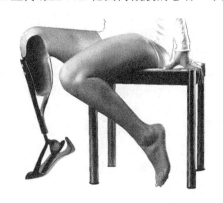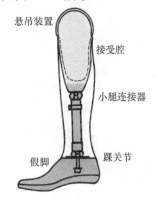

图 3-189　小腿假肢

　　小腿假肢由接受腔、悬吊装置、小腿连接器、假脚和踝关节四个部分组成。其中，接受腔是残肢和假肢间的纽带，它通过包容残肢来传递力量和运动；悬吊装置（膝上环带）可以使假肢悬吊并固定在残肢上；小腿连接器的作用是建立接受腔与假脚的连接，将体重由接受腔传递到假脚上；假脚（包括踝关节）是小腿假肢重要的组成部分，它不仅要美观，而且还要符合人体行走功能的要求。

　　假脚与踝关节（脚踝）种类很多，主要的假脚类型有定踝软跟脚（SACH 脚）、单轴动踝假脚、万向脚（多轴动踝假脚）和储能假脚，如图 3-190 所示。

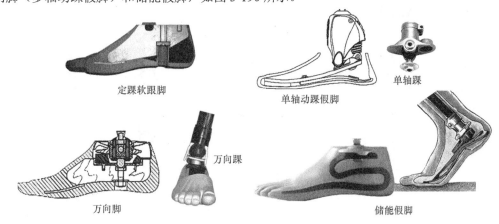

图 3-190　假脚与脚踝

　　（1）定踝软跟脚：又称 SACH 脚（solid ankle cushion heel foot），它的踝关节是固定不动的，就是说假脚的踝关节不能做背伸和跖屈活动，主要是依靠足后跟的海绵体来缓冲脚后跟落地时的冲击力。定踝软跟脚的特点是结构简单、故障少、重量轻，比较适合年老体弱的患者使用。

　　（2）单轴动踝假脚：单轴动踝假脚的踝关节为单轴结构，可以矢状面小角度转动。步行时，假脚跟落地可以跖屈，能够较好地缓冲足跟着地冲击力。

　　（3）多轴动踝假脚：又称为万向脚，步行中万向脚可以实现背伸、跖屈、内翻和外翻活动，能适应不平的路面。但其结构较为复杂、重量较重，更适合年轻、爱活动的截肢者使用。

　　万向脚分为双向轴（矢状面轴、额状面轴）和三向轴（矢状面轴、额状面轴、水平面轴）动踝假脚。与单轴动踝假脚比较，双向轴动踝假脚增加了内翻和外翻功能，可以较好地缓冲步行中来自侧方的压力，适应不平的路面；三向轴动踝假脚的性能更好，主要是增加了水平面轴的活动度，适合于热爱运动、活动量大的小腿截肢患者。

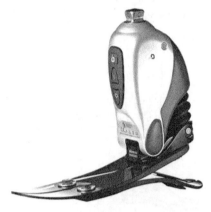

图 3-191　普欧仿生智能脚

（4）储能假脚：是指在行走过程中，假脚吸收（支撑期体重下压吸收能量）与释放（脚尖离地瞬间释放能量）能量之比可达 50%～95% 的假脚，而传统的假脚只达 20%～35%。为了适应截肢者的运动需要，这种假肢的"龙骨"采用碳纤维增强复合材料，具有高回弹性，运动时能够对下肢产生一个助力，部分代偿了截肢者所失去的腿部肌肉的功能。

近年来，仿生智能脚也逐渐开始使用，具有代表性的产品为普欧仿生智能脚，如图 3-191 所示。

仿生智能脚是一款自适应性调节的假体设备，适用于膝下截肢患者模拟正常步态。它的电驱动脚踝可以探测假脚的离地距离，能有效降低绊倒风险，减小对膝、髋关节和腰背部的冲击，使小腿截肢者能够以一种更自然、安全的步行方式在各种地形的路面上舒适行走。

4. 膝离断假肢　又称膝部假肢，是为膝关节离断、大腿残肢过长（距膝间隙 8cm）、小腿残肢过短（膝间隙下 4cm 左右），以及膝关节有严重屈曲挛缩的小腿截肢者装配的特殊大腿假肢。膝离断假肢，如图 3-192 所示。

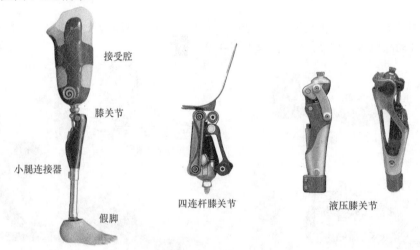

接受腔

膝关节

小腿连接器

假脚

四连杆膝关节

液压膝关节

图 3-192　膝离断假肢

膝离断假肢的特点有：

（1）残肢末端承重，与大腿假肢相比，残肢末端承重更符合人体的生理特点。

（2）髋部肌肉较完整，有较长的杠杆臂，更便于残肢支配假肢。

（3）残肢长，装配一般假肢膝关节比较困难，需采用多连杆（如四连杆）结构的膝关节。

（4）由于膝离断残肢的末端比较粗大，在制作全接触式接受腔时，通常要在髁上部加装厚实的软衬套。

5. 大腿假肢　是大腿部截肢后的假肢，适用于从坐骨结节下 10cm 至膝关节间隙上 8cm 范围内的截肢者。由于大腿截肢丧失了本体膝关节，截肢后的大腿功能缺失较多，但通过装配适宜的假肢，并经过系统训练，截肢者能以较好的步态步行。如果装配高性能的假肢，截肢者不仅可以骑自行车，而且还能跑步、参加适当的体育运动。

大腿假肢，如图 3-193 所示。

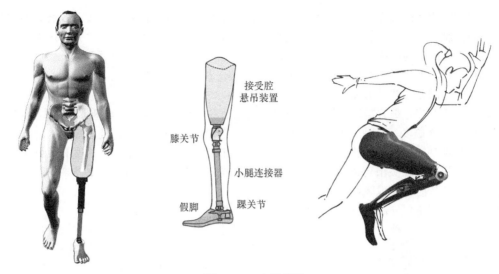

图 3-193　大腿假肢

接受腔
悬吊装置

膝关节

小腿连接器

假脚　踝关节

大腿假肢由假脚、踝关节、小腿连接器、膝关节、接受腔、悬吊装置等组成。由于大腿假肢的结构比较复杂，通常需要根据截肢者的实际情况专门定制，还要选择不同结构形式和规格的接受腔、膝关节、踝关节等组件。现阶段，大腿假肢主要有两种类型，即传统式大腿假肢和组件式大腿假肢。

（1）传统式大腿假肢：采用外壳式结构，接受腔为圆锥形插入式，需用如图 3-194 所示的腰带悬吊。根据接受腔的用材，传统式大腿假肢主要有铝大腿假肢和皮大腿假肢。这类假肢虽然制作成本较低，但其装配技术较为陈旧，而且比较笨重，目前已基本被淘汰，主要是为少数特殊需求的患者专门订制。

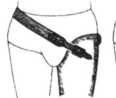

图 3-194　腰带悬吊

（2）组件式大腿假肢：是 20 世纪 80 年代后逐渐发展起来的一类现代假肢结构形式，意义在于通过整合现代制造工艺，由专业厂商制造性能更好、具有标准化的膝关节、踝关节、假脚，以及各连接组件，再由假肢制作行业根据截肢者残肢的生理结构和需求，一对一订制接受腔，并选配和装配各标准组件。

组件式大腿假肢，如图 3-195 所示。

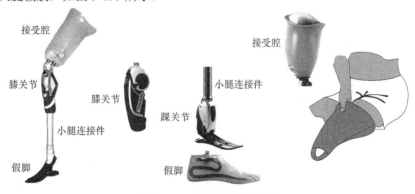

接受腔

膝关节

小腿连接件

假脚

膝关节

踝关节

小腿连接件

假脚

接受腔

图 3-195　组件式大腿假肢

　　组件式大腿假肢的接受腔采用树脂复合材料，利用抽真空成形技术，可按照截肢者的生理解剖要求专门订制。因此，其接受腔的口型与残肢全面接触，承重合理，便于穿脱。这种接受腔的下端还装有排气阀，利用接受腔与残肢间的负压悬吊假肢（又称为吸着式大腿假肢），因而可以无需使用腰带悬吊。但对于一些残肢状况太差或穿不惯吸着式接受腔的截肢者，也可制作不完全接触的接受腔，但需要加装悬吊装置。

　　（3）假肢膝关节：是大腿假肢最重要的被动功能部件，它的结构复杂，需要有较高的灵活性，是到目前为止研究最多、品种类型最多的假肢关节。假肢膝关节的基本功能就是支撑体重，代偿缺失肢体的行走功能，而且还需要使截肢患者在行走的过程中享有一定的舒适度和良好步态。一套高性能的大腿假肢膝关节可以代偿膝关节的屈曲和伸展功能，保证患者在支撑期的稳定性和摆动期的灵活性，从而改善截肢者的步态。

　　按膝关节的构造划分，假肢膝关节可概括为三大类。

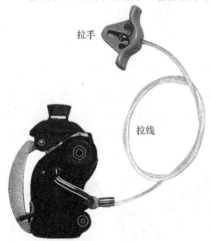

拉手

拉线

图 3-196　带锁定器的膝关节

　　第一类是带锁定器的膝关节（简称固定膝），这类膝关节中装有通过拉线或锁定杆控制的锁定器，如图 3-196 所示。当腿完全伸直时，膝关节被锁定；用手拉一下拉线或按一下锁定杆即刻解除锁定，膝关节便可自由弯曲。装有这类膝关节的人工腿可以避免腿直立时膝关节出现弯曲而引起的摔跤，主要用于活动度较低的老人或腿部残肢肌肉力量较弱、控制能力较差的截肢者。

　　第二类是可承重自锁的膝关节（也称负荷制动膝或安全膝），这类膝关节中装有一个制动块，在腿直立时，可利用体重来制动以防止膝关节弯曲。装有这类膝关节的人工腿一般用于活动度中等的截肢者。

　　第三类为具有可变瞬时转动中心的多轴膝关节（简称多轴膝），这类膝关节由多轴联杆机构组成，最常见的是四轴膝关节。多轴膝关节的特点之一是，膝关节的转动中心随膝关节弯曲角度的变化而改变，瞬时转动中心轨迹呈一曲线，由此可以获得更大的膝关节屈曲度。特点之二是，假肢往前迈步足跟着地时，通过地面反作用力，使膝关节完全处于伸展状态且不易引起膝弯曲，即在腿的支撑期，膝关节保持伸展状态的稳定性非常高。这一点对截肢者来说极为重要，因为一个步行周期中腿呈直立姿态（支撑期）的时间约占 60%，而且对于不平整地面、斜坡或楼梯等，更要求腿在直立姿态时应具有很高的稳定性，以防摔倒。特点之三是，当膝关节弯曲时，由于转动中心的移动以及联杆机构的作用，含多轴膝关节的人工腿其下腿部有效长度会缩短，这一特点使截肢者在不平整地面、斜坡或楼梯上行走时不必担心脚尖会碰到地面而失去平衡。

　　多轴膝关节的基础结构为四连杆，是目前主流的大腿假肢膝关节。多轴膝关节的优点是，行走支撑期和摆动期的性能更好，缺点是重量增加，对线工艺要求更高。典型多轴膝关节有几何锁气压膝关节、四连杆气压膝关节、五轴承重自锁气压膝关节、六轴液压膝关节和电子智能气压膝关节等，如图 3-197 所示。

　　6. 髋离断假肢　适用于因髋关节离断截肢、转子间截肢、半骨盆切除以及大腿残肢过短（坐骨结节下 5cm 以内）的截肢者。

　　髋离断假肢，如图 3-198 所示。

　　相对于大腿假肢，髋离断假肢的装配工艺更为复杂。早期，髋离断假肢主要是为单侧髋离断和半骨盆切除患者安装的假肢，步行时通常还需要辅助手杖。现在，随着组件式髋关节和膝关节的性能提高，以及假肢装配工艺的改进，截肢者安装髋离断假肢后，经过一段适应性训练，即使是半骨盆切除患者也能够实现安全、稳定的徒手步行，甚至可以独立上下楼梯。

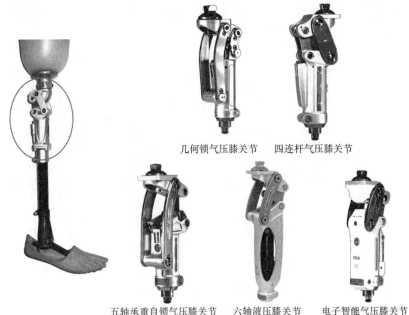

几何锁气压膝关节　　四连杆气压膝关节

五轴承重自锁气压膝关节　　六轴液压膝关节　　电子智能气压膝关节

图 3-197　多轴膝关节

　　组件式髋关节是髋离断假肢必配的功能部件，作用是使安装假肢者可以完成髋关节的屈伸、收展、旋转等日常动作。目前，临床上应用的组件式髋关节主要有单轴髋关节、四连杆髋关节、球形髋关节、液压髋关节和仿生液压髋关节等，如图 3-199 所示。

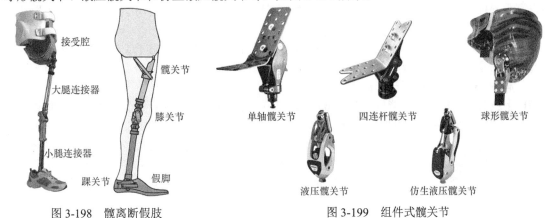

接受腔

大腿连接器

小腿连接器

髋关节

膝关节

踝关节　假脚

单轴髋关节　　　　　四连杆髋关节　　　　球形髋关节

液压髋关节　　　　仿生液压髋关节

图 3-198　髋离断假肢　　　　　　　　　图 3-199　组件式髋关节

二、矫 形 器

　　矫形器（orthosis）是一类利用生物力学原理的体外附加装置，它通过装配在人体四肢和躯干上的夹板或支具，可以预防和矫正畸形，纠正或代偿功能缺陷，支持肢体的正常位置和功能。比如，指关节伸展矫形和脊柱矫形，如图 3-200 所示。

　　矫形器按功能划分有三个基本类型，一是固定性（静态），用于固定、支持和制动，主要适用于关节的炎症和促进骨折愈合等；二是矫正性（矫形），通过三点力原理矫正畸形，主要适用于矫正肢体的挛缩畸形；三是功能性（动态），设有运动装置，允许肢体有约束地活动，或有控制性地协助肢体运动，以促进运动功能的恢复，主要适用于稳定松弛的肢体关节，代偿麻痹的肌肉功能，辅助患者逐渐恢复运动。

　　矫形器的临床适应证包括，各种骨与关节损伤、各种中枢性疾病（如颅脑损伤、脑血管意外、小儿脑瘫）、周围神经及肌肉疾病、各种炎性疾病以及烧伤。根据装配范围，矫形器通常分为上肢矫形器、下肢矫形器、躯干矫形器三大类。

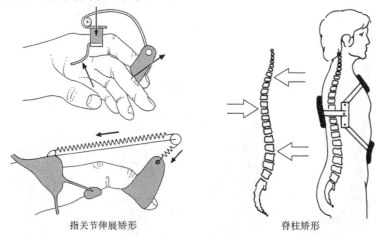

指关节伸展矫形　　　　　　　　　　　脊柱矫形

图 3-200　矫形

（一）上肢矫形器

上肢矫形器（upper limb orthosis）是作用于整个上肢或上肢某一部分的矫形器，基本作用是，利用外力保持或固定肢体于功能位，通过牵引力以防止挛缩，预防或矫正肢体畸形。上肢矫形器分为固定性（静止性）和功能性（可动性）两大类，固定性矫形器主要用于固定、支持和限制肢体的异常活动，适用于上肢关节、腱鞘炎及外伤性损伤等，可减轻疼痛、促进愈合；功能性矫形器设有可限位的活动装置，允许肢体活动或有控制地协助肢体运动，适用于预防和矫正上肢关节挛缩，改善关节活动度，增强肌力。

由于上肢，特别是手部的功能复杂，上肢矫形器品种规格很多，对于上肢矫形器的一般要求是，轻便易穿戴、结构简单。根据安装的部位分为手矫形器、腕手矫形器、肘矫形器、肘腕手矫形器、肩矫形器及肩肘腕手矫形器等。

1. 上肢肢体功能位　功能位（functional position）是指肢体能够发挥最大功能的中心位置，是肢体可以快速做出不同动作反应的某一体位。肢体每个关节都有各自的功能位，当发生骨折或关节受损时，在制动期，通常需要用固定性矫形器将受伤的肢体固定于功能位，例如，上臂骨折通常将上臂悬于如图 3-201 所示的胸前功能位；恢复期，在功能尚未完全恢复时，应以功能位为中心逐渐扩大其关节的活动范围。

上肢功能位包括肩、肘、腕、手指关节的功能位，其中：肩关节，外展 45°（儿童由于适应证可能增加到 60°～80°）、前屈 15°～30°，内旋 15°；肘关节，屈曲 90° 左右；腕关节，背伸 20°～30°、尺侧偏 10°。在临床上可让患者握拳，使拳和前臂在同一平面上，同时要注意使食指纵轴线与前臂纵轴线平行；手指关节，拇指处于对掌位，掌指关节（MP）、近节指间关节（PIP）、远节指间关节（DIP）各屈曲 20°。

2. 固定性上肢矫形器　由远端到近端分为固定性手指矫形器、静态腕-手矫形器、肘腕矫形器和固定性肩肘矫形器等，常用于对上肢关节的短期制动。

（1）固定性手指矫形器（finger orthosis，FO）：又称为手指制动器，如图 3-202 所示。常用来固定一个或多个指间关节，可

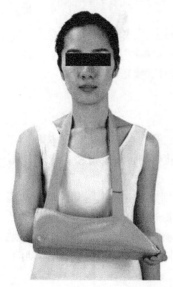

图 3-201　上臂骨折保持功能位

防止指间关节屈曲性挛缩或过度伸展，增加手指关节的稳定性。

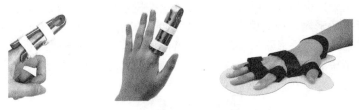

图 3-202　手指制动器

（2）静态腕-手矫形器（static wrist-hand orthosis）：如图 3-203 所示，是一种手功能康复辅助治疗器具，可用于支持、固定、稳定腕关节呈背伸功能位。

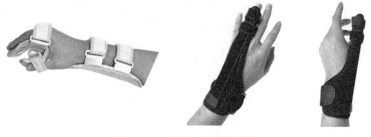

图 3-203　静态腕-手矫形器

（3）静态肘矫形器：又称为肘腕矫形器，如图 3-204 所示。适用于固定或限制肘关节运动，促进病变组织痊愈。

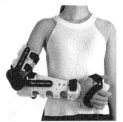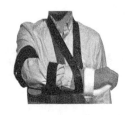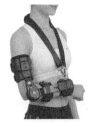

图 3-204　肘腕矫形器

（4）固定性肩肘矫形器（shoulder and elbow orthosis，SEO）：主要有两种形式，一种是肩关节外展矫形器，又称为肩外展固定支具，主要适用于肩关节融合术后和臂丛修补术后肩关节的短期固定；另一种是翼状肩甲矫形器，适用于前锯肌麻痹所致的翼状肩胛畸形。

固定性肩肘矫形器，如图 3-205 所示。

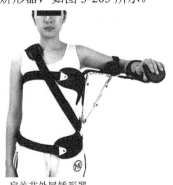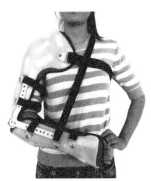

肩关节外展矫形器　　　　　　　　　　翼状肩甲矫形器

图 3-205　固定性肩肘矫形器

3. 功能性上肢矫形器 允许上肢活动或通过弹性装置（如弹簧、橡筋、塑料弹性体等）协助肢体做局部的关节运动，也可以采用气动、电动或索控技术来强化上肢的运动。

（1）功能性手指矫形器：种类繁多，常用的有圈簧式指间关节助伸矫形器（卡佩纳型夹板）、指间关节助屈矫形器（弯指矫形器）、掌指关节助伸矫形器、掌指关节助屈矫形器、尺神经麻痹用矫形器、屈掌指关节矫形器、伸掌指关节矫形器、腕驱动式握持矫形器等，如图 3-206 所示。

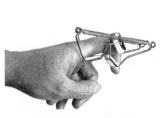

卡佩纳型夹板

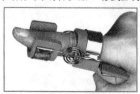
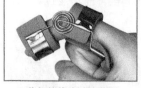

指间关节助屈矫形器

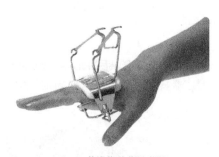

伸掌指关节矫形器

图 3-206 功能性手指矫形器

（2）动态腕-手矫形器：主要是利用动力性支具的弹力牵引作用，可促进腕指相关部位的肌力恢复，改善腕关节和指关节的活动范围，适用于腕伸肌和指伸肌麻痹。

动态腕-手矫形器，如图 3-207 所示。

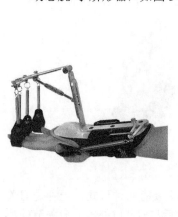
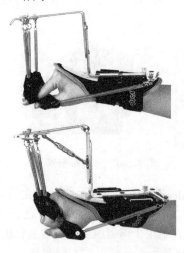
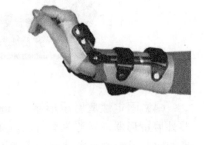

图 3-207 动态腕-手矫形器

（3）可动性肘矫形器：如图 3-208 所示的可动性肘矫形器，通过支架的悬吊性能，能够辅助力弱的肘关节屈肌完成屈肘动作，控制肘关节成形术后的异常活动；通过逐渐减小悬吊支架的牵引力，可改善肘关节的伸展畸形或屈曲畸形。主要适用于肘关节挛缩、屈肘肌力量低下、关节不稳定，以及功能肢位的保持等。

（4）肩外展矫形器：如图 3-209 所示的肩外展矫形器又称作肩外展支架、肩外展飞机架，适用于肩关节手术后的固定、肱骨骨折合并桡神经损伤、三角肌麻痹等，也可用于急性肩周炎。其结构特点是，肩关节功能位保持在外展 45°～80°、前屈 15°～30°、内旋约 15°，肘关节约保持在 90° 屈曲位。

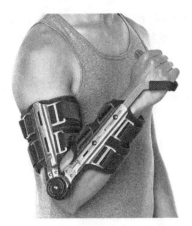
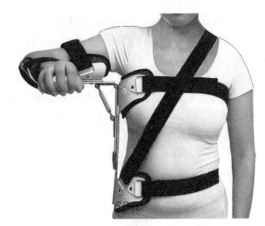

图 3-208　可动性肘矫形器　　　　图 3-209　肩外展矫形器

（二）下肢矫形器

下肢矫形器的主要作用是支撑体重，代偿和辅助肢体功能，限制下肢关节非必要性活动，保持下肢稳定，改善站立和步行时的姿态，预防和矫正畸形，减轻或避免患肢的承重负荷。根据矫形器所跨越的关节和身体范围，下肢矫形器主要包括足部矫形器、踝足矫形器、膝踝足矫形器和髋膝踝足矫形器等。

在选择和装配下肢矫形器时，不应仅局限于患部，通常要以正常的髋、膝、踝关节（距腿关节）、距骨下关节的运动为基础，注意各关节的静态及动态下的相互关联。否则，矫形器不仅难以达到预期效果，反而会加重肢残者的功能障碍和肢体变形。下肢矫形器主要适应证为各种神经肌肉疾患引起的下肢瘫痪、下肢各关节的畸形、各种骨关节功能障碍和各种足部疾患。

1. 足部矫形器（foot orthosis，FO）　是用于全部或部分足的矫形器，分为矫形鞋、鞋垫和足底托，作用是改善患者站立和步行时足部的受力状态或免荷、消除疼痛、防止畸形、矫正足部的功能性变形，为永久性畸形患者提供支撑，以达到下肢的受力平衡。

（1）矫形鞋：是以矫正足部变形，分散足底压力和消痛为目的而制作的特殊鞋，也称为鞋形矫形器。矫形鞋按功能分类主要有，补高矫形鞋，用于补偿下肢短缩或双下肢不等长；补缺矫形鞋，用于补偿足部缺损；矫正用的矫形鞋，用于矫正足部畸形和疾病。

几种常见的矫形鞋，如图 3-210 所示。

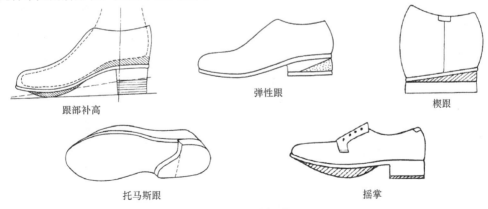

跟部补高　　　　　弹性跟　　　　　楔跟

托马斯跟　　　　　摇掌

图 3-210　矫形鞋

（2）矫形鞋垫和足底托：是放入鞋内的矫形器，通常采用塑料、金属、皮革等材料专门定制，适用于矫正治疗足部变形及消除足底疼痛。

2. 踝足矫形器（ankle foot orthosis，AFO） 又称为小腿矫形器或膝下矫形器，是应用最多的一类下肢矫形器，分为静态式 AFO 和动态式 AFO，主要是控制踝关节活动，用于矫正足部畸形、改善异常步态、协助行走。

（1）静态式 AFO：是一种保护型踝足支具，通常是将患者的小腿与足部固定成直角，以限制踝关节的内外翻及跖屈运动，适用于踝关节韧带损伤和足踝关节不稳的患者。

几种常见的静态式 AFO，如图 3-211 所示。

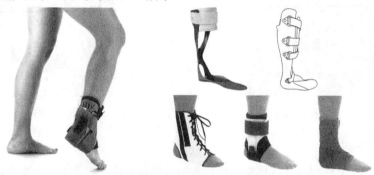

图 3-211　静态式 AFO

（2）动态式 AFO：与静态式 AFO 的最大区别是，固定患者小腿与足部的部分采用分体式结构，通过踝关节处的铰链，可以控制足的内翻、外翻运动，仅允许踝关节进行有一定限度的背屈或跖屈活动，常用于改善行走姿势和步态，提高膝关节的稳定性。

动态式 AFO，如图 3-212 所示。

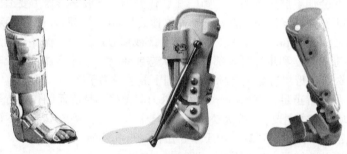

图 3-212　动态式 AFO

3. 膝踝足矫形器（knee ankle foot orthosis，KAFO） 是一类用于覆盖膝关节、踝关节和足部的矫形器，如图 3-213 所示。

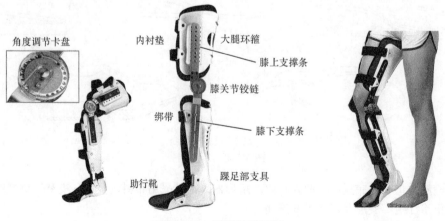

图 3-213　膝踝足矫形器

KAFO 的结构形式以 AFO 为基础，从中增加了膝关节铰链、膝上和膝下支撑条、大腿环箍、膝罩等部件，适用于胫腓骨远端骨折，膝关节交叉韧带和半月板损伤，足踝无力，无法在步行支撑期保持膝关节稳定的患者。

膝关节铰链是 KAFO 的关键部件，作用是根据临床的矫形目的控制膝关节的运动方式。常用的膝关节铰链分为：自由运动膝铰链、轴心后移膝铰链、带锁的膝铰链、可调节膝关节角度的膝铰链和多轴心膝铰链等。

4. 髋膝踝足矫形器（hip knee ankle foot orthosis，HKAFO） 是在 KAFO 的基础上加装髋关节铰链、骨盆架、髋围带等，能够限制髋关节的内外旋和内收外展活动，防止髋关节屈曲挛缩和不随意运动，适用于髋关节术后固定、臀部及大腿肌肉广泛瘫痪、髋膝关节不稳定、下肢内外旋畸形、膝关节失去部分或全部功能的患者。装配 HKAFO 的意义是，提供支撑与免荷，辅助站立和行走，稳定下肢关节，防止肌肉萎缩，矫治畸形，促进康复。

髋膝踝足矫形器，如图 3-214 所示。

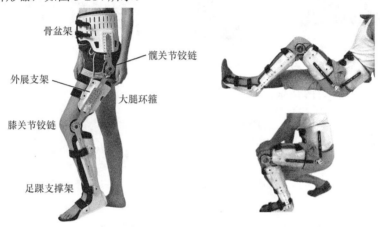

骨盆架
髋关节铰链
外展支架
大腿环箍
膝关节铰链
足踝支撑架

图 3-214 髋膝踝足矫形器

骨盆架与髋关节铰链是 HKAFO 的专有部件。其中，骨盆架的主要作用是固定矫形器，并通过调整各部支架的长度以满足不同身高者的需求。髋关节铰链分为单轴髋铰链和双轴髋铰链，单轴髋铰链允许髋关节屈、伸，限制内收、外展与内旋、外旋活动；双轴髋铰链有一对呈 90° 交叉的双轴，允许髋关节屈、伸、内收和外展，但在使用过程中需要控制髋关节的旋转活动。

（三）躯干矫形器

躯干矫形器（trunk orthosis）也称为脊柱矫形器，基本生物力学原理包括三个方面，一是对躯干提供支撑力，以消除或减轻躯干局部疼痛；二是限制脊柱运动，减少椎体承重，保护病变部位免受进一步损伤；三是通过被动或主动矫正力，矫正脊柱的异常力学关系，调整脊柱的对线。

由于人体的脊柱分为颈椎、胸椎和腰椎等几个节段，不同节段的损伤对人体有着不同的影响。因此，躯干矫形器分为颈部矫形器、颈胸矫形器、腰骶矫形器、胸腰骶矫形器、颈胸腰骶矫形器和骶髂矫形器等。

1. 颈部矫形器（cervical orthosis，CO） 是用于保护和限制人体颈椎活动的矫形器，意义是保持良好的生理对线，使颈椎稳定。根据限制颈椎活动的临床需要，颈部矫形器有多种结构形式，使用的材料也有所不同，常用的有各种围领、杆式颈椎矫形器、胸枕颌颈部矫形器、头环式颈胸矫形器等，如图 3-215 所示。

2. 腰骶矫形器（lumbo sacral orthosis，LSO） 基本作用是限制腰部脊柱运动，并降低承重。LSO 的原理是，利用弹性软性材料包裹躯干，给予腰腹部软组织一定的压力，使腹腔内压增加，以减轻体重对腰椎的负荷，并限制脊柱运动，从而可减缓疼痛。

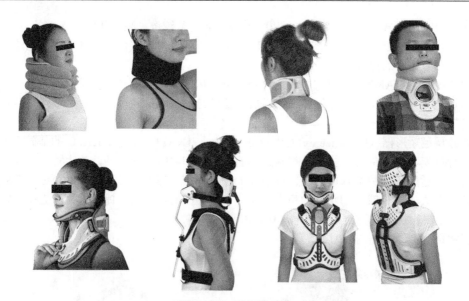

图 3-215　颈部矫形器

腰骶矫形器，如图 3-216 所示。

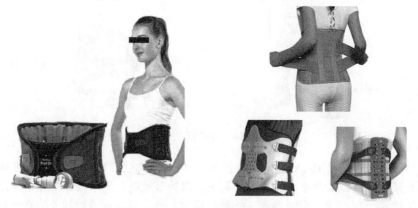

图 3-216　腰骶矫形器

3. 胸腰骶矫形器（thoracic lumbo sacral orthosis，TLSO）　是用于全部或部分胸椎、腰椎及骶髂区域的矫形器，适用于治疗胸腰椎压缩性骨折、脊柱结核、强直性脊柱炎、胸腰椎术后等患者。

胸腰骶矫形器，如图 3-217 所示。

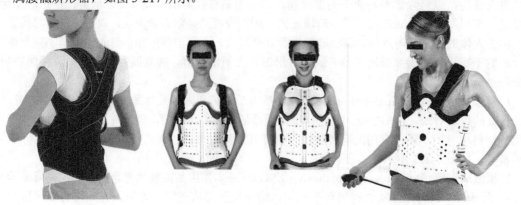

图 3-217　胸腰骶矫形器

三、下肢外骨骼机器人

外骨骼（exoskeleton）的定义来源于动物，是一种保护和支撑柔软器官的外部结构，如螃蟹、蜗牛、昆虫等生物的甲壳，由此得到启发，引出了"外骨骼"的概念。外骨骼机器人是一种可穿戴的一体化机械装置，它与穿戴者"连体"动作，为其提供助力及保护，对人体运动具有延伸、代偿和超越的功能。

近年来，外骨骼机器人（exoskeleton robot）技术已成为研究热点，从早期单一的随身电子类产品，逐渐形成电子、机械、仿生跨界融合的前沿技术，其中最为重要的衍生应用就是能够辅助和增强残疾人移行能力的可穿戴设备——下肢外骨骼机器人。下肢外骨骼机器人是一类便于穿戴、有体外助力的智能化机械系统，它不仅能够协助年老体弱者正常行走、帮助残疾者重新站立、支持脑损伤患者步态康复训练等，还具有改善心肺功能、增强体力、预防因长时间缺乏平衡性运动造成的小脑萎缩及压疮等临床功效。

用于现代医疗的下肢外骨骼机器人主要分为两大类，一类是步态训练康复型外骨骼机器人，主要是针对下肢运动能力受损患者的康复治疗，使其通过迈步训练逐渐改善下肢的运动能力，实现自主行走；另一类是下肢运动辅助型外骨骼机器人，主要适用于丧失下肢运动功能的残疾人，通过其仿生动力系统的辅助，下肢残疾者能够站立及行走。

（一）步态训练康复型外骨骼机器人

人类的站立行走是一个复杂的运动生理过程，目的是通过下肢的关节活动实现转移。如果疾病或外伤侵害到神经系统或骨骼肌肉系统，都有可能发生步行障碍，形成异常步态，甚至出现下肢瘫痪，无法站立行走。根据神经可塑性原理，对于神经系统损伤，尤其脑卒中（脑梗死、脑出血）等引起的运动功能障碍，其脑部仍存有残余的神经肌肉支配能力，可以通过密集、重复、有目的性任务的动作刺激本体感觉，使其逐渐恢复功能。这个训练过程实际上是一种符合人体发育规律的"再学习"过程，是利用运动来诱发运动反应，通过反复刺激运动通路上的各级神经元，调节其兴奋性，使患者逐步学习如何运用正确的运动模式完成日常动作和步行，可以有效降低致残率。

由某品牌研发的 A3 步态训练机器人是目前国内最具有代表性的一款针对下肢功能障碍进行步态训练的康复机器人，如图 3-218 所示。通过应用 A3 步态训练机器人，患者可在稳定的步态模式下进行重复且轨迹固定的步行训练，以促进患者本体感觉的输入与运动模式的形成，并强化正常步态记忆，使其在逐步恢复对下肢运动能力控制的同时，学习运用正确的步行姿态，还原真实的步行体验。

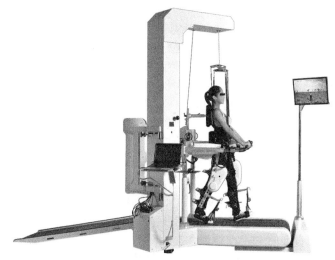

图 3-218　A3 步态训练机器人

A3 步态训练机器人既是步行康复训练设备，也是步态矫正装置，可以利用其反引力悬吊减重系统和下肢牵引系统，使肌力和平衡能力差、无法站立的患者可以在运动跑台上进行早期的站立式被动步行训练，待下肢功能逐渐恢复，再过渡到主-被动训练模式，为独立行走打下基础；还可以让处于步行训练的患者得到"从足尖离地到足跟着地"的标准步行训练，以矫正步态。

A3 步态训练机器人的整机结构，如图 3-219 所示。

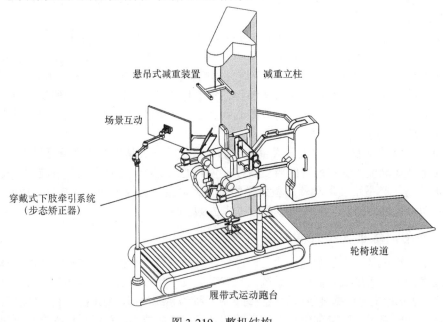

图 3-219　整机结构

A3 步态训练机器人主要由悬吊式减重装置、穿戴式下肢牵引系统（步态矫正器）和履带式运动跑台等三部分组成，作用是协助有下肢运动功能障碍的患者，在减重的环境下，完成标准的重复性步行训练。

1. 悬吊式减重装置　减重步态训练（partial weight bearing gait training）是尚不具备独立行走能力（甚至不能站立）的患者尽早进行站立式步行训练的常规手段，意义是能够促进脑损伤患者的功能恢复，减少运动障碍后遗症。现阶段，最为常用的减重方法仍然是悬吊式减重，即通过机械悬吊装置来缓解步行时的下肢负重，患者可以在反引力（甚至是无重力）的环境下进行早期步行训练，实现完整的步态周期。

A3 步态训练机器人可以提供两种减重方式，静态减重和动态减重。静态减重仅提供一个恒定的悬吊提拉力，通过悬吊提拉可以减轻部分体重，患者能在减重的状态下步行。静态减重还可以提供完全减重，通过将患者悬空吊起能够帮助瘫痪患者由轮椅转移至站立位，以便于训练前后的上下机转运。动态减重是在静态减重的基础上再提供一定幅度的弹性变化量，使患者步行时身体的重心可以上下浮动（支撑期重心上移，摆动期重心下降），体验更加真实的步行感觉。悬吊式减重装置，如图 3-220 所示。

根据 A3 步态训练机器人对悬吊减重的技术要求，本机的悬吊式减重装置设有两级减重驱动，其工作原理分为两个过程。

（1）静态减重：静态减重电动推杆向上推动静态支架，减重吊绳经各级滑轮可将患者吊起（此时，动态减重电动推杆已将拉力弹簧到足够大，弹力 $F=kx$ 大于患者体重，人体被吊起时弹簧不发生弹性变形）；反之，该电动推杆向下拉动静态支架时，减重吊绳可将患者放下。

（2）动态减重：静态减重电动推杆将患者提拉至正常站立位后，可通过调整动态减重电动推杆来设置动态减重量（小于患者实际体重）。比如，要增加动态减重，动态减重电动推杆可向下拉

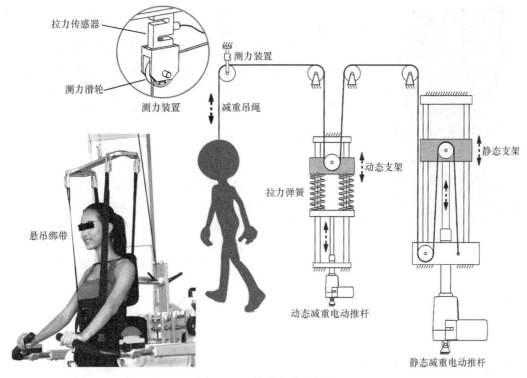

图 3-220 悬吊式减重装置

紧弹簧，弹簧拉力增大，即动态减重量增加；反之，电动推杆向上放松弹簧，其弹力减小，动态减重量降低。由于动态减重量要求小于患者的体重，因此，在步行的支撑期，患者重心上升，拉力弹簧回缩，通过收紧吊绳，患者的身体会被自动抬高；同理，在步行的摆动期，患者重心降低，通过吊绳拉动弹簧使患者身体下降，由此形成自然步行时身体重心的上下浮动。

为实现减重装置的数字化控制，本系统在患者上方的测力滑轮上安装有一套测力装置，通过其拉力传感器可以实时监测减重吊绳的承重。

2.穿戴式下肢牵引系统　又称为步态矫正器，是 A3 步态训练机器人实现步行训练、矫正步态的驱动装置，基本作用是合理固定患者的下肢，通过机械腿引导髋关节和膝关节完成标准的行走动作。步态矫正器，如图 3-221 所示。

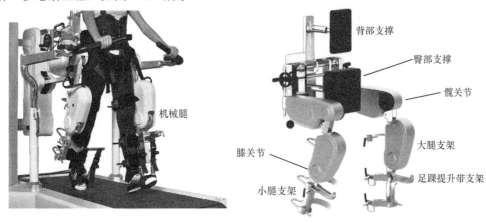

图 3-221 步态矫正器

（1）下肢固定：下肢固定采用绑带方式，目的是将患者的下肢与牵引装置稳固、舒适地连为

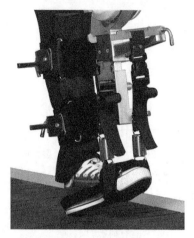

图 3-222 固定足部

一体，以便于"机械腿"带动下肢行走。本机各部支架（髋、大腿及小腿）的长度及背部、臀部位置都可以根据患者的体态进行调节，以保证患者被固定在步态矫正器时其髋关节与膝关节的位置准确，位置调整完毕后可通过各部绑带将其固定。足踝提升带支架的作用是通过足部提升带来稳固患者足部（纠正足下垂），如图 3-222 所示，防止训练过程中患者的足部卡到跑台。

（2）外骨骼机械腿：A3 步态训练机器人的核心机构是可以驱动下肢实现行走的外骨骼机械腿。机械腿采用以髋、膝关节为运动轴心的外骨骼仿生结构，能够根据预设参数精准地调控髋关节和膝关节的活动角度，重现标准的步行模式。

外骨骼机械腿，如图 3-223 所示。

A3 步态训练机器人的两条机械腿内部都有两级电动推杆。其中，一个是安装在固定臂上的髋关节电动推杆，可通过推拉大腿支架实现患者的髋关节运动；另一个是安装在大腿支架上的膝关节电动推杆，作用是实现膝关节活动。

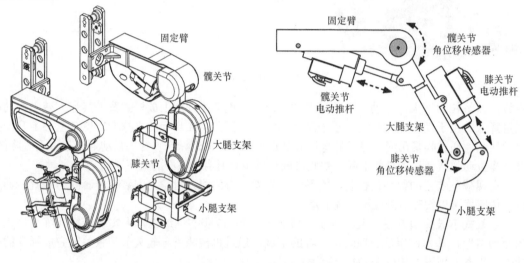

图 3-223 外骨骼机械腿

在机械腿的两个关节轴心还安装有角位移传感器，作用是实时监测髋关节、膝关节当前的运行角度，并通过与预设的正常步态进行定点比对，得到机械腿实际运行轨迹的角度偏差值，即位置差。位置差数据对于机械腿的正常运行非常重要，如果检测的位置偏差值未超出补偿范围，控制系统可根据步态偏差对驱动做出相应的调整，使步态恢复至预设的运行轨迹。比如，在欠引导力的主-被动训练模式下，位置偏差的量值和方向（定义机械腿实际运行速度比预设驱动快为正，反之为负）可能与患者当前的肌力水平有关，若检测的位置差为负值，说明患者肌力下降，系统可及时提升引导力，以保证其正常步态。如果位置偏差值超出了补偿范围，系统将进入"步态偏差过大"的应急处理程序。比如，机械腿"堵转"，通常判断是发生运动痉挛，系统可立即启用痉挛后处理程序。

（3）机械腿的驱动方式：人体正常步行是双腿交替支撑，髋、膝关节往复摆动的运动形式。在步行过程中的每个步态周期都有支撑时相和摆动时相，其中，支撑时相包括足跟着地、足尖着地、支撑中期、足跟离地、足尖离地等动作过程，约占整个步态周期的 60%～65%；摆动时相是一个变速迁移摆动腿的过程，摆动腿可由支撑时相→加速→摆动→减速，再过渡到支撑时相。

关节摆动与步态周期，如图 3-224 所示。

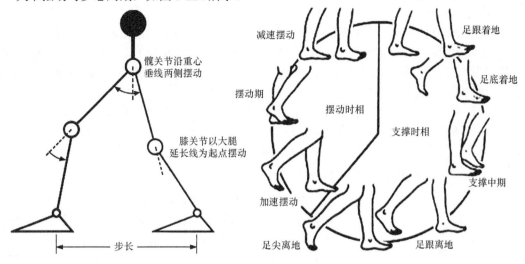

图 3-224 关节摆动与步态周期

由于行走时人体的髋、膝关节始终处于变速和变向运动，因此，外骨骼机械腿的两级电动推杆也是一个变速、变向的伺服驱动过程，通过其髋关节电动推杆与膝关节电动推杆的协同配合，可以获得"从足尖离地到足跟着地"的仿生步态模式。

机械腿的驱动形式，如图 3-225 所示。

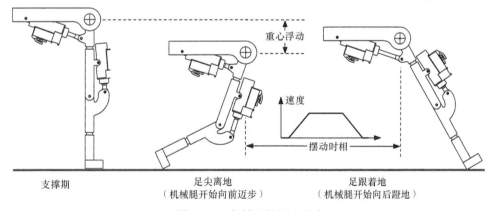

图 3-225 机械腿的驱动形式

3. 履带式运动跑台 A3 步态训练机器人采用独特的履带式医用低速跑台，最低速度可精确至 0.1km/h。由于履带选用的是高强度尼龙带，跑台的中部（机械腿着地界面）结构可采用镂空式设计，以有效地减缓患者下肢着地时的冲击力，保护膝关节、踝关节。

A3 履带式跑台，如图 3-226 所示。

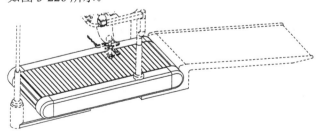

图 3-226 A3 履带式跑台

跑台速度与机械腿向前迈步的同步性，是 A3 步态训练机器人的另一关键技术。即

(步长×步频)×60=跑台速度

上机训练前，A3 步态训练机器人通常需要设置机械腿的运行参数，如步长（与髋关节、膝关节活动角度及大腿、小腿支架长度相关）、步频，系统软件根据机械腿的运行参数可以自动生成跑台的理论速度，并换算得到对应的跑台电机驱动参数。但是，为确保跑台与机械腿的速度匹配，在患者上机后还需要治疗师现场对速度做一定的微调。

训练过程中，如果患者的运动状态突然发生改变，如欠引导力的主-被动训练模式，患者肌力下降导致的机械腿位置偏差，或者发生运动痉挛，机械腿需要快速下调步频和步长。这时，A3 平台将立即进入应急处理程序，可以即时调节跑台驱动电机的转速，以跟踪机械腿的速度。

（二）下肢运动辅助型外骨骼机器人

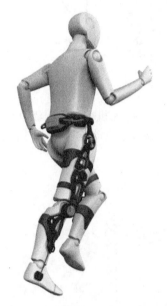

图 3-227　下肢增强型外骨骼

下肢运动辅助型外骨骼机器人简称下肢增强型外骨骼，是一类如图 3-227 所示的可穿戴的人机一体化机械装置，通过机器人提供助力以增强人体机能，适合于助老助残或辅助重体力劳动者的日常作业；还可以作为一个子系统被应用到多个领域，如地震救援系统、单兵作战系统、极地科考系统等。针对助老助残的下肢外骨骼机器人，主要是用于助行，也称为助行机器人（walking robot），临床意义在于帮助下肢瘫痪患者实现站立以及自主行走。

1. 增强型外骨骼控制系统　外骨骼机器人的核心任务是增强运动能力，就是增加"力量"，改善对"力量"的控制。那么，这就涉及如何识别人体的运动意图，并将运动意图转换成合理的机电或液压、气压等物理驱动。因此，外骨骼机器人是一类典型的人机一体化的交互系统，机器人必须理解人体的运动意愿，人体能够感知自身始终是在操控机器人完成动作，目的是通过人机之间的最优交互，外骨骼可帮助人体实现简单且自然地行走。

下肢外骨骼机器人的控制系统，如图 3-228 所示。

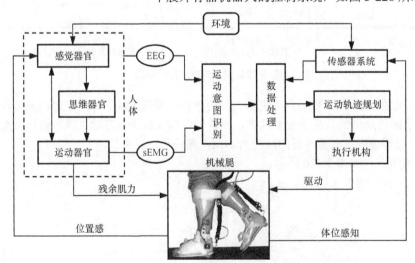

图 3-228　下肢外骨骼机器人控制系统

外骨骼机器人如同穿戴在身体上的"骨骼"，通过各种传感器可读取并识别人的运动意图，驱

动机构发出指令以带动肢体运动。要实现真正意义上的外骨骼机器人，让人与机器和谐运转，需要解决两大关键技术，运动意图识别和人机交互动力的匹配及柔顺性。

2. 运动意图识别 人体运动控制（human motor control）是一个非常复杂的生理过程，从运动规划到运动指令下发，再到肌肉收缩，最终引发关节运动和感觉反馈，其中涉及中枢神经系统、外周神经系统、肌肉骨骼系统等多个复杂子系统。人的运动意图产生于大脑，却贯穿于整个运动过程，隐含在不同的子系统中。因此，可以在不同层面，应用不同的技术手段进行运动意图识别（motor intention recognition）。

根据采集生物信号的来源不同，人体运动意图识别技术主要包括两大类，即基于生物力学信号的运动意图识别和基于生物电学信号的运动意图识别。

（1）基于生物力学信号的运动意图识别：基于生物力学信号是一类间接获取运动意图的识别技术。生物力学信号，如关节角度、角速度、三轴加速度、足底压力等信息，可以通过传统的物理传感器直接检测。由于这类力学或位置传感器具有良好的线性度，技术也比较成熟，目前绝大部分的外骨骼机器人都是采用生物力学方式来间接获取运动意图。

但是，基于生物力学信号的识别技术存在着严重"先天不足"，原因是力学信息产生于人体运动之后，表达的是运动已经发生的结果，而不是意图。因此，它是一种利用逆运动学进行意图估计的方法，存在明显的人体运动与力学信息获取之间的时间滞后，再加上信息处理和机械系统响应等时延，不利于实现柔顺的人机交互，这也是当前外骨骼机器人的技术"瓶颈"之一。另外，通过力学信息获取运动意图的过程中，系统无法区分是操作者自己发力还是外部的作用力，往往会使外骨骼机器人做出错误判断，有可能导致系统的不稳定或者动作失控。

（2）基于生物电学信号的运动意图识别：人体生物电信号是载有行为信息的神经元传输到相关组织器官时所激发的综合电位，直接反映人的运动意图。通过解码人体生物电信号可以识别人的行为，进而赋予机器人能够理解运动意图的能力。由于与人体运动有关的生物电信号产生于运动发生之前，这就为预测人体运动意图提供了一种极其重要的手段。目前，广泛关注的人体生物电信号包括肌电图（EMG）、脑电图（EEG）以及眼电图（EOG）等，其中首选表面肌电信号（sEMG）。

sEMG 是由众多活跃运动单位发放的动作电位序列沿肌纤维传播，经由脂肪、皮肤构成的容积导体滤波后，在皮肤表面呈现的综合电位，其内含丰富的肌力、关节力矩、关节活动量等运动信息。sEMG 是一种非平稳的微弱生物电信号，比肢体动作超前 30～150ms，可以利用表面电极实时捕获，如图 3-229 所示。

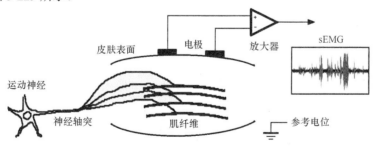

图 3-229 采集 sEMG 信号

基于 sEMG 的人机交互过程，其核心是利用肌电信号解码人体的运动意图。常用的方法是，通过 sEMG 识别肢体独立的离散动作，如行走过程中的站立支撑、足尖蹬地、足跟着地等分解动作，并以此为依据估计或预测各关节连续活动轨迹。离散动作模型流程，如图 3-230 所示。

提取 sEMG 特征和构建分类模型是上述流程中最为重要的环节，其中，sEMG 特征包括时域特征（如积分绝对值、波长等）、频率特征（如中值频率、均值频率等）、时频域特征（如小波变换系数等）以及非线性动力学特征等。由于 sEMG 具有个体特异性，且会随着人的体征（包括性

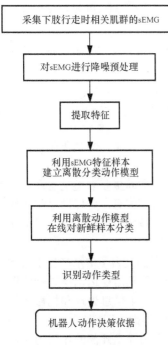

图 3-230　离散动作模型流程

别、年龄、肢体状况）改变而变化，因此，上机前需要一段适应性训练过程，使机器人记忆 sEMG 特征与使用者习惯动作关联，建立个性化的分类模型。

目前，基于生物电学信号直接获取运动意图的检测技术仍不够成熟，主要原因是生物电信号的低频、幅值微弱、信噪比低、易受干扰等特性，使其在数据降噪、建模和校准等方面的技术难度增大。使用 sEMG 控制的外骨骼机器人通常还需要较长的训练时间来标定，尤其是在动态环境中保持信息采集的精确度，平衡初始运动意图与信号解释性的关系等仍然面临着许多技术挑战。

3. 关节连续运动估计　离散动作分类是一种利用某些关键肢体动作的 sEMG 信息，通过提取特征来预测运动轨迹的机器人控制方法。但若要实现人体连续平滑的运动，保证人机互动的可靠匹配，还需要将 sEMG 的动作分类数据延展为各关节的连续运动。

利用 sEMG 估计关节连续运动的常用方法是：

（1）结合肌肉生理力学建立以 sEMG 为信号输入的关节动力模型。

（2）通过 sEMG 提取肌肉活跃度信息，并换算出对应的关节力矩、角度、角速度等运动参数，将估计结果作为参考输入控制机器人。

（3）建立由图 3-231 所示的基于 sEMG 的连续运动估计系统，通过反复校准和修正肢体运动轨迹，实现机器人精准匹配的功能辅助。

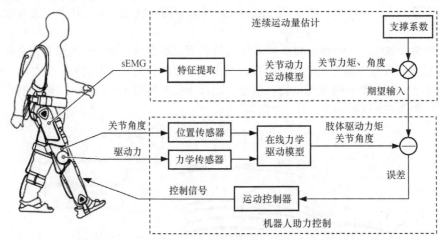

图 3-231　基于 sEMG 的连续运动估计系统

现阶段的技术还无法完整、准确描述 sEMG 与运动的内在生理-物理关系，其原因是 sEMG 本身具有非线性、非平稳性、易受干扰性，再加上人体关节肌肉耦合和运动的复杂多变性，使其内在生理参数难以准确测量。因此，利用 sEMG 估计的关节活动量都仅是近似值，还需要通过在线力学驱动模型的闭环互动（采用自适应神经模糊控制器，建立 EMG 与患者估计力矩之间的关系），实时修正误差，以保证人体安全及人机交互的协调性。

4. 机械腿的结构　可穿戴机械腿是下肢外骨骼机器人的机电驱动装置，如图 3-232 所示。

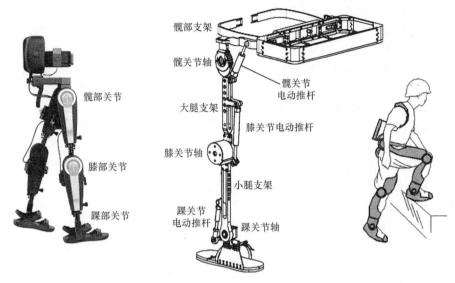

图 3-232 下肢外骨骼机械腿

对于穿戴式外骨骼机器人，机械腿的控制变量通常是位置，也就是在测量或估计得到人机交互力后，可以将其转化为期望的运动轨迹，即通过运动控制器协调驱动髋关节、膝关节和踝关节的活动量和驱动力，以实现安全行走。

习 题 三

1. 使用 Rood 疗法基本技术进行治疗时，需要遵循哪些原则？
2. Rood 疗法的基本技术中促进技术包括哪些？
3. 简述现代 Bobath 观念的定义及内容。
4. 简述现代 Bobath 技术的治疗原则。
5. 简述 Bobath 技术的注意事项。
6. 简述现代 Bobath 观念对脑卒中患者的评定与治疗重点强调的内容。
7. 试述 Brunstrom 对脑损伤后偏瘫治疗原理的认识。
8. 试述 Brunstrom 技术对脑损伤后偏瘫的治疗原则。
9. 根据肌力大小怎么选择肌力训练方法？
10. 简述关节活动技术的注意事项。
11. 试述牵引疗法的分类。
12. 简述体位转移方法的选择原则。
13. 简述平衡的分类。
14. 简述协调的分类。
15. 简述步行应具备的基本条件。
16. 呼吸训练的方法有哪些？
17. 简述 PNF 特殊技术手法中节律性启动技术。
18. 简述运动再学习技术的四步骤。
19. 影响关节稳定性和灵活性的因素有哪些？
20. 简述 CPM 的适应证。
21. 简述影响关节活动的病理因素。
22. 简述持续被动活动。

23. 简述关节活动的类型。

24. 简述骨连结的形式。

25. 简述关节的基本结构。

26. 简述影响关节活动的生理性因素。

27. 简述关节的基本作用。

28. 简述关节活动度训练的适应证和禁忌证。

29. 简述关节的分类。

30. 简述关节的运动形式。

31. 简述关节训练的基本原则。

32. 简述无动力关节活动度训练器的种类及特点。

33. 简述关节活动度训练的四个层次。

34. 简述 CPM 机的分类及特点。

35. 简述手 CPM 机的工作原理。

36. 简述上肢 CPM 机的工作原理。

37. 简述下肢 CPM 机的工作原理。

38. 比较等长训练、等张训练、等速训练的优缺点。

39. 简述肌力训练的基本原则。

40. 何谓阻尼器？主要有几种类型？

41. 等速肌力训练器主要包括哪些器械？

42. 数字化等速康复训练器有何特点？

43. 磁控轮的工作原理是什么？

44. 四肢联动训练仪由哪些部分组成？

45. 多关节等速肌力测试与训练系统包括哪些主要部件？

46. 何谓平衡训练，平衡训练的基本原则是什么？

47. 平衡训练的基本顺序应如何安排？

48. 平衡训练设备的训练平台主要结构及功能包括哪些？

49. 什么是协调训练，协调训练的要点有哪些？

50. 简要说明手功能综合训练平台包括什么？

51. 手功能被动训练模式与主动训练模式的训练项目有哪些？

52. 什么是代偿？生理代偿主要有哪些类型？

53. 运动代偿器械主要有哪些类型？

54. 假手是上肢假肢中的关键部件，主要有哪些类型？你认为该技术的发展趋势是怎样的？

55. 简述矫形器的功能及主要类型。

56. 运动意图识别的主要技术有哪些？分别存在哪些优点和不足？

57. 运动辅助型外骨骼机器人主要由哪些部分组成？

58. 步态训练康复型外骨骼机器人与下肢运动辅助型外骨骼机器人在结构和功能上有哪些异同点？

第四章　电磁物理治疗设备

在生命起源及进化的漫长历程中，自然界广泛存在的各类电磁场对生物体发挥着微妙的调控作用，它不仅是形成生物多样性的主要原因，也是维系生命正常活动的重要环境因素。工业化社会以来，尤其是以电力为主要能源的现代社会，人类活动形成了多种多样的非自然的人工电磁场，构成了更为复杂的电磁环境，这对人类的健康产生着各种积极或负面的影响，这些影响的大部分机制及远期效应仍待揭示。

临床电磁干预就是利用不同频率的电磁能量对人体特定组织、器官施加影响，以实现治疗疾病和功能康复的效果。电磁学物理治疗是利用波长大于 1mm（频率小于 300GHz）的电磁场效应来医治疾病的方法，是现代物理治疗学中最为重要的技术手段。根据激励源的应用频率，电磁学物理治疗技术主要包括直流电疗法（药物离子导入疗法）、低频电疗法、中频电疗法、高频电疗法以及磁疗法等。

第一节　直流电治疗与离子导入设备

直流电疗法（galvanization）是将低电压、小强度的平稳直流电或直流电脉冲，通过电极传入到人体某一部位进行疾病治疗的方法，是最早应用于临床的电疗法之一。由于直流电的电解现象会使电极下产生局部灼伤，因而，目前临床上已经很少应用直流电疗法，但它仍然是药物离子导入和低频电疗法的基础。

一、直流电治疗

直流电（direct current，DC）是导体中电荷流动方向不随时间改变的电流形式，应用直流电治疗疾病的方法统称为直流电疗法。

（一）直流电的生物作用

人体是由多种体液（主要成分为水和电解质等）所组成的复杂导体。体液中含有阴离子和阳离子，这些离子在维持人体细胞内外液的容量、渗透压、酸碱平衡以及神经肌肉兴奋性等方面起着重要作用。在直流电场的影响下，由于正负电极间存在着稳定的电位差，人体的各种离子将会按照一定的方向迁移，形成离子流，体内的电解质会发生电解、电泳、电渗活动，从而改变组织内的离子浓度、蛋白质性状、细胞膜通透性、pH 值等。因此，直流电场对人体的作用是多方面的，例如，改变组织离子浓度、影响末梢血管的血流动力学状态、兴奋或抑制神经系统等。直流电场的生物作用，如图 4-1 所示。

1. 电离与电解　凡在水溶液中能够电离和导电的物质，统称为电解质（electrolyte）。组织的导电性能与其含水量有直接关系。人体组织中，导电优异的部位或组织有脑脊液、血液、淋巴液、组织液等；导电良好的部位包括：肌肉、肝脏、脑、肾等；导电不良的部位或组织为结缔组织、干的皮肤、皮下脂肪、骨骼等；头发、指甲等属于绝缘体。

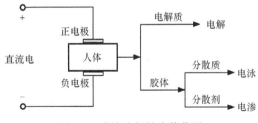

图 4-1　直流电场的生物作用

通常将能在水中解离成为离子的物质称为电解质，如酸、碱、盐等。电解质溶解于水时可以或多或少地解离成带正电的阳离子和带负电的阴离子，阳、阴离子所带的正、负电荷总量相等，因此溶液保持中性。这种没有外部电场影响下电解质分子自动解离成离子的现象，称为电离

（ionization）或电离作用（ionization effect）。电解质的电离过程呈可逆性动态平衡状态。如果在电解质溶液中施加直流电，阴离子、阳离子分别移向极性相反的电极，并在电极上获得或失去电子，最终还原为中性原子或原子团，这一过程称为电解（electrolytic）现象。若生成的中性原子或原子团化学性质稳定，则可以将其从溶液中分离出来；若不稳定，将会与溶剂或电极发生进一步的化学反应，生成新的化合物，即电解产物（electrolysis product）。电解作用结果是，溶液中电解质的离子浓度逐渐降低，与此同时未解离的电解质分子不断解离，此电离现象是一个可逆过程。比如，氯化钠溶液的电解过程，如图4-2所示。

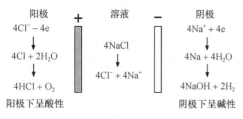

图 4-2 氯化钠溶液的电解过程

氯化钠在水中可以解离成钠离子和氯离子，在直流电场作用下，钠离子向阴极移动，并从阴极获得电子，变成中性的钠原子，钠原子与水反应生成氢氧化钠和氢气；氯离子向阳极移动，并失去电子成为氯原子，氯与水反应生成盐酸和氧气。因此，阴极下呈碱性，阳极下呈酸性。

电解作用会在直流电极下产生强酸和强碱（阴碱阳酸），当电解产物蓄积到较高浓度时，可能会破坏肌体表面组织，甚至出现化学烧伤，因而临床治疗时需要采取相应的防护措施。方法是在直流电极下放置厚度约1cm的吸水棉衬垫，目的是吸附和缓冲电解产物。直流电的电解现象也可用于临床治疗，比如，皮肤科常利用电解现象，去除皮肤上的新生物（如疣、痣等），眼科也常用电解现象来拔除倒睫等。

2. 电泳与电渗　胶体（colloid）又称胶状分散体（colloidal dispersion），是一种均匀混合物，胶体中含有两种不同相态的物质，分别是分散剂和分散质。分散剂是均匀的介质，由微小的粒子或液滴组成，主要成分是水；分散质又称胶体粒子，由10～100nm的悬浮颗粒物组成。人体的细胞液主要包括无机盐、葡萄糖、蛋白质、脂肪等成分，蛋白质可以在水中形成一种较为稳定的亲水胶体。

电泳（electrophoresis）和电渗（electro osmosis）是直流电通过胶体时，同时出现的两种物理现象。在直流电场作用下，胶体粒子向极性相反的电极迁移，形成电泳现象；分散剂则向另一侧电极迁移，称为电渗。蛋白质是分散质、水是分散剂。应用直流电疗法时，带负电的蛋白粒子及其吸附层向阳极迁移，即电泳现象；扩散层正离子及其水化膜向阴极迁移，形成电渗现象。直流电场产生的电泳和电渗现象，可以直接导致阳极下蛋白质密度升高、水分减少，阴极下蛋白质密度减少、水分升高。因此，蛋白胶体的移动将影响蛋白质的密度分布，电渗使得阴极下的水分增多、阳极相对脱水。这种在不同极性作用下，蛋白质密度和组织含水量的变化，势必会影响细胞膜的通透性和神经肌肉的兴奋性。

（1）改变细胞膜的通透性：直流电场可激励机体内的离子移动，阳极下产生酸性电解产物；阴极周围则积聚碱性电解产物。由于人体内蛋白质属于偏酸性物质，在阳极下形成的酸性环境接近于蛋白质的pH，使其易于聚结，因而细胞膜变得致密；与之不同，在阴极下形成碱性环境，酸碱度偏离蛋白质的pH，导致蛋白质不易聚结，细胞膜疏松。

此外，由于电泳电渗的作用结果，阳极下组织水分减少，蛋白质密度增加，易聚结甚至凝固，细胞膜变得致密，因而通透性降低；阴极下组织水分增多，蛋白质颗粒分散，密度变稀，细胞膜变得疏松，结果是通透性升高，物质经膜交换加速。

（2）改变神经肌肉的兴奋性：神经肌肉的兴奋性需要体液中各种电解质离子维持一定的比例，其关系式为

$$兴奋性 = \frac{\left[Na^+\right] + \left[K^+\right]}{\left[Ca^{2+}\right] + \left[Mg^{2+}\right] + \left[H^+\right]}$$

在直流电场的作用下，体液中 Na^+、K^+、Ca^{2+}、Mg^{2+} 等阳离子向阴极移动，由于 Na^+、K^+ 的水化膜较薄（水化膜厚度与离子的原子量和化合价等有关），移动速度较快，所以在阴极下 Na^+、K^+ 的浓度及 pH 相对升高，H^+ 浓度相对降低，导致阴极下神经肌肉的兴奋性提高；同理，由于 Ca^{2+}、Mg^{2+} 的水化膜较厚，向阴极移动的速度较慢，结果形成阳极下 Ca^{2+}、Mg^{2+} 浓度相对升高，因而阳极下组织的兴奋性降低。由此可见，对神经肌肉兴奋性起决定作用的不是某种离子的绝对浓度，而是它们之间的浓度比例。

综上，直流电极下组织的反应见表 4-1。

表 4-1　直流电极下组织的反应

	阳极	阴极	口诀
pH	呈酸性	呈碱性	阴碱阳酸
组织细胞	使其致密	使其疏松	阴吸阳脱
含水量	减少	增加	
神经肌肉兴奋性	降低	提高	阴高阳低
细胞膜通透性	降低	增高	阴透阳不透

（二）直流电的生理作用

直流电场作用于机体，在组织内可促使正负离子的定向迁移，在电极表面会发生电解反应，带电胶体和水分子将分别产生电泳和电渗现象。这一系列的物理化学变化，势必改变神经肌肉的兴奋性、细胞膜的通透性以及酸碱度和组织的含水量，将会对人体的生理功能产生影响。

1.改善局部血液循环　直流电治疗后，放置电极的皮肤位置会有明显的充血、潮红。有学者曾用红外线显像等方法测定，经过直流电治疗，局部血液循环量可增加 140% 左右，其效应在治疗结束后还会持续 30～40min 以上。由于局部小血管的扩张，血液循环得到改善，可以提高细胞生存能力，加速代谢产物的排泄。因而，直流电治疗具有促进炎症消散，提高组织功能，改善细胞再生等作用，这一作用在阴极下更为明显。

血管舒缩反应是机体应对外界刺激最为常见的生理反应之一。直流电场可以引起局部组织内理化性质的变化，通过刺激神经末梢产生的轴索反射和节段反射，引起小血管舒张。此外，直流电还可以影响蛋白质的稳定性，由于微量蛋白质变性分解而产生一些分解产物，也有扩张血管的作用。

2.影响神经系统　直流电场对神经系统功能有着显著的影响，这是直流电疗法最重要的临床应用。当使用弱或中等强度的直流电刺激时，阳极下神经的兴奋性将降低而阴极下的兴奋性升高；使用强度较大或通电时间较长的直流电时，阴极下兴奋性会由升高转向降低；如果电流强度进一步增大或者通电时间更长，阴极下兴奋性甚至可能完全消失，称为"阴极抑制"。这是因为 K^+ 的浓度进一步升高时，细胞膜结构将会更加疏松，通透性过度增加，甚至完全丧失对离子的选择性阻挡作用，难以维持正常的膜电位，从而失去产生兴奋的基本条件。

（1）直流电可以调节中枢神经系统的兴奋和抑制过程，通过直流电场的极性、刺激强度、持续时间，可以引起兴奋，也可引起抑制甚至使组织功能完全丧失，从而影响全身各组织器官的生理功能。因此，直流电常用于治疗神经官能症、外伤或炎症等引起的大脑皮质功能紊乱。由直流电引起的神经功能完全停止的生理现象，称为直流电间生态。这种电间生态就是电麻醉，它与化学药物引起的神经麻醉状态具有相同的生理性质，直流电与麻醉剂同时或相辅作用于神经时具有协同作用。

（2）直流电可改变周围神经的兴奋性，并且可以改善组织营养，促进神经纤维再生和消除炎症等。因此，直流电常用来治疗神经炎、神经痛和神经损伤。

（3）直流电刺激皮肤或黏膜的感觉神经末梢感受器，能反射性地影响自主神经功能，从而影响内脏器官和血管的舒缩功能。当电流强度很弱时会出现蚁行感，随着电流强度增加，可有针刺、刺痛、灼痛等感觉，电流强度越大疼痛越剧烈。如果突然增减电流强度，即使电流强度较小，也会出现明显的刺痛感；反之，缓缓地增加电流强度，即使超过痛阈也可能不会出现刺痛感。随着通电时间延长，直流电引起的刺激感逐渐减弱，可以出现轻微的温热感。临床治疗时，应缓慢增加电流强度，如有针刺感应立即停止增加电流。如果治疗中电极下出现局限性刺痛感，应立即关闭电流进行检查，查找刺痛原因；否则，即使刺痛会逐渐减轻，也可能局部灼伤。身体不同部位的皮肤对直流电的敏感度也不同，这与皮肤电阻及神经末梢分布有关，黏膜对直流电刺激的敏感度较皮肤要高得多。

（4）应用断续直流电刺激神经干或骨骼肌时，在直流电通断瞬间可引起神经肌肉兴奋，从而出现肌肉收缩反应。断续直流电（直流脉冲）可用于治疗神经传导功能失常和防治肌肉萎缩。另外，直流电对前庭神经、味觉、视觉等特殊感觉也有兴奋作用。

3. 软化瘢痕　直流电场作用下，阴极下的水分将增多，蛋白质因吸收水分会发生松弛、膨胀和分解现象，因而可以软化瘢痕；阳极下水分减少、蛋白质增多，组织内渗透压较高，可用于治疗慢性渗出性溃疡或多汗症。

4. 促进骨再生修复　正常骨干骺端带负电荷，骨折后负电荷分布发生改变。如果在骨折区通以小剂量阴极直流电，可以促进骨折愈合。因此，适量的阴极直流电刺激可以促进骨痂形成，促进骨再生和修复。

（三）直流电治疗技术

直流电治疗技术包括直流电治疗仪的工作原理、电极系统和电极放置方法等。

1. 直流电治疗仪的工作原理　如图 4-3 所示。

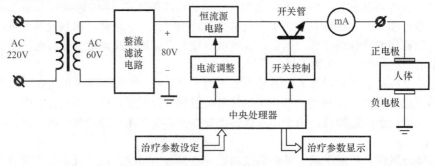

图 4-3　直流电治疗仪的工作原理框图

直流电治疗仪的电路结构比较简单，主要由直流电压源电路、恒流源电路和控制电路等组成。

（1）直流电压源：直流电压源的目的是将工频 220V/50Hz 电压转换为 80V 左右的直流电压。由于直流电疗法作用于人体的治疗参数是 0～50mA 的稳恒电流，因而对直流电压的稳压性能通常不做要求。实现直流电压源的电路形式较多，主流技术分为线性直流电压源和开关直流稳压源，如图 4-4 所示。

线性直流电压源主要包括两部分，工频变压器和整流滤波电路。首先通过工频变压器将工频电压降至 60V 左右，再由整流滤波电路得到约为 80V 的直流电压。由于没有线性稳压环节，电路的结构简单，但它的缺点是体积大、效率低。

开关直流稳压源是直流电源的主流形式，由于大幅提升了电源的工作频率，可利用开关变压器替代工频变压器，使得电源的体积、重量、效率等指标显著提升。开关直流稳压源的工作原理是，由整流滤波电路将 220V 工频电压转换为约 300V 的直流电压，再通过开关管 T 将 300V 直流电压变成频率大于 20kHz 的高频交流电；由于频率增高，可以使用效率很高的开关变压器，通过开关变压器电压降至80V；再经快恢复二极管D整流、电容C滤波得到80V直流电压。电阻R_1、R_2是输出电压的取样环节，通过调整脉宽调制器（PWM）的脉冲宽度来实现动态稳压。

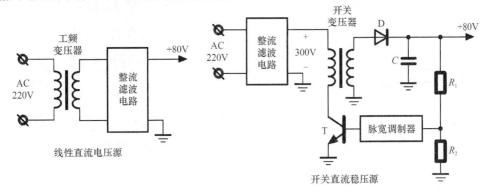

图4-4　直流电压源

（2）恒流源：恒流源的实现方法很多，电路结构也不尽相同，最为经典的是应用三端稳压器构成的恒流源，如图4-5所示。

三端稳压器为串联型集成稳压电路，具有外接元件少，使用方便，性能稳定，价格低廉等优点。由于直流电治疗仪要求的输出电流为小于50mA，因而可以选用100mA的三端稳压器，通过改变电阻R的阻值可以调整恒流源的输出电流。

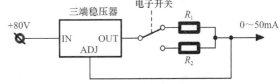

图4-5　三端稳压器恒流源

（3）控制电路：通过控制电子开关可以分强、弱两挡调整并显示输出电流的强度，也可由数字电位器连续调节输出电流。为适应不同的临床治疗需要，直流电治疗仪通过开关电路控制开关管的通断状态，以提供如图4-6所示的恒流输出和直流脉冲（分为疏波、密波和疏密波等波形）输出。

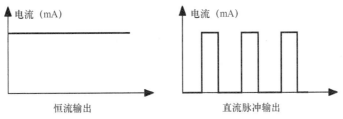

图4-6　恒流输出与直流脉冲输出

控制电路内部设有电子定时装置，可以控制并指示治疗时长。

2. 电极系统　直流电疗法的电极系统包括板电极、衬垫和导线，如图4-7所示。

（1）板电极：多采用0.25～0.5mm柔软的薄铅片（铅片具有可塑性好，化学性能稳定等优点）或导电橡胶，大小形状依治疗的部位各异。直流电治疗使用的板电极分为主电极（作用电极）和副电极（非作用电极）。主电极的面积较小，电流密度较大，引起的反应强烈，因而主电极也称为刺激电极；副电极的面积较大，电极的电流密度相对小，引起的反应较弱，称为无刺激电极。

由于经多次治疗后，在板电极表面会产生电解产物的沉积，影响板电极的导电性，因此，需要经常性清除电极的沉淀物。

（2）衬垫：采用无染色、吸水性好的棉织品制成，一般用白绒布叠成厚1cm左右，衬垫应超出边缘1～2cm。板电极与衬垫，如图4-8所示。

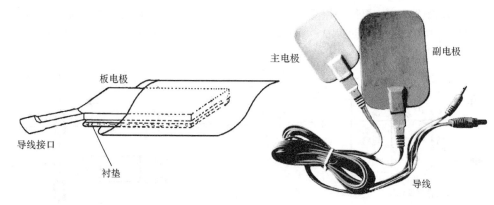

图 4-7　电极系统

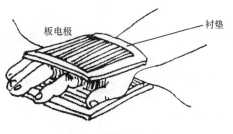

图 4-8　板电极与衬垫

治疗前，需用温水将衬垫浸湿，作用是吸附和稀释电极下的酸碱电解产物，避免发生直流电化学灼伤；使皮肤湿润，降低皮肤电阻，以利于提高导电性；可使电极与皮肤紧密接触，电流分布更为均匀。

（3）导线：输出导线选用绝缘良好、比较柔软的导线，分红、蓝两种颜色，以便于区别阴、阳两极，每条线缆的长度约为 2m。

3. 电极的放置方法　主要分为对置法和并置法两种，如图 4-9 所示。

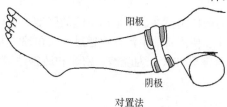
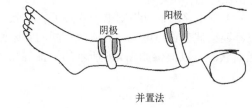

图 4-9　电极的放置方法

（1）对置法：两个电极分别放置在身体某部位的内外两侧或者前后面，例如，膝关节内外侧对置，上腹部与腰部前后对置等。对置法多用以治疗头部、关节及内脏器官等部位的疾病，适于局部和病变部位较深的疾病治疗。

（2）并置法：两个电极放在身体某部位的同一侧面，如左下肢前面的并置。并置法适用于周围神经疾病和血管病变等的治疗。

二、离子导入法及治疗设备

离子导入法（iontophoresis）是利用直流电场，以"同电性相斥"原理，通过离子交换方式，将离子或带电的化学药物导入至体内的治疗方法，又称为离子电泳法。由于药物导入或透入的主要途径是皮肤，因而也称为直流透皮给药疗法。皮肤具有特殊屏障功能，能够有效限制与外部环境的物质交换以及外源复合物的渗透。然而，皮肤又是许多药物的重要给药途径，透皮给药具有许多优势，可以有效减少肝脏和消化道的降解，血药浓度稳定。目前，临床应用的透皮给药已不再局限于直流离子导入，还包括中频离子导入和超声药物透入等。

（一）药物离子导入的原理

根据"同性电荷相斥，异性电荷相吸"的物理学原理，利用直流电场能够将药物离子经皮肤导入至体内，导入体内后的药物仍保持原有的药理性质。由于药物溶液可部分被解离成电离子，因而利用正负电极在人体体外形成的直流电场，可以将带有阴、阳离子的药物定向导入机体。其中，药物中的阳离子只能从阳极衬垫中导入体内，阴离子只能从阴极衬垫中导入体内，如图 4-10 所示。

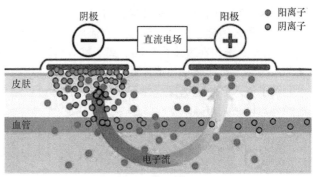

图 4-10 直流电药物离子导入

1. 药物离子导入的特点

（1）导入体内的是有治疗作用的药物成分，而不是混合剂，大量没有治疗价值的溶剂和基质不进入体内。因而，离子导入治疗的药性更为明确。

（2）药物可直接导入位置较表浅的病灶内，在局部表浅组织中可以保持较高药物浓度，而对于较深层的组织可利用体内导入法。就全身而言，直流电导入体内的药量很少，浓度较低；但是对于局部表浅组织，此方法较其他方法的药物浓度更高。例如，青霉素直流电阴极导入，局部皮肤内的药物浓度高于肌内注射几十倍；链霉素眼部直流电导入，前房及玻璃体中浓度比其他用药方法要高出许多倍。

（3）直流电导入的药物可在皮肤内形成"离子堆"，而不像其他给药方式很快经血液循环代谢，所以在体内停留的时间更长，疗效更为持久。药物导入所形成的药物储存库，会以消散的方式逐渐进入血液和淋巴液系统，同时由于离子堆的作用，药物作用持续时间可以显著延长。

（4）直流电药物导入时，直流电场和药物离子可以作用于内、外感受器，通过反射途径，对局部或全身产生治疗作用。

（5）能减小药物内服或注射等方法的副作用，如胃肠刺激症状、注射后吸收不良等。

（6）具有直流电和药物离子的综合功效，但不是两者作用的单纯叠加，而是兼有直流电和神经反射的双重治疗作用。

（7）阳离子只能从阳极导入，阴离子只能从阴极导入。通常金属、生物碱等带正电荷离子从阳极导入，非金属、酸根等带有负电荷离子从阴极导入。例如，从阳极导入氯化钾溶液（钾离子为阳离子），可以提高神经肌肉兴奋性，用于治疗周围神经炎或神经麻痹。再比如，治疗骨质增生最常用的方法是将食用醋（食用醋的主要成分为醋酸，含阴离子）作为导入的药物。醋酸根离子在电场作用下，通过皮肤进入体内，与骨骼上的钙离子相互作用，减少钙盐沉着，消炎止痛，达到治疗骨质增生的目的。

离子导入治疗具有一定的局限性，如导入的药量相对较少，很难对药量进行精确控制；一般只能将药物导入到皮肤层，主要是在皮肤浅层，不易直接导入深层组织，特别是内脏器官；对全身的影响较小，作用效果也相对缓慢。

2. 影响药物导入量的因素

药物离子导入量与很多因素有关。在一定范围内，溶液浓度越大，导入的剂量越多。如肝素溶液在 0.25%～5%，浓度越大，导入体内的剂量越多；复杂溶剂的寄生离子增多，药物导入量将会减少；向溶液加酒精可以有效增加导入效果，但酒精对易沉淀变性的药物并不适用；不溶解的药物不能导入皮肤，如白色乳状的氢化可的松不能通过皮肤导入；根据法拉第定律，离子导入的剂量与所使用的电流强度成比例，在一般情况下，通电时间越长导入量就越多，电流强度越大导入的药物将增加；人体的不同部位对导入量也存在差异，躯干导入量最多，上肢次之，下肢特别是小腿的导入量最少。

在应用直流电药物导入疗法中，如何精确测定导入体内药物离子剂量，是至今尚未解决的难题。现阶段主要包括三种测量方法：①一般化学定量分析法，但不能准确测定导入体内的药物离子浓度；②微量分析法，其测量结果存在较大的误差；③生物学分析法（如抗生素导入量用抑菌指数来反映）测量结果只具有参考价值。

3. 药物导入途径、分布、深度 直流电直接导入离子一般只能到达皮内（最深可达 1cm 的真皮层），主要是堆积在表皮内形成"离子堆"，再通过渗透作用逐渐进入淋巴和血液系统，进入血液循环系统后，有的药物会选择性地停留在某器官组织内。

4. 离子导入药物的选择 并不是所有药物都可以用于直流电离子导入，选择离子导入药物时，应兼顾考虑以下几点。

（1）药物必须能够电离成离子或胶体质点。若不能电离，就不能利用直流电将其导入体内。

（2）必须明确导入药物的极性，如果不知药物带有何种电荷，就不能确定从直流电的哪一电极下导入。

（3）药物成分应有较高的纯度。若除药物离子外，还有其他带电性质与药物相同的离子，则通电后势必竞相进入体内，就会减少药物离子导入量。

（4）药物应溶于水，且不易被酸或碱破坏。

（5）尽量选择局部应用亦能发挥作用的药物。

（6）药物溶液的 pH 应适合，从阴极导入的药物，pH 不宜≤6；从阳极导入的药物，pH 不宜≥8。

（7）应根据具体情况选取特定浓度的药液。一般导入药物的常用浓度为 2%～5%，剧毒药的浓度剂量应严格控制，衬垫上的药量不宜超过注射一天用药的总剂量。

（8）中草药导入的常用煎剂浓度为 10%～20%，但因其成分复杂，最好先进行药物化学和药理作用分析，把有效成分提纯，根据其有效成分再测定其导入的极性。

（二）离子导入治疗技术

直流电药物离子导入疗法是在直流电疗法的基础上发展起来的，使用的设备是直流电治疗仪，治疗方法主要包括衬垫治疗法、电水浴治疗法和体腔法等。

1. 衬垫治疗法 离子药物导入的衬垫治疗法，如图 4-11 所示。

它的治疗方法与直流电疗法基本相同，不同点及注意事项如下：

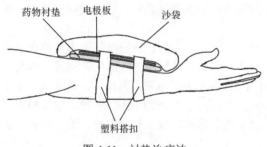

图 4-11　衬垫治疗法

（1）与作用电极面积相同的滤纸或纱布用药液浸湿后，放在治疗部位的皮肤上，上面再放衬垫和电极板，并施加一定的压力，以保证导电性良好；非作用电极下的滤纸或纱布用普通温水浸湿即可，导入电极的极性必须正确。

（2）尽量减少作用电极上的寄生离子。药物溶剂一般使用蒸馏水、酒精或葡萄糖溶液；每个衬垫（包括纱布）最好仅供一种药物使用。

（3）为防止被电解产物所破坏，有的药物需采用非极化电极，即在用药液浸湿的纱布上面依次放置衬垫、缓冲液浸湿的滤纸、衬垫和电极片。如使用青霉素，导入前必须要做皮肤过敏试验。

2. 电水浴治疗法 电水浴治疗法的作用电极一般使用炭质材料并安置在水槽内，非作用电极与衬垫电极置于身体的相应部位，水槽内放有药液，将患者的治疗部位浸入槽内，如图 4-12 所示。

电水浴治疗法也可将四肢远端分别浸入四个不同的水槽内，根据导入药液的性质分别连接作用电极或非作用电极，这种方法称为四槽浴直流电药物导入法。

3. 体腔法 应用特制的专用体腔电极插入所需治疗的体腔（阴道、直肠、鼻腔、耳道等），再向体腔电极内注射一定量的药液，通过直流电场的作用可进行药物导入。常用的体腔法有耳道药物离子导入、鼻黏膜药物离子导入、直肠前列腺离子导入和阴道离子导入等。

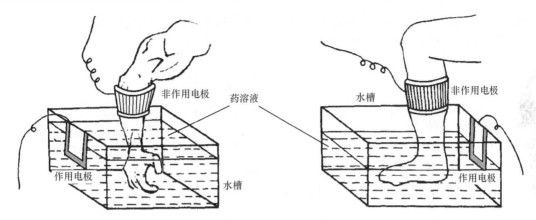

图 4-12　电水浴治疗法

（三）中频离子导入治疗仪

直流离子导入的主要技术缺陷是无法克服在药物导入过程中出现的细胞极化电场难题。所谓细胞极化电场，是指在外部电场作用下，细胞膜内的离子会产生定向迁移，并在膜两侧形成离子堆积，其电场方向与外加电场方向相反。大量细胞共同作用产生的反向电场会形成极化电场，这一极化电场将构成药物导入壁垒，随着治疗时间的延长，这一极化电场现象越发严重，导致药物离子无法定向导入体内。因此，目前临床上多采用中频离子导入方法（通常是在中频电疗仪器上增设离子导入模式），原因是中频交流电经过半波整流或不对称整形，能够有效地克服直流离子导入过程中产生的细胞极化电场，不仅为透皮药物治疗提供良好的导入环境，同时还保留了中频电流原有的治疗效果。

本节将以 LZDR-2 型中频离子导入治疗仪为例，介绍中频离子导入治疗仪的结构与工作原理。LZDR-2 型中频离子导入治疗仪，如图 4-13 所示。

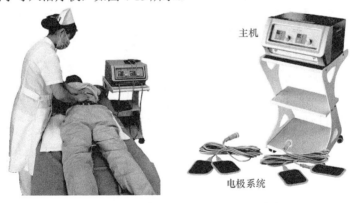

图 4-13　LZDR-2 型中频离子导入治疗仪

中频离子导入主要是运用药物电离技术和电渗流技术，使皮肤组织细胞重新排列，以降低皮肤阻抗，增加药物的通过性。中频离子导入治疗仪采用非对称中频电流（保留了一定能量的负向脉冲），对药物离子、分子产生定向推动力。这种非对称的"定向透药"技术，不仅使药物的导入深度和效率明显提升，还可以削弱对皮肤的刺痛感，有效降低皮肤丘疹的发生率。

1. 整机的构成　中频离子导入治疗仪的整体原理框图，如图 4-14 所示。

中频离子导入治疗仪由中央处理器、控制面板、调制波发生器、脉冲变压器和电极系统等组成。中央处理器是整机的控制核心，通过控制面板的人机对话，可以实现对整机运行参数的设置和监控。本机有"导入"和"按摩"两种运行模式，可通过"状态选择"键分别选用。"导入"或

"按摩"模式的主要区别是输出波形不同,进入"导入"模式,系统输出的波形为不对称的调制脉冲;"按摩"模式则输出对称的调制脉冲波形。

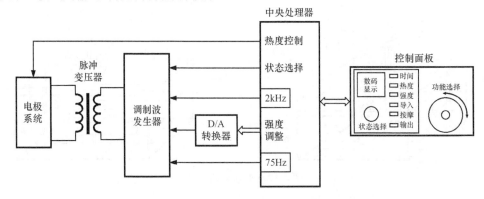

图 4-14　中频离子导入治疗仪的整体原理框图

2. 调制波发生器　通过加法器电路和调制波整形电路,可将中央处理器发出的 2kHz 载波信号整形为不对称中频电流。

（1）加法器电路:本机加法器电路的作用是将 CPU 发出的 75Hz 方波与强度调整信号叠加,构成一个调制信号,如图 4-15 所示。

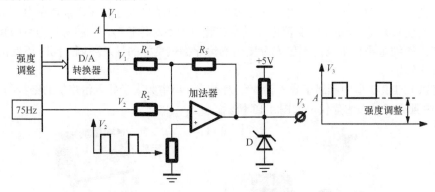

图 4-15　加法器电路

设置强度数字量经 D/A 转换器转换为模拟量 V_1,再与 75Hz 方波进行叠加,得到调制信号

$$V_3 = -R_3 \left(\frac{V_1}{R_1} + \frac{V_2}{R_2} \right)$$

通过调整作用强度,可以改变模拟量 A 的量值。由于稳压管 D 的存在,该加法器实际上是一个饱和加法器,其调制信号的脉冲幅值基本不变,强度调整主要是改变调制信号的基值。

（2）调制波整形电路:如图 4-16 所示。

2kHz 的载波信号经反相器分别接到场效应管 T1、T2 的栅极,载波信号为正半周时,场效应管 T1 导通、场效应管 T2 截止,直流电压 24V 经脉冲变压器在初级线圈产生一个由下至上的电流,脉冲变压器输出正脉冲;反之,载波信号为负半周时,场效应管 T1 截止、T2 导通,直流电压 24V 在初级线圈产生由上至下的电流,脉冲变压器输出负脉冲。由于调制波 V_3 为正脉冲信号,经电阻 R_4、R_5 可分别改变 2kHz 载波信号对场效应管 T1、T2 栅极的激励电平,调制波 V_3 经电阻 R_4 可以增加场效应管 T1 的激励,经电阻 R_5,场效应管 T2 的激励将减弱,由此,脉冲变压器可输出一个不对称双向脉冲波。

3. 电极系统　包括板电极和电极线缆,如图 4-17 所示。

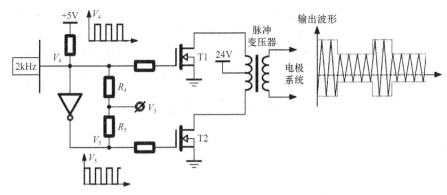

图 4-16　调制波整形电路

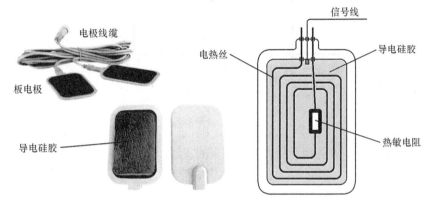

图 4-17　电极系统

为提高药物透皮导入效率，在板电极的导电硅胶上螺旋封装有电热丝，通过螺旋状电热丝产生的 35～50℃温热，可使药物在电极片内加热，激活并雾化成药物分子微粒，导引药物分子向体内深层移动，达到"定向透药"目的，以产生一系列热效应和药物效应。为了避免极板温度过高而引起烫伤，在电路设计上采用驱动脉宽调整和正温度系数热敏电阻双重保护技术，如图 4-18 所示。

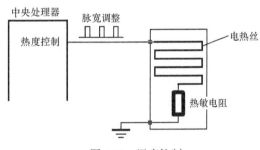

图 4-18　温度控制

开机时，电极片的温度较低，中央处理器的热度控制采用较宽的脉冲宽度，极片的温度快速上升；几分钟后，温度升至 40℃左右，中央处理器立即调整脉冲宽度，使极片温度保持稳定。如果在运行过程中电极片的温度过高，极片内与电热丝串联的正温度系数热敏电阻的阻值迅速增大，可以降低通过电热丝的电流，起到稳定电极温度的作用。

第二节　低频电疗设备

应用低频（频率＜1000Hz）脉冲电流治疗疾病的方法，统称低频电疗法（low frequency electrotherapy），低频电疗法的核心意义在于低频电脉冲对神经肌肉的刺激作用，治疗特点是，电流小于 80mA 的低频电脉冲无明显电解现象，很少发生化学灼伤；对感觉神经和运动神经均有较强刺激；有镇痛效应，无明显温热作用。

利用低频电脉冲实现的治疗方法较多，命名也不尽相同，按临床治疗可分为：

（1）用于刺激神经或肌肉使其收缩的低频电疗法，包括锻炼肌肉的神经肌肉电刺激疗法、痉挛肌肉的电刺激疗法、功能性电刺激疗法等。

（2）用于镇痛和促进局部血液循环的低频电疗法，包括经皮神经电刺激疗法、间动电疗法等。

（3）作用于中枢神经系统和脊髓的低频电疗法，包括电睡眠疗法、直角脉冲脊髓通电疗法等。

一、波形与波形参数

低频电脉冲治疗方法的关键是根据适应证选择适宜的波形及波形参数。

1. 波形参数　描述波形的主要参数包括：频率、周期、脉宽、波幅、脉冲间歇时间、占空比等，如图 4-19 所示。

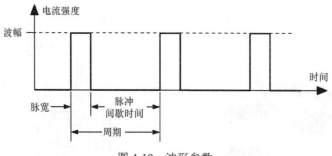

图 4-19　波形参数

（1）频率（frequency）是指每秒钟内脉冲出现的次数，通常用 f 来表示，单位为赫兹（Hz）。

（2）周期（cycle）是一个脉冲波起点到下一个脉冲波起点相距的时间，通常用 T 表示，单位为 ms 或 s。频率与周期的关系为

$$f = \frac{1}{T}$$

（3）脉宽或波宽为脉冲宽度（pulse width），是脉冲幅度达最大值 50% 的持续时间。

（4）波幅或振幅（amplitude）是电流强度或电压的最大值，反应脉冲由一种状态转换到另一种状态的变化量。

（5）脉冲间歇时间为作用脉冲的停止时间。

（6）占空比是指脉冲电流的持续时间与脉冲间歇时间的比值。

2. 常用电脉冲波形　常用低频电脉冲的治疗波形，如图 4-20 所示。

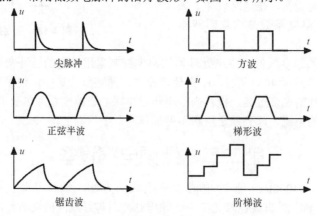

尖脉冲　　　　　　　　　方波

正弦半波　　　　　　　　梯形波

锯齿波　　　　　　　　　阶梯波

图 4-20　低频电脉冲的治疗波形

3. 双相电脉冲　根据临床需要，低频电脉冲治疗中还使用双向电脉冲波形，如图 4-21 所示。单向电脉冲的电流方向不变，其中含有直流电成分，会产生一定的电解反应。双向电脉冲的

电流作用方向正负交替，直流电成分较少，很少有电解效应，可避免电极下的化学灼伤。

4. 调制波　调制（modulation）是通信工程中最为常用的信号处理技术，意义是将需要传讯的低频信号（比如音频信号）叠加到高频载波上，以实现高频状态下的有线或无线通信。调制主要有两种专项技术，即调幅与调频。用于低频电脉冲治疗的是调幅技术，意义在于低频电脉冲的治疗强度不恒定，具有一定规律的变化，如图 4-22 所示。

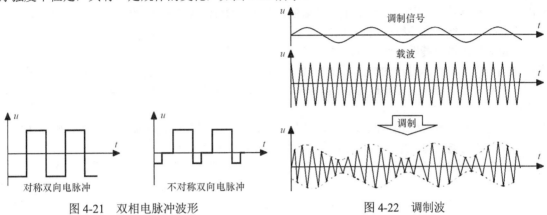

图 4-21　双相电脉冲波形　　　　　　　图 4-22　调制波

调制波的本质是，载波信号为治疗频率，通过调制信号可改变调制波的治疗强度。

二、神经肌肉电刺激疗法

神经肌肉电刺激疗法（neuromuscular electrical stimulation，NMES）也称为电体操疗法，是通过对周围神经系统施加低频传导电流，引起肌肉抽搐或收缩的一种电刺激治疗方式。这种方法主要是用来刺激失神经肌、痉挛肌和平滑肌，也可用于防治废用性肌萎缩，维持及增加关节活动度，训练肌肉做功能性动作，增加肌肉耐力。近年来，在神经肌肉、骨骼疾病的康复治疗中 NMES 的应用显著增加。

NMES 属于低频电脉冲治疗范畴，早期被公认的治疗脉冲频率为 20～50Hz，但是，随着治疗技术的丰富，目前普遍应用变频治疗模式。因而，其电脉冲的频率范围已扩大至整个低频区（1000Hz 以下）。由于 NMES 的本质是刺激目标肌肉群的神经，那么应用 NMES 的先决条件是目标肌肉的神经应该是完整的，主要用于长期不活动、手术或伤害导致的废用肌肉的力量训练，进而保持肌肉质量，维持和增加关节活动度，促进自主肌肉控制，并且减少痉挛。另外，对于一些非神经病变引起的废用性肌肉萎缩，NMES 也具有一定的治疗效果。

功能性电刺激（functional electrical stimulation，FES）属于神经肌肉电刺激（NMES）范畴，是利用一定强度的低频脉冲电流，通过预先设定的程序有针对性地刺激一组或多组肌肉，诱发肌肉运动或模拟正常的自主运动，以达到改善或恢复被刺激肌肉或肌群功能的目的。与 NMES 的主要区别在于，FES 可通过预定电脉冲序列诱导肌肉完成如图 4-23 所示的某些功能性动作，而 NMES 则更侧重于刺激肌肉收缩。FES 的应用范畴不仅限于四肢助力，还广泛用于膈肌起搏、膀胱电刺激、助视、助听等。

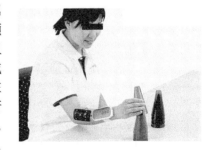

图 4-23　功能性电刺激

（一）神经肌肉电刺激的治疗作用

运动神经元损伤后，肌肉失去神经支配会逐渐萎缩变性。为了减缓这种功能性退化，依据病情，可选择不同的脉冲电流来刺激肌肉或肌群，使其产生被动的节律性收缩。通过电刺激训练，有利于保留肌肉的原有功能，延迟肌肉萎缩及变性。大量的动物实验和人体实验证明，肌肉接受电刺激收缩后，会出现肌纤维增粗、肌肉的体积和重量增加、肌肉内毛细血管逐渐丰富、琥珀酸脱氢酶（SDH）和三磷酸腺苷酶（ATPase）等有氧代谢酶增多并活跃，慢肌纤维增多，并出现快肌纤维向慢肌纤维特征转变的现象。

1982 年，美国 FDA 正式宣布 NMES 可用于治疗废用性肌肉萎缩，以增加和维持关节活动度，肌肉再学习和易化等，其治疗是安全、有效的。此外，NMES 还有一定的生理治疗作用，如可以减轻肌肉痉挛，促进失神经支配肌肉恢复并强化正常肌肉等。

1. 延迟废用性肌萎缩　废用性肌萎缩发生于制动或中枢神经系统损伤后，最明显的改变是肌肉横切面积缩小，但肌纤维的数量不变，其中，慢肌纤维比快肌纤维更容易发生萎缩。大量研究表明，NMES 虽不能完全阻止废用性肌萎缩，但可以延迟肌萎缩的发展，能够增强已经萎缩肌肉的肌力。

（1）与正常体育锻炼相仿的被动节律性收缩，可以改善肌肉的血液循环和营养，维持肌肉的正常代谢。有实验证明，电刺激能使正常肌肉的动脉血流增加 86%。

（2）保留肌肉中的糖原含量，借此节省肌肉蛋白质的消耗。肌肉蛋白消耗少，肌肉的废用萎缩性即可减轻。

（3）规律性的收缩与舒张所产生的"唧筒效应"（如同往复式活塞的机械动作），可促进静脉和淋巴回流，改善代谢和营养，迟缓萎缩。

电刺激废用性萎缩肌肉的治疗参数可参考表 4-2。

表 4-2　电刺激废用性肌萎缩肌肉的治疗参数

	严重萎缩	中度萎缩	轻度或无萎缩
频率（Hz）	3～10	10～30	30～50
通电时间（s）	5	5～10	10～15
断电时间（s）	25～50	20～30	10～30
每次治疗时间（min）	5～10	15	15
每天治疗次数	3～4	3～4	1～2

在病情允许的情况下，应鼓励患者多活动，尤其是早期多做等长收缩。当患者能够自主进行抗阻运动时，即可停止 NMES 治疗。

2. 维持及增加关节活动度　关节周围软组织或关节本身的痉挛、挛缩，可使关节活动度（ROM）受限。NMES 作为一种辅助性治疗手段，可以增加或维持 ROM，但它不能取代被动牵拉、主动运动等疗法。NMES 的作用机理是刺激肌肉收缩，引起关节活动，进而牵拉关节周围的软组织。如果 ROM 只有一个方向受限，可应用单通道的 NMES 治疗。若 ROM 有两个方向受限，可使用双通道治疗设备，但必须能交替输出。对于神经支配正常的肌肉，电刺激的频率和通断比（脉冲占空比）与治疗废用性肌萎缩相同。一般认为，若要维持 ROM 功能，每天的治疗时间须达到 30min；如需增加 ROM，应增加治疗的时间。

3. 肌肉再学习和易化　应用电刺激治疗偏瘫或颅脑损伤患者的足下垂时，电刺激停止后，患者感到足背屈较容易完成的状态仍能持续一段时间，这种效应是麻痹肌发生的易化结果。这说明，神经具有可塑性，即神经系统可以逐渐适应环境变化，通过肌肉再学习和易化，神经功能能够得到逐渐恢复。

促使肌肉易化主要有两种方法：

（1）模拟运动疗法中的"促通"技术。方法是电流强度较小（未达到疼痛阈），看不到肌肉收缩，但患者必须有"轻触"、"拍打"样的感觉，类似促通技术中的轻抚、拍打等手法。

（2）运动控制法。加大电流强度使肌肉收缩，向中枢传入大量的本体、运动和皮肤感觉信息，使中枢逐渐适应这种输入信号，帮助建立正常的运动模式。

运用 NMES 技术来易化肌肉时，患者必须合作。当电脉冲作用于机体时，患者应尽量主动收缩肌肉；电流中断期间，患者要有意识地放松肌肉。每次的治疗时间不宜过长，一般为 15min，如果配合应用肌电生物反馈疗法，效果会更好。

4. 抑制痉挛　痉挛是一种肌张力过高、反射亢进的状态，表现为被动活动时阻力大、腱反射亢进、发生阵挛等。对中枢神经系统病变导致的痉挛性瘫痪，过去并不主张利用电刺激的方法进行治疗，但后来逐渐发现电刺激对痉挛性瘫痪有松弛肌肉和改善肢体功能的效果。通过给拮抗肌以双相100Hz方波刺激引起的强直收缩，可治疗偏瘫、截瘫、多发性硬化等，使痉挛肌的张力下降，关节活动度增大。

这种治疗方法的生理机制为，肌肉中除了肌梭感受器以外，在正常肌腱处还有一种特殊的感受肌腱张力程度的本体感受器，即神经腱梭，也称为高尔基腱器或高尔基氏器，肌肉强烈收缩时它被兴奋，其冲动由传入纤维传到脊髓，再经过中间神经元传达到不同的前角细胞，结果是在肌肉收缩之后使该肌抑制和使其拮抗肌兴奋。电刺激痉挛肌的目的主要是要兴奋这类感受器，使它产生随之而来的痉挛肌的抑制，并兴奋长期不活动的拮抗肌。

刺激痉挛肌的目的是通过交互抑制使痉挛肌松弛。交互抑制的原理是，一侧有使屈肌兴奋的冲动传入时，同侧的屈肌兴奋而拮抗肌则抑制；对侧的屈肌抑制而伸肌兴奋，对于同侧来说，屈肌兴奋其拮抗肌必将受到抑制。反过来，拮抗肌兴奋，其对侧拮抗肌将受到抑制。故刺激同侧痉挛肌的拮抗肌时，在拮抗肌收缩期间，痉挛肌即被抑制，这就是利用交互抑制原理刺激痉挛肌同侧的拮抗肌使痉挛肌受抑制的过程。另外，同侧屈肌兴奋，对侧的屈肌即被抑制；反过来对侧的屈肌兴奋，同侧的屈肌亦必受抑制。因此，若使同侧的屈肌受抑制，刺激对侧的相应屈肌即可。同理，要使同侧的伸肌抑制，刺激对侧的相应伸肌亦可。

痉挛肌电刺激主要是利用刺激痉挛肌肌腱中的高尔基氏器引起的反射抑制和刺激其拮抗肌的肌腹引起的交互抑制，以达到使痉挛肌松弛的目的。

5. 抑制肌肉纤维化　肌肉失去上运动神经元支配后，肌肉有纤维化及硬化的倾向，电刺激可防止肌肉结缔组织的变厚和硬化。电刺激延迟肌萎缩的作用是肯定的，且比按摩更具有优势。

（1）电刺激能够使肌肉或肌群增重和肌力增强。

（2）电刺激可以改善动静脉和淋巴循环，而按摩主要改善静脉和静脉回流，电刺激改善淋巴回流的作用也比按摩强。

（3）按摩可缓解痉挛，但对延迟肌肉的萎缩几乎无效。

由于电刺激具有上述技术优势，应用时比按摩更节省人力，因而在失神经肌肉的治疗方面具有较高的临床价值。

（二）正常肌肉电刺激疗法

所谓正常肌肉是指正常神经支配的肌肉、神经失用的肌肉以及废用性萎缩的肌肉，应用 NMES 可以锻炼和加强肌肉力量，防止废用性肌萎缩，训练肌肉做功能性动作。

1. 治疗原理　电刺激可以使神经纤维产生兴奋，这种兴奋能够传递至所支配的肌肉，从而引起肌肉收缩。对于正常神经支配的肌肉，电刺激所兴奋的是神经而非肌肉；当肌肉失神经支配时，电刺激才会直接兴奋肌肉。能够引起神经纤维或肌肉组织兴奋的最小电刺激称为阈刺激，它包括一定的电流强度以及与之对应的最短作用时间。对于发生阈刺激，不同的电流强度需要对应于不同的最短作用时间，即若要发生阈刺激，电流强度越大所需要的作用时间越短。阈刺激的强度与时间曲线，如图 4-24 所示。

虽然神经与肌肉达到阈刺激的强度与时间曲线相似，但实现阈刺激时的电流强度明显不同，这说明引起神经兴奋的阈刺激强度较低，作用时间较短；而引起肌肉兴奋的阈刺激强度较高，作用时间较长。换言之，说明神经比肌肉更容易兴奋。所以，对于正常神经支配的肌肉，电刺激首

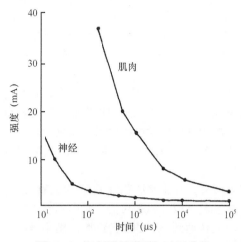

图 4-24 阈刺激的强度与时间曲线

先兴奋神经，神经再将兴奋传至所支配的肌肉，引起肌肉收缩；对于失神经支配的肌肉，较强的电刺激直接兴奋肌肉，引起收缩。

2. 物理特性 NMES 的物理特性就是神经肌肉电刺激治疗仪的外特性，主要包括输出电脉冲的基本参数，如波形、脉冲宽度、频率和占空比等。

（1）波形：虽然有许多波形可用于 NMES，但常用的波形主要有两种，非对称双向方波和对称双向方波。这两种波形的优点是，由于采用双向电脉冲，可避免电极下的电化学作用对皮肤的刺激；方波的电流强度可快速升至峰值，能够避免神经纤维的适应现象。

（2）脉冲宽度：许多神经肌肉电刺激治疗仪的脉宽定义为 0.2～0.4ms，有研究表明，0.3ms 的脉宽最为舒适，脉宽小于 0.1ms，需要较强的电流强度才能引起肌肉收缩，但高强度的电流会兴奋细神经纤维，产生痛觉；脉宽大于 0.1ms，电流在引起肌肉收缩的同时，也会兴奋痛觉神经；脉宽为 0.2～0.4ms 时，电流强度稍有增加即可产生明显的肌肉收缩。

（3）频率：电刺激的治疗频率对肌肉收缩的影响，如图 4-25 所示。

如图 4-25 可见，小于 5Hz 的低频电脉冲会引起肌肉的单次收缩，一般不会产生肌肉疲劳和不适感；10～20Hz 的脉冲电流可引起肌肉的不完全性强直收缩；当频率达 40～60Hz 时，会产生完全性强直收缩，由于强直性收缩的力度比单次收缩大 4 倍左右，所以较高频率的电刺激能够用于锻炼正常肌肉，但容易产生疲劳。

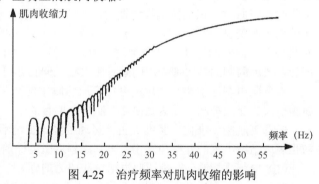

图 4-25 治疗频率对肌肉收缩的影响

（4）占空比：是脉冲电流的接通时间与断开时间的比值。为了避免肌肉的疲劳，针对不同疾病所致的肌力减弱现象，治疗时应选择适宜的电脉冲占空比。比如，对于偏瘫患者，肌力较弱，占空比可选用 1∶6 或 1∶5；对于肌萎缩，可选用 1∶4 或 1∶3 的占空比；对于需要增强肌肉收缩力及耐力的训练者，可选用 1∶2。

（三）失神经支配肌肉电刺激疗法

下运动神经元受损后，肌肉失去神经支配会逐渐萎缩变性。为缓解失神经支配肌肉的退变，根据不同的病情，可以选择不同的脉冲电流来刺激肌肉或肌群，使之产生被动收缩，通过锻炼，能够延迟失神经支配肌肉的萎缩和变性。

1. 治疗原理 下运动神经元损伤后，所支配的肌肉出现肌张力降低，反射减弱或消失，肌肉逐渐萎缩。肌肉萎缩的原因，一是维持肌肉正常代谢的神经营养介质不能沿神经纤维下达肌肉；二是肌肉丧失活动能力。从病理角度上看，失神经支配肌肉的肌纤维发生变性，脂肪和结缔组织增生，血管变形，久之将发生纤维化。

通过电刺激，对失神经支配的肌肉有以下几方面的治疗作用。

（1）肌肉被动的节律性收缩所产生的"泵"作用，可以改善肌肉的血液循环，促进静脉和淋巴回流，改善代谢和营养，延迟萎缩。

（2）肌肉被动收缩可以缓解肌肉失水，防止电解质及酶系统的破坏。

（3）可以维持肌肉中结缔组织的正常功能，防止挛缩和束间凝集。

（4）可以延缓肌肉的纤维化，从而延迟肌肉变性的进程。

2. 物理特性　由于在活体上，任一肌肉或肌群的周围组织都可能连带其他肌肉的感觉神经，因此，电刺激不仅可以刺激病肌，还可能刺激到邻近的感觉神经和正常肌肉，刺激感觉神经将引起疼痛，刺激正常肌肉可能会使反应灵活的正常肌肉发生收缩，这是临床治疗中应尽量避免的。为此，希望寻找一种能够专门刺激病肌，不刺激其周围正常肌肉和感觉神经的方法，即具有选择性刺激作用的脉冲电流。

刺激失神经支配肌肉的理想脉冲电流应具备的条件是：

（1）具有选择性地刺激病肌，不波及邻近的正常肌肉。

（2）能够引起病肌收缩，不产生或较小产生痛觉反应。

在低频电脉冲的波形中，三角波（锯齿波）电流具有这一特性。临床应用时，选择不同的上升沿时间（$t_{上升沿}$），可以避免刺激正常肌肉；正常肌肉对方波的收缩反应最大，当波的上升沿时间延长时，正常肌肉的收缩幅度会随之越小，如图 4-26（A）所示。但是，对于病肌的反应却不同，采用方波或三角波刺激时，肌肉收缩幅度几乎相同，如图 4-26（B）所示。

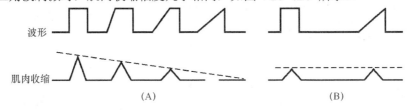

图 4-26　刺激电流波形与肌肉收缩

三角波还可避免对正常感觉神经的刺激。如图 4-27 所示，当三角波的上升沿及刺激强度选择在刺激区域时，即刺激达到病肌的阈刺激曲线，但在正常肌肉及感觉神经阈曲线以下，此时电刺激可以实现避开感觉神经和正常肌肉而单独刺激病肌的目的。

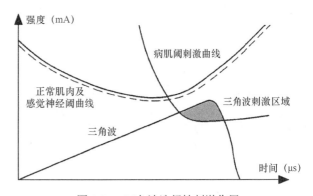

图 4-27　三角波选择性刺激作用

（四）神经肌肉电刺激治疗仪

神经肌肉电刺激治疗仪是 NMES 的专用治疗设备，为使神经肌肉电刺激治疗能够实现较少的肌肉疲劳和最优的生物力学效应，神经肌肉电刺激治疗仪需要预先设定相关治疗参数（包括作用波形、频率、脉宽、强度和作用时间等），利用程序控制频率变化的低频电脉冲来刺激一组或多组肌肉，以诱发肌肉运动或模拟正常的自主运动，进而改善或修复被刺激肌肉或肌群的功能。

以下将以 SISS-C 型神经肌肉电刺激仪为例，介绍神经肌肉电刺激治疗仪的结构和工作原理。SISS-C 型神经肌肉电刺激仪，如图 4-28 所示。

神经肌肉电刺激治疗仪通常设有多路输出（本机有 4 路输出），可以同时对不同的部位进行治疗。为扩大治疗区域，刺激仪还可以采用"并联"的方式同步施加电刺激。

1. 整机构成　神经肌肉电刺激治疗仪通常设有多组输出，每一组输出有两路带有平衡控制（当一路输出强度增加时，另一路输出强度等量降低）的输出通道。SISS-C 型神经肌肉电刺激仪其中一路输出的原理框图，如图 4-29 所示。

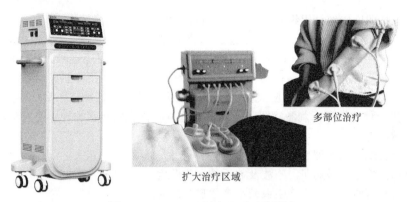

多部位治疗

扩大治疗区域

图 4-28　SISS-C 型神经肌肉电刺激仪

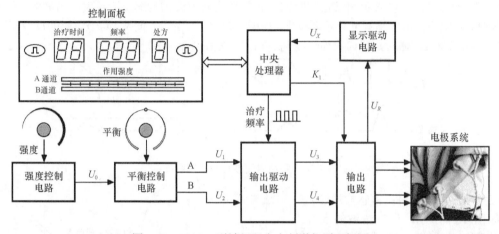

图 4-29　SISS-C 型神经肌肉电刺激仪原理框图

中央处理器与控制面板可以设置治疗时间、治疗模式，并实时显示当前的治疗时间、频率、作用强度（调整平衡旋钮，A、B 通道的治疗强度不同）和处方。治疗时，根据临床需要，通过旋转强度电位器可以由强度控制电路调整治疗强度 U_0；治疗强度 U_0 经平衡控制电路，由调节平衡电位器改变两通道间的强度，每一路的输出强度信号分别为 U_1、U_2；U_1、U_2 的强度信号进入下一级输出驱动电路，通过合成中央处理器的脉冲信号，可形成两路低频治疗脉冲 U_3、U_4，其中，脉冲频率由中央处理器决定，脉冲振幅取决于强度信号 U_1 和 U_2；两路低频治疗脉冲 U_3、U_4 再作用于输出电路，其输出可作为两通道电极系统的驱动信号；在输出电路中还设有一个互感装置，可以检测出治疗仪的输出强度信号 U_R，U_R 经显示驱动电路输入至中央处理器，由控制面板指示当前的治疗强度。

2. 强度控制电路　如图 4-30 所示。

强度控制信号是由一个开关电位器（WR）提供的电压信号，电位器的一个固定端经分压电阻接至 5V 电源，另一固定端连接至中央处理器的 P3.6 端口，并通过自身的机械开关接地。正常开机时，开关电位器已经旋至 OFF，电位器的开关闭合，P3.6 端口接地，中央处理器可检测出 P3.6 端口为低电平，治疗仪可以正常工作；如果开机时开关电位器未旋至 OFF，开关断开，P3.6 为高电平，中央处理器则立即关闭输出并报警，只有开关

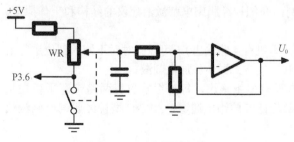

图 4-30　强度控制电路

电位器重新旋至 OFF，治疗仪才可以正常工作。

当中央处理器的 P3.6 端口检测为低电平后，系统可将 P3.6 端口置为低电平，旋转强度调整电位器（开关电位器的开关已经打开，通过 P3.6 端口维持低电平）可改变电位器的动片位置，以调整强度电压 U_0。

3. 平衡控制电路 SISS-C 型神经肌肉电刺激仪通常是将平衡旋钮旋至中心位置，这样 A、B 两个通道的治疗强度完全一致，两组电极可以分别作用不同的治疗部位。但是在某些特殊应用时，比如治疗较大的肌群（如臀大肌、股四头肌等），需要增加治疗区域（电极面积是一定的），为此，临床上通常采用两个通道同时使用的方法，用以扩大治疗范围。采用两个通道同时治疗一个部位时，由于各电极对皮肤的接触阻抗会有一定的差异，治疗强度可能不均匀，为保证治疗强度的均匀性，神经肌肉电刺激仪通常设有一个平衡控制装置，通过调整平衡旋钮，A、B 两个通道的输出强度有一定量的不同，以弥补接触阻抗的不平衡。

平衡控制电路，如图 4-31 所示。

如果 WR 的动片在中心点，对 A、B 通道的电阻值相等，由于此时 IC1 和 IC2 组成的同相放大器具有参数相同，放大倍数一样，所以两个通道的输出强度信号 U_1、U_2 相等。需调节平衡时，可旋转平衡旋钮，以改变电位器动片的位置，对应 A、B 通道的电阻值随之改变（其中，如果对 A 通道的阻值增加，对 B 通道阻值将等值降低），由此可以调整两通道的电压放大倍数，进而调整治疗强度。

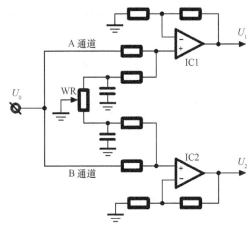

图 4-31 平衡控制电路

4. 输出驱动电路 由于 A、B 通道的输出驱动电路完全一致，以下仅介绍如图 4-32 所示的 A 通道输出驱动电路。

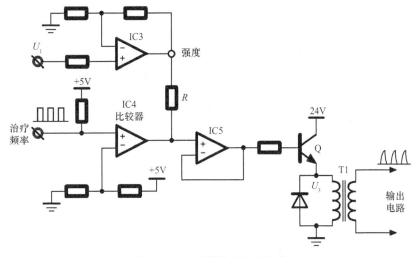

图 4-32 A 通道输出驱动电路

平衡控制电路输出信号 U_1 经 IC3 同相放大器得到"强度"电压，该"强度"电压将作为 IC4 电压比较器输出端的上拉电阻，决定着比较器输出脉冲的幅值。

IC4 采用 LM393 电压比较器，比较器的同相输入端接入由中央处理器输出的脉冲信号，其频率即为治疗仪的输出频率；反相输入端为基准电压，脉冲信号与基准电压比较，可输出与中央处理器发放的脉冲频率一致的脉冲信号。由于 LM393 的输出端为一个 NPN 晶体管，其中，集电极开路，发射极接地。因此，经上拉电阻 R，比较器输出脉冲的幅值为 IC3 输出的"强度"电压。

脉冲信号经 IC5 射极跟随器驱动由晶体管 Q 组成的发射极输出功率放大器，晶体管功率放大器有两个作用，一是可以提高电路的驱动能力，通过变压器（T1）提升电极的治疗电压；二是通过晶体管 Q 的频响特性和 T1 初级线圈的电感效应，能够将输出波形由方波调整至近似三角波，再由 T1 接至输出电路。

5. 输出电路　有 3 个基本作用，一是作为电路终端，可驱动电极系统用于临床治疗；二是实时监测输出强度，并提供给中央处理器，再通过控制面板显示当前的强度数据；三是在治疗仪处于非正常工作状态时，可通过提高输出回路阻抗的方法阻止刺激电流输出。输出电路，如图 4-33 所示。

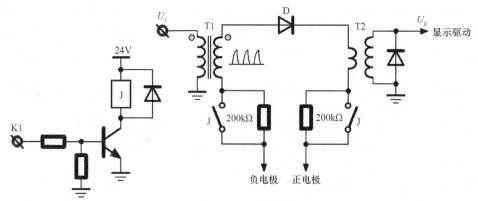

图 4-33　输出电路

输出驱动电路作用于脉冲变压器（T1），可在次级线圈产生近 150V 的脉冲。次级线圈的同名端输出经二极管（D）整流、电流互感器（T2，检测输出回路的电流强度）、常开触点 J 或 200kΩ 电阻接至正电极，另一端接至负电极。治疗仪正常工作时，中央处理器的 K1 为高电平，晶体管导通，继电器（J）上电，其常开触点闭合（将 200kΩ 电阻短路），输出电路可以输出电刺激；反之，如果治疗仪处于非正常工作状态，K1 为低电平，晶体管截止，J 掉电，常开触点断开，正电极和负电极回路各串入 1 个 200kΩ 电阻，输出电路没有电刺激输出。

6. 显示驱动电路　显示驱动电路的作用是，通过对电流互感器检测的电流进行整流、放大，为中央处理器提供输出回路的强度信号。显示驱动电路，如图 4-34 所示。

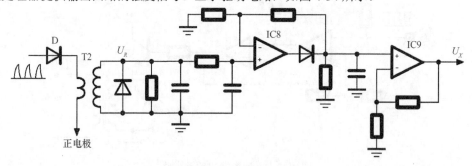

图 4-34　显示驱动电路

正电极输出回路的电流由电流互感器（T2）检测出强度信号 U_R，U_R 经二极管整流和 RC 滤波输入至运算放大器（IC8）的同相输入端，通过两级放大，可输出正比于强度的强度检测信号 U_X。U_X 再经 A/D 转换器转换为数字量，通过中央处理器的数据处理，由控制面板实时显示当前的治疗强度。

7. 输出特性　为便于临床应用，本机设有多种处方模式。处方模式实际上是一种变频治疗方式，特点是，出厂前仪器预设了相关治疗参数，治疗过程中，可在不同的时间段执行不同的治疗频率，临床仅需根据治疗要求或患者感受来调节强度。因而，操作更为简捷，疗效更好。比如，腰椎自动治疗处方的治疗时间为 15min，频率与时间曲线，如图 4-35 所示。

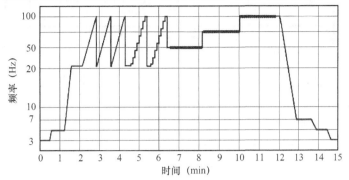

图 4-35　腰椎处方的频率与时间曲线

（五）痉挛肌治疗仪

痉挛（spasm）俗称抽筋，是一种牵张反射兴奋性增高所致的以速度依赖性肌肉张力增高为特征的运动障碍，并伴随有腱反射亢进。发生痉挛时，肌肉突然做不随意挛缩、剧痛，无法协调肌肉动作。痉挛是公认的医疗难题，也是医学研究的热点之一。目前，世界上约有超过亿计的患者饱受痉挛困扰，半数以上需要临床干预。我国是人口大国，因各种伤病所致的痉挛虽无准确统计，相信也是一个巨大的数字。脑瘫、颅脑外伤、脊髓损伤、神经元退行性疾病和多发性硬化等神经康复领域的常见病，都常伴有痉挛，严重者无法行走，日常生活受限，甚至需要终身看护。这不仅降低了患者的生存质量，还会影响患者及家属的身心健康。

痉挛肌治疗仪是缓解痉挛的专用低频物理治疗设备，主要用于上运动神经元损伤后的正常肌肉的电刺激治疗。JLJ-3D 型低频脉冲痉挛肌治疗仪，如图 4-36 所示。

1. 痉挛肌电刺激疗法　中枢神经系统病损可引起肌肉痉挛性瘫痪，恰当地应用电刺激可使痉挛肌松弛，这种治疗方法称为痉挛肌电刺激疗法（Hufschmidt therapy）。痉挛肌电刺激疗法是正常肌肉电刺激疗法的一种类型，属于神经失用型肌肉电刺激疗法。

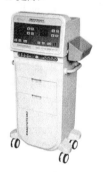
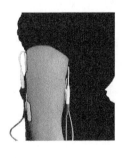

图 4-36　JLJ-3D 型痉挛肌治疗仪

（1）治疗原理：正常肌腱中有一种特殊的张力感受器，称为高尔基氏器。当电刺激作用于痉挛肌，使其进一步强烈收缩时，为避免收缩过于剧烈引起肌肉损伤，该感受器被兴奋，冲动传入脊髓，经中间神经元传至相应前角细胞，使强烈收缩的肌肉受到反射性抑制，从而痉挛肌在强电刺激后得到松弛。此外，还可刺激痉挛肌的拮抗肌，原理是交互抑制作用，即某块肌肉兴奋时，其拮抗肌将受到抑制，如屈肌兴奋收缩时，对应的伸肌被抑制而伸展。因此，可用刺激拮抗肌收缩的方法来使痉挛肌松弛。

（2）治疗波形：现阶段，痉挛肌电刺激治疗的主流技术是，交替输出两组频率相同、波宽可调的方形电脉冲分别刺激患者的痉挛肌和拮抗肌。其中，第一路电流刺激痉挛肌，使其产生强烈收缩，肌腱上的感受器产生兴奋，兴奋由 I 类纤维传入脊髓，反射性抑制痉挛肌；第二路电流刺激痉挛肌的对抗肌，使对抗肌产生收缩以对抗痉挛肌，发生反射性的抑制作用，使痉挛肌松弛。痉挛肌电刺激波形，如图 4-37 所示。

定义痉挛肌治疗发射的两组方波，需要预先分别设定刺激强度（I_A、I_B）和 4 个时间常数（T、T_A、T_B 和 T_1）。

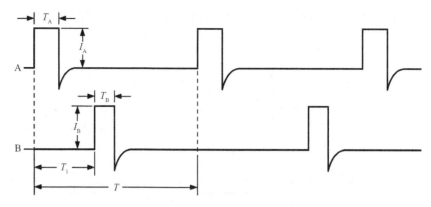

图 4-37　痉挛肌电刺激波形

1）治疗强度 I_A、I_B。I_A、I_B 为 A、B 两组输出脉冲的电流峰值。电流强度越大，单位时间流过的电量越多，患者刺激感越强，治疗时电流强度的选择是以肌肉引起明显收缩反应为准。

2）脉冲周期 T。脉冲周期 T 是一个脉冲宽度加上这个脉冲间歇期所需要时间的总和，为两次刺激起点的时间间隔。在脉冲宽度一定的情况下，T 越长，两次刺激的间隔时间越长，通常 T 选择的范围为 1.0～2.0s。一般来说，病情越严重或刺激较大的肌肉或肌群，所需的脉冲周期越长。

3）脉冲宽度 T_A 和 T_B。脉冲宽度 T_A、T_B 是 A、B 两路电刺激的脉冲宽度。脉冲宽度为一个脉冲作用于患者的时间。脉冲宽度越宽，意味着电流持续的时间越长，患者感觉的刺激越为强烈。临床治疗时，脉冲宽度的增加应以不引起患者疼痛为限，通常脉冲宽度的选择范围为 0.1～0.5ms。

4）延时时间 T_1。延时时间 T_1 为 B 组输出脉冲比 A 组脉冲晚出现的时间。如果交替刺激痉挛肌和拮抗肌，通常延时时间选择 0.1s，其他的电刺激可在 0.5～1.5s 选择。对于小肌肉的延迟时间，可以选取较短时间；但对于较大的肌肉或肌群，由于引起收缩需要有较长时间，因而延迟时间的取值应相对延长，即可以使第一组脉冲刺激的肌肉充分收缩后第二组脉冲才发出刺激。但是，必须遵守一个治疗原则，延时时间必须小于脉冲周期，即 $T_1 < T$。

2. 痉挛肌治疗仪的构成　痉挛肌治疗仪的整机原理框图，如图 4-38 所示。

从整机电路角度，痉挛肌治疗仪主要由时间常数电路和输出电路组成。

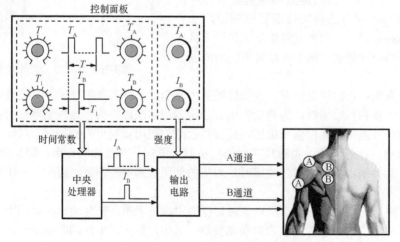

图 4-38　痉挛肌治疗仪整机原理框图

3. 时间常数电路　时间常数电路的基本作用是线性设定 4 个基本时间常数，包括：脉冲周期 T、延时时间 T_1、两个通道的输出脉宽 T_A 和 T_B。由于本机时间常数的设置方法完全相同，以下仅选取其中一路如图 4-39 所示的时间常数电路来说明其工作原理。

调节电位器（WR），可以改变中央处理器内置 A/D 转换器（ADC）的检测电压 U_1，通过 ADC 输出的数字量，中央处理器能够计算得到该时间常数，并由指定的端口输出相应电平信号，即可分别输出 A、B 通道脉宽可调节的方波（PWM）信号。

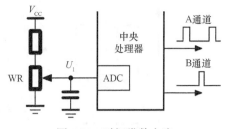

图 4-39　时间常数电路

4. 输出电路　A、B 两个通道的输出电路结构完全一样，不同点是中央处理器对 B 通道输出的脉冲比 A 通道脉冲晚出现 T_1 时间。输出电路，如图 4-40 所示。

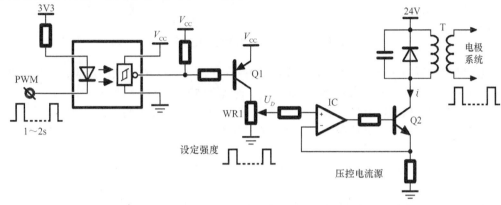

图 4-40　输出电路

根据时间常数电路预设的时间常数，中央处理器对 A、B 通道发放 PWM 信号，PWM 信号经光电耦合器控制 PNP 开关管（Q1）的导通或截止；Q1 的集电极接有一个电位器（WR1），通过调节控制面板上的强度电位器，可以改变电位器动片对地的电阻值，进而改变电压 U_D，电压 U_D 对应输出电脉冲的幅度，即输出强度；输出强度信号 U_D 可驱动由运算放大器（IC）和晶体管 Q2 组成的压控电流源，其输出电流 i 正比于电压 U_D；压控电流源输出的电流 i 再作用于变压器（T），使 T 的次级线圈产生约 150V 的电脉冲，通过电极系统送出刺激信号可抑制痉挛。

三、经皮神经电刺激疗法

经皮神经电刺激疗法（transcutaneous electrical nerve stimulation，TENS）也称为周围神经粗纤维电刺激疗法，是通过皮肤将特定的低频脉冲电流注入人体，利用电刺激所产生的无损伤性镇痛作用来治疗以疼痛为主的疾病。

经皮神经电刺激疗法与神经肌肉电刺激疗法的区别在于，NMES 的电刺激主要是刺激运动纤维，TENS 则是刺激感觉纤维。由于不同神经纤维的粗细不同，神经传导速度也不尽相同，当应用不同的电刺激频率、作用波形和强度时，可引起不同类型的神经纤维兴奋。因此，运用刺激运动纤维的物理治疗方法为神经肌肉电刺激疗法；而 TENS 将特异性兴奋感觉神经，其主要作用是镇痛，训练肌肉的功效较差。

（一）TENS 的物理特性

TENS 是根据疼痛闸门控制学说发展起来的，主要是通过电刺激感觉纤维来无损伤性地治疗疼痛，TENS 采用的电刺激频率、治疗波形、脉冲宽度与 NMES 有着明显的差异。

1. 治疗波形　TENS 采用的电流形态并不统一，目前常用的波形有：对称的双向方波、被单向方波调制的中或高频脉冲、对称的双向尖脉冲、单向方波和不对称的双向脉冲等，如图 4-41 所示。

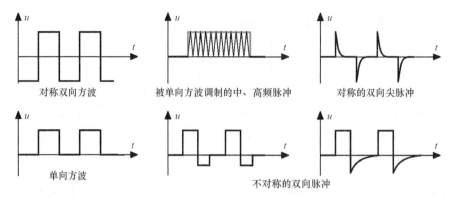

图 4-41　TENS 的几种常用波形

2. 刺激频率与脉冲宽度　由于传入神经纤维有不同的不应期，对刺激的适应、兴奋阈以及对不同波形的反应也有所不同，频率为 25Hz 左右、脉宽为 500μs 或以上的电脉冲，对运动神经纤维刺激最佳；而刺激频率为 100～150Hz，脉宽为 10～500μs 的电流主要是刺激感觉神经纤维。脉冲过宽，传递疼痛的纤维容易被激活，电极下离子化增加。但是对于脂肪组织较多者，脉冲可适量增宽。

TENS 电脉冲的输出频率一般为 1～160Hz，频率选择多以能缓解症状为准。慢性疼痛宜采用 14～60Hz，术后疼痛多为 50～150Hz，疱疹性疼痛可使用 15～160Hz，周围神经损伤后疼痛采用 30～120Hz 等。大多数患者适宜采用刺激频率为 100Hz，脉宽为 100～300μs 的方波。

3. 电流强度　以引起明显的震颤感、不致疼痛为宜，即通常采用使患者感觉舒适但不出现肌肉收缩的阈下强度，一般为 15～30mA，依患者耐受而定。电流强度不宜过大，以便选择性地激发感觉神经纤维的反应，而不触动运动神经纤维。

4. 治疗时间　一般情况下，每次治疗时间为 15～30min，每日 1～2 次。

5. 连续波和断续波治疗模式　目前，临床上使用的经皮神经电刺激仪主要是采用方波电脉冲，刺激脉冲频率为 2～160Hz、脉宽为 60～520μs，均为连续可调。临床应用的 TENS 通常有连续波模式和断续波两类治疗模式。

（1）连续波输出模式：分为连续密波模式和连续疏波模式。

1）连续密波模式应用频率为 50～100Hz 的连续波，它能降低神经应激功能，对感觉神经有一定的抑制作用，常用于止痛、镇静、缓解肌肉和血管痉挛、针刺麻醉等。

2）连续疏波模式使用连续波的治疗频率低于 30Hz，治疗时有较强的震颤感，可以提高肌肉的张力，调节血管的收缩功能，改善血液循环，常用于偏瘫、高血压、休克、脊柱关节病变、术前诱导麻醉等治疗。

（2）断续波输出模式：分为慢速断续输出（通 2s、断 2s）模式、快速断续输出（通 1s、断 1s）模式。断续波治疗常用有节律的时断、时续的波形，使机体不易产生适应性，其动力作用较强，能够提高肌肉组织的兴奋性，适于对神经和肌肉进行刺激，对横纹肌亦有良好的刺激作用。主要适应证为脑血管意外、乙型脑炎、小儿麻痹后遗症和一些周围神经病变引起的肌肉萎缩、软瘫、面瘫、肌无力、脊柱关节病变等。

（二）TENS 的治疗机制

TENS 的主要作用是镇痛，是用电脉冲来刺激有疼痛症状的特定感觉神经。TENS 虽然不能保证完全止痛，但一般情况下，应用 TENS 可使急性疼痛的缓解率为 65% 左右、慢性疼痛则在 50% 左右。TENS 的镇痛方法为非侵入性的，与药物治疗相比，几乎没有副作用。

TENS 发出的电刺激旨在刺激感觉神经，目的是启动两个自然镇痛机制，即激活闸门控制机制和内源性的阿片系统。

1. 痛觉（pain） 是机体受到伤害性刺激所产生的感觉，是机体内部警戒系统引起的防御性反应，具有保护作用。与其他感觉相比，痛觉有其特殊的属性，首先，它的出现总是伴随着其他一种或多种感觉，如刺痛、灼痛、胀痛、撕裂痛、绞痛等，是一种复合感觉；其次，痛觉往往伴有强烈的情绪反应，如恐怖、紧张不安等；此外，痛觉还具有"经验性"的属性。同样的伤害性刺激，对于不同个体，可以产生在程度上甚至是性质上的差别很大的痛感觉。

痛觉感受器是游离的神经末梢，本质是化学感受器。伤害性刺激作用于机体时，引起组织损伤，可释放某些化学物质（如 K^+、H^+、5-羟色胺、前列腺素等），兴奋痛觉感受器，使之产生换能作用，随后产生传入冲动，沿传入通路抵达皮层第一感觉区、第二感觉区等部位，产生痛觉。

2. 闸门控制学说 1969 年，梅尔察克（R.Melzac）和沃尔（P.D.Wall）提出了闸门控制学说（gate control theory）。该学说认为，传导疼痛的神经纤维可分为两大类，直径大的粗纤维（A 纤维）和直径小的细纤维（C 纤维），粗纤维传导浅表性的锐痛，细纤维传导深部性钝痛和灼痛。这两种神经纤维都可将兴奋性刺激传至脊髓后角的第二神经元（T 细胞），同时也与 T 细胞周围的胶质细胞（SG 细胞）发生突触连接，SG 细胞能抑制传入 T 细胞的外周疼痛刺激上传至高位中枢。闸门控制学说核心是脊髓的节段性调制，节段性调制的神经网络由初级传入纤维 A 和 C、T 细胞、SG 细胞组成，如图 4-42 所示。

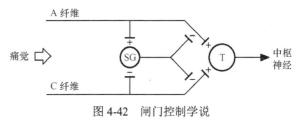

图 4-42　闸门控制学说

尽管 A 纤维和 C 纤维传入都能激活 T 细胞，但对于 SG 细胞来说作用是相反的，即 A 传入兴奋 SG 细胞、C 传入抑制 SG 细胞，SG 细胞的兴奋可抑制 T 细胞。因而，当痛觉刺激兴奋 C 纤维时，SG 细胞被抑制，T 细胞抑制解除，闸门打开，中枢神经产生痛感；然而，应用低频电刺激来兴奋 A 纤维时，SG 细胞产生兴奋，加强了 SG 对 T 细胞的抑制，从而关闭闸门，减少或阻止伤害性信息向高位中枢神经传递，可以起到缓解疼痛或镇痛的作用。由此可以理解为，疼痛传入粗神经纤维时，闸门关闭，进入 T 细胞的刺激将减弱；反之，疼痛被传入细神经纤维，闸门开放，刺激发生强烈传导。根据这个学说能够解释许多现象，例如，带状疱疹就是因为粗纤维丧失，使 T 细胞处于较高的活动水平，因此轻触就会引起痛觉；又如，有存留于细神经纤维的病变时以及脑出血等中枢神经破坏时，灼痛感剧增；另外，使用针刺疗法、TENS 通过刺激粗纤维使之兴奋，能够产生镇痛效果。

TENS 的理论基础是闸门控制学说，它能够镇痛的原理是其刺激往往只能兴奋粗纤维（A 类纤维）。TENS 是一种兴奋粗纤维的电刺激，粗纤维发生兴奋，可以关闭疼痛的传入闸门，从而缓解疼痛症状。电生理实验也得到证明，频率为 100Hz、脉宽为 100μs 的方波是兴奋粗纤维较适宜的电刺激。

3. 释放内源性吗啡样物质 当低频电流刺激人体时，中枢神经系统可释放出内源性吗啡样物质，它们是一类具有吗啡样活性介质，可以作用于神经末端的阿片受体，产生突触前抑制，减少 P 物质（是广泛分布于细神经纤维内的一种神经肽）的释放，从而防止痛觉冲动的传入。

适宜的低频脉冲电流刺激，可能激活脑内的内源性吗啡多肽能神经元，引起内源性吗啡样多肽释放而产生镇痛效果。有实验证明，采用频率为 40～60Hz、脉宽为 0.2ms、电流强度为 40～80mA 的方波，刺激 20～30min 后，腰穿脑脊液内 β-内啡肽含量显著增高，认为内啡肽由于电刺激而释放入脑脊液，导致疼痛暂时性显著缓解。TENS 除用于镇痛外，还可以改善局部血液循环，促进骨折和伤口愈合等。

（三）经皮神经电刺激仪

经皮神经电刺激仪可以发放适当强度的低频电脉冲，通过连续或断续地刺激感觉神经、肌肉细胞，激发机体释放内源性吗啡样物质，以阻断疼痛信息，舒缓疼痛。近些年来，TENS 的应用已不再是单纯局限于止痛功效，通过微量、轻柔的电流，还可以刺激组织再生。SJD-B 型经皮神经电刺激仪，如图 4-43 所示。

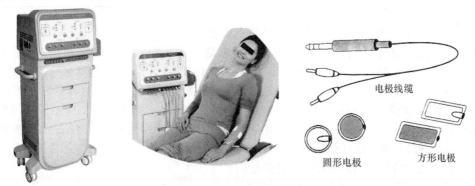

图 4-43　SJD-B 型经皮神经电刺激仪

1. 工作原理　本机有六路完全相同的脉冲波输出，其中一路输出的原理框图，如图 4-44 所示。

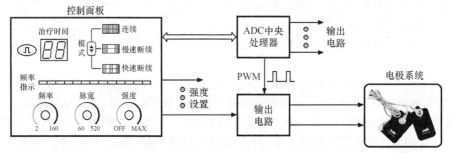

图 4-44　经皮神经电刺激仪的原理框图

经皮神经电刺激仪与前面所介绍的痉挛肌治疗仪的电路结构相似。波形参数的设定原理是，通过旋转控制面板上的频率电位器和脉宽电位器，可以改变电位器的输出电压，经过 ADC 中央处理器得到相应的数字量，根据频率和脉宽设定值再由内部的软件系统计算出波形参数，并通过指定端口分别输出六个通道的 PWM 信号。

2. 输出电路　如图 4-45 所示。

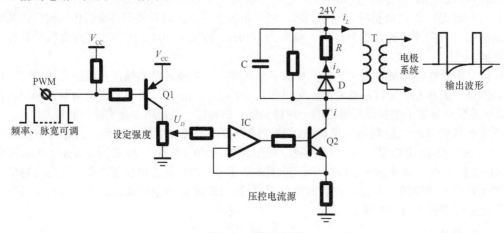

图 4-45　输出电路

根据波形参数，中央处理器对六个输出通道分别发放 PWM 信号，PWM 信号经开关管 Q1 集电极上的电位器，可以得到强度设定电压 U_D，U_D 再驱动压控电流源，并作用于变压器（T），使 T 的次级线圈产生约 150V 的电脉冲。由于变压器（T）初级线圈回路的续流二极管（D）支路串有一个电阻（R），当压控电流源截止时，$i=0$，变压器初级线圈的电流 i_L 经续流二极管有电流 i_D，i_D 通过电阻（R）产生一个下正上负的电压，因而，该电路实际上输出的是一个双向不对称脉冲电流。

（四）高压低频脉冲治疗仪

应用 150V 以上的高压低频电脉冲治疗疾病的方法，统称为高压低频电刺激疗法（high voltage pulsed current stimulation，HVPC）。高压低频电刺激疗法通常被认为是单向脉冲 TENS 的一类应用方式，当输出频率为 80～120Hz 时，治疗作用如同常规型的 TENS；频率为 1～5Hz 时，作用与针刺型或断续型的 TENS 相当。

高压低频电刺激疗法是中医针灸原理与现代生物电子动态平衡理论相结合的治疗技术，主要是用于治疗各种疼痛。治疗机制是，利用数百伏（甚至上千伏）高压的低频单向脉冲（脉宽可调的方波）作用于人体的病灶区以及相应的经络配穴点，在体内形成较强的电流回路，促使自由电子有秩序运动，使机体内病理经络的导通量由不平衡状态转向平衡，进而起到调节经络气血平衡、修复神经传导功能、促进血液循环、改善局部组织营养代谢和消炎镇痛的作用。JLDP-Ⅳ型高压低频脉冲治疗仪，如图 4-46 所示。

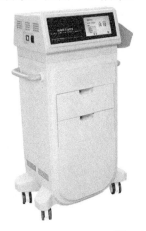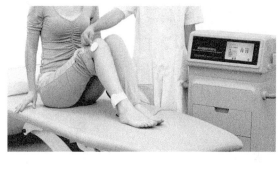

图 4-46 JLDP-Ⅳ型高压低频脉冲治疗仪

这款高压低频脉冲治疗仪采用微电脑控制技术，通过内部的操作系统和外接液晶显示器、电子线路，可以完成本机的全部操控。由配套的皮肤电极，可以进行静态定点穴位治疗、动态定面治疗、生物电异体传输治疗。

1. 整机构成与工作原理 JLDP-Ⅳ型高压低频脉冲治疗仪的原理框图，如图 4-47 所示。

高压低频脉冲治疗仪由中央处理器、控制面板、自动调压电路、强度控制电路、治疗强度、治疗频率、极性转换等电路组成。中央处理器是治疗仪的控制核心，通过控制面板可以分别设置治疗时间（0～99min 可调，步长 1min，开机默认 30min）、频率（0.5～60Hz 步长调整）、强度（0～255 个等级）等治疗参数。为便于临床应用，本机还设有 5 个"强度等级"挡位，最高的输出电压可达到 4000V。

2. 自动调压电路 如图 4-48 所示。

由于设有 5 个"强度等级"挡位，其中，1 挡的输出电压仅为 850V，而最高挡位的 5 挡，输出强度可高达 4000V。为了适应于如此大治疗电压的调节范围，在改变"强度等级"时，中央处理器通过改变相应端口的输出电平，致使该挡位的继电器上电，使其常开触点闭合，进而调整工频变压器（T）次级绕组的抽头位置，输出回路的供电电压 U_+也随之改变。

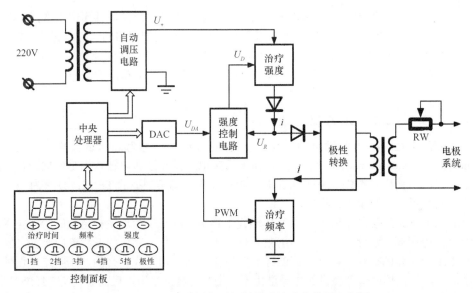

图 4-47　JLDP-IV型高压低频脉冲治疗仪的原理框图

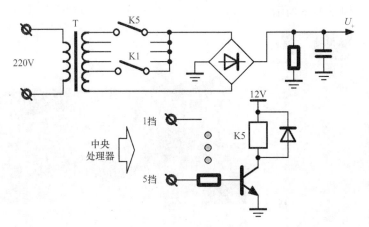

图 4-48　自动调压电路

3. 强度控制电路　有两个基本作用，一是通过中央处理器接受控制面板的强度"+""–"按键指令，再由 DAC 的输出强度设置电压 U_{DA}，并实时调整治疗强度驱动电压 U_{DA}，以改变治疗强度；二是通过提取治疗强度信号 U_R，构成一个电压负反馈系统，目的是稳定治疗电压。强度控制电路，如图 4-49 所示。

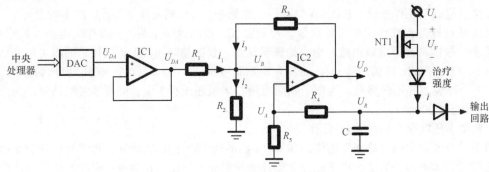

图 4-49　强度控制电路

根据预置的强度按键指令，中央处理器由 DAC 数/模转换输出强度设置电压 U_{DA}，U_{DA} 经 IC1 射极跟随器通过电阻 R_1 输入至 IC2 的反相输入端，根据 KCL，在反相输入端的节点有

$$i_1 - i_2 + i_3 = 0$$

即

$$i_3 = i_2 - i_1 = \frac{U_B}{R_2} - \frac{U_{DA} - U_B}{R_1}$$

由于 U_{DA} 是 DAC 输出的强度设置电压，其电压调整范围为 $0\sim3.5V$，反相输入端电压 U_B 与同相输入端电压 U_A 相等，U_A 取决于治疗强度的反馈信号 U_R。当 U_{DA} 较低时，$U_{DA} < U_B$，i_1 为负值，电流 i_3 较大，强度驱动信号 U_D 为

$$U_D = U_B + i_3 R_3$$

可见，强度设置电压 U_{DA} 较小时，强度驱动信号 U_D 较大。如果按动控制面板上的强度 "+" 按键，U_{DA} 增大，使 $U_{DA} > U_B$，i_1 将为正值，电流 i_3 则逐渐减小，甚至为负值，强度驱动信号 U_D 随之减小。由于电流 i_3 可能是负值，随着进一步加大设置强度，U_{DA} 明显高于 U_B，i_3 的绝对值增大，U_D 可以接近于 "0"。因此，强度驱动信号 U_D 反比于强度设置电压 U_{DA}，即 U_{DA} 增大时，U_D 将减小。

治疗强度的反馈信号 U_R 经由电阻 R_4、R_3 接至同相输入端，分压后同相输入端的电压 U_A 为

$$U_A = \frac{R_5}{R_4 + R_5} U_R$$

U_R 反馈的是输出回路电压信号，当治疗强度增加时，场效应管（NT1）的管压降 U_V 减小，反馈电压 U_R 有所提升，U_A 也随之升高。如果在治疗过程中，由于电源或电极等突发状况引起治疗强度的改变时，U_R 也将随之变化。比如，U_R 信号突然增加，U_A 同比例增大，致使 U_B、U_D 也同时升高，U_D 的提升可使场效应管（NT1）的管压降 U_V 增加，治疗强度即可降低；反之，治疗强度加强。因此，通过反馈输出回路的 U_R 信号，可以构成一个电压负反馈系统，能够起到稳定治疗强度的作用。

4. 治疗强度电路 如图 4-50 所示，其意义在于为输出回路提供可控的治疗强度。

强度驱动电压 U_D 通过电阻 R_1 作用于晶体管 Q 的基极，使其处于放大状态。当强度加强时，强度驱动电压 U_D 降低，Q 的集电极电流 i_C 减小，U_C 升高，场效应管（NT1）的管压降 U_V 也随之减小，使得输出回路的强度增加；反之，输出回路强度降低。

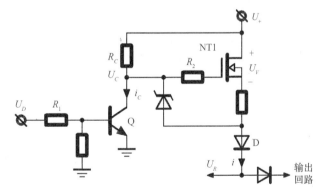

图 4-50　治疗强度电路

5. 输出回路 包括极性转换（治疗时可以任意改变电极的极性）电路和治疗频率电路，如图 4-51 所示。

由治疗强度电路发出的电流 i，经继电器（J）的触点、输出变压器接入到治疗频率电路。继电器（J）的作用是极性转换，原理是通过中央处理器改变 "极性转换" 端口的输出电平，继电器上电或断电，其常开触点闭合或断开、常闭触点断开或闭合，输出变压器（T）初级绕组的接入线发生颠倒，即可改变输出极性。输出变压器选用 50：2000 的工频变压器，意义是提升输出回路的作用电压。

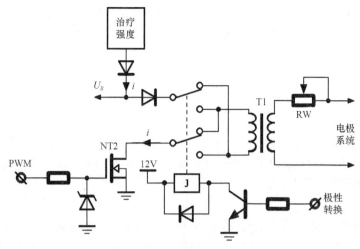

图 4-51　输出回路

治疗频率电路由场效应管（NT2）组成的开关电路组成，当中央处理器 PWM 端口输出脉冲信号时，高电平使 NT2 导通，输出回路产生一个电脉冲，低电平 NT2 截止，输出回路断开。

第三节　中频电疗设备

低频电疗法的脉冲频率在 1000Hz 以下，只要强度足够，其输出的每一个治疗脉冲都可能使运动神经和骨骼肌发生一次兴奋，这一生理现象称为周期同步原则。如果脉冲频率大于 1000Hz，治疗脉冲的作用周期短于运动神经和肌肉组织的绝对反应期，此时，单一电刺激不能引起足够的兴奋，即不符合周期同步原则。因而，医学上将 1000Hz 以上（并低于 100kHz）的治疗频率定义为中频电疗频段，应用中频电流治疗疾病的方法称为中频电疗法（medium frequency electrotherapy）。中频电疗法是目前应用最为普遍的一种电疗方法，由于它的操作简单、安全性较好，也最有可能在家庭普及。

从治疗机制上划分，中频电疗法主要有两大类。一类是利用中频电流特有机制进行治疗的常规中频电疗法，主要是指等幅中频电疗法，以及兼有低、中频混合治疗作用的调制中频电疗法和音乐电疗法；另一类是将两种或三种相近频率的中频电流交叉注入人体，在电力线的交叉部位形成干扰场，通过差频技术，可在机体一定深度的部位产生低频调制电流，临床上将这一治疗方法称为干扰电疗法。

一、中频电疗法

中频电疗法是以应用低频调制的中频正弦交流电为主的治疗技术，由于治疗波形、波幅、频率和调制度不断变化，人体不易产生适应性。在治疗过程中，会有推、拿、按、挤压、拔、敲、滚动、震颤等多种感觉。

（一）中频电流对人体的作用特点

由于中频电疗法的频率（相对于低频电疗法）较高，作用于人体时所表现的物理学特性和理化效应有别于低频电疗法。

1. 人体阻抗明显下降　组成人体的细胞包括细胞内液、细胞外液和其间的细胞膜，细胞的内、外液具有导电能力，细胞膜为绝缘体，相当于电介质，由此细胞可以看成是一个电容器。由于机体组织的电学特性呈电容性质，人体阻抗的绝对值 $|Z|$ 可近似表达为

$$Z(f) = \sqrt{R^2 + \left(\frac{1}{2\pi f C}\right)^2}$$

式中，R 为人体的等效电阻值，C 为等效电容量，f 为治疗频率。

由此可见，随着治疗频率 f 的升高，人体组织的阻抗 $|Z|$ 显著下降。比如，在一对 $100cm^2$ 电极之间的皮肤阻抗，通以 50Hz 的低频电流时阻抗值约为 1000Ω，但通以 4kHz 的中频电流阻抗将降至 50Ω。所以，中频电流更容易通过机体组织，可以应用较大的电流强度，与直流电和低频电脉冲仅能够作用于浅表组织不同，中频电流可以达到更深层的人体组织。

2. 无极性、不发生电解现象　中频电流是一种频率较高的交流电，电流呈正负交替变化。在交流电的正半周，离子朝一个方向迁移；而在负半周，离子则向相反的方向移动，因而中频电流没有极性，电极也无正负之分。

中频电流作用于人体时，离子仅发生往返运动，电极下无电解产物聚集，不会对皮肤产生有化学性刺激的酸碱反应。因此，中频电疗法可以使用较薄的电极衬垫，患者有较好的耐受性，可以持续较长的治疗时间和疗程。

3. 对感觉神经的作用　中频电流可以进入人体深层组织，对皮肤神经和感受器没有强烈的刺激。当通过阈上强度的中频电流时，最初只有轻微的震颤感；电流强度进一步增大，可出现针刺感，无明显的不适和疼痛，但持续通电时这种感觉会逐渐减弱；只有当电流强度过大时才可能出现不舒适的束缚感。

一般来说，较强中频电刺激引起肌肉收缩时的感觉比低频电刺激更为舒适，尤其是使用 6000~8000Hz 的中频电流时，肌肉收缩阈与痛阈有明显的分离现象，肌肉收缩的阈值低于痛觉阈值，可使肌肉发生强烈收缩而不会引起疼痛。由于患者能够耐受较强的中频电流，因而，临床上通常使用强度较大的中频电流来刺激深部肌肉。

4. 对生物膜通透性的作用　通过实验可以观察到，在中频正弦交流电的作用下，药物离子、分子可透过活性生物膜的数量明显多于失活的生物膜。因而，提高活性生物膜的通透性也是中频电流的又一特殊作用。

（二）中频电疗法的治疗作用

中频电疗法主要的治疗作用是镇痛、促进血液循环、软化瘢痕和松解粘连等。

1. 镇痛作用　中频电流作用于人体局部组织，皮肤痛阈将会有所增高，尤其是采用低频调制的中频电流作用更为明显。中频电疗法的镇痛作用分为即时止痛及后续止痛。

（1）即时止痛：也称为直接止痛，其镇痛机制有以下几种假说。

1）掩盖效应。中频电流可引起明显震颤感，其冲动会进入痛冲动传入道路中的某一环节，可以阻断或掩盖痛刺激的传导，达到止痛或减弱疼痛的目的。

2）闸门控制假说。由于中频电流引起的明显震颤感和肌肉颤动感是对粗纤维的一种兴奋刺激，粗纤维兴奋引起"闸门"的关闭，阻止了细纤维的传入，从而产生镇痛作用。

3）皮层干扰假说。电刺激冲动与痛冲动同时传入皮层感觉区，在中枢发生干扰，从而减弱或掩盖了疼痛感觉。

4）即时止痛作用的体液机制。目前多用内源性吗啡样多肽理论解释，内源性吗啡样多肽（简称 OLS）是从脑、垂体、肠中分离出来的一种多肽，具有吗啡样活性，是体内起镇痛作用的一种自然神经递质，与镇痛有关的主要有脑啡肽（即时止痛达 3~4min）和内啡肽（镇痛持续 3~4h）。中频电流刺激可激活脑内的能神经元，引起内源性吗啡样多肽释放，达到镇痛效果。

（2）后续止痛：也称为间接止痛，中频电流治疗后，改变了机体局部组织的血液循环，使组织间、神经纤维间水肿减轻，组织内张力下降，使因缺血所致的肌肉痉挛缓解，缺氧状态得到改善，促进钾离子、激肽、胺类等病理致痛化学物质清除，以达到间接的止痛效果。

2. 促进血液循环 中频电流,特别是经 50～100Hz 低频调制的中频电流,有明显地促进局部血液和淋巴循环的作用,可使皮肤温度上升,小动脉和毛细血管扩张,开放的毛细血管数目增多等。其作用机理有以下几个方面。

（1）轴突反射。中频电流刺激皮肤感受器产生的冲动,一方面传入神经元,另一方面经同一轴突的另一分支逆行到小动脉壁,会引起局部血管扩张。

（2）血管活性物质的作用。中频电流刺激感觉神经,使神经释放出少量的"P"物质和乙酰胆碱等血管活性物质,可引起血管扩张反应。

（3）肌肉活动代谢产物的作用。肌肉收缩的代谢产物如乳酸、ADP、ATP 等均有明显的血管扩张作用。

（4）对植物神经的作用。中频电流促进局部血液循环的作用可能与抑制交感神经有关。

3. 软化瘢痕和松解粘连 中频电疗法的临床应用起源于皮肤瘢痕及粘连的治疗,术后早期应用有预防瘢痕增生的效果,瘢痕痒痛经数次或数十次治疗后或显著减轻或消失。肥厚、增生的瘢痕经过治疗可变软、变薄、收小,使关节功能恢复。中频电疗法由于其震动刺激和消炎作用,可使术后肠粘连、瘢痕粘连、肌腱粘连等组织得以松解和软化。

4. 消散慢性炎症及硬结 中频电流对一些慢性非特异性炎症有较好的治疗作用。这主要是由于中频电流的作用,明显改善了局部血液循环,从而加速炎症产物的吸收和转运,使局部组织的营养代谢得到增强,免疫功能提高。

5. 提高药物导入效果 中频电流可以提高细胞膜的通透性,使药物分子由浓度梯度的弥散效应透过细胞膜导入体内。

（三）调制中频电疗法

采用强度恒定的中频段（频率为 1～100kHz）正弦交流电治疗疾病的方法,称为等幅中频电疗法（undamped medium frequency electrotherapy）。由于恒定的治疗强度容易产生自适应,目前临床上应用较少,它仅是作为调制中频电疗法中的一种治疗模式。

调制中频电疗法（modulated medium frequency electrotherapy）是应用低频调制中频电流治疗疾病的方法,兼有低、中频混合治疗的特点。

1. 调制中频电流的类型 调制中频电流是由低频电调制的中频交流电流,其中,等幅中频交流电（载波）的频率为 2000～5000Hz、调制频率为 10～15Hz、调制深度为 0～100%。调制中频电流的调制过程,如图 4-52 所示。

调制中频电流主要有四种形式,即连调、间调、交调和变调,如图 4-53 所示。

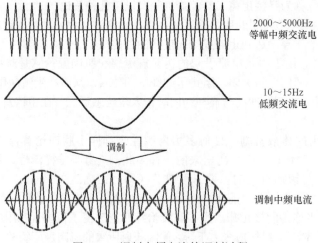

图 4-52　调制中频电流的调制过程

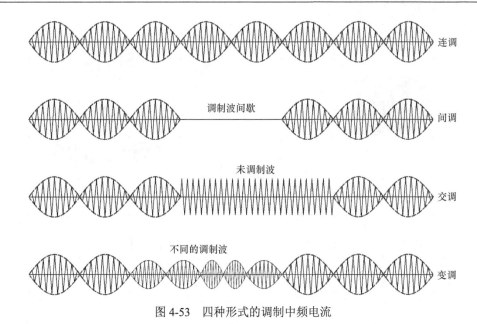

图 4-53　四种形式的调制中频电流

（1）连调波，是连续出现调制波，具有止痛和调整神经功能的作用，适用于刺激植物神经节。

（2）间调波，调制波出现一定的间歇期，适用于刺激神经肌肉。

（3）交调波，调制波和未调制波交替出现，有止痛、促进血液循环和炎症吸收的作用。

（4）变调波，为两种或两种以上不同频率调制波交变出现的形式，可以克服机体对电流的适应性。

以上四种波形可以是全波形式也可以是半波形式。

2. 调制中频电流的特点

（1）应用 10～15Hz 的低频电流调制的中频电流，兼有低频电疗和中频电疗的两种治疗特性。

（2）由于波形、波幅、频率的不断变化，可以避免机体对电流的适应性。

（3）通过改变调制深度，可以调节电刺激的强度，调制深度小则兴奋作用弱，调制深度大则兴奋作用强。

（4）如果应用间调类型，在治疗的过程中会有一个间歇期，可以让肌肉得到不同时间的休息，以利于治疗效果。

（5）经过整流的半波调制电流可以用于药物离子导入治疗。

3. 调制中频电疗法的治疗作用　调制中频电疗法具有止痛、改善局部血液循环、促进淋巴回流等治疗作用。由于调制中频电流的振幅是由低频交流电的波形决定的，因而调制中频电疗法还兼有低频电疗法的治疗特点，能够刺激骨骼肌的收缩，具有锻炼肌肉，提高神经肌肉兴奋性的作用。与普通低频电疗法相比，低频调制的中频电流更有治疗优势。一是调制中频电流对皮肤感觉神经末梢的刺激小，无明显电解现象，有利于长期的治疗；二是人体对调制中频电流的耐受性较好，电流可进入较深的组织层面，对深部病变治疗效果更好。

（四）中频治疗仪

中频治疗仪是采用微电子多路控制技术实现的康复理疗设备。中频治疗仪通过多路输出通道，可以同步或异步完成各种中频康复理疗，其中包括等幅波和调制波的中频治疗、动态干扰治疗、离子导入治疗。

本节将以 ZP-ID 型电脑中频治疗仪为例，介绍中频治疗仪的工作原理。ZP-ID 型电脑中频治疗仪，如图 4-54 所示。

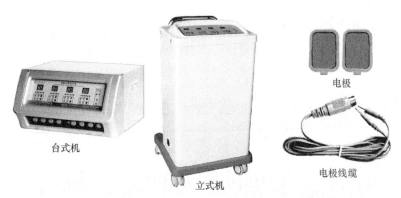

图 4-54　ZP-ID 型电脑中频治疗仪

中频治疗仪实际上是一台中频函数发生器，它可以根据临床需要，发放各种适宜的函数波形。为便于临床应用，目前中频治疗仪多采用处方的治疗形式，在每一处方下，生产厂家根据适应证预先设定了相应的治疗参数（各仪器的处方有所不同），其中包括治疗模式、输出波形、作用强度和治疗时间等。本机内部设有 99 个处方，可以实现中频治疗（包括等幅方波和各种调制波）、中频干扰治疗（两组电极同步输出治疗波形）和离子导入治疗（整流后输出直流）。为提高治疗效果，治疗仪可对电极板进行加温并能够恒温控制。

1. 整机构成　ZP-ID 型电脑中频治疗仪的整机原理框图，如图 4-55 所示。

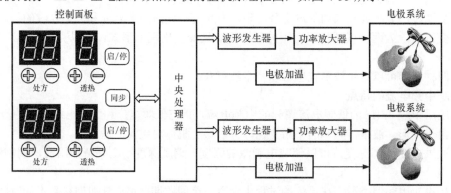

图 4-55　ZP-ID 型电脑中频治疗仪（以两路输出为例）的整机原理框图

中频治疗仪内部的中央处理器通过与控制面板对话，能够实现处方、加温等治疗参数的设置和指示。中央处理器可根据现场处方，快速调用预先存储的该处方波形数据，并进行信号处理，再通过波形发生器、功率放大器等接口电路，为电极系统提供可靠的驱动。

2. 波形发生器　是中频治疗仪的关键接口电路，目的是实时接收中央处理器的数据指令，以实现各种治疗波形。波形发生器，如图 4-56 所示。

（1）电平转换电路：由运算放大器 U1 组成的电平转换电路，如图 4-57 所示。

电平转换电路的作用是将中央处理器 CTL-PWM 端发出的 3.3V 方波信号转换成±5V 方波，目的是通过改变 TLC7528 中 DACA 的参考电压（REFA），改变波形的极性，实现中频载波的双极输出。本机中频载波设计频率为 1～10kHz，实际上这一频率就取决于中央处理器 CTL-PWM 端的方波信号。

（2）D/A 转换器（DAC）：TLC7528 是双路、8 位 D/A 转换器，通过中央处理器的写指令（$\overline{\text{WR}}$ 低电平有效），可将波形数据暂存于缓冲器。$\overline{\text{DACA}}$/DACB 输入数据装载控制端，为"0"时，8 位数据装载至 DACA 锁存器；为"1"时，装载至 DACB 锁存器。

TLC7528 内部包含两个相同的 8 位乘法 D/A 转换器 DACA 和 DACB，每个 DAC 由反相 *R*-2*R*

梯形电阻解码网络、模拟电子开关、数据锁存驱动器以及求和放大器组成。DAC 功能简化原理电路，如图 4-58 所示。

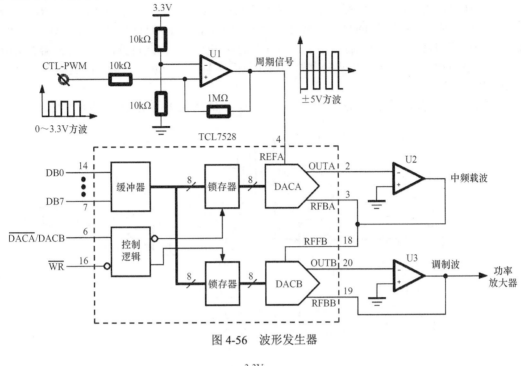

图 4-56　波形发生器

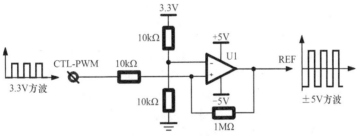

图 4-57　电平转换电路

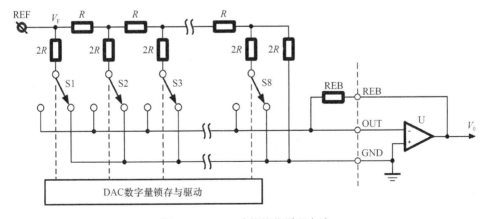

图 4-58　DAC 功能简化原理电路

D/A 转换器是用来将数字量转换为模拟量，输出电压 V_0 与数字量 D 成正比，即

$$V_0 = D \times V_F$$

式中，V_F 为参考电压 REFA，对于 8 位数字量，有

$$D=d_7\times2^7+d_6\times2^6+\cdots+d_1\times2^1+d_0\times2^0$$

D/A 转换器的模拟电子开关受控于每一位数字代码（d_n），当代码 d_n 为"0"时，开关接地；代码 d_n 为"1"时，开关接至 OUT 端。由于二进制加权电流在 DAC 输出端与 AGND 之间切换，因而在每一梯形网络分支中电流保持恒定，与开关的状态无关。由此可见，D/A 转换器的输出电压 V_0 与数字量 D 成正比，通过中央处理器调整 8 位数字量的输出状态，可以改变 D 值，进而调整输出电压 V_0。

TLC7528 内部有两路相同的 D/A 转换器，即 DACA 和 DACB。DACA 的等效电路，如图 4-59 所示。

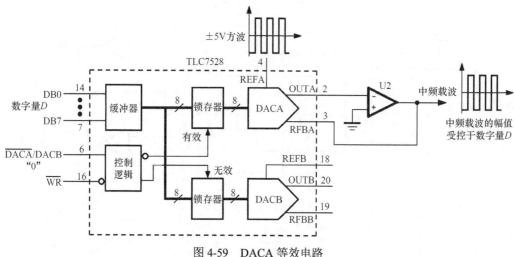

图 4-59　DACA 等效电路

当 $\overline{DACA}/DACB$ 为"0"时，DACA 的数字锁存器有效，可装载中央处理器的数字量 D，经 D/A 转换，由运算放大器 U2 输出幅值受控于数字量 D、频率与参考电压（REFA）一致的中频载波（双向方波）。本机中频载波的设计工作频率为 1～10kHz，即通过中央处理器 CTL-PWM 端可以调整中频载波的输出方波频率，改变数字量 D 的输出可调整中频载波振幅。

中频治疗仪具有丰富的中频调制波形输出，通过 DACB 可以实现对中频载波的波形调制。DACB 的等效电路，如图 4-60 所示。

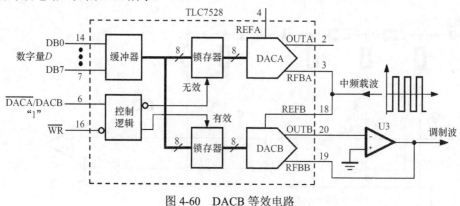

图 4-60　DACB 等效电路

$\overline{DACA}/DACB$ 为"1"时，DACB 锁存器有效，装载中央处理器的数字量 D，经 D/A 转换，可调整运算放大器 U3 的输出幅值，目的是实现对中频载波的低频调制。本机的调制频率为 0～150Hz，调制波形包括正弦波调制波、方波调制波、三角波调制波、指数波调制波、锯齿波调

制波和尖波调制波等。

3.功率放大器　功率放大器电路，如图4-61所示。

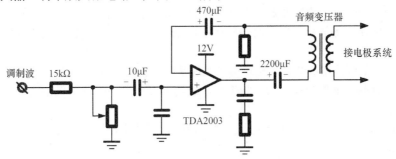

图4-61　功率放大器电路

功率放大器选用由TDA2003集成芯片组成的音频功率放大电路。TDA2003集成电路的特点是波形上升速率高，瞬态互调失真小，输出功率大（最大输出功率可达18W），保护性能完善，一旦输出电流过大或管壳过热，集成电路能够自动地减流或截止输出。在输出端通过音频变压器与电极系统连接，音频变压器有两个基本作用，一是提升输出电压，以保证输出电流的稳定性；二是对输出端进行电气隔离。

4.透热电路　为提升中频治疗效果，中频治疗仪通常需要对电极板进行加热处理。本机的透热电路，如图4-62所示。

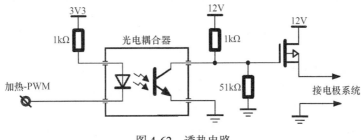

图4-62　透热电路

临床应用时，如果不需要电极板加热，中央处理器的加热-PWM输出端为高电平，光电耦合器截止，由于有1kΩ的上拉电阻，P-MOS场效应管的栅极处于高电平状态，场效应管截止。若要求进行透热治疗，中央处理器对加热-PWM端发送驱动脉冲，脉冲的低电平可使耦合器导通，12V电源经1kΩ电阻使栅极为低电平，P-MOS场效应管导通，为电极系统的热阻丝供电，电极板加热。加热-PWM脉冲的低电平越宽，加热时间越长，透热强度也就越大。因而，通过按动透热"+"键或透热"－"键，改变脉冲宽度（控制面板有透热强度指示），可以调节电极板的透热强度。

（五）音乐电疗法

音乐电疗法（music-electrotherapy）是利用音频信号（调制中频）驱动电刺激输出的治疗方法。音乐的频谱主要处于中频段，具有随机性，可以避免单一调制波对人体产生的自适应性，是一种无规则性的调制中频治疗方式。人的听觉频率响应为20Hz～20kHz，由音乐适配的音乐电流中包含丰富的低频和中频成分，因而，音乐电疗法兼有低频和中频的双重治疗效果。

1.音乐对人体的影响　音乐电疗法中包含音乐治疗（music therapy）。音乐治疗是利用乐音、节奏对生理疾病或心理疾病进行治疗的一种方法。音乐疗法是最古老的治病方法之一，有研究发现，声音在治病和调整身心平衡方面有着特殊的功效。

音乐声波的频率和声压变化会引起人体生理反应，音乐的频率、节奏和有规律的声波振动是一种物理能量。适度的声波振动会引起人体组织细胞发生和谐的共振现象，能够使颅腔、胸腔或某一器官组织产生共振，这种声波引起的共振现象，会直接影响脑电波、心率和呼吸节奏等。不同能量场的振动会产生不同的生理效果，对身心造成有利或有可能是有害的影响。

（1）音乐可以让身体放松，适宜的音乐环境可以缓解压力，避免因自律神经紧张失调而导致的慢性疾病。

（2）音乐可以舒解忧郁心情，甚至还可以实现某些程度的心理治疗。

（3）音乐可以刺激脑部神经，活化脑细胞，适当的音乐刺激对脑部的活动有帮助，甚至具有防止老化的功效。

（4）音乐可以帮助入眠、提高免疫力、增加神经传导速率、增强记忆力与注意力，使身心得到适度的释放。

（5）音乐的旋律可以使婴儿呼吸平静、心跳减缓，有助于刺激婴儿的大脑发育。

2. 影响音乐对人体作用的因素　主要包括两个方面。

（1）与选择的音乐性质有关。构成音乐的要素包括：旋律、节奏、调性、速度和力度，听到不同性质的音乐，人体会有不同的表现。旋律优美、节奏平稳、速度平缓、力度适中的音乐具有一定的镇静镇痛作用；反之，旋律雄壮、节奏激烈、力度亢奋的音乐会产生兴奋；旋律深沉忧郁、节奏缓慢、力度轻柔的音乐有一定的镇静催眠作用。

（2）与听者的音乐素养有关。音乐对人体的作用与听者对音乐的欣赏能力和爱好有关，不同音乐素养的人对音乐的感观会有所不同。

3. 音乐电流对人体的作用　音乐电流是以低频为主、低中频混合的不规则电流，因此兼有低频电和中频电的治疗作用。

（1）锻炼肌肉：音乐电流可引起神经肌肉收缩，在电极下无明显低频电刺激的不适感，音乐电流使肌肉收缩的强度、持续时间、间歇时间与音乐的性质有关。应用旋律热情、节奏激烈、速度快、力度强的音乐所转换成的音乐电流，振动感和肌肉收缩更为明显。因此，音乐电流可以用于锻炼肌肉、增强肌力、防止肌肉萎缩。但是，由于音乐电流的通断时间、间歇时间、频率不能人为调节，所以音乐电流不适宜对失神经支配的肌肉进行刺激。

（2）促进局部血液循环：音乐电流可以引起较持久的微血管扩张。有人将音乐电流作用于肢体，可见局部和指尖皮肤温度升高，甲周微循环改善，肢体血流图亦见血流量明显增加。

（3）镇痛：音乐电流作用于皮肤后，局部痛阈和耐痛阈增高，镇痛作用明显，且作用迅速，持续时间长，一般可达 1h。

（4）神经节段反射作用：音乐电流作用于交感神经节可以调节血压，作用于头部可以缓解头痛、调整大脑的兴奋和抑制过程。

（5）对穴位和经络的作用：音乐电针疗法是将音乐电流作用于穴位，通过经络产生很复杂的生理治疗作用，如具有镇痛、活血化瘀、促进组织修复、调整内脏及内分泌功能、抗过敏和增强免疫等作用。

4. 音乐电疗设备　音乐电疗法是以音乐电流发出的电刺激治疗为主、音乐为辅，综合了音乐与音乐电流两者的治疗作用。对比音乐加音乐电流、单纯音乐、单纯电流和空白组的三者镇痛效果，发现音乐加音乐电流组合的镇痛作用最为显著。因此，进行音乐电疗法的治疗时应该同时应用音乐和音乐电流，以加强疗效。

音乐电疗仪的原理框图，如图 4-63 所示。

本质上说，音乐电疗法的刺激电流就是一种调制中频电流，不同点仅在于音乐电疗法输出的电刺激与音乐节奏随机变化，即由播放器产生的音频信号，经功率放大和升压转换成用于治疗的音乐电流，最大输出峰值电压可达 120V。

（1）刺激电流与音乐信号同步：由音乐转换成的电流与音乐信号完全同步。也就是说，电流随着音乐信号的节奏、强度和速度的变化而改变，即用什么样的音乐，就输出什么样的电流波形。

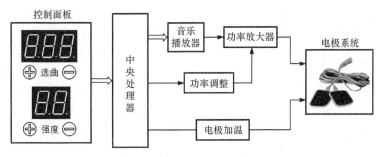

图 4-63 音乐电疗仪原理框图

（2）对机体不会产生适应性：单一频率的交流电是每个周期的重复，其波幅与频率相对固定，有一定的规律性，作用于人体一段时间后，容易使机体产生适应性。因此，人体对电流刺激的反应性会逐渐减弱，乃至完全消失。音乐电流的波形、波幅及频率，随着音乐旋律起伏、节奏快慢及音乐力度大小等变化。所以，当人体接受音乐电流刺激时，每个脉冲电流都是新的刺激，不易产生适应性。

（3）中低频混合的不规则电流：由于每一支乐曲都有多种乐器伴奏，由此产生的音频信号不是单频信号源，而是多频信号的合成，音频范围一般在27~4000Hz。如果按照治疗频率进行分类，音乐电流兼有低频和中频成分，所以音乐电流是一种不规则、低中频混合的脉冲电流。

（4）选择性作用：音乐电流是由音乐信号转换的一种多波形、多频率、不同强度的混合电流，它具有一定的选择性刺激作用，这是其他脉冲电流所不具备的。患者对音乐的喜好和欣赏能力与治疗效果有着密切关系。例如，患者处于兴奋状态时，应给予兴奋的音乐，以提高其兴奋度；当患者感到疲劳，自然会产生镇静，此时再给予具有镇静效果的乐曲，可以使患者平静；对于神经衰弱、血管神经性头痛、高血压等患者，应选用节奏平稳、速度与力度较缓和的乐曲，以增加毛细血管的扩张，加快血流速度，改善人体的血液循环状况；对于坐骨神经痛、肌肉损伤及偏瘫等患者，应选用节奏性强、速度快的乐曲。

二、干扰电疗法

由于人体组织对低频电流的阻抗较大，治疗一般仅限于人体的浅表组织，低频电疗法对人体深层组织的作用效果较弱。与之相比，中频电流的频率较高，作用于人体时阻抗明显降低，因而电流可以透入较深的患病部位且不会发生电解现象，但不利的是中频电流对神经肌肉的刺激远不及低频电流。虽然，经低频调制后中频电流具有某些低频治疗的特性，但因其存在低频成分，调制后的中频电流仍难以克服人体阻抗达到更深的治疗界面。为此临床上开始应用干扰电疗法，意义是在保证中频电流治疗深度的同时，实现良好的中低频混合治疗效果。

干扰电疗法（interferential current therapy，ICT）也称为交叉电流疗法，它通过两对或两对以上电极，将两个或两个以上频率相近的中频电流按一定的方位交叉输入至人体，在电力线的交叉部位形成干扰场，使机体深部组织产生一个低频调制的中频脉冲电流，用以治疗疾病。

（一）干扰电流的形成

干扰（interference）为打扰、扰乱，意思是通过另一个行动或预案，使原有的行为状态发生改变。由此可见，干扰电流并不是由设备直接产生的作用电流，而是通过建立干扰场，在深部组织产生的低频调制电流。

1. 波的叠加原理 介质中如果同时存在几列行波，在传播过程中相遇时，每个波的波长、频率、振动方位和传播方向等都不会因其他波的存在而改变。或者说，在传播过程中的各个波相互间没有影响，都能保持各自的传播规律（就像其他波不存在一样），这就是波传播的独立性原理。比如，两列圆形水面波相遇时，互相穿插后仍可按原有方向传播。又如，几个人同时说话，其声

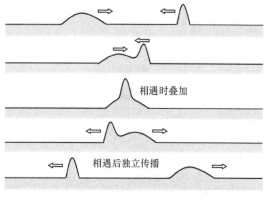

图 4-64　两列波的相遇过程

波并不会因为在空间中交汇变成另外一种声音，声波总能保持原有的特性。

两列波的相遇过程，如图 4-64 所示。

如图 4-64 可见，在两列波重叠的区域内，任一质点同时参与两个振动，其振动位移等于这两列波分别引起位移的矢量和。

两列波叠加后的合成波，如图 4-65 所示。

2. 区域内的电磁干扰　电磁干扰（electromagnetic interference，EMI）是指某类信号对原有信号造成"破坏"的物理现象。比如，无线电的同频干扰就是通过发送一组频谱相近、强度足够大的干扰信号，利用电磁场可叠加的物理特性降低其信噪比，以达到对原有信号"破坏"的目的。注意，电磁干扰仅发生在电磁波重叠的区域内，并不影响波的继续传播。

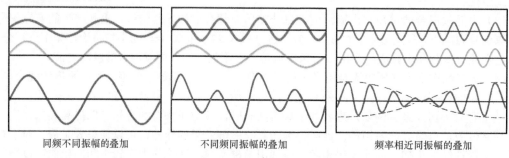

| 同频不同振幅的叠加 | 不同频同振幅的叠加 | 频率相近同振幅的叠加 |

图 4-65　两列波叠加后的合成波

发生电磁干扰有两个基本条件：

（1）有两路或两路以上的电磁信号同时存在的耦合空间，即有一个多路电磁信号重叠的区域。

（2）各路电磁信号的频率和强度相当。

电磁干扰后，在干扰区域内会形成一个新的电磁场，其电磁场的物理性质（频率、强度）将发生明显改变。干扰电疗法就是利用这一方法在机体的病变区域形成干扰电场，如图 4-66 所示。

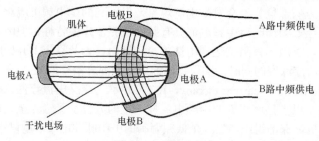

图 4-66　干扰电场

3. 差频技术　差频一词来源于声学上两个频率相近的声波的干涉现象，所得到的干涉信号的频率是原有两个声波的频率差。这个概念也适用于光学和电子技术，是指两个频率相近的电磁波进行差频后，可以得到两者频率之差的调制信号，如图 4-67 所示。

两路幅值相等的正弦交流电信号

$$A=F\sin\omega_A t$$

$$B=F\sin\omega_B t$$

由三角函数的和差化积公式，得到经过差频后（忽略相位差）的信号，为

$$A + B = F \sin \omega_A t + F \sin \omega_B t = 2F \cos \frac{\omega_A - \omega_B}{2} t \sin \frac{\omega_A + \omega_B}{2} t$$

可见，两个幅值相等、频率相近的中频正弦交流电信号可以得到一个类似于低频调制的中频脉冲信号。其中，低频分量 F_D 为

$$F_D = 2F \cos \frac{\omega_A - \omega_B}{2} t$$

低频分量的频率为两个中频信号的频率差，强度最大值是两路中频信号的幅值之和；中频分量有

$$F_D = \sin \frac{\omega_A + \omega_B}{2} t$$

可见，中频分量的频率为两个中频信号的频率均值，幅值随低频分量的强度变化。

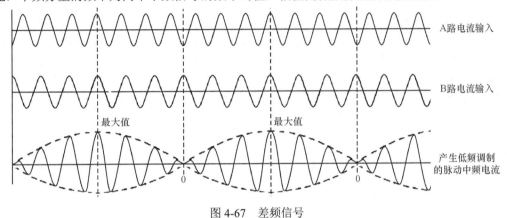

图 4-67　差频信号

4. 干扰电流　传统的干扰电疗法有两路振幅相等的等幅正弦交流电输入信号，频率分别为 4000Hz 和（4000±100）Hz，通过两组（4 个）电极交叉作用于人体，在体内电力线的交叉部位形成干扰电场，经差频产生一个类似于由 0～100Hz 低频信号调制的中频（频率约为 4050Hz）电流，这一电流称为干扰电流（interference current）。

干扰电流有以下治疗特点。

（1）输入人体组织的电流均为等幅中频正弦交流电，由于不存在低频成分，因而，通过人体组织时的阻抗较低，可以作用于较深层的治疗部位。

（2）通过两组电极将电流交叉输入到人体，最大的电场强度发生于电极之间的交叉点，而不是在电极下。干扰电流的峰值接近于两组电流强度之和，可以使深部组织获得足够的作用强度。

（3）两组电流在体内交叉干扰形成的"内生"低频调制中频电流，兼有低频和中频的治疗特点。

（4）两组中频电流中的一组电流的频率为 4000Hz，另一组电流的频率可在一定范围内调节，以适应不同的临床治疗需求。由于这种干扰电疗法的两路输入电流为固定频率，因而也称为静态干扰电疗法。

5. 干扰电流的治疗作用　干扰内生低频电流的治疗作用见表 4-3。

表 4-3　干扰内生低频电流的治疗作用

差频（Hz）	治疗作用
100	抑制交感神经，止痛
90～100	止痛
50～100	止痛，促进局部血液循环，促进渗出物吸收，缓解肌肉紧张

续表

差频（Hz）	治疗作用
25～50	引起正常骨骼肌强直收缩，促进局部血液循环
20～40	兴奋迷走神经，扩展局部动脉血管，引起骨骼肌不完全性强直收缩
1～10	兴奋交感神经，引起正常骨骼肌收缩
1～2	兴奋交感神经，引起正常骨骼肌收缩，引起失神经肌收缩，引起平滑肌收缩

（二）动态干扰电疗法

静态干扰电疗法（static interference electrotherapy）采用的是两路等幅正弦交流电，它们交叉进入体内后可以形成一个脉振干扰电场，产生的干扰电流仅为一层较为狭窄的作用界面，难以实现对体内复杂的病变区域进行有效治疗。另外，由于静态干扰电疗法的两路输入电流幅值不变，干扰电场恒定单一，人体容易产生自适应性。为此，通过对静态干扰电疗法的改良，发展出目前广泛应用于临床的动态干扰电疗法（dynamic interference electrotherapy）。

1. 动态干扰电流 动态干扰电流（dynamic interference current）的生成方法与静态干扰电疗法相似，只不过动态干扰电疗法是在两路等幅正弦交流电流的基础上叠加了一个三角波调制信号。三角波调制信号的周期 T 称为动态节律，如图 4-68 所示。

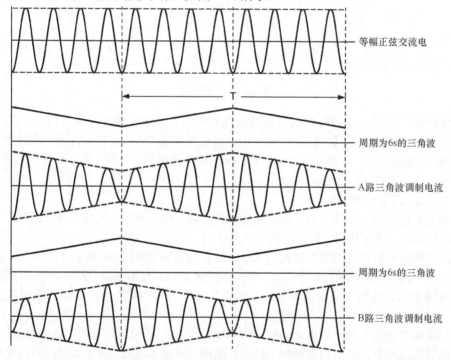

图 4-68　动态干扰电疗法的输入电流

通过动态节律为 T（1s、2s 或 6s 等）的三角波调制，等幅正弦交流电流转换成三角波调制电流，中频电流的幅值将按照 T 的周期缓慢变化。其中，A 路电流的幅值增大时，B 路电流的幅值减小；之后，A 路电流的幅值减小，B 路电流的幅值却增大。两组输入电流如此反复循环，产生节律交替变化的动态干扰电流，这种电疗法称为动态干扰电疗法。

尽管静态干扰电疗法与动态干扰电疗法形成的都是二维干扰电场，但由于动态干扰电疗法采用三角波调制的中频电流，所以会产生一个交变的干扰电场，其干扰电流的图形有别于静态干扰电流，如图 4-69 所示。

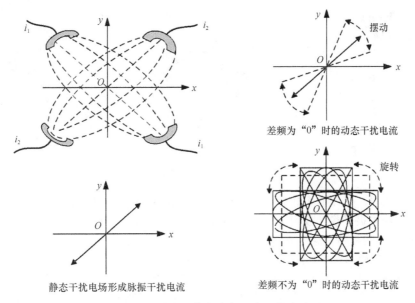

图 4-69 静态干扰电流与动态干扰电流

由此可见，静态干扰电疗法形成的干扰电流仅为脉振形式，作用面较为狭窄。动态干扰电疗法经过三角波调制，尤其是采用差频技术，可以在机体内形成一个类似于矢量旋转的干扰电流，治疗范围大幅扩大。因而，与静态干扰电疗法相比，动态干扰电流的作用方位会发生节律性摆动甚至旋转，作用强度时强时弱，对人体组织不易产生适应性，使整个治疗部位的组织细胞获得更加均匀的刺激，有助于获得较好的治疗效果。

2. 电极和电极的安放 动态干扰电疗法早期多采用薄铅板电极，治疗时电极外套绒布衬垫，后来逐步改用硅胶电极。由于干扰电疗法同时使用的电极数量较多，即使采用普通的动态干扰电疗法也需要应用两对（4 个）电极，如果进行立体动态干扰电治疗则需要使用 6 个电极。因此，电极的安放方式以及可靠性对干扰电疗法的治疗效果影响很大，目前临床上主要使用固定法和抽吸法。

（1）固定法：是将两组 4 块电极交错放置在人体的固定位置，使病灶处于 4 个电极的中心，即电场交叉处。比如，治疗迟缓性便秘的电极固定法，大致位置如图 4-70 所示。

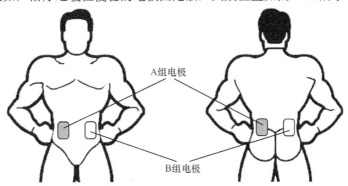

图 4-70 治疗迟缓性便秘的电极固定法

（2）抽吸法：采用具有一定吸附能力的吸附电极，电极安放更为可靠，是目前动态干扰电治疗的主流电极安放方式。治疗时，需启动负压装置抽吸橡皮吸力罩内的空气，使吸力罩内形成一定的负压，电极被可靠地吸附于皮肤上。吸附电极，如图 4-71 所示。

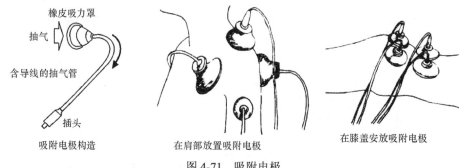

图 4-71　吸附电极

安放吸附电极时，应保证病灶处于 4 个吸附电极的中心区域。确定位置后，启动负压装置对吸附电极抽气，使电极平稳地吸附于皮肤上后方可接通干扰电流。治疗过程中，负压装置也可以采用 16～18 次/min 的频率对橡皮吸力罩抽吸，抽吸的频率按照负压的变化而呈规律性波动，因此，抽吸法也具有一定的负压按摩作用。

3. 立体动态干扰电流　动态干扰电疗法的标准电极放置方法是十字形交叉法，在三维空间内，它只能在两个方向上发生作用，或为上下和左右，或为上下和前后，或为前后和左右，只能产生二维的平面效应。而立体动态干扰治疗则是有三路中频电流立体地交叉进入人体，可同时沿上下、左右和前后三个方向，即可在三维空间内形成一个旋转作用面，因而称为立体动态干扰电流。

立体动态干扰电疗法（stereodynamic interference electrotherapy）与普通的动态干扰电疗法相比只是增加了一路中频输入。由于增加了这一路中频电流输入，它交叉作用于机体后，可在体内形成一个三维立体干扰电场。如果对这三路电流进行低频三角波调制，可以获得不同方向、角度和形状的立体刺激效应。普通的动态干扰电流只有两种动态调制方式，即两组调制相位相反（一组电流强时，另一组电流弱）或相位相同（两路电流的强度同时增大、减小）；而立体动态干扰电流具有三种以上的动态调制模式。

（1）对三组电流的调制相位相同，即三组电流的强度同时增大或同时减小，其干扰场为立方体整体缩小后逐渐增大，再逐渐缩小，如此往复。

（2）三组电流中的两组电流被调制，相位相反，另一组电流不调制，幅值保持不变，干扰电场呈立体图形。

（3）三组电流依次由大到小、再由小到大地按顺序自动变化，在任意时刻有一组电流由大变小，一组电流由小变大，剩下一组电流不变。在旋面模式时，根据围绕某一轴旋转的方向、旋转的范围不同会有几种动态方式选择。一般分为在 90° 范围内往返旋转、在 180° 范围内往返旋转和在 360° 范围内一个方向旋转。

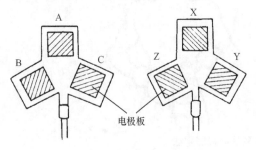

图 4-72　星状电极

立体动态干扰电疗法使用的星状电极，如图 4-72 所示。

每个星状电极上，按星状排列有三个呈三角形的小电极，每个小电极需要连接治疗仪的一路输出，三对小电极可同时输入三路电流，以实现立体的干扰电场。

立体动态干扰电流的生理作用和治疗作用基本与动态干扰电流相仿，具有镇痛、改善局部血液循环、引起神经及肌肉兴奋、调节内脏器官功能、调节自主神经功能等作用。但因其强度和刺激区域大于传统的动态干扰电流，对三维空间均有刺激作用，并且有较大的动态变化，因此治疗效应明显优于动态干扰电流。

（三）立体动态干扰电治疗仪

国外早在 20 世纪 70 年代就开始研究立体动态干扰电治疗仪，并很快在临床上应用。1980 年我国自主开发出第一台立体动态干扰电疗机，到 20 世纪 80 年代后期技术基本成熟，至今我国研制的立体动态干扰电疗机已普遍应用于临床。

本节将以 GR-DⅡ 型立体动态干扰电治疗仪为例，介绍立体动态干扰电治疗仪的工作原理。GR-DⅡ 型立体动态干扰电治疗仪，如图 4-73 所示。

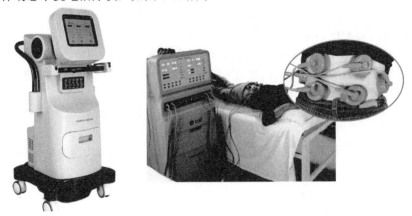

图 4-73　GR-DⅡ 型立体动态干扰电治疗仪

1. 整机构成　立体动态干扰电治疗仪的实现方法实际上就是同步控制的多路中频治疗仪，它的整机原理框图，如图 4-74 所示。

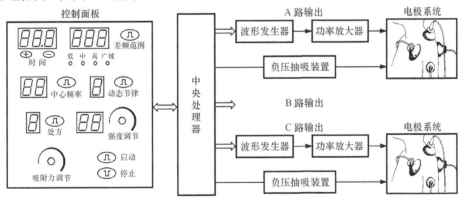

图 4-74　立体动态干扰电治疗仪整机原理框图

立体动态干扰电治疗仪的波形发生器和功率放大器的电路结构、工作原理与中频治疗仪基本相同，这里不再重复。

2. 输出特性　立体动态干扰电治疗仪的核心技术在于由中央处理器同步控制的多路中频输出，由此可以构成多种治疗模式。立体动态干扰电治疗仪的输出指标主要包括治疗时间、中心频率、差频范围、差频周期、动态节律、幅度等，为便于临床应用，立体动态干扰电治疗仪还设有多个处方管理模式。

（1）治疗时间：为按动启动按钮后设备按照预设的参数进行治疗的时间。计时过程中，显示器实时显示当前剩余治疗时间，计时结束后立即关闭输出。治疗仪的治疗时间可由 1～99min 连续可调。

（2）中心频率：是差频为 "0" 时的中频载波频率，本机设有 4 个挡位，分别为 2kHz、3kHz、

4kHz、5kHz，按动中心频率按钮可调整中心频率。

（3）差频范围与差频周期：差频是各路中频载波频率的差异，通常以 A 路为基准输出。比如，中心频率设置为 4kHz、差频为 100Hz，那么，A 路输出的载波频率为 4kHz，B 路的频率则为 4.1kHz、C 路为 3.9kHz。为提高治疗效果，干扰仪的差频可在一定的范围内变化，本机的差频范围有 5 个挡位可选，如下。

低：频率下限为 1Hz，频率上限为 20Hz。

中：频率下限为 40Hz，频率上限为 60Hz。

高：频率下限为 80Hz，频率上限为 120Hz。

广域：频率下限为 1Hz，频率上限为 120Hz。

低/高：低模式和高模式交替运行，低模式 1min 后高模式 1min，依次循环。

另外，干扰仪还需要对差频的变化时间间隔有限定，称为差频周期。本机的差频周期有 4 个挡位，分别为 $1/f$（随机变化）、15s、30s、60s。

（4）动态节律：是指低频调制三角波的周期，本机有 6 个可选挡位，分别为 0（无调制）、1s、2s、3s、4s、5s。

3. 电极系统 立体动态干扰电治疗仪普遍使用吸附电极，因而，电极系统必然包括两个部分，一是具有吸附功能的电极；二是干扰仪上需要有一个负压抽吸装置。

（1）吸附电极：如图 4-75 所示。

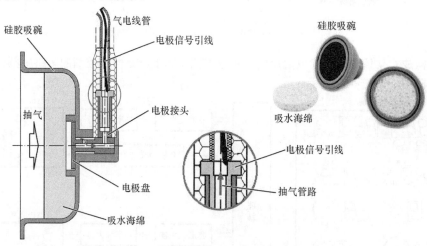

图 4-75 立体动态干扰电治疗仪吸附电极

吸附电极线管为电极信号引线和抽气管路的共有通道，其中，电极信号引线与功率放大器的输出端连接，用于发放刺激电信号；抽气管路接至负压抽吸装置，通过在硅胶吸碗内建立负压，可将吸附电极可靠地安放于治疗区域。吸附电极的硅胶吸碗内装有一片吸水海绵，治疗时海绵含有一定的水分，可以建立有效刺激电信号通路。

（2）负压抽吸装置：如图 4-76 所示。

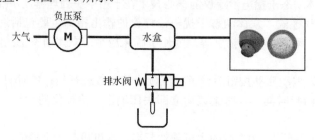

图 4-76 负压抽吸装置

由于吸碗内的吸水海绵有一定的含水量，进行负压抽吸时管道中的水盒必然会有存水。因此，治疗仪设有两个排水过程，一是在每一次开机时治疗仪按程序要求自动完成 20s 的排水；二是负压泵停止抽吸后立即自动排水。

连接吸附电极时，需先开启负压泵，硅胶吸碗有一定的负压，可将吸附电极吸附到人体，然后再根据患者的耐受度调节负压强度。本机吸附负压的调节范围为-40～0kPa，长时间使用较大的负压有可能导致电极处的皮肤出现红紫，甚至出现水疱。因此，在电极放置完毕后应将抽吸负压调整到保证电极不至脱落的最小值。

第四节 高频电疗设备

高频电疗法（high frequency electrotherapy）是应用频率为 100kHz～300GHz、波长为 3km～1mm 的高频电流，并通过由此形成的电场、磁场或电磁场来治疗疾病的方法。医用高频电按波长可分为长波、中波、短波（包括短波和超短波）、微波等波段，其医用波段分布见表 4-4。

表 4-4 医用高频电的波段

波段		波长范围	频率范围	常用波长	常用频率	电疗名称
长波		0.3～3km	100～1000kHz	0.3～2km	150～1000kHz	共鸣火花疗法
中波		100～300m	1～3MHz	184m	1.625MHz	中波疗法
短波	短波	10～100m	3～30MHz	37.5m	8.0MHz	短波疗法
				22.12m	13.56MHz	
				11.06m	27.12MHz	
	超短波	1～10m	30～300MHz	7.37m	40.68MHz	超短波疗法
				6m	50.0MHz	
微波	分米波	10～100cm	300～3000MHz	69cm	433.92MHz	分米波疗法
				33cm	915.0MHz	
	厘米波	1～10cm	3～30GHz	12.25cm	2450MHz	厘米波疗法
	毫米波	1～10mm	30～300GHz	8mm	37.5GHz	毫米波疗法

目前，最早在临床应用的长波疗法（共鸣火花疗法）和中波疗法已濒于淘汰，逐渐被频率更高的短波疗法或微波疗法所取代。高频电疗法不仅可用来治疗急、慢性疾病，还广泛应用于康复和肿瘤的治疗，高频电疗法已成为现代物理治疗中不可或缺的重要技术手段。从治疗方式上看，与低中频电疗法不同，高频电疗法的电极不需要与皮肤紧密接触；与光疗法不同，高频电疗法治疗时不需要裸露治疗部位。

一、高频电的物理学与生物学特性

构成人体组织的 5 种主要成分是水、糖、脂肪、蛋白质和无机盐，因此，人体组织的电特性比一般物质要复杂得多，最显著的特点是人体的电阻抗会随着作用频率的改变而变化。其主要原因是，人体细胞内液态组织不是简单地表现为电阻特性，而是由于细胞内水分与细胞膜的存在更多反映的是电容特性，尤其是在高频电流作用于人体时，这种呈容性阻抗的物理特性会表现得更为明显。

（一）高频电对人体的物理学作用

人体是由上皮组织、结缔组织、肌肉组织、神经组织等组成，不同组织具有不同的导电特性。其中，角质层在皮肤最外层的表皮层，导电性能较差；在有大量毛细血管分布的表皮层下面即真皮层和皮下组织内，导电性能较好。有电极作用时，电极与导电性能良好的真皮层之间夹有一层表皮层，由于表皮层的导电性能较差（相当于电介质），这一结构相当于电容器，如图 4-77 所示。

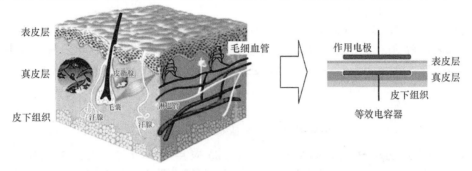

图 4-77 皮肤结构与等效电容器

由于人体组织呈容性的电特性，因而，当高频电流作用于人体时会表现出与中低频电疗法不同的治疗效果。

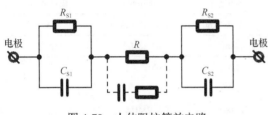

图 4-78 人体阻抗等效电路

1. 人体阻抗 是皮肤阻抗与皮下肌肉、血液等其他组织及其结合部的阻抗之和，它是大小不同的电阻、电容的复杂组合。人体阻抗的等效电路，如图 4-78 所示。

图 4-78 中，R_{S1} 和 R_{S2} 是皮肤电阻，C_{S1} 和 C_{S2} 是皮肤电容，R 以及与其并联的虚线支路是体内阻抗。皮肤表面 0.05～0.2mm 厚的角质层的电阻值很高，在干燥和干净的状态下，其电阻率可达 $1×(10^5～10^6)\Omega·m$。在低频（1000Hz 以下）情况下的体内阻抗，几乎呈现纯阻性质，其中电阻的大小与电流流经的途径有着密切关系，一般的安全标准会将体内阻抗定义为 500Ω。

人体阻抗受皮肤状态、接触电压、电流、接触面积和接触压力等多种因素的影响，在很大的范围内波动。人体电阻也不是一个固定的数值，一般认为干燥的皮肤在低电压下具有相当高的电阻，约为 $1×10^5\Omega$。当电压升高至 500～1000V 时，人体电阻将下降为 1000Ω 左右。表皮具有较高的电阻是因为它没有毛细血管；手指某部位的皮肤和角质层的电阻值较高，而不经常摩擦部位的皮肤电阻值较低。皮肤电阻大小还与人体与电极的接触面积及压力有关。当表皮受损暴露出真皮时，人体内因布满了输送盐溶液的血管表现为很低的电阻。一般认为，如果接触到真皮，一只手臂或一条腿的电阻约为 500Ω。

2. 高频电磁场特性 高频电磁场主要表现为它的传导特性、趋肤效应、电磁辐射和谐振现象等。

（1）传导特性：直流传导中，如果在一段长度的导线 a-b 通以直流电流，那么按低频电流定义，导线里的电荷会从 a 端定向移动到 b 端。但是如果是高频交流电流传导，电荷实际上并没有从 a 端移动到 b 端，电子只是在原位置附近按一定频率不停地来回"摆动"，电子通过这一微小"扰动"引起的电磁场波动来传递能量。

由于高频电流的频率较高，极性变换很快，电子（或离子）急剧地沿电力线的方向来回移动或振动。在振动过程中，由于各种离子的大小、质量、电荷和移动速度不同，会产生相互摩擦引起能量损耗，称为欧姆损耗。即，高频振荡→离子振动→传导电流→欧姆损耗→生成热。在高频传导过程中，电流密度越大或组织的电阻率越大，产热就越多。

（2）趋肤效应（skin effect）：也称为"集肤效应"，一般存在于交流电环境中。当交流电通过导体时，由于电磁感应现象将会引起导体截面上的电流分布不均匀，越靠近导体表面电流密度越大。趋肤效应，如图 4-79 所示。

电流 I 流过导体，由楞次定律可知，交变电流在垂直截面会形成阻碍电流变化的感应电场 B，感应磁场在导体内部产生感应电动势，感应电动势可在导体内部形成涡流。涡流的方向在导体内部总是与电流 I 的变化趋势相反（阻碍电流变化），涡流的方向在导体表面与电流 I 的变化趋势相同（加强电流 I 变化），使电流趋于导体表面。

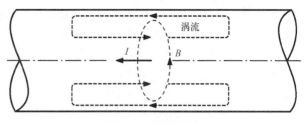

图 4-79　趋肤效应

趋肤效应使导体的等效电阻增加，频率越高，趋肤效应越显著。当频率很高的电流通过导线时，可以认为电流只在导线表面上很薄的一层中流过，这相当于导线的截面减小，电阻明显增大。

（3）电磁辐射：当频率较低（波长远大于元件尺寸）时，电磁波仅限于在有形导体内传递，不发生电磁能量辐射。但是，如果电路处于高频状态下，电磁能量的相互转换速度会加快，部分能量将随着电场与磁场的周期变化，以电磁波的形式向空间传播，这种向空间传播的物理现象称为电磁辐射（electromagnetic radiation）。

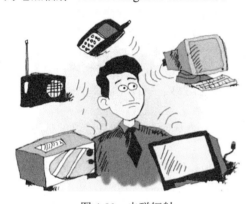

图 4-80　电磁辐射

电磁辐射是一种看不见、摸不着的场，是以特殊形态存在的物质，如图 4-80 所示。电磁辐射衍生的能量，取决于频率和强度，一般而言，频率越高，强度越大，能量就越大。例如，频率极高的 X 射线和 γ 射线所产生的电磁能量可以破坏构成人体组织的分子。

（4）谐振现象：谐振（resonance）是激励源的频率与电路的固有频率相等时发生的极端物理现象，发生谐振时，电路中的电磁转换效率最高。尤其在应用短波或超短波治疗时，需要进行"输出调谐"操作，目的是通过微调频点使工作频率接近或达到谐振点。

（二）高频电的生物学特性及其作用于人体的方式

在高频电的作用下，人体的各种组织具有导体、电介质、电容体和导磁体等物理性质，并同时表现出不同的生物学特性。

1. 不产生神经肌肉兴奋　根据电生理原理，如果要引起神经或肌肉兴奋，刺激的持续时间应达到 1ms。当频率大于 100kHz 时，每个周期小于 0.01ms，其中阴极的刺激时间仅占其 1/4，小于 0.0025ms，未达到神经刺激的兴奋要求。因此，高频电疗无论通过多少个周期，一般都不会引起神经肌肉兴奋而产生收缩反应。

2. 无电解现象　由于它是一种交流电，是一种正负交替变化的电流，在正半周内，离子向一个方向移动，在负半周内，离子又向反方向移动，所以不会产生电解、电泳、电渗现象，对皮肤无刺激作用。

3. 电极不必接触皮肤　在低、中频电疗时，电极必须与皮肤紧密接触，否则会因接触阻抗增大，电流不能进入人体。高频电可以通过电容连接人体，治疗时电极可以离开皮肤，组织对电流的阻抗较小，电流能够顺利进入人体深层。

4. 电介质特性　人体许多组织成分具有电介质的性质，比如干燥皮肤、肌腱、韧带、骨膜、骨等。电介质在直流电或较低频的电路中，相当于是一种绝缘体，很少有电流通过。然而，在高频电场的作用下，电介质原子中的电子虽不能脱离原子，但其中带负电荷的电子和带正电荷的原子核在原子内发生位移，即带负电的电子移向电场正侧，带正电的原子核移向电场负侧，形成偶极子，这种现象为电介质的取向或极化。由此可见，高频交流电场的每个交变周期，偶极子都会进行一次取向，引起偶极子不断旋转，使偶极子内束缚电荷发生位移，即形成电流。

在高频电流的作用下，人体内各种质子、束缚电荷不尽相同，构成的偶极子在高频电场中迅速旋转，互相摩擦以及与周围介质的摩擦，也会产生一定的能量损耗，转换为机体内的内生热现象。即，高频振荡→电介质偶极子旋转→位移电流→介质损耗→生成热。显然，频率越高，介电常数越大和电场强度越强，产热越多。

5. 热效应 中低频交流电流作用于人体时，其作用频率较低，人体阻抗较大，因而通过组织的电流较小，一般不能产生足够的热量。但是，当高频电流作用于人体时，由于频率上升，容抗急剧下降，通过人体的电流会明显增加，引起组织内微粒的运动，产生明显的热效应。高频电场作用于人体时产生的热效应为"内源性"温热效应，是人体组织吸收电能后转换的"内生"热。"内源性"温热效应是高频电疗法的核心效应，产生的生理作用主要有以下几个方面。

（1）降低感觉神经的兴奋性：热直接作用于感觉神经，可降低其兴奋性。热作为一种与痛冲动同时传入中枢的兴奋，在痛觉传导通路的某一环节上可以干扰痛冲动的传导，导致痛感减弱或消失。一般只有在温热条件下才具有良好的镇痛作用，当温度达到45℃时，则会出现灼痛感。

（2）改善血液循环：中小剂量的高频电流，可直接或间接通过轴突反射使小动脉血管扩张，加速血流，改善血液循环。热能引起组织蛋白的微量变性，形成组胺等血管扩张物质。

（3）加强代谢功能：热促进了分子的运动，使物质经膜交换和弥散的过程加强。适当的热作用可增强酶的运动，组织代谢也随之增强。热改善了血液循环，使 O_2 和营养物质输送加强，同时也加速代谢产物的排出。温度每升高1℃，基础代谢率平均增加13%左右，温度每增加10℃，氧化率将增加2.5倍。

（4）降低肌肉张力：中等剂量高频电的温热作用可以降低骨骼肌、平滑肌和纤维结缔组织的张力，缓解痉挛并减轻疼痛。

（5）增强免疫功能：在温热的作用下，可使体内的抗体和补体增加，单核巨噬细胞系统的功能得到加强。当温度升到38～40℃时，吞噬作用可增加到100%。

（6）治疗肿瘤：大剂量高频电所产生的高热具有治疗癌症的作用，特别是对位置较表浅的恶性肿瘤。

高频电疗法与其他传导热物理治疗方法的比较，见表4-5。

表4-5 高频电疗法与其他传导热物理治疗方法的比较

	高频电流产生的温热效应	蜡疗、水疗、热敷等传导热
热的成因	带电颗粒在高频电场中急剧振荡和旋转，通过相互摩擦产生"内源"热	热源在体外，通过与人体接触将热传导至组织，属于"外源"热
热的深度	作用较深	作用于浅表组织
热的强度	可以随时调控	调整范围较小
热的均匀程度	较为均匀	与热源直接接触处强，离热源越远热度越弱
热的稳定性	只要电流强度不变，热度可始终保持恒定	热源以及治疗区域的温度随治疗时间逐渐减弱
热的可控性	通过调节高频电流的强度可以控制温度	较困难，治疗中不便改变温度
热的选择性	通过改变高频输出和治疗技术，可以调整热源的作用深度	不具有选择性
非热效应	有	无
操作过程	较方便	比较烦琐
设备	需要专门的治疗设备	无需专门设备

6. 非热效应　高频电疗的非热效应是高频电场作用人体时，在无温热感觉的前提下引发的生物物理效应。产生非热效应时，体内同样存在离子迁移、偶极子和胶体粒子的转动、膜位的改变、膜通透性变化等理化过程，只是能量的转换尚未形成明显的热效应。无热量的高频电疗可以影响机体的生物学活动，例如，增强白细胞的吞噬功能、促进纤维结缔组织和神经纤维的再生、抑制急性炎症等。

热效应和非热效应是高频电产生治疗作用的基础。所谓非热效应并不意味着绝对无内生热，只不过这种温热不足以引起人的感觉反应或改变体温。高频电场下，人体的热效应中也包含有非热效应，非热效应中亦有某种程度的热效应成分。一般来说，频率较高或利用小剂量（高频电流超短波小于 40mW/cm^2，微波小于 19mW/cm^2）治疗时，高频电流的非热效应明显；反之，频率较低或采用大剂量作用时，热效应才显著，其非热效应被热效应（分子的布朗运动）所掩盖，这点在高频电流的治疗中十分重要。

（三）高频电的治疗特点

由于高频电疗的作用频率大幅提高，与低、中频电疗相比，其物理特性和生物学特性都有明显的不同。

1. 对人体的作用　高频电与低、中、高频电对人体作用的比较，见表 4-6。

表 4-6　高频电与低、中、高频电对人体作用的比较

	低频	中频	高频
电流频率	<1kHz	1～100kHz	>100 kHz
人体阻抗	高	中	低
治疗方式	电极接触皮肤 电极下用厚衬垫 以电流作用于人体	电极接触皮肤 电极下用薄衬垫 以电流作用于人体	长、中波电极接触皮肤 短波、微波电极不接触皮肤 以电磁场作用于人体
电解作用	明显	半波治疗时有	无
对皮肤的刺激	明显	不明显	无
作用机制	离子向异名电极移动	离子在正负半周内作反向移动	电解质产生传导电流、欧姆损耗 电介质产生位移电流、介质损耗 高频振荡产生谐振作用
作用深度	表浅、达到皮下	较深 可达皮下及浅层肌肉	可达深部肌肉
对神经肌肉兴奋能力	每一周期均有可能引起一次兴奋	综合多个周期才能引起一次兴奋	降低神经兴奋度 缓解肌肉痉挛
热效应	无	稍有	有，且明显

2. 作用电极　由于处于各频段高频电流的治疗频率不尽相同，作用电极与人体的接触阻抗差异较大，因此，高频电疗法有常见的作用于人体的 4 种电极形式，分别为直接接触法、电缆磁场法、电容电场法和辐射电磁场法，如图 4-81 所示。

（1）直接接触法。电极直接与人体皮肤或黏膜接触，多用于中低频作用电流，也包括频率较低的高频电流段。

（2）电缆磁场法。常用一根电缆将人体或肢体盘绕数圈，有高频电流通过电缆线圈时，由电磁感应可在体内产生涡电流，会引起各种生理治疗效应，这种方式主要用于短波电缆疗法。

（3）电容电场法。治疗部位与两个电极间存有一定的空气（或棉毛衬垫），相当于形成了一个电容器，人体在电容中受到电场作用，主要用于短波和超短波疗法。

（4）辐射电磁场法。当电流的频率较高时，波长接近于光波，其物理特征与光波相似。在发

射电磁波的天线周围装一个类似灯罩状的辐射器，使电磁波如同光波一样经辐射器作用到人体，多用于分米波和微波疗法等。

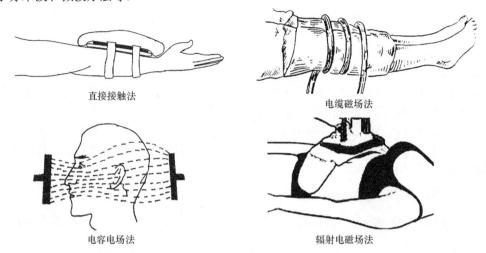

直接接触法 电缆磁场法

电容电场法 辐射电磁场法

图 4-81　高频电作用人体的主要方式

（四）高频电疗的安全防护

高频电疗设备（主要指短波、超短波和微波治疗仪）的治疗频率属于射频频段，发出的电磁波不仅能够用于治疗也会向空间辐射，尤其是脉冲电磁的峰值较高，可能会造成环境电磁污染，如果处置不当，将干扰周围的电子仪器和通信设备，并影响人体健康。因此，2012 年国家颁布了YY0505-2012 强制执行标准，其中对医疗仪器的电磁兼容性、电磁噪声、电磁抗扰度等都做了明确规定，目的是最大限度地降低对人身伤害和对周围设备（如通信设备）的电磁干扰。

1. 高频电辐射对人体的影响　高频电磁波是非电离辐射，虽然不会像放射线电离辐射对人体的损伤那么严重，但对人体健康也有一定的影响。长期接受一定量的高频辐射，可能出现神经系统、心血管系统、消化系统、血液系统的不良反应，如头痛、头晕、乏力、失眠、嗜睡、情绪波动、记忆力减退、心慌、血压下降、心动过缓、食欲不振、消化不良等，这些不良反应多为可逆的，只要脱离高频电辐射环境，症状就会逐渐消失，通常不会造成器质性损伤。但短时间内接受大剂量高频电辐射的组织器官，尤其是敏感器官，可能会出现器质性损伤。因此，需要对高频电辐射采取必要的防护措施，以减少电辐射对人体的伤害。

2. 高频电辐射对人体健康影响的因素　主要有以下几个方面。

（1）辐射源

1）频率。高频电的频率越高，对人体健康的影响越大，其中以分米波、厘米波的影响最为明显。

2）波形。脉冲波的功率幅值较高，对人体健康的影响大于连续波。

3）功率。治疗仪的输出功率越高，对人体健康的影响越大。

4）距离。距离辐射源越近，人体所受到的影响越大。以超短波为例，距 200～300W 超短波治疗仪 3m 以上，以及距 50W 超短波治疗仪 1m 以上时，对人体的影响并不明显。

（2）环境：高频电辐射（尤其是分米波、厘米波辐射）将在周围的金属物（如治疗仪外壳、金属管路等）表面发生反射，金属物品对电磁波的多次反射和感应产生的高频电流，会增大环境中的辐射强度。

3. 高频电辐射的防护措施　高频电辐射不同于放射线辐射，属于非电离辐射，因此，对于高频电辐射不必过度恐慌，采取一定的防护措施即可保证人体健康与安全。

（1）患者的防护要求

1）患者的治疗部位无金属物品，穿着的衣物应保持干燥，不要接触金属或潮湿地面。

2）植入心脏起搏器者不能进入高频治疗室。

（2）环境设施的防护要求

1）有条件时，尽可能将高频电疗机单设一室，以便集中采取防护措施。

2）治疗室地面应选用木质地板或铺设橡胶板，使地面绝缘并可减少电磁波反射。

3）室内应少设金属物品和管路，或尽量使高频电疗仪远离金属物品，以减少高频电磁波在金属物上的反射和多次反射，防止高频电在空间的辐射增强。

4）室内有多台高频治疗仪时，布局不应过密，各机之间要保持一定的距离。

（3）高频电辐射源的防护要求

1）高频电疗仪的输出电缆应为屏蔽线缆。

2）正确操作可以减少电磁波向空间辐射。应用短波或超短波治疗仪时，治疗仪必须工作在谐振状态，电极与人体皮肤之间应有衬垫，空气间隙不得大于6cm。采用微波治疗时，应预先调节辐射器，并使辐射器口对准治疗部位，然后再开机调节剂量，禁止辐射器空载运行。

二、短波疗法

应用短波电流（包括超短波，波长为1～100m、频率范围为3～300MHz）所产生的高频电磁场治疗疾病的方法称为短波疗法（short wave therapy）。短波治疗的主要机制是温热效应，因而常被称为短波透热疗法。关于短波与超短波的电磁波段划分，在国际上并不统一，欧美国家通常将波长为100～1m的电磁波均划为短波，这期间没有单独区分超短波波段，当然也没有超短波疗法。我国将波长为10～1m（频率为30～300MHz）定义为超短波。

我国现行的医用短波频段为短波27.12MHz、超短波40.68MHz，由于两个频点相差不大，超短波的治疗技术、工作原理与短波疗法也基本相同，因而本节将短波和超短波统称为短波。短波治疗，如图4-82所示。

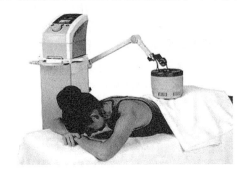

图4-82　短波治疗

（一）短波治疗机制

短波电流的频率较高，通过人体的容性阻抗相对较低，治疗时电极不需要接触皮肤。短波疗法的治疗技术主要包括电感场法和电容场法。由于电容电极的实现更为安全便利，因而现阶段临床应用更多的是电容场法；电感场法主要是采用盘状电极。

短波治疗仪，如图4-83所示。

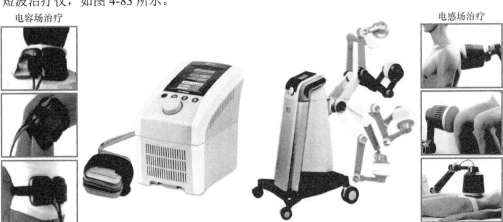

电容场治疗　　　　　　　　　　　　　　　　　　　　　　　　　　　电感场治疗

图4-83　短波治疗仪

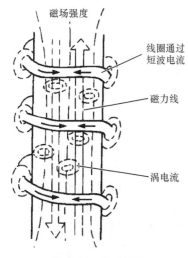

图 4-84 电感场法

1. 电感场法 也称为电缆法，多采用 27.12MHz（波长为 11.06m）高频电流，治疗时将电极线缆盘绕于人体体表或肢体周围。电感场法，如图 4-84 所示。

当电缆内通过短波电流时，根据右手定则，电缆周围将产生相同频率的交变磁场，这一交变磁场必然会在人体内感应生成涡电流，涡电流的频率与发生磁场现象的电流频率相等。涡电流也属于传导电流，可以引起体内的离子移动。实验证明，在短波磁场的作用下，细胞膜电位及离子（特别是 K^+、Na^+）在细胞膜内外的流动、交换和分布都会随之变化，从而影响细胞的代谢、组织的生理和病理状态。

由于肌肉组织含水量较多（水分占 72%～75%），电导率高，电阻率低，因此涡电流主要发生在肌肉组织，所以会引起欧姆效应，产热较多，作用深度可达 5～8mm。应用电感场法时，浅层肌肉距离电缆较近，接受磁场感应较强，所产生的涡电流较显著，产热也较多；而深层距离电缆较远，产热较少。也就是说，电感线圈产生的电磁能量大多消耗在浅层肌肉组织，深部肌层组织获得的能量很少。

2. 电容场法 人体内脂肪、肌腱、韧带、骨骼等不能导电的组织同属电介质性质，在没有外电场作用时人体电介质几乎没有自由电子，仅为等量的正负电荷的原子或分子。其中，正负电荷相互重叠、紧密束缚的为无极分子，正负电荷互不重叠的为有极分子。短波治疗时，人体在外电场的作用下，无极分子内的正负电荷发生微小的位置移动，带负电荷部分偏向电场的正极，带正电荷部分偏向电场的负极，此时分子内正负电荷各趋一端，称为有极分子，即偶极子，这一现象称为无极分子的极化；无序排列的有极分子会按电场的方向排列，称为偶极子的取向。无极分子极化与有极分子取向，如图 4-85 所示。

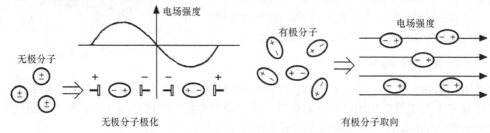

图 4-85 无极分子极化与有极分子取向

高频交变电场的作用会产生无极分子的位移极化和有极分子的取向极化，使机体中的偶极子（离子和带电胶体颗粒）沿电力线方向来回移动或振动，并以位移电流的形式通过机体组织。偶极子内的电荷位置移动将产生位移电流，偶极子高速旋转会发生相互摩擦以及与周围媒介的摩擦。人体电荷在高频电作用下的变化示意图，如图 4-86 所示。

由图可见，组织体液中的电解质离子（如 Na^+、K^+、Cl^-、OH^- 等）及带电胶体颗粒（蛋白质分子颗粒）随电场正负

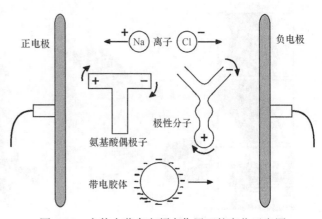

图 4-86 人体电荷在高频电作用下的变化示意图

变化发生快速振荡，即为传导电流，这些微粒的相互冲撞与摩擦引起欧姆耗损产生热能。另外，在组织及体液中的电介质分子或原子，如氨基酸型偶极子发生急剧旋转，神经鞘磷脂型极性分子发生高速摆动（原位移动），即形成位移电流，这些微粒之间也会互相摩擦或与周围介质发生冲撞，引起介质耗损产生热能。因此，在超高频电场作用下，人体组织兼有电介质与导体的双重特性。但是在高频电容场中，随着电场频率的增高，传导电流所占比重逐渐减少，位移电流明显增加，人体的电介质性质为主要特性。

采用超高频电容场法时，人体单位体积内产生的热量 Q 为

$$Q = 0.96I^2 \frac{g}{4g^2 + f^2\varepsilon^2} t$$

式中，I 为作用电流强度，g 为组织电导率，ε 为组织介电常数，f 为电流频率，t 为作用时长。

由此可见，短波电容场的产热量与电流强度的平方和作用时长成正比，还与电流频率、组织电导率、组织介电常数有关。脂肪的电导率与介电常数比肌肉低，因而采用短波电容场治疗时脂肪的产热量将数倍于肌肉，而且脂肪组织中血管少、血液循环差，产热后热量不易散发，在脂肪层较厚时容易出现"脂肪过热"的现象，将影响治疗深度。

（二）短波电极系统

短波疗法主要有 3 种电极形式，分别为电缆电极、电容电极和盘状电极。

1. 电缆电极　是一条柔软的粗电缆，长度应与治疗机输出电流的波长匹配，相当于其波长的 1/2、1/4 或 3/4，短波电流通过电缆可产生同频的短波磁场。根据临床需要，治疗时可将电缆电极盘绕成各种形状，如图 4-87 所示。

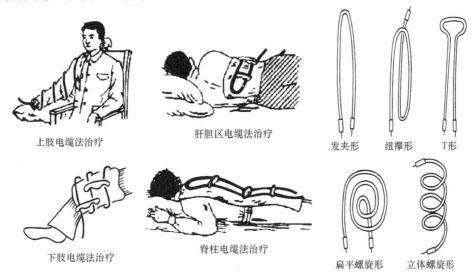

上肢电缆法治疗　　肝胆区电缆法治疗　　发夹形　纽襻形　T形

下肢电缆法治疗　　脊柱电缆法治疗　　扁平螺旋形　立体螺旋形

图 4-87　盘绕成各种形状的电缆电极

当高频电流通过电缆电极时，会产生电磁场感应效应。有研究表明，短波电流通过电缆的不同位置形成的磁场和电场不尽相同，电场在电缆两端最强，中间较弱；而磁场在两端较弱，中间最强。据此，治疗电阻率小的组织器官如肌肉等部位时，宜取电缆中部。若治疗电阻率较大的组织，如关节的韧带等结缔组织时，则宜选用电缆两端，这是因为电场易通过电阻大的类似介质的组织。

电缆圈数过多会影响高频电场的输出，一般以 1～4 圈为宜。电缆线圈的间距不宜过近，间距应大于 1cm。在肢体部位治疗时，电缆电极须向同一方向绕转，切勿将电缆电极反方向旋绕，以免方向不同的磁力线互相干扰而减弱磁场。柔性电缆电极可作用于躯干的一面或环绕在肢体上。

2. 电容电极　通常为圆形（橡皮板式或玻璃罩式）或矩形（橡皮板式），应一对电极同时使

用。电容电极主要是电场作用，可在脂肪中形成大量热能，并可达较深度的机体组织。治疗选用的电极面积须稍大于病灶部位，电极与皮肤平行，并保持一定间隙。电极间隙小时作用表浅，组织间隙大时作用界面可加深。

电容电极的使用方法分为对置法与并置法。对置法主要用于治疗深部或内脏病灶，并置法多在表浅或病变广泛且较浅表的部位应用，是以电容电极产生的中心电力线通过靶器官物为原则。电容电极的使用，如图 4-88 所示。

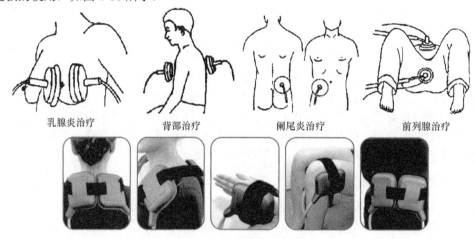

图 4-88　电容电极的使用

3. 盘状电极　为便于临床应用，电感电极的电缆也可盘绕成盘香状，装入大小不同的圆盒内，形成盘状电极，如图 4-89 所示。

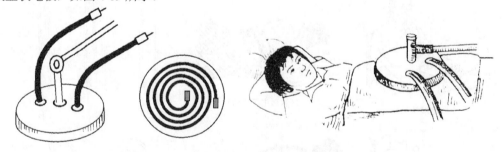

图 4-89　盘状电极

盘状电极有大电极和小电极两种，大电极的直径通常为 14cm，小电极为 5.5cm。大电极的输出功率约为 200W，适用于较大部位的治疗；小电极为 70W，适用于头、颈、腋下和小关节的治疗。盘状电极主要适用于 27.12MHz 频率的短波，电极以单极的形式作用于人体，电极形成的磁场效应使体内产生涡流发热现象。

（三）短波治疗仪

短波治疗仪是利用生物物理方法实现治疗疾病的非手术治疗设备。目前，短波治疗仪的主流治疗频率为 27.12MHz，通过板电极（电容电极）可在患处建立高频电场，以改善深部组织的血液循环、消除炎症为特点。

短波治疗仪，如图 4-90 所示。

1. 整机构成　短波治疗仪的整机原理框图，如图 4-91 所示。

短波治疗仪由短波发生器、强度控制电路、输出控制电路和电极系统等组成。其中，短波发生器的作用是提供频率为 27.12MHz、额定输出功率（连续波）大于 200W 的短波信号，其核心部

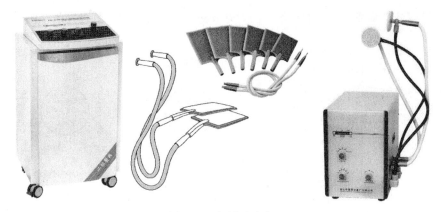

图 4-90 短波治疗仪

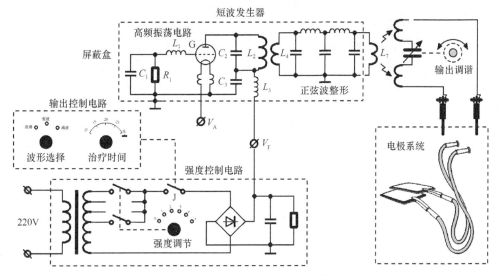

图 4-91 短波治疗仪整机原理框图

件为电子管；强度控制电路实际上是一个可控的直流电源，通过改变其输出电压可以调整短波治疗仪的输出强度；输出控制电路通过控制强度控制电路的继电器常开触点（J），可以实现短波治疗仪两个基本功能，一是定时器到达治疗时间，自动关断短波发生器的输出；二是实现"脉冲—疏波"（70Hz）和"脉冲—密波"（350Hz）输出控制。

2. 电子管 也称为真空管，是一种在气密性封闭容器中产生电流传导，利用电场对真空中电子流的作用以获得信号放大或振荡的电子器件。由于电子管体积和功耗较大、寿命短、结构脆弱而且需要直流驱动高压等缺点，现在电子管的绝大部分用途已被晶体管器件所取代。但是，电子管负载能力强，线性性能明显优于晶体管，尤其是在高频大功率领域的工作特性比晶体管更好，所以短波信号发生器仍然是采用电子管振荡器结构。

电子管的结构及符号，如图 4-92 所示。

电子管有三个极，阴极（K）、阳极（A）或称为屏极、栅极（G）。阴极（类似于三极管的发射极或场效应管的源极）在温度升高到一定值时开始发射电子；栅极（也称为控制栅极，类似于三极管的基极或场效应管的栅极）用来控制阴极发射电子的数量，即控制阴极电流的大小；阳极（类似于三极管的集电极或场效应晶体管的漏极）用来收集阴极所发射的电子。阴极能够发射电子的基本条件是，阴极本身必须具有相当的热量，因而，阴极又分两种结构。一种是直热式阴极，它是由电流直接通过阴极使阴极发热而发射电子；另一种称为旁热式阴极，其结构通常是一个空心金属管，管内装有绕成螺线状的灯丝，当对灯丝施加直流电压时，灯丝发热，阴极会因发热而发射电子。

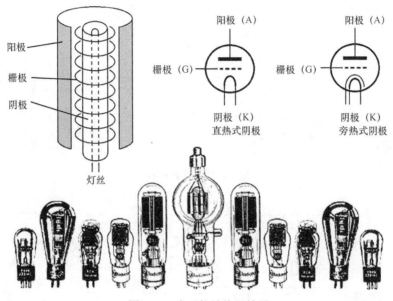

图 4-92　电子管结构及符号

电子管启动有三个基本条件。

（1）建立足够的阴极温度。电子管启动时首先要对灯丝通电，使灯丝的温度逐渐升高，虽然电子管是处于真空状态，但灯丝通过辐射热方式传导至阴极金属板还是需要一定的预热时间，只有当阴极金属板的温度达到电子游离温度时，电子才有可能从阴极发射。

（2）具备电子发射电压，即阳极与阴极间必须建立较高的直流电压。如果在阳极上加有足够高的正电压（与阴极相比），阴极金属板的游离电子就会受到吸引，朝向阳极金属板发射，并穿越栅极形成一定的电子流，电子流量与栅极电压相关。

（3）栅极如同一个流量开关，它与阴极的电压差值可以改变电子管的工作状态。但是，电子管与晶体三极管的工作特性有着明显的差异，即，栅极即使不带电（栅极电压为零），电子流仍会稳定地穿过栅极到达阳极。如果栅极电压为正，其正电压对游离电子也有一定的吸引作用，可以增强电子流动的速度与动力；反之，栅极为负电压，根据同性相斥的原理，游离电子将会绕行，若栅极的结构庞大，电子流有可能被全数阻隔，形成电子管的截止状态。因此，通过调整栅极电压的极性与强度可以控制电子管的流量。

3. 电子管高频振荡器　简化后的电子管高频振荡电路，如图 4-93 所示。

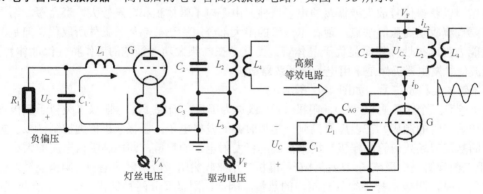

图 4-93　电子管高频振荡电路

图 4-93 示电路的工作过程。

（1）在初始状态下，C_2、L_2 未充电，电容端电压为零，电感无电流。

（2）建立灯丝电压 V_A（约为 6.3V），对电子管阴极加热。

（3）由强度控制电路提供驱动电压 V_F，V_F 经电子管对电容 C_2 充电，使 C_2 的端电压 U_{C_2} 逐渐升高（电场能量增加），流经 L_2 的电流 i_{L_2} 也随之增大（磁场能量增加）。在这一过程中，电子管栅极因接收到电子并聚集到电容 C_1 上，从而在 C_1 两端形成负偏压 U_C。此时，电子管阴、阳两极间的管电压会随着电容 C_2 的分压 U_{C_2} 增加而下降，管电流 i_D 也随之降低，甚至关断。为维持电感 L_2 电流 i_{L_2}，C_2 开始对 L_2 放电并形成反向充电，最终磁场能完全转换成电容的电场能，使得 $i_{L_2}=0$，U_{C_2} 达到反向最大值。

（4）随后，反向电压 U_{C_2} 通过对 L_2 放电，在 L_2 上建立一个反向电流 i_{L_2}，将电场能量再度转化为磁场能量，当 $U_{C_2}=0$ 时，i_{L_2} 达到反向最大值，电场能量完全转化为磁场能量。

如此循环往复，电路发生并联谐振，其振荡频率为

$$f \approx \frac{1}{2\pi\sqrt{C_2 L_2}}$$

4. 负偏压电路　如图 4-94 所示。

流经电子管阴、阳极的管电流 i_D 具有单向性，游离电子只能是从阴极流向阳极（电流从阳极流向阴极），利用其单向导电特性可在 R_1、C_1 并联电路产生负偏压 U_{C_1}。电子管的栅极和阴极相当于一个二极管，当栅极反馈电压为正时，栅极与阴极导通，栅极回路有栅流产生，并对电容 C_1 充电，C_1 端电压 U_{C_1} 为上负下正；如果栅极反馈电压为负，栅极与阴极不导电，栅极电流为零，则电容 C_1 对电阻 R_1 放电。由于 R_1 的阻值远大于栅极与阴极正向等效电阻，即充电的时间常数远小于放电常数，因而，U_{C_1} 始终是栅极为负、阴极为正，这就形成了一个栅偏压。

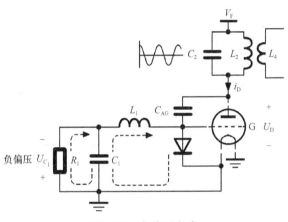

图 4-94　负偏压电路

负偏压对稳定振荡幅度有着重要的作用。由于管电流 i_D 与栅极负偏压 U_{C_1}、阴阳极管电压 U_D 相关：相同 U_{C_2} 的条件下，U_D 越大，管电流 i_D 越大；而 U_D 一定时，栅极负偏压 U_{C_1} 越大，电流 i_D 越小，因而 U_{C_1} 具有调节阻抗的作用。在初始状态，U_{C_1} 较小，电子管阴、阳极间的阻值也较小，谐振电路能够快速地获得外电场能量，快速起振，并逐渐增大输出幅值。随着负偏压 U_{C_1} 的上升，电子管极间电阻逐渐增大，管电流 i_D 也逐渐降低，谐振电路从外电场获得能量的速度也随之下降，并最终达到一种平衡状态，使电路输出稳定的谐振信号。

5. 强度与输出控制电路　如图 4-95 所示。

强度控制电路实际上是一个可调节的直流电压源，目的是为电子管阳极提供可控的直流驱动电压 U_F，电压 U_F 的调整范围为 280～730V。电压调整的工作原理是，通过改变波段开关动片的位置，相应的继电器（J1～J5）上电，使其常开触点闭合，以连接升压变压器不同的输出端，再经整流、滤波，输出指定强度的直流电压 U_F。

输出控制电路通过控制信号端输出的高电平，驱动继电器 J 动作使常开触点 J 闭合，用以实现短波治疗仪的两个重要功能。

（1）定时器达到设定的治疗时间，控制信号端的输出转换为低电平，继电器 J 掉电，常开触点 J 断开，自动关断短波发生器的输出。

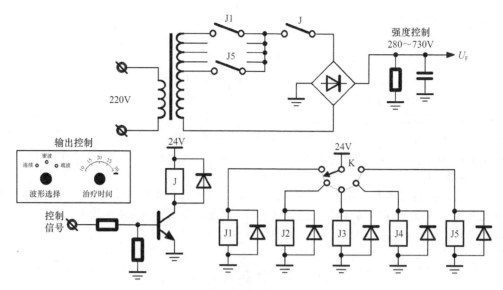

图 4-95　强度与输出控制电路

（2）"波形选择"波段开关旋至"疏波"挡或"密波"挡时，控制信号端输出 70Hz 方波（疏波）或 350Hz 方波（密波），27.12MHz 的短波信号将受到脉冲方波调制，形成间断输出的脉冲短波。

6. 正弦波整形电路　如图 4-96 所示。

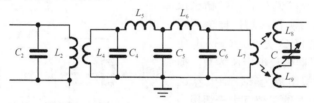

图 4-96　正弦波整形电路

正弦波整形电路为由 LC 组成的 π 滤波网络，目的是滤除高频振荡器的高次谐波。

7. 输出调谐和电极系统　如图 4-97 所示。

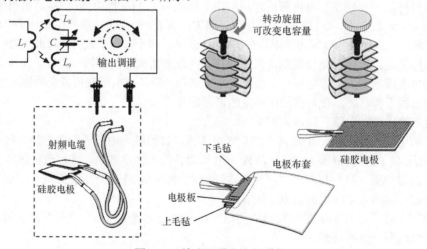

图 4-97　输出调谐和电极系统

由于短波治疗仪工作在射频状态，输出采用电磁耦合方式，难免会出现一定量的频率漂移，因而，临床治疗时需要进行输出调谐处理，以保证输出发生在谐振点上。方法是转动"输出调谐"可变电容器，并观察"输出强度"LED 光排，当接近或达到谐振点时，"输出强度"光排指示为最大。

电极板采用导电性能良好的柔软硅胶，硅胶电极板外应衬垫毛毡，并套装上柔软绝缘的纯棉布料。输出射频电缆采用耐高频高温的硅橡胶铜芯线，长度应大于 1.1m。

三、微波电疗法

应用波长为 1m～1mm（300MHz～300GHz）的特高频电磁波作用于人体来治疗疾病的方法，称为微波疗法（microwave therapy）。根据波长的不同，微波疗法分为分米波（波长 10～100cm）疗法、厘米波（1～10cm）疗法、毫米波（1～10mm）疗法。目前，微波物理治疗中最常用的波长为 12.0cm（频率为 2450MHz），治疗机除了应用连续式微波外，也使用间歇脉冲式的微波治疗方式。

（一）微波

微波（microwave）是指频率为 300MHz～300GHz 的电磁波，是无线电波中一个有限频带的统称。微波是一种能量（不是热能）形式，作为电磁波也具有波粒二象性，可在介质中转化为热能。

1. 微波的基本性质　材料对微波的反应分为四种状况，穿透微波、反射微波、吸收微波和部分吸收微波。比如，对于玻璃、塑料和瓷器，微波几乎是全部穿透，不会被吸收；水和食物等会吸收微波，使之自身快速发热；而对于金属类物质，则会发生反射微波。

（1）穿透性：穿透能力就是电磁波穿透到介质内部的能力，电磁波从表面进入介质并在其内部传播时，由于能量不断地被吸收并能转化为热能，因而它所携带能量会随着深入介质表面的距离以指数形式衰减。电磁波的穿透深度与波长具有同一数量级，除了较大的物体，一般可以做到表里同步的加热。

微波比其他用于辐射加热的电磁波（如红外线、远红外线等）的波长更长，因此，具有更好的穿透性。微波射入介质时，由于微波能与介质发生一定形式的相互作用，比如，频率为 2450MHz 的微波能够使介质中的分子产生 $24.5×10^9$ 次/s 振动，介质的分子间产生相互摩擦，引起介质材料的内、外部同时加热升温，形成体热源状态。通过微波的穿透性，可大幅缩短常规加热中的热传导时间，使得物料的内外升温均匀一致。

（2）选择性加热：微波加热所产生的热量和被加热物的损耗有着密切关联，各种介质的介电常数为 0.0001～0.5，所以各种物体对微波的吸收能力也有很大差异。一般来说，介电常数大的介质很容易被微波加热，但介电常数太小的介质就很难采用微波的方法加热，这就是微波对物体具有选择性加热的特点。物质不同，产生的热效果也不同。水分子属于极性分子，介电常数较大，其介质损耗因数也很大，对微波具有较强的吸收能力；而蛋白质、碳水化合物等的介电常数相对较小，其对微波的吸收能力比水小得多。因此，对于食品来说，含水量的多少对微波加热效果影响很大。

（3）热惯性小：常规的加热方法（如蒸汽加热、电加热、红外加热等），若要达到一定的温度，必须有足够的加热时间；停止加热后，温度下降也需要较长的时间。微波对介质材料的加热是瞬时升温的。另外，微波的输出功率可以调整，介质温度可随之改变，不存在"余热"现象，有利于自动温控和连续加热。

（4）似光性与似声性：微波的波长很短，使得微波的特点与几何光学相似，即所谓的似光性。由于微波的波束窄、方向性强，天线系统的增益很高，可以用来接收来自于地面或空间各种物体反射回来的微弱信号，从而能够确定物体方位和距离，分析目标特征。

由于微波波长与物体（实验室中无线设备）的尺寸有相同的量级，微波的特点又与声波相似，即所谓的似声性。例如，微波波导类似于声学中的传声筒，喇叭天线和缝隙天线类似于声学喇叭，微波谐振腔类似于声学共鸣腔。

2. 微波的加热原理 介质材料由极性分子和非极性分子组成，大多都能不同程度地吸收微波。介质材料与微波电磁场相互耦合，会形成各种功率耗散，从而达到能量转化的目的。能量转化有许多种方式，如离子传导、偶极子转动、界面极化、磁滞、压电现象、电致伸缩、核磁共振、铁磁共振等，其中离子传导和偶极子转动是微波加热的主要原理。

微波加热是依靠物料吸收微波能量并将其转换成热能，从而使整个物体同时升温。常用的微波频率有 915MHz 和 2450MHz，由于具有高频特性，微波电磁场以每秒数十亿次的速度周期性变化，物料中的极性分子（典型的如水分子、蛋白质、核酸、脂肪、碳水化合物等）吸收了微波能量后，在微波电磁场的作用下呈有序性排列，改变了原有的随机分布的取向。在高频电磁场的作用下，这些极性分子以同样的速度随交变电磁场的变化做电场极性运动，会引起分子的运动和转动，致使分子间频繁碰撞产生摩擦热，并以热的形式在物体内表现出来，在短时间内使这些物体的温度迅速升高甚至熟化。

微波加热是介质材料自身损耗电场能量而发热，它完全有别于其他常规的加热方式。传统加热方式是根据热传导、对流和辐射原理使热量从外部传至内部，热量总是由表及里地传递，不可避免地存在温度梯度。微波加热是通过被加热体内部偶极分子高频往复运动，产生"内摩擦热"而使被加热体温度升高，无需任何热传导过程，就能使物体内外部同时加热、升温，加热速度快且均匀。

3. 微波的治疗特点 由于微波是高频电磁场，可以穿透人体组织，因此，微波的生物效应不仅局限于人体表皮，被照射的全部组织（从表皮到深部组织）可同时产生微波生物效应，表现出局部组织温度上升，可以促进机体局部血液循环、增强代谢、提高免疫功能和改善局部营养等。在伤口愈合治疗中，微波可加速伤口部位新鲜肉芽组织的生长，提高组织的再生能力。微波对部分微生物及细菌也有一定的杀灭作用，因此，在外伤及术后伤口愈合治疗中有降低感染的效果。

微波治疗采用的是高频率局部辐射，在较小的微波功率（小于 300W）输出条件下，可达到预期的治疗效果。微波对人体组织的热效应效率高、穿透力强，具有内外同时产热的优点。微波在人体组织内产生热量，作用深度可达 5～8cm，能够穿透衣物和石膏等体表覆盖物，直达病灶部位促进渗出液的吸收和新肉芽生长。体表式辐射器便于摆位（人体表各部位），不受患者体位（坐或卧）影响，治疗舒适、操作简便。微波治疗适用范围广，治疗中无痛苦、无创伤、无副作用和不良反应，具有消炎、活血、止痛等功效。微波在脂肪与肌肉中产生热的比例接近 1（短波治疗脂肪与肌肉温升比约为 9:1），因而，微波的热效应比较均匀，即使在较深部位肌肉层仍有显著热效应。

4. 微波治疗的分类 现阶段，微波治疗主要分为分米波疗法、厘米波疗法和毫米波疗法。

（1）分米波疗法：是应用波长为 100～10cm，频率为 300～3000MHz 的微波治疗疾病的方法。医疗上常用波长为 33cm、频率为 915MHz 和波长为 69cm、频率为 433.92MHz 两种，一般多为连续波，输出功率为 200～250W，用于肿瘤热疗的治疗仪输出功率为 500～700W。

分米波辐射于人体时，有一部分在体表皮肤上被反射回空间，为无效微波；另一部分可进入人体，进入人体后的一部分被组织吸收，还有一部分在各层组织的界面上再次发生反射、折射。一般来说，含水量少、介电常数较低的脂肪组织吸收分米波较少，分米波在脂肪与肌肉的分界面上反射也不多，因而，分米波治疗不会产生"脂肪过热"现象；而含水量多、介电常数较高的肌肉组织吸收分米波较多，故产热较多。分米波穿透组织的深度可达 5～7cm，由于治疗时多在人体一侧辐射，一般不能穿透到更深的部位。

（2）厘米波疗法：厘米波的波长范围为 10～1cm，频率范围为 3000～30 000MHz。医疗上常用的波长为 12.24cm、频率为 2450MHz 的电磁波虽属于分米波范围，但习惯上将 30cm 作为分米波与厘米波的分界线，故称为厘米波疗法。厘米波多采用连续波，脉冲厘米波的应用较少。

厘米波辐射于人体时所发生的反射、折射、吸收、产热等物理效应与分米波相似。由于厘米波的波长比分米波短，在脂肪与肌肉的界面上能量的反射更为明显，脂肪的产热稍多，脂肪与浅层肌肉的产热接近。厘米波穿透组织的有效作用深度为3～5cm，穿透肌肉的深度为1～1.2cm，其作用深度浅于分米波。厘米波疗法除了可产生温热效应外，还有较明显的非热效应。

（3）毫米波疗法：利用毫米波段治疗疾病的方法称为毫米波疗法，毫米波疗法应用的波长为10～1mm，频率为30～300GHz。因为毫米波是通过与人体内组织粒子发生谐振而产生的治疗作用，所以毫米波疗法又称微波谐振疗法或毫米波谐振疗法。毫米波疗法常用的波长是8mm（频率为37.5GHz）、7.11mm（频率为42.19GHz）和5.6mm（频率为53.53GHz）。毫米波疗法多采用连续波，也有方波调制的脉冲波，调制频率为2Hz、4Hz、8Hz、16Hz、64Hz。

5. 微波辐射器　微波的某些物理特性与光波相似，例如，呈波束状传播，具有弥散性能，遇到不同介质截面可引起反射、折射、绕射、散射、吸收，以及利用反射器可实现聚集等。由于微波的弥散性较大，因而需要应用特殊的传输系统，包括波导管（屏蔽的同轴电缆）和辐射器，需要通过波导管限制性输送微波，再采用无线辐射（照射）的方式近距离作用人体。

微波非接触式辐射治疗，如图4-98所示。

微波治疗探头称为辐射器，如图4-99所示。

目前，临床上应用的辐射器主要是非接触式体表辐射器。

（1）非接触式体表辐射器：采用有距离的辐射方式，进行照射治疗时辐射器与人体体表具有一定距离，一般辐射距离为7～10cm。马鞍形辐射器也属于非接触式体表辐射器，尽管治疗时辐射器需要扣压于人体，但因其内部结构中微波发生器与体表已经留有足够的距离，所以可以直接与治疗部位接触。

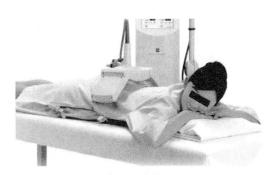

图4-98　微波非接触式辐射治疗

（2）接触式辐射器：主要用于专科的微波治疗，如各种体腔微波辐射器，包括直肠辐射器、阴道辐射器、耳道辐射器和鼻腔辐射器等。应用体腔（直肠等）辐射时，应先套装专用的辐射器外套，在外套上涂以润滑油（如凡士林、液体石蜡等），再缓缓放入体腔内。体腔辐射器的接触面积较少，反射消耗也少，使用功率通常也不宜超过10W。

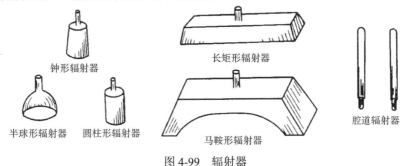

钟形辐射器　　　　　　　　　长矩形辐射器

半球形辐射器　圆柱形辐射器　　马鞍形辐射器　　　腔道辐射器

图4-99　辐射器

（二）磁控管

磁控管（magnetron）是一种用来产生微波能的电真空器件，如图4-100所示。磁控管中"磁"指的是磁场，"管"指的是二极管，因此，磁控管实际上就是将二极管垂直置于恒定磁场中，在磁场与产生的电场作用下，管内电子将电场中获取的能量转换为微波。磁控管具有成本低、尺寸小、功率高、效率大等诸多特点，现已是微波相关产品的标准化器件。

1. 磁控管的结构　磁控管由管芯和磁钢（永久性电磁铁）组成，管芯的结构包括阳极、阴极、能量输出器和磁路系统等四部分，磁控管内部要保持高真空状态。磁控管的结构，如图4-101所示。

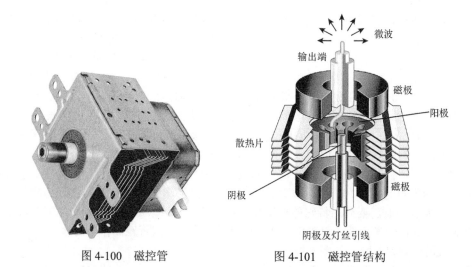

图 4-100　磁控管　　　　　　图 4-101　磁控管结构

（1）阳极及谐振腔：磁控管的阳极与普通二极管阳极的功能相似，相对阴极处于高电位，作用是收集来自于阴极发射的电子。阳极通常采用导电性能、气密性能良好的无氧铜制成，在阳极上必须有偶数个称为谐振腔的空腔，腔口对着阴极，每个谐振腔就是一个微波谐振器，其谐振频率取决于谐振腔的数量和尺寸，阳极腔越多、结构越小，微波频率越高。阳极与阴极间的电子在正交电磁场的作用下会产生群聚现象，相当于抱团通过阳极的谐振腔产生谐振，也可以说"扫过了阳极腔"产生微波。阳极的峰值电压通常在 3000V 以上，电流约为 300mA。

（2）阴极及加热灯丝：磁控管的阴极分为直热式和间热式，被加热时能够发射出足够数量的电子，以维持磁控管工作时所需的电流。连续波磁控管中常用直热式阴极（灯丝电压通常为 3.5V），它由钨丝或纯钨丝绕成螺旋形状，通过电流加热到规定温度后具有发射电子的能力。这种阴极具有加热时间短和抗电子轰击能力强等优点，在连续波磁控管中得到广泛的应用。

（3）磁路系统：是磁控管产生恒定磁场的装置，磁控管工作时要求有很强的恒定磁场，磁感应强度一般为数千高斯（Gs）。工作频率越高，所需要的磁场越强。磁路系统分为永磁和电磁两大类，通常中小功率的磁控管采用永久磁铁，大功率磁控管采用电磁铁，磁场的方向与磁控管的阴极轴平行。

（4）能量输出器（输出天线）：是将产生的微波能量输送到负载的装置。能量输出装置的作用是无损耗、无击穿地通过微波，保证磁控管的真空密封性，同时还要做到便于与外部系统连接。小功率连续波磁控管大多采用同轴输出在阳极谐振腔高频磁场最强的地方，即在谐振腔内放置一个耦合环，当穿过环面的磁通量变化时，可在耦合环上产生微波感应电流，从而将微波功率引到管外，耦合环的面积越大耦合能力越强。

2. 磁控管的工作原理　磁控管的管内有一个柱形中心阴极（作为电子源）并置于圆环形阳极内，阴极加热后释放的游离电子流在外部直流电场中获得动能，被静电场吸引流至阳极。沿真空管的轴线上设有一对磁极，通过建立稳定的磁场使游离电子偏离其径向路程，绕行阴极旋转，将一部分动能转换成振荡体系的微波电场，并通过输出天线耦合发射微波。

（1）磁控管中电子的运动轨迹：为便于分析，先讨论一下平板电极系统中电子的运动特征。平板电极系统中，如果同时存在正交的直流电场（E）、磁场（B），电子（e）运行轨迹，如图 4-102 所示。

假设两个相互平行且无限大的平板电极（近似磁控管的阴极与阳极）间的距离为 D，两个极板之间的直流电压为 V，这时两极之间的直流电场为

$$E = \frac{V}{D}$$

如无磁场，电子逸出阴极之后，会在电场力的作用下直接向阳极运动，电场力为

$$F_E = eE$$

若除电场之外，在阴极与阳极的空间内还加有一个正交磁场 B，那么电子的运行轨迹就不再是由阴极到阳极的直线，电子会受到电场和磁场两种外力的共同作用。其中，磁场对电子的作用力是

$$F_m = e(v \times B)$$

由此可见，在电子运动的全过程中，电场力 F_E 始终保持不变，而磁场力 F_m 的大小和方向都在改变。这时，电子的运动轨迹会在阴极与阳极的空间内发生横向偏移。

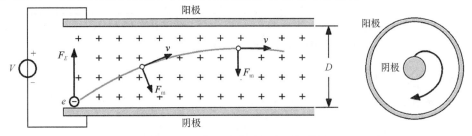

图 4-102　电子在电磁场中运行轨迹

（2）电磁谐振腔（electromagnetic resonant cavity）：是磁控管产生微波的关键装置，是微波频段的谐振电路。谐振腔通常是在波导的两端将导电板（电极板）短路而构成的封闭腔体，由低频 LC 回路推演至微波谐振腔，如图 4-103 所示。

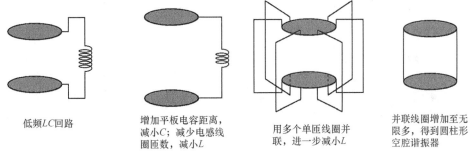

低频 LC 回路　　增加平板电容距离，减小 C；减少电感线圈匝数，减小 L　　用多个单匝线圈并联，进一步减小 L　　并联线圈增加至无限多，得到圆柱形空腔谐振器

图 4-103　低频 LC 回路推演至微波谐振腔

由此可见，空间谐振器（简称谐振腔）可以实现较小的电感量，恰好适用于微波谐振器。因此，电磁谐振腔是由低频 LC 电路演变得到的，从结构上看，谐振腔可以看作腔体两端的两个平行电极板形成电容，中间连接导体为电感，由于所形成的 L、C 均较小，所以谐振频率非常高。

磁控管的阳极设有多个谐振腔，其中每个 "凵" 形谐振腔都可等效为如图 4-104 所示的 LC 电路，形成一个谐振体系。

对于理想的无损耗谐振腔，只要有电磁扰动就会引起电子永不停歇振荡。当扰动的电磁频率恰好与谐振腔的固有频率相等时便可发生谐振，这个频率称为谐振频率。腔内的电磁场可根据谐振腔的边界条件求解麦克斯韦方程组而得出，它是一组具有一定正交性的电磁场模式的叠加。按波导两端被短路的观点，腔内的电磁场也可认为是波在腔壁上来回反射而形成的驻波场。谐振腔的谐振过程，如图 4-105 所示。

在电场力的作用下，阴极发射的游离电子撞击到谐振腔隔栅（如隔栅 "1"），使隔栅 "1" 带有负电极性。由于栅 1、2 和栅 1、8 可等效为一个电容器，此时，带正电的（相对于隔栅 "1"）隔栅 "2" 和隔栅 "8" 开始对隔栅 "1" 充电。隔栅 "1" 充电使得电平升高，当电平高于相邻隔栅的电平时，充电将终止，立即进入放电模式。如此周而复始，谐振腔形成电磁谐振状态。

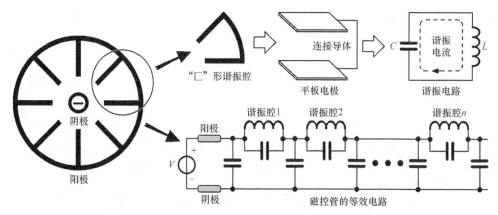

图 4-104 谐振腔等效 LC 电路

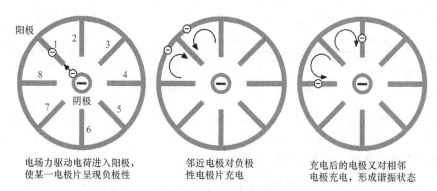

图 4-105 谐振腔的谐振过程

磁控管的阳极是由偶数个谐振腔（相邻的隔栅极性相反）组成的谐振系统，厘米波段通常有 8～32 个小的谐振腔，毫米波段的谐振腔会更多。这些谐振腔均匀地分布在阳极圆周上，每一谐振腔的缝隙口均朝向阴极，并与作用空间相通，通过与阳极顶部导体耦合，形成一个复杂的多腔谐振系统，如图 4-106 所示。

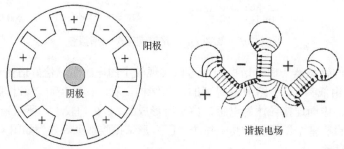

图 4-106 多腔谐振系统

虽然微波谐振器可等效为一个 LC 并联谐振回路，但是它们之间仍有许多不同。一是 LC 谐振回路的电场能量仅集中于电容，磁场能量集中在电感，而微波谐振腔是分布参数回路，电场能量和磁场能量是在空间分布；二是 LC 谐振回路只有一个振荡模式和谐振频率，而微波谐振腔一般有无限多个振荡模式（即谐振波形）和无限多个谐振频率；三是微波谐振器可以集中较多的能量，且损耗较小。因此，微波谐振腔的品质因数远大于 LC 集中参数回路，谐振腔具有没有辐射损耗（电磁场全部封闭在金属腔内）、没有介质损耗（腔内保持真空，没有电容介质）、高频电流通路的表面积大、热损耗小等特点。

（3）微波电子获取能量：磁控管中电子与高频电磁场的相互作用，如图 4-107 所示。

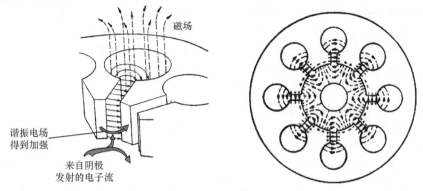

图 4-107　电子与高频电磁场的相互作用

　　谐振腔发生谐振时会发射微弱的微波，因而，在谐振腔的相互作用空间将同时存在两个电磁场，即由阳极—阴极和永磁铁产生的恒定电磁场及由谐振腔自激振荡形成的微波电磁场。这两个电磁场通过相互作用，使电子沿阴极运动的平均速度与谐振腔口高频场相位变化的速度同步，这就意味着电子处于高频电磁场时，谐振腔产生的微波电子可以从来自于阴极的电子流中获取能量，实现直流电场能量向微波能量的转换。

（三）微波治疗仪

　　微波治疗仪也称为炎症治疗仪，是治疗各种炎症、感染、增生和溃烂的专用设备，属于国家三类医疗仪器。本节将以 HYJ-Ⅳ型微波治疗仪为例介绍微波治疗仪的结构与工作原理。HYJ-Ⅳ型微波治疗仪，如图 4-108 所示。

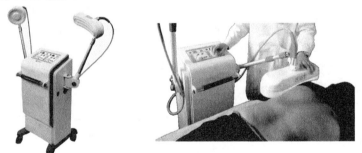

图 4-108　HYJ-Ⅳ型微波治疗仪

1. 微波治疗仪的构成　微波治疗仪的整机构成，如图 4-109 所示。

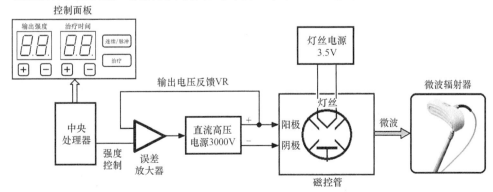

图 4-109　微波治疗仪的整机构成

微波治疗仪由中央处理器、控制面板、直流高压电源、磁控管、灯丝电源和微波辐射器等组成。中央处理器是整机的控制中心，通过控制面板可以自行设置治疗仪的输出强度、治疗时间、治疗模式等参数，并由数码管实时指示治疗指标参数。通过误差放大器实时比对中央处理器的预设参数和实时监测的直流高压电源反馈信号（输出电压 VR），可以自动监控并调节磁控管的驱动电压，以保证磁控管输出微波的稳定性。灯丝电源的作用是为磁控管阴极的灯丝供电，本机灯丝的供电电压为 3.5V。

微波治疗仪有两种治疗模式，连续模式和脉冲模式。

（1）连续治疗模式：也称为持续治疗模式，是治疗时微波治疗仪持续发射功率稳定的微波。这种模式特别适用于病灶组织比较浅表的疾病，如伤口不愈合、鼻炎和一些皮肤溃烂疾病，治疗特点是微波能量集中于皮肤内 30mm 的深度范围。

连续治疗模式表现为治疗微波功率稳定持续地输出，特点是功率不能太高，如果治疗功率过高，容易造成受照射组织的烫伤。但过低的功率输出，不仅会使较深病灶得不到充分的微波能量，而且血液微循环不能得到充分的改善。

（2）脉冲治疗模式：是以脉冲的形式输出微波，是现代微波治疗的重要模式，意义在于可以弥补连续治疗模式的缺欠。治疗过程中治疗仪采取一种"启、停"交替输出的治疗方式，在有微波输出时，治疗仪输出强度更高的微波，即间歇式输出较强功率微波作用于病灶组织；而在停止时，是以"零"功率输出，使得有效功率（平均功率保持设定值）受到严格控制，可以避免组织温升过高。

脉冲治疗模式优点在于，一是由于当微波处于工作状态时，输出功率大幅增加（脉冲峰值可达 80～100W），所以对较深病灶的疗效明显好于连续式微波输出模式；二是由于采用一定时间内停止输出微波能量，所以患者在治疗时能感觉到更热的效果，这种做法对热不敏感的患者尤其重要，可以主动防止热灼伤。

2. 直流高压电源　是微波治疗仪的关键装置，目的是为磁控管的阳极-阴极提供可靠的直流驱动电压，磁控管的直流驱动电压通常为 3000V。由于改变驱动电压可以线性调整磁控管的微波输出强度，因此，直流高压电源都设有输出电压反馈环节。即，通过实时监测输出电压，并与预设强度比对，线性调整强度控制信号，使输出电压能够稳定在设置范围。

直流高压电源，如图 4-110 所示。

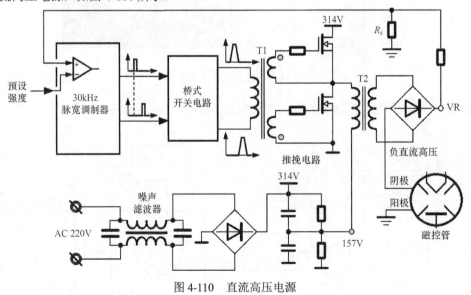

图 4-110　直流高压电源

直流高压电源的工作原理是：

（1）根据预设强度，脉宽调制器输出两路对称的 30kHz 脉冲信号。

（2）这两路 30kHz 脉冲信号经桥式开关电路，其脉冲幅度得到放大。放大后的两个电脉冲分时作用于具有中心抽头开关变压器（T1）的初级线圈，可在 T1 的次级线圈产生峰值约为 15V、频率为 30kHz 的交流信号。

（3）开关变压器（T1）输出的交流信号再驱动下一级推挽电路，使推挽电路中的两个场效应管交替导通（或截止），可为开关变压器（T2）的初级提供约为 157V 的交流驱动电压。

（4）开关变压器（T2）的输出信号通过整流产生约 3000V 的直流高压，其中，正半周经电阻 R_8（假负载）作为输出电压的反馈信号，负半周（–3000V）连接至阴极（阳极接地），可驱动磁控管发射频率为 2450MHz 的微波。

3. 脉宽调制器 本机的脉宽调制器使用的是 TL494 集成芯片。TL494 是一种固定频率的脉宽调制电路，片内包含了开关电源控制所需的全部功能，配合使用双极性晶体管（BJT）和场效应管（MOS）等外围电路，可实现单端正激双管式、半桥式、全桥式开关电源。TL494 在片内设有一个线性锯齿波振荡器，外置振荡元件仅有一个电阻和一个电容；电路内置有两个误差放大器，可用于闭环反馈，使 PWM 的输出稳定、可靠；片内还设有高精度的 5V 参考基准电压源；能够调整死区时间，主要用于软启动；内置两路功率晶体管 PWM 的信号输出，具有 500mA 的驱动能力。

TL494 内部结构及管脚，如图 4-111 所示。

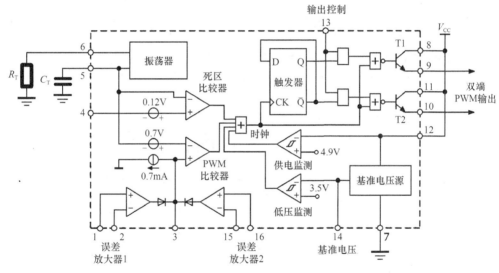

图 4-111 TL494 内部结构及管脚

（1）振荡频率：TL494 内置有一个线性锯齿波振荡器，振荡频率为

$$f_{osc} = \frac{1.1}{R_T C_T}$$

（2）时钟：四或门产生时钟信号有 3 个基本条件，一是芯片的供电电压必须稳定在 5V 以上（电源电压的典型值为 15V），只有当芯片供电电压大于 5V 时，供电监测比较器输出为"0"；二是基准电压源的输出电压要大于 3.5V，低压监测比较器输出为"0"；三是达到死区时间，死区比较器可输出脉冲。此外，时钟信号还与两个误差放大器的状态有关。

（3）误差放大器：TL494 的芯片内设有两个误差放大器，由于误差放大器的输出端通过二极管连接到 PWM 比较器（3 脚），因而较大的输出电压为有效信号。误差放大器的输出接至 PWM 比较器的同向输入端，通过与反向输入端的锯齿波比较，产生时钟方波。注意，这个方波信号的脉冲宽度将反比于误差放大器的输出电压，即误差放大器的输出电压越高，时钟信号的脉宽将越窄。

（4）PWM 输出环节：TL494 的时序，如图 4-112 所示。

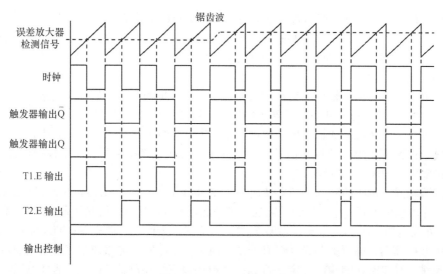

图 4-112　TL494 时序图

锯齿波与误差放大器的输出比较，产生时钟信号，时钟脉冲的上升沿驱动双稳态触发器反转，使输出端 Q 或 Q̄ 分时出现高电平。当输出控制信号为高电平时，与门直通双稳态触发器的输出信号。在某一时刻，如果 Q 与时钟信号同为低电平，使或非门的输出为高电平，芯片内晶体管 T1 导通，经外围电路在 9 脚输出一个电脉冲；同理，另一时刻，如果 Q̄ 与时钟信号同为低电平，晶体管 T2 导通，10 脚也可产生电脉冲。如此周而复始，TL494 可输出两路对称的方波脉冲。

本机的误差放大器电路，如图 4-113 所示。

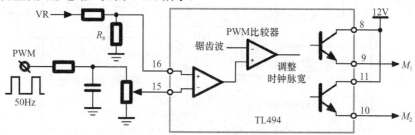

图 4-113　误差放大器电路

根据系统预设输出强度，中央处理器发放频率为 50Hz、占空比可调整（其占空比对应于预设强度）的方波，这一 PWM 信号经 RC 滤波为一个直流电平信号连接至误差放大器 2 的同向输入端（15 脚），反向输入端（16 脚）与直流高压电源反馈信号（VR）的输出连接，通过误差放大器比对预设强度和 VR，可以得到相应的误差电压信号，经 PWM 比较器以实时改变时钟的脉冲宽度。即，VR 升高，误差放大器电压增高，使得脉宽调制器的输出脉冲宽度减小；反之，脉冲宽度增大。

由于误差放大器的输出电压将影响时钟信号的脉冲宽度，因而，通过反馈误差放大器的电平信号，TL494 可以构成一个电压负反馈控制系统。

4. 桥式开关电路　如图 4-114 所示。

桥式开关电路有两个 VMOS 场效应管（VT2、VT4）和两个 PMOS 场效应管（VT1、VT3）。当 M_1 为高电平时，可驱使 VT2 导通、VT1 截止，与此同时，M_2 必然为低电平，VT3 导通、VT4 截止，12V 电源经 VT3（PMOS 场效应管）、开关变压器（T1）的初级线圈以及 VT2（VMOS 场效应管）到地，电流 i 为正；同理，另一时刻，M_1 为低电平、M_2 为高电平，有 VT1、VT4 导通，VT2、VT3 截止，电流 i 为负。由此，可在开关变压器（T1）的初级线圈形成一个极性交替变化的脉冲电流，其脉冲的幅度接近于 12V。

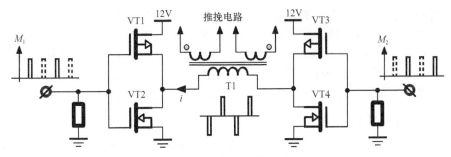

图 4-114　桥式开关电路

5. 推挽电路　如图 4-115 所示。

开关变压器（T1）输出电流的正半周可驱动场效应管 Q1 导通、Q2 截止（同名端相反），314V 直流电压经 Q1、开关变压器（T2）的初级接至 157V，电流的方向由上至下；当 T1 的输出为负半周时，根据同名端，场效应管 Q2 导通、Q1 截止，157V 直流电压经 T2 初级、Q2 到地，电流的方向为由下至上。如此 T2 初级可输入交变电流，经开关变压器升压，为磁控管提供所需要的高压。

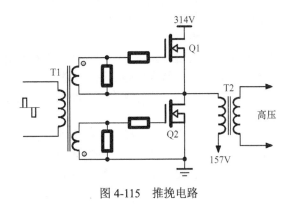

图 4-115　推挽电路

第五节　磁 疗 设 备

磁场治疗（magnetotherapy）简称磁疗，是通过人造磁场作用于人体局部或穴位，实现治疗疾病和医学保健的方法。磁场作用于人体，可以影响体内电流分布、荷电微粒的运动、膜系统的通透性和生物高分子的磁矩取向等，使组织细胞的生理、生化过程改变，进而产生镇痛、消肿、促进血液及淋巴液循环、提高骨密度等医疗效果。常用的磁疗方法有静磁疗法、动磁疗法、磁化水疗法和磁针疗法等，可以无损伤地治疗软组织损伤、表浅血管瘤、乳腺增生、神经痛、胃肠功能紊乱等。

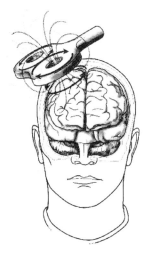

以电磁感应原理为基础的经颅磁刺激（transcranial magnetic stimulation，TMS），如图 4-116 所示。经颅磁刺激利用脉冲强磁场，通过刺激大脑皮层诱导皮层下产生感应电流，以改变大脑皮层神经细胞的膜电位，影响脑内代谢和神经电活动，从而引起的一系列生理、生化反应。由于其无创、无痛，以及全过程不需要用药，TMS 正在引领精神疾病（如抑郁症、创伤后应激障碍等）及神经疾病（如帕金森病、阿尔茨海默病等）等临床治疗的变革，被誉为与 PET（正电子发射型计算机断层显像）、FMRI（功能性磁共振成像）、MEG（脑磁图）并存的"二十一世纪四大脑科学技术"。

一、磁疗的作用机制

磁性是物质的基本属性，地球上的一切生物都永恒接受着地球磁场这一物理环境的作用，地球磁场是生物体得以维持正常生命活动不可或缺的环境因素。

图 4-116　经颅磁刺激

人体本身也具有一定的磁性，现已发现人脑、心脏、皮肤和其他器官的电活动都会产生磁场，甚至连头发上的毛囊也有微量磁场。近年来，由于现代磁学和生物学的发展，出现了生物磁学这门边缘科学，揭示了磁性物质与磁场对生物体能够产生一定的作用和影响，这种作用和影响称为生物的磁效应。磁疗就通过人为建立特定的磁场环境，利用人体内部的生物磁效应，调整和修复体内各种不平衡或不正常的机能状态，进而实现防病治病的医疗目的。

（一）磁场对人体的作用

根据电动力学（electrodynamics）理论，一切磁现象都源于运动着的电荷（电流），磁场对电荷、磁场对载流导体、磁场对另一磁场，都会产生作用力，将引起其运动状态的改变。原因是，磁场对运动电荷可产生洛伦兹力（Lorentz force），对载流导体会产生安培力（Ampere force），磁场能够改变原子和分子的轨道磁矩和自旋磁矩的方向，通过电磁感应作用，磁场还能使导体产生感应电动势和感应电流。

生物体内都存有磁性物质，即在人体内也存在着生物磁场，如大脑、心脏、神经、内脏、肌肉等都有磁场，医学上常利用心磁图来诊断心室肥大、心肌缺血、心脏早搏等病症。由于人体组织是极其复杂的导电体，从生物物理学的观点，人体组织在外磁场的作用下将会产生各种生物磁效应。

1. 对神经系统的影响　对磁场作用最为敏感的是神经系统，尤其是丘脑下部和大脑皮质。磁场对生物体的条件反射活动主要是抑制作用，脑电图表现为大脑个别部位的慢波加强，在行为中抑制过程占优势。在磁场作用后观察动物脑髓的超微结构，发现神经细胞体的膜结构、突触和线粒体均有变化，其中轴突的结构较稳定。

通过试验可知，弱磁场往往会使人体的兴奋性提高，而较强的磁场反而使其兴奋性降低，呈现抑制反应，同时还发现恒定磁场对中枢神经系统的抑制作用更加明显。人体的植物神经支配内脏器官（如心脏、肠胃等的运动反应），当人体处于恒定磁场中，试验发现受试人体会出现心跳减慢、血压下降、呼吸变慢等现象。

2. 对微循环系统的影响　人体中有大、中、小毛细血管和微血管，磁场主要对微血管有影响作用。微血管在人体内分布极广，它非常细小，处于血管的末端，主要承担物质交换的作用，人体需要的氧和营养物质是靠微血管来供给，组织的代谢废物也要通过它进入循环系统后排出。

磁场对微血管的作用是良好的，在磁场作用下，血管扩张，管径变大，血流加速，血流状态发生变化。另外，磁场对微血管的作用不是机械性地使血管扩张，而是调节微血管的舒缩功能，因此，不仅可以使原先纤细的血管变粗，而且可以使原来淤滞扩张的血管变细，血流由淤滞变为流动。微血管状态的改善自然会带来促进微循环的效果。磁场对微循环更重要的贡献是改善血流状态，使血流速度加快。

磁场可以改善微循环的机制主要有四个方面，一是通过经络穴位作用，调整血管神经机能；二是人体皮肤组织的感受器受到刺激，反射性地引起血管扩张；三是血液中含有大量的钾、钠、钙、铁等荷电离子，在磁场的作用下，这些离子的移动速度加快，使红细胞的移动速度也加快，从而减少红细胞的聚集性；四是在磁场的作用下可产生微热效应。

3. 对心脏功能的影响　有医学研究表明，磁场对病理性心脏功能失调有一定的治疗作用，对心功能异常的冠心病、心绞痛患者有一定的治疗效果。这主要是因为磁场能使心血管扩张，改善心脏的血液循环，使心脏的供氧及营养状况得到改善。

4. 对血液成分的影响

（1）磁场对白细胞吞噬功能的影响，随白细胞数量的变化而不同。健康人和化脓性感染性患者在 430～510mT 的磁场 3h 作用下，白细胞吞噬功能显著增高，而肝病毒性疾病患者在 400mT 的磁场作用后，白细胞的吞噬功能降低。400mT 磁场作用于肝癌患者 2～3h，其白细胞对抗其自身癌细胞的细胞毒素活性增高，有人认为可用以治疗肝癌。

（2）磁场可使血液中的红细胞体积增大，携带氧的能力增强，这样有利于改善组织内的供氧，改善各组织营养状况，促进新陈代谢。对凝血系统的影响，取决于磁场的作用强度和时间。高强度恒定磁场作用于动物头部，动物血液的凝固性升高，纤维蛋白活性增高；低强度磁场对凝血影响不大。

（3）磁场有降低血脂的作用，这是由于在磁场的作用下，胆固醇的长链和支链变成短链，有利于分解与代谢。另外，磁场对酶也会产生一定的作用，可影响脂肪的合成。

5. 磁场对血液流变的作用　血液流变不正常会导致心脑血管疾病，临床表明，磁场对全血黏度、血浆黏度、还原黏度、血沉、红细胞压积等血液流变指标有趋于正常的作用。这是因为在磁场作用下，红细胞表面带有的负电荷增加，使相互间的静电排斥力加强，可以降低其聚集性，增加流动性，从而能够降低血液的黏度。

强磁场长时间作用可显著地减缓血流的速度，因此，强磁场可用于内部止血和血流速度的调节，并认为这种效应与洛伦兹力对血细胞中原生质流动力的作用有关。

6. 磁场对内分泌功能的作用　强磁场可引起机体应激反应，伴有促肾上腺皮质激素（ACTH）和皮质酮的释放。通过医学试验，磁场对内分泌功能的作用主要体现在激活肾上腺功能，使其分泌增加。同时，还体现在对甲状腺功能的作用上，由于磁场的作用，甲状腺中的碘及血浆蛋白结合，碘显著升高。

（二）磁场的治疗作用

机体受到外界磁场的作用，将会发生许多生理变化，这些变化是磁场在体内引起的磁生物学效应。磁场对某些疾病具有良好的治疗效果，主要表现在磁场的止痛作用、镇静解痉作用、消炎作用、消肿作用等。

1. 止痛作用　磁疗有明显的止痛作用，而且镇痛效果发生得比较迅速。脉动磁场的止痛较快，但不够巩固；恒定磁场止痛较慢，但止痛的持续时间较长。磁疗常用于治疗各种疼痛，如软组织损伤痛、神经痛、炎症性疼痛、内脏器官疼痛和癌性疼痛等。

磁场的止痛机制有以下几种解释。

（1）由于磁场直接作用于感觉神经可以降低感觉神经的兴奋性，进而减少对外界刺激的感应性及传导性，疼痛得以减轻，疼痛刺激引起的应答反应随之减弱或消失。

（2）局部组织发生肿胀后，会因压迫感觉神经末梢而产生疼痛感。由于磁场具有良好的消肿效果，因而应用磁场治疗时，可使肿胀减轻或消退，感觉神经受到的压迫感随之减弱，疼痛感也会降低。

（3）磁场的作用会使体内甲硫氨酸脑腓肽（MEK）浓度升高，能够产生一定的镇痛作用。由于 MEK 是磁场作用于局部或穴位时间接引起的，因此，这种镇痛作用是一种全身性的反应。

（4）磁场对某些致痛物质的活性具有抑制作用。现代研究证明，细胞破坏后释放出钾离子，细胞分解时产生组胺，蛋白质分解时产生激肽，神经系统活动时释放出一种"P"物质以及 5-羟色胺、酸性代谢产物及乙酰胆碱等，这些物质达到一定浓度后会刺激感觉神经，引起疼痛。当应用磁场作用于机体时，会使血管扩张、血液循环改善，可以起到稀释致痛物质，使其浓度降低，从而减轻或消除疼痛的作用。还有学者认为，由于一些病理因素的关系，水解上述致痛物质的酶活性降低，这些酶有胆碱酯酶、组织胺酶、单胺氧化酶、激肽酶等，磁场的作用可提高这些酶的活性，使致痛物质的浓度降到痛阈以下水平。

（5）磁场通过作用于经络穴位而产生镇痛效果。磁场治疗某些疾病时，并非直接作用于患病局部，而是作用于某些穴位，有的甚至是远离患部的穴位，同样也会产生镇痛效果，这与经络穴位的作用有关。

临床试验证明，磁场应达到一定强度才可能产生镇痛效果，一般来说，磁场强度越高，镇痛效果越明显。根据磁场具有较好镇痛作用的原理，我国有些医疗单位已开展了磁疗麻醉，并获得了一定的效果。

2. 镇静解痉作用 磁疗的镇静作用主要是促进入睡,增加睡眠时间;解痉效果主要表现在对胃肠痉挛有缓解作用,对面肌抽搐等肌肉痉挛也有一定效果。据报道,有些患者在磁疗四肢关节等远离头部疾病时,竟在诊疗床上发出鼾声入睡;或多次给予磁疗后,有嗜睡反应;有些在磁疗室工作的人员,由于经常受到磁场的作用或影响,产生疲乏,有欲睡感。有实验表明,磁场有双向作用,既有解痉镇静效果,也有增强肠道活动的作用。

3. 消炎作用 磁疗的消炎作用,不仅表现在对各种物理化学性因子造成的炎症有效,而且对某些生物性因子所致的急性炎症也有一定的疗效。

关于磁疗消炎作用的机制,有以下解释。

(1)磁场可以改善病灶局部的血液循环。实验已证明,磁场的作用,可使血管扩张、血流加快,血液循环增加,能够加快抗体、白细胞及营养物质输入到病灶部位的速度,促进炎性物质吸收与消散,加速炎性化学物质的清除;由于改善了血液循环,输送到炎症部位的氧含量增加,缺氧及酸中毒现象得到纠正,有利于控制炎症。

(2)磁场可以降低炎症局部的渗出过程。发生炎症时,渗出作用加剧,造成局部炎性水肿;在磁场的作用下,不仅能促进渗出物的吸收与消散,而且还可以抑制其渗出。

(3)磁场可以增加机体的免疫功能。由于磁场有促进机体免疫的作用,可以增强人体对炎症的抵抗能力,因而有利于消炎。

(4)磁场对细菌的作用。大多数感染性疾病是由于细菌侵入所致,磁疗对某些软组织感染性疾病有一定的治疗效果,这种效果是否与磁场对细菌的抑制作用有关?为此,一些学者进行了磁场对细菌生长繁殖影响的实验研究,结果表明磁场对细菌有抑制作用。临床上应用恒定磁场或动磁场直接作用于病灶部位,对一些表浅急性化脓性炎症确实有治疗效果。

4. 消肿作用 磁场有明显抗渗出作用,这在临床和实验中得到证实。实验观察表明,磁场既有降低致炎物质(组胺等)使血管通透性增加的作用,又有加速蛋白质从组织间隙转移的作用,说明磁场的消肿作用与其影响通透性和胶体渗透压有明显关系。

(三)磁场类型与磁极放置方法

临床可根据治疗需要,采用不同的磁场类型、磁极放置方法和磁疗剂量。

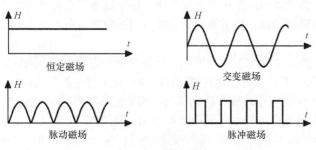

图 4-117　磁场类型

1. 磁场类型 磁疗是通过人为地制造磁场环境来治疗疾病,常用的磁场类型,如图 4-117 所示。

目前,临床上应用的磁场类型主要有恒定磁场、交变磁场、脉动磁场和脉冲磁场。

(1)恒定磁场。恒定磁场是磁场强度大小(H)和方向保持不变的磁场,如铁磁片和通以直流电的电磁铁所产生的磁场。

(2)交变磁场。交变磁场是磁场强度大小(H)和方向在规律变化的磁场,如工频磁疗机产生的磁场。

(3)脉动磁场。脉动磁场是磁场强度大小有规律变化但磁场方向不发生改变的磁场,如同极旋转磁疗器或通过脉动直流电磁铁产生的磁场。

(4)脉冲磁场。使用间歇脉冲电流通入电磁铁的线圈可产生各种形状的脉冲磁场,脉冲磁场的频率、波形和峰值可根据需要变化。

2. 磁极放置方法 磁场有两个磁极(N 极和 S 极),磁极放置方法有如图 4-118 所示的单置法、对置法、同名极并置法、异名极并置法和远距离同名极并置法等。

如图 4-118 可见，磁极放置方法不同，磁力线在体内的分布也不同。

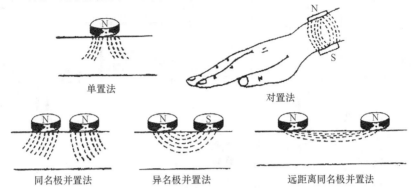

图 4-118　磁极放置方法与磁力线分布

3. 磁疗剂量　包括磁场强度、磁极面积、磁场类型、梯度、时间、间隔等，其中以磁场强度最为重要。场强一般分为小、中、大，小场强要求在 50mT 以下，中场强在 50～150mT，高场强在 150mT 以上。应用场强大小应视病情而定，一般可依据下列几点。

（1）患者情况。对于年老体弱、久病、儿童、过敏体质等开始先使用较小的场强，年轻体壮者可用中或大的场强。

（2）病变性质。急性疾病开始时用小或中场强，慢性疾病开始即可用中或大的场强。

（3）治疗部位。头、颈、胸部开始时用小场强，腰、腹、四肢及深部开始即可用中或大的场强。

二、磁振热治疗仪

磁振热治疗仪也称为磁热振子治疗仪或软组织伤痛治疗仪，设备包括主机和磁热振子（治疗头）两个部分。当主机向磁热振子内的线圈发放交流电时，治疗头可产生一个交变的磁场，由于这一交变磁场的方向不断变化，能够对人体产生特有的非机械性振动；交变磁场还因铁芯的涡流现象产生温热效应。因此，磁振热治疗仪具有磁场、生物磁振和温热这三种物理因子的治疗作用。

本节将以 CZR-Ⅲ 型磁振热治疗仪为例，介绍磁振热治疗仪的结构与工作原理。CZR-Ⅲ 型磁振热治疗仪，如图 4-119 所示。

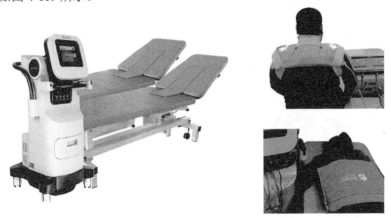

图 4-119　CZR-Ⅲ型磁振热治疗仪

（一）磁振热治疗仪的主机

磁振热治疗仪的主机电路，如图 4-120 所示。

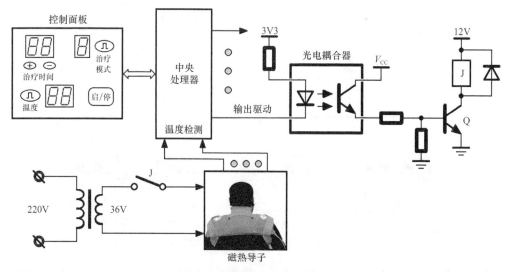

图 4-120　磁振热治疗仪主机电路

　　磁振热治疗仪主机的作用就是为治疗头内多个磁热振子分别提供工频 36V/50Hz 的驱动，每个磁热振子的驱动电路完全相同。本机设有多组治疗模式（6 种工作周期）和温度限定模式（在 40～58℃分为四级温控），中央处理器可以根据控制面板的设定和检测温度（温度高于预设值时，停止输出），调整输出驱动的通断周期。当输出驱动为高电平时，经光耦晶体管 Q 导通，继电器（J）上电，其常开触点闭合，220V/36V 工频变压器向磁热振子供电；反之，磁热振子断电。

（二）磁热振子

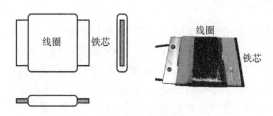

图 4-121　磁热振子

　　治疗头内部安装有多个如图 4-121 所示的磁热振子，每个磁热振子的结构完全一致。磁热振子的主要结构是铁芯和线圈，当线圈通过交流电流时，可产生交变磁场。由于磁振热治疗仪采用间歇式的供电方式，交变的磁场在铁芯可形成涡流，因而，能够对人体实现交变磁场、振动和温热三种物理因子同时治疗。

1. 交变磁场　螺线管通电后产生的磁场，如图 4-122 所示。

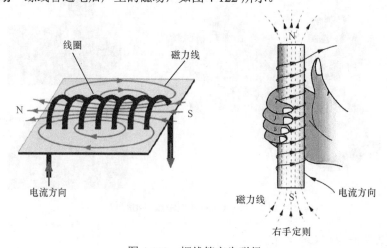

图 4-122　螺线管产生磁场

通电螺线管的磁场极性与电流方向服从右手定则（安培定则），如果改变电流方向，螺线管的磁极也将发生变化。因此，当50Hz工频交流电通过磁热振子时，可产生交变磁场，磁场强度与驱动电压有关，电压越高，螺线管导线中的电流越大，产生的磁场越强。本机的驱动电压为36V，磁热振子的磁场强度保持恒定。

2. 磁场振动　本机设有6种治疗模式，工作周期分别为1s、2s、2.5s、3s、4s和50s，通断比均为1:1。由于治疗仪采用间歇式的治疗方式，磁场的"通"和"断"不断变化，可以在人体内形成一种非机械性的振动效果。

3. 温热效应　磁热振子的温热效果来源于铁芯的涡流现象，如图4-123所示。

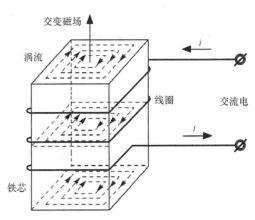

图4-123　涡流现象

交变的磁场在铁芯内会产生感应电动势，由于铁芯既是导磁体也是良好的导电体，在感应电动势的作用下必然会产生感应电流，感应电流的方向同样也服从右手定则，形似水中的漩涡，因而称之为涡流（eddy current）。

由于铁芯存在电阻，涡流在铁芯内的环流过程中必然会产生一定的热量，磁振热治疗仪就是通过交变磁场在铁芯的涡流现象来进行温热治疗。

4. 温度检测与控制　由于铁芯的涡流现象可使磁热振子发热，能够实现治疗仪的温热治疗。本机设有4级温控模式，温度的调节范围可达40~58℃。温度控制的关键在于检测铁芯温度，如果检测到铁芯的温度过高，中央处理器可以终止驱动，此时，铁芯内将没有磁场，温度会自然降低。

为保证治疗头在治疗全过程的温度控制精度，本机采用了DS18B20型数字温度传感器和单片机控制技术。DS18B20型数字化温度传感器由美国DALLAS半导体公司研制，采用"一线总线"接口技术，全部传感元件及转换电路集成在形如一只三极管（TO-92封装）的芯片内，其应用电路极为简单。

DS18B20封装与接口电路，如图4-124所示。

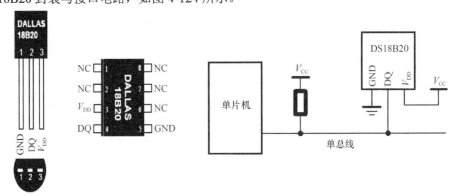

图4-124　DS18B20封装与接口电路

DS18B20采用数字测温技术，测温的原理框图，如图4-125所示。

DS18B20内部有两个晶体振荡器，一个为低温度系数晶振，由于它的振荡频率对温度的影响很小，主要用于基础计数；另一个是高温度系数晶振，其晶振的振荡频率随温度明显变化，可用来检测温度。

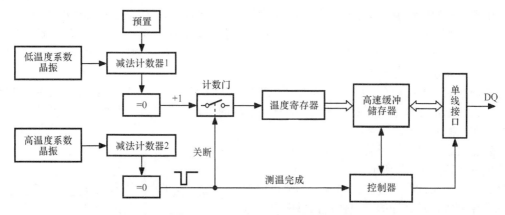

图 4-125　DS18B20 测温原理框图

DS18B20 的测温原理是，低温度系数晶振产生一个固定频率的脉冲信号送给减法计数器 1，当减法计数器 1 的预置值被减到 0 时，通过计数门可对温度寄存器的值做"加 1"运算。与此同时，减法计数器 1 重新装入预置值，并开始下一轮的减法计数，如此往复循环。高温度系数晶振随温度变化的脉冲作为减法计数器 2 的输入信号，当减法计数器 2 不为 0 时，计数门开启，温度寄存器可以接受减法计数器 1 的"加 1"信号；只有减法计数器 2 为 0 时，"=0"触发器输出为低电平，此时，DS18B20 可完成两个最重要的操作。一是立即关闭计数门，停止减法计数器 1 对温度寄存器的"加 1"运算；二是通知控制器已经完成温度检测，控制器立即读取温度寄存器当前的测温数据，并存储于高速缓冲存储器内，再通过单线接口电路以协议脉冲的方式输出测温数据。

三、经颅磁刺激设备

经颅磁刺激（TMS）是以现代神经生物学、神经电生理学、磁生物学及临床脑病治疗学为基础，通过专门的治疗发生体（磁刺激器）直接作用于脑细胞和脑血管，以激活脑代谢功能及处于抑制、沉睡状态的脑细胞，修复受损的神经细胞，改善细胞活性，舒张脑血管和改善血液循环，从而促进脑功能的实质性改善，或抑制疾病发展，是一种无痛、无创、具有发展潜力的神经电生理治疗技术。

随着具有连续可调重复刺激功能的经颅磁刺激（rTMS）的出现，经颅磁刺激技术获得了更为广泛的临床应用，它通过调节刺激频率可以实现不同的治疗目的，即高频经颅磁刺激可以兴奋脑神经，低频经颅磁刺激则以抑制为主。

（一）经颅磁刺激的治疗机制

人类对于大脑的探索从未停歇，作为人体最神秘的器官之一，大脑的结构和功能令人惊叹，大脑健康一直是科学家、医务工作者的研究热点。经颅磁刺激作为最近几十年新出现的治疗技术逐步走入临床，其"从源头治疗"的理念给遭受精神疾病及神经性疾病困扰的患者带来了新的希望。

经颅磁刺激，如图 4-126 所示。放置在头部上方的线圈中通入脉冲电流可产生交变强磁场，磁力线穿过头皮、颅骨和脑组织，并在颅内产生感应电流。皮层内的电流可以激活神经元反应，引起颅脑电生理和功能的变化。

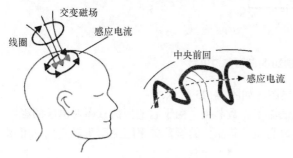

图 4-126　经颅磁刺激

1. 经颅磁刺激的基本原理 静态细胞的跨膜电位差为-70mV（细胞膜内为负），如果有外加电场叠加到细胞膜两侧，可以改变细胞膜的电位差。因此，利用电磁感应的原理产生的非侵入性外加电场，可以刺激细胞膜的去极化，激活可兴奋性神经组织。

根据法拉第电磁感应定律（Faraday law of electromagnetic induction），交变磁场可以感应出感应电场 E，即

$$\Delta E = \frac{\mathrm{d}B}{\mathrm{d}t}$$

若兴奋性组织的电导率为 σ，那么交变磁场感应的电流密度 J 为

$$J = \sigma E$$

可见，刺激部位产生的电流密度与电导率成正比。人体各种组织的电导率差别很大，其中，神经组织的电导率较大，而肌肉、骨骼的电导率很小。因此，磁刺激在肌肉、骨骼中几乎不产生感应电流，神经组织中的电流密度较大，当感应电流超过神经组织的兴奋阈值时，就能够起到磁刺激的作用。

从这个角度来看，磁刺激和电刺激并没有本质区别，最终都是通过对脑部神经组织引入外来电刺激，从而影响原来的神经电活动。不同点仅在于磁刺激为间接作用，是通过交变磁场在颅脑产生感应电流。

2. 经颅磁刺激分类 根据刺激脉冲形式的不同，可以将经颅磁刺激分为三种刺激模式。

（1）单脉冲刺激模式（single-pulse TMS，sTMS）。sTMS 由手动控制无节律脉冲输出，也可以激发多个刺激，但是刺激间隔时间较长，多用于常规电生理检查。

（2）双脉冲刺激模式（paired-pulse TMS，pTMS）。pTMS 以极短的间隔在同一个刺激部位连续给予两个不同强度的刺激，或者在两个不同的部位应用两个刺激仪，多用于研究神经的易化和抑制作用。

（3）重复性刺激模式（repetitive TMS，rTMS）。rTMS 是在某一特定皮质部位给予重复刺激的过程，在神经元不应期也可以施加刺激，所以能兴奋更多水平方向的神经元，不仅引起生物学效应，影响刺激局部和功能相关的远隔皮层功能，实现皮层功能区域性重建，而且产生的生物学效应可持续到刺激停止后一段时间，rTMS 已成为研究神经网络功能重建的良好工具。

rTMS 分为高频和低频两种，需要设备在同一个刺激部位发放慢节律低频或快节律高频磁刺激。不同刺激参数（频率、强度、间隔、持续时间、刺激位点、刺激方向等）的 rTMS 会产生不同的神经生理效应，低频刺激（1～5Hz）可引起皮层抑制，降低局部代谢；高频刺激（15～25Hz）则能引起兴奋，增加局部代谢。

3. 经颅磁刺激的生理效应 由于刺激模式的不同，产生的生理效应以及应用也有所不同。

（1）刺激皮层产生运动诱发电位：是经颅磁刺激研究中最为成熟的成果，目前已有许多重要的临床应用，其中一个重要应用就是对中枢运动神经传导的测量，如图 4-127 所示。

测量方法是利用 sTMS 刺激异侧运动皮质后得到相应的 MEP（运动诱发电位）和肢体运动，通过记录分析 MEP，能够探测到大脑运动皮质下行路径传导。这种测量可以得到一些非常重要的生理参数，如中枢运动传导时间，对于深入认识人体生理机能和一些疾病的检测也有重要意义。

另一个应用就是评价运动皮质的兴奋性。通过测量经颅磁刺激的运动阈值和 MEP 静止期等参数，可以对运动皮质的兴奋程度进行评价，从而描述出某些运动神经疾病导致的神经生理变化。

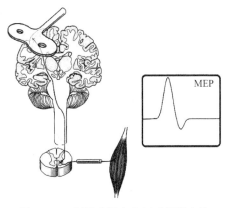

图 4-127 刺激皮层产生运动诱发电位

此外，sTMS 在研究皮质映射和皮质塑性方面也有很广泛的应用。

（2）改变大脑局部皮层的兴奋度：经颅磁刺激应用于运动皮质有易化神经元的兴奋作用，可以瞬间提高运动皮质兴奋性；还发现低速 sTMS 有抑制兴奋的作用，很多实验都证明了这个结论。

目前已经知道，许多神经和精神疾病，如抑郁症、癫痫等都可归咎于特定大脑皮质区神经细胞兴奋阈值的改变。所以，改变皮质兴奋性是成功治疗这些神经和精神疾病的关键。正是基于此，sTMS 显示出它在神经和精神疾病治疗上的潜力。

（3）关闭特定皮层区的活动，实现大脑局部功能的虚拟性损毁：经颅磁刺激可以瞬间对给定皮质区产生可逆损伤，关闭特定皮质区的功能。有实验表明，以屏幕上随机短促出现的字母作为视觉刺激，在受试者观察后的不同时刻进行经颅磁刺激，然后要求受试者辨识所见字母。结果在刺激后间隔 80～100ms 给予经颅磁刺激时，受试者出现视觉模糊或完全丧失。而这个现象在间隔小于 60ms，或大于 140ms 后都不会发生。还有，经颅磁刺激刺激语言区可使瞬时失语，对于运动皮质也有类似的中断效应，但响应不是功能消失而是出现动作延迟。

这个效应也是近些年经颅磁刺激研究的热点。以前对大脑特定皮质的功能认识只能借助于对大脑损伤者的研究，但是皮质损伤往往不会只破坏一个特定功能区域，很难建立特定脑区与具体功能的因果联系。而经颅磁刺激通过磁刺激大脑某一皮层，并观测其引起的各种反应，从而确定该皮层对于完成某项任务是否必要，这样就可以精准确定特定皮层功能。

4. 经颅磁刺激的临床应用　许多精神类疾病可以归咎于某些大脑区域的异常行为。从细胞水平上看，一些精神疾病是由于一些神经细胞兴奋阈值的改变，有些疾病是由神经细胞兴奋阈值降低所致，也有一些则是由于神经细胞兴奋阈值升高。所以，改变细胞兴奋性是成功治疗精神疾病的关键。

经颅磁刺激技术之所以受到如此广泛的关注，是因为它可以提高人工干预大脑功能的能力，尤其是 rTMS 技术已逐渐突显出它在治疗脑部疾病时的优势。rTMS 可以有效调节神经元兴奋性，能够治疗精神分裂症（阴性症状）、抑郁症、强迫症、躁狂症、创伤后应激障碍（PTSD）等精神疾病，其中对抑郁症的治疗在美国已经通过 FDA 的认证，治愈率为 20%，治疗有效率可以高达 100%。此外，研究发现 rTMS 可改善言语和记忆等高级认知功能，可能对阿尔茨海默病、路易体痴呆等认知损害性疾病存在潜在的治疗效应，相关研究有着广阔的前景。

（二）经颅磁刺激仪的基本构成

目前，经颅磁刺激的物理治疗主要是采用重复经颅磁刺激（rTMS）方式，它通过改变刺激频率，兴奋或抑制局部大脑皮质功能，以实现治疗某类精神疾病的目的。

经颅磁刺激仪，如图 4-128 所示。

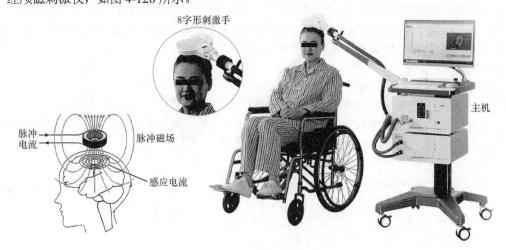

图 4-128　经颅磁刺激仪

高频率、高强度的 rTMS 可产生兴奋性突触后电位，导致刺激部位的神经组织异常兴奋；低频刺激的作用则相反。因而，重复经颅磁刺激具有双向调节功能，通过平衡大脑兴奋与抑制之间的关系可以治疗疾病。

经颅磁刺激设备主要由主机和 8 字形刺激手两部分组成。主机通过有节奏地控制储能电容器的电荷迅速释放，使放置在头部上方的刺激手内的线圈中通入高强度脉冲电流，进而产生脉冲强磁场，磁力线无创伤穿透颅骨并到达皮层，在皮层内产生可传导的感应电流，诱发电场会引起生物电流在组织中传导，使神经纤维、神经元和肌肉去极化并发放神经冲动，从而影响组织或神经系统的功能状态。

（三）主机

经颅磁刺激仪的主机原理框图，如图 4-129 所示。

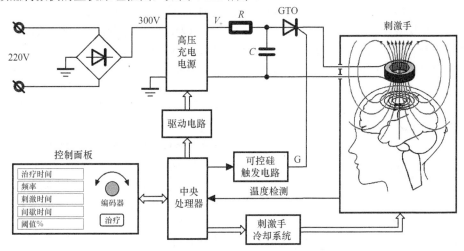

图 4-129 经颅磁刺激仪的主机原理框图

中央处理器与触摸屏控制面板是一个人机对话系统，可以完成经颅磁刺激仪全部的治疗参数设置，设置方法是通过触摸选定项目，再旋转编码器确定参数。基本设置参数包括治疗时间、刺激频率、刺激时间、间歇时间、治疗阈值（强度）等，输出的刺激波形如图 4-130 所示。

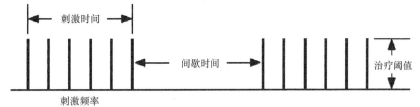

图 4-130 输出波形的基本参数

1）刺激频率是 rTMS 治疗的重要参数，本机刺激频率的设置范围为 0.1～100Hz。

2）刺激时间是刺激手按刺激频率输出脉冲磁场的时间。

3）间歇时间是两次刺激时间之间的间隔（休息）时间。

4）治疗阈值为治疗的刺激强度，以阈值的百分比定义。

1.驱动电路 驱动电路的作用是接收中央处理器约 20kHz 的脉冲信号，为高压充电电源中的 4 路 VMOS 场效应管提供电路驱动。驱动电路采用强电流缓冲驱动器 TC4420，其接口与 TTL 或 CMOS（3～18V）兼容，能够驱动大功率 MOSFET 和 IGBT，连续输出电流可达 2A。TC4420 的封装与功能框图，如图 4-131 所示。

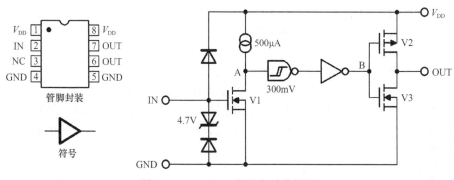

图 4-131　TC4420 封装与功能框图

如图 4-131，输入端（2 脚，IN）为高电平时，VMOS 场效应管 V1 导通，经 500μA 电流源使 A 点为低电平；反之，IN 端为低电平时，V1 截止，A 点为高电平。场效应管 V1 的输出端接有一个具有施密特触发功能的非门，能够在高低阈值之间形成 300mV 的迟滞电压差，这样即使输入信号的上升沿或下降沿变化很慢也能保证可靠的电平输出。MOSFET 驱动器采用低阻态的 CMOS 推挽式输出，输出端能大电流（峰值可达 9A）驱动容性负载，并可以承受任何极性的 1.5A 反向峰值电流。

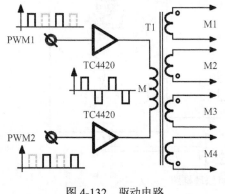

图 4-132　驱动电路

本机由 TC4420 组成的驱动电路，如图 4-132 所示。中央处理器提供两路对称的脉宽调制信号 PWM1、PWM2，脉冲频率为 20kHz。两路脉宽调制信号经由两片强电流缓冲驱动器 TC4420 可驱动开关变压器的初级绕组（M），如果 PWM1 为高电平，PWM2 必然为低电平，M 为一个正脉冲信号；反之，M 为负脉冲。

开关变压器（T1）有 4 个次级绕组（M1、M2、M3、M4），可以驱动高压充电电源中的 4 个 VMOS 场效应管。

2. 高压充电电源　实际上就是一个直流逆变器，作用是将 220V 交流电整流后的约 300V 直流电压提升至 2000V。高压充电电源，如图 4-133 所示。

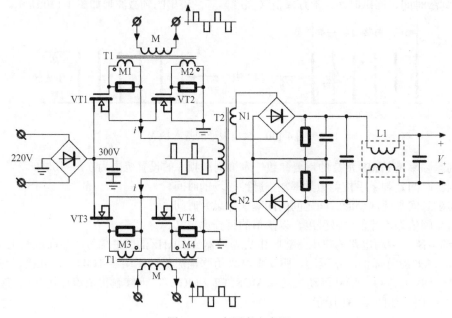

图 4-133　高压充电电源

高压充电电源工作原理是，工频 220V 交流电经全波整流得到约 300V 的直流电压，这一直流电压由桥式开关电路转换为幅值约为 300V 双向脉冲，双向脉冲再经开关变压器（T2）升压，通过两组串联形式的整流电路，其输出直流高压约为 2000V。

（1）桥式开关电路：如图 4-134 所示。

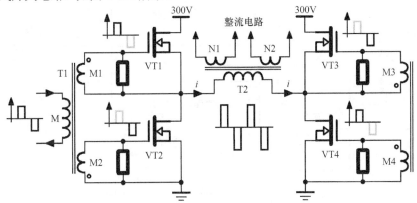

图 4-134　桥式开关电路

驱动电路的开关变压器（T1）有 4 个次级绕组（M1、M2、M3、M4），可用来分别驱动 4 个 VMOS 场效应管。根据同名端方向，初级绕组（M）为正脉冲时，场效应管 VT1、VT4 导通，VT2、VT3 截止，300V 直流电源经 VT1、开关变压器（T2）的初级绕组以及 VT4 到地，电流 i 为正；同理，在另一时刻，M 输出负脉冲，此时 VT2、VT3 导通，VT1、VT4 截止，电流 i 为负。由此可见，在开关变压器（T2）的初级线圈形成一个极性交替变化的脉冲电流，其脉冲的幅度接近于 300V。

（2）整流输出电路：如图 4-135 所示。

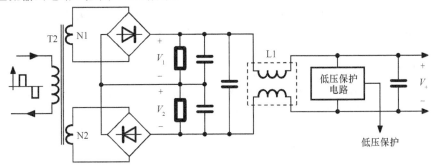

图 4-135　整流输出电路

为提高输出电压并降低次级绕组的绝缘等级，输出电路采用两组整流电路的串联输出方式，输出电压为

$$V_+=V_1+V_2$$

由于中央处理器提供的两路脉宽调制信号（PWM1、PWM2）的脉冲宽度越宽，高压充电电源的输出电压就越高，因此，通过调节 PWM1、PWM2 的脉冲宽度，即可改变储能电容的充电电压，进而调节经颅磁刺激仪的刺激强度。

3. 可控硅快速放电电路　经颅磁刺激仪主机的另一关键装置是可控硅快速放电电路，如图 4-136 所示。

由高压充电电源输出的 2000V 直流电压 V_+，经限流电阻 R 可对储能电容 C 进行快速充电。当需要进行磁刺激治疗时，中央处理器的 PWM 端口输出低电平脉冲，门驱动光电耦合器 HCPL3120 经内部光耦合驱动器可输出幅值为 12V（电流可达 1.5A）的反向脉冲（高电平）。

HCPL3120 输出的脉冲信号通过脉冲变压器产生一个约 20V 脉冲，这一脉冲信号作用于可关断可控硅（GTO）的门极（G），可驱使可关断可控硅处于导通或关断状态。

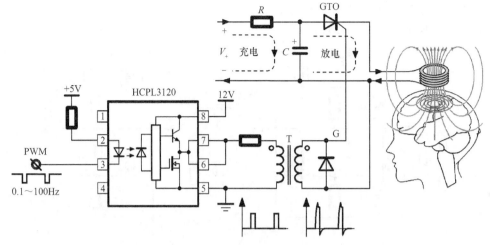

图 4-136　可控硅快速放电电路

（1）导通。与普通的可控硅（SCR）相同，当门极的电压高于触发门限时，其高电平信号即可触发可控硅，使之维持导通状态。可控硅有很多优点，如以小功率控制大功率（功率放大倍数高达几十万倍）、反应极快（在微秒级内开通、关断）、无触点运行、没有火花及噪声、效率高、成本低等。

（2）关断。普通可控硅触发后即维持导通状态，与触发信号无关。若要关断，必须切断电源，使正向电流低于维持电流；或施以反向电压（阳极电压低于阴极）强迫关断。可关断可控硅克服了上述缺陷，它既保留了普通可控硅耐压高、电流大等优点，还具有自关断能力。尽管可关断可控硅与 SCR 的触发导通原理相同，但二者的关断原理及关断方式截然不同。这是由于普通可控硅在导通之后即处于深度饱和状态，而可关断可控硅在导通后仅能达到临界饱和，所以，在可关断可控硅门极上加负向触发信号即可关断可控硅。

本机的触发电路输出约 20V 正脉冲足以触发可关断可控硅导通，可关断可控硅导通后，储能电容 C 立即对刺激手的线圈释放电荷，即可完成一次磁刺激，磁刺激过程约维持 380μs。当刺激过程完成需要关断可关断可控硅时，脉冲变压器的驱动脉冲为"0"，由于次级线圈对续流二极管有放电作用，可使门极（G）出现一个短暂的负脉冲，这一负脉冲即刻关断可关断可控硅，磁刺激结束。根据临床治疗病症，经颅磁刺激仪需要调节刺激频率。本机磁刺激频率的调节范围为 0.1～100Hz，方法是改变中央处理器 PWM 端口的低电平脉冲输出频率。

磁刺激电路是由储能电容器 C（多为电容器组）、刺激线圈和一个控制电容放电的可关断可控硅开关组成，由于刺激线圈、连接件以及电缆都存在一定的电阻，事实上，刺激电路是一个 RLC 串联二阶电路，内部包含有电感和电容两个储能元件。磁刺激前，储能电容 C 充电到初始电压（为 2～3kV）；磁刺激时，触发可关断可控硅导通，储能电容以极快的速度放电，产生电流脉冲，波形通常是一个阻尼正弦脉冲，持续时间约为 380μs，浪涌峰值可高达 5～10kA，这一电流可使刺激线圈产生强大的时变磁场。

（四）刺激手

刺激手是经颅磁刺激仪的治疗装置，通过其内部线圈可产生强大的脉冲磁场，以用于临床的治疗与诊断。刺激手及内部结构，如图 4-137 所示。

刺激手内部的结构件主要包括三个组成部分，一是通过可关断可控硅的开关作用构成储能电容的放电回路，用来产生脉冲强磁场的电磁线圈；二是用于快速散热的陶瓷散热器和冷却液循环系统，以保证刺激手能够长时间连续工作；三是刺激手内部装有温度传感器（NTC3950 热敏电阻），可以实时监测机内温度，如果温升超标，中央处理器将关闭治疗并报警。因而，刺激手连接主机的管路包含线圈的驱动电缆和冷却液循环管路。

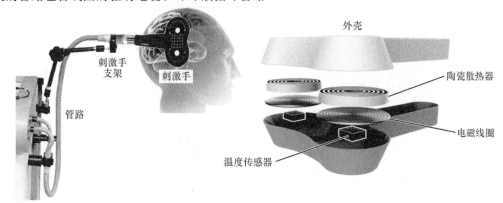

图 4-137　刺激手及内部结构

1. 线圈　刺激线圈是刺激手的关键部件，线圈的直径为 50～150mm，一般使用铜线绕成 10～30 匝同心线圈，线圈的电感量为 15～30μH。由于时变磁场是由线圈上各个电流元产生磁场的叠加，所以刺激线圈的几何形状将决定所产生的磁场分布和特点。目前，刺激线圈采用的基本形状有圆形和 8 字形（也称为蝶形）。刺激手的线圈形状及磁场分布，如图 4-138 所示。

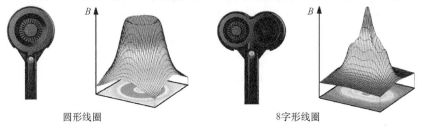

圆形线圈　　　　　　　　　　　　　　8字形线圈

图 4-138　线圈形状及磁场分布

经颅磁刺激仪的技术难点在于线圈设计，线圈的各项参数是整个仪器的核心指标。为了能准确有效地刺激指定部位，磁刺激仪对线圈产生的磁场强度、刺激深度和聚焦度都有很高的要求。对于刺激手线圈来说，最重要的两个参数就是聚焦度和刺激深度。聚焦度决定了磁刺激仪的刺激选择性，高聚焦度可以缩小被刺激范围，提高磁刺激的针对性，并能够减少对无关神经组织的刺激；刺激深度是磁刺激仪能够保持一定刺激强度的距离，只有高刺激深度才有可能实现对深脑神经组织的有效治疗。

为了提高线圈的聚焦性，最早出现的磁刺激线圈是圆形线圈，从图 4-138 中可以看出其磁感应强度（B）在线圈的边缘达到最大值，而线圈中央为最小值，这就说明线圈的聚焦性不太好，但是这一结构制造工艺比较简单，对线圈边缘切线方向的神经刺激性能较好。1988 年有学者提出了 8 字形线圈的设计方案，即把两个圆形线圈紧贴放置，通以反向的电流，可使磁感应强度的峰值分布在两个线圈交界处。这种磁场分布使得 8 字形线圈至少有两个优点，首先，磁场的主峰集中并且突出，可以在很大程度上改善经颅磁刺激的聚集性问题；其次，这种磁场分布特别适合进行脑神经刺激，因为头部是圆形的，对于 8 字形线圈而言，线圈平面与头部最近处恰好就是磁场最强的位置，这样也能够提高聚焦度。

除了线圈的形状和结构外，线圈的半径对刺激性能也有一定的影响。研究表明，线圈半径越大，刺激深度越深，但聚焦性能变差。同时，为了提高线圈的刺激深度，需要增加线圈的通电电流，但这样对线圈的机械强度又提出了更高的要求。

2. 动态液冷系统　　由于储能电容的放电瞬间可在刺激手线圈内通过较大的电流，其浪涌峰值可高达 5～10kA，在产生高强度脉冲磁场的同时也必然会发热，过高的温升将会影响经颅磁刺激仪的使用安全性。因而，治疗时需要通过动态液冷系统对刺激手进行强制冷却，冷却的本质在于使磁刺激仪可以长时间持续工作。动态液冷系统，如图 4-139 所示。

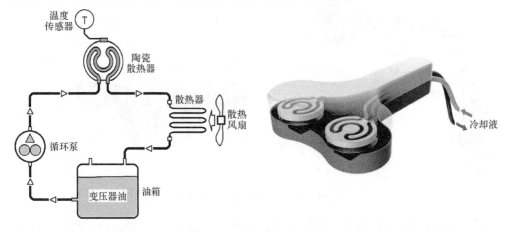

图 4-139　动态液冷系统

动态液冷是一个物理冷却循环系统，冷却液选用变压器油。动态液冷系统的循环过程是，油箱内的变压器油经循环泵增压进入刺激手，通过流经陶瓷散热器可对磁场线圈进行冷却；流出刺激手的变压器油再经过散热器和散热风扇物理降温，最后返回油箱。

习　题　四

1. 直流电有哪些生物作用？对细胞和神经系统有哪些影响？

2. 直流电疗法电极系统的组成要素是什么，各部分都有什么技术要求？

3. 调制波发生器是如何通过电路来实现的？

4. 针对直流电药物离子导入疗法的电极系统，为了保证电极板的温度恒定，电路设计上可采取哪些措施？

5. 直流电治疗在临床上有哪些应用前景？举例说明。

6. 直流电治疗仪有哪些优缺点？针对直流电治疗仪在某些方面的不足，提出相应的优化方案。

7. 低频电疗设备有哪些临床应用？基本原理是什么？

8. 低频电脉冲治疗为什么通常使用双向电脉冲波形，如何通过电路设计来实现上述波形参数？

9. 神经肌肉电刺激治疗仪的输出电脉冲有什么特点？

10. 神经肌肉电刺激治疗仪的强度控制电路的设计方案是什么？尝试画出其他可选择的电路实现方案。

11. 神经肌肉电刺激治疗仪处方模式的原理是什么？列举出其他有效的临床处方模式。

12. 经皮神经电刺激疗法与神经肌肉电刺激疗法最大的区别是什么？

13. TENS 的治疗机理是什么？

14. 高压低频脉冲治疗仪与普通低频脉冲治疗仪有什么差异？为什么要用高压低频脉冲治疗仪？

15. 高压低频脉冲治疗仪的自动调压电路是如何实现的？尝试画出其他可选择的电路实现方案。

16. 列举一个低频电治疗仪的临床应用实例，试着分析其治疗原理和电路实现方案。

17. 中频电疗法与直流电和低频电疗法有什么差别和联系？

18. 中频电流对人体有哪些作用，都是基于什么原理？

19. 中频电疗法的主要治疗效果有哪些？

20. 调制中频电流的类型和特点是什么？

21. 中频治疗仪的不同治疗波形是如何通过电路设计来实现的？

22. 音乐电流指的是什么？对人体有什么治疗作用？

23. 干扰电流的形成原理是什么？

24. 动态干扰电疗法相比于静态干扰电疗法的优势是什么？

25. 立体动态干扰电治疗仪有哪些临床应用？

26. 阐述高频电的生物学特性。

27. 人体阻抗一般受哪些因素的影响？

28. 阐述趋肤效应的基本原理。

29. 高频电与低、中频电对人体作用有哪些不同？

30. 高频电疗法的非热效应指的是什么？举例说明。

31. 如何理解医疗仪器的电磁兼容性？

32. 高频电疗的作用电极形式有哪些？举例说明。

33. 短波治疗仪的机制是什么？常用的短波治疗仪有哪些类型？

34. 短波治疗仪的电极系统有什么特点？

35. 短波治疗仪的核心部件是什么？采用什么样的基本原理？

36. 短波治疗仪的两个重要功能分别是什么，如何来实现？

37. 微波加热的基本原理是什么？与其他电治疗仪的区别是什么？

38. 磁控管的核心部件是什么？其工作原理是什么？

39. 微波治疗仪的临床应用有哪些？举例说明。

40. HYJ-Ⅳ型微波治疗仪的脉宽调制器使用 TL494 集成芯片，尝试找出其他可以实现同样功能的电路设计方案。

41. 人体组织在外磁场的作用下会产生哪些生物磁效应？

42. 磁热振治疗仪如何实现对人体交变磁场、振动和温热三种物理因子的一体化治疗效果？

43. 经颅磁刺激和电刺激的区别和联系是什么？

44. 由于经颅磁刺激的不同刺激模式，产生的生理效应以及应用有哪些？

45. 经颅磁刺激有哪些临床应用？举例说明。

46. 如何设计经颅磁刺激仪的高压充电电源，尝试给出不同于教材的设计方案。

47. 如何设计经颅磁刺激仪的可控硅快速放电电路？

48. 经颅磁刺激仪的技术难点和核心指标是什么？

第五章　非电物理治疗设备

非电物理因子是大自然赐予地球大气层内所有生物最重要的生态因子，主要包括声、光、冷、热、力等，它们的共同特点是人体的感觉器官不需要其他媒介就可以直接感知，并影响其生理功能。比如，光、声可以被人体的视觉和听觉器官所直接感受，构成人类的主要信息来源；人体对冷热最为敏感，环境温度会直接影响体表温度。

由于非电物理因子的作用机制明确，人体感觉敏感，其生理干预直接、有效，因而是目前最容易被接受的物理治疗形式。

第一节　光波治疗设备

日光（sunshine）是太阳发出的光，给万物带来光明和温暖，是自然界取之不尽的最大能源。

光（light）是一种能量传播方式，是由称为光子（photon）的基本粒子组成，在真空中以 3×10^8 m/s 速度直线传播。光也是一种物质运动形式，传播过程中不需要任何介质。光具有波粒二象性，即光是以电磁波形式运动着的光子流，微观上具有粒子性，但在宏观上又表现出波动性。光子具有动能，也有质量，可以引起光化学效应、光电效应、荧光效应及光热效应等，这些效应共同构成了光波生物学作用的基础。

凡是应用日光、人工光源（包括可见光和不可见光）的辐射效能等医治疾病的物理治疗方法，统称为光波疗法（light wave therapy）。根据光波的频谱，光波疗法可以分为红外线疗法、可见光疗法和紫外线疗法等。

一、光　波

光波（light wave）通常是指电磁波谱中的可见光，是自然界运动速度最快的物质。为拓展光波在治疗中的应用，临床上也将红外线和紫外线一并列为医用光波范畴。

（一）光谱

光波作为一种特定频段的电磁波，其波长、频率与光的属性密切相关。比如，对于不同波长的可见光，人的视觉可以感知不同色彩。应用光学色散系统（如棱镜、光栅）可将复色光（指含有各种波长的光，如太阳光）分解为按波长（或频率）大小依次排列的频谱图表，称为光学频谱（spectrum），简称光谱。但是，光谱中并不涵盖人类大脑视觉所能区别的所有颜色，譬如褐色、粉红色等。

电磁波谱中的光谱，如图 5-1 所示。

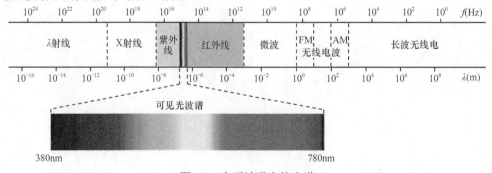

图 5-1　电磁波谱中的光谱

光谱位于微波与 X 射线之间，依波长的顺序分为红外线、可见光、紫外线三部分。光波作为一种特定频段的电磁波，其颜色与频率相关，可见光中紫光的频率最大、波长最短，红光的频率最小、波长最长。红外线和紫外线都属于不可见光，红外线频率比红光更低，波长更长；紫外线频率比紫光更高，波长更短。

1. 红外线（infrared ray）　是波长介于微波与可见光之间的电磁波，波长范围为780nm～1mm，较红光波长更长，是一种非可见光。高于绝对零度（–273.15℃）的一切物质都可产生红外线，物体温度越高，红外线辐射能力就越强，其峰值频率也越高。

太阳光线中，红外线是众多不可见光线中的一段，由英国科学家赫歇尔（Herschel）于1800年发现。当时，赫歇尔用三棱镜将太阳光分解，并在不同颜色的色带位置上进行测温，试图测量各种颜色光的加热效应。结果发现，位于红光外侧的温度计升温最快。由此推论，太阳光谱中，在红光以外还存在着一种肉眼不可见的光线，于是称之为红外线。由于红外线包含热能，太阳的热量主要是通过红外线传到地球，因此，在现代物理学中红外线又被称为热射线。

2. 可见光　"光"通常指可见光（visible light），是电磁波谱中人眼可以感知的频段。可见光谱没有精确的范围，一般人的眼睛可以感知的电磁波是一个很窄的波段，波长为400～760nm，也有部分人能够感知到波长为380～780nm的电磁波。

高温物体发出的白光（复色光，如太阳光），透过色散系统可以呈现出红、橙、黄、绿、青、蓝、紫七种颜色组成的光带，如图5-2所示。

其中，红色光波的波长最长，为630～780nm；紫色光波最短，为380～435nm；中间包括橙597～630nm、黄577～597nm、绿492～577nm、青蓝435～492nm。正常视力的人眼对约为555nm波长的电磁波最为敏感，这种电磁波处于光学频谱的绿光区域。

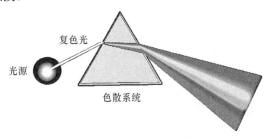

图5-2　分光

3. 紫外线（ultraviolet rays）　指电磁波谱中波长为10～380nm辐射的总称，不能引起人的视觉感应。1801年，德国物理学家里特（Ritter）通过研究证明，在紫色光以外也存在一种人眼看不见的射线，氯化银经其照射立即变成黑色，并具有很强的化学作用，于是称之为紫外线或化学射线。

紫外线位于光谱中紫色光之外，是一种不可见光。它能激发许多物质产生荧光，让照相底片易于感光。紫外线照射人体，可以促进人体合成维生素D，预防佝偻病，因此，应该让儿童经常晒太阳。紫外线可以杀菌，但过多摄入紫外线则会对人体皮肤造成一定伤害。玻璃、大气中的氧气以及高空中的臭氧层，对紫外线都具有很强的吸收作用，能够吸收太阳光中的大部分紫外线，使地球上的生物免受紫外线伤害。

人类应用光波治疗疾病由来已久，不同波长的光线具有不同的治疗作用。比如，红光可使人警觉，兴奋神经，加速神经反应，同时还可以增加肌张力，加快呼吸和心率，具有兴奋作用；蓝光能够抑制神经，降低神经反应速度，减缓呼吸、脉搏，具有一定的镇静作用；蓝紫光能够将体内过量的胆红素转化为无毒的胆绿素，以利于排出体外，常用于治疗新生儿黄疸；红外线可以治疗冻伤、肌炎、腱鞘炎、关节炎、胃肠痉挛、气管炎等疾病；紫外线对于治疗疖肿、丹毒、淋巴结炎、伤口感染或溃疡以及多种皮肤病等有明显疗效，也可用于治疗小儿佝偻病或营养不良等。

（二）光源

发光（luminescence）是物质的一种非热辐射，包括自发辐射和受激辐射两大类。凡是能够辐射光波的物体均可称为光源（light source），太阳就是最重要的光源。按照光源的性质，光源可分为自然光源和人造光源、相干光源和非相干光源等。

人造光源指利用人工技术，将各种形式的能量（如热能、电能、化学能）转换为光辐射能的发光器件。随着人类文明和科学技术的进步，人造光源技术得到进化和发展，先后出现了火把、油灯、蜡烛、电灯（白炽灯、日光灯、高压氙灯）等照明方法，至今已发展到以 LED 技术为代表的新型节能发光方式。

1.光的发生　光是能量的一种传播方式。光源之所以能够发出光波，是因为光源中的原子、分子发生运动，其运动主要有三种方式，即热运动、跃迁辐射（包括自发辐射和受激辐射）以及物质内部带电粒子加速运动时所产生的光辐射。

（1）自发辐射：原子和分子都具有一定的内能，这种内能的数值是不连续的，只能有某些特定值，即原子或分子只能处于不连续的能量（级）状态。一般情况下，大多数分子或原子都处在能量最低的运动状态，被称为基态；当处于能量较高的状态时，则称为激发态。

如果物质受到外界能量作用，可以从外界吸收大量能量，许多原子和分子就由基态跃迁到激发态。处在激发态的原子或分子极不稳定，会自发地从激发态跃迁到下能级或跳回基态。当它们从高能级返回到低能级时，多余的能量会以电磁波或光子的形式向四周释放，即产生发光现象。这种发射现象即为光的自发辐射，比如，可以自发辐射红外线、可见光及紫外线。

（2）受激辐射：有些物质由于其内部结构的关系，原子或分子被激发到激发态后，不能立刻回到基态，而是很快地过渡到某个或几个寿命较长的中间状态，这种相对稳定的状态称为亚稳态。由于亚稳态的寿命较长，物质受到强烈作用后，可使处于亚稳态的粒子数比基态或下能级的多，导致粒子数反转（population inversion）。处在粒子数反转的原子或分子，如果受到入射光子的作用，且入射光子的能量恰好等于原子（或分子）亚稳态与基态或下能级能量之差，则这些受激原子或分子就会从亚稳态跳到基态或某个下能级，同时发射一个与入射光频率、相位均相同的光子，这种发射称为光的受激辐射。受激辐射是被激发的原子（或分子）受到光子激发的发光现象。由于产生的这些光子在物质中继续前进时会激发更多的光子，所以光与被激活的物质作用时，光束不是减弱，而是进一步得到加强。因此，利用受激辐射有可能使光放大，进而产生激光。

2.致热发光光源　致热发光也称为热辐射发光，是发光物体在热平衡状态下，由于内部原子、分子的热运动而产生热效应，并可将热能转变为光能，主要代表光源有白炽灯，卤素灯等。一切炽热的光源都属于致热发光光源，是一种非相干的光源，包括太阳、黑体辐射等。这类光源随着温度的变化会改变颜色（色温），其特点是可以产生连续的光谱。

（1）白炽灯（incandescent lamp）：是将灯丝通电加热到白炽状态，利用热辐射发出的可见光电光源，如图 5-3 所示。

灯丝是白炽灯的发光体，是用金属钨拉制而成，这种材料的特点是熔点很高，在高温下仍可保持固态（点亮的灯丝温度可高达 3000℃）。炽热的灯丝产生了光辐射，使电灯发出光亮。因为在高温下一些钨原子会蒸发成气体，并在灯泡的玻璃表面沉积，使得灯泡变黑。所以，白炽灯的外形一般都较大，这是为了使沉积下来的钨原子能在一个比较大的表面上弥散开，否则，灯泡会在很短的时间内被熏黑。

图 5-3　白炽灯

灯丝在不断地被气化，会逐渐变细，直至最后断开，这时一只白炽灯灯泡的寿命也就结束了，白炽灯的寿命一般为 1000h。在目前所使用的电照明光源中，白炽灯的效率是最低的，它的光能转化效率仅为 12%～18%。

（2）卤素灯：如图 5-4 所示的卤素灯（halogen lamp）也称为卤钨灯、石英灯，是白炽灯的一个变种形式。卤素灯与白炽灯的最大差别在于，卤素灯的玻璃外壳中充有一些卤族元素气体（通常是碘或溴）。

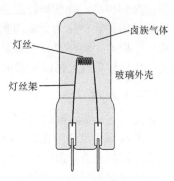

图 5-4　卤素灯

卤素灯的工作原理是，灯丝发热，钨原子被蒸发后向玻璃管壁方向移动，当接近玻璃管壁时，钨蒸气被冷却至大约 800℃，并与卤素原子结合，形成卤化钨。卤化钨气体经玻璃管反射，继续向中央移动，重新回到被氧化的灯丝上。由于卤化钨是一种很不稳定的化合物，遇热后会重新分解成卤素蒸气和钨，这样钨又在灯丝上沉积下来，弥补被蒸发掉的部分。通过这种"自我再生"式的循环，灯丝的使用寿命不仅得到了大大延长（几乎是白炽灯的 4 倍），同时，由于灯丝可以工作在更高的温度下，从而能够得到更高的亮度、色温和发光效率。

3. 气体放电光源　气体放电发光是指电流经由特殊蒸气或气流时产生光辐射。它的运行过程可分为三个阶段，光源接入工作电压，产生稳定的自持放电（由外施电压维持的气体放电，如辉光放电、电晕放电、火花放电、电弧放电等），由阴极发射的电子被外电场加速，电能转化为自由电子的动能；快速运动的电子与气体原子碰撞，将自由电子的动能转化为气体原子的内能，气体中的原子被激发；受激气体原子从激发态返回至基态时，将获得的内能以光辐射的形式释放出来。重复上述过程，光源就可以持续发光。

气体放电光源是利用电子在两电极间做加速运行时与气体原子碰撞产生的光辐射，这一物理现象被称为电致发光。不同气体受激发光的频率不同，利用这一特点可以制作各种颜色的霓虹灯。

（1）荧光灯（fluorescent lamp）：又称为日光灯，是一种最为典型的气体放电光源。荧光灯结构与电气原理，如图 5-5 所示。

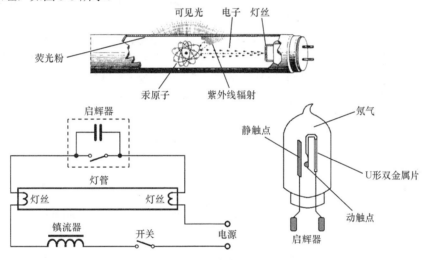

图 5-5　荧光灯结构与电气原理

荧光灯电路由灯管、启辉器、镇流器等组成。灯管包括玻璃管、灯丝和灯脚等，玻璃管内抽真空后充入少量汞和氩等惰性气体，管壁涂有荧光粉。启辉器由氖泡、纸介质电容、出线脚和外壳等组成，氖泡内装有 U 形双金属片、动触点和静触点。

荧光灯的工作原理是，开关闭合，电源电压立即通过镇流器和灯管灯丝加到启辉器的两极。工频 220V 电压使启辉器内的惰性气体（氖气）电离，产生辉光放电。辉光放电的热量足以使双金属片受热膨胀，启辉器的动静触点接触。电流通过镇流器、启辉器触点和两端灯丝构成的通路，灯丝被快速加热，发射出大量电子。这时，由于启辉器的触点闭合，两个灯丝间的电压为零，辉光放电消失，启辉器管内的温度降低，双金属片自动复位，触点断开。在启辉器触点断开的瞬间，电路突然被切断（电流为零），镇流器将产生较大的感应电动势，与电源电压叠加后通过灯丝作用于灯管两端。灯丝受热时发射出来的大量电子，在灯管两端的高电压作用下，以极大的速度由低电位端向高电位端运动。在加速运动的过程中，碰撞管内氩气分子，使之迅速电离，氩气电离生热，热量使汞产生水银蒸气，随后水银蒸气也被电离，并发射出强烈的紫外线辐射。涂在灯管内表面的荧光粉可将紫外线转换成可见光输出，不同荧光粉决定了不同的色温和显色性。

（2）高频无极灯：一般的灯具，比如白炽灯、日光灯、节能灯以及荧光灯都有灯丝或电极，灯丝或电极的溅射效应限制了灯具的使用寿命。高频无极灯（high frequency electronic discharge lamp，HFED）没有灯丝或电极，是结合电磁感应与荧光放电原理实现的新型光源，由于没有限制寿命的元件，所以灯体的理论寿命可高达 6 万小时以上。

高频无极灯的结构与驱动电路，如图 5-6 所示。

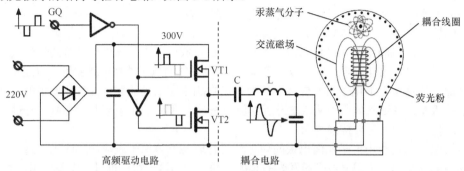

图 5-6　高频无极灯的结构与驱动电路

高频无极灯由高频驱动电路、耦合电路和灯泡三部分组成。它的发光原理是，由上一级控制电路或多谐振荡器发出的 2.65MHz 高频振荡信号，通过两级反相器可驱动场效应管 VT1、VT2 分时通断。当 QD 信号为负脉冲时，VT1 导通、VT2 截止，220V 工频交流电整流后的 300V 直流电压经 VT1 进入耦合电路，同时对电容 C 和电感 L 充电，并输出正脉冲；QD 为正脉冲信号时，VT1 截止、VT2 导通，电容 C 和电感 L 经 VT2 放电，耦合电路输出负脉冲。幅值约 300V 的 2.65MHz 高频交流电压驱动无极灯内部的耦合线圈，可在玻壳的放电空间内建立一个高频强磁场，使玻壳内的汞蒸气分子被击穿，形成等离子体，等离子体受激原子返回基态时，辐射出波长为 253.7nm 的紫外线，玻壳内表的荧光粉受到紫外线激发，即可发射出可见光。

高频无极灯被美誉为第四代照明光源，常规频率为 2.65MHz，具有高效节能、亮度高、瞬间启动、色调可选、没有闪烁、寿命长等技术优势。

4. 固体光源　主要是指采用半导体发光技术实现的各种 LED 光源，固体光源多属于冷光源，发光效率极高，理论值在汞灯的三倍以上。LED 即发光二极管（light emitting diode），是一种是可以将电能转化为光能的电子器件，它采用电致发光机制，转换过程中不发生热效应，其辐射波长可涵盖红外光区到全部可见光区、紫外光区。

发光二极管，如图 5-7 所示。

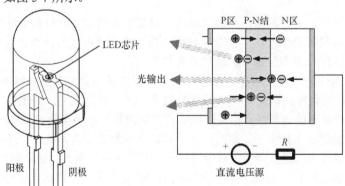

图 5-7　发光二极管

发光二极管与普通二极管一样都是由一个 P-N 结构成，具有单向导电性。当在发光二极管的两端施加正向直流电压时，从 P 区注入到 N 区的空穴和由 N 区注入到 P 区的电子，在 P-N 结附近分别与 N 区的电子和 P 区的空穴复合，产生自发辐射光。不同的半导体材料中电子和空穴所处的能量状态不同，复合时释放出的能量也不同，释放的能量越多，发出光的波长越短。发光二极管所使用的无机半导体物料与发光颜色，见表 5-1。

表 5-1 发光二极管所使用的无机半导体物料与发光颜色

LED 材料	颜色
铝砷化镓，砷化镓，砷化镓磷化物磷化铟镓，铝磷化镓（掺杂氧化锌）	红色及红外线
铝磷化镓，铟氮化镓/氮化镓，磷化镓，磷化铟镓铝，铝磷化镓	绿色
磷化铝铟，镓砷化镓，磷化物，磷化铟镓铝，磷化镓	高亮度橘红色，橙色，黄色，绿色
磷砷化镓	红色，橘红色，黄色
磷化镓，硒化锌，铟氮化镓，碳化硅	红色，黄色，绿色
氮化镓	绿色，翠绿色，蓝色
铟氮化镓	绿色，翠绿色，蓝色
铟氮化镓	近紫外线，蓝绿色，蓝色
碳化硅或蓝宝石作衬底	蓝色
钻石	紫外线

白光是 LED 家族中较为复杂的一类技术，常用的获取方法有以下四种方式。

（1）多芯片组合方式，即光色混合成白光。

（2）单一芯片荧光转换的白光。荧光体转换白光的 LED 方式，是目前的主流技术，如图 5-8 所示。

在激发蓝光的 LED（波长为 450～470nm）上覆盖一层淡黄色荧光粉，当芯片发出蓝光，其中部分蓝光会被这种晶体高效地转换成一个光谱较宽（光谱中心约为 580nm，主要为黄色）的光，由于黄光会刺激肉眼中的红光和绿光受体，再混合 LED 本身的蓝光，使它看起来就像白色光。这种方法是一种复色光，蓝光+黄光可以复合成白光。

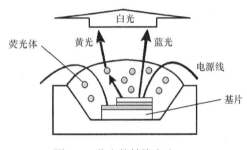

图 5-8 荧光体转换白光 LED

（3）单一芯片非荧光转换的白光。就是发出近紫外光的 LED 涂上两种磷光体的混合物，一种是发红光和蓝光的铕，另一种是发绿光、掺杂了硫化锌的铜和铝。由于紫外线会使黏合剂中的环氧树脂裂化变质，所以生产难度较高，寿命也较短。

（4）量子阱白光 LED。

（三）光的传播

几何光学中描述光的传播主要有三个基本规律。一是光的直线传播规律。在同种均匀介质中，光可沿直线传播，当光遇到另一介质（均匀介质）时方向会发生改变，改变后依然沿直线传播；在非均匀介质中，光则是按照曲线规律传播。二是光的独立传播规律。两束光在传播过程中相遇时互不干扰，仍可按照各自的途径继续传播。当两束光会聚在同一点时，在该点上的光能量为两束光幅度的叠加。三是光的反射和折射定律。光传播途中如遇到两种不同介质的分界面，一部分光线遵循反射定律发生反射，另一部分光线则遵循折射定律发生折射。

1. 光的折射 折射（refraction）是指光从一种透明介质斜射入另一种透明介质时，传播方向在不同介质的分界面发生偏折的物理现象。光的折射定律是几何光学的基本定律，可以确定折射光线与入射光线之间的关系。

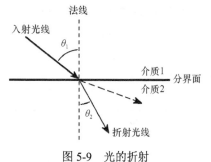

图 5-9 光的折射

如图 5-9 所示，入射光线与通过入射点的界面法线所构成的平面称为入射面，入射光线和折射光线与法线的夹角分别称为入射角 θ_1 和折射角 θ_2。根据折射定律，入射角的正弦与折射角的正弦之比等于介质 1 的折射率 n_1 与介质 2 折射率 n_2 之比，即

$$\frac{\sin\theta_1}{\sin\theta_2} = \frac{n_1}{n_2}$$

因此，光线折射现象有以下基本规律：

（1）折射光线在入射平面内。

（2）折射光线和入射光线分别位于法线的两侧。

（3）入射角和折射角的正弦之比为一常数，等于第二介质对第一介质的相对折射率 n_{12}，即

$$n_{12} = \frac{n_1}{n_2}$$

折射率较大的称为光密介质，较小的称为光疏介质。折射率主要与介质的电磁性质、光线的波长有关，气体折射率还与温度和压强有着密切关系。比如，光从光疏介质进入光密介质时，折射角就会折向法线；反之，折离法线。这说明，折射角与分界面两边介质的折射率有关，光线从空气（光疏介质）经玻璃（光密介质）到水的折射，如图 5-10 所示。

（4）在相同的条件下，折射角随入射角的增大（减小）而增大（减小）。

2. 光的反射 反射（reflection）是一种光学现象，是指光在传播到两种介质的分界面时，有一部分光线（另一部分光线折射到下一级介质中）从界面上反射回到原介质的物理现象，如图 5-11 所示。

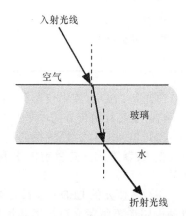

图 5-10 光线从空气经玻璃到水的折射

（1）光的反射定律：光反射时，反射光线、入射光线、法线都在同一平面内，反射光线与入射光线分居法线两侧，反射角 θ_2 等于入射角 θ_1。

（2）镜面反射与漫反射：光线的反射现象分为镜面反射和漫反射。当平行光线照射到光滑表面上时，如果其反射光线也是平行的，这种反射称为镜面反射；那么，如果平行光线照射到凹凸不平的表面上，反射光线将不可能维持平行射向，这种反射现象称为漫反射，如图 5-12 所示。

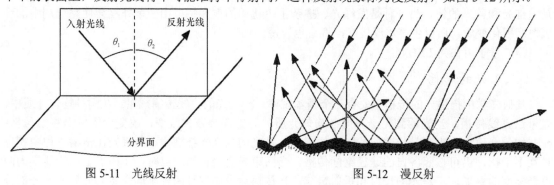

图 5-11 光线反射   图 5-12 漫反射

漫反射（diffuse reflection）是投射在粗糙表面上的光向各个方向反射的现象，虽然入射线互相平行，但各点的法线方向不一致，造成反射光线的无规则射向。很多物体，如植物、墙壁、衣服等，其表面粗看起来似乎平滑，但用放大镜仔细观察，就会看到表面是凹凸不平的，所以本来

是平行的太阳光被这些表面反射后，弥漫地射向不同方向。

正是因为存在漫反射现象，所以才使得人眼能够在不同角度看清楚不发光的物体。比如教学上使用的黑板，如果表面太光滑，则会发生刺眼的镜面反射。目前黑板表面都有一些小的颗粒，可以通过漫反射现象来消除刺眼的镜面反射。又比如，电影屏幕通常是采用布料，而不使用光滑的玻璃，这也是为了避免镜面反射。

（3）反射系数（reflection coefficient）：也称为反射率，是物体反射光线的能力，是指光线（入射光）在投向物体时，表面反射光强度（能量）与入射光强度的比值，主要与入射光的角度、强度、波长和投射面的性质等有关。高反光率景物（如白色或浅色景物），反射能力较强，反射系数大；低反光率景物，反射能力弱，反射系数较小；黑色物体基本不反射光线。比如，光线照射到人体表面时，反射率与光线波长、皮肤色素的关系见表 5-2。

表 5-2 皮肤对光线的反射

反射率（%）	红外线	红光	黄光	绿光	橙光	紫光	紫外线
无色素沉着	62	38	24	21	18	15	13
有色素沉着	42	20	12	9	8	6	8

（4）全反射（total internal reflection，TIR）：又称全内反射，是指光由光密（折射率大）介质射到光疏（折射率小）介质的界面时，如果入射角 θ_1 大于临界角（折射角 $\theta_2=90°$ 对应的入射角），光线全部被反射回原介质内的物理现象，如图 5-13 所示。

光线的全反射有着广泛的用途，如光导纤维、反射罩、光学探头、液晶背光等。

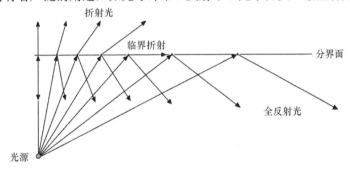

图 5-13 全反射

3. 光的吸收与透过 光线照射到物体上时，一部分光被反射，一部分光被吸收，如果物体是透光的，还有一部分光线会透过物体。不同的物体，对不同颜色光线的反射、吸收和透过不尽相同，因此呈现不同色彩。所以说，光被吸收和透过，其本质应该都是光的折射现象。

（1）光的吸收：光吸收是指光（电磁辐射）通过某类物质时，与其发生作用，光能被部分地转化为其他能量形式的物理过程。若被吸收的光能量以热能形式被释放，即形成了光热转化；若未被吸收的光能量被物体反射、散射或透射，便可以产生不同的色彩。因此，光吸收具有能量转化和光谱选择的本征属性。

当入射光子的能量较小时，只能使物质的分子或原子发生旋转或振动，由动能转换为热能，比如红外线和红光；如果光子的能量足够大，物质的分子或原子则会发生较强的光化学反应，如紫外线。

（2）光的透过：物质对光线的吸收与透过能量成反比，即吸收的光能越多，透过的越少（浅）。人体组织对紫外线的吸收强于红外线，因而紫外线的透过浅于红外线。不同物质对光线的吸收能力差异较大，如水易吸收红外线，而紫外线则易于透过；红色玻璃不吸收红光，仅为透过；人体角质层可以吸收紫外线，但基本上不吸收近红外线。石英玻璃不吸收紫外线，能使其透过，因此石英玻璃可用来制作紫外线灯管；绿玻璃可以吸收紫外线和红外线，常用于制作光疗的防护眼镜。

（3）光波穿透皮肤能力：各种波长的光线对皮肤的穿透能力（深度）不同，如图5-14所示。

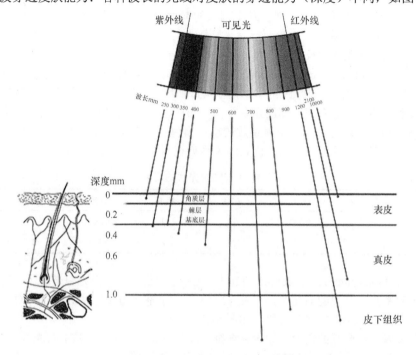

图5-14　各种光线在皮肤中的透射深度

可见，短波紫外线的有效穿透深度仅为0.01～0.1mm，相当于表皮的浅层；中长波紫外线的有效穿透深度为0.4～1mm，位于真皮深层；近红外线的有效穿透深度可达真皮甚至皮下。

（4）光波作用：各种光线对皮肤的作用见表5-3。

表5-3　各种光线对皮肤的作用

光线		典型应用波长	治疗作用
红外线		>780nm	热效应、加速血液循环
可见光	红光	700nm	祛皱、加速胶原合成
	橙光	610nm	肌肤再生
	黄光	590nm	增加皮肤弹性、祛黄气
	绿光	525nm	消炎、舒缓微血管扩张
	青光	490nm	活化细胞、改善老化肤质
	蓝光	450nm	促进细胞修复、祛肿胀、抗过敏
	紫光	415nm	祛粉刺、瘢痕、抗过敏、湿疹、黄疸
紫外线		<400nm	可杀菌，过量会伤害皮肤

由于不同的光波对皮肤的治疗作用不尽相同，因此，临床上可将光波治疗分为红外线疗法、可见光疗法、紫外线疗法等。

二、红外线治疗设备

红外线的波长为760nm～1mm，属不可见光。利用红外热辐射可以改善人体局部血液循环、促进肿胀消退、镇痛、降低肌张力、缓解肌肉痉挛、促进组织再生、减轻术后粘连和软化瘢痕。

（一）红外线疗法

红外线疗法（infrared therapy）也称为热射线疗法，是利用红外线照射人体来治疗疾病的方法。目前，医用红外线分为两个波段：波长为760nm～1.5μm的近红外线（也称为短波红外线）和波长为15～1.5μm的远红外线（也称为长波红外线）。

1.红外线的生物学效应　近红外线穿入人体较深，为5～10mm；远红外线多被表层皮肤吸收，穿透组织深度小于2mm。

（1）热辐射效应：红外线是一种电磁波，当它通过放射方式辐射到物体时，被吸收的辐射能量传递给物体内的原子、分子等粒子，使这些粒子发生不规则运动，引起物体升温，这一效应也称为红外线的增温效应。

由于红外线的波长较长，光量子能量较低，主要是引起分子转动，因而红外线疗法主要是"热"生物效应。近红外线对人体皮肤、皮下组织具有强烈的穿透力，可以使皮肤和皮下组织的温度相应增高，促进血液的循环和新陈代谢。红外线理疗对组织产生的热效应、消炎作用及促再生作用，已为临床所肯定。近红外微量照射治疗对改善微循环效果显著，表现为辐照后毛细血管血流速度加快，红细胞聚集减少，静脉淤血减轻或消失，对改善机体组织、重要脏器的营养、代谢、修复及功能恢复有着积极作用。

（2）继发效应：红外线的热辐射通常被称为一次效应，而在产生一次效应的同时，物体也随之发生其他化学、物理改变，此时称之为物体吸收红外线辐射后产生的二次效应，也称为继发效应。红外线尤其是远红外线，可对细胞产生共振作用，主要是引起细胞内外水分子振动，活化细胞，产生一系列益于健康的细胞生物化学及组织化学改变。因此，也有人将波长为8～14μm的远红外线称为"生命光线"，它能够显著改善人体的微循环。

红外线作用于人体水分子时，可对人体内由氢键连接形成的老化大水分子团产生共振，使之裂化，重新分解成较小的水分子团。在这一过程中，吸附在老化水分子团表面的污染物质得以去除，水的比重上升；附着于细胞膜表面的水分子增加，从而增强了细胞的活性和表面张力。由于渗透细胞膜的水分子增加，细胞内钙离子活性加强，因此增强了细胞的正常机能，提高了人体免疫能力。此外，远红外线还可以切断血液中不饱和脂肪酸的二重键或三重键，使饱和脂肪酸不容易再被氧化成血脂（过氧化脂质），减少血管内脂质的沉积，使血管壁光滑，降低动脉硬化、白内障等心血管疾病或眼科疾病的发生率，对人体健康起到良好的促进功效。

（3）吸收和穿透性：红外线的穿透能力较弱，主要被人体的皮肤和皮下组织所吸收，其中，远红外线比近红外线更容易被吸收。远红外线一般可达皮肤上层0.05～1mm（表皮），近红外线则能达到皮下血管、淋巴管、神经末梢，作用深度为1～10mm。红外线作用皮肤的深度，如图5-15所示。

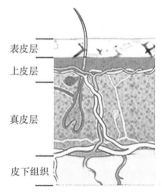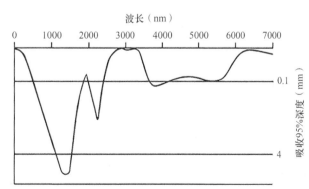

图5-15　红外线作用皮肤深度

由于皮肤表层存在大量的温度感受器，将限制红外线的吸收，因此只有当近红外线含量较高时，才能达到皮肤深层。

2. 红外线的治疗作用 红外线治疗，如图 5-16 所示。

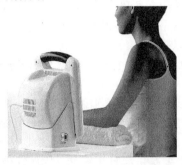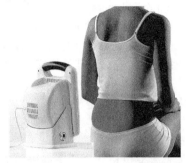

图 5-16 红外线治疗

红外线可被人体浅表组织所吸收，具有显著的干燥脱水作用，加快局部组织血液循环，产生消炎、镇痛的作用。目前，临床上应用的红外线理疗设备主要有红外线辐射器、红外偏振光等。

（二）红外偏振光治疗仪

红外偏振光治疗仪也称为点式直线偏振光近红外线治疗仪，是以治疗疼痛和骨伤为主的红外线专用设备。XY-P2G 型红外偏振光治疗仪，如图 5-17 所示。

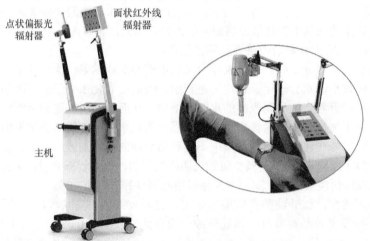

图 5-17 XY-P2G 型红外偏振光治疗仪

XY-P2G 型红外偏振光治疗仪实际上是具有红外偏振光和红外线辐射的综合设备，它有两路输出，分别为点状偏振光输出和面状红外线输出。其中，红外偏振光通过其光学特性可以产生"光针"的刺痛和温灸效应；面状红外光辐射器产生的红外辐射适用于较大范围的红外线理疗。

1. 整机构成 红外偏振光治疗仪的整机结构，如图 5-18 所示。

红外偏振光治疗仪由主机、辐射器支臂、点状偏振光辐射器、面状红外线辐射器等组成。通过主机的控制面板可以自行设置治疗模式、治疗强度和治疗时间等参数，并由控制电路驱动辐射器运行；本机设有两个支臂，可以有阻尼地摆放辐射器方位；点状偏振光辐射器、面状红外线辐射器是红外线理疗的执行装置，根据主机的运行指令可以安全输送红外偏振光和红外线辐射。

2. 点状偏振光辐射器 如图 5-19 所示。

点状偏振光辐射器的工作原理是，卤钨灯发出波长为 350～2500nm 的连续光谱（白光），经灯头的反光罩和聚光罩，形成聚光后的平行光；平行光通过导光棒（玻璃材质）进入滤色偏振片，其中的滤色镜可滤除非红外光，再由偏振片最终输出红外偏振光。

（1）卤钨灯：本机使用 MR16 大杯卤钨灯，驱动电源为直流电压 12V。为使光源可以安全、可靠地实现调光，点状偏振光辐射器采用 PWM 的供电方式。调光过程是，根据控制面板的预设强度（亮度），由中央处理器软件系统换算出 PWM（70Hz）的占空比，再通过控制电路改变直流电源的"通"、"断"时机，以改变卤钨灯的供电电压，进而可以调整光源的输出强度。

（2）偏振光：光波是一种横波，即光波矢量的振动方向垂直于光的传播方向。通常，光源发出的光波，其光波矢量的振动在垂直于光的传播方向上作无规则取向，光矢量具有轴对称性、均匀分布、各方向振动的振幅相同的特点时，这种光称为自然光，属于非偏振光。偏振光（polarized light）是指在与传播方向垂直的某些方向上振动较强，而在另一些方向振动较弱甚至没有振动的光波，特征是光波的振动方向对于传播方向来说是不对称的，如图 5-20 所示。

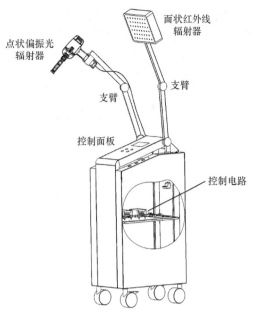

图 5-18　整机结构

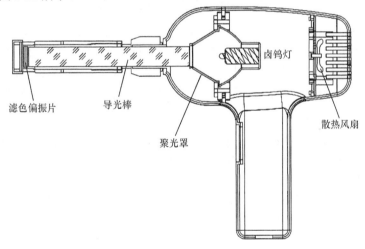

图 5-19　点状偏振光辐射器

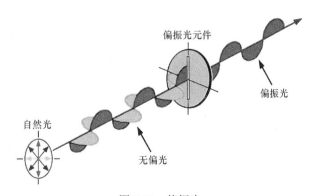

图 5-20　偏振光

如果使用偏振光元件，仅允许某些方向的振动通过，即可产生偏振光现象。点状偏振光辐射器采用的是滤色偏振片，可以在输出红外偏振光的同时滤除非红外光，作用是形成一个称为"光针"的、密度均匀的椭圆形红外线光斑。

3. 面状红外线辐射器　如图 5-21 所示。

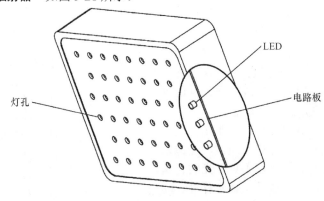

图 5-21　面状红外线辐射器

面状红外线辐射器的光源采用波长为 830nm 的红外发光二极管制成，呈阵列状排列。输出光强度也是采用 PWM 的调光方式。

三、可见光治疗设备

可见光（visible light）的波长为 400～760nm，介于红外线与紫外线之间，其波段可以引起视网膜光感。在这个波段范围内，按波长顺序可分为红、橙、黄、绿、青、蓝、紫等七色光线，不同波长的可见光线其光子的能量也不相同。可见光不仅可以产生视觉效应，而且通过照射皮肤，可产生某些治疗作用。目前，可见光的临床应用主要包括红光、蓝光和蓝紫光及多光谱疗法等。

（一）可见光的生理作用和治疗作用

人与动物的昼夜活动习性以及由此形成的生理功能节律，与自然界的光照规律（日夜交替）有着密切的联系，因此，可见光对有生命体极为重要。

1. 对机体的调节作用　视觉器官接受可见光线，产生神经冲动，经间脑可达脑下垂体及其他内分泌腺，这些内分泌腺产生激素进入血液，从而影响其他组织器官和整个机体功能。

可见光线视觉器官可以影响代谢过程，加强氧吸收和二氧化碳的排放。红色、橙色、黄色可引起呼吸加快、加深，脉率增加；而绿色、蓝色、紫色可能引起呼吸减慢、变浅，脉率减缓；通过蓝光和紫光的照射，可以降低神经的兴奋性，起到一定的镇静作用。可见光线能够影响神经精神的活动性，红光可以明显提高神经的兴奋性，有较强的视觉刺激作用，而黄光和绿光对视觉的刺激较小，因此，交通指示灯都以"红灯"作为禁行标志信号。可见光还可有加强糖代谢、促进氧化过程、加强垂体功能、提高脑皮质紧张度、提高交感神经系统的兴奋性、增强机体免疫力等作用。

2. 对机体的温热作用　可见光照射机体，被组织吸收可产生热效应。其中的红光穿透组织较深，可使深部组织血管扩张，增强血液循环，改善组织营养，具有促进炎症吸收、镇痛以及加速肉芽组织生长的作用。

3. 对机体的光化学作用　血液中的胆红素可以吸收波长为 400～500nm 的光，尤其对波长为 420～460nm 的蓝紫光波段吸收最为明显。使用蓝紫光治疗新生儿高胆红素血症时，胆红素通过吸收蓝紫光，可分解成一系列转化物，逐渐形成淡黄色的低分子水溶性化合物。这些化合物为无毒性的胆绿素，可迅速从胆汁和尿液中排出，从而降低血液中过高的胆红素。

　　另外,针对慢性难愈合的创面,可见光也显示出独特的疗效。通过光子治疗仪,可见光光子可穿透皮肤,进入到30～50mm的皮下组织,光能量被细胞线粒体强烈吸收,产生高效的光化学酶促反应,能够显著促进细胞新陈代谢,改善微循环,加速肉芽组织生长和创面愈合。同时,光子还能够增加白细胞的吞噬功能,提高系统免疫力,改善毛细血管通透性,从而降低炎症风险。

　　现阶段,临床可见光应用还仅处于初级阶段,可应用的项目相对较少,主要包括利用蓝紫光治疗新生儿核黄疸、采用选择性光热技术进行光学美容等。

(二)可见光治疗仪

　　可见光治疗仪是利用特定波长的光子激活人体代谢机能,可以产生一系列复杂的生物效应。常用的治疗光谱位于可见光范围,主要包括红光、蓝光、黄光等。与普通药物治疗、激光、紫外线、超声波以及其他热作用治疗(如红外线、微波等)不同,可见光光子治疗对生物体无毒副作用,不干扰治疗药物,治疗过程患者没有不适感,安全可靠。

　　可见光治疗仪,如图5-22所示。

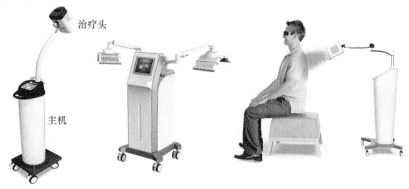

图5-22　可见光治疗仪

　　可见光治疗仪包括主机和治疗头两大部分。

　　1. 主机　可见光治疗仪通过主机的控制面板可以自行预设光强度(能量)、系统光源(红光、蓝光、蓝+红组合等)、治疗时间、照射区域温度、模式(脉冲、连续)等治疗参数,并由控制电路驱动治疗头按预设参数运行。

　　2. 治疗头　为光源组件,是可见光治疗仪的执行装置,主机的控制电路通过PWM调制方式可以实现对红、蓝、黄光集成模组的亮度和闪烁频率调节。其中,亮度有5个调节挡位,输出模式分为连续输出和脉冲输出,脉冲输出模式的频率为1Hz(闪烁)。

　　治疗头的结构,如图5-23所示。

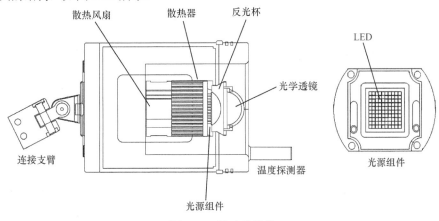

图5-23　治疗头结构

可见光治疗仪的治疗头内部有两个功能组件，分别为光学组件和散热组件。

（1）光学组件：由光源、反光杯和光学透镜组成，其中，光源为顺序排列的各种颜色 LED，LED 发光经反光杯、光学透镜，可输出强度均匀的平行光。根据临床治疗需要，控制电路可以有选择地输出红、蓝、黄光或组合光（如红光+蓝光）。治疗时，按照运行参数，控制电路可对光源发放 PWM 驱动脉冲，如果要求发出的光强度高，则 PWM 的占空比较大；反之，PWM 的占空比小，亮度降低。

（2）散热组件：包括散热器和散热风扇，作用是为光源及时散热。

四、紫外线治疗设备

与可见光和红外线相比，紫外线的频率更高，波长更短，量子能量较高，可引起较强的光化学作用，因而又称为化学性光线。紫外线的光学反应包括光分解效应、光化合效应、光聚合作用和光敏作用，能够产生复杂的生物学效应。紫外线可以用来杀菌，但过多的紫外线进入体内也会造成皮肤病变。

（一）紫外线的波段划分与作用

紫外线疗法（ultraviolet radiation therapy）是利用紫外线照射人体，实现防治疾病的一种物理治疗技术。

1. 紫外线的波段划分　根据紫外线的生物效应，按照波长顺序可将紫外线划分为四个波段，分别为 UVA、UVB、UVC、UVD。

（1）UVA 波段：UVA 为长波紫外线，波长为 320～400nm，UVA 可以直达肌肤的真皮层，破坏弹性纤维和胶原蛋白纤维，使皮肤晒黑，因而又称为长波黑斑效应紫外线。

（2）UVB 波段：UVB 为中波紫外线，波长为 290～320nm，对人体具有红斑作用，能够促进体内矿物质代谢和维生素 D 形成，因此也称为中波红斑效应紫外线。紫外线保健灯、植物生长灯就是利用这一特殊波段。

（3）UVC 波段：UVC 为短波紫外线，波长为 200～275nm，又称为短波杀菌紫外线。它的穿透能力最弱，无法穿透大部分的透明玻璃及塑料制品，日光中含有的短波紫外线几乎被臭氧层完全吸收。UVC 对人体的伤害很大，短时间照射即可灼伤皮肤，长期或高强度照射还会造成皮肤癌，紫外线杀菌灯发出的就是 UVC 短波紫外线。

（4）UVD 波段：UVD 为真空紫外线，波长为 100～200nm，它的穿透能力极弱，能够使空气中的氧气氧化成臭氧，因而也称为臭氧发生线。

2. 紫外线的治疗作用　在皮肤病学科中，传统的紫外线疗法一般是指应用 UVB、UVA 人工光源以及 UVB 联合 UVA 辐射治疗皮肤病的方法。

（1）杀菌作用：紫外线照射感染创面，可直接杀灭病原体或改变微生物的生存环境，抑制其生长繁殖。紫外线的杀菌作用与波长有关，波长为 300nm 以上的紫外线几乎没有杀菌能力；波长为 300nm 以下者随波长的缩短，杀菌力有所增强，其中波长为 250～260nm 的紫外线杀菌能力最强。

各种细菌对不同波长紫外线的敏感性也有差异，金黄色葡萄球菌对波长为 253.7nm 的紫外线最为敏感。此外，紫外线照射必须达到一定辐照强度才具备有效的杀菌作用。

（2）促进维生素 D 合成作用：促进维生素 D 合成，是紫外线辐射皮肤后的重要生理作用，其峰值波长位于 280nm。这不仅对佝偻病和软骨症有预防和治疗作用，同时对预防老年人骨质疏松症也有积极意义。

（3）促进局部血液循环作用：紫外线照射区域，血管舒张，局部营养状况得到改善，可使炎症介质加快清除，缺氧和酸中毒情况得到缓解。

（4）止痛作用：中波紫外线（UVB）有明显的镇痛效果，可以使照射区痛阈升高，感觉时值延长，对炎症性和非炎症性疼痛均有良好的缓解作用。波长为311nm的紫外线有50%可穿透到游离神经末梢的深部，使这些感觉神经末梢进入间生态（传导暂停），导致痛觉减弱。

（5）消炎作用：紫外线杀菌、促进局部血液循环和止痛均有利于消炎。此外，紫外线可动员和加强机体免疫功能，紫外线照射后皮肤蛋白变性（附加抗原），从而导致机体补体和凝集素增加。在各种剂量的紫外线作用下，机体的调理素增加，促进吞噬作用。因此，紫外线的消炎作用是上述诸因素的综合效应。

（6）促进伤口愈合作用：紫外线有促进细胞生长、分裂和增殖以及改善血液循环、组织细胞营养和再生条件等作用，有利于伤口的愈合。临床上可用于治疗各种感染创面、迁延不愈的伤口和皮肤溃疡等。

（7）色素沉着作用：色素沉着既有利于增强皮肤的耐晒能力，提高对紫外线的抵抗，也是治疗白癜风的作用机制。

（8）皮肤角质增厚：紫外线照射可促使皮肤角质增厚，最高增厚可达2～3倍，从而增强皮肤的屏障作用，减少有害化学物质及过敏原渗入皮肤。此外，一定强度的紫外线照射体表，可使皮肤色素沉着，角质增厚，皮肤屏障的防御能力得到增强。紫外线也可增强体质，提高机体对环境变化的适应能力和对某些疾病的抵抗能力，如可用于防治压疮、毛囊炎、疖病等。

（9）脱敏作用：在紫外线多次照射下，机体可以产生少量组胺，从皮肤中不断进入血液，刺激产生组胺酶。当组胺酶充足时，可以分解血液中过敏反应产生的过多组胺，起到脱敏作用。

（10）免疫调节作用：人体皮肤受到紫外线辐射，即使辐射剂量相对较低，也会改变表皮朗格汉斯细胞的形态和功能，诱导特异性抑制性T淋巴细胞，或诱发机体的免疫抑制，影响角质形成细胞的免疫活性。

（二）紫外线光疗仪

目前，紫外线光疗仪主要采用紫外线窄谱技术，应用的是波长为311nm窄谱中波紫外线和254nm的窄谱短波紫外线等。

紫外线光疗仪发出的窄谱紫外线可被表皮组织吸收，因而对皮肤等组织具有显著的生物学效应。紫外线照射治疗具有良好的干燥、杀菌、消炎作用，对浅表组织内的细菌或病毒有直接杀灭作用，可以促进水疱吸收、止痛、加速皮损修复与愈合，且不良反应少，治疗简单安全。

1. 紫外线光疗仪的构成　紫外线光疗仪，如图5-24所示。

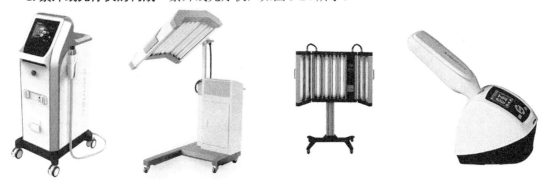

图5-24　紫外线光疗仪

紫外线光疗仪也分为两个组成部分，一是主机，主要是通过控制面板来设置并自动控制紫外线的治疗参数，常用治疗参数包括治疗时间、紫外线照射剂量等；另一个组成部分就是紫外线照射器，为适应不同的治疗需要，紫外线光疗仪常规配备有体表治疗和体腔治疗两种照射装置，如图5-25所示。

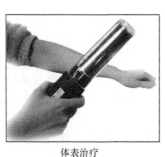

体表治疗

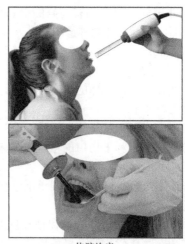

体腔治疗

图 5-25　紫外线治疗

2. 紫外线灯　是紫外线光疗仪的光源，根据临床紫外线辐射波长的要求，紫外线灯有高压汞灯、低压汞灯和低压汞荧光灯。

（1）高压汞灯：也称为高压水银石英灯，是利用高压汞蒸气放电发光的一种气体放电灯，辐射波长以中长波紫外线为主。点燃时，高压汞灯的汞蒸气压可达 2～5 个大气压，辐射的紫外线光谱较宽，主要发射波长在 365nm。

高压汞灯的基本结构与驱动电路，如图 5-26 所示。

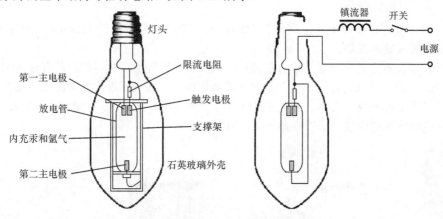

图 5-26　高压汞灯的基本结构与驱动电路

高压汞灯主要由灯头、放电管和石英玻璃外壳等组成，其核心部件是放电管。放电管由耐高温、高压的透明石英玻璃做成，管内抽去空气和杂质后，充有一定量的汞和少量的氩气，里面封装有钨丝制成的两个主电极和一个触发电极，钨丝电极上涂有电子发射物质，使得其具有较好的热电子发射能力。

高压汞灯接通电源后，电压加在第一主电极和相邻的触发电极之间，同时也加在两个主电极上。由于第一主电极与触发电极靠近，接通电源初期即产生辉光放电，辉光放电产生大量的电子和离子，可触发两个主电极间的弧光放电，灯管启燃。辉光放电电流将受到限流电阻（40～60kΩ）的限制，使主电极与触发电极之间的电压远低于辉光放电所需要的电压，所以弧光放电后辉光放电会立即停止。在高压汞灯启燃的初始阶段，放电管内的气压较低，放电只是在氩气中进行，产生的是白色的光。随着放电时间的增加，放电管的温度随之升高，汞蒸气的压力也逐渐上升，于是放电也逐渐转移到在汞蒸气中进行，使放电管内的汞原子被气化而产生紫外线。如果在外管内封入氮气（遮挡紫外线），并在外壳的内壁涂有荧光粉，可以发射用于照明的白光。

（2）低压汞灯（low pressure mercury lamp）：是另一种常见的气体放电灯，是利用较低汞蒸气压（2～13pa）被激化而发出紫外光，主要发射波长在紫外区的253.7nm。低压汞灯与荧光灯（日光灯）的发光原理与驱动电路完全相同，都是利用灯管内的汞原子被激发后产生较强的汞特性光谱线。不同点是，荧光灯的灯管采用涂有卤磷酸钙荧光粉的普通玻璃，紫外线辐射经由管壁内涂覆的荧光粉转化为可见光；而紫外线灯的灯管则选用透紫外线玻璃或石英玻璃，紫外线可以穿透管壁直接发射紫外线。低压汞灯的结构，如图5-27所示。

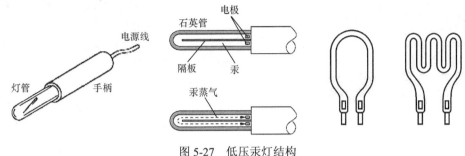

图5-27　低压汞灯结构

（3）低压汞荧光灯：低压汞荧光灯灯管内涂有荧光物质，当受到一种波长紫外线照射时，会辐射出另一波长的紫外线，这种辐射与管内涂的物质有关。

3. 照射器　紫外线光疗仪配备有体表和体腔治疗两种照射器，如图5-28所示。

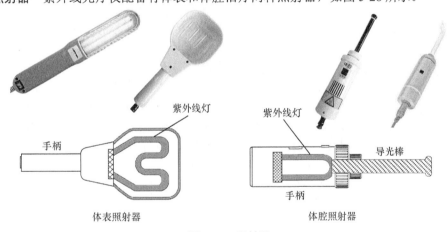

图5-28　照射器

第二节　力学治疗技术与设备

力学治疗是根据病变、功能退变与生物力学的关系，运用力学手段进行康复治疗的专门技术。目前，应用于临床的力学治疗技术大致分为两类，一类是压力疗法，包括徒手的推拿按摩等手法治疗，相关的物理治疗设备主要有深层肌肉振动治疗仪、深层肌肉刺激器、智能整脊脉冲枪、空气波压力治疗仪以及各种手法床、按摩床等；另一类是牵引疗法，主要应用设备是各类手动或电动牵引床。

一、压力治疗设备

压力疗法（compress therapy）是指通过改变机体局部的压力来治疗某类疾病的方法。压力疗法可以采用增压技术，即正压疗法；也可以是减压技术，为负压疗法；或是两种压力交替的正负压疗法。比如，传统的手法治疗（按摩与推拿、牵拉等）就是常见的正压疗法，拔罐等则为负压疗法。

（一）推拿按摩疗法

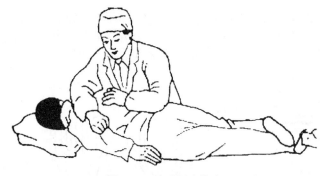

图 5-29　徒手腰痛推拿

推拿按摩（massage）是一种适应证十分广泛的力学疗法，主要有正骨按摩、伤科按摩、小儿按摩、经络按摩、脏腑按摩、急救按摩、保健按摩、点穴按摩等。比如，徒手腰痛推拿，如图 5-29 所示。

推拿按摩是传统中医外治疗法的重要组成部分，它的核心技术是恰当运用作用力与反作用力的力学原理，通过外力（手法或专用设备）作用于体表某一特定部位，进而调节机体的生理、病理状态，达到防治疾病的目的。

1. 推拿按摩疗法的作用机制　根据中医外治疗法的解释，推拿按摩主要的作用机制包括调整阴阳、补虚泻实、活血化瘀、舒筋通络、理筋整复，最直接的临床效果是促进血液循环、改善血流变、降低血流阻力、改善心脏功能、促进微循环等。

（1）促进血液循环：现代医学认为，促使血液流动的一个主要因素就是要在动脉与静脉之间保持一定的压力差，如果这个压力差降低，血液流动将减缓，甚至滞留，形成瘀血。按摩手法虽然作用于体外，但其手法的作用压力能够传递到血管壁，使血管壁有节律地压下、复原。当按摩压下时，在按压处的近侧端，由于心脏泵血压力和血管壁弹性，局部的压力会急骤增高；随后，快速释放压迫，血液瞬间会以较大的加速度流向血管远端。

人体动脉内的压力较高，不容易被压瘪，静脉内又由于存在静脉瓣，血液不能逆流，对于按摩疗法来说，它实际上是促进微循环内的血液从小动脉流向小静脉。由于血液中物质的交换主要发生在微循环，因而按摩对微循环中血液流通、新陈代谢有着重要的临床价值。根据这个观点，临床上现已广泛开展了空气波压力治疗，应用的主要设备为空气波压力治疗仪。

（2）改善血流变：血液淤滞与血液的流变有很大关系，血液的黏稠度越高，越不容易流动。然而，血液的黏稠度并不是固定不变的，它还与血液流动的速度有关，血液流速越快，黏稠度越低；流速越慢，黏稠度越高，当流速降低到一定程度时，血液就会出现聚集甚至发生淤滞。

按摩通过手法挤压，可以提高血液的流速，改善血流变。有研究证明，按摩对淤血患者的血流变有一定的疗效，无论是在高切速还是低切速下，全血比的黏稠度均有一定程度的下降，值得注意的是红细胞的变形能力也将得到增强，血液流速明显提高。

（3）降低血流阻力：血流阻力是血液流通的一个重要指标，与小血管管径有密切的关系。根据流体力学理论，血管的阻力与管径的四次方成反比，因此，即使血管管径发生微小的变化，也可较大幅度地影响血液流通的阻力。按摩手法的直接作用，可以松弛血管的平滑肌，扩大管径。另外有研究表明，通过使用手法一方面能降低交感神经的兴奋性，另一方面可以促进血液中游离肾上腺素、去甲肾上腺素的分解、排泄，从而使小动脉管径扩张，降低血流阻力并改善淋巴循环。

由于按摩对躯体外表施加压力和手法运作时会产生一定的摩擦力，所以可以消耗和祛除血管壁上的脂类物质，从而对恢复血管壁的弹性、改善管道的通畅性、降低血流阻力都能起到良好的作用。

（4）改善心脏功能：心脏有节律地搏动是形成血液循环的动因，心脏每搏输出量是衡量循环功能的主要指标。研究表明，通过适当部位的按摩，可以改善患者的心功能。有人选用内关、心俞两穴进行按摩，发现按摩后心率减慢，心肌舒张期延长，血液灌注也随之增多，提高了心肌的供氧，左心室舒张末压降低，左心室收缩功能明显增强。

（5）促进微循环：机体内的毛细血管网是血液与组织进行物质交换的主要场所，在安静状态下，仅有 8%～16% 的毛细血管开放。经过适当的按摩可发现，按摩处局部毛细血管的开放量会有所增加。

按摩疗法通过扩张局部血管，增加血液和淋巴液等循环，可以改善局部组织的营养状态，促进滞留体液或病理渗出物的吸收以及新陈代谢。另外，按摩还能够调节肌肉机能，增强肌肉弹性、张力和耐久性；按摩也具有一定的缓解紧张情绪、改善神经机能的作用。

2. 推拿按摩的基本手法　临床上使用推拿按摩手法的种类很多，可达几十种甚至百余种，但一般常用的手法不过二三十种。这些手法在实际应用中有一定的规律，大致可分为推法、擦法、揉法、揉捏法、搓法、按法、摩法、拍击法、抖法、运拉法、拿法、滚法等。

（1）推法：是用手指或手掌在人体某一部位或穴位上进行单方向直线推动的方法，如图 5-30 所示。

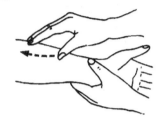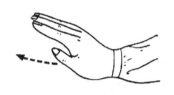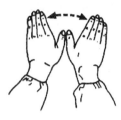

图 5-30　推法

轻推法具有镇静止痛、缓和不适感等作用，主要用于按摩的开始和结束阶段以及插用在其他手法之间；重推法可以疏通经络、理筋整复、活血散瘀、缓解痉挛、加速静脉血和淋巴液回流，多用于按摩的不同阶段。

（2）擦法：是用手的不同部位着力并紧贴在皮肤上作来回直线的摩动方法，如图 5-31 所示。

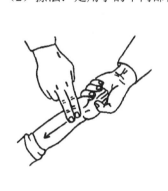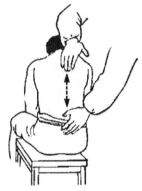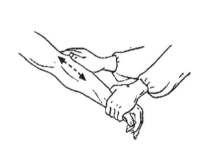

图 5-31　擦法

擦法具有温经通络、行气活血、镇静止痛等作用，能够提高皮肤温度，增强关节韧带的柔韧性。轻擦法多用于按摩开始和结束阶段，可以减轻疼痛或不适感。

（3）揉法：是用手的不同部位着力作圆形或螺旋形揉动，以带动该处的皮下组织随手指或掌的揉动而滑动的手法，如图 5-32 所示。

揉法具有加速血液循环、改善局部组织新陈代谢、活血散瘀、缓解痉挛、软化瘢痕、缓和强手法刺激和减轻疼痛的作用。全掌或掌根揉多用于腰背部和肌肉肥厚的部位，拇指揉法主要用于关节、肌腱部，中指揉是穴位按摩的常用手法。

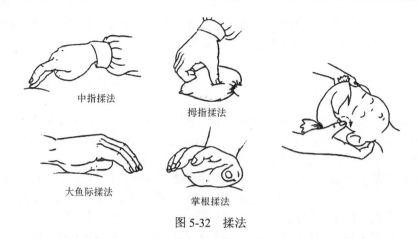

中指揉法

拇指揉法

大鱼际揉法

掌根揉法

图 5-32 揉法

（4）揉捏法：是拇指外展，其余四指并拢，手成钳形，将全掌及各指紧贴于皮肤上作环形旋转的揉捏动作，边揉边捏边作螺旋形向心方向推进的手法。揉捏法，如图 5-33 所示。

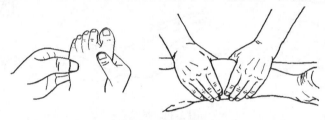

图 5-33 揉捏法

揉捏法具有促进局部组织的血液循环和新陈代谢，具有增强肌力并防治肌肉萎缩、缓解肌肉痉挛、消除肌肉疲劳和活血、散瘀、止痛等作用，多用于四肢、臀部等肌肉肥厚处，常与揉法交替使用。

（5）搓法：是用双手挟住被按摩的部位，相对用力、方向相反作来回快速搓动的手法。搓法，如图 5-34 所示。

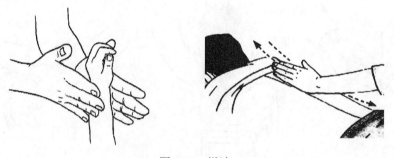

图 5-34 搓法

搓法具有疏经通络、调和气血、松弛组织、缓解痉挛、加速疲劳消除、提高肌肉做功能力等作用，适用于腰背和四肢部（以上肢部和肩、膝关节处最为常用），常在每次按摩的后阶段使用。

（6）按法：是用指、掌、肘或肢体的其他部分着力，由轻到重地逐渐用力按压在被按摩的部位或穴位上，停留时间约为 30s，后再由重到轻地缓缓放松的手法。按法具有舒筋活络、放松肌肉、消除疲劳、活血止痛、整形复位等作用。拇指按法适用于经络穴位，临床上常与拇指揉法相结合，组成"按揉"复合手法，以提高按摩效应及缓解用力按压后的不适感。掌按法主要用于腰背部、肩部及四肢肌肉的僵硬部位，也可用于关节处，如腕关节、踝关节等。用指端、肘尖、足跟等点按穴位，是穴位按摩常用的手法。按法，如图 5-35 所示。

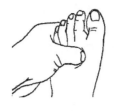 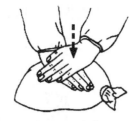 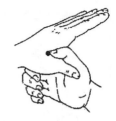

图 5-35 按法

（7）摩法：是用食指、中、无名指面或手掌面着力，附着于被按摩的部位上，以腕部连同前臂作缓和而有节奏的环形抚摩活动的手法。摩法，如图 5-36 所示。

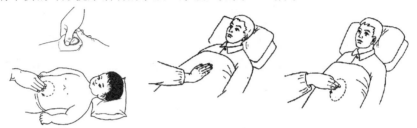

图 5-36 摩法

摩法具有和中理气、消积导滞、调节肠胃蠕动、活血散瘀和镇静、解痉、止痛等作用，它的刺激轻柔缓和并舒适，常用于按摩的开始，以减轻疼痛或不适，也可以配合揉法、推法、按法等治疗脘腹胀痛、消化不良、痛经等病症。

（8）拍击法：是用手掌或手的尺侧面等拍击体表的手法，如图 5-37 所示。

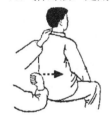 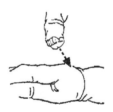 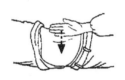 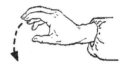

图 5-37 拍击法

拍击法常用的手法有拍打法、叩击法和切击法，这 3 种手法均具有促进血液循环，舒展肌筋，消除疲劳和调节神经肌肉兴奋性的作用，多用于肩背、腰臀及四肢等肌肉肥厚处。缓缓地拍打和叩击，常用于运动后的消除疲劳；用力较大，频率较快，持续时间短的切击，主要用于运动前提高神经肌肉兴奋性；单指或多指的叩击是穴位按摩常用的手法。

（9）抖法：分肢体抖动法和肌肉抖动法两种，如图 5-38 所示。

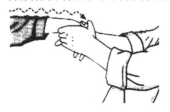 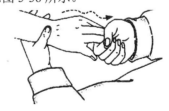

图 5-38 抖法

肢体抖动法时，用双手或单手握住肢体远端，微用力作连续小幅度地上下快速抖动。肌肉抖动法时，用手轻轻抓住肌肉，进行短时间的左右快速抖动。抖法具有舒筋通络、放松肌肉、滑利关节的作用，多用于肌肉肥厚的部位和四肢关节，常用于运动后消除疲劳，是一种按摩结束阶段的常用手法。

（10）运拉法：是用一手握住被按摩者关节远端肢体，另一手握住关节近端肢体，在关节的生理活动范围内作被动性的运动的手法。运拉法，如图 5-39 所示。

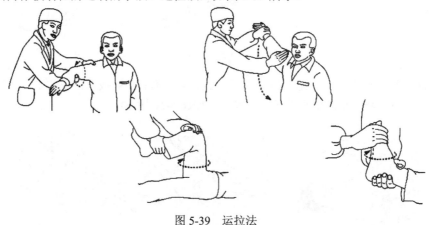

图 5-39　运拉法

运拉法具有滑利关节、舒筋活血、防止或松解关节粘连、改善关节运动功能和纠正小关节处的微细解剖位置改变等作用，适用于四肢关节及颈腰部，常在按摩的后阶段使用，能增进关节的活动幅度，消除关节屈伸不利等疲劳性酸痛。

（11）拿法：是用单手或双手的拇指与食、中两指或拇指与其他四指指面着力，作相对用力，在一定的穴位或部位上进行有节律的提拿揉捏手法。拿法，如图 5-40 所示。

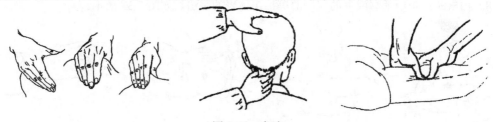

图 5-40　拿法

拿法具有疏通经络、解表发汗、镇静止痛、开窍提神、缓解痉挛等作用，主要用于颈项、肩背及四肢部。临床上常拿风池、肩井等穴位及颈项两侧部位治疗外感头痛，也用于运动过程中振奋精神，是穴位按摩的常用手法。

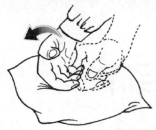

图 5-41　擦法基本手法

（12）擦法：是用手背近小指侧部分或小指、无名指、中指的掌指关节突起部分着力，通过腕关节伸屈和前臂旋转的复合运动，持续不断地作用于被按摩部位上的手法。擦法的基本手法，如图 5-41 所示。

擦法具有活血散瘀、消肿止痛、缓解肌肉痉挛、增强肌肉的活动能力和韧带的柔韧性、促进血液循环及消除肌肉疲劳等作用，适用于肩背部、腰骶部及四肢部等肌肉较肥厚的部位，常用于治疗运动损伤及消除肌肉疲劳。

（二）多体位手法床

多体位手法床是手法治疗的辅助设备，作用是安全支撑患者，合理调整按摩体位，为患者和治疗师提供舒适、方便的手法治疗环境。

YK-8000 型多体位手法床，如图 5-42 所示。

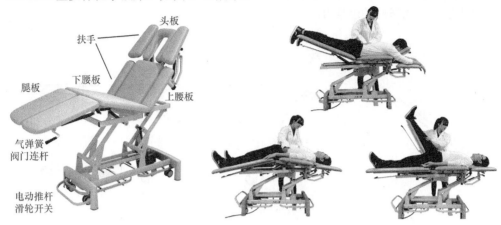

图 5-42 YK-8000 型多体位手法床

本机为九段位手法床，设有 9 个活动床面，分别为头板、上腰板、下腰板和 4 个扶手、2 个腿板，可以满足各种手法治疗的需要。

1. 多体位手法床的结构 多体位手法床的整机结构，如图 5-43 所示。

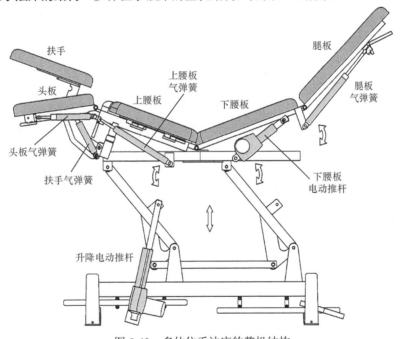

图 5-43 多体位手法床的整机结构

多体位手法床的床体装有多个分段位活动床面，通过电动推杆或气弹簧提供的动力支撑，可灵活地实现有阻尼、多角度的按摩体位，以满足各种手法治疗的临床需要。

2. 气弹簧（gas spring） 是一种具有支撑、缓冲、制动、长（高）度及角度调节等功能的专业器件，在医疗设备、汽车、家具等领域应用广泛。气弹簧，如图 5-44 所示。

气弹簧是以高压气体或液体为工作介质的一种弹性元件，按功能可分为自由型气弹簧、自锁型气弹簧和随意停气弹簧。①自由型气弹簧是应用最为广泛的气弹簧，主要是起支撑作用（如汽车后备箱门），它只有最短、最长两个位置，在行程中不能滞留；②自锁型气弹簧借助于自身的释放机构可在行程中的任意位置滞留，停止后有较大的锁紧力，多体位手法床主要是使用自锁型气弹簧；③随意停气弹簧介于自由型气弹簧和自锁型气弹簧之间，它不需要任何的外部结构就能够在行程中停留，但没有额外的锁紧力。

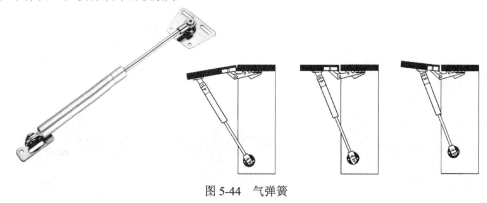

图 5-44　气弹簧

自锁型气弹簧的原理示意图，如图 5-45 所示。

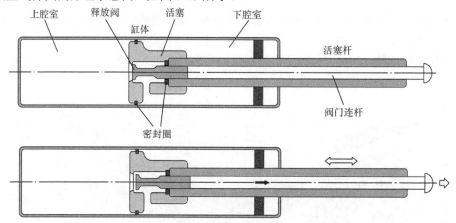

拉动阀门连杆，释放阀开启，上下腔室连通，活塞杆可自由移动

图 5-45　自锁型气弹簧的原理示意图

自锁型气弹簧是一种可以在行程任一位置锁定的气弹簧，主要由缸体、活塞、活塞杆和释放阀组成。活塞通过释放阀可将缸体分割为上、下两个腔室，由于腔室内置高压氮气或液压油，释放阀关闭后具有较大的锁紧力，可以双向弹性锁定活塞杆。

自锁型气弹簧的运行过程是，手动拽拉活塞杆端部的阀门连杆，释放阀打开，形成了一个上、下两个腔室的联系通道，活塞可以在腔室内自由移动；松开阀门连杆，释放阀关闭，腔室间的通道阻断，活塞杆立即被锁定在当时位置。通过自锁型气弹簧，多体位手法床可以灵活地手动调整各段位活动床面。

3. 电动推杆（linear actuator）　又称为推杆电机、电动缸、线性致动器，是一种将电动机的旋转转换为推杆的直线往复运动的电力驱动装置。

电动推杆，如图 5-46 所示。

电动推杆的工作原理是，电动机（多体位手法床和牵引床大多使用 24V 直流电动机或步进电动机）经齿轮减速装置（也可使用涡轮蜗杆减速装置）带动丝杠转动，转动的丝杠通过旋钮推杆内的螺母，可驱使推杆沿轴线运动，以实现电动推杆的推拉动作。如果电动机正转为推杆外伸，若电动机反转可使推杆回缩。选用电动推杆时，需要考量三个基本参数：推拉力（N）、行程（mm）、运行速度（mm/s）。电动推杆内部还设有限位保护开关，当推杆到达极限位置，限位开关可以自动切断电机的驱动，使电动机停转。

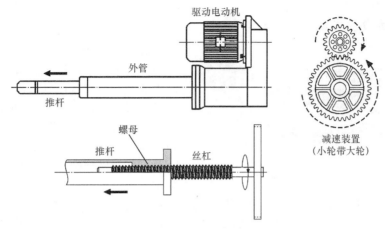

图 5-46　电动推杆

4. 床面调整　多体位手法床通常设有九段或八段可活动床面，通过电动推杆和气弹簧，可以灵活地调整各段位床面的高度和角度。活动床面调整的方法是，抬起相应开关的同时扳动活动床面，当活动床面到达需要位置后放下开关扳手，床面位置即可锁定。

（1）腰板：腰板的屈曲位调整，如图 5-47 所示。通过调整上腰板和下腰板的对接角度，可以实现腰部的前屈位和后屈位。其中，如果患者采用俯卧方式为前屈位；仰卧时为后屈位。

（2）头板：头板调整，如图 5-48 所示。调整头板的目的主要是便于颈椎的手法治疗。颈椎按摩时主要采用俯卧位，通过改变头板的角度（调整范围为–60°～45°），可拉伸和放松颈椎肌肉，使手法治疗更为有效。

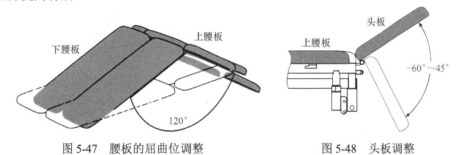

图 5-47　腰板的屈曲位调整　　　　　　图 5-48　头板调整

（3）扶手：扶手调整，如图 5-49 所示。本机设有 4 个扶手，分别位于头板和上腰板两侧，用来安放患者的上肢，扶手的高度调整范围为 0～250mm。

（4）腿板：腿板调整，如图 5-50 所示。多体位手法床都设有两个腿板，分别用来安置左下肢和右下肢，腿板向上的调整角度为 75°。

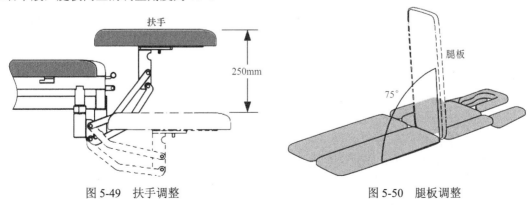

图 5-49　扶手调整　　　　　　　　　　图 5-50　腿板调整

（三）水动力按摩床

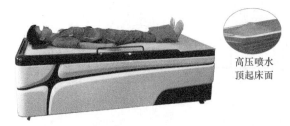

图 5-51　水床

水动力按摩床（以下简称水床）以水为动力，整个按摩过程无需人力，仅利用高能喷水的力学效应就可以全自动地实现全身或点状按摩。水床，如图 5-51 所示。

水床的硅胶床面下面是充满软化水的水槽，通过增压水泵和"小车"（可移动的双喷头装置）分别控制冲击水流的压力以及按摩部位，不仅可以全自动地实现从头到脚的全身按摩，也能够对身体的某一局部进行点状按摩。例如，仰卧在床面对腰背部的按摩、俯卧在床面对胸腹部的按摩等，这些都是滚轮式按摩装置所无法完成的。另外，水床按摩时，患者躺在床面有一种漂浮在水面上的感觉，有助于心身放松，可以提高治疗效果。

1. 水床结构　水床的整机结构，如图 5-52 所示。

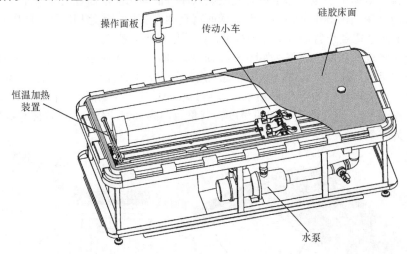

图 5-52　水床整机结构

水床也是一个由微处理器全程控制的操作系统，通过操作面板可以现场选择治疗模式，并设置临床所需要的各种按摩参数。其中，通过控制水泵的转速可调节两个喷头的喷水压力，以改变按摩力度；由传动系统对"小车"的定位操作，能够准确地实现全身顺序按摩或点状按摩；再通过微处理器控制下的恒温加热装置，水槽里的水可以保持恒温，使整个按摩过程更为舒适、有效。

2. 水路　水床的水路系统，如图 5-53 所示。

水床的水路是一个封闭的水循环系统，硅胶床面下的水槽相当于水箱，水泵的作用是为循环水增压。水路的工作原理是，水泵启动，水槽里的水经吸水口、水泵和软管，再通过活动"小车"上的两个喷头向床面喷射加压后水流。由于加压后的喷射水流可局部顶起硅胶床面，因此，对人体会形成一定的冲击力，即通过喷射水流实现人体按摩。

3. "小车"的传动机构　如图 5-54 所示。

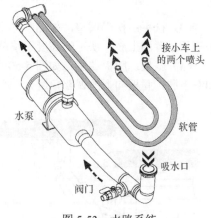

图 5-53　水路系统

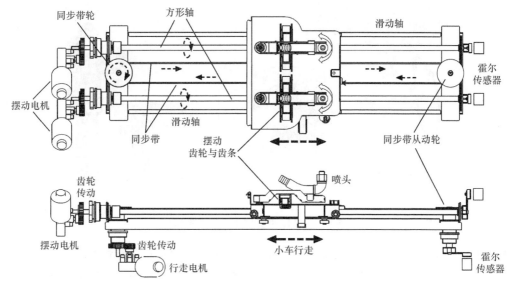

图 5-54　"小车"传动机构

"小车"的传动机构有两项基本操作，就是通过微处理器的控制系统完成"小车"行走定位和喷头摆动。

（1）"小车"行走：驱动"小车"的行走电机为一台直流电动机，当电动机正转时，其驱动转矩经齿轮传动使同步带轮按顺时针方向旋转，通过同步带的拉拽，"小车"将沿着滑动轴向水床的头部（图示左侧）运行；反之，电动机反转，"小车"向水床的脚部（图示右侧）运动。如果通过控制电路提升电动机的驱动电压，电动机就会提速，小车的运行速度加快。

为了准确定位，在同步带从动轮的转轴上安装有一块霍尔传感器，目的是记录从动轮的转动圈数。由于"小车"的初始位置和从动轮每转一圈"小车"的运行距离是已知量，因此，根据从动轮的转动圈数和电动机的转向就能够确定"小车"当前的位置。

（2）喷头摆动：喷头摆动的作用是控制喷头横向移动。喷头摆动的运行过程是，摆动电机启动，通过齿轮带动方形轴旋转，方形轴再带动摆动齿轮转动，摆动齿轮的旋转使对应咬合的摆动齿条发生横向移动，即喷头横向移动。如果摆动电机的正转可使喷头向上移动，那么，摆动电机反转，喷头将向下移动。为保证喷头横向移动的位置准确，在两个方形轴上也分别安装有霍尔传感器，可以通过监测方形轴的转动数据，确定喷头的横向位置。

（四）深层肌肉振动治疗仪

徒手按摩在我国已有上千年历史，是一种最为便捷的物理治疗方法。但对于大量的神经肌肉类疾病，尤其是运动损伤，徒手按摩略显不足，主要表现为着力点不够集中，作用力度不足，难以刺激到深层肌肉。因此，临床上已经广泛使用振动能量更强、着力更为集中的按摩设备，常用的有深层肌肉振动治疗仪、便携式深层肌肉刺激器等。

深层肌肉振动治疗仪可提供动能冲击和机械振动，将产生的能量直接作用到深层肌肉，进而促进肢体的功能恢复。深层肌肉刺激治疗是一种无创、安全的生物力学疗法，几乎没有副作用。它的基本原理是，通过敲击和机械振动刺激本体感觉功能，可以改善由于各种原因所致的肌筋膜病变、乳酸堆积、瘢痕组织等引起的肌肉疼痛，并能够快速缓解痉挛。

01M7 型深层肌肉振动治疗仪，如图 5-55 所示。

深层肌肉振动治疗仪是深层肌肉物理疗法的专用设备，治疗深度可达 60mm。从结构上划分，它主要包括可以提供数千转转矩的主机和产生高速振动的治疗手柄。

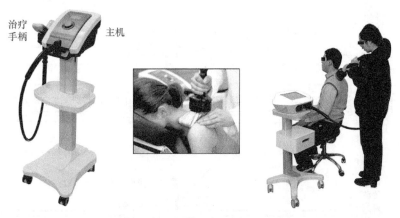

图 5-55　01M7 型深层肌肉振动治疗仪

1. 主机　深层肌肉振动治疗仪主机的工作原理是，接受控制面板的设置指令并计算出相应的触发延时，通过控制双向可控硅的触发时间可以改变整流后的直流电压，以调整直流电动机的转速，再通过软轴为治疗手柄输出驱动转矩。主机的原理框图，如图 5-56 所示。

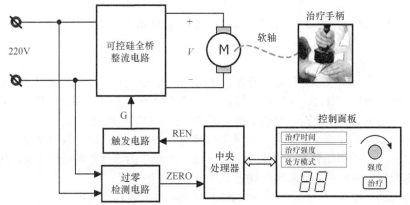

图 5-56　主机原理框图

本机的控制面板采用触摸屏技术，通过中央处理器可以完成治疗时间、治疗强度和处方模式的设定。其中，治疗时间的设置范围为 1～8min，调整步长为 1min；治疗强度有 8 个挡位，转速分别为 2150rpm[①]、2700rpm、3300rpm、3780rpm、4150rpm、4520rpm、4850rpm、5060rpm；有 100 个预设处方，标号为 M0～M99。

（1）过零检测电路：为实现双向可控硅的过零触发，本机需要检测 220V 工频交流电的 "0" 点，以作为中央处理器提供延时触发的起始时间点。过零检测电路，如图 5-57 所示。

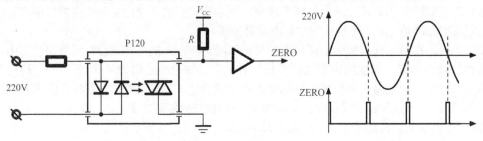

图 5-57　过零检测电路

---

① 1rpm=1r/min。

220V 交流电电压的绝对值大于光耦 P120 驱动门限时，双向光耦导通，ZERO 为低电平；只有交流电过"0"点附近时，光耦 P120 截止，经上拉电阻 R，ZERO 输出一个高电平脉冲，中央处理器的内部定时器开始计数。

（2）触发电路：过零检测电路检测到交流电过"0"点时，立即启动内部定时器（定时器的时间常数取决于预设治疗强度），当定时时间到，中央处理器的 REN 端口发放一个电脉冲，可驱使如图 5-58 所示的触发电路触发可控硅导通。

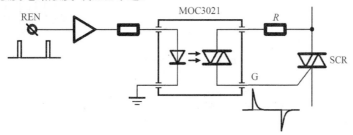

图 5-58 触发电路

中央处理器的 REN 端口发放高电平脉冲，经缓冲器驱使双向光耦 MOC3021 导通，MOC3021 输出的双向脉冲可触发可控硅（SCR）。

（3）可控硅全桥整流电路：如图 5-59 所示，它的作用是为直流电动机提供驱动电压。

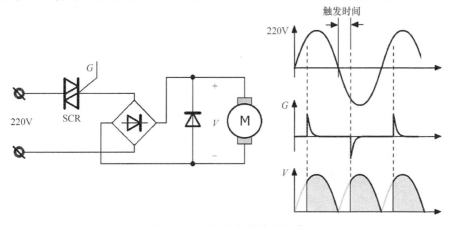

图 5-59 可控硅全桥整流电路

由于双向可控硅具有延时导通特性，220V 工频交流电经可控硅（SCR）和全桥整流后可以得到与触发时间相关的直流电压 V。触发的时间越长，直流电压 V 越小，由软轴输出的转速越低，治疗手柄的刺激强度则降低；反之，触发时间越短，V 越大，治疗手柄的刺激强度提高。因此，深层肌肉振动治疗仪调整治疗强度的方法就是改变可控硅全桥整流电路的输出电压，即通过中央处理器调整定时器的时间常数。

2. 治疗手柄 治疗手柄总成，如图 5-60 所示。

治疗手柄是深层肌肉振动治疗仪的治疗装置，作用是将主机输出的转矩通过软轴传递至振动锤，再通过振动锤上的治疗头对患者治疗部位发放振动。

（1）振动锤：是治疗手柄的关键装置，它实际上是一个偏心转体，通过偏心转体可以将数千转的转矩转换为高频振动。振动锤的内部结构，如图 5-61 所示。

主机经软轴传递转矩并通过旋转轴带动偏心转体旋转，由于偏心转体与旋转轴之间有 2.5mm 的偏心距离，因而，当旋转轴转动时，偏心转体与同轴的振动锤下座会产生振动，振动频率与主机的输出转矩同步。显然，主机的转速越高，振动锤的振动越强烈，如果改变主机的输出转速即可调整治疗强度。

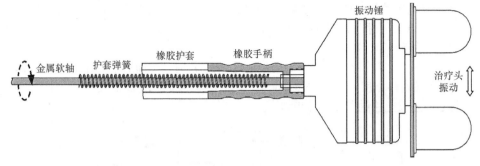

图 5-60　治疗手柄总成

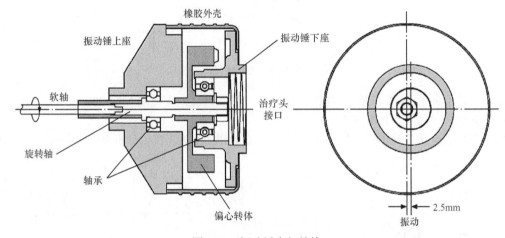

图 5-61　振动锤内部结构

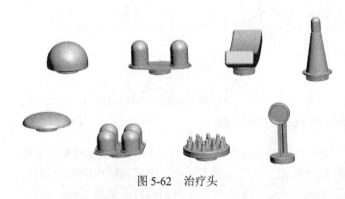

图 5-62　治疗头

（2）治疗头：也称为振动头，是深层肌肉振动治疗仪实施临床治疗的器件。为适应于不同的临床需求，本机配备了如图 5-62 所示的多种治疗头形式。

3. 便携式深层肌肉刺激器　是一款便于携带、操作更为简洁的振动式刺激仪，其工作原理和适应证与深层肌肉振动治疗仪相似，也是由高速旋转的直流电动机产生有节奏的按压与振动作用，通过对深部肌肉组织的击打与振动，可以有效促进血管舒张、松解粘连、改善血液循环、减少乳酸堆积、缓解肌肉痉挛、降低肌肉紧张。

XY-DMS 型便携式深层肌肉刺激器，如图 5-63 所示。

XY-DMS 型便携式深层肌肉刺激器没有主机，外部仅有一个 12V 适配直流电源，全部控制由强度调整（电位器）旋钮来完成。

（1）结构：便携式深层肌肉刺激器的机械机构，如图 5-64 所示。

便携式深层肌肉刺激器的工作原理是，控制电路驱动直流电动机旋转，其转矩通过偏心轴可产生 2mm 的偏心转动，这一偏心转动带动连杆系统，使治疗头产生水平振动，振动频率与电动机的转速同步。本机振动频率的调节范围为 0～60Hz，这就意味着直流电动机的转速可以在 0～3000rpm 范围内调整。

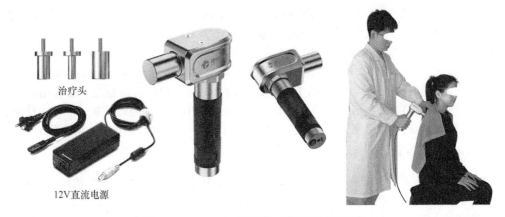

图 5-63　XY-DMS 型便携式深层肌肉刺激器

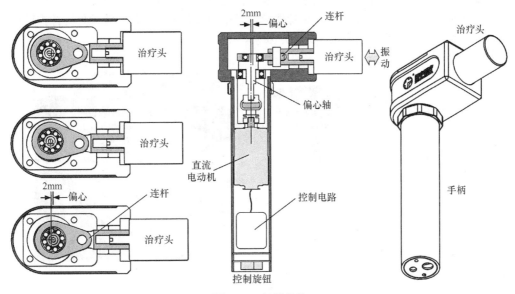

图 5-64　机械机构

（2）控制电路：如图 5-65 所示。

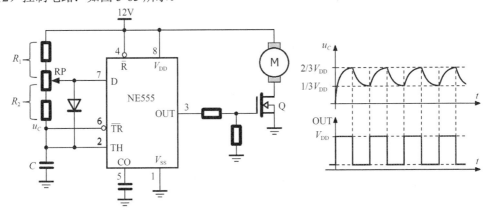

图 5-65　控制电路

控制电路实际上是一个由脉宽调制器组成的直流调压电源，通过调节脉冲宽度可以改变输出电压，进而改变直流电动机的转动速度，调节治疗强度。调压电源的控制芯片是一块 NE555 时基电路，工作原理是，接通 V_{DD}（12V）电源后，电源 V_{DD} 通过 R_1（固定电阻加部分电位器阻值）对电容 C 充电，此时 $u_C < 1/3V_{DD}$，芯片内放电管截止，OUT=1(V_{DD})；当 C 充电到 $u_C \geq 2/3V_{DD}$，输出端 OUT 翻转为"0"，与此同时放电管导通，使得放电端（7 脚）接地，电容 C 通过 R_2 对地放电，u_C 下降；当 u_C 下降到 $\leq 1/3V_{DD}$ 时，OUT 翻转为"1"，此时放电管立即处于截止状态，电源 V_{DD} 再一次通过 R_1 对电容 C 充电，使 u_C 从 $1/3V_{DD}$ 上升到 $2/3V_{DD}$。如此周而复始，在输出端 OUT 得到一个连续变化的振荡脉冲波形。由于 u_C 从 $1/3V_{DD}$ 上升到 $2/3V_{DD}$ 的充电时间决定了输出脉冲宽度，因此，通过调节电位器可以改变 R_1 的阻值，进而调节脉宽，即改变输出端的直流电压。

（五）整脊脉冲枪

上述两款深层肌肉治疗设备都是通过对深部肌肉组织进行有节奏地击打与振动，以有效促进血管舒张，松解粘连，改善血液循环，减少乳酸堆积，缓解肌肉痉挛，但对于颈椎、腰椎、骨关节等因劳损引起的功能障碍作用甚小，对于这类疾病的治疗，目前临床上普遍应用整脊脉冲枪。

整脊脉冲枪（以下简称整脊枪）也称为智能脊椎矫正仪，是以器械代替徒手，利用接近于人体共振频率的脉冲和适宜的脉冲强度，对身体骨骼及肌肉进行安全无痛的等频外力冲击刺激，以达到精确、舒适的脊柱矫正和肌肉松解的治疗效果。

整脊枪，如图 5-66 所示。

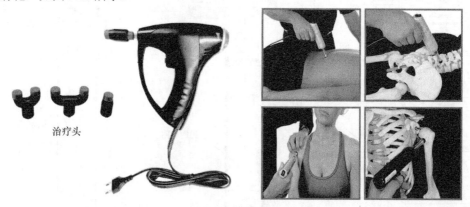

治疗头

图 5-66　整脊枪

整脊枪通常配有三个治疗头，可以保证治疗位置和角度的正确性，并能够触及到徒手难以触到的治疗部位。单头主要是用来进行定点治疗，小双头可以对颈椎棘突及横突部位进行治疗，大双头主要用于治疗胸椎、腰椎的棘突或横突部位。智能整脊枪的应用范围不仅在于矫正脊椎方面，还可以矫正全身的关节、肌肉、韧带等。

1. 整脊疗法与整脊枪的作用机制　整脊疗法（chiropractic therapy）是一门新兴的无药整脊术，其治疗机制是通过脊椎矫正手法，致使脊椎的活动量超过正常的生理范围（但并未超过生理解剖的极限临界位置），由此可以将已经发生局部位移的椎体复位。

整脊术是一门从脊柱力学角度研究脊柱与骨伤关系的科学，重点是手法技巧。这种手法治疗的显著特征是，在正常活动范围的终末施加一个高速、小幅度的推力，由于使用的是一种瞬间顿力，患者不会感觉到痛苦。其手法的关键点是要求动作短促、突然，又有足够的控制，即快、稳、准，如图 5-67 所示。

整脊枪就是依据整脊疗法的这一原理，通过应用与人体固有频率同步的冲击振动，直接激活人体相应部位的机械感受器和本体感受器，以恢复和启动人体自身的修复机制，使神经系统、肌肉系统、骨关节系统恢复到正常的位置与功能。由于整脊枪采用与人体固有频率相近的连续振动波对骨关节与其周围的软组织进行刺激，因而能够发挥更好的激活作用。整脊枪的技术特点是应用"高速度"与"低幅脉冲力"，其速度是手法矫正速度的 100 倍以上，能够在人体的肌肉、韧带、

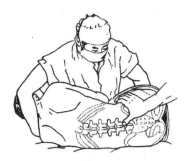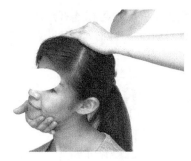

图 5-67　整脊疗法

筋膜等组织产生紧张和对抗反应之前就已发生共振作用，可以避免在治疗过程中出现软组织损伤。

与徒手的整脊疗法相比，整脊枪能够产生更大的调整力度。研究表明，整脊枪能够产生更大的力量峰值，引起椎体间发生更大的移动，使脊柱相邻节段加速反应达到最大化，进而调整脊椎、骨关节排列，改善生理结构及生物力学。比如，以徒手的方式，采用 540N（牛顿）的力度作用于 L_4（腰 4）的椎体，可以使椎体发生 1.1mm 的移动。尽管徒手整脊使用了足够大的力量施于椎体，其实作用在骨骼上的力量仅为 20%。这说明，双手施加在人体的力量有大部分（80%）被不相关的肌肉和软组织所吸收。同样是脊椎矫正，应用整脊枪仅需采用 140N 的冲击力作用于 L_4 椎体，则可以使锥体发生 0.3～1.6mm 的位移。如果击打频率为 30～50Hz，这种共振作用下的力量会得到显著放大，如使用 150N 的击打力，其共振的力量可达 450N。因此，智能整脊脉冲枪的共振效应可以有效放大击打力，这也对整脊枪的性能和安全性提出了较高的要求。

整脊枪的主要作用是，调整脊椎、骨关节排列，以改善生理结构及生物力学特性；调节神经肌肉兴奋性，尤其交感神经兴奋性；增强本体感觉；改善关节活动度；提高整脊效率，改善症状，改善体态，扩大活动范围；调节肌肉紧张度，改善人体健康状态。整脊枪的适应证广泛，主要适应证包括脊柱侧弯症、颈椎病、胸椎后关节紊乱、腰椎间盘突出、腰椎滑脱、椎管狭窄、坐骨神经痛、椎体骨刺等。

2. 整脊枪的工作原理　整脊枪的技术要点是能够"高速"输出"低幅脉冲力"，以保证肌肉在产生紧张和对抗之前引起生物力学效应。目前，临床上应用的整脊枪主要有偏心轮和电磁铁两大类。

（1）偏心轮式整脊枪：偏心轮式整脊枪的代表产品为 01M3 型整脊枪，其结构示意图，如图 5-68 所示。

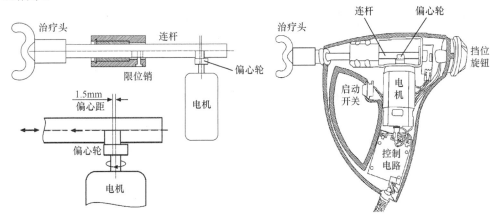

图 5-68　01M3 型整脊枪结构示意图

偏心轮式整脊枪的工作原理是，按动启动按钮，如图 5-69 所示的控制电路根据挡位旋钮的设定位置，为电动机提供相应的驱动电压，电动机按预设的转速转动并带动偏心轮偏心旋转。由于偏心轮的偏心距为 1.5mm，可在连杆形成一个 3mm 的轴向往复运动，同时带动治疗头沿连杆的轴向产生"击打"动作。显然，治疗头的"击打"力度与连杆的移动速度有关。因此，电动机的转速越快，"击打"力度越强大。

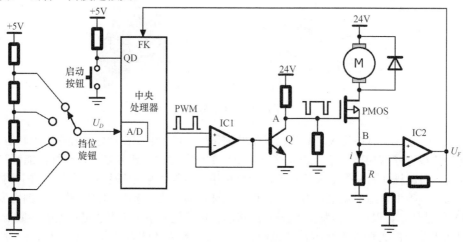

图 5-69　01M3 型整脊枪控制电路

整脊枪后部的挡位按钮是一个 4 波段开关，通过手动调整挡位，由外接电阻排分压为中央处理器提供不同的设置电压（U_D），中央处理器再根据 U_D 的电压值输出相应脉宽的 PWM 信号，PWM 信号的频率为 2kHz。

脉宽调制信号 PWM 经射极跟随器（IC1）可驱动开关晶体管（Q）通断，当 PWM 信号为高电平，Q 导通，节点 A 为低电平；反之，PWM 信号为低电平时，Q 截止，A 为高电平。节点 A 为低电平时，PMOS 管导通，24V 直流电压经 PMOS 管可驱使电动机（M）旋转。本机使用的是直流电动机，由此可知脉冲宽度越宽，24V 直流电源为电动机的供电时间就越长，电动机的转动速度会增加，可以提供更强的"击打"力度。

电阻（R）的阻值较小，主要是用于过流保护。电机在正常运行时，电流 i 较低，经 IC2 组成的同相放大器的输出电压 U_F 低于保护门限值，过流保护不动作。在使用过程中，如果用力过大，电动机则可能会发生"堵转"现象，使得电流 i 急速增加，节点 B 的电位升高。当电压 U_F 高于保护门限时，中央处理器立即启用过流保护流程，终止 PWM 信号输出，电动机将停止转动。

启动按钮是整脊枪的指令开关，按下时，QD 为低电平，中央处理器的输出端口发送 PWM 信号。如果仅是按动一下启动按钮，电动机旋转一圈，整脊枪即击打一次；如果按动的时间超过 3s，整脊枪则开启连续击打模式，直至再一次按动启动按钮击打结束。

（2）电磁铁式整脊枪：电磁铁式整脊枪的代表产品有 01M4 型整脊枪，其结构示意图，如图 5-70 所示。

电磁铁式整脊枪的关键装置是一个直流电磁铁，电磁铁的线圈没有通电时，依靠压簧的弹力，连杆推动衔铁使衔铁与铁芯间存有一定的间隙（约为 3mm）。当电磁铁的线圈通过直流电，在铁芯内形成的恒定磁场可对衔铁产生电磁力，能够吸引衔铁快速靠近铁芯，使连杆轴向移动产生一次"击打"动作。由于直流电磁铁产生的电磁力与通过线圈的激磁电流成正比，通过转动"挡位旋钮"可以调整线圈的激励电压，改变激磁电流，进而能够调节整脊枪的"击打"力度。

启动按钮的功能与 01M3 型整脊枪相似，按动时间不超过 3s，电磁铁吸合一次，整脊枪仅做一次击打；如果按动的时间超过 3s，整脊枪则开启连续击打模式，直至再一次按动启动按钮击打结束。

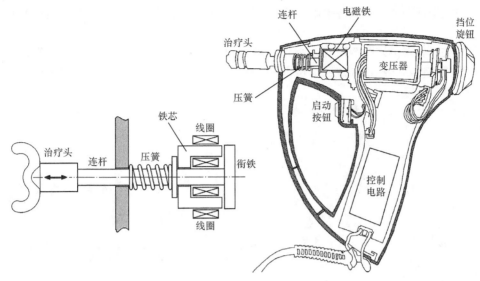

图 5-70　01M4 型整脊枪结构示意图

（六）空气波压力治疗仪

空气波压力治疗仪又称间歇充气加压装置（intermittent pneumatic compression，IPC）或偏瘫综合治疗机，是支持正压顺序循环疗法的关键设备，它通过对多腔气囊顺序并有节律地充气、放气，形成对肢体从远端到近端均匀有序的循环挤压，能够显著促进静脉回流、淋巴液流动以及改善动脉灌注、提高氧合度，有助于防治血栓，改善肢端缺血并消除水肿，可直接或间接治疗与血液、淋巴循环相关的疾病。

空气波压力治疗仪，如图 5-71 所示。

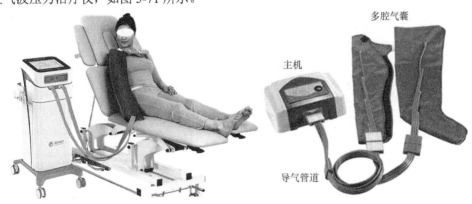

图 5-71　空气波压力治疗仪

空气波压力治疗仪包括主机、多腔气囊和导气管道，主机的作用是根据治疗需求，通过有节奏的泵气控制，可以对多腔气囊进行序贯式充气与放气；多腔气囊是通过气体加压实现循环挤压的装置，根据不同型号，通常有 4～12 个腔室不等，腔室的充气压力为 40～270mmHg 连续可调；导气管道是对多腔气囊的通气管路，可将主机泵气分别输送至多腔气囊的各个腔室。

1. 空气波压力治疗仪的作用机制　正常情况下，四肢静脉回流主要依靠三个因素，心脏搏动而产生的舒缩力量、在深筋膜内包围深静脉的肌肉产生的泵效应、呼吸运动时胸腔内的负压吸引。同时，血液回流还依赖静脉瓣膜的单向限制作用。如果患者长期卧床，下肢肌肉的收缩力减低，髂血管受压，尤其是有心功能不全时可导致下肢血液回流受阻；肺气肿、肺源性心脏病可增加胸腔负压，也将加大下肢血液回流阻力，出现血流滞缓。尤其是老年人长期卧床，大多存在高凝状态，加之治疗时采取的脱水、利尿等措施，更加重了高凝状态，因而发生下肢深静脉血栓的机会明显增加。

对于这类患者采用如图 5-72 所示体外序贯气囊阶梯压力治疗，能够压迫肌肉收缩，强化肌肉泵对静脉血液的回流作用，并减轻瓣膜和静脉壁所承受的压力，因而能显著促进静脉回流，有助于静脉瓣膜的功能修复。

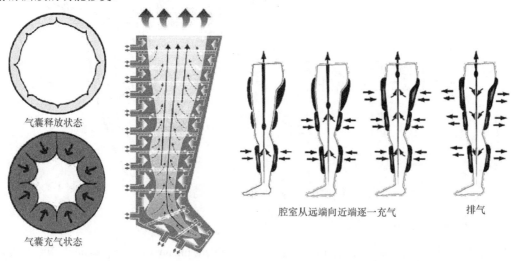

气囊释放状态

气囊充气状态

腔室从远端向近端逐一充气　　排气

图 5-72　体外序贯气囊阶梯压力治疗

空气波压力治疗仪的机械挤压使静脉内壁受到血液的大力冲刷、剪切和血管张力，从而使相关的内皮细胞发生一系列生理反应，这些反应的结果是激活纤溶酶的活性。有研究显示，正压顺序循环治疗可增加纤溶系统的活性，刺激内源性纤维蛋白溶解，在预防术后静脉血栓形成方面与低分子肝素的效果相近。

空气波压力治疗仪采用梯度加压的工作方式，可作用于上、下肢和腹部，如图 5-73 所示。

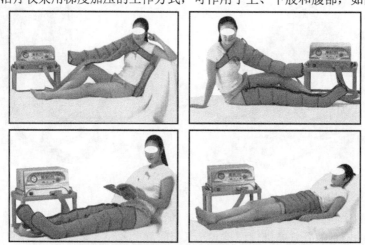

图 5-73　空气波压力治疗仪的工作方式

2. 电气系统　空气波压力治疗仪主机的电气系统，如图 5-74 所示。

电气系统主要包括中央处理器、控制面板、控制管路系统充气与排气的电磁阀驱动电路，以及检测充气压力的压力检测电路。本机控制面板采用触摸屏技术，通过中央处理器可以完成各治疗参数的设定和指示。治疗参数包括时间设定（1～99min）、模式设定（10 种治疗模式）、压力设定（40～270mmHg）、充气速度连续可调。

空气波压力治疗仪的工作原理是，根据预设的治疗参数（治疗模式、腔室压力和充气速度），中央处理器开启气泵驱动电路，气泵启动，对管路系统加压；压力传感器可以实时测试管路压力，当管路压力达到预设值时，中央处理器立即关闭气泵驱动，待压力低于管路门限后再重新启动气泵，以保证管路的充气压力始终维持在预设值范围；与此同时，中央处理器通过电磁阀驱动电路按设定模式顺序开启电磁阀驱动，气泵对多腔气囊充气，直至治疗时间结束，关闭气泵并对多腔球囊放气。

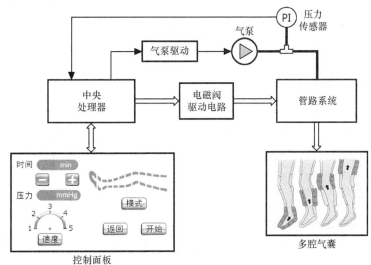

图 5-74　空气波压力治疗仪主机的电气系统

3. 管路系统　空气波压力治疗仪的管路系统，如图 5-75 所示。

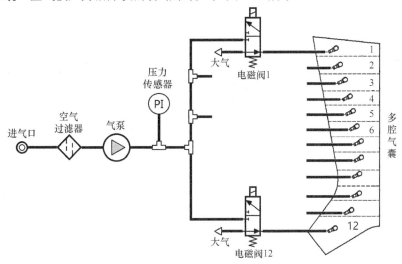

图 5-75　空气波压力治疗仪的管路系统

空气波压力治疗仪的多腔气囊通常有 4～12 个腔室，每个腔室的充气与排气均由相应的电磁阀控制。比如，需要对 1 号腔室充气时，电磁阀 1 上电，该电磁阀的常开阀门闭合，1 号腔室与进气管路连通，气泵对其充气；放气时，电磁阀 1 断电，腔室通过电磁阀的常闭阀门排气。

4. 治疗模式　本机的多腔气囊设有 12 个腔室，通过依次对 1 号腔室到 12 号腔室的充气与放气，可推动静脉血由远端流向近端回流。为适应不同的临床需要，本机设有多种治疗模式。

A 模式是腔室逐一充气、放气模式，如图 5-76 所示。从 1 号腔室开始充气，充气完成后立即放气，同时再对 2 号腔室充气；依次充气、放气直至到 12 号腔室，然后放气再做下一次循环。

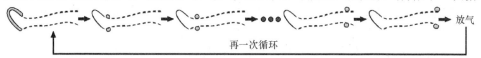

图 5-76　A 模式

B 模式是腔室不放气的逐一充气模式，如图 5-77 所示。在不放气的情况下，依次对每个腔室逐一充气施压，待全部腔室充气完成后再同时全部放气。

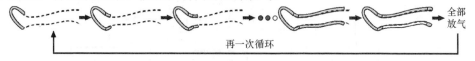

图 5-77　B 模式

C 模式是腔室交替充气、放气模式，开始对第一、二腔室充气施压，然后第一腔室放气，第二、三腔充气，以此类推。D 模式是两个腔室同时充气、放气模式，即依次对每两个腔室充气后放气。E 模式是在不放气的情况下，依次同时对每两个腔室连续施加压力，等所有气囊全部充气完毕后，再同时放气。F 模式是开始对 1、2、3 号腔室充气，然后对 4、5、6 号腔室充气，以此类推。

（七）垂直律动机

垂直律动机是一种模拟"跳绳"的健身运动设备，通过在律动机上选取不同动作，可以被动式地训练人体各个部位，如图 5-78 所示。

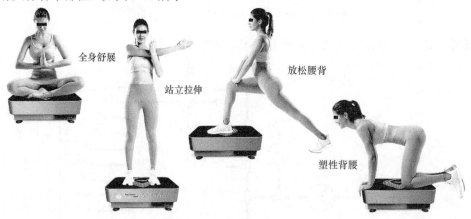

图 5-78　垂直律动机的被动运动方式

与传统的运动器械不同，这种被动式的垂直律动训练人体不需要主动用力（这对于残疾患者非常重要），即可进行由下至上、由外向内的全身运动，可强化全身各部位的肌肉、骨骼及内脏组织，且不会对身体造成损伤。

1. 垂直律动的原理与应用　垂直律动（vertical vibration）是一种有节律的垂直振动，由于其振动频率接近于人体的固有频率，因而可在不增加心肺负荷的前提下，透过骨骼、肌肉与脊椎来传导振动推力，使人体局部组织和器官发生垂直于地表的上下律动，进而刺激肌肉、骨骼和脏腑组织、神经系统，甚至是血管、细胞，诱发全身肌肉的等频收缩与舒张，达到类似于主动运动康复的治疗效果。

全身垂直律动，如图 5-79 所示。

（1）养生保健：可以促进人体一氧化氮的增生，活化末梢微血管，促进血液循环及全身细胞活化；活化淋巴系统过滤代谢功能，提升免疫力；缓解与预防肩、颈、腰的肌肉酸痛；提升副交

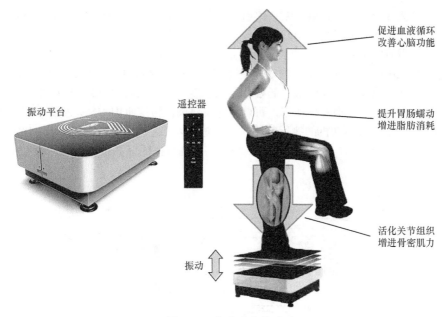

图 5-79　全身垂直律动

感神经功能，疏解压力和产生一定的镇静效果；改善自律神经失调，提升睡眠质量；刺激荷尔蒙分泌，改善更年期不适症状；促进肠胃消化吸收功能，提升身体排便功能。

（2）康复训练：增进骨质密度，预防骨质疏松；强化关节、肌腱及结缔组织，增进关节功能；可帮助老年人及行动不便者康复训练，防止肌肉萎缩；协助强化肌肉强度，缩短康复时间；改善肩颈及下背因肌肉所产生的酸痛；提升糖尿病患者血糖代谢能力。

（3）塑身：可增进机体摄氧能力及代谢速度；增进身体肌肉细胞活化及胶原蛋白增生；增加皮肤弹性，使肌肤光滑紧实；防止身体肌肉松弛、内脏下垂；帮助肥胖者消耗多余体脂肪，达到塑身的目的。

2. 垂直律动机的结构　垂直律动机，如图 5-80 所示。

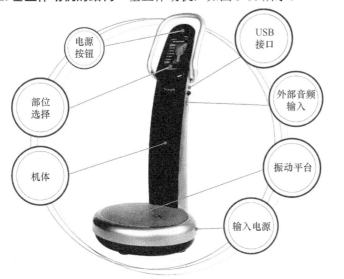

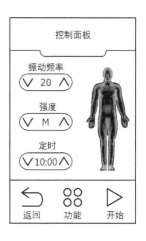

图 5-80　垂直律动机

垂直律动机主要由振动平台和控制面板（或遥控器）组成，通过控制面板可以自行设置振动频率、强度（分为 3 个挡位 L、M、H）和定时时间等参数，也可根据个人的健康状况（骨密度、身高体重指数、血压和升糖指数）由智能管理器设定运行参数。

振动频率是垂直律动机最为重要的运行参数，是指振动平台每秒钟的振动次数。高强度（大振幅）、低频率（20Hz 以下）的垂直振动，主要作用于四肢及腹部，如果采取直立姿势，可有效刺激大腿、腹部和上肢运动，并促进胃肠蠕动；低强度（小振幅）、高频率的振动，主要是针对中枢神经及各种组织内神经末梢发生作用，可刺激深层肌肉，锻炼肌肉神经，提高骨质密度。

3. 振动平台　是垂直律动机的执行装置，作用是可以产生一个频率可调（3～50Hz）、强度足够大（人体站在平台上可以产生足够大的振动幅度），且可控的低频机械振动。振动平台的结构，如图 5-81 所示。

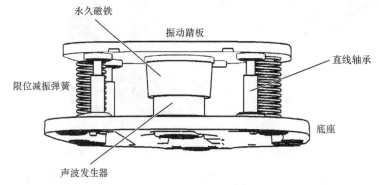

图 5-81　振动平台结构

振动平台主要包括由永久磁铁和声波发生器（线圈）组成的振动装置，以及限位减振弹簧和直线轴承。限位减振弹簧既是压簧也可以做拉簧，作用是通过弹簧的反作用力限制振动的极限幅度。比如，振动装置带动振动踏板向上振动，同时也拉动限位减振弹簧，使弹簧产生一个与振动方向相反的拉力，振动幅度越大，其拉力也越大，以此可以限制振幅；同理，如果振动装置向下振动，即压下限位减振弹簧，弹簧可产生一个推力，以阻止振动幅度无限制地下压。直线轴承的主要作用是定位，目的是确保振动踏板不产生水平位移。

从工程学角度，实现机械振动的方法较多，本机采用的是一种低噪声、小磨损的声波振动方式，其工作原理示意图，如图 5-82 所示。

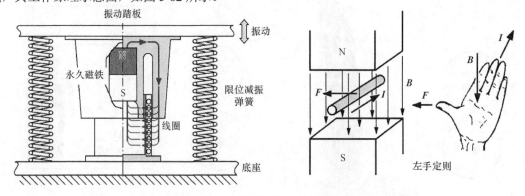

图 5-82　振动装置的原理示意图

声波振动的工作原理如同动圈式扬声器。振动平台工作时，声波发生器的线圈通有电流，由于永久磁铁的强大磁场，载流体在磁场内会产生电动力，电动力的方向遵循左手定则，其驱动力 F 为

$$F=BLI$$

式中，B 为通过载流体的磁感应强度，L 为载流体在磁场内的有效长度，I 为载流体的电流强度。为使振动踏板产生更大的驱动力，声波发生器的线圈设有许多匝数 n，由于线圈共处同一永久磁场，流过的为同一量值电流 I，其振动踏板的驱动力正比于线圈匝数 n。在相同的磁场和电流的条件下，线圈匝数 n 越多，产生的电动力越大。

由于声波振动装置的磁场取决于永久磁铁，其磁感应强度 B 和方向恒定不变；声波发生器的线圈（有效长度 L、匝数 n）由结构设计参数决定，也是固定不变的。因此，振动踏板的驱动力仅与线圈的电流 I 有关。通过调整电流强度，即可改变振动踏板的驱动力，进而改变其振动幅度（由于人体体重和减振弹簧是一定的，电动力越大，振动幅度也就越大）。如果改变电流 I 的方向，驱动力的方向也随之改变，振动踏板则反向运动。垂直律动机就是通过不断地调整电流方向（驱动电流为双向电脉冲），使振动踏板振动，其振动频率取决于驱动电流的频率。

二、牵引治疗设备

牵引疗法（traction therapy）是应用外力对身体某一部位或关节施加牵拉力，使其发生一定的分离，周围软组织得到适当的牵伸，从而达到治疗目的的一种方法。

牵引的方法很多，根据治疗时患者的体位，分为卧位牵引、坐位牵引、斜位牵引或直立位牵引等；根据牵引力来源不同，分为用患者自身重量牵引、手法牵引、机械牵引、电动牵引；根据牵引持续时间不同，又可分为持续牵引与间歇牵引。常用的牵引有治疗颈椎病的颈椎牵引、腰椎间盘突出症的骨盆（腰椎）牵引以及改善和增进四肢关节功能的功能牵引，目前临床上已经普遍开展颈椎牵引和腰椎牵引。

（一）颈椎牵引

颈椎牵引（cervical traction）是颈椎病康复治疗的首选方法之一，如图 5-83 所示。

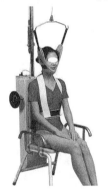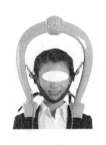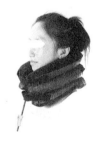

图 5-83 颈椎牵引

坐位或直立位颈椎牵引通过牵引带或牵引装置沿颈椎轴线方向施加拉力，这一拉力将对抗躯体重力，使颈椎的间隙通过牵拉得到增大，进而可以调整颈椎序列，调整颈椎与周围神经、血管及肌肉的关系，改善颈椎的生理功能，消除颈椎病理改变。另外，颈椎牵引也可用于颈椎骨折和脱位的固定与整复。

1. 颈椎牵引作用机制 颈椎是脊柱中最为灵活的一段骨骼结构，其力学结构很不稳定，容易劳损和退变。颈椎病的生理病理基础是颈椎关节功能紊乱和结构的改变，如图 5-84 所示。

由于脊柱退行性变，椎间隙变窄，纤维环和髓核的外突，椎体缘、钩椎关节及小关节增生变形，骨刺形成以及由此产生的椎体、小关节稳定性破坏，关节变形、滑膜嵌顿、半脱位、韧带肥厚等刺激和压迫周围神经，将会产生一系列颈椎病症状。颈椎牵引的作用机制主要是，调整已经破坏的椎管内外平衡，消除刺激症状，恢复颈椎的正常功能。

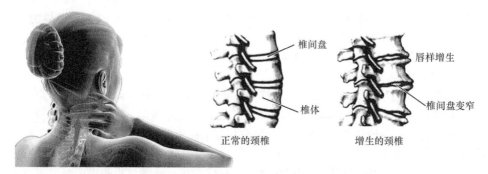

图 5-84　颈椎病的病理结构改变

（1）牵引颈部，使肌肉松弛，痉挛解除。

（2）使椎间隙增大，缓解椎间盘组织向周缘的外突压力，有利于外突组织的复位。

（3）牵引使椎间孔开大，从而使椎间孔中的神经根和动脉、静脉等所受刺激和压迫得以缓和，甚至神经根轴和关节囊之间的粘连也有可能得到松解。

（4）牵开嵌顿的小关节囊，调整错位关节和椎体的滑脱及曲度异常。

（5）牵伸扭曲的椎动脉，改善头部的血供。

（6）牵伸可使颈椎管纵径延长 5～10mm，椎管内因相对延长，侧弯的颈髓得以伸展，脑脊髓及血液循环得到一定程度的改善。

（7）牵引有固定制动作用，减少因骨折、脱位对受压脊髓和神经根的反复摩擦和不良刺激，有助于消退水肿和炎症。

（8）使患者逐渐养成正确的坐姿和颈姿，促进功能正常化。

2. 颈椎牵引方法　现阶段，颈椎牵引主要是通过牵拉枕颌牵引带来完成治疗，如图 5-85 所示。

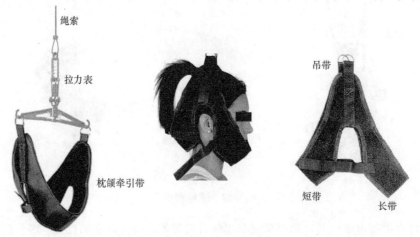

图 5-85　颈椎牵引带

颈椎牵引治疗时，需要解开患者衣领，颈部肌肉自然放松，将枕颌牵引带的长带托于下颌，短带托于枕部，调整好牵引带的松紧度并固定稳妥，再将牵引带上方的吊带通过绳索、滑轮与重锤（或电机）相连以牵拉患者的颈椎，拉力表可指示牵拉的力度。

（1）卧床颈椎牵引：主要有床上斜面自重牵引和床上重锤持续牵引两种方法。床上斜面自重牵引是将床的头端升高约 15cm，形成斜面，患者头枕 10cm 高的硬枕，治疗时借助于患者身体的下移趋势进行牵引。床上重锤持续牵引是患者仰卧在水平床面上，可枕普通枕头，重锤质量从 3～4kg 开始，待患者适应后逐渐增加，最高可达 7kg。

卧床颈椎牵引，如图 5-86 所示。

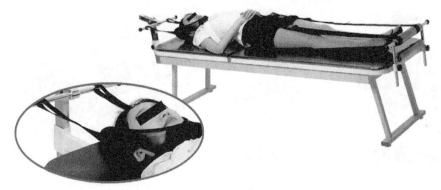

图 5-86　卧床颈椎牵引

（2）坐位颈椎牵引：如图 5-87 所示。首先将牵引带固定在吊架上的吊钩上，患者坐在有靠背的矮椅上，用枕颌牵引带托住下颌和枕部，松紧度调节以患者舒适为准。枕颌牵引带两侧向上延伸分别与横弓相连，横弓顶部系绳索通过滑轮装置连接牵引装置，使颈部产生纵向的牵伸。

（3）动力颈椎牵引：颈椎的动力牵引是用可调控大小的机械力进行牵引，近年来常用以单片机控制的电动机施加牵引力，患者一般取坐位，可选择持续牵引或间歇牵引。

3. 颈椎牵引参数　脊柱牵引技术中，影响治疗效果的主要因素有牵引角度、牵引重量、牵引时间、牵引频度等，临床治疗的关键是正确选择牵引参数，通过最佳的参数组合，达到预期的牵引效果。在颈椎牵引过程中，牵引参数要根据患者的性别、年龄、体质强弱、病变椎体和病情轻重，以及治疗中的反应等进行选择。

（1）牵引角度：目前颈椎牵引多采用颈椎前屈 10°～30° 体位，一般认为这个范围的角度可使椎间隙显著扩大。实际

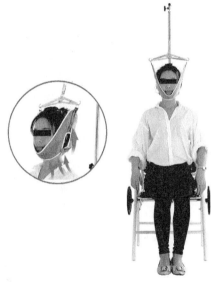

图 5-87　坐位颈椎牵引

上，颈椎 0° 位牵引就能使椎间隙增大，但通过力学试验发现，垂直位牵引最大应力位于颈椎上端，增加前屈角度，最大应力位下移，以前屈度 20°～30° 的牵引效果最佳，可使第 6、7 颈椎椎间隙增大最为明显。临床上需要根据患者的颈椎病类型和颈椎 X 光片来决定牵引角度。

（2）牵引重量：一般初次治疗的牵引重量从 3～5kg 开始，如患者无不适反应，则每天增加 1～2kg。最大牵引重量需视患者体质及对牵引的反应而定，一般颈肌弱者为 14～18kg，颈肌强者可达 18～24kg。牵引重量应根据治疗次数、患者体质强弱、牵引时间长短以及采用持续牵引还是间歇牵引等因素来确定。长时间持续牵引宜采用小重量，短时间牵引可适当加大重量，间歇牵引不宜超过 15kg。

（3）牵引时间：临床试验证实，牵引 30min 或 60min 对颈椎间距的影响并没有显著性差异，因此采用一般重量时，牵引时间可选择 20～30min；大重量牵引者的牵引时间应相应缩短至 5～15min；重症或疑有颈椎脱位者卧位持续牵引可达 6h 以上。

（二）腰椎牵引

腰椎牵引（lumbar traction）又称骨盆牵引，是治疗腰椎间盘突出的有效方法。腰椎牵引如图 5-88 所示，它利用骨盆带固定腹部和骨盆、胸肋部反向牵引带固定季肋部，通过牵引床或牵引装置沿腰段脊柱纵轴施加牵拉力，使紧张和痉挛的腰部肌肉松弛，椎体间距增大，腰椎间盘内压降低，以缓解突出物的压迫症状。

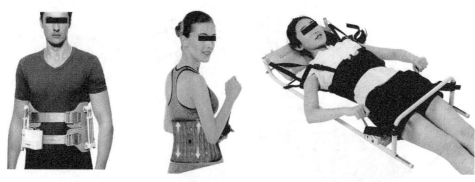

图 5-88　腰椎牵引

　　腰椎牵引以按摩手法的"人工拉压复位"为基础，逐渐发展为自重牵引、重锤牵引和动力牵引等方法。

　　1. 腰椎牵引作用机制　腰骶椎将颈胸的负荷传递到骨盆，为躯体提供了三维空间的活动范围，由于受力不平衡以及腰椎间盘的退行性病变，往往造成如图 5-89 所示的腰椎间盘突出。腰椎间盘突出物会直接压迫和刺激脊神经根，还可继发椎管狭窄，引起脊小关节上下关节突的相互靠拢，椎间管（孔）和神经管由此变小，将进一步对神经根卡压。随着椎间盘承载与分布应力的能力降低，还会使后部结构（如关节突关节）的负荷增加，退变加速，继发小关节增生、肥大及韧带肥厚，引起压迫和刺激神经的一系列症状。

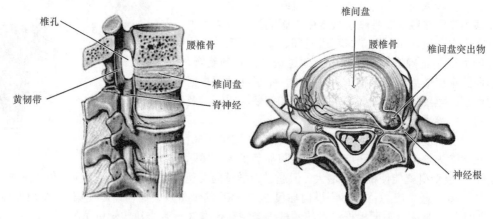

图 5-89　腰椎间盘突出

　　腰椎牵引是非手术治疗腰椎间盘突出的有效手段，其主要机制有以下几点。

　　（1）腰椎牵引可使突出间盘回纳。如图 5-90 所示，水平牵引可使腰椎间隙增大，使得椎间盘内成为负压，加之后纵韧带拉紧，有利于突出的髓核回纳，可缓解或消除对神经根的压迫与刺激。

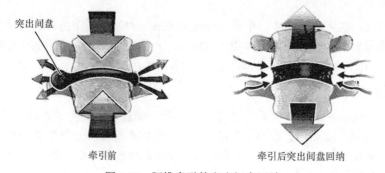

图 5-90　腰椎牵引的突出间盘回纳

（2）可增加椎管的容积。由于增加了椎管容积，可减轻对神经根的压迫。

（3）屈曲位可使椎间管增大。人体由直立位到腰椎屈曲位，椎管的容积将会增加3.5～6.0mL。所以，腰椎牵引多推荐采用腰部屈曲"大虾"状，可增加牵引效果。

（4）增加侧隐窝的容积。腰椎间盘突出后上、下椎间距将缩小，使黄韧带松弛并凸向椎管内，会压迫神经根。长期的黄韧带松弛，使小血管迂曲变形，弹力纤维退行性变，黄韧带肥厚，侧隐窝容积减小。牵引可伸张黄韧带，改善黄韧带血液循环，增加椎间盘与黄韧带的间隙及侧隐窝容积，以减轻对神经根的压迫。

（5）松解神经根粘连。突出椎间盘的破裂组织释放组胺将引起化学性炎症，髓核突出引起免疫性炎症，神经根受压也会引发创伤性炎症，使神经根与破裂突出物发生粘连和纤维化。牵引可松解神经根周围组织粘连，改善症状和运动功能。

（6）牵引可缓解肌肉痉挛，减轻疼痛症状，纠正侧凸前屈的病理体位。

2. 常用的腰椎牵引法　腰椎牵引需要较大的力量，所以徒手牵引方式效果不尽理想，目前大多使用机械动力牵引。腰椎牵引可分为间歇式及半持续性两种方式，间歇式牵引是拉伸—放松—拉伸的治疗方式，持续20～30min，牵引重量由体重的四分之一（此重量可以克服身体与床之间的摩擦力）开始，一段时间治疗后，视患者的忍受程度，逐渐增加到体重的二分之一。半持续性牵引约持续拉30min至2h，休息几分钟后可反复牵引，一天共牵引6～8h，牵引的重量由6kg开始，视患者的忍受度逐渐增加到体重的三分之一。

（1）骨盆持续腰椎牵引：如图5-91所示。

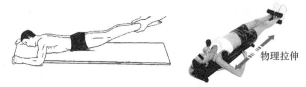

图5-91　骨盆持续腰椎牵引

骨盆持续腰椎牵引是一种传统的物理拉伸方法，患者仰卧于硬板床，用骨盆牵引带绕腰部固定，牵引带的左右两侧各连接一根牵引绳至床的足端，牵引绳通过滑轮连接每侧悬挂的5～10kg重物，床脚位抬高10～15cm，以产生牵引力。

（2）自控式仰卧腰椎牵引：牵引床分上、下两半部分，均可滑动。上半部分床面主要是控制患者的上半身，下半部分床面则控制患者的下半身。牵引可以是手动控制，也可以是电动控制。手动控制一般只能做持续静牵引，电动控制可以做自动间歇往返慢牵引或脉冲式牵引。有些较先进的电动控制的牵引装置，可随时调节牵引力量，对力量过重报警，还可以显示腰背肌张力大小的变化。

自控式仰卧腰椎牵引，如图5-92所示。

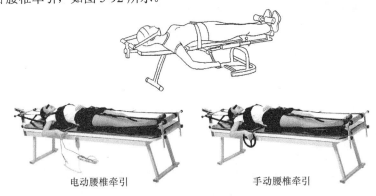

电动腰椎牵引　　　　　　　手动腰椎牵引

图5-92　自控式仰卧腰椎牵引

（3）三维腰椎牵引：图 5-93 所示的俯卧位腰椎牵引主要是根据人体脊柱的解剖结构，通过牵引床俯卧位的成角牵引来恢复人体腰椎的生理前凸，屈曲位的牵引能够更加有效地将牵引力作用于椎间盘。

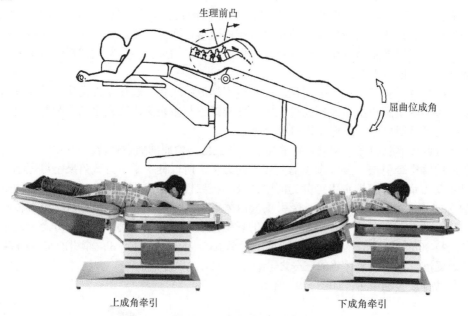

图 5-93　俯卧位腰椎牵引

俯卧位腰椎牵引的缺点是影响患者呼吸，会有一定的不适感。因而，随着牵引床技术的进步，目前临床上普遍采用仰卧位腰椎牵引方式，通过如图 5-94 所示的牵引床的摇摆床面，可在进行纵向对抗牵引的同时实现–10°～+30° 的成角牵引，有些高端电动牵引床还设有±20° 的旋转牵引以及 25° 的平摆牵引，形成了腰椎牵引的"三维"技术。

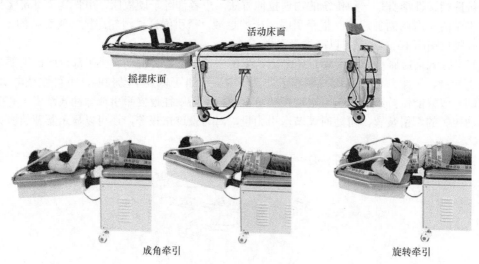

图 5-94　仰卧位腰椎牵引

（三）电动颈腰椎牵引床

电动颈腰椎牵引床（以下简称牵引床）是采用单片机控制机械传动装置来实现牵引治疗的专用医学设备，其设计应符合人体解剖学与生物力学的结构特点，通常将腰椎牵引和颈椎牵引结合于一台设备，广泛适用于各种急慢性损伤引起的腰椎间盘突出、腰痛、放射性腿脚麻木、行走无力而引起的腿脚肌肉萎缩，以及外伤性颈椎骨折、错位、脱位等。现代牵引治疗设备具备纵向对抗牵引、成角牵引、旋转牵引和平摆牵引等功能，可以完成持续牵引、间歇牵引、反复牵引、上下阶梯牵引等多种治疗模式。现代牵引床通常还配有颈椎和腰椎加热垫，使牵引治疗更为舒适、有效。

本节以 JYZ-ⅢB 型颈腰椎电动牵引床为例，系统介绍牵引床的结构和工作原理。JYZ-ⅢB 型颈腰椎电动牵引床，如图 5-95 所示。

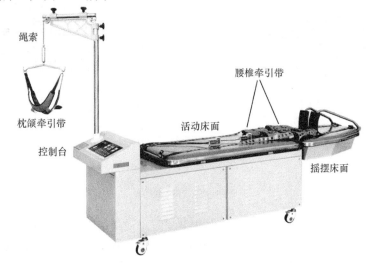

图 5-95 JYZ-ⅢB 型颈腰椎电动牵引床

1. 牵引床的结构 牵引床的机械结构示意图，如图 5-96 所示。

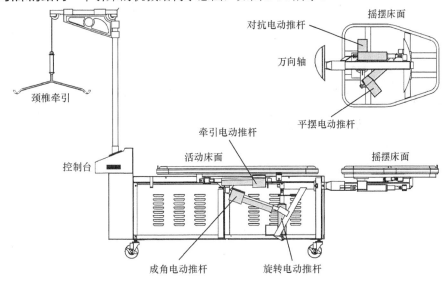

图 5-96 牵引床机械结构示意图

牵引床的机械结构有三个组成部分，即活动床面（腿板）、摇摆床面（背板）和颈椎牵引，通过控制台管理各电动推杆可以自动完成牵引床的全部操作。其中，活动床面仅需要一个电动推杆，床面只能做水平纵向的往返移动，与摇摆床面配合可用于各种方式的牵引治疗；摇摆床面由万向轴与床体连接，通过分别控制对抗电动推杆、成角电动推杆、平摆电动推杆和旋转电动推杆，可完成摇摆床面的纵向、成角、平摆和旋转等机械动作；颈椎牵引也只有一个电动推杆，通过推拉绳索可独立进行颈椎牵引。

（1）对抗牵引：如图 5-97 所示。

对抗牵引是牵引床的基本操作，通过活动床面与摇摆床面同时纵向拉拽产生的牵引力，可对患者进行常规的牵引治疗。对抗牵引时，控制电路同时驱动牵引电动推杆和对抗电动推杆正向运行，推杆伸出，使得牵引床的活动床面左移、摇摆床面右移，以实现纵向对抗牵引；反之，两个电动推杆反向运行，推杆回缩。电动推杆前端的拉力传感器将用来实时检测当前的牵引力。

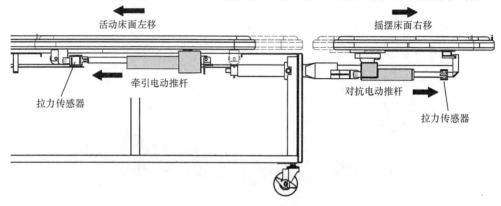

图 5-97　对抗牵引

（2）成角牵引：用于屈曲位牵引治疗，如果要进行上成角牵引，可控制成角电动推杆正向运行，使其推杆伸出，通过推动成角连杆沿支撑轴转动，摇摆床面呈上成角位；反之，成角电动推杆反向运行，推杆回缩，摇摆床面为下成角位。成角牵引，如图 5-98 所示。

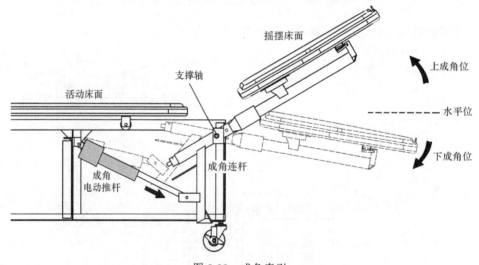

图 5-98　成角牵引

（3）平摆牵引：如图 5-99 所示。

如果要摇摆床面向右平摆，平摆电动推杆正向运行，推杆伸出，驱使平摆支架沿中心轴顺时针旋转一个角度，摇摆床面即呈右向平摆位；反之，平摆电动推杆反向运行，推杆回缩，平摆支架逆时针旋转，摇摆床面呈左向平摆位。

（4）旋转牵引：如图 5-100 所示。

旋转牵引治疗时，若要使摇摆床面向右旋转，旋转电动推杆正向运行，推杆伸出，旋转支架沿旋转轴顺时针转动一定的角度，摇摆床面呈右旋位；反之，旋转电动推杆反向运行，推杆回缩，旋转支架沿支撑轴逆时针转动，摇摆床面呈左旋位。

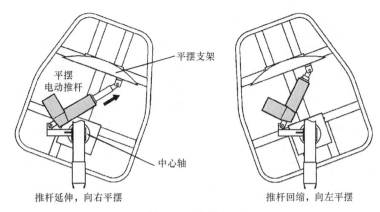

推杆延伸，向右平摆　　　　　　推杆回缩，向左平摆

图 5-99　平摆牵引

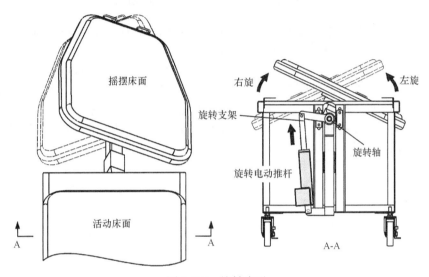

图 5-100　旋转牵引

（5）颈椎牵引：本机为颈腰椎一体化的牵引治疗设备，颈椎牵引采用坐位，可以针对不同的患者分别进行颈椎牵引和腰椎牵引。颈椎牵引，如图 5-101 所示。

进行颈椎牵引时，颈椎牵引电动推杆反向运行，推杆回缩，通过拉拽牵引绳索，经滑轮上拉固定在吊架上的牵引吊钩；治疗结束，颈椎牵引电动推杆正向运行，推杆伸出，可松解牵引吊钩，以便于拆卸枕颌牵引套。

2. 牵引床的控制电路　JYZ-ⅢB 型颈腰椎牵引床是一款由单片机控制的全电动牵引床，通过对各电动推杆的全过程监控，可以实现精准控制牵引力、成角角度、平摆角度、旋转角度、牵引时间、间歇时间、反复频率等运行参数。

牵引床腰椎牵引控制电路的原理框图，如图 5-102 所示。

中央处理器是电动牵引床的控制核心，通过操作控制面板，可以由用户自行设置治疗时间、牵引力、牵引模式（牵引时间、间歇时间），以及成角角度、旋转角度、平摆角度等运行参数，其中，成角、旋转、平摆每次仅能选用一种应用，通过与牵引力共同构成成角牵引或旋转牵引、平摆牵引。

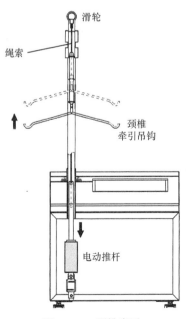

图 5-101　颈椎牵引

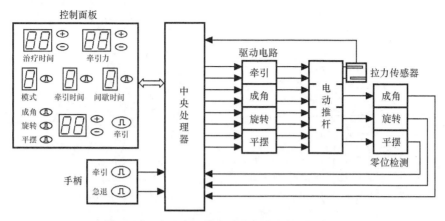

图 5-102　牵引床腰椎牵引控制电路的原理框图

　　牵引力是电动牵引床的重要参数，它的精准性不仅会影响牵引床的治疗效果，更重要的是直接关系着患者的治疗安全。因此，电动牵引床都设有牵引力自动补偿功能，可以通过活动床面的牵引电动推杆、摇摆床面的对抗电控电动推杆前端的拉力传感器实时监测牵引力，并与预设牵引力比对，进而自动调节推杆的牵引力度。另外，为确保牵引治疗的安全性，电动牵引床还必须配备患者手柄，如果突感不适，患者可以自己按动手柄上的"急退"按钮，牵引床将立即解除牵引。

　　颈椎牵引仅有一个牵拉动作，控制电路只需监控颈椎牵引电动推杆的伸出与回缩，其驱动方法与腰椎牵引相同，这里不再叙述。

　　（1）电动推杆的驱动电路：电动牵引床中所有的机械动作都是由电动推杆来完成的，其驱动电路的结构完全相同，只不过是因为各电动推杆运行参数（推拉力、行程和运行速度）存在差异，相关电路的参数会有所不同。

　　电动推杆的驱动电路，如图 5-103 所示。

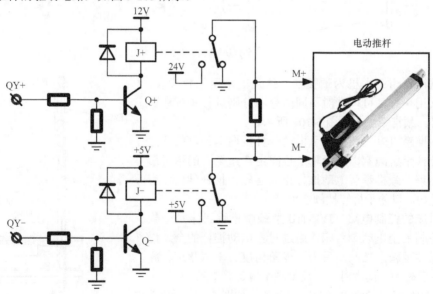

图 5-103　电动推杆的驱动电路

　　如果需要电动推杆伸出，中央处理器的输出端口 QY+ 为高电平、QY− 为低电平，使得晶体管 Q+ 导通、Q− 截止，继电器 J+ 接通 12V 电源、J− 断电，继电器 J+ 的常开触点闭合、J− 常闭触点闭合。此时，M+ 连接至 24V 正电源、M− 接地，电动推杆即呈正向运行，推杆伸出；反之，QY+ 为低电平、QY− 为高电平，Q+ 截止、Q− 导通，J+ 的常闭触点闭合、J− 常开触点闭合，M+ 接地、M− 接 24V 电源，电动推杆即呈反向运行，推杆回缩。

（2）牵引力监测电路：为实现牵引力的自动补偿功能（比如，牵引床在做成角或平摆、旋转牵引时，牵引力可能会有所变化），电动牵引床需要实时监测牵引力，并根据实测数据及时调节当前的牵引力。牵引力检测的方法是在牵引电动推杆、对抗电动推杆和颈椎牵引电动推杆的推杆前部分别安装一个拉力传感器，现阶段电动牵引床多使用 S 型拉力传感器。

S 型拉力传感器因外形似 S 形状而得名，它是一种最为常见的拉力传感器。S 型拉力传感器及检测电路，如图 5-104 所示。

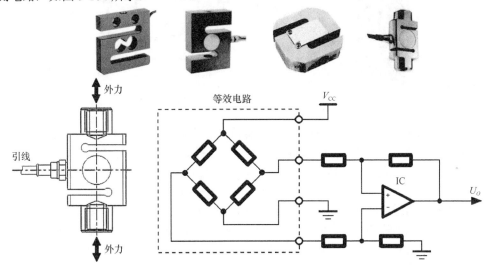

图 5-104　S 型拉力传感器及检测电路

S 型拉力传感器的表面粘贴有 4 个电阻应变片（转换元件），这 4 个电阻应变片连接成一个惠斯通电桥，对角接入电源，另外两个端口作为检测信号输出。没有外力时，各电阻应变片的阻值相等，惠斯通电桥处于平衡状态，输出 $U_O=0$。在外力的作用下，传感器会产生一定的弹性变形，使表面粘贴的电阻应变片也随之变形，变形后的各电阻应变片的阻值将发生不同的变化（增大或减小）。由此，惠斯通电桥失去平衡状态，其输出信号与当前拉力相关，经差动放大器（IC）接口电路放大有信号输出，中央处理器通过检测 U_O 的大小可以计算出牵引力。

（3）零位检测电路：由于电动牵引床可以完成对抗牵引、成角牵引、平摆牵引和旋转牵引等操作，因此，牵引治疗结束后，中央处理器需要检测活动床面、摇摆床面是否到位，并判断成角角度、平摆角度和旋转角度是否"归零"。零位检测电路的作用就是检测床面是否正确复位，使两个床面都自动恢复到初始位置。零位检测电路，如图 5-105 所示。

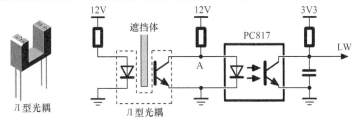

图 5-105　零位检测电路

电动牵引床在各可活动的机械结构的"零位"（初始位置）安装有一块遮挡体，遮挡体恰好位于 Ⅱ 型光耦的中间，可以遮挡 Ⅱ 型光耦的光传播。如果床面发生成角、平摆或旋转等位移，遮挡体将偏离 Ⅱ 型光耦，发光二极管发出的光线直接照射到接收管，接收管导通，A 点为低电平，光电耦合器（PC817）截止，输出端（LW）为高电平。中央处理器通过检查零位检测电路的输出电平信号，可以判断床面是否"复位"。

（4）手柄：电动牵引床必须配备患者手柄，手柄上设有与控制面板功能一致的"牵引"和"急退"按钮，患者可以通过手柄自己启用牵引程序或解除牵引。

手柄的"急退"控制电路（"牵引"电路相同），如图 5-106 所示。

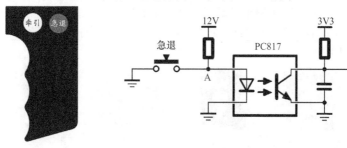

图 5-106 "急退"控制电路

"急退"是电动牵引床的一项重要紧急保护措施。牵引开始时，按动"牵引"按钮，患者的手指应立即移动到"急退"位置。在牵引过程中，若患者感到牵引力过大，可立即按动"急退"按钮，A 点即为低电平，光电耦合器（PC817）截止，输出端（JT）为高电平，中央处理器如果检测到 JT 端为高电平，则立即启动"急退"程序，电动推杆将反向运动一定距离后停止。

3. 牵引模式 为适应临床牵引治疗，电动牵引床设有可供选择的多种牵引模式，主要包括：间歇式牵引、间歇式上阶梯牵引、间歇式下阶梯牵引、反复式牵引、反复式上阶梯牵引、反复式下阶梯牵引、持续式牵引和持续式上阶梯牵引。

（1）间歇式牵引：间歇式牵引的牵引过程是"牵引—松弛—牵引"，作用曲线如图 5-107 所示，目的是使患者能在牵引过程中得到周期性的松弛。应用间歇式牵引时，除了要确定总的治疗时间和牵引力，还需要设置牵引时间和间歇时间，渐进与渐退、间歇渐进与间歇渐退的作用斜率由系统设计决定，间歇维持力一般定义为 200N（也有采用牵引力的半值）。

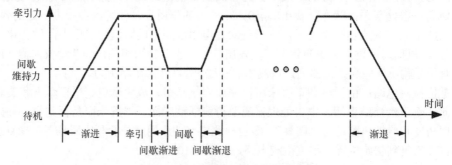

图 5-107 间歇式牵引作用曲线

（2）阶梯式牵引：是在渐进或渐退期间，牵引力呈如图 5-108 所示的阶梯曲线，使患者能够更舒适地接受设定的牵引力，尤其是对于年龄较大和体弱的患者。

阶梯式牵引分为上阶梯牵引、下阶梯牵引和上、下阶梯牵引，牵引力的设定值必须要在 300N

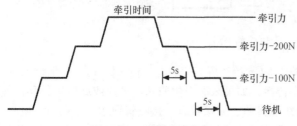

图 5-108 阶梯牵引曲线

以上。上阶梯牵引时，按下牵引运行键，牵引力不会马上达到设定值，而是分为三步，第一步用 5s 达到"设定值减 200N"；第二步适应 5s 后，牵引力再达到"设定值减 100N"；第三步再经 5s 适应，牵引力达到设定值。下阶梯牵引是牵引结束时，牵引力不会马上下降至待机位，也是分为三步，第一步用 5s 下降至"设定值减 200N"；第二步适应 5s 后，再下降至"设定值减 100N"；第三步再适应 5s 后，牵引力才下降到待机位。上、下阶梯牵引方式可在持续、间歇、反复牵引的任何一个牵引过程中使用。

（3）反复式牵引：反复式牵引与间歇式牵引的不同点仅是在于间歇期的维持力。在间歇期，间歇式牵引需要保留一定的维持力，患者此时仅为"松弛"（并未完全放松）；反复式牵引的间歇期，牵引力下降到待机状态，患者体验的是"牵引—放松—再牵引"的牵引效果。

反复式牵引可以使用上、下阶梯牵引方式，分为反复式牵引、反复式上阶梯牵引、反复式下阶梯牵引。

（4）持续式牵引：是设定好牵引时间和牵引力，即可进行牵引治疗。根据渐进期和渐退期的牵引力变化，分为持续式牵引、持续式上阶梯牵引。

第三节　冷热疗设备

冷热感受是生物体最为基础的生理反应，直接影响着人体的舒适度。冷热疗法（cold and heat therapy）就是利用低于或高于体温的物质作用于人体表面，通过神经传导引起皮肤和内脏器官的收缩与舒张，以改变机体各系统的血液循环和新陈代谢，从而达到止血、止痛、消炎、退热、增进舒适度等治疗目的。

人体皮肤的血管系统是由动脉和小动脉等交织的血管组成的，当局部受到冷刺激时，可增加交感神经对血管的收缩冲动，使小动脉收缩。如果采用局部受热刺激，由于抑制交感神经对血管收缩的冲动，可使受热部位及周围皮肤的小动脉扩张。冷热疗法对机体产生的不同生理效应见表 5-4。

表 5-4　冷热疗法对机体产生的生理效应

生理效应	用热	用冷
血管	扩张	收缩
细胞代谢	增加	减少
需氧量	增加	减少
毛细血管通透性	增加	减少
血液黏稠度	降低	增加
血液流动	增快	减慢
淋巴流动	增快	减慢
结缔组织伸展性	增加	减弱
神经传导速度	增快	减慢
体温	上升	下降

继发效应是指用冷或用热超过一定时间，产生与生理效应相反的作用。比如，热疗可使血管扩张，但持续用热超过 30～45min，血管则会引起收缩反应；同样用冷 30～60min 后，血管反而有可能会扩张，这些生理现象是因机体为避免长时间用冷和用热对组织造成伤害而产生的生理防御反应。因此，应用冷热疗的时间要适当，一般以 20～30min 为宜，如需反复使用，中间需要间隔 1h 以上，目的是防止继发效应抵消应有的生理效应。另外，冷热疗还会产生远处效应，对身体局部用冷、用热时，其作用的影响会波及机体的其他部位，这种现象称为交感性反应。

一、传导热疗法

传导热疗法（conductive heat therapy）也称为温热疗法（hyperthermia）简称热疗，是一种历史悠久、简便易行的物理疗法。早在远古时代，人类就知道用热取暖，并会使用热敷来缓解疼痛。随着人类文明的进步，多种热疗方法已在民间普及，逐渐形成了温泉浴、沙浴、蜡疗、泥疗等以热传导为主的温热治疗方法。热疗可以利用各种致热体作为热源，通过介质传导、对流、辐射等方式将热源的热量传递给机体，以达到防病、治病的目的。

（一）温度对机体活性的影响

人体是一个复杂的、能够自动进行生理调节的生物体，其细胞水平、器官水平乃至整个机体都可以对温热效应产生生理反应。

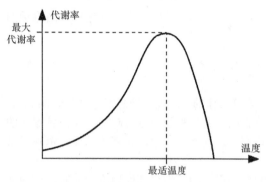

图 5-109　细胞代谢率与温度的关系

通过观察细胞耗氧量与温度变化的关系，会发现随着温度的缓慢升高代谢过程有加快的趋势，说明生物体的活性增强。细胞代谢率与温度的关系，如图 5-109 所示。

由关系曲线可见，温度略高于体温时，代谢率随温度呈指数规律上升，这说明随着温度升高，活性将增强；当温度进一步提升到较高水平，代谢率的增长开始减缓；如果达到最大代谢率的"最适温度"，温度还升高，代谢率会随温度快速下降，直至代谢完全停止（即死亡）。所有生命体的代谢率与温度曲线的形状都几乎相同，但不同种类的生物以及同一生物体的不同组织间的"最适温度"会有所差异。比如，人体睾丸组织的"最适温度"就明显低于其他组织。

对于一个由多细胞构成的器官，其活性随温度的变化关系更为复杂，活性变化率不仅与当时的状态（包括温度）有关，还取决于该器官之前的状态。所以，活性-温度曲线在很大程度上依赖于温度变化的速度和方向（上升或下降）。如果温度变化非常迅速，对器官会构成一个刺激，如同机械刺激或电刺激。相反，器官或机体在某一相对较低或较高的温度（温度在维持活性的范围）下滞留较长时间，还会产生自适应。

（二）体温调节

体温调节（thermoregulation）是指温度感受器接受身体内、外环境温度的刺激，通过体温调节中枢的活动，相应地引起内分泌腺、骨骼肌、皮肤血管和汗腺等组织器官活动的变化，从而调整机体的产热和散热过程，使体温保持在相对稳定的水平。

体温调节系统，如图 5-110 所示。

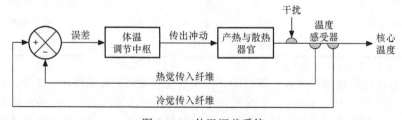

图 5-110　体温调节系统

人体体温调节是一个复杂的负反馈自动控制过程，最终目标是控制核心温度（以心、肺为代表的机体深度温度）。由于机体内环境（机体活动量）与外环境（环境温度）的变化，众多干扰因素都会影响核心温度，体温调节系统可将温度感受器感知的干扰信息传递给体温调节中枢，经比较、整合，传出新的冲动，通过调整产热与散热器官的状态，使人体达到新的体热平衡，从而保证了核心温度在各种环境温度下的稳定性。

1. 体温调节方式　体温调节有自主性和行为性体温调节两种基本方式。

（1）自主性体温调节（autonomic thermoregulation）：是指在体温调节中枢的控制下，通过增减皮肤血流量、发汗、寒颤和改变代谢水平等生理性调节反应，以维持产热与散热的动态平衡，使体温保持在相对稳定的水平。

（2）行为性体温调节（behavioral thermoregulation）：是指有意识地进行有利于建立体热平衡的行为活动，即动物通过其行为使体温不致过高或过低的调节过程。例如，低等动物蜥蜴从阴凉处至阳光下来回爬动以尽量减小体温变动的幅度，人在严寒中原地踏步、跑动以取暖，均属行为性体温调节。人类还能够根据环境温度的变化增减衣着，创设人工气候环境（使用空调等）以祛暑御寒，这些可视为更复杂的行为性体温调节。

2. 体温调节机制　就是生物体维持"产热"与"散热"稳定的一种方式。

（1）产热过程：机体代谢过程中释放的能量，仅有20%～25%用于做功，其余都将以热的形式发散至体外。产热最多的器官是内脏（尤其是肝脏）和骨骼肌，内脏器官的产热量约占机体总产热量的52%，安静时骨骼肌产热量约占25%。机体在运动时，肌肉的产热量剧增，可达总热量的75%～80%。冷环境刺激可引起骨骼肌的寒颤反应，使产热量增加4～5倍。产热过程主要受交感-肾上腺系统及甲状腺激素等因子的控制，因热能来自物质代谢的化学反应，所以产热过程又称为化学性体温调节。

（2）散热过程：体表皮肤可通过辐射、传导和对流以及蒸发等物理方式散热，所以散热的过程也称为物理性体温调节。辐射是将热能以热射线（红外线）的形式传递给外界较冷的物体；传导可将热能直接传递给与身体接触的较冷物体；对流则是将热能传递给与体表接触的较冷空气层，使其受热膨胀，与周围的较冷空气相对流动而散热，空气流速越快，散热效果越为显著。这三种形式发散的热量约占总散热量的75%，其中，以辐射散热最多，占总散热量的60%。散热的速度主要取决于皮肤与环境间的温度差，皮肤温度越高或环境温度越低，散热速度越快。当环境温度与皮肤温度接近或相等时，上述三种散热方式无效。例如，环境温度高于皮肤温度，机体反而会吸收环境中的热量。

蒸发也是一种很有效的散热方式，每克水蒸发时，可吸收0.58kcal[①]的汽化热。常温下体内水分经机体表层透出而蒸发掉的水分称作无感蒸发，其量每天约为1000mL。其中，通过皮肤蒸发的为600～800mL，通过肺和呼吸道的为200～400mL。一般在环境气温升到25～30℃时，汗腺即开始分泌汗液，称为出汗。环境气温等于或高于体温时，汗和水分的蒸发即可成为机体唯一的散热方式。出汗是人类和有汗腺动物在热环境中主要的散热反应，无汗腺的动物（如犬等），主要以热喘及流涎等方式来增加蒸发散热。汗腺分小汗腺和大汗腺两种，小汗腺分布于人体全身皮肤，以手掌、足跖和前额最密，猴、猫、鼠等的汗腺主要分布于足跖部，它受交感神经的胆碱能纤维支配。大汗腺开口于毛囊的根部，分布在动物全身皮肤，而人类则较不发达，局限于腋窝、外阴部等处，它受肾上腺素能纤维支配。

（3）机体对温度变化的感受：周围环境的温度变化，可改变体表温度，从而刺激皮肤的冷、热感受器，引起传入冲动。皮肤温度感受器中冷点较多，为热点的4～10倍。冷感受器的放电频率远远高于热感受器，因而，人体皮肤对寒冷刺激比较敏感。腹腔内也有热感受器，其传入纤维在内脏大神经中。

（三）温热的生理学效应

温热的生理学效应主要包括对血流量和对器官的影响。

1. 温热作用对血流量的影响　热疗的核心效应是促进血管扩张，改善局部血液循环。

（1）局部效应：当热作用于局部体表时，必然会使流经该区域的血流量增加。此时，如果核心温度仍高于受热区域的温度，增加的局部皮肤血流量会将热量从核心区输送到该部位，使体温

---

① 1kcal=4.1868J。

梯度变得平缓。当给予足够的热量使皮肤温度高于核心温度时，该区域的温度梯度会发生逆转，增加的血流量将多余的热量均匀地分布至全身。比如，将手浸泡在一定温度的水中足够长时间，水温（接近于皮肤温度）与血流量的关系，如图 5-111 所示。

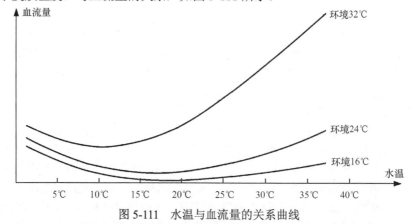

图 5-111 水温与血流量的关系曲线

由图 5-111 关系曲线可见，血流量不仅与皮肤温度有关，并且在很大程度上受到环境温度的影响，环境温度越高，对应于皮肤温度的血流量越大。

（2）远隔效应：当身体的一部分受热时，热效应不仅局限于受热区域，还能通过神经反射引起相邻部位的血管扩张，如果热强度较大，还会使更远端的部位产生血管扩张效应。比如，一侧下肢受热时，另一侧下肢甚至是双臂都会受到影响。同样，背部受热，也可以使头部、肢体血管扩张，皮肤温度升高。这种交感反应与提高室温所产生的效应相类似。

2. 温热作用对器官的影响　温热作用可以影响全身各器官的生理活动。

（1）皮肤：皮肤通常是热疗时首先受到刺激的器官。由于皮肤具有丰富的血管系统，扩张状态下能容纳周身循环血液的 30%。因而，皮肤对全身的血液分布有着重要的影响，同时对机体的热交换也起着关键的作用（经皮肤散的热可达全身 60%～80%）。皮肤的汗腺系统在受热时大量排汗，可以排出有害代谢物，增强组织内水的代谢，促进渗出物的吸收。受热引起的皮肤充血，还可以促进伤口和溃疡愈合，瘢痕软化，改善皮肤功能。

（2）肌肉：热可以使紧张的肌肉松弛，特别是能够缓解病理性的肌肉痉挛。短时间热疗能使疲劳的正常肌肉组织恢复肌力，减轻疲劳感。其作用机制是，热疗的温热效应使肌肉充血，代谢加强，使疲劳时积累于肌肉组织中的乳酸氧化，为肌肉运动提供了更多的能量。但是，如果热作用的时间过久，则可能会加剧疲劳感，肌肉的效能和应激能量将降低。

对于病理性的肌肉痉挛或肌张力增高，热可以直接作用于肌梭，使其发放的冲动频率降低，不易引起反射性肌纤维缩紧。温度的迅速升高，甚至能够使肌梭的活性受到暂时性抑制。

（3）神经系统：短时间的局部热刺激，可使周围神经的敏感性提高；较长时间的热刺激，其神经敏感性反而会被阻抑。温热作用于机体局部，通过神经反射功能可将热刺激弥漫全身，这一点在温热治疗中很重要。

（4）代谢系统：热作用于局部，使组织温度增高，在一定范围内组织细胞的生命活动变得活跃，化学反应过程加速，氧化过程增加，血管扩张，血流加速，代谢旺盛。如果热作用面积较大或作用于全身，则可使体温升高，糖和脂肪燃烧，蛋白质分解加强。

（5）排泄功能：热作用于人体，使汗分泌增多，代谢产物排泄增加，钠丢失量增大。短时间、适量的温热作用，可兴奋排尿功能，使尿量增加；而长时间的热作用，会引起血压下降和大量排汗，体液丧失，尿量则会减少。

二、传导热物理治疗设备

"温热"是物理治疗体系中最为重要的物理学因子，许多治疗方法都会不同程度地产生温热效应，比如，高频电（短波、微波）和超声波的"内生热"、光疗中红外线产生的"热辐射"或水疗的"水温传导"等。但是，物理治疗的分类目前还是习惯于通过工作原理来划分，现阶段临床上对热疗的界定仅限于热传导的物理方法，主要包括蜡疗、熏蒸和热敷等，支持设备有恒温电蜡疗机、舱式或床式熏蒸机、湿热敷装置等。

（一）石蜡疗法

石蜡疗法（keritherapy）简称蜡疗，属于物理治疗体系中的热疗，是利用加热熔解的石蜡作为热传导介质，通过涂敷或贴敷于人体不适部位，使局部血管扩张、细胞通透性加强，具有促进血液循环、增加新陈代谢和消炎、止痛的作用。

1. 石蜡（paraffin） 又称为晶形蜡，是从石油、页岩油或其他沥青矿物油的某些馏出物中提取出来的一种烃类混合物，主要成分是固体烷烃，无臭无味，为白色或淡黄色半透明固体。石蜡是非晶体，但具有明显的晶体结构。利用石蜡保温性能好，从固态到液态熔点低的特点，通过石蜡直接接触皮肤的传导面，可以完成温热、机械固化挤压以及滑润皮肤等治疗保健目的。

医用石蜡在常温下为白色半透明固体，化学性质稳定，熔点为 $50\sim60\text{℃}$，精炼石蜡的熔点为 $52\sim54\text{℃}$。石蜡溶于汽油、二硫化碳、二甲苯、乙醚、苯、氯仿、四氯化碳、石脑油等非极性溶剂，不溶于水和甲醇等极性溶剂。

石蜡是良好的储热材料，比热容较大，为 $0.5\sim0.78\text{K}/(\text{g}\cdot\text{℃})$；导热性较差，导热系数为 0.0006。石蜡熔解时吸收大量的热，冷却时会缓慢释放热量，每千克熔解石蜡凝固体时，平均可释放出 39K 热量。纯石蜡还是良好的绝缘体，电阻率为 $10^{13}\sim10^{17}\Omega\cdot\text{m}$。石蜡具有良好的可塑性、黏滞性和延展性，适合关节部位的治疗。石蜡在冷却过程中体积可缩小 $10\%\sim20\%$，能够逐渐加强对治疗部位的机械压力。

2. 石蜡的治疗作用 主要包括以下几个方面。

（1）温热作用：由于石蜡的热容量高，导热系数小，散热时间长，不含水分和其他液体，不呈对流现象。治疗时（如刷蜡法或浸蜡法）涂在皮肤上的第一层蜡与皮肤并不绝对接触，中间留有一定的空气层，因而能使皮肤耐受较高温度（$60\sim70\text{℃}$）。此外，由于空气和汗液水分不能穿透石蜡使热量扩散，它的保温能力较强。

这些特性可以使石蜡对治疗部位产生较强且持续的温热作用，通过温热的局部效应和远隔效应，可达到促进血液循环、消炎和镇痛的目的。

（2）机械作用：石蜡的可塑性和黏滞性使蜡饼直接与皮肤紧密接触，在冷却凝固过程中其体积逐渐缩小，对皮肤及皮下组织可产生柔和的机械压迫作用，这种包裹式机械压迫，不仅能防止组织内淋巴液和血液渗出，又可促进渗出物的吸收，使热量向深层组织传递。

机械压迫作用还可以增加胶原纤维组织的可延伸性，软化瘢痕和粘连的结缔组织，有利于对挛缩关节进行功能锻炼，增加关节活动范围，还能够增加皮肤的弹性和柔韧性，防止皮肤松弛形成皱纹。

（3）促进创面愈合：石蜡中的化学成分能刺激上皮组织生长，有利于皮肤表浅的创面和溃疡愈合。

（4）机体对蜡疗的反应：将融化的石蜡或蜡饼涂敷在患者局部皮肤，初期会略有灼热感，适应后即为舒适的温热感觉，这种温热感觉可延续至蜡疗结束后的数小时。机体的全身反应很轻微，仅限于心率轻度加快，出汗，略感疲乏。对于敏感性皮肤，体弱、神经质的患者，或大面蜡疗时，偶尔会引起一些不良反应，如皮肤过敏或虚脱。

3. 治疗方法 石蜡治疗主要有蜡饼法、刷蜡法和浸蜡法。在治疗前应清洁皮肤并擦干，多毛

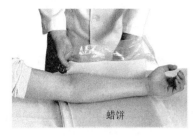

图 5-112　蜡饼法

处需剃毛或涂抹凡士林。

（1）蜡饼法：如图 5-112 所示。首先将熔化的石蜡倒入一定尺寸的蜡饼盘，蜡液厚度约为 20mm，待自然冷却至表面温度为 45～50℃，外层凝固，内部仍呈半液态时取出蜡饼，将蜡饼敷于暴露的患部，再用毛毯等物保温，治疗时间为 30～40min。

（2）刷蜡法：用排笔样毛刷蘸少量 50～60℃的蜡液，迅速刷于患部，待蜡冷却凝成薄膜后再继续刷蜡，直至蜡膜厚度达 5mm，再将蜡饼放在上面。固定与保温方法与蜡饼法相同，治疗时间为 30～60min。这种方法适用于腰、背、腿部，能使患部同时受到温热和机械压迫作用。

（3）浸蜡法：如图 5-113 所示。浸蜡法又称蜡浴疗法，适用于手、足、肘关节、膝关节等部位。首先使容器中蜡液温度至 55℃左右，将手或足浸入蜡液，再迅速提起。首次浸入时可能有轻微灼痛感，待蜡膜形成后再反复浸入，此时，因蜡膜的形成，感温热，灼痛感消失，直到蜡套厚度达 0.5mm。各次浸蜡高度都应低于第一次的水平，以防烫伤无保护层的皮肤。

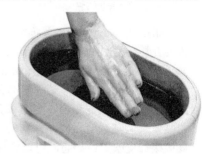

图 5-113　浸蜡法

（二）恒温电蜡疗机

恒温电蜡疗机（以下简称蜡疗机）是现代医院进行石蜡治疗的基本设备，可以自动完成熔蜡、控温、消毒、过滤、放蜡、成型等操作过程，能够快速制作蜡液和蜡饼，以满足蜡疗的临床需要。以下以 XYL 系列恒温电蜡疗仪为例，介绍蜡疗机的结构与工作原理。XYL 系列恒温电蜡疗仪，如图 5-114 所示。

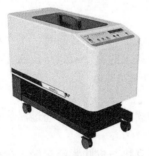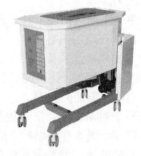

图 5-114　XYL 系列恒温电蜡疗仪

1. 蜡疗机的结构　蜡疗机的基本结构，如图 5-115 所示。蜡疗机的基本功能就是快速熔蜡、分配蜡液和制作蜡饼。为此，蜡疗机的结构主要包括熔蜡槽、蜡液配给管路和保温箱。

蜡饼的制作过程可大致分为三个步骤。

（1）固体石蜡块放入熔蜡槽，通过熔蜡槽内的加热装置快速加热至 60～80℃，可将固体石蜡熔解为蜡液。

（2）蜡液再由排蜡泵沿排蜡管路输送到保温箱内的各蜡盘，本机设有三组、每组 5 个蜡盘，分配蜡液时，该组的电磁阀打开，可以同时对这 5 个蜡盘发放一定量（厚度约为 20mm）的蜡液。

（3）蜡液装盘后，开启循环风机，通过电动球阀散热及自动控温装置使保温箱的温度始终保持在 52℃左右，蜡液逐渐冷却后可形成外层凝固、内部仍呈半液态的蜡饼。

2. 熔蜡槽　熔蜡槽的作用是通过加热装置将固体石蜡熔解成蜡液。现阶段，蜡疗机的熔蜡主要有有水熔蜡和无水熔蜡两种方法。

（1）有水熔蜡：是一种更为传统的熔蜡方法，其熔蜡槽，如图 5-116 所示。

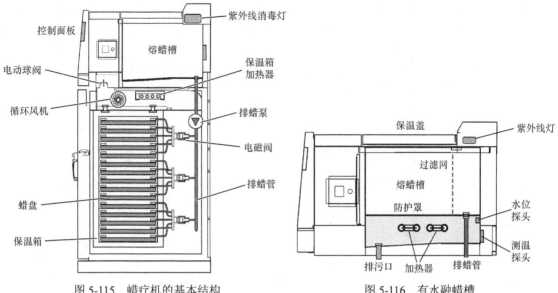

图 5-115　蜡疗机的基本结构　　　　图 5-116　有水融蜡槽

由于石蜡通过水来加热，原料不直接接触加热体，使得熔蜡槽的温度更为均匀、准确，可以避免加热超过 100℃。有水熔蜡槽内有一块防护罩，作用是固体状的石蜡颗粒或回收蜡饼（比重较水大）不会落到加热器上。防护罩可将熔蜡槽分为两部分，上半部为熔蜡区，下边为清水区。

进行熔蜡操作时，首先是用下面的加热器对清水进行恒温加热，通过水的热传导使石蜡原料熔解，形成蜡液。测温探头可以实测槽内温度，并通过控制电路保持槽内温度恒定。水位探头是有水熔蜡槽的专有装置，目的是监测槽内水位，如果水位低于探头，控制电路将报警，同时关闭加热器。排污口的作用是清理槽内污水。

（2）无水熔蜡槽：如图 5-117 所示。

从结构上看，无水熔蜡槽更为简单，使用时无需关心熔蜡槽内是否缺水，也免去了排放污水的麻烦。因此，曾一度有过完全替代有水熔蜡的"说法"。无水熔蜡的主要缺点是在快速加热时靠近加热板的石蜡温度可能超过 100℃，这样会使石蜡氧化变质，影响重复使用寿命。

无水熔蜡的工作过程是，打开保温盖，装填石蜡颗粒和回收蜡饼，加热板开始恒温加热（加热温度由控制面板设定），测温探头可以实时监控熔蜡槽内的温度，熔解后蜡液即可透过过滤网进入排蜡管路。在过滤网的右侧是已经熔解的蜡液，蜡液呈透明状，紫外线可透过蜡液进行消毒处理。

3.保温箱　如图 5-118 所示。

保温箱的外壳为保温材料，内部安装有多个测温探头，可以实时监测箱内温度。如果温度低

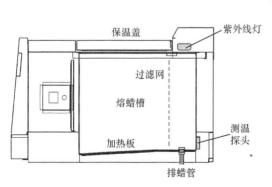

图 5-117　无水融蜡槽

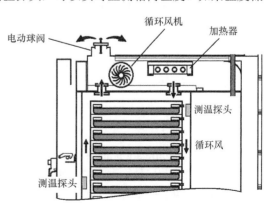

图 5-118　保温箱

于预设值，加热器全额开启，通过循环风机对箱内进行升温；反之，箱内温度过高，控制电路关闭加热器并开启电动球阀，由于在蜡疗机的机壳内安装有多个风机，可在球阀开口处局部形成一定的负压，电动球阀打开后，保温箱内的循环风会与外部冷空气交换，使箱内温度下降，直至温度达到预设值，电动球阀关闭。

加热器的驱动电压由可控硅限定，如果保温箱内温度达到或接近设定值，控制电路将调整可控硅的触发时间，进而降低加热器的驱动电压，以保证箱内的温度稳定。

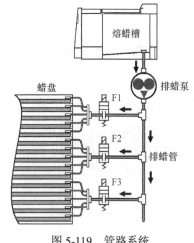

图 5-119 管路系统

4. 管路系统 蜡疗机的管路系统，如图 5-119 所示。它的基本功能就是根据预设参数（蜡饼厚度和需要填装的盘数）定量排放蜡液。

管路系统运行过程是，开启排蜡泵，排蜡管路存有增压后的蜡液；如果仅要求装填 5 个蜡盘，电磁阀 F1 打开，开始对最上面的 1～5 号蜡盘装蜡；装填 10 个或 15 个蜡盘的原理一致。

由于管路流量为已知的设计参数，通过限定电磁阀的打开时间即可换算出排蜡量。本机蜡饼的厚度分 3 级管理，为 10mm、15mm 和 20mm。为保证管路系统中的蜡液充分融解，在排蜡泵、排蜡管和电磁阀等蜡液流经的位置均绕有保温层，并在排蜡管部位绕制加热线，如果实测温度较低，控制管路可以随时启动加热，为管路系统增温。

5. 加热装置的驱动电路 本机的熔蜡槽、保温箱以及管路系统的加热装置均采用可控硅驱动电路，如图 5-120 所示。

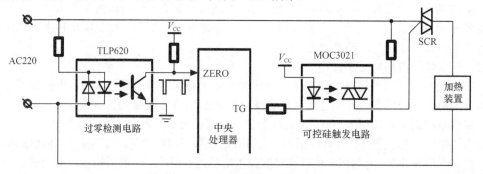

图 5-120 加热装置驱动电路

加热装置驱动电路的工作原理是，220V 工频交流电过"零点"时，过零检测电路的交流光耦（TLP620）即为导通状态，输出端为低电平；反之，为高电平，相当于输出一个低电平脉冲。中央处理器如果检测到过零信号（ZERO）为低电平，则启动内部定时器，并根据温度探头采集到的当前测温数据调整定时器的时间常数，当定时时间到，发出低电平脉冲触发信号（TG）。TG 为低电平时，可控硅光电隔离触发器（MOC3021）立即触发双向可控硅（SCR），使其导通。SCR 的导通状态与输出电压有关，如果定时器的时间常数长，可控硅的触发时间较晚，其输出电压低；反之，输出电压升高。因此，通过时间常数来改变可控硅的触发时机，可以调整加热装置的温度。

（三）熏蒸疗法

熏蒸疗法（fumigation and steaming therapy）也称为蒸气疗法，是利用蒸气作用于机体来防治疾病和促进康复的一种物理疗法。常用的方法有局部熏疗法（多为开放式熏蒸，手足等也可采用封闭式熏蒸）和全身蒸气浴（封闭式熏蒸），如图 5-121 所示。

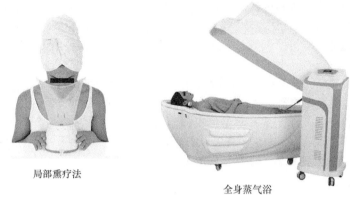

局部熏疗法　　　　　　全身蒸气浴

图 5-121　局部熏疗法和全身蒸气浴

熏蒸疗法属于中医常用的外治方法之一，是中医药学的重要组成部分，主要是通过物理温热和中药吸收的双重作用达到治疗目的。人体在熏蒸作用下，作用部位的毛孔开放，局部或全身排汗，一方面可以将体内代谢产物和有害物质排出体外；另一方面有效的中药成分通过开放的毛孔进入体内，从而起到活血化瘀、温经散寒、祛风祛湿、消炎止痛的治疗作用。

1. 中药熏蒸的作用机制　皮肤是人体面积最大的器官，它除了可以保护内脏器官免受物理性、化学性和病原微生物性的侵袭外，还具有分泌、吸收、渗透、排泄、感觉等多种功能。中药熏蒸疗法就是利用皮肤这一生理特性，使药物通过皮肤表层吸收、角质层渗透和真皮层转运等进入血液循环系统，以发挥药效。皮肤的吸收渗透与湿度有关，药气的湿度可以增强吸收渗透的效果。

中药熏蒸过程中，丰富热能和大量药物持续作用于皮肤，使身体出现以下一系列生理和药理效应。

（1）促进气血循环：中药熏蒸时，周身体表毛细血管网被充分扩张、开放，外周血容量迅速增加，导致体内储血和内脏血液的重新分布，进而促进全身血液循环。这种因温热因子产生的舒张血管、通达血脉、促进血液循环的效果，也促进了熏蒸时中药的渗透与吸收作用。

（2）促进发汗、祛风、除湿、驱寒、解毒：中药熏蒸时，低密度、易流动、高热量、传热效果好的熟药蒸气作用于人体，可产生显著的"发汗"效应。发汗是中医治病的基本方法，具有解表祛邪、祛风除湿、利水消肿、排泄体内有毒有害物质的功能，可有效清洁机体内环境、维护机体健康。发汗能有效调节体液的运行与代谢，可促进排出体内多余水分及代谢废物，这对于肾功能不全或其他原因导致的水肿、尿潴留的患者尤为重要。

（3）调节和改善人体神经、经络系统：人体皮肤分布着大量的神经感受器，这些感受器分别通过神经纤维和十二经络组成一个完整的信息网络，将维持皮肤-内脏-大脑间的信息传递与调节过程。临床上常发现内脏病变时，某一区域皮肤痛觉会变得敏感，还有可能发生牵涉疼痛或反射性肌痉挛。这种关联的解剖学观点是，外周传入感觉神经在脊髓段与内脏传入神经发生了交织联系，从而使传导的信号相互影响。

因此，中药熏蒸的热药效应绝不仅是在皮肤产生的温热或药疗作用，也将会引起如情绪轻松、肌肉松弛、睡眠改善、身心舒畅等生理、心理变化，反映在内部器官上就是偏盛偏衰的脏器功能趋于协调和平衡，这是神经与经络调节的结果。同时，施用养血补气安神中药还可促进和强化这一调节过程。

（4）缓解疼痛：痛觉感受，对人的身心健康是一种不良刺激。痛觉较重时，会对人的情绪、血压、饮食、睡眠乃至学习和工作造成严重干扰。熏蒸治疗因子作用于感觉神经，可降低痛觉的兴奋度，使主观上的痛觉感受减轻。这主要是因为，感觉神经受到的温热刺激，可在神经传递通路上干扰痛觉信号，从而减弱其传至大脑中枢的强度，使痛觉降低。

熏蒸的热环境强化了体内神经传递介质或其他相关分子的无序运动，进而在分子或离子水平上阻碍或干扰了痛觉信号的传导过程，起到了止痛作用。还有就是治疗过程增加局部血液循环和营养供应，可以促进清除局部代谢废物、炎性渗出物及致痛物质，减轻局部肿胀，缓解或消除关节、肌肉拘挛等，使疼痛进一步得以缓解。另外，熏蒸的中药成分有雷公藤、马钱子、川乌、草乌等也能直接发挥止痛作用。

（5）药物对体表治疗：熏蒸药物的有效成分可直接在接触的肌肤部位产生药效，或在向体内转运的透皮吸收过程中发挥抑菌、消炎、杀虫止痒、消肿止痛等作用。

2. 封闭式熏蒸治疗机　封闭式熏蒸治疗机的作用是通过气舱营造一个相对封闭的熏蒸环境，适用于全身或手足部的熏蒸治疗，下面将以 HYZ 系列熏蒸治疗机为例，介绍封闭式熏蒸治疗机的结构与工作原理。HYZ 系列熏蒸治疗机，如图 5-122 所示。

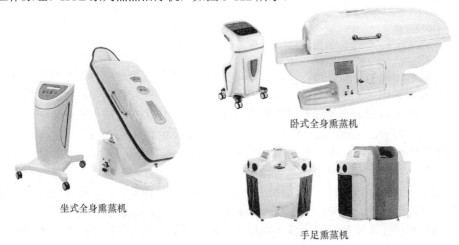

坐式全身熏蒸机

卧式全身熏蒸机

手足熏蒸机

图 5-122　HYZ 系列熏蒸治疗机

HYZ 系列熏蒸治疗机的外壳采用双层食品级玻璃钢，具有较大的熏蒸舱体容积，身高 2 米左右者可轻松入舱治疗；独立的控制操作台，使机电分离，舱体内无电气连接；可以设置和监测温度、时间和水位等参数，具有自动控温和防干烧功能。

（1）封闭式熏蒸治疗机的结构：封闭式熏蒸治疗机的整机结构，如图 5-123 所示。

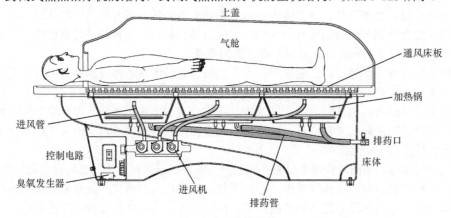

图 5-123　整机结构

封闭式熏蒸治疗机的主体结构包括：床体、加热锅、通风床板和气舱等。床体是熏蒸机的支撑结构，用于支撑通风床板和气舱，在床板下部的空间装有 3 个加热锅、进风机、各种管路（进风管、排药管等）、臭氧发生器以及控制电路等；加热锅是熏蒸机的关键装置，可用来产生中药蒸气；通风床板用于支撑人体，通过床板上的众多通风口可将加热锅的中药水蒸气输送至气舱；气舱是一个相对密闭、保温的舱体，可对患者实施全身熏蒸治疗；臭氧发生器的作用是对舱体进行消毒。

（2）加热锅：为使气舱的中药蒸气均匀，封闭式熏蒸治疗机通常都采用多锅结构。本机设有3个加热锅，如图 5-124 所示。

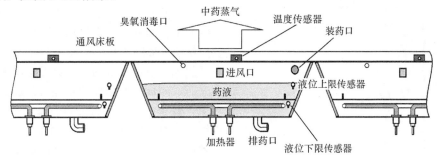

图 5-124 加热锅

3 个加热锅可将气舱划分为三温区，每个温区都有相互独立的控温系统，可根据不同部位的熏蒸需求采用适宜的设定温度，使熏蒸治疗更为舒适、有效。加热锅的工作流程有如下几个步骤。

第一步，将煎制好的中药液按药量配比清水后由装药口加入到加热锅（也有采用自动加药方式），当药量达到液位上限传感器时，控制面板指示"加药完成"，熏蒸机才可以进行熏蒸治疗；否则，熏蒸机处于待机状态。

第二步，当药量达到指定液面后，按动"熏蒸"键，加热器开始对锅内的药液预热（预热不计入熏蒸时间），控制面板显示"预热中"。

第三步，药液达到 100℃（煮沸），控制面板显示"预热完成"，药液蒸气透过通风床板进入气舱，开始熏蒸治疗并计时。

在熏蒸全程，红外测温传感器实时监测患者皮肤表面温度，当皮温高于 45℃时，系统将自动关闭加热器，同时启用进风机送风程序。液位下限传感器可以监测到药液是否已经达下限低水位，以避免加热器发生"干烧"。如果药液水位过低，控制电路立即关断加热器的供电，并报警。治疗结束后，开启排药阀门，通过排药管路排出药液后使用清水冲洗加热锅，并启动臭氧发生器对舱体消毒。

3. 开放式熏蒸治疗机 主要用于中药定向局部熏蒸和药物渗透，适用于局部病变或某些特殊部位的定位治疗。

开放式熏蒸治疗机，如图 5-125 所示。

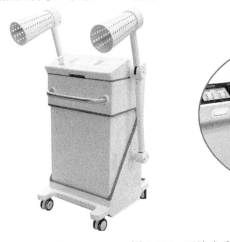

图 5-125 开放式熏蒸治疗机

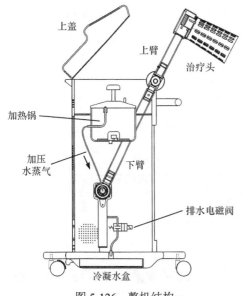

图 5-126　整机结构

开放式熏蒸的治疗环境并不封闭，因而与封闭式熏蒸相比，开放式熏蒸对水蒸气的喷射温度和压力都有较高的要求。要求蒸气喷头的喷射压力为 100～200kPa，喷射距离应该大于 200～400mm，作用人体的温度可控在 40～45℃。

（1）整机结构与工作原理：开放式熏蒸治疗机的整机结构，如图 5-126 所示。

开放式熏蒸治疗机的工作原理是，加热锅加热产生具有一定压力和温度的水蒸气；加压水蒸气沿送气管，经下臂、上臂（为内空管）进入治疗头，再由治疗头的喷头喷射出熏蒸气体。

为适应不同的治疗方位，支撑治疗头的上臂和下臂可以人为旋转一定的角度，其中，上臂水平方向的旋转角度为 360°、上下旋转角度为 70°，下臂横向调节角度为 110°。

（2）加热锅：开放式熏蒸治疗机的加热锅实际上就是一个压力锅，用来生产具有一定压力的水蒸气，如图 5-127 所示。

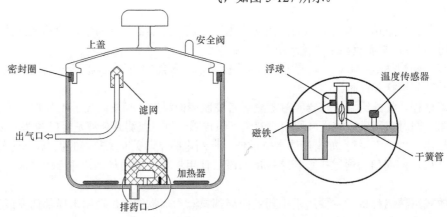

图 5-127　加热锅

加热锅的盖口有密封圈，可使加热锅的内腔形成一个相对密闭环境（类似于家庭常用的高压锅）。加热锅的运行过程是，加热器上电时，对锅内的药液加热，当温度达到约 90℃即可产生水蒸气；水蒸气经出气口和管路接至治疗头，由喷头喷射出有一定压力的气体。

为避免"干锅"现象，在加热锅的底部装有一个干簧管液位开关，如果锅内的药液充足，浮球上漂，其磁铁远离干簧管（干簧管固定在底部），干簧管开关处于断开状态；反之，锅内药液不足，浮球下沉，磁铁直接作用于干簧管，使干簧管开关闭合。控制电路可根据干簧管开关的工作状态判断药液水平，如果检测到锅内药液不足，则立即启用报警并关断加热器。

温度传感器的作用是实时监测药液温度，以使锅内的药液温度始终维持在设定范围，本机药液温度的预设值为 70～99℃。加热锅内还有两个过滤网罩，分别位于进气口处和液位、温度检测部位，目的是过滤中药药渣，以保证液位、温度的检测免受药渣干扰，使水蒸气通路不发生堵塞。

（3）治疗头：开放式熏蒸治疗机的治疗头是对患者治疗部位进行喷射治疗的装置，如图 5-128 所示。

加热锅产生的加压水蒸气经进气管路进入治疗头，通过喷气口喷射气体。

水蒸气的温度接近 90℃，遇到室内冷空气时，在喷气口处必然会形成冷凝水。为避免冷凝水污染治疗环境，治疗头还需要设有回收冷凝水的排水管路，通过排水管排放冷凝水。由于排水管与治疗头的气室连通，如果采用直排方式，必然会有一部分的水蒸气沿排水管路分流。为此，在冷凝水的排水管路中装有一个排水电磁阀，通过电磁阀的"通""断"（本机采用 10s 接通 1s）方式，间歇排水。

开放式熏蒸的治疗特点是熏蒸环境开放，这就对喷射水蒸气提出了更高的要求。由于水蒸气在喷头的出口温度较高，可能会超过 95℃。为保证不发生烫伤，开放式熏蒸治疗机必须要有一个长度为 200～250mm 的碰头护罩，通过护罩表面均匀开的通气孔，可以降低喷头喷出气体的温度，使水蒸气作用于人体时的温度可控在 40～45℃。

红外测温传感器是一种利用红外线来测量

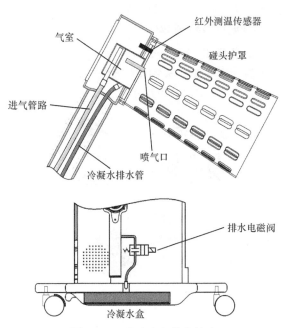

图 5-128 治疗头与排水管路

温度的装置，由于测温采用非接触方式，可用于开放式熏蒸设备在现场直接测试患者的皮肤表面温度。当测试到皮温高于 45℃时，系统将发出提示音，控制电路开始下调加热锅的温度；如果测温持续高于 50℃，控制面板显示"超温"警示，并停止熏蒸。

红外辐射的物理意义就是热辐射，任何物质只要具有一定的温度（高于绝对零度），都能辐射红外线。物体温度越高，辐射的红外线越多，红外波段（760nm～1mm）的能量场也就越强。由于红外测温时不与被测物体直接接触，因而不存在摩擦，具有灵敏度高、反应快等优点。

红外测温传感器的原理示意图，如图 5-129 所示。

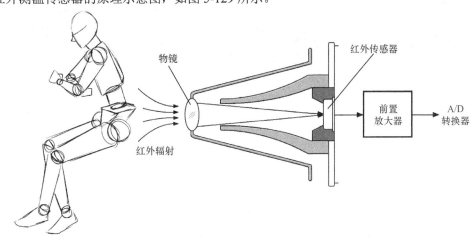

图 5-129 红外测温传感器原理示意图

红外测温传感器主要包括光学系统、检测元件和转换电路。光学系统按结构不同可分为透射式和反射式两类，常用的是光学物镜。检测元件即为红外传感器，按工作原理可分为热敏检测和光电检测。热敏检测应用最多的是热敏电阻，热敏电阻受到红外线辐射，温度会升高，电阻值随之发生变化，通过转换电路可将热信息转换为电信号输出；光电检测常用的是光敏元件，意义是将光信号转换成电信号。红外传感器检测的热辐射电信号再经前置放大器放大，由 A/D 转换器变成数字量，可为中央处理器提供当前的温度信息。

（四）热敷疗法

热敷疗法（hot compress therapy）是一种古老的物理疗法，是用热的物体（如热水袋或热毛巾）置于患痛处，以消除或减轻疼痛。

热敷，如图 5-130 所示。

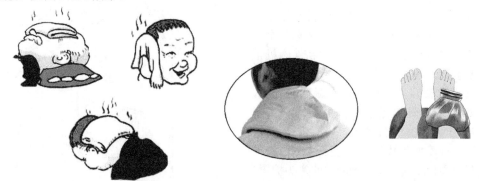

图 5-130　热敷

1. 热敷的治疗原理　虽然热敷疗法的方法较多，但从治疗原理上可归结为两大类。

（1）单纯的物理温热作用：由于皮肤层充满血管和毛细血管，当热的物质接触皮肤时，皮肤的血管扩张充血，使机体代谢加快，促进炎症的消散、吸收。热敷后肌肉内的代谢产物会加快排泄，可降低疲劳感，缓解僵硬和痉挛，使肌肉松弛舒服。热也可使汗腺分泌增加，促进身体散热。

热敷还分为干热敷和湿热敷两种。

常用的干热敷辅助器具有热水袋、如图 5-131 所示的电加热海盐热敷袋等，这些方法简便易行，可以在家庭中安全使用。

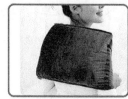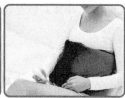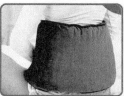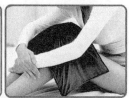

图 5-131　电加热海盐热敷袋

最常用的家庭湿热敷方法是将小毛巾放在热水中浸湿拧干，放在所需要热敷的部位，然后盖上干毛巾或棉垫，以保持热度。为便于临床规范热敷治疗，现阶段临床上普遍使用湿热敷治疗装置，它通过电加热使水温达到 50℃ 以上，再将装有高保温保湿物质的热敷袋放入水中加热、加湿，然后对患者进行热敷治疗。

（2）药理和物理的双重作用：热敷作用，可增强机体局部的新陈代谢，能促进伤口迅速修复，形成新的皮肤。如使用药液敷于患部，因水分和药液与皮肤的直接接触，药物的有效成分会直接渗透到组织中去，起到外治给药的作用。

热敷疗法适用于各种闭合性损伤，如各种关节扭伤、脱位、骨折，以及颈椎病、腰腿痛、类风湿关节炎、关节挛缩等病变。热敷可使体表温度升高，皮下组织舒展，痉挛的毛细血管松弛、扩张，血流加快，新陈代谢旺盛，促进病变部位组织活血、化瘀、生肌、消炎、消肿、止痛及瘢痕组织软化等。

2. 湿热敷装置　是将装有天然矿物质的高保温保湿热敷袋放入水中电恒温加热，利用热敷袋释放的热量及水蒸气，实现保湿和深层传导热的治疗目的。

XY 系列湿热敷装置，如图 5-132 所示。

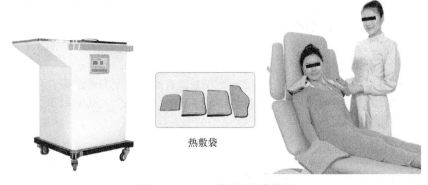

热敷袋

图 5-132　XY 系列湿热敷装置

（1）湿热敷装置的结构：湿热敷装置的整机结构，如图 5-133 所示。

湿热敷装置的主要结构件包括：箱体、上盖、加热器、网架、热敷袋等。箱体和上盖装有保温材料，通过内置的热水可对热敷袋恒温加热；加热器是对箱体内清水进行电加热的装置，通过控制面板可预设水温；网架能够支撑多组热敷袋；热敷袋是湿热敷治疗的器具，可以重复使用。

（2）湿热敷装置的工作原理：湿热敷装置实际上就是一个对箱体内清水恒温加热的装置。运行过程是，控制面板设定水温（温度范围为 0～99℃），启动加热器对箱体内的清水加热。如果温度传感器检测到水温达到预设温度的上限，控制系统立即关断加热器的供电，停止加热；反之，水温为预设温度的下限，立即启用加热器，对箱内清水加热。

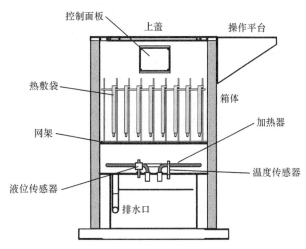

图 5-133　湿热敷装置的整机结构

热敷袋是通过热水进行传导加热的，水位直接关系到对热敷袋的加热效果，如果水位过低，会有部分袋体未浸泡于热水中，将会影响热敷袋的均匀受热。为此，本机在箱体内设有多个液位传感器，以实时提示当前的水位状态，如果水位过低，系统将发出相应的提示信息。

三、冷　疗　法

冷疗（cold therapy）是利用低于人体温度的物理因子（如冷水、冰等）作用于体表，通过神经传导使皮肤和内脏器官的血管收缩，从而改变机体各系统的体液循环和代谢等活动，以达到止血、止痛、消炎和退热等治疗目的。

常用的物理降温治疗方法，如图 5-134 所示。

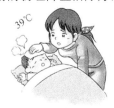

发烧后的物理降温

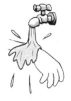

烫伤后的降温处理

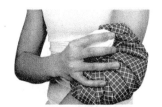

软组织创伤的降温治疗

图 5-134　物理降温治疗

物理降温包括冷疗法和冷冻治疗，虽然冷疗法和冷冻治疗都是利用致冷物质使人体降温，但由于应用的温度不同，人体组织产生的生理反应也不尽相同。冷疗法所用的致冷温度一般高于0℃，降温速度相对缓慢，不会引起局部组织和细胞的损伤；冷冻治疗采用的温度大大低于0℃，而且降温急骤，可使组织细胞发生冰晶而遭到一定程度的破坏。

临床上冷冻治疗是以局部应用为主，而冷疗方法则有局部或全身的应用。局部应用的冷疗法有冰袋、冰垫、冰水浸浴、冰块按摩、低温湿敷、冰运动疗法和氯乙烷喷射等；全身应用有酒精擦澡、湿包裹、冷水灌肠等。全身冷疗又广泛用于健身，如冷水浴、冬泳、冰块擦澡等。

（一）冷疗的目的

冷疗是将致冷物质作用于人体皮肤，使局部或全身的温度一过性降低，从而达到治病和增强体质的目的。

1. 减轻局部充血和出血 用冷一方面可使局部血流减缓、血液黏稠度增加，血小板的聚集有利于血液凝固，控制出血；另一方面使毛细血管收缩、血管通透性降低，可减轻充血。所以，冷刺激常用于局部软组织损伤的初期，也可用于鼻出血、扁桃体摘除术后等。

2. 减轻组织的肿胀和疼痛 用冷可使局部血管收缩、抑制细胞活动、减慢神经冲动传导、降低神经末梢的敏感性，进而减弱疼痛感。用冷可降低血管壁的通透性，使渗出减少，能够明显降低因组织肿胀压迫神经末梢所致的疼痛。适用于烫伤、局部软组织挫伤和急性损伤的初期。

临床上开展的亚低温疗法已经成为神经内科治疗脑卒中的重要手段。在脑卒中的治疗中，以全身或局部体表降温术和中度低温较为常用，亚低温治疗可改善患者预后，提高临床疗效。

3. 控制炎症扩散 用冷可使血管收缩，局部血流减慢，从而降低了细胞的活力和基础代谢，当然也降低了细菌的活力。所以，用冷可以限制炎症扩散，适用于炎症的早期治疗。

4. 降低体温 当冷直接与皮肤接触时，通过传导与蒸发的物理作用使体温降低，因而常用于高热和中暑的患者。对于脑外伤、脑缺氧的患者，可利用局部或全身降温，以减少脑细胞需氧量，有利于脑细胞的康复。

（二）冷疗的作用机制

局部冷疗法引起人体的反应有局部的生理效应和继发性的全身反应两个方面。

1. 生理效应 冷疗虽然是作用于体表，但通过神经传导可以引起局部和全身的反应。局部反应表现为皮肤血管收缩、汗腺分泌减少、皮肤苍白；周围感觉和运动神经纤维传导速度减慢，一般每降温1℃，神经传导速度将减缓2m/s。用冷可使皮肤神经感受器的功能下降，甚至是一过性丧失，其中，触觉和冷觉感受器最为明显；肌肉受冷后收缩能力降低，这与肌梭兴奋性减低、神经传导速度变慢、组织黏稠度增加有关；冷刺激会使组织液的黏稠度增高，肌力减弱，关节发僵，活动范围变小；局部组织代谢功能减低；细胞通透性改变，局部渗出明显减轻。这些局部反应一般为可逆性的，反应的强弱取决于降温的速度和幅度、持续时间和受冷范围。局部冷疗引起的全身反应与局部反应的强弱有关，面积小、时间短、降温幅度不大时，全身反应很小或不发生全身反应；反之，将会引起寒战、出汗减少、心率减慢、呼吸加深等生理现象。

2. 继发性反应 也称为继发效应，是指用热或用冷超过一定的时限，产生与生理效应相反的作用。继发效应是生物体本能的一种防御性反应，可保护机体免受损伤。持续用冷1h后，可能会出现10～15min的小动脉扩张，这种用冷超过一定时间所产生的与生理反应的相反现象称为继发效应。因此，患者用冷超过30min后，应停止用冷，给予1h复原时间，防止产生继发效应而抵消生理效应。鉴于对冷疗存有继发效应和冻伤的可能，临床上一般都会建议采用间断的冷疗方式，这也在不同程度上减弱了冷疗的治疗效果。

3. 冷疗的合理温度 研究发现，为发挥冷疗的理想效果，组织温度应下降至10～15℃，能够最大程度地降低组织细胞代谢，局部止痛时皮温应低于13.6℃。还有研究发现，单独冷疗对消除水肿的作用有限，如果冷疗配合局部加压联合应用将产生更确切的疗效，这也与急性损伤处理原则（RICE 治疗原则）的观点相符合。目前，冷疗辅助器具已经从早期使用的天然冷水和冰块过渡到冰袋、冷敷贴以及现代冷疗机等，如图 5-135 所示。

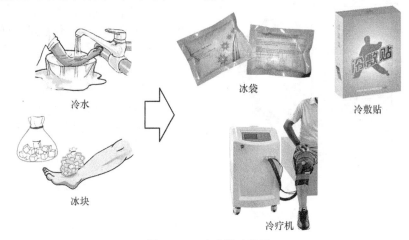

图 5-135　冷疗辅助器具

四、常用的冷疗设备

现阶段，在临床上应用的冷疗设备主要有两大类，一类是冷空气治疗机，它采用类似于空调的风冷方式，通过对患处直接吹送冷风使其局部降温；另一类是脉冲循环加压冷疗机，这种治疗方法可以在给患处降温的同时对局部施压，适用于外伤和急性扭伤。

（一）冷空气治疗机

冷空气治疗机是利用风冷进行局部降温的冷疗设备，如图 5-136 所示。

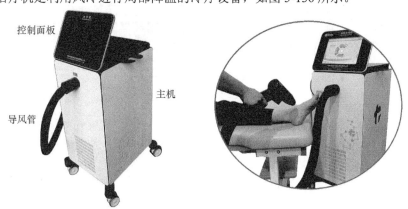

图 5-136　冷空气治疗机

1. 冷空气治疗机的整机结构　如图 5-137 所示。

制冷系统是冷空气治疗机的核心装置，其结构与普通空调机有两点不同。一是蒸发器相对封闭，仅有一个导风管出口，通过鼓风机可将冷空气直吹患处；二是没有室外机，冷凝器将与室内空气进行热交换。因此，对于冷空气治疗机的设计和制作，必须要解决压缩机降噪、制冷效率（降低对室内温度影响）等关键技术。

2. 压缩式制冷　制冷（refrigeration）即致冷，是将物体温度降低到或维持在自然环境温度以下的过程。实现制冷主要有天然冷却和人工制冷两种途径。天然冷却是一个热传导过程，是利用

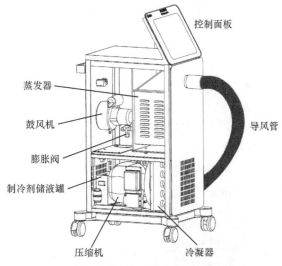

控制面板

蒸发器

鼓风机

导风管

膨胀阀

制冷剂储液罐

压缩机　　冷凝器

图 5-137　冷空气治疗机的整机结构

天然冰或深井水冷却物体，但其制冷量（即从被冷却物体取走的热量）和可能达到的制冷温度很难满足需要。人工制冷属于热力学过程，是现代制冷的主流技术，它利用制冷器件介入能量补偿，使热量从低温物体向高温物体转移。现阶段，人工制冷的主要方法有压缩式制冷和半导体制冷，冷空气治疗机多采用压缩式的制冷方式。

压缩式制冷原理，如图 5-138 所示。

压缩式制冷的基本原理是，利用制冷剂在制冷系统中不断的状态循环变化（液态—气态）实现制冷。即，制冷剂在蒸发器内吸收被冷却介质（水或空气等）的热量而被气化，在冷凝器中将散发的热量传递给周围环境的空气或水后再发生冷凝。因此，围绕着制冷剂状态的变化，在压缩式制冷系统内构成了四个基本循环过程。

（1）应用压缩机，可将制冷剂由低压气态转换为高压气态。蒸发器散发热量后流出低压气态制冷剂蒸气，经压缩机能量补偿转换为高压气态的过热蒸气。

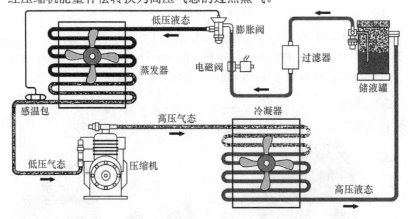

低压液态　膨胀阀

蒸发器　电磁阀　过滤器

储液罐

感温包　高压气态　冷凝器

低压气态　压缩机　高压液态

图 5-138　压缩式制冷原理

（2）应用冷凝器，可将制冷剂由高压气态转换为高压液态。高压气态制冷剂进入冷凝器，由于风机的强制降温作用，制冷剂快速释放热量，使高压、高温制冷剂蒸气发生冷凝，凝结为高压液态。

（3）应用膨胀阀，可将制冷剂由高压液态转换为低压液态。高压液态制冷剂经储液罐、过滤器进入膨胀阀，膨胀阀的作用是节流降压并调节流量，因而，流经膨胀阀后，制冷剂的压力大幅降低，形成低压液态制冷剂。

（4）应用蒸发器，可将制冷剂由低压液态转换为低压气态。低压液态制冷剂再循环至蒸发器，通过风机制冷剂快速吸取周围环境的热量（热交换），使之由液态转换为气态，与此同时送出冷却后的气体。

由此可见，制冷剂在压缩机、冷凝器、膨胀阀和蒸发器的循环中不断发生状态改变，可以在蒸发器处输送冷风或冷水。当然，制冷剂在冷凝器凝结时也会释放热量。

3. 制冷剂　又称制冷工质，是一种在制冷系统中不断循环通过状态变化实现制冷的工作物质。为实现良好制冷效率，通常对制冷剂的性质有如下基本要求。

（1）优良的热力学特性，主要包括具有较低的沸点、流体比热容小、制冷剂绝热指数低、单位容积制热量较大等，目的是能够在给定的温度区域内有较高的循环效率。

（2）优良的热物理性能，有较高的传热系数、较低的黏度以及较小的密度。

（3）良好的化学稳定性，要求工质在高温下具有良好的化学稳定性，保证在最高工作温度下工质不发生分解。

（4）工质应无毒、无刺激性、无燃烧性和无爆炸性。

（5）具有良好的电气绝缘性和环保性。

当前，能用作制冷剂的物质有 80 余种，最常用的是氨、氟利昂类、水和少数碳氢化合物等。

（1）氨（代号：R717）：是目前使用最为广泛的一种中压中温制冷剂。氨的凝固温度为 $-77.7℃$，标准蒸发温度为 $-33.3℃$，在常温下冷凝压力一般为 $1.1\sim1.3MPa$，即使在夏季，冷却水温高达 $30℃$ 时也不会超过 $1.5MPa$，氨的单位标准容积制冷量大约为 $520kcal/m^3$。

氨具有良好的吸水性能，在低温环境下，水也不会从氨液中析出发生冻结，因而系统内不会发生"冰塞"现象。氨对钢铁不起腐蚀作用，但氨液中含有水分后，对铜及铜合金有一定的腐蚀作用。

（2）氟利昂-12（代号：R12）：为烷烃的卤代物，学名二氟二氯甲烷，分子式为 CF_2Cl_2，是我国中小型制冷装置中使用较为广泛的中压中温制冷剂。R12 的标准蒸发温度为 $-29.8℃$，冷凝压力一般为 $0.78\sim0.98MPa$，凝固温度为 $-155℃$，单位容积标准制冷量约为 $288kcal/m^3$。

R12 无色、透明、没有气味，几乎无毒性、不燃烧、不爆炸，是一种很安全的制冷剂。只有当空气中容积浓度超过 80% 才可能使人窒息，但与明火接触或温度达 $400℃$ 以上时，会分解出对人体有害的气体。

（3）氟利昂-22（代号：R22）：也是烷烃的卤代物，学名二氟一氯甲烷，分子式为 $CHClF_2$，标准蒸发温度约为 $-41℃$，凝固温度约为 $-160℃$，冷凝压力同氨相似，单位容积标准制冷量约为 $454kcal/m^3$。

R22 的许多性质与 R12 相似，但化学稳定性不如 R12，毒性也比 R12 稍大。但是，R22 的单位容积制冷量却比 R12 大得多，接近于氨。当要求 $-70\sim-40℃$ 的低温时，利用 R22 比 R12 适宜，因而，目前 R22 被广泛应用于 $-60\sim-40℃$ 的双级压缩或空调制冷系统。

（4）氟利昂-502（代号：R502）：是由 R12、R22 以 51.2% 和 48.8% 的百分比混合而成的共沸溶液。R502 与 R22 相比具有更好的热力学性能，更适用于低温。R502 的标准蒸发温度为 $-45.6℃$，正常工作压力与 R22 相近。在相同的工况下的单位容积制冷量比 R22 大，但排气温度却比 R22 低。R502 用于全封闭、半封闭或某些中、小制冷装置，其蒸发温度可低达 $-55℃$。因而，R502 在冷藏柜中使用较多。

（5）氟利昂-134a（代号：R134a）：是一种较新型的制冷剂，蒸发温度为 $-26.5℃$。它的主要热力学性质与 R12 相似，不会破坏空气中的臭氧层，是近年来广泛推广的环保冷媒，是比较理想的 R12 替代制冷剂。

4. 膨胀阀（expansion valve）　全称热力膨胀阀，是压缩机制冷系统中的一个重要自控元件，一般安装于储液罐与蒸发器之间。

膨胀阀主要有两个作用，一是用于节流降压，高压液态制冷剂经过膨胀阀的阀口节流后形成低压雾状的液态制冷剂，为制冷剂在蒸发器内快速蒸发创造条件；二是调节流量，控制流量的目的是确保在蒸发器的出口处制冷剂完全被气化。如果流量过大，出口含有一定量的液态制冷剂，进入压缩机后有可能会发生"液击"（主要发生于活塞式压缩机，原因是气体可压缩、液体不易压缩），造成压缩机的损坏；若制冷剂流量过小，将提前完成蒸发，影响制冷效率。

膨胀阀根据压力平衡的方式分为内平衡式和外平衡式，如图 5-139 所示。

内平衡式膨胀阀与外平衡式膨胀阀的不同点仅在于传递蒸发压力 P_2 的位置，内平衡传递的是阀出口压力，而外平衡则为蒸发器出口的压力。由于外平衡式膨胀阀的 P_2 取自蒸发器的出口，可以消除蒸发器内部管路对制冷剂流动阻力的影响，平衡压力更为准确，但这一结构增加了膨胀阀的制造难度。

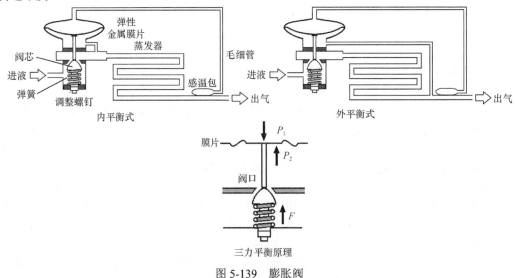

图 5-139　膨胀阀

三力平衡原理为

$$P_1=P_2+F$$

式中，P_1 对应于温度产生的压力，作用在膜片上方；P_2 为蒸发压力，作用在膜片下方；F 为弹簧力，作用在膜片下方。

感温包内充注处于气液平衡饱和状态的制冷剂，这部分制冷剂与制冷系统内的制冷剂互不相通。感温包通常绑定在蒸发器的出气管位置，通过紧密接触可以感受蒸发器出口的过热蒸气温度。由于该制冷剂处于饱和状态，所以根据蒸发器出气管的温度可以实时改变传递压力 P_1。

如果制冷负荷增加，液压制冷剂在蒸发器提前蒸发完毕，则蒸发器出口制冷剂温度将升高，膜片上部压力 P_1 增大，有

$$P_1>P_2+F$$

使得阀口的开度增大，进入到蒸发器中的制冷剂流量将增加，制冷量随之加大；反之，若负荷减小，蒸发器出口温度降低，有

$$P_1<P_2+F$$

阀口的开度减小，制冷量将降低。因此，通过膨胀阀控制制冷剂的流量可以动态调节制冷量。膨胀阀下部还有一个调整螺钉，可以通过人工调节弹簧力 F，改变制冷量。

（二）脉冲循环加压冷疗机

冷空气治疗机是一种开放式的冷疗方式，它通过直接对患处吹冷风使之降温。研究发现，单独冷疗对消除水肿的作用是有限的，如果使用不当还会因低温导致的血管局部缺血性损伤而增加水肿的发生率。根据 RICE 治疗原则，冷疗配合局部加压才是可以显著改善局部肿胀的有效方法。

1. RICE 原则　临床公认，RICE 是运动损伤应急处置的有效手段。当发生运动损伤时，损伤部位会出现疼痛、肿胀、炎症反应等症状，为防止症状加剧，应采取相应的"应急处置"，应急处置关键就是要遵循 RICE 原则立刻进行治疗。

（1）rest（休息）。R 是 rest 的缩写，意思是受伤后应立即停止运动，制动休息，防止重复损伤和加重损伤。

（2）ice（冰敷）。I 是 ice 的缩写，意思是马上进行冰敷，这对于运动损伤的初期治疗非常关键。

（3）compression（加压包扎）。C 是 compression 的缩写，意思是冰敷后应对患处及时加压包

扎，以减少出血和渗出液。

（4）elevation（抬高患处）。E 是 elevation 的缩写，意思是将受伤部位抬高至躯干以上，目的是帮助静脉血和淋巴液回流，减少血液循环至伤处，避免肿胀，促进恢复。

2. 脉冲循环加压冷疗　将环绕冷疗与主动加压的理念融为一体，其中，环绕冷疗的冰囊（护套）温度维持在 10～15℃，作用深度达皮下 8mm，可以有效降低疼痛感，减少肌肉痉挛、组织损伤和肿胀；同期再配合脉冲加压治疗，可以明显减少皮下出血，减轻组织肿胀，降低神经末梢的兴奋度，提高疼痛阈值，有利于止痛、消除水肿，促进创伤愈合。

脉冲循环加压冷疗，如图 5-140 所示。

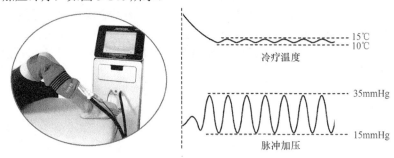

图 5-140　脉冲循环加压冷疗

脉冲循环加压冷疗采用连续循环水流和间断加压的治疗方式，护套充盈后对患处局部形成一定的压迫作用，可以强化冷疗效果并能够将冰敷渗透到较深部的软组织。如果冰敷作用部位的压力峰值为 35mmHg，在后方缚带处的压力最高值仅为 15mmHg。这说明脉冲循环加压冷疗是安全的，压力主要是作用于患处，对后方重要血管神经并无明显压迫。

3. 半导体制冷（semiconductor refrigeration）　也称为热电制冷或温差电制冷，是以温差电现象为基础的制冷方法，主要是利用"帕尔贴"的吸热与散热效应来实现制冷。

（1）帕尔贴效应：如图 5-141 所示的帕尔贴效应（Peltier effect），是指当有电流通过由不同导体组成的回路时，除了可产生不可逆的焦耳热以外，还会在不同导体的接头处，随着电流方向分别发生吸热或散热现象，即导热现象。

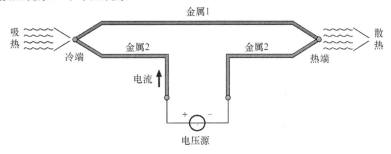

图 5-141　帕尔贴效应

如果接通直流电压源，在导体内产生电流，其冷端的热量将会被转移到热端，导致冷端温度降低（吸热），热端温度升高（散热）。若改变电流方向，吸热接头（冷端）便会散热，散热接头（热端）随之吸热。这说明，帕尔贴效应并不是自身产冷，而是通过传导热量使冷端的温度降低。

（2）帕尔贴效应的产生机制：电荷载体（电子、空穴等）在导体中的运动，形成电流。由于电荷载体在不同材料中处于不同的能级，当它从高能级向低能级运动时，便会释放出多余的能量；相反，从低能级向高能级运动时，则需要从外界吸收能量。这说明，能量在两种材料的交界处将以热的形式发生吸热或散热现象。

以铁（金属 2）和铜（金属 1）为例，由于铁的核外自由电子的能级高于铜，设图中的电场的正方向是由金属2（铁）经冷端指向金属1（铜），再由金属1（铜）经热端指向金属2（铁）。在冷端接头电流由铁流向铜，即电子由铜（金属1）漂移到铁（金属2），由于铜外自由电子的能级低于铁，因而需要从外界吸收热量，从而使得左侧的冷端接头温度降低；与之相反，在右侧热端处，电子由处于高能级铁（金属2）漂移至低能级的铜（金属1）处，会在热端接头释放出多余的能量，使该接头的温度升高而产生散热现象。

（3）热电制冷：塞贝克（Seebeck）对一些金属材料的特性进行了测量，将35种金属排成一个序列（即 Bi、Ni、Co、Pd、U、Cu、Mn、Ti、Hg…Cd、Fe、As、Sb、Te…），当序列中的任意两种金属构成闭合回路时，都可以构成热电偶，产生帕尔贴效应。但普通金属导体的帕尔贴效应十分微弱，不可能产生预期的制冷效果。例如，早期曾使用过金属材料中导热和导电性能最好的锑-铋（Sb-Bi）热电偶做成制冷器，其制冷效率还不到1%，根本没有实用价值。随着对半导体材料内部结构特点的了解，发现它产生的温差电现象远比其他金属显著得多。N型与P型半导体热电制冷，如图5-142所示。

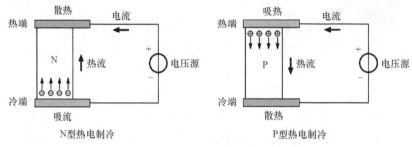

图 5-142　N 型与 P 型半导体热电制冷

对于 N 型半导体，当电子在金属导体（如无氧铜）内漂移至冷端时，由于金属导体中的电子能级低于 N 型半导体，电子需要提升能级，此时电子会从外界吸收热量，使得冷端的温度降低；同理，电子离开 N 型半导体的热端进入金属导体时，电子由高能级漂移到低能级，从而向外界释放多余的能量，导致热端的温度上升。

对于 P 型半导体，电子在由金属导体漂移到 P 型半导体的过程中，电子会对空穴进行填充同时降至较低的能级，从而向外界释放多余的能量——散热；而电子离开 P 型半导体进入金属导体时，电子将被提升到较高能级，需要吸收外界热量——吸热。

（4）基本热电偶：同时采用 N 型和 P 型热电组件，可以构成最为有效的半导体基本制冷单元，称之为基本热电偶，如图5-143所示。

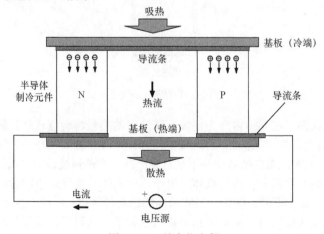

图 5-143　基本热电偶

半导体基本热电偶的结构主要包括基板、导流条和半导体制冷元件。其中，基板通常选用陶瓷片，主要成分是 95% 的氧化铝，具有电绝缘、导热和支撑作用；导流条的主要功能是导电，多采用无氧铜材料，具备导电和导热的双重作用；半导体致冷元件在上下导流条之间，主要成分为碲化铋，它是半导体制冷的主功能部件，分为 N 型元件和 P 型元件。其中，N 型元件有多余的电子，而 P 型元件的电子不足（有多余空穴）。因此，当电子从 P 型材料（通过导流条）穿过结点至 N 型半导体时，需要从外界吸收热能，以补充其从低能级进入高能级时所需的能量，使结点的温度降低；相反，当电子从 N 型半导体流至 P 型材料时，电子能级降低，释放多余的能量，使结点的温度升高。

从半导体基本热电偶的形式上看，这 N 型和 P 型两个组件在电学上为串联方式，但是在热力学上则表现为并联形式。器件的一侧基板称为冷端，直接接触热源，通过吸收周围环境的热量进行物理降温；另一侧基板为热端，面向散热装置，从而形成与周围环境的热量对流。

（5）半导体制冷片：基本热电偶的制冷量是很小的，为了获得更大的制冷量，可将许多基本热电偶串联后组成一个热电堆，称为半导体制冷片。半导体制冷片为热电制冷的基础器件，是由上百对基本热电偶联成的半导体制冷芯片，如图 5-144 所示。

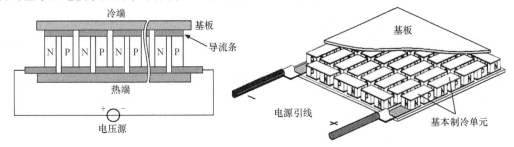

图 5-144　半导体制冷片

半导体制冷片的驱动采用直流电压源，只要接通电源，就可以由芯片的冷端制冷。为保证制冷效率，半导体制冷片的热端要进行必要的散热处置，因而如同压缩式制冷系统，半导体制冷也有制冷和散热两套管路系统。

4. 半导体制冷片的应用特点　半导体制冷片作为特种冷源，在应用技术上具有以下特点。

（1）不需要任何制冷剂，是一种环保制冷方式。

（2）采用固体器件，没有可活动装置，在运行中不会产生震动、噪声，使用寿命较长，可以连续工作。

（3）具有制冷和加热两种可逆性功能。

（4）为电流换能芯片，通过调整输入电流，可实现高精度的温度控制，便于组成温度自动控制系统。

（5）热惯性较小，制冷、制热响应速度快，在热端散热良好、冷端空载的情况下，通电 1min，制冷片就能达到最大温差。

（6）单个制冷芯片的功耗很小，但如果采用串、并联的方法组成一个制冷系统，需要有较大功率的直流电源。

（7）半导体制冷片的理论温差范围为–130～90℃。

5. 脉冲循环加压冷疗机的制冷系统　如图 5-145 所示。

半导体制冷系统是脉冲循环加压冷疗机的核心装置，它通过加压泵驱动冷水循环，并对护套反复加压、减压，可以实现临床的加压冷疗。根据半导体制冷原理，制冷系统需要建立两套循环管路，一是为护套提供冷水的制冷循环回路，另一个是为制冷头提供散热的散热循环回路。

6. 制冷循环回路　主要包括冷水箱、制冷头、循环加压管路和护套。

（1）冷水箱：脉冲循环加压冷疗机采用水冷方式，冷水箱就是加压制冷系统的循环水源，在

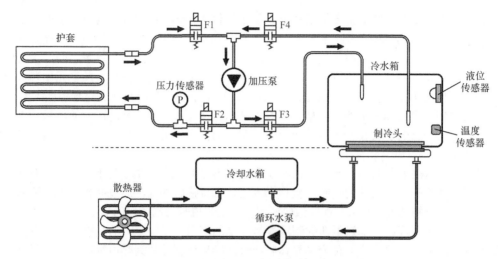

图 5-145　脉冲循环加压冷疗机的制冷系统

治疗过程中要求水温保持稳定，本机水温的设置范围为 2～20℃。

冷水箱调节水温的过程是，制冷头上电，开始对箱内的冷水降温，如果水温达到设定温度的下限，中央处理器通过采集温度传感器的检测数据并经过运算，立即停止或减少制冷量；反之，继续对箱内冷水制冷。开机时，由于冷水箱的水温接近于室温，因而第一次制冷需要一定的预冷时间。冷水箱内还有一个液位传感器，作用是现场检测水位，如果水位偏低，系统将发出报警提示。

（2）制冷头：是制作冷水的关键器件，为保证制冷快速、均匀，本机制冷头使用了 8 个制冷片，分别镶嵌在冷水箱四周的底部，如图 5-146 所示。

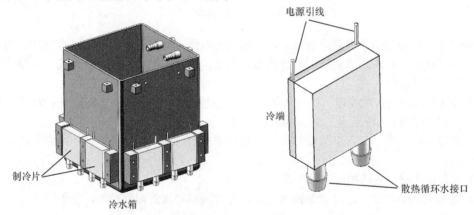

图 5-146　制冷头

本机选用 TEC1 系列制冷片，额定电压 DC12V、最大工作电流 8.5A、制冷量 75W、最大温差可达 68℃。制冷片的直流供电由中央处理器控制，可以根据当前的水温（比较预设温度），由继电器控制制冷片的电源（全部或部分启停）供电。

制冷片的冷端面向箱内直接与冷水接触，可通过热传导的方式制作冷水；它的热端设有散热循环水接口，用于外接散热循环回路，通过循环水可对制冷片进行散热。

（3）循环加压管路：如图 5-147 所示的循环加压管路由加压泵、4 个电磁阀和压力传感器组成，其中，加压泵是冷水循环加压的动力装置，通过中央处理器分别控制加压泵和电磁阀的驱动，可以实现对护套的进水、加压，或者为护套放水、减压。压力传感器的作用是检测护套压强，中央处理器可根据当前压力，适时启停加压泵。

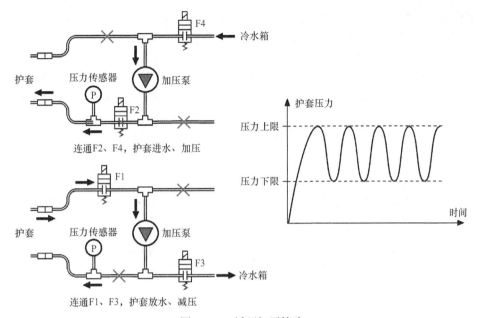

图 5-147 循环加压管路

循环加压管路有两个基本运行过程，护套的进水和加压、护套放水并减压。当需要给护套注水、加压时，电磁阀 F2、F4 上电（连通），F1、F3 断电（关断），冷水箱的冷水经电磁阀 F4、加压泵、电磁阀 F2 注入到护套，并通过加压泵可将护套的压力加到预设上限压力值，上限压力的可调范围为 6～8.5kPa。如果需要对护套进行放水和加压，电磁阀 F1、F3 上电，电磁阀 F2、F4 断电，护套的冷水经电磁阀 F1、加压泵、F3 回流至冷水箱，同理，通过控制加压泵的启停，可以将护套的压力降低到预设下限压力，下限压力的可调范围为 3～5.5kPa。

脉冲循环加压冷疗机是通过对护套的加压或减压来实施脉冲加压治疗的，在加压的过程中，通过注入新鲜的冷水可以保持护套的温度；减压时，护套的水回流至冷水箱，可为下一次注水预留空间。正是这种交替式的加压与减压过程，使得护套的冷水始终处于循环状态，可以保证护套温度为预设的治疗温度。

（4）护套：是脉冲循环加压冷疗的执行装置，它通过环绕方式将患处"包裹"，这种方法不仅便于实施加压治疗，还有利于保持治疗温度。为适应不同部位的治疗需要，脉冲循环加压冷疗机随机配备有各种护套，主要包括肩部护套、肘部护套、腕部护套、腰部护套、膝部护套和踝部护套等。

常用护套，如图 5-148 所示。

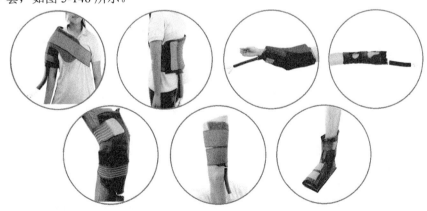

图 5-148 常用护套

7. 散热循环回路 半导体制冷片在制冷的过程中，热端会产生较大的热量，如果散热不佳，将直接影响制冷效果。也就是说，如果热端不能及时散热，冷端的温度就难以降下来。以 100W 半导体制冷片为例，100W 制冷片一般仅能产生约 60W 的制冷量（每秒钟大约可以从冷端吸收 60J 的热量），但在热端产生的热量，除了有 100W 芯片功耗产生的热量外，还有 60W 左右从冷端吸收过来的热量，总量可达 160W。由于热端的温度较高，因而散热也是半导体制冷片的另一应用课题。

为满足散热需求，本机将采用循环水冷的散热方式，如图 5-149 所示。

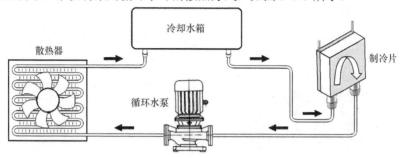

图 5-149 散热循环回路

散热循环回路的运行过程是，脉冲循环加压冷疗机开机，循环水泵立即启动，冷却水箱的水经循环水泵、散热器对制冷片进行物理降温。

第四节 机械波治疗设备

机械振动在弹性介质中的传播称为机械波（mechanical wave）。机械波与电磁波具有许多共通的物理特性，例如，都能产生反射、折射、干涉、衍射等现象，具有相同的物理量描述关系。但是，机械波与电磁波有着本质的区别，一是生成的机制不同，机械波产生于机械振动，电磁波则源于电荷的周期性运动；二是介质对传播的影响不同，机械波传播的是振动形式，需要通过特定的媒介振动来传递能量，因而，机械波的传播速度由介质决定，在真空状态下不能传播，而电磁波是电磁场存在的一种形式，传播过程并不依赖介质，在真空中仍可以传播；三是机械波可以是横波和纵波，电磁波只能是横波。

自然界常见的机械波有水波、声波和地震波等，其本质是通过振动传递能量，所到之处，质点将会在平衡位置附近发生机械性振动。根据机械波振动原理及其引发的生物学效应，目前在临床上广泛开展的物理疗法主要有超声波治疗技术和冲击波治疗技术。

一、超声波治疗设备

超声波（ultrasonic）是频率高于 20kHz 的机械波，因其波动频率大于人耳可能引起耳膜振动（声波）的反应上限而得名。超声波不能被人类的听觉器官所感知，不会产生环境噪声，因而，超声波在医学、军事、工业、农业等方面用途广泛。超声医学是现代医学的重要组成部分，主要包括超声诊断、超声治疗和医学超声工程等。目前，超声波治疗的内容已经有了很大拓展，除了本节将介绍的超声物理治疗方法外，还包括诸如超声药物透入、超声雾化吸入等。

超声波与声波的物理学原理是一致的，它们的共同特点都是利用机械振动来传递能量，通常以纵波的形式在弹性介质内传播，但是在固体介质中有可能会混有横波传播。与声波相比，超声波的频率更高、波长短、较少衍射，在一定距离内沿直线传播，具有良好的束射性和方向性，易于获得较为集中的振动能量。比如，在工业和医学上常利用超声波进行距离或异物探测。超声波具有良好的穿透能力，可引起组织细胞内的物质运动，通过改变细胞内部的结构使坚硬的结缔组织延伸、松软。

超声波疗法应用广泛，已远超越传统的物理治疗范畴，如超声波的肿瘤治疗、泌尿系碎石以及口腔洁牙等应用。因此，超声波疗法的理念应有广义的（包括各种特殊超声疗法）及狭义的（指传统理疗常用的无损伤剂量疗法）两大类。

（一）声波

物体振动往往伴随着声音，比如，提琴弦振动能够产生音乐，绷紧的鼓皮振动会发出"咚咚"的声响。声波实质是机械振动，声音以波的振动形式通过介质（空气、固体或液体）传播，并能被人或动物的听觉器官所感知。各种各样的声音都起源于物体振动这一物理现象，也就是说，凡是能够产生机械振动的物体都可称为声源。根据振动物体的形态学，声源又可分为固体声源、液体声源和气体声源等，如锣鼓的敲击声、大海的波涛声和汽车的排气声都是常见的声源。声波传导，如图 5-150 所示。

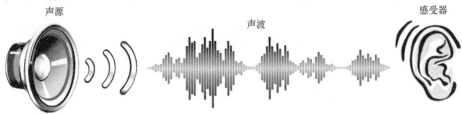

图 5-150　声波传导

声波是机械波，它的形成依赖于两个必要条件，一是有发生振动的物体；二是周围环境存在弹性介质。也就是说，声波传导不能脱离周围环境的弹性介质，如果没有弹性介质（处于真空环境），即使物体发生振动，声波不可能向空间传导，也就不会发出声音。

1.声波的基本物理量　声源的振动就是物体（或质点）在其平衡位置附近进行的小幅往复运动。声波，如图 5-151 所示。

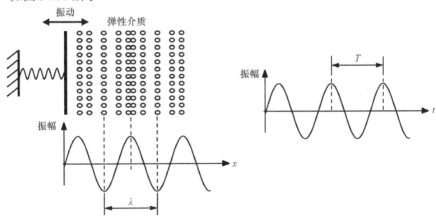

图 5-151　声波

当声源发出振动，必然会引起临近弹性介质的交替压缩与扩张，形成疏密相间的运动状态，临近介质的时疏时密，使得声源产生的振动以声波形式依次向外扩散。

（1）声速（sound velocity）或波速：是单位时间内声波传递的距离，通常用 C 来表示，单位为 m/s。声速是声波在介质中微弱压强扰动的传播速度，其大小取决于介质的性质（如弹性、密度、温度等），与声源自身的振动频率无关。声波在空气中的传播速度为

$$C = \sqrt{\frac{\gamma R T_C}{\mu}}$$

式中，γ 为绝热系数，R 为摩尔气体常数，μ 为空气分子的摩尔质量，T_C 是绝对温度。

在标准状态下，0℃时，声速为 C_0=331.45m/s，显然在 t℃时，在海平面上干燥空气（不考虑湿度）中的声速约为

$$C = 331.45 + 0.61t$$

式中，t 是空气的摄氏温度。可见，声速 C 随温度会有一定的变化，但是在一般情况下，这个变化幅度很小，实际应用时，通常取温度为 15℃空气的声速 C 为 340m/s。

声音传播速度会因介质不同而发生改变。将声音在空气中的声速与在其他介质中的声速比较，在 0℃时，氢气中的声速大约是 972m/s，是空气中声速的 3 倍。在 20℃的海水中，平均声速为 1482m/s，声音在金属铝中的声速大约是 6420m/s。由于液体和固体的密度比空气高，所以声音在液体和固体中的传播速度较快。

常用介质的声速，见表 5-5。

表 5-5　常用介质的声速

介质	声速（m/s）	介质	声速（m/s）
空气（0℃）	331	软组织	1500
空气（20℃）	343	脑组织	1541
淡水	1410～1430	肝组织	1549
海水	1510～1540	肾组织	1561
钢材	5000	血液	1570
骨骼	3360	脂肪	1580

（2）声阻抗（acoustic impedance）：是指介质在声波阵面某一面积上的声压与通过该面积的体积速度（质点声速乘以截面积）的比值，通常用复数 Z 表示。声阻抗的实部称"声阻"，虚部为"声抗"，其中声阻为

$$Z = \rho C$$

式中，ρ 为介质的密度（单位是 g/cm^3）。

在声波的应用中，声阻是一个重要的物理量。如果介质的声阻均匀不变，则声波传播方向一直向前，不会发生转向（折射）；如果介质不均匀或存在两种不同的介质，声波会在介质的分界面上发生反射、折射或散射等物理现象。几种物质的密度、声速与声阻，见表 5-6。

表 5-6　几种物质的密度、声速与声阻

介质	密度 ρ	声速 C	声阻 Z
空气	0.00129	340	0.000439
水（37℃）	0.997	1523	1.51
钛酸钡	5.4	5000	27.0
石蜡油	0.835	1420	1.186
石英	2.70	5629	15.20
软组织（平均）	1.06	1540	1.59
肌肉	1.07	1400	1.498
脂肪	0.95	1580	1.501
骨骼	1.80	3380	6.184
血液	1.05～1.06	1570	1.66

（3）周期与频率：周期 T 是指质点每重复一次运动所需的时间（单位是 s），频率 f 为质点每秒振动的次数（Hz），周期与频率是描述振动物体往复运动频繁程度的物理量。频率与周期的关系为

$$f = \frac{1}{T}$$

一般来说，年轻人的听觉频响范围为 20Hz～20kHz，随着年龄的增长听觉的最高频率会有所下降，60 岁左右的人最高仅能听到 16kHz 左右的音频信号。与人类比较，鲸类和海豚能产生并且感觉高达 175kHz 范围的声波；蝙蝠能发出并响应的声波频率更高，它使用自身的微波回声定位系统可以精准探测食物。

（4）波长：与频率直接相关的另一个物理量是波长，常用希腊字母 λ（Lambda）表示，是指相邻两个波峰或波谷之间的距离，可视为空间周期。从声音的角度，声音波长是一个完整周期的空间距离，与频率呈倒数关系。人耳能够听到的声音频谱波长，一般为 0.0172～17.2m（20Hz～20kHz）。

在已知声速的条件下，波长的计算公式

$$\lambda = \frac{C}{f}$$

由此可见，介质一定，声速 C 不变，声源的振动频率 f 增加，波长 λ 将随之减小，即较低频率的波长较长。如果假定声速是 340m/s，100Hz 的声波波长就是 3.4m，1000Hz 的波长为 34cm，而一个 20kHz 声波的波长仅为 1.7cm。

2. 声波的传导特性　在空气中传播的声波是纵波，这时介质质点的振动方向将与声波的传播方向一致。声音在空气中传导，如图 5-152 所示。

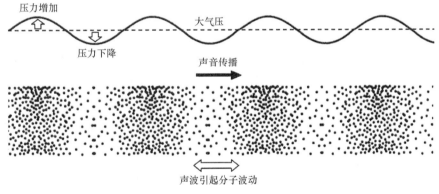

图 5-152　声音在空气中传导

声波可以理解为介质偏离平衡出现的压力扰动，这个过程只是能量的传导，不发生质量的传递。如果扰动量比较小，声波的传递满足于经典的波动方程，是线性波；若扰动很大，则不满足线性的声波方程，会出现波的色散并发生激波现象。目前，超声波治疗技术的声波振幅较小，属于线性声波应用；而冲击波治疗技术的压力扰动量很大，属于激波的应用范畴。

声波如同光波，在传播的过程中必然会发生衰减，声波的衰减与传送距离、频率、空气和传播介质（人体组织）的吸声系数等有关，声波的传播过程也存在反射与折射、干涉与驻波、穿透与吸收等物理现象。

（1）声场与声束：声场（sound field）是声波在介质中传播的空间范围，是声能所作用的区域。声源在封闭空间中辐射声波时，传播到各界面上的声波会被反射或吸收。

描述声场的物理量可以是声压、质点振动速度、位移或媒质密度等，它们一般都是位置与时间的函数，这些物理量的空间位置与时间的变化关系由声学波动方程来描述。由于超声波的频率较高，与光波性质相类似可集中成束状并沿某一方向传播，这种束状传播的超声波称为声束（beam）。

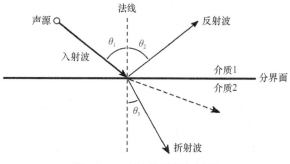

图 5-153　声波的反射与折射

（2）反射与折射：当介质 1 中的平面声波（入射波）投射到两种介质的分界面（假设它为无限薄、无限大的平面）时，一部分能量被反射回去，称为反射波；另一部分的能量进入介质 2 继续前行，称为折射波。

声波的反射与折射，如图 5-153 所示。

声波从一种介质投射到两种介质的分界面时会发生反射现象，反射波与入射波、法线处在同一平面内，并分别位于法线的两侧，反射角 θ_2 等于入射角 θ_1。界面两侧的介质特性将影响声波的反射程度。介质间的声阻相差小，能量反射小，进入下一介质的超声能量就越多；介质间的声阻相差大，大部分能量会被反射，进入下一层介质的超声能量就少。由于人体软组织与水的声阻相差不大，因而超声波治疗时，通过水或耦合剂可以大幅减少超声波的能量反射。

声波从一种介质斜射入另一种介质时，声束传播方向会发生改变，从而使声波在不同介质的交界处发生偏折，称为折射现象。根据折射定律，入射角的正弦与折射角的正弦之比等于介质 1 的声速与介质 2 声速之比，即

$$\frac{\sin\theta_1}{\sin\theta_2}=\frac{C_1}{C_2}$$

声波发生折射的原因是，声波在不同介质中的传播声速不同。如果入射端介质 1 声速大于折射端介质 2 的声速，折射角折向法线；反之，声束折离法线。

正入射声波的反射与折射，如图 5-154 所示。

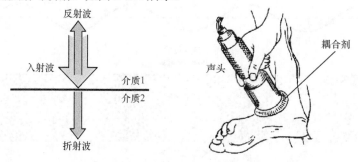

图 5-154　正入射声波的反射与折射

当超声波垂直入射到两层相邻的介质时，在第 1 个介质中有一个自上而下（正向）传播的入射波垂直投射到界面上，所产生的反射波将在第 1 个介质中从界面开始自下而上（反向）传播；折射区则在第 2 个介质中从界面开始向下（正向）传播。显然，两个介质的特性阻抗（声阻）差异越大，反射越强。根据能量守恒原则，入射波能量等于反射波能量与折射波能量之和，那么反射越强，进入下一层的折射波的能量必然减小。由此可解释在超声治疗中，由于声头（超声换能器）的压电材料与空气之间的声阻差异很大，当声头空载（直接向空气发射超声）时，会造成几乎全部反射，导致声头过热，机器损坏。因此，超声治疗时，超声波声头上必须事先涂敷一层耦合剂，并用力压迫，使声头与皮肤表面紧密接触，以保证超声波的能量有效地进入人体组织。否则，即使是声头与皮间仅有一薄层空气，超声波也会发生强烈反射，使超声能量难以进入体内。在人体不同的软组织界面上，由于它们的声阻差别较小，所以声波仅有较小的反射，绝大部分声波可以透过界面。但是，在软组织与骨骼分界面上，声阻差别较大，声波会出现明显的反射。

介质一定时，声波入射方向与界面越接近垂直（即入射角度越小），能量反射越小，进入下一级介质的折射能量越大，作用效率也就越高；反之亦然。因此，在进行超声治疗时，为保证更多

超声能量进入治疗区域，应在治疗部位表面不断地调整声头位置和角度，使其尽可能垂直入射，让所有需要治疗的部位均能得到恰当的治疗剂量。

（3）干涉与驻波

1）干涉（interference）是各类波（包括水波、声波、光波等）共有的特殊物理现象。产生干涉的必要条件是，两列波（源）的频率以及振动方向必须相同并且有固定的相位差。如果两列波的频率不同或者两个波源没有固定的相位差，相互叠加后波上各个质点的振幅是随时间而变化的，没有总是加强或减弱的振动区域，因而不会形成稳定的干涉现象。

任何两列波都可以叠加，但只有满足一定条件（频率相同、振动方向相同、相位恒定）的两列相干波在空间相遇，才能产生稳定的干涉现象。干涉是两列或两列以上的相干波在空间相遇时发生叠加，从而形成新的合成波形的物理现象。在发生干涉的区域，介质中的质点仍在不停地振动，其位移大小和方向都随时间做周期性的变化，但振动的加强点始终处于加强（波峰与波峰叠加，波谷与波谷叠加）、振动减弱的点始终在减弱（波峰与波谷叠加），并且振动加强的区域和减弱的区域互相间隔，形成的干涉条纹位置不随时间改变，即在干涉区域内振动强度有稳定的强弱分明的空间分布，如同水面的波澜。

2）驻波（standing wave）是一种特殊的波干涉物理现象，是两列沿相反（相位差为180°）方向传播、振幅相同、频率相同的波（一个波是另一个波的反射波）叠加时所形成的干涉波，如图 5-155 所示。

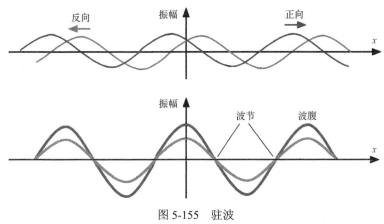

图 5-155 驻波

波在介质中传播时，其波形不断地向前推进，称为行波；如果有两列频率和振幅均相同、传播方向相反的行波，叠加后会形成驻波。驻波的波形虽然其振幅随时间变化，但不向任何方向移动。其中，叠加振幅最大的点称为波腹，最小的点称为波节。在波形上，波节和波腹的位置始终处于不变，相当于"驻立不动"，但振幅的瞬时值随时间改变。比如，紧靠陡壁附近的海水，由于受到岸壁的限制，入射波与反射波相互干扰会形成驻波，海水往复流动，但并不向前传播，海平面呈水平浮动。海水流速的绝对值最大时，海平面的升降幅度也最大。

超声波在介质中传播时，如遇到障碍物或不同介质的分界面时将发生反射现象，入射波与反射的叠加可以产生干涉现象。如果超声波的发声装置与反射面间的距离正好等于半波长的整数倍，入射波与反射波的叠加就会形成驻波。驻波场的机械作用可能比压力变化起的作用还要大。超声波在介质中传播时由于反射可能会产生驻波，驻波可以影响到介质张力、压力和质点的加速度，使介质质点间产生运动差，造成质点之间的摩擦而产生"能量吸收"。在超声波治疗时，如果受作用部位发生驻波，机体体液中离子（质点）由于质量不同而获得不同的加速度，在这些离子之间产生相对运动，即可表现出摩擦现象。特别注意，声波干涉现象会使声强的分布不均匀，甚至峰值强度会比设定的值高出 5～6 倍。为保证治疗的安全性，在超声波临床治疗时，声头必须在治疗部位做小范围的移动，以免声束峰固定在同一位置，形成驻波而造成治疗超剂量。

超声波治疗仪有一个特殊的使用要求，就是声头不可空载运行。这是因为发声体与空气间的声阻差异很大，如果声头空载运行，发出的超声能量几乎会在空气界面上发生全部反射，形成驻波，造成声头的过热现象。

（4）穿透与吸收：声波在介质中传播时，其振动能量会不断地被介质吸收转化成其他形式的能量，比如超声波传播会发生分子振动碰撞，使一部分声能在物体内部摩擦或热传导而被损耗，称为吸收（衰减），吸收将导致声能的衰减甚至消失。造成超声波衰减的主要原因有：

1）介质对声波的吸收，与介质的密度、黏滞性、导热性及超声波的频率等有关。

2）散射衰减，声波在介质中传播时，如果介质中含有大量散射粒子（如血液中的血细胞），则一部分超声波将被散射而不再沿原来方向前进，仅余下的部分沿原方向继续前进。

3）声束扩散，随着传播距离的增加，声波向传播轴两旁横向扩散引起单位面积上声波能量减少，这种因声波扩散引起的声波衰减可以通过聚焦加以克服。因此，声波的能量会随着传播距离增加而逐步衰减。吸收越强、波衰减得越快，则波穿透的距离就越短（浅）；反之，吸收越小，波衰减越慢，波穿透的距离就越远（深）。

超声波用于临床治疗时，它在人体中传播的声能必然会被人体组织所吸收。例如，人体液体组织具有黏滞性，介质质点振动要克服周围质点的黏滞阻力做功而消耗能量，这样声能（机械能）就转换为热能。又如，波在介质中传播时，由于介质分子内部的一些动力学过程引起分子结构变化、内外自由度能量重新分配等，也会使声能减少，转化为其他形式的能量。

声波在人体内传播时，能量按指数规律衰减，即声强 I 随传播距离 x 的增加呈指数下降。

$$I = I_0 e^{-2\alpha x} \alpha x$$

式中，I_0 是入射波初始入射时（$x=0$）的声强，α 称为衰减系数。衰减系数 α 的大小代表波传播的快慢，α 越大，声波的衰减越快。

实验证明，衰减系数与声波的频率有关，哺乳动物软组织的超声波衰减系数近似与频率成正比。因此，频率固定的超声波，在气体中吸收最多（穿透距离最小）、液体次之、固体最少（穿透距离最大）。

在超声波治疗中，常用超声衰减半价层来表示在介质中超声衰减程度或穿透能力。半价层（half value layer，HVL）或半吸收层，用来表示超声波在某一介质中穿透能力，或一介质对某种超声波吸收能力。即当超声波在介质传播中能量衰减到原能量一半时，穿行该介质中的距离。

半价层 D 与衰减系数 α 的关系为

$$D = \frac{\ln 2}{2\alpha}$$

由此可见，介质的半价层 D 与其衰减系数 α 成反比。1MHz 的超声波在各种组织中的半价层，见表 5-7。

表 5-7　1MHz 超声波在各种组织中的半价层

组织	半价层（cm）	组织	半价层（cm）
脑	5.0	肝	4.4
心	2.7	脂肪	6.8
肾	3.5	肌肉	3.6

对于超声治疗中常用的 1MHz 频率的超声波，在脂肪中传播的半价层为 6.8cm、肌肉为 3.6cm，脂肪加肌肉中约 4.9cm。治疗中，可用半价层估算穿透不同组织时距离的声强（剂量）。

除了介质吸收，声波的散射效应也是引起声强衰减的重要原因。声波在介质中传播时，如果遇到大量散射粒子（如血液中的红细胞），则有一部分声能会被散射粒子吸收，再以发射球面次波的形式（散射声波）向外传播，这就是声波的散射现象，如图 5-156 所示。

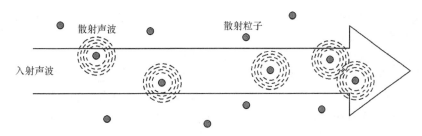

图 5-156　声波的散射

（二）超声波的治疗原理

以适当剂量的超声波作用于人体，可使人体局部组织产生相应的功能变化，其主要治疗机制包括机械效应、温热效应、理化效应。

1. 超声波的机械效应——"内按摩"　超声波是机械波，机械效应是超声波治疗最为基本、原发的作用机制。超声波在介质内的传播过程中，介质质点的交替压缩与舒张可形成交变声压，一方面质点受到交变压力后（在治疗剂量下，每一细胞均受 4～8mg 压力变化影响）获得加速度而剧烈振动、相互摩擦；另一方面交变压力能使组织细胞产生容积和运动的变化，可使细胞浆运动增强（原浆微流或称环流），从而促进细胞内容物的移动，改变其中空间的相对位置（据观察，强度不大的超声波能使嗜酸性粒细胞的原浆颗粒旋转，剂量大时甚至颗粒被抛出细胞外），说明超声波对组织内物质和微小细胞结构具有一种"微细按摩"的作用。由于超声的细微按摩，细胞浆流动、细胞振荡、旋转、摩擦，形成细胞的"内按摩"效应。

超声波的机械作用来源于超声波声场的行波（前进波）和驻波，由此构成产生机械效应的两种治疗机制。

（1）行波场中的机械效应：是以超声波传播行程中能量转变成介质质点的运动能为基本特征，即由于介质中各点正压和负压在超声振动影响下不断变化而产生的压力能。这种作用可引起细胞功能的改变，从而引起生物体的许多反应。

超声波在介质中传播时，介质质点的振动振幅虽小，但频率很高，加速度可达重力加速度的几十万倍甚至百万倍，在介质中形成巨大的压强变化从而获得巨大加速度。比如，在频率为 800～1000kHz、声强为 0.5～2W/cm^2 的超声波作用下，水分子能得到的加速度可以超过重力加速度 5 万～10 万倍。

（2）驻波场中的机械效应：超声波治疗中，驻波是由入射波和反射波的干涉现象形成的。驻波场的机械作用可能比压力变化起的作用还要大。超声波在介质中传播时，由于反射现象而产生驻波，驻波可以影响到介质张力、压力以及质点获得的巨大加速度。体液中质量不同的离子获取的运动速度不尽相同（质量小的离子运动速度快，质量大的离子运动速度慢），这种运动速度的差异，即可表现出"内按摩"效应。

驻波的机械振动、压力变化，可以看成对细胞的物质及细胞结构的按摩作用。由于超声波的微细按摩作用，可以改变细胞膜的通透性，使通透性增强，弥散过程加速，从而影响细胞的物质代谢过程，加速代谢产物的排出，改善细胞缺血、缺氧状态，改善组织的营养，提高细胞组织的再生能力。因此，超声波的机械作用可治疗某些局部血液循环障碍性疾病，如对治疗营养不良性溃疡效果良好。小剂量的超声波能使神经兴奋性降低、神经传导速度减慢，因而对周围神经疾病（如神经炎、神经痛）具有明显的镇痛作用。大剂量超声波作用于末梢神经可引起血管麻痹、组织细胞缺氧，继而坏死，可用于肿瘤的治疗。超声波的机械作用能使坚硬的结缔组织延长、变软，可用于治疗瘢痕、粘连及硬皮症等，还可击碎人体内各种结石。

2. 超声波的温热效应——"内生热"　超声波的温热效应是一种组织"内生热"的过程，是声波机械能转变成热能的过程。超声的温热作用具有重要的治疗意义，因此，超声波治疗学中曾经一度将超声波称为超声透热疗法。早期的报道，超声波的治疗作用主要认为是温热作用，近年才开始强调超声波的非热效应。

（1）超声波的产热原理：超声波在生物体内的传播过程中，介质分子产生剧烈振动，通过分子间的相互摩擦，振动能量不断地被介质吸收转变成热能，引起介质的温度升高，即"内生热"。

超声波通过组织时，声能被组织吸收能够转变成为热能。人体各组织吸收声能产热是不均匀的，骨组织和结缔组织升温显著，脂肪和血液升温最少。例如，在强度为 5W/cm^2 的超声波作用 1.5min 后，在肌肉的温度上升幅度为 1.1℃，而在骨质则为 5.9℃。超声波通过不同组织的界面时，因声波的反射、干涉、驻波的形成而产生热。因此，皮下组织与肌肉组织交界处、肌肉组织与骨组织交界处、肌腱韧带附着处关节的软骨面以及骨皮质、骨膜等处产热较多。在骨膜上产生局部高热，对于关节、韧带等运动创伤的治疗有很大意义。

（2）超声波产热的有关因素：超声波产热的多少与超声波的频率、剂量、介质的物理特性（声阻、导热性、介质界面的情况等）以及治疗方法等有关。不同频率的超声在介质内穿透深度不同，即超声频率与介质吸收超声的能力密切相关。超声波频率越高，穿透越浅，越易被组织所吸收，产热也就越多。

机体各器官组织对声能的吸收是不同的，产热效应也不等。肌肉组织较脂肪组织吸收能量约大 1 倍，神经组织较脂肪大 2～3 倍。不同组织对 1MHz 超声波的吸收比值，见表 5-8。

表 5-8　不同组织对 1MHz 超声波的吸收比值

组织	吸收比值
水	1
全血	60
脂肪	390
肌肉	663
周围神经	1193

超声波的剂量越强，受作用组织内的产热量越大。因此，在常规超声治疗过程中，要不时地移动声头辐射位置，以防止局部作用时间过长，剂量过大，导致温升过高。再者，采用脉冲超声波治疗，由于其时间平均声强相对较小，亦可减弱作用部位的温升。

治疗方法的不同也将影响超声波的产热效应。目前超声波治疗主要采用直接接触法或水下法，直接接触法较水下法产热更多。应用直接接触法治疗时需要使用耦合剂，由于声头、耦合剂、组织三者之间有一定的声阻差异，在两个界面超声波会形成一定能量的反射波，声头与皮肤的界面易产生驻波，因而产热较多。水与组织的声阻相近，两个界面间很少有声波的反射，仅有少部分声波被组织反射到周围水中被水吸收，因此，水下法很少形成驻波，产热少于直接接触法。

超声的温热作用可增强血液循环、加强代谢、改善局部组织营养、增强酶的活力、降低肌肉和结缔组织张力、缓解痉挛、减轻疼痛，同时可降低感觉神经兴奋性，也能够起到镇痛的作用等。超声波产生的热有 79%～82% 由血液循环带走，18%～21% 由邻近组织的热传导散布。因此，当超声波作用于缺少血液循环的组织时，应注意避免温度过高，以免发生热损伤。例如，眼的解剖结构特点是球体形态、层次多、液体和血液循环较慢，容易因热积聚导致损伤；生殖器官对超声波较为敏感，故超声波的热作用也可能引起生殖腺组织损伤。

3. 超声波的理化效应——"内反应"　超声波的理化效应是机械效应和温热效应所继发的若干物理化学变化，又称继发效应。

（1）空化作用：超声波空化作用是指存在于液体中的微气核空化泡在声波的作用下振动，当声压达到一定值时发生的生长和崩溃的动力学过程。

超声波空化效应是强超声波在液体中引起的一种特有的物理现象。当超声波作用于液体时可产生大量小气泡，其原因有两个：一是液体内局部出现拉应力而形成负压，压强的降低使原来溶于液体的气体过饱和，从液体逸出，成为小气泡；另一原因是强大的拉应力将液体"撕开"成一空洞，称为空化。超声波的空化过程，如图 5-157 所示。

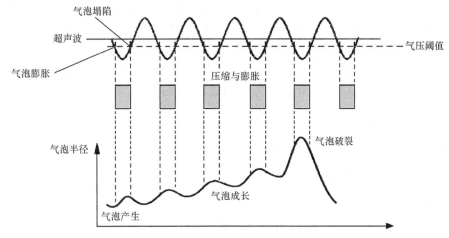

图 5-157　超声波空化过程

超声波的机械振动会使液体受到交变的声压作用。当声压为正压时，液体处于挤压状态，负压时液体则因受到拉力而牵张，如果负压拉力超过介质的内聚力，液体中将会出现细小空腔，由于超声波的压力正负交替变化，这个闭合空腔会破裂，空泡迅速崩塌，随之产生高热、高压等物理现象。这种气泡随着超声波迅速变化而重复产生的气泡生长—闭合—破灭过程，称为超声波的空化效应。

在超声物理治疗中，空化效应生成稳定的空腔可以改变细胞膜的通透性，使膜内钙离子水平增高，因而可加速组织的修复过程，改变神经电活动，缓解疼痛。超声空化技术在临床医学中还有许多应用，如利用空化对软组织病变进行无血切割的"超声手术刀"；利用脂肪乳化进行减肥美容的"超声人体雕塑器"；利用聚焦冲击波粉碎肾结石的"体外碎石机"以及超声洁牙、消毒、雾化等。

（2）弥散作用：超声可提高生物膜的通透性，增加弥散过程，促进生物膜内外的物质交换，进而加速代谢、改善组织营养。超声的弥散作用在病理组织中的表现尤为明显，如对炎症部位的组织代谢方面的影响等，这一特点在超声治疗上具有实用价值。超声对生物膜的作用也可促使药物更易进入病原体内，超声与药物的联合应用可起到协同作用。

（3）触变作用：在超声波的作用下，可使凝胶转化为溶胶状态，对肌肉、肌腱有软化作用，可以改变一些与组织缺水有关的病理状态。如对类风湿关节炎病变和关节、肌腱、韧带的退行性病变，有较好的治疗效果。

（4）聚合与解聚作用

1）聚合作用是将许多相同或近似的分子合成为一个较大分子的过程。在超声波的作用下，可使水分子分解，产生氢氧根离子、原子氢和原子氧等，诱导水中稳定的化合物形成自由基；分子胶体化合物之间或溶剂和大分子化合物之间的摩擦力使 C＝C 或 C＝O 键断裂，形成不饱和、具有高活性的自由基，随即引起一系列的继发的生化反应，从而产生聚合作用。

2）解聚作用是将大分子分解为小分子，使大分子化合物黏度下降、分子量减少的过程。超声波作用时，大分子化合物黏度暂时下降，超声作用停止后又恢复原状，这一过程称为可逆性解聚；若大分子化合物的黏度下降，分子量也减小，且无法复原，则称为不可逆解聚。如超声可使淀粉解聚为糊精，使乳糖、果糖、蔗糖、葡萄糖、麦芽糖以及核酸等断裂，还可使蛋白质解聚为有机分子。

超声对酶的活性也有影响，这主要取决于各种酶的蛋白质结构及其对超声的敏感性。如超声可使氧化酶、脱氢酶失活，提高转化酶活性。在实验性关节炎治疗研究中发现，超声可使关节内水解酶和还原酶活性增加，并认为在超声的治疗作用中，水解酶的活性变化起了主导作用。

超声波的理化效应比较复杂，其作用是多方面的，如引起氢离子浓度的改变（如炎症组织中伴有酸中毒现象时，超声波可使 pH 值向碱性方面变化，从而使症状减轻，有利于炎症的修复）；对酶活性的影响（如超声波作用能使关节内还原酶和水解酶活性增加，目前认为在超声治疗作用中水解酶活性的变化是起重要作用的）。治疗剂量超声波可增强生物膜弥散过程，促进物质交换，继而加速代谢、改善组织营养，对病变组织有促进其恢复的作用。超声波可提高半透膜的渗透作用，有利于营养物质进入细胞内，同样可使药物更易进入病菌体内，增强药物的杀菌效能。

目前，关于超声波的生物学作用机制仍存有多种争议。但多数学者认为，具有物理学特性的超声波机械振动，以及在此基础上产生的"内生热"现象，必然会引起人体生物理化的改变。神经系统的反应和调节在超声波的治疗机制中起着主导作用，而超声作用过程中发生的体液方面的改变是引发神经系统反应的物质基础，二者的有机结合构成统一的反应过程。

4. 超声波对组织器官的影响　超声治疗学是超声医学的重要组成部分，超声治疗时需要将超声波能量作用于人体病变部位，通过其生物学效应达到治疗疾患和促进机体康复的目的。

在研究超声波生物物理学特性和作用机制的过程中发现，超声波也具有其他物理因子对机体组织器官作用的共同特点，即高强度、大剂量有抑制或破坏作用，可造成组织形态结构上的不可逆性变化；低强度、中小剂量（常规治疗剂量）的超声波具有刺激、调节作用，不会引起或仅引起轻微的可逆性组织形态学改变。因此，在临床应用超声波治疗时，应根据机体各组织器官对超声敏感性的差异，适时采用恰当的治疗方法和安全剂量。

（1）神经系统：神经组织对超声波非常敏感，其中中枢神经敏感性高于周围神经，神经元的敏感性又高于神经纤维和胶质细胞。在一定剂量内，超声波对周围神经的作用可使神经的兴奋性增高，传导速度加快，减轻神经的炎症反应，促进损伤神经愈合，提高痛阈，减轻疼痛。

治疗剂量的超声波能引起周围神经兴奋性和传导速度等方面的可逆性变化，具体改变是加快感觉神经的传导速度，对于运动神经的传导速度则既能加快又能减慢。治疗剂量超声波能提高神经痛阈，因此对神经炎、神经痛等周围神经疾患可产生明显镇痛效果。大剂量超声波作用于末梢神经可引起血管麻痹、组织细胞缺氧、继而坏死；直接作用于动物神经干可造成神经纤维的损伤，其功能和组织形态呈现不可逆的变化；大剂量超声波对脊髓的损害也是显著的，与后角细胞相比，其对前角细胞的损害更为明显。中枢神经系统对超声波显示出较高的敏感性，目前国内采用的治疗剂量超声波经颅进行的脑部治疗，被认为是安全的。但同时应强调指出，由于脑组织对超声波异常敏感，因而对颅部进行超声波治疗时绝对不可采用固定法，应严格控制剂量。

（2）皮肤：是超声波治疗直接接触并首先作用的部位，如果声头与皮肤间存有空气层，在皮肤与空气的交界面会有声波反射，进而产生高热，可引起皮肤剧烈疼痛甚至烧伤。身体各部位对超声波的敏感程度不一，以面部最为敏感、腹部次之、四肢的敏感度较差。正常皮肤在适宜剂量超声波作用下，可有轻微刺激感和温热感，当用固定法或施用较大剂量时，会有明显热感，甚至灼痛不可耐受。

疼痛感是超声波治疗剂量超过阈值的重要体感标志。超声波治疗可提高皮肤血管的渗透性，使血管扩张，治疗后皮肤可能出现轻微的充血，但不会产生明显的红斑。超声波可改善皮肤的代谢，增加汗腺分泌，促进真皮再生，使皮肤排泄功能增强，反应正常化。因此，超声波有祛斑、去皱等美容作用。此外，超声波治疗还有加速氧化还原过程，提高皮肤的保护性屏障作用。

（3）皮下组织：皮下多为脂肪组织，超声波作用于脂肪组织，可使局部温度上升。由于脂肪组织的散热能力较差，当超声波剂量过大时，会引起局部脂肪组织过热，有时局部温度可以高于周围肌肉组织。

（4）结缔组织：结缔组织对超声波敏感性较差。对于有组织缺损的伤口，超声波有刺激结缔组织增生、肉芽生长的作用。当结缔组织过度增生时，超声波又有软化消散作用，特别对于凝缩的纤维结缔组织作用尤为显著。因此，超声波对于瘢痕及增生性骨关节病可起到治疗作用。

（5）肌肉：骨骼肌对超声波较为敏感，但中、小剂量不会引起形态学变化，仅对其功能产生影响。对于挛缩的肌肉，超声波可使肌肉纤维松弛，张力降低，从而起到解痉作用，这一点可用超声波的温热效应及提高神经兴奋阈来解释。大剂量超声波则会产生破坏作用，使肌肉失去弹性，肌肉纤维变硬，颜色灰白带红，显微镜下可见肌肉组织肿胀，出现空泡，纤维碎裂，横纹消失，肌蛋白变性，核固缩等形态学改变。有文献报道，超声波可以使体外培养的平滑肌细胞的附壁能力和移动能力下降。

（6）骨骼：骨骼对超声波吸收能力很强，其吸收系数随着超声波频率的增加而提高。在超声波的作用下，骨、软骨、骨膜、骨内膜、软骨膜、骨髓等各层结构，因界面反射而产生局部高温，当超声波剂量过大时还会引起骨膜疼痛。治疗剂量的超声波不影响骨痂的生长，小剂量、多次治疗，可以促进骨痂生长；大剂量则使骨愈合迟缓；若作用于未骨化的骨骼，则可阻碍骨生长，导致骨发育不全，青少年期尤其敏感。因此，对幼儿骨骺处应禁用超声波治疗。大剂量超声波对骨髓有破坏作用，可发生骨髓细胞破溃死亡，甚至不能分清骨髓的结构。

（7）血管：血管对超声的反应，也因超声波的作用剂量不同而有所差别。治疗剂量超声波对血管无损害作用，通常可见血管扩张，血液循环加速。在较大剂量超声波作用下，血管以收缩神经反应占优势，故引起血管收缩；更大剂量的超声波作用时，可使血管运动神经麻痹，从而造成血液在血管中流动减慢或停滞。

总之，超声波对人体各器官、组织均有作用，若应用剂量恰当，可获得较好的治疗效果。如果剂量太大不仅对组织无益反而有破坏作用。因此，临床应用超声波治疗时应根据疾病以及疾病的不同阶段，选用适宜的超声波频率、输出方式、治疗强度、时间和治疗方法。

（三）超声波治疗仪

目前，非介入式超声波物理治疗最常使用的治疗频率为1MHz，也有兼用3MHz或频率更高的超声波治疗仪。由于频率较高的超声波作用深度相对较浅，它主要用于皮肤和浅表组织的治疗。

本节将以CSB系列超声波治疗仪为例，介绍超声波治疗仪的工作原理。CSB系列超声波治疗仪，如图5-158所示。

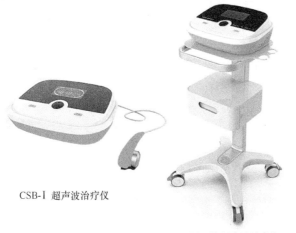
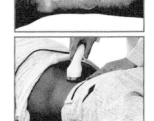

CSB-Ⅰ 超声波治疗仪

CSB-Ⅱ 超声波治疗仪

图 5-158　CSB 系列超声波治疗仪

1. 超声波治疗仪的整机构成 超声波治疗仪的构成框图，如图5-159所示。

超声波治疗仪由中央处理器、控制面板及治疗头驱动电路、治疗头等组成。中央处理器是整机的控制中心，通过控制面板可以实现对治疗参数的设置，并启用或暂停治疗程序。治疗头驱动电路是超声波治疗仪核心电路，作用是接收中央处理器控制指令，按设定输出模式为治疗头（声头）提供电源驱动。

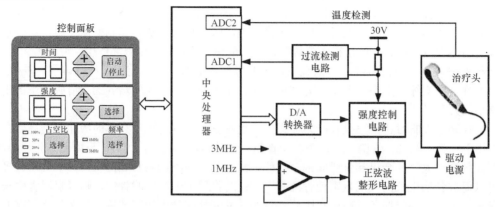

图 5-159　超声波治疗仪的构成框图

2. 治疗头驱动电路　由两套结构形式基本相同（参数有所不同）的电路组成，可以对中央处理器发放的 1MHz 和 3MHz 方波信号分别进行整形和功率放大处理，意义是为治疗头提供频率匹配的正弦波驱动电源。1MHz 治疗头驱动电路，如图 5-160 所示。

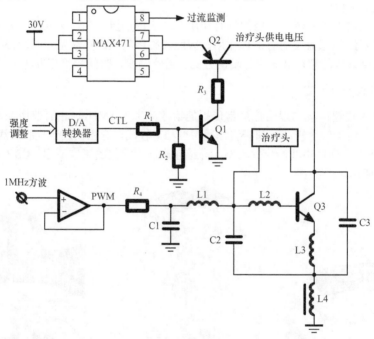

图 5-160　治疗头驱动电路

治疗头驱动电路包括强度控制、正弦波整形与功率放大及过流检测。

（1）强度控制：强度控制电路由晶体管 Q1、Q2 和电阻 R_1、R_2、R_3 组成，主要有两个功能，一是根据设定强度指标，调整晶体管 Q1、Q2 的导通状态，通过改变治疗头的供电电压来控制超声波治疗仪的治疗强度；二是能够按照指定模式（本机设有连续治疗和脉冲治疗模式）开启或关断治疗头的供电，以实现超声波治疗仪的脉冲治疗。

强度控制电路的工作原理是，D/A 转换器接收中央处理器的强度数字量，经 D/A 转换得到对应的模拟量 CTL，模拟电压 CTL 经电阻 R_1、R_2，调节晶体管 T1 的放大状态，使 T2 导通；晶体管 T2 导通（处于放大状态）时，相当于在 30V 直流电压与治疗头（正弦波整形电路）之间加入了一个可变电阻，其等效电阻值可以改变治疗头的驱动强度。即，设定强度的数字量越大，模拟电压 CTL 就越大，T2 导通后的等效电阻越小，为治疗头提供的供电电压越高，治疗强度越强；反之，治疗头的供电电压降低，治疗强度减弱。

（2）正弦波整形与功率放大：正弦波整形与功率放大电路为超声波的功率来源，是将电能转换成与超声波发生器相匹配的高频交流电源。正弦波整形与功率放大电路，如图 5-161 所示。

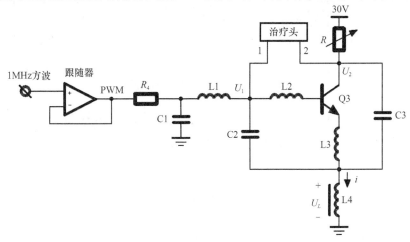

图 5-161　正弦波整形与功率放大电路

由中央处理器发放的 1MHz 方波，经过跟随器，可作为高频功率放大管 Q3 的驱动信号。当 PWM 为正脉冲时，跟随器输出的正电平经电阻 R_4 对电容 C1 和电感 L1 充电，治疗头 1 端的电压 U_1 "缓慢"上升；随着电压 U_1 的升高，经电感 L2 使功放管 Q3 导通，30V 直流电源经强度等效电阻 R、Q3、电感 L3、L4 形成电流回路，并对 L3、L4 充电，由于存在电感 L3、L4，治疗头 2 端的电压 U_2 为"缓慢"下降状态，使得治疗头的驱动电压进一步升高。这一阶段，治疗头的驱动电压 U_{1-2} 为 1 端"+"、2 端"–"。

PWM 为"0"电平时，电容 C1 和电感 L1 对 R_4 放电，电压 U_1 "缓慢"下降；U_1 的降低，必然会使功放管 Q3 的导通电流下降，直至截止，治疗头 2 端的电压 U_2 为"缓慢"上升；由于 L4 为磁芯，电感容量较大，根据电感的 VAR，有

$$U_L = L\frac{\mathrm{d}i}{\mathrm{d}t}$$

当电流 i 下降时，U_L 为负电压，经电容 C2 使电压为负值，进而加速了功放管 Q3 的截止。此时，治疗头 2 端电压 U_2 接近于强度控制电路的输出电压，治疗头的驱动电压 U_{1-2} 为 1 端"–"、2 端"+"。如此往复，整形与放大电路可为治疗头提供具有足够功率的正弦波激励。

（3）过流检测：过流检测电路的作用是实时监测治疗头的驱动电流，如果发生过流，中央处理器立即关闭输出并报警。本机的过流检测使用的是电流检测放大器 MAX471。MAX471 的引脚与原理框图，如图 5-162 所示。

如图 5-162 所示，监测电流 I 从 RS+端经精密传感电阻 R 流向 RS-端，在电阻 R 上可以得到一个与电流 I 成正比的电压 U。电压 U 的两极分别与运算放大器 A1、A2 的正向输入端连接，其作用有两个方面。

一是测流电压 U 无论是正值还是负值，电流输出端 OUT 都会输出一个与检测电流 I 成正比的电流信号。其中，如果电压 U 为正值，晶体管 Q1 导通、Q2 截止；反之，Q1 截止、Q2 导通。OUT 的外围电路，如图 5-163 所示。

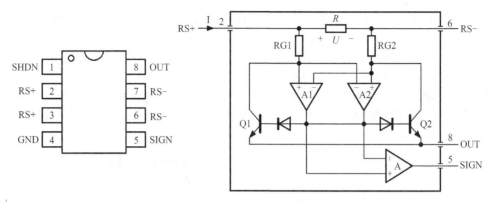

图 5-162　MAX471 引脚与原理框图

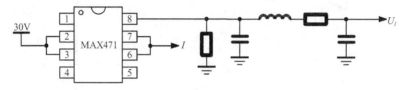

图 5-163　OUT 的外围电路

　　OUT 输出的是电流信号，经接口电路可将检测电流 I 转换为电压 U_I，中央处理器根据 U_I 的量值变化，可以实时判断治疗头的工作状态。

　　二是根据 SIGN 端的极性，可以判断被测电流的实际方向。如果电压 U 为正值，运算放大器 A1 的输出为"＋"、A2 的输出为"－"，运算放大器 A 输出的 SIGN 为正电平，说明电流由 RS＋经电阻 R 流向 RS-端；反之，SIGN 为负电平，电流方向相反。

　　3. 治疗头　也称为声头，是超声波的换能器件，作用是将正弦波整形与功率放大电路发出的高频正弦波电信号转化为超声波机械能。治疗头的结构，如图 5-164 所示。

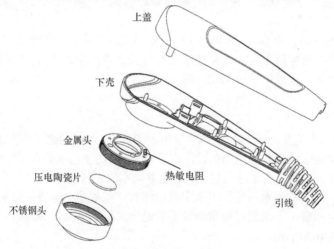

图 5-164　治疗头结构

　　治疗头的主要部件包括压电陶瓷片、不锈钢头和金属头。

　　（1）压电陶瓷片（piezoelectric ceramic piece）：是具有压电效应的功能陶瓷，是产生超声波机械振动的关键器件，基本作用是将电能转换为匹配频率的超声机械动能。压电陶瓷片具有可逆性，它既有正压电效应，也能发生逆压电效应。

　　压电陶瓷片换能，如图 5-165 所示。

正压电效应是在没有对称中心的晶体上施加压力、张力、切向力时，会发生与应力成比例的介质极化，且在晶体两端呈现正、负电荷，即正、负电压。逆压电效应则相反，当对晶体上施加电场引起极化效应时，会产生与电场强度成比例的变形或机械应力。超声波治疗头就是应用压电陶瓷片的逆压电效应，将电能转换为超声波机械能。

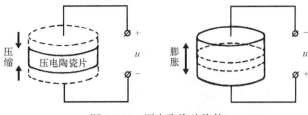

图 5-165　压电陶瓷片换能

（2）不锈钢头：实际上是压电陶瓷片的保护层，是治疗头直接与人体接触的面材。不锈钢头的作用是保护压电材料表面电极不与外界接触，因而在长时间使用时不会被磨损和氧化。更重要的是，压电陶瓷片为圆形平面体，治疗时很难始终保持与人体表面良好接触，压电材料与人体表面间必然会存有一定的空气层。由于压电材料与空气的声阻抗差异较大，即使是很薄的空气层，也会在分界面产生较明显声波反射，形成的干涉波使治疗头的内耗增加，治疗效率较低。

不锈钢头为圆弧面形状，具有较强的耐磨损和氧化能力，治疗时使用耦合剂可以使治疗头与人体表面保持良好的接触。为保证压电陶瓷片与不锈钢头紧密连接（接触面不能有空气），通常采用的方法是，使用环氧树脂胶在温度为200℃的条件下，将压电陶瓷片与不锈钢头压紧后粘接。

（3）金属头：有三个作用，一是作为压电材料背面的阻尼材料，通过金属头后面的空气腔可以吸收反射声波，以提高治疗头的使用寿命；二是金属头为压电陶瓷片的一个电极引线，通过压紧压电陶瓷片的背面电极，使压电陶瓷片通过金属头形成通电回路；三是金属头上装有一个热敏电阻，可以实时检测压电陶瓷片的温升，如果温度过高，中央处理器可以关断治疗头的驱动电源并报警。

二、体外冲击波治疗设备

冲击波（shock wave，SW）也称为激波，是一种通过振动、高速运动等导致介质快速压缩而聚集能量的具有显著力学特性的机械性脉冲压强波，可引起介质的压强、温度、密度等物理性质发生跳跃式改变。

（1）冲击波作用于人体，可产生机械效应，即当冲击波进入人体，在不同组织界面处所产生的牵张效应。

（2）空化效应，即冲击波使组织间液体中的微气核空化泡发生振动，振动加强所发生的空化泡生长和崩溃效应。

（3）热效应，即冲击波在生物体内传播过程中，其振动能量不断被组织吸收所产生的效应。

体外装置发射的冲击波可在机体内的特定部位聚焦，通过对组织细胞的一系列物理作用，达到治疗的目的。自1980年首次在临床上应用体外冲击波碎石术（extracorporeal shock wave lithotripsy，ESWL）治疗肾结石以来，体外冲击波（extracorporeal shock wave，ESW）作为一种微创或无创的治疗手段已成为泌尿外科治疗尿结石的标准方法。1991年前后，临床上开始应用冲击波治疗骨不连伴软组织疾病，有效率可达近80%，并且与手术治疗的效果相当，几乎没有手术并发症。

目前，体外冲击波已成为一种常规的非侵入性治疗方法，主要分为两大类，一类是体外冲击波碎石术（ESWL），主要用于治疗泌尿系结石和肝胆系胆石等；另一大类是体外冲击波疗法（extracorporeal shock wave therapy，ESWT），广泛用于治疗运动系统的某些骨骼和软组织疾病。

医用冲击波治疗技术，如图5-166所示。

体外冲击波疗法的优点是，损伤轻微，可替代某些外科手术治疗；一般采用简单麻醉或不必麻醉治疗方式；治疗时间短，风险小，可在门诊进行治疗；治疗后无需特殊护理，且恢复较快；治疗费用远低于常规手术治疗。

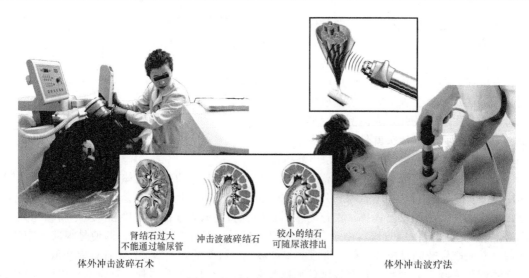

体外冲击波碎石术　　　　　　　　　　　　　　　体外冲击波疗法

图 5-166　医用冲击波治疗技术

（一）冲击波的物理特性

冲击波（shock wave）为不连续的高能机械波，属于量子物理学的范畴，具有压力瞬间增高和高速传导的物理特性。广义上的冲击波在生活中随处可见，如震动、雷电、爆炸和超声速航空器等。冲击波具有很高的传播气压强度，可在几纳秒内达到压力波峰值，具有压力上升快速、频谱广泛、可在三维空间传播、传播速度快且与压力成正比等特征。冲击波最佳的传递介质是水，采用与人体组织声阻抗相近的水或耦合剂作为传导介质，可以减少冲击波传播过程中的能量损失，减轻体外冲击波在穿透皮肤、肌肉、脂肪等组织时引起的创伤。

1. 气体的物理性质　在气体动力学的范畴内，通常把气体视为连续的、可压缩的流体，此外，气体还具有黏性和导热性。

（1）气体的连续性：气体由大量分子组成，微观上，所有分子都在做不规则的热运动，分子之间不断地相互碰撞。在研究气团的宏观运动时，可将气体看成中间没有间隙且可压缩的连续介质。

（2）气体的可压缩性：物质的可压缩性是指当压力、温度发生变化时，其体积（或密度）发生改变的能力。气体是一种可压缩性的介质，如果压力增大，气体的体积必将缩小、密度提高。只有在压力变化很小的情况下，密度变化才可以忽略不计，此时可近似地把介质视为不可压缩的流体。当气体做高速流动时，压力变化很大，气体密度的变化不可忽略，此时必须考虑气体的可压缩性。

（3）气体的黏性：流层之间存在相对运动，引起切向应力，从而阻碍流层之间的相对滑动，这种能够阻碍相对滑动的性质称为黏性。黏性主要是由分子相互碰撞而产生动量交换引起的，例如，置于气流中的平板，由于气流具有黏性，在平板表面处的流速为零，而随着距表面距离的增大，流速渐高。

气体黏性系数一般很小，通常可以忽略，可以把气体看作理想流体。

2. 波的扰动性　波是物质的一种运动形式，是由扰动产生的。通常可将波分为两大类，电磁波和机械力学波。当介质（medium）受到外界作用（如振动、冲击等）时，介质的局部状态参量就会发生改变，这就是扰动（disturbance）。

活塞压缩气体示意图，如图 5-167 所示。

如果活塞突然向右移动，气体被压缩，便有波向右传播，发生波的扰动。在扰动传播过程中，扰动介质与未扰动介质之间存在一个界面，称为波阵面（wave front），扰动在介质中的传播速度称为波速。如果扰动前后介质的状态参数变化量与原来的参数量相比很小，则称这种扰动为弱扰动或小扰动。弱扰动的特点是各种参数的变化量是微小的、逐渐的和连续的。如果扰动前后介质的状态参数发生突跃变化，则称这种扰动为强扰动。

弱扰动与强扰动波形，如图 5-168 所示。

常规的声波（如超声波）是一种弱扰动波，弱扰动在介质中的传播速度即为声速。对于较强的扰动，其质点的传播速度大于声速，传播速度将显著增高，形成冲击波。

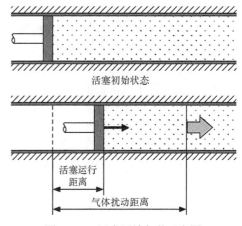

图 5-167　活塞压缩气体示意图

3. 压缩波与稀疏波　压缩波（compression wave）是指扰动过后，介质的压力、密度、温度等状态参数增加，特点是波传播的方向与介质质点运动方向相同。稀疏波（rarefaction wave）是扰动过后，介质的压力、密度、温度等状态参数下降，基本特征是波传播的方向与介质质点运动方向相反。

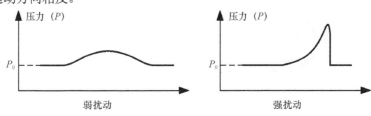

图 5-168　弱扰动与强扰动波形

在一个连续且缓慢的压缩过程中，每一小步的压缩都可视为一种等熵变化（等熵变化是一个体系从一种状态向另一状态变化的过程中，若其熵值不变，则称为等熵过程，所经历的变化称为等熵变化）。由于每经一步压缩后气体的温度都要上升，气体的声速也必将上升，这样如果压缩波的波速继续增加，一旦集中起来，状态参数的变化将不再连续，就会发生突跃变化，弱扰动发展成为强扰动。

4. 冲击波与超声波比较　冲击波是一种强烈的压缩波，是物体在高速运动或爆炸时引起介质强烈压缩并以超声速传播的过程。冲击波阵面通过介质后，能量突然释放（在介质中的传播不连续），强大的波峰会导致介质的物理性质发生跃变。在自然界中，所有的爆发现象都伴有冲击波。冲击波重要的物理学特征是，物质迅速膨胀，使其质点的运动速度大于局域声速。

超声波与冲击波，如图 5-169 所示。

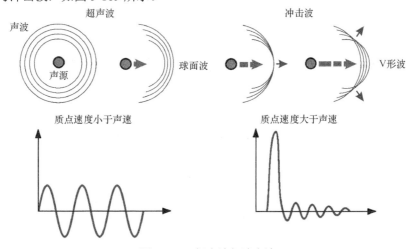

图 5-169　超声波与冲击波

　　尽管超声波与冲击波都是压缩机械波，但超声波的传播速度等于声速，传播过程中介质的压力和密度始终保持不变，因而，波为单一频率（形成一层一层的球面波），并始终保持着正弦波的形态。冲击波则不然，其传播速度大于声速，会引起介质状态参数的突变和介质本身的移动。在传播过程中，随着传播介质的可压缩性减小，传播速度将逐渐加快，波形会发生扭曲变形，即冲击波在起始点处于低压范围，因而在起始点附近冲击波的传播速度与声速基本相同；但在冲击波的中部，压力幅度逐步增大，使传播介质的密度增加，波速也逐渐加快；随着冲击波的继续传播，波峰部的传播速度足以超过冲击波前沿的初始波，形成以波源为顶点、前沿陡峭的 V 字形波。

　　冲击波的传播过程同样需要介质，如水、空气、人体组织等。在传播过程中，冲击波使介质沿着传播方向交替压缩和舒张，既有类似超声波的单频机械波，也有包含较宽频谱的声爆。超声波和冲击波的压力传播，如图 5-170 所示。

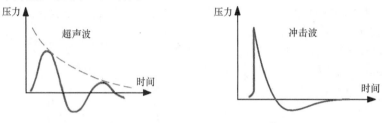

图 5-170　超声波和冲击波的压力传播

　　超声波在传播过程中，介质的压力和密度始终保持不变，因而波的各个部分都是以同一速度传播。高能冲击波在传播过程中，介质的可压缩性减小，形成前沿陡峭、随后逐渐衰减的波形曲线。冲击波的压力波形包括，前沿迅速升压随后逐渐衰减的压力相（正相），以及一个持续时间较长的张力相（负相）。

　　由此可见，冲击波与超声波的主要不同点在于：

　　（1）冲击波是一种高能机械波，属于量子物理研究的范畴，而超声波仅是频率高于声波的机械波。

　　（2）冲击波与超声波都是可压缩波，只不过冲击波的压力呈阶跃性变化。

　　（3）冲击波是由多个频率、波长和波速的波叠加而成的群波；超声波一般仅为单一频率（目前临床上应用的超声波物理治疗主要应用频率是 1MHz 和 3MHz）。

　　（4）冲击波在介质中传递可以使介质膨胀和聚集，从而改变介质的密度和压力；超声波在介质中传播时，介质的压力和密度始终保持不变。

　　（5）冲击波治疗主要是利用机械冲击作用；超声波治疗主要是利用热效应及微循环效应。

　　5. 体外冲击波对人体组织的特性　冲击波前沿的尖峰部分主要由高频波组成，其余为低频波。冲击波在生物组织中传播时，衰减系数随频率的平方增加，因此，高频波比低频波的衰减更为明显。这种频率分布的差异，也决定了冲击波的破坏能力和对组织的穿透能力。一般而言，高频波对结石的粉碎能力较强，但对组织的穿透能力较弱；而低频波对组织的穿透能力较强，但聚焦性能较差，焦点的能流密度也较低。

　　由于高强度冲击波是在体外产生的，所以它必须通过水或耦合剂到人体组织的不同介质，最终到达治疗的靶位。当冲击波传播至不同的物质时，声阻抗决定了穿过物质界面的总声能。声阻抗是物质的固有属性，是物质密度与波速的乘积（$Z=\rho C$）。如果两种物质的界面处声阻抗相近，那么，冲击波通过界面处能量将无明显损失；但是，若两种相邻物质的声阻抗差异较大，就会产生较大机械波反射，造成声能损失。基于这一原理，在冲击波治疗技术中普遍采用与人体组织声阻抗近似的水和耦合剂作为其传导介质，以提高冲击波的传播效率。

（二）体外冲击波的波源类型

体外冲击波（ESW）是压力急剧变化的产物，压力急剧变化产生的机械冲击具有很强的张应力和压应力，能够穿透弹性组织，如水、空气、软组织等。由于冲击波的传播特性与普通声波相近，为避免不同介质的密度、声阻抗差异引起冲击波的过多反射，临床在应用冲击波治疗时需要使用耦合剂、水囊或将人体浸入水中。比如，采用体外冲击波碎石时，人体需完全浸泡于水中或利用水囊作为传播介质，这样既可以减少能量损耗，也能够避免冲击波在通过人体与空气界面时造成损伤。

体外冲击波碎石术自从 20 世纪 80 年代初开始应用于肾结石的治疗以来，其治疗指征的范围已有了很大的扩展，体外冲击波的技术性能也得到大幅改善。体外冲击波生物学效应包括：组织损伤修复重建作用、组织粘连松解作用、扩张血管和血管再生作用、镇痛及神经末梢封闭作用、高密度组织裂解作用、炎症及感染控制作用。由此，体外冲击波已经从"体外冲击波碎石"技术演变产生出新型的非侵入性物理治疗方法——体外冲击波治疗，如图 5-171 所示。

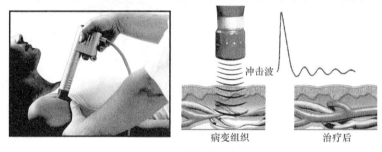

冲击波

病变组织　　　治疗后

图 5-171　体外冲击波治疗

根据体外冲击波发生器的不同，冲击波的波源可分为四种类型，即液电式冲击波源、电磁式冲击波源、压电式冲击波源和气压弹道式冲击波源。依据冲击波波源能量的传递形式又分为聚焦式、发散式、平波、水平聚焦等。液电式、电磁式和压电式的冲击波源为聚焦冲击波波源，气压弹道式则是发散冲击波的主要波源形式。

1. 液电式冲击波（electrohydraulic shock wave）源　是最早用于医学的冲击波波源，常用于体外振波碎石。液电式冲击波的工作原理类似于汽车火花塞的放电方式，它利用高压电极在水中瞬间放电，使液体中的某一点突然高热、蒸发，释放出球形高能冲击波。

当高压电容通过电极在水中放电时，所产生的高能热量使周围的水瞬间蒸发生成一个等离子体（主要是由 H^+、OH^-、H_2O、H_2O_2、臭氧分子、光子和电子等粒子组成）气泡团，等离子体气化后形成密度极高的气泡。在气泡内部可形成巨大的压力梯度，这一压力作用于水介质后，通过水分子的机械惯性，使其以波的形式传播出去，就形成了正向的冲击压力波。液电式冲击波源的原理示意图，如图 5-172 所示。

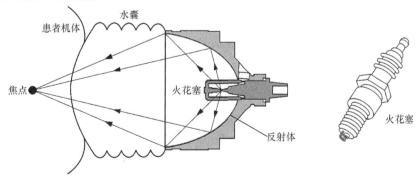

患者机体　　水囊

焦点

火花塞

反射体

火花塞

图 5-172　液电式冲击波源

当冲击电压（6～12kV 的直流高压）加载到电极（火花塞）的间隙时，电极表面不规则，微小尖峰和水电解后产生氢离子和金属离子，这些阳离子的集散过程使电极表面的局部电场增强，最终形成高电导区，由此形成一个高速发展的放电过程，产生具有高温高导特性的等离子体。等离子体的瞬间产生，形成冲击压力波。冲击压力波再通过反射装置将冲击波会聚于焦点，形成能量聚集区。

2. 电磁式冲击波源　电磁式冲击波（electromagnetic shock waves）源的原理示意图，如图 5-173 所示。

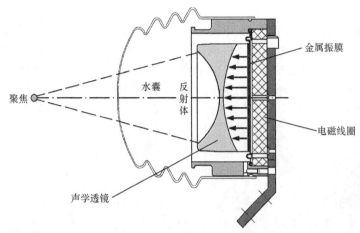

图 5-173　电磁式冲击波源

当有高频高压电流通过线圈时，线圈产生一个很强的脉冲磁场，根据电磁感应原理，在线圈上覆盖的金属振膜产生感应磁场，振膜磁场与线圈磁场相互作用产生排斥力，在水介质中振膜的另一面形成冲击波，再通过反射体（声学透镜）生成聚焦冲击波。

液电式冲击波源逐步被电磁式冲击波源取代已是不争的事实，这是因为液电式冲击波源存在难以克服的技术缺欠。

（1）电磁式冲击波源放电性能稳定：液电式冲击波需要使用火花塞电极放电，电极放电端的间隙必然会随着放电过程的电火花烧蚀而变宽。一方面，这种间隙的变化使得能量输出改变，发生等离子体的变形，并可能出现"哑炮"现象；另一方面，液电式冲击波源属于"点波源"（由火花塞放电），如果放电不是发生在尖端中心，就会出现焦点漂移（focal shift）现象。比如，电极端直径为 2.5mm，那么最大的偏离可达 1.25mm，其焦点的偏离可能会达 5mm 以上。

电磁式的波源是"面波源"（由金属振膜形成冲击波），聚焦位置相对稳定，且不会因长时间使用发生变形。如果电磁式波源的触发电脉冲在设定范围内，冲击波的输出功率和聚焦位置基本稳定。

（2）电磁式冲击波源的穿透能力更强：通过压力传感器测量，电磁式冲击波的穿透能力与液电式冲击波基本相同。经铝板阻挡冲击波径路后，电磁式冲击波的碎石效果明显优于液电式冲击波。从两者穿过铝板，冲击波损耗的对比实验和经过铝板隔阻模拟碎石的效率实验图可以看到，两者穿透能力无太大的区别，但经铝板阻挡后的碎石效果表明，电磁式冲击波源明显好于液电式冲击波源，主要原因可能是组成冲击波的频谱比较复杂，传感器测定的波段的冲击波含量比例基本相同，因而曲线反映的衰减基本相同，但实际引起碎石作用频段的冲击波，电磁式冲击波源的含量高于液电式冲击波源，或是说这部分电磁式冲击波的穿透性较强，能量衰减较小。

（3）电磁式冲击波源输出能量范围更宽：液电式冲击波源的能量输出通常只能在 5kV 的范围内进行调节，这对于冲击波碎石是够用的，但用于骨科的冲击波治疗就受到了限制，因为治疗不同的骨科病症需要的能量差异很大。而电磁式冲击波源就不同，能量调节范围可达 12kV，比液电式冲击波源大得多，因此，国际上用于骨科治疗的冲击波设备，大都采用电磁式冲击波源。

（4）电磁式冲击波源的焦点容易改变：利用透镜聚焦的电磁式冲击波源，通过更换不同焦距的透镜，可改变焦距。根据需要采用长焦距或短焦距，对于不同体型的患者、不同部位的结石、不同的其他治疗用途，有着现实的临床意义。

（5）电磁式冲击波源使用方便：液电式冲击波源的电极是易耗件，一根电极的正常使用寿命只有放电 3000 次左右。另外，液电式冲击波源中的水需要每天更换，否则会影响治疗效果。电磁式冲击波源的平均工作寿命超过 50 万次，使用时应用水囊（无需经常换水），通常开机后能立即使用。

（6）电磁式冲击波源的成本较低：虽然单套电磁式冲击波源的价格比单支电极贵很多，但平摊到每例患者的耗材成本不足液电式波源电极的 1/3。

3. 压电式冲击波（piezoelectric shock wave）源　是一个半球凹形内壁安装有压电晶体阵元的装置，如图 5-174 所示。

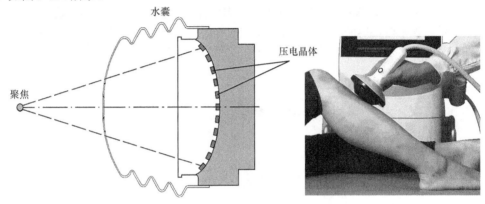

图 5-174　压电式冲击波源

根据压电效应原理，当数百计（一般＞1000 片）的压电晶体阵元同时受到电脉冲激励时，压电晶体在电场的作用下自身会膨胀，节律性的电场作用使压电晶体不断膨胀与压缩，通过水介质辐射，在焦点形成强大的冲击波。压电式冲击波的特点是，能量和频率可调范围较大，但输出功率相对较低。

液电式、电磁式和压电式主要用于产生聚焦冲击波，这三种波源的性能各异。液电式冲击波是最早使用的波源，发展时间长，技术也比较成熟，已广泛应用于临床，其冲击波能量大，但噪声也较大，电极属于消耗材料。液电式冲击波为球面波，对组织的损伤较压电式和电磁式稍大。压电式和电磁式冲击波的能量强度不如液电式，但噪声较小，压电式的噪声更小，都具有不需消耗电极和治疗成本低的优点。

从碎石效果来看，液电式产生的能量较强，可调范围大，效果较好。压电式产生的是窄脉冲冲击波，功率较小，但波长短，结石粉碎的颗粒小，有利于排出体外。电磁式每次转换的能量有一定损失，但能量稳定和重复性较好，能达到较好的碎石效果。对人体的安全性来说，压电式和电磁式较好，对人体的影响较小。从设备的制造工艺方面考虑，压电式晶体的质量、寿命及安装都有较高要求，否则每个晶体触发脉冲难以同步。而电磁式的充电电压较高，对线圈的绝缘等级有明确要求，如放电次数多，易产生短路故障。

4. 气压弹道式冲击波源　上面介绍的三种冲击波均需能量聚焦，因而称为聚焦式冲击波。与之不同，气压弹道式冲击波（barometric ballistic shock wave）没有能量聚焦装置，冲击波为发散形式，所以又称为发散式冲击波。

气压弹道式冲击波源，如图 5-175 所示。

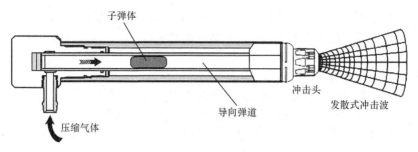

图 5-175　气压弹道式冲击波源

　　气压弹道式冲击波，顾名思义就是利用压缩气体，驱动导向弹道内的子弹体强力弹跃，通过子弹体撞击弹道前端的冲击头（也称为传导子）产生冲击压力波。气压弹道式冲击波的治疗特点是，无需能量聚焦，冲击波的形态为放射状且冲击压力相对"平缓"。因此，治疗的痛感较低，可以在疑似病变（有痛感）区域利用移动探头的方法多次进行冲击波治疗，提高了临床治疗效果。

　　发散式冲击波（radial shock wave therapy，RSWT）与聚焦式冲击波（focused shock wave therapy，FSWT）的区别主要在于最大有效治疗深度和强度分布，如图 5-176 所示。

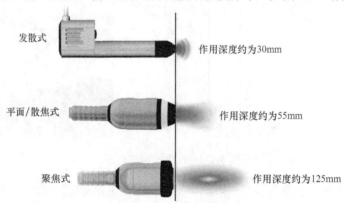

图 5-176　发散式冲击波与聚焦式冲击波的区别

　　发散式冲击波疗法是在聚焦式冲击波疗法基础上发展起来的，是慢性疼痛的非手术治疗方式。该技术利用气压弹道射出高速弹子碰撞产生中低能级冲击波对患区多次冲击，形成微损伤，实现激活机体自我修复系统的目的。由于发散式冲击波的治疗特性决定了这种方法是一种无创、安全及有效的治疗手段，具有疗效确切、止痛效果好、副作用小、操作方便、患者容易接受等优点，在软组织、肌骨等疾病治疗方面有着广阔的应用前景。

　　发散式冲击波疗法与聚焦式冲击波疗法的对比，见表 5-9。

表 5-9　发散式冲击波疗法与聚焦式冲击波疗法的对比

治疗	FSWT	RSWT
冲击波类型	聚焦	发散
最大能量	在焦点处	在机体表面
机械作用	最大压力集中在治疗区域	组织越深，作用压力越低
压力	高达 40MPa	小于 15MPa
脉冲时间	<1μs	约 1ms
渗透深度	0～140mm	0～35mm

（三）体外冲击波的治疗机制

冲击波作为一种高能机械波可以传播至人体，引起体内局部组织的压强、温度、密度等物理性质改变。

1. 空化效应　是冲击波能够发挥生物学效应的主要治疗机制，它的产生有赖于组织细胞内存有微小气泡，以及冲击波可引发气泡间的相互作用。当体外冲击波超过一定强度时，将引起组织液中的微气核空化泡崩溃，产生暴沸现象，称之为空化效应。空化效应可以使生物组织产生自由基，对细胞组织有一定的破坏作用，促进生物体的再生和自我修复。同时，空化效应还能够疏通闭塞的毛细血管，松解关节组织的粘连，并改善微循环，促进毛细血管及上皮细胞再生。

冲击波作用于人体组织产生的空化效应，如图 5-177 所示。

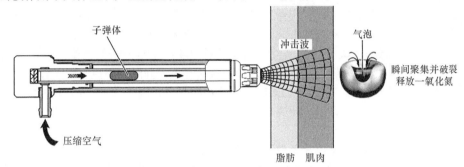

图 5-177　冲击波作用人体组织产生空化效应

从工程学的观点，当流体动力场所受的压力低于液体的饱和气压时，液体中的分子就会进入空化反应核，使其膨胀，形成空化反应。也就是说，在冲击波脉冲的消亡阶段（尾部的负压段）会发生空化现象，如图 5-178 所示。

尽管空化反应核在人体内的大小和分布并不为人所知，但人体内确实存在微小气泡。人体的皮肤和黏膜表面存在很多细微的裂缝，气体小分子可通过这些裂缝进入体内，并溶解在体液中。一些气体小分子形成的微小气泡，由于体积太小以至于气泡表面张力过大，气泡中的气体不能溶解于体液，这就使体液中存在着很多微小

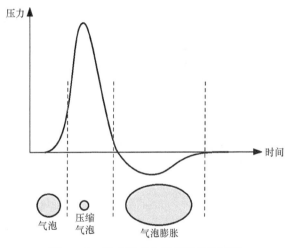

图 5-178　冲击波产生空化现象的过程

气泡。液体中溶解的气体量，液体的表面张力、黏滞度、温度和所处的压力为空化效应提供了物质条件。当体外冲击波作用于组织时，能够迅速激活组织中的微小空泡，使气泡内气体以极快的速度膨胀，瞬间聚集并破裂释放一氧化氮。

2. 机械效应　冲击波属于机械波，作用于生物组织时，可产生相应的机械效应。由于声阻抗不同，冲击波在通过不同生物组织的界面时，能够产生压力和张力的梯度分布，机械拉力可以诱发粘连的组织间松解，改善细胞膜的通透性，促进微循环；压力可促使细胞弹性变形，增加细胞摄氧，以改善组织营养，提高组织再生修复能力。同时，还会在机体组织内形成一定的剪切力，从而导致局部组织一定程度的破坏，可用于粉碎结石和钙化灶。

体外冲击波碎石术与体外冲击波疗法在作用原理上的区别在于，前者是利用高能量冲击波产生的物理效应来粉碎结石和降解钙化性组织；而后者是利用中低能量冲击波产生的生物学效应来

治疗疾病。

（1）材料破坏机制：冲击波破坏材料的方式有直接作用和间接作用，由冲击波本身产生的破坏性力学效应是直接作用。冲击波具有压力相和张力相，在压力相时，冲击波发挥的是挤压作用；处于张力相时，冲击波起到的是拉伸作用。通常，脆性材料具有较高的抗压性，但抗拉伸能力较差。换言之，脆性材料能经得起较强的挤压力，但抗拉伸的能力较弱。

在冲击波的张力相时，由张力波产生的空化效应是材料破坏的间接作用。张力相是一种负压状态，当水处于几个兆帕的负压时，局部的水就会发生断裂和破碎，产生水气泡，这就是空化效应，这些气泡称为空化泡。空化泡形成后，在 $100 \sim 200 \mu s$ 内会膨胀至最大体积。气泡崩解时，可发生水注现象，水注沿脉冲方向喷射，其力度足以穿透铝箔和使金属表面变形。正是在冲击波的直接和间接共同作用下，可实现体外碎石和治疗钙化性疾病的目的。

（2）成骨效应：体外冲击波具有成骨作用，可以治疗骨折延迟愈合及不愈合。体外冲击波的成骨机制主要包括三个方面，一是冲击波能使间充质干细胞中的成骨基因表达增强，促进成骨细胞的分化成熟，同时能抑制破骨细胞活性，减少骨质破坏；二是冲击波与细胞外信号调节激酶（ERK）与细胞外因子（Wnt）细胞信号转导途径的激活有关，同时促进生长因子骨形态发生蛋白（BMPs）、转化生长因子-β（TGF-β）、VEGFs、成纤维细胞生长因子-2（FGF-2）等分泌，促进骨形成；三是冲击波作用于骨膜组织，能诱发成骨细胞移行，促进新骨的形成，可以治疗骨不连和骨折延迟愈合。

（3）镇痛效应：高能冲击波对轴突进行强刺激可以产生镇痛作用。神经系统的这种反应方式也被称为"门控"，是通过激发无髓鞘 C 纤维和 A-δ 纤维启动镇痛作用。无髓鞘 C 纤维将信号传导到脊髓后角，再到水管周围灰质，同时又作为抑制信号再传回后角，使痛信号不发生作用。随着疼痛记忆消失，正常的运动方式得以恢复，并且不再需要神经和肌肉的代偿性保护机制，从而避免了慢性疲劳性疼痛。

冲击波可以改变患处的化学环境，使组织产生并释放出抑制疼痛的化学物质；冲击波可以破坏疼痛受体的细胞膜，抑制疼痛信号的产生及传导；冲击波可使内啡肽（endorphin）增多，降低患处对疼痛的敏感。

（4）代谢激活效应：冲击波可改变局部细胞膜的通透性，一方面压力波可以改变离子通道，导致细胞膜分子间距增大，神经膜的极性发生变化，通过抑制去极作用也能产生镇痛效应；另一方面，代谢反应可以使细胞内外离子交换过程活跃，代谢过程中，代谢分解的终产物被清除和吸收，可以促进局部血液循环，加速组织新陈代谢，改善损伤组织的愈合，使慢性炎症减轻和消退。

冲击波产生的机械破坏效应可以引起一系列的生物学效应，如引起细胞形变，改善细胞膜的通透性，改善微循环，加强物质交换，增加细胞摄氧量，改善组织营养，提高组织再生修复能力，松解粘连的组织等。

（四）气压弹道式冲击波治疗仪

软组织疼痛是最为常见、多发的一种疼痛病症，是指因肌肉、韧带、筋膜、肌腱、滑膜、脂肪、关节囊等人体软组织损害引起的疼痛和相关征象的疾病。这类疼痛位置表浅，其治疗适应证与发散式冲击波的物理特性相关，由此促进了发散式冲击波治疗技术的快速发展。气压弹道式冲击波是一种典型的发散式冲击波形式，由于它的工作原理明确、机械结构和制作工艺相对简单，尤其是采用压缩机的直接供气方式，使设备结构更为小型化，便于仪器携带和转场，气压弹道式冲击波治疗仪现已成为应用最为广泛的一类冲击波治疗设备。与聚焦式冲击波治疗相比，发散式冲击波对软组织粘连和肌腱炎症、钙化等有较好的疗效且治疗过程痛感较低，更为患者所接受，这也是气压弹道式冲击波广泛用于临床的重要原因之一。

本节将以某品牌 Shockmaster500 型和 MEDICAL 型气压弹道式冲击波治疗仪为例，介绍冲击波治疗仪的工作原理。其中，MEDICAL 型气压弹道式冲击波治疗仪采用空气压缩机直接驱动方式，因而设备小巧、轻便，使用更为便利。

气压弹道式冲击波治疗仪，如图 5-179 所示。

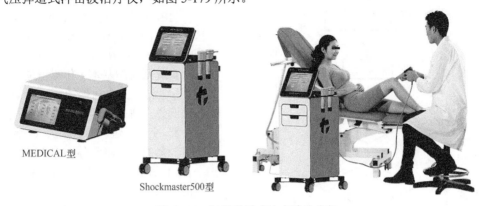

MEDICAL型

Shockmaster500型

图 5-179　气压弹道式冲击波治疗仪

1. 整机构成　气压弹道式冲击波治疗仪的构成原理框图，如图 5-180 所示。

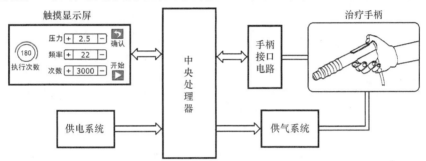

图 5-180　气压弹道式冲击波治疗仪的构成原理框图

气压弹道式冲击波治疗仪由中央处理器、触摸显示屏、供气系统、治疗手柄以及手柄接口电路等组成。中央处理器是整机的控制核心，通过与触摸显示屏连接，可以实现人机对话，完成治疗仪的基本参数设置，并实时显示当前的工作数据；中央处理器通过手柄接口电路可检测和控制治疗手柄的工作状态，利用脉宽调制器（PWM）将压缩气体以脉冲的方式驱动治疗手柄内的子弹体往复推动，用以产生频率和压力可控的治疗冲击波。

2. 供气系统　是气压弹道式冲击波治疗仪的动力源，为保证气源的稳定性，常规采用储气罐稳压的供气方式。Shockmaster500 型气压弹道式冲击波治疗仪的供气管路，如图 5-181 所示。

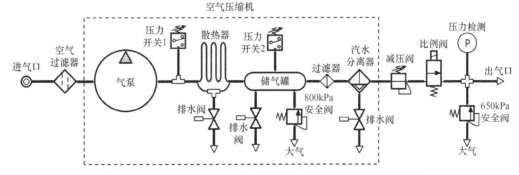

图 5-181　Shockmaster500 型气压弹道式冲击波治疗仪供气管路

供气管路的作用是为治疗手柄提供稳定气源，根据治疗手柄的运行需求，供气系统应在

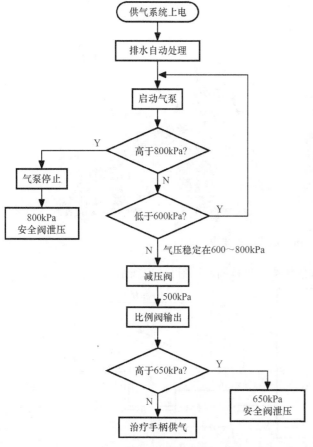

图 5-182 供气系统的工作流程图

500kPa 的稳定压力下能够维持 20L/min 的气体流量。

（1）工作流程：Shockmaster500 型气压弹道式冲击波治疗仪供气系统的工作流程，如图 5-182 所示。

供气系统的基本工作流程是：

1）系统上电几秒钟后，自动开启各排水阀进行排水操作。

2）空气由进气口进入供气管路，经空气过滤器滤除环境气体中的颗粒性杂质。

3）启动气泵，提升储气罐内压缩空气的压力。

4）压力开关 1 的动作门限为 800kPa，可以实时判断气泵压力的上限。如果压力低于 800kPa，气泵正常为储气罐充气；当压力高于 800kPa 时，压力开关 1 动作，控制系统可立即关闭气泵，同时开启 800kPa 安全阀进行强制泄压。

5）压力开关 2 能够实时检测储气罐压力的下限，动作门限为 600kPa。如果压力低于 600kPa，压力开关 2 动作，说明储气罐内气压不足，控制系统立即启动气泵开始对储气罐补充气体，由此可以保证储气罐气压稳定在 600～800kPa 的范围内。

6）储气罐的输出再经减压阀调整至 600kPa 稳定气压。

7）由中央处理器控制电控比例阀的输出为设定压力值，本机的压力调整范围是 100～550kPa；如果比例阀发生故障，输出管路出现压力过高，此时，650kPa 安全阀可进行保护性排气。

（2）输出压力控制：输出压力控制环节，如图 5-183 所示。

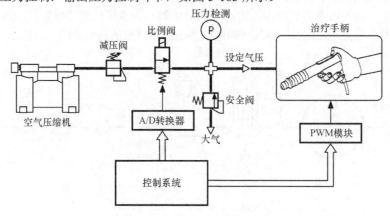

图 5-183 输出压力控制环节

空气压缩机的供气为 600～800kPa，经由减压阀可将压缩空气减压至 600kPa。根据临床治疗需求，供气压力还需按设置要求做进一步精准调整。方法是，由 A/D 转换器将预案参数（数字量）

转换为对应的电压信号（模拟量），再通过这个电压信号控制比例阀的开度，以实现输出气压的精准调整。

（3）排水处理：供气系统的排水包括储气罐内的排水和汽水分离器（两级过滤器）排水。在储气罐底部的排水口和两级过滤器的下部排水口分别装有排水电磁阀，在每次系统上电时，排水电磁阀在3s后通过程序控制自动开启，以保证储气罐和汽水分离器的积水在压力作用下能够完全排出。电磁阀排水口处接有一个吸水海绵盒，目的是吸附排水（排水不污染环境），海绵吸入的水分再通过自然蒸发风干，一般无需专门清理。

（4）无储气罐的供气系统：为使设备小型化，目前还有无储气罐的供气系统，目的就是使设备体型大幅减小。无储气罐供气系统（MEDICAL型冲击波治疗仪）的工作原理是，空气压缩机的输出大于压力上限值时，安全阀立即泄压，通过这个安全阀使气路压力稳定在一定的范围。比如，若要使输出压力稳定在650kPa，则空气压缩机的输出通常要达到800kPa，再通过650kPa安全阀的泄压，可使管路的输出压力稳定在650kPa。

尽管无储气罐的供气系统可以显著减小设备体积，但由于没有储气罐，压缩机需要一直不停地工作，因而设备的效率较低。

3. 治疗手柄　是气压弹道式冲击波治疗仪进行临床治疗的重要装置，其结构示意图，如图5-184所示。

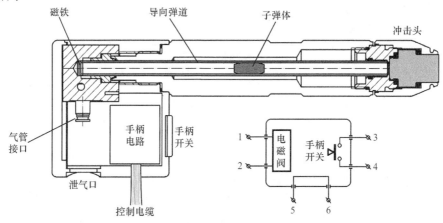

图5-184　治疗手柄的结构

治疗手柄主要包括导向弹道、子弹体、冲击头以及手柄电路等。冲击波治疗时，按动手柄开关，手柄内的三通电磁阀将随脉宽调制器（PWM）的波形启动与关断，压缩空气经气管接口引入导向弹道，即可驱动子弹体强力撞击冲击头产生冲击波。

（1）动作时序：治疗手柄的工作时序，如图5-185所示。

驱动脉冲宽度T_1是一个重要的调试参数，通常的取值范围为6~10ms。T_1的取值与治疗手柄的结构有关，因而不同厂家生产的治疗手柄，T_1参数会有所不同。

治疗手柄的工作过程是，按动手柄开关，冲击波治疗仪进入治疗

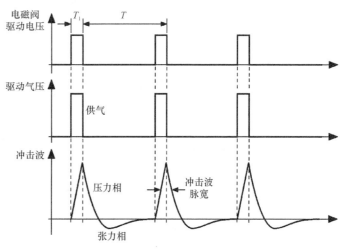

图5-185　治疗手柄的工作时序

工作状态，手柄内的电磁阀将根据控制系统输出的脉宽调制信号启动或关断。PWM 为正脉冲时，电磁阀（为三通电磁阀，接入供气的同时关断泄气口）开启，供气系统输出的压缩空气（为设定气压）经气管接口进入导向弹道，利用其强大的气压推动子弹体撞击冲击头，形成冲击波陡峭的压力上升沿（压力相）；PWM 为零时，电磁阀关断，停止供气并打开泄气口，导向弹道内的气体通过手柄的泄气口自动排出，此时，子弹体撞击冲击头后必然发生回弹，正相压力波随之衰减，并形成一段持续时间较长的负压波（张力相）。

（2）后座：子弹体撞击冲击头后，在反弹力的作用下子弹体会弹向导向弹道的后座。为保证子弹体对冲击头每次撞击效果的一致性，以及子弹体有较长的弹道距离，治疗手柄的设计要求是，压缩空气在进入弹道的瞬间，子弹体应该稳定落位于导向弹道的后座。

导向弹道的后座，如图 5-186 所示。

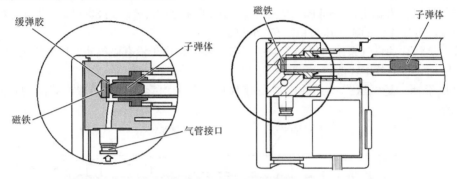

图 5-186　导向弹道后座

导向弹道的后座安装有缓弹胶和磁铁，当子弹体反弹回来后，由于磁铁的作用，子弹体被吸附在缓弹胶上，因此可以保证每次向弹道气管注入压缩空气瞬间，子弹体都是从导向弹道的后座处向冲击头移动，以保证冲击头撞击效果的一致性。

利用导向弹道后座的磁铁来吸附子弹体是非常重要的。如果没有这块磁铁，子弹体反弹与缓弹胶接触时，子弹体可能会产生一定的跳动而离开缓弹胶，或由于位置等原因使子弹体在弹道内滑动，这可能使子弹体在充入压缩空气瞬间不在后座的进气端口处，会导致子弹体的冲击行程不同，引起冲击头撞击效果的不稳定。另外，磁铁的吸附作用还可以避免子弹体的回弹反复跳动，可显著提高缓弹胶的使用寿命。

（3）冲击头：也称为治疗头或传导子，是气压弹道式冲击波的发生体，子弹体在导向弹道内通过高速撞击冲击头可产生冲击波，再由冲击头将冲击波能量传递给病变部位。

冲击头，如图 5-187 所示。

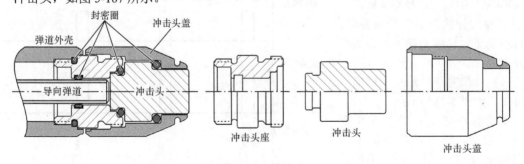

图 5-187　冲击头

安装冲击头十分简单，首先将弹道外壳（内螺纹）与冲击头座（外螺纹）连接，再装入冲击头，拧紧冲击头盖即可。为防止冲击过程中的气体泄漏影响冲击头的撞击效果，各连接部件之间均设有封密圈。

为适应于临床不同的治疗需求，气压弹道式冲击波治疗仪设有多种治疗模式，为此治疗手柄通常要配备多个冲击头。不同的治疗冲击头与子弹体碰撞后会产生不同的冲击波形态，其中的波形、能级、聚焦深度等参数将直接影响冲击波的治疗效果。本机配有的冲击头类型有：标准治疗头、变频治疗头、深层治疗头、聚焦治疗头、穴位治疗头等，如图 5-188 所示。

R15标准治疗头

D20变频治疗头

D15深层治疗头

F15聚焦式治疗头

A6穴位治疗头

D35变频治疗头

图 5-188　冲击头类型

R15 标准治疗头。直径为 15mm，有效深度为 40mm，主要用于治疗肌腱炎、钙化性肌腱炎、肌腱病变、肩部钙化、跟骨骨刺等。

D20 变频治疗头。直径为 20mm，有效深度为 50mm，主要用于治疗深层组织（如梨状肌、臀小肌），结缔组织等病变，修复纤维化（如腕管综合征，消除僵硬与粘连）改变等。

D15 深层治疗头。直径为 15mm，有效深度为 60mm，适用于深层激痛点的治疗。

F15 聚焦式治疗头。直径为 15mm，有效深度为 20mm，适用于近骨浅层患伤，如咬肌、颈部等激痛点。

A6 穴位治疗头。直径为 6mm，有效深度为 40mm，是针灸穴位治疗的专用治疗头。

D35 变频治疗头。直径为 35mm，有效深度为 50mm，适用于较大面积的肌肉定位治疗。

（4）接口电路：治疗手柄作为体外冲击波的治疗装置必须与主机构成气路和电气连接，并接受主机的治疗模式和操作指令。因而，其接口电路必须具备三个基本功能，一是确认气和电的连接接口是否安全可靠；二是可以实时接收治疗手柄的开关动作信号；三是为治疗手柄的比例阀提供 PWM 控制信号（频率、电压），并通过 PWM 控制信号的正脉冲电压幅值控制比例阀的开度，以精准调整输出气压为设定压力。

治疗手柄的接口电路，如图 5-189 所示。

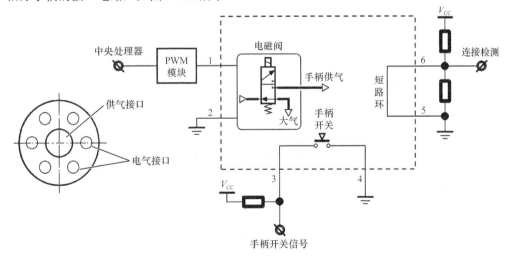

图 5-189　治疗手柄的接口电路

治疗手柄共有 6 根控制线，其中，接口 1、2 为电磁阀驱动线缆，3、4 是手柄开关信号线，5、6 为接口连接检测线。使用时，控制系统首先要检测治疗手柄是否可靠连接，如果有误，接口 6

为高电平，系统立即报警并关断手柄供气管路；只有连接正确，接口 6 为低电平，治疗手柄才可以正常工作。进行临床治疗时，按动手柄开关，手柄开关信号（接口 3）为低电平，控制系统开启脉宽调制器（PWM）模块驱动手柄内的电磁阀工作，手柄内电磁阀为高频电磁阀，可以根据设定的频率高速接通或关断手柄供气，并通过 A/D 转换器控制电控比例阀的开度，使供气系统的输出压力为预设值。

（五）聚焦式体外冲击波治疗仪

冲击波是高能机械波，在弹性介质的传播过程中会形成压缩区和稀疏区。其中，压缩区内的压力大大高于大气压，形成冲击波的超压现象；在稀疏区域内，压力下降甚至低于大气压，形成一段负压区。因而，冲击波波形的基本特征是，大气压瞬时阶跃上升达到峰值，随后呈指数规律下降，并下降至低于大气压水平。

聚焦式冲击波与发散式冲击波的波形对比，如图 5-190 所示。

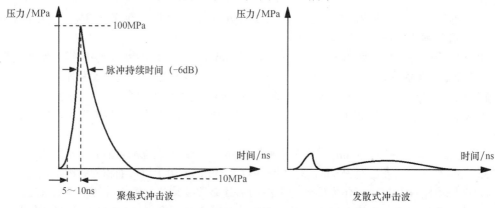

图 5-190　聚焦式冲击波与发散式冲击波的波形对比

从波形图可见，聚焦式冲击波在更短时间内可以释放出更多能量，冲击波特征显著；而发散式冲击波的波形较为平缓，并不是典型意义上的冲击波。

聚焦式冲击波与发散式冲击波的性能对比，见表 5-10。

表 5-10　聚焦式冲击波与发散式冲击波的性能对比

比对项目	聚焦式冲击波	发散式冲击波
冲击波波形特征	脉宽窄，是典型的冲击波波形，穿透性能优越，能量集中	冲击波特征不明显，能量损失大
传播特性	能量定向性好，衰减慢，可以对病灶区域精准治疗	能量扇形传播，定向性差，病灶仅能接受部分能量，能量衰减快，穿透能力有限，治疗深度较小
适应证	由于治疗能量与治疗深度可调节，对软组织疾病和骨组织疾病多有治疗意义	仅适用于浅表组织的疾病治疗，对深部骨组织疾病基本无治疗效果。普遍认为，发散式冲击波没有足够能量瓦解肌腱上的钙化物
操作	治疗时，能量导入无需用力按压，可以同时操作多台设备	治疗时，治疗师需全程用力按压治疗头，不可能同时进行多人治疗。一个标准治疗，需要稳定地握按治疗头 7～10min，难免会造成疲劳，增加了因晃动治疗头造成误靶而影响疗效的风险

发散式冲击波和聚焦式冲击波有各自的治疗特点，因而，这两种冲击波治疗都在普遍应用，但它们在临床应用的选择上还是有所不同。

（1）发散式冲击波的能级远低于聚焦式冲击波，治疗过程相对安全，通常可以通过患者的主述来确定治疗部位，也可在治疗过程中通过移动治疗手柄来寻找痛点，因而临床治疗（尤其是门诊治疗）更为方便。由于聚焦式冲击波的能级较高，治疗时必须精准定位，若操作不当容易损伤病变周围组织。

（2）有些肌骨疾病需要在治疗部位聚焦足够大的能量，但由于发散式冲击波的聚焦能级较低，难以达到治疗要求，因而通常仅限于浅表骨及软骨组织的疾病治疗。对于深层组织疾病，如骨不连、骨折延迟愈合、股骨头坏死等成骨障碍性疾病和软骨损伤疾病，治疗时需要集中较高能量，这时临床更倾向于使用聚焦式冲击波。

（3）发散式冲击波可以通过移动治疗手柄，采用打点、线、面的治疗方式；而聚焦式冲击波使用的是水囊治疗头，不适合打肌肉线面，主要是对某一确定部位（点）进行能量聚焦式治疗，并且治疗部位的深度和能级明显优于放散式冲击波。

（4）聚焦式冲击波不适合每一次连续治疗的时间过长。因为治疗部位被固定后，在整个治疗过程中治疗头与患者的体位不再改变，如果治疗时间过长，水囊治疗头容易发热（烫），可能会发生皮肤灼伤或损坏冲击波治疗仪。放散式冲击波的治疗过程中，操作者握持的手柄始终在移动，一般不会出现局部皮肤灼伤。

本节将以如图 5-191 所示的 XYS·GU 型电磁式体外冲击波治疗机为例，介绍电磁聚焦式体外冲击波治疗机的结构和工作原理。

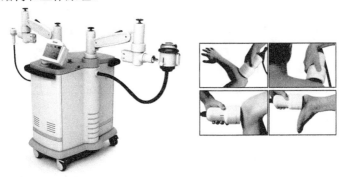

图 5-191 XYS·GU 型电磁式体外冲击波治疗机

电磁式体外冲击波治疗机采用电磁聚焦式的冲击波发生方式。基本原理是，通过高压电容的快速放电，治疗头的电感线圈会产生脉冲电磁波，利用振膜的声学振动，将电磁波转换成冲击波，再经水囊和患者体液、器官组织，冲击波可聚焦至治疗部位，实现医治疾病的目的。

1. 电气系统 电磁式体外冲击波治疗机的电气原理框图，如图 5-192 所示。

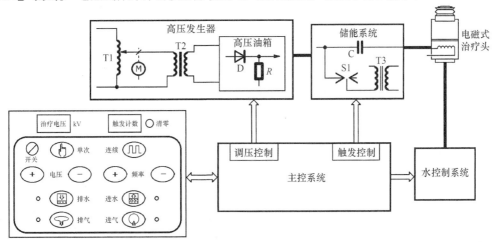

图 5-192 电气原理框图

电磁式体外冲击波治疗机的电气系统由主控系统、控制面板、高压发生器、储能系统、水控制系统和冲击波发生器（冲击波治疗头）组成。主控系统是整机控制核心，通过中央处理器可以接受控制面板的各设置参数，并能够实时监测和显示系统的运行状态。在待机状态下，用户通过按动电压或频率的"+""–"按键，可以自行设定治疗电压（治疗电压表显示实际电压值，治疗电压为 8～15kV）和治疗频率（仅用于连续触发，连续触发频率范围为 0.5～2Hz）。进行冲击波治疗时，可按动"单次"触发键或"连续"触发键。若按动"单次"触发键，可进行一次冲击波治疗；按下"连续"触发键，可以按照设定的触发频率连续发放冲击波，同时累计并提示触发次数，脉冲计数范围为 0～9999。

电磁式体外冲击波治疗机的工作原理是，高压发生器将 AC220V 网电源升压、整流输出 8～15kV 的直流高压，这一直流高压电源连接至下一级的储能系统，对高压电容 C 进行快速充电。若要发送冲击波，主控系统通过点火变压器驱使高压开关 S1 触发，存储在高压电容 C 上的能量对治疗头内的电感线圈放电，进而在治疗头的顶端发出冲击波。

水系统是体外冲击波治疗机的重要辅助装置，作用是通过调控治疗头上的水囊深度（储水量）来确定焦距，可将冲击波安全送达并聚焦至指定界面。

2. 高压发生器　高压发生器电路，如图 5-193 所示。

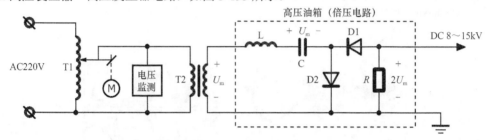

图 5-193　高压发生器电路

高压发生器是产生直流高压的关键部件，主要由调压器 T1、升压变压器 T2 和高压油箱（倍压电路）组成，可将 AC220V 网电源升压、整流，输出 8～15kV 连续可调的直流高压。

（1）输出电压调整：调压器 T1 采用自耦调压器（auto transformer）结构形式，它的初级绕组和次级绕组共用一组线圈，根据中心抽头触点所处的不同位置可改变输出电压。本机的调压原理是，由控制面板设置输出电压，主控板根据设定的电压值调整中心抽头触点的位置，如果需要升压，步进电机正转驱使中心抽头触点向上移动；反之，电机反转，中心抽头触点下移。

（2）倍压电路：经调压器 T1 和升压变压器 T2，AC220V 网电源升压至 4～8kV，再通过高压油箱内的倍压电路，可将高压交流倍压整流为 8～15kV 的高压直流。本机使用的是二倍压整流电路，如图 5-194 所示。

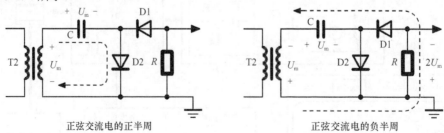

图 5-194　二倍压整流电路

二倍压整流电路的工作原理是，T2 的输出电压为正半周（上正下负）时，二极管 D1 截止、D2 导通，电流经 D2 对电容 C 充电（左正右负），使 C 上电压接近至输出电压的峰值 U_m 水平，并基本保持不变。输出电压为负半周（上负下正）时，二极管 D1 导通、D2 截止，此时，C 上的电压与 T2 输出电压串联相加，使电阻 R 的电压为 $2U_m$。如此反复，升压变压器 T2 的输出交流电压可倍压整流为 8～15kV 的直流高压。注意，这一直流高压的极性为上负下正，实际上输出的是负值直流电压。

3. 储能与触发装置　如图 5-195 所示。

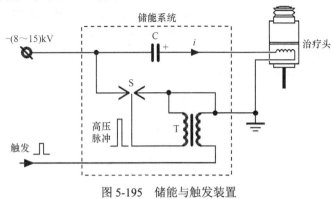

图 5-195　储能与触发装置

储能与触发装置主要包括高压储能脉冲电容 C、高压触发开关 S 和点火变压器 T。由高压发生器产生的直流高压电流输入储能系统，可对高压电容 C 快速充电，储能的容量为 11.25～101.25J。当需要触发放电时，主控系统发出的触发信号（正脉冲）输入至脉冲变压器 T 的初级绕组，可在 T 的次级绕组产生高压脉冲，这一高压脉冲可驱动高压开关 S1 瞬间接通，使高压电容 C 与治疗头形成放电回路，通过电容 C 对治疗头内的电感线圈放电发出冲击波。

4. 水系统　是体外冲击波治疗机的重要辅助装置，主要有两个作用，一是通过控制水囊的储水量（水囊深度）来调整冲击波治疗的焦距（调节范围为 0～40mm），使冲击波经由水囊这一可控的传导路程安全送达并聚焦至治疗患处；二是对治疗头进行水循环冷却。

水系统，如图 5-196 所示。

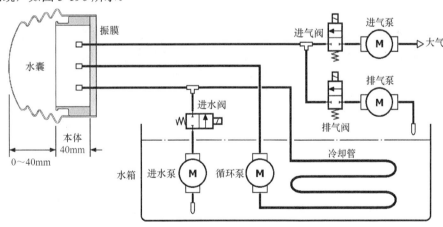

图 5-196　水系统

水系统控制水囊有两项基本操作。

（1）进水与排水。通过按动"进水"键和"排水"键可增加或减少水囊储水量，以调整冲击波治疗头的焦距。按动"进水"键时，进水泵和进水阀同时开启，进水泵通过进水阀可将水箱内的水挤压进入水囊；需要排水时，按动"排水"键，进水泵关闭、进水阀开启，通过水囊与水箱的水位落差、水囊自身的弹性回缩以及进气泵对水囊充气，水囊内的水经由进水阀、进水泵（未启动时相当于水通路）回流至水箱。

（2）排气与进气。排气的意义是排尽水囊内的气泡（如果水囊中的水有气泡，切勿触发冲击波），进气的目的是配合排水操作，使水囊的储水能够顺利排空或减少。注意，排水后必须进行排气操作。进行排气操作时，按动"排气"键，排气泵和排气阀同时开启，可将水囊内的气体排出；同理，如果需要进气，则按动"进气"键，进气泵经由进气阀向水囊充气。

5. 电磁式治疗头 也称为电磁式冲击波源，是将高压直流电能转换为高能冲击波的执行器件。目前，电磁式冲击波治疗头主要有两种波源形式，一种是电磁式透镜/平板波源，其平板振膜产生的"面式冲击波"需要经过声学透镜才能形成适度能量强度的柱状聚焦冲击波；另一种是电磁式圆筒形无透镜波源，这种波源形式无需声学透镜，因而结构更为简单。

（1）电磁式透镜/平板波源：如图 5-197 所示。

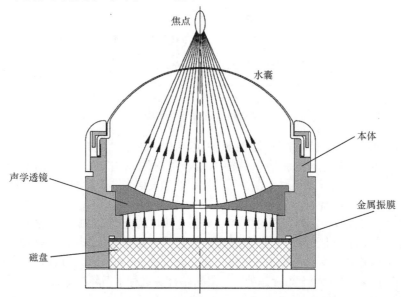

图 5-197 电磁式透镜/平板波源

电磁式透镜/平板波源由金属振膜、电磁线圈（磁盘）、声学透镜（反射体）、水囊等组成，当储能系统被触发时，高压储能电容产生的高压脉冲电能通过电磁线圈转化为强大脉冲磁场，这一磁场使金属振膜发生高速机械振动，进而推动金属振膜外的水分子运动，形成高能量冲击波。

（2）电磁式圆筒形无透镜波源简称筒形波源：是一种无声学透镜的电磁式波源，如图 5-198 所示。

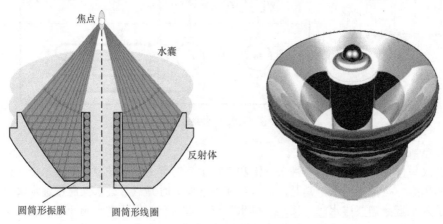

图 5-198 电磁式筒形波源

电磁式筒形波源的特点是，圆筒形振膜发出的振波直接由抛物面反射体聚焦，由于不使用声学透镜，因而发射效率更高。

（3）治疗头支撑臂系统：包括连接臂、三级转轴和固紧旋钮，基本作用是确保治疗头可以灵活、可靠地停靠治疗区域。支撑臂系统，如图5-199所示。

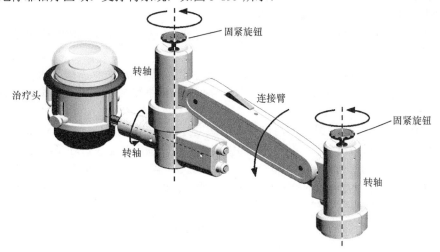

图5-199　支撑臂系统

第五节　水疗设备

凡是利用水的物理性质（温度、净水压、浮力和溶质含量等），以不同形式作用于人体，实现防病、治病和康复的方法，都称为水疗法。现阶段，水中康复治疗的主要方法分为水浴疗法和水中运动疗法两大类。

一、水疗的作用机制

水疗（hydrotherapy）属于物理疗法，是以水为媒介，通过人为营造一种特殊的外部环境来刺激神经-体液的调节机制，实现改善机体功能的治疗目的。水对机体的作用极为复杂，普遍认为，水疗法是一种非特异性的全身（或局部）刺激疗法，是以神经-体液调节为途径，在体内产生的一系列生物-物理变化。

水具有热容量大、导热性强、浮力大等物理性质，水还是良好的溶剂，可以溶解多种物质。因此，水疗对人体的作用机制主要包括温度刺激、机械刺激和化学刺激，其中以温度刺激最为显著。

（一）温度刺激

在生物的进化过程中，哺乳动物和人类在自己体内已经形成了一个整体完善的体温调节体系，当外界环境温度在一定的范围内变化时，机体能够自主调节温控系统，使体内的温度维持稳定。这一重要的生物学特性是生物体得以生存的基本生理条件。

1.温度感觉　根据热传导可知，当两个不同温度的物体相接触时，热量将从温度较高的物体传导至温度较低的物体。同理，如果在人体的皮肤表面上放置一个温度高于皮肤温度的物体，热量就会由该物体传向皮肤，并产生温热感觉；反之，若放置低于皮肤温度的物体，就会产生冰凉的感觉。物体温度与皮肤温度相同时，就没有任何温度感知，这时的温度称为不感温度，人体不感温度一般为33~35℃。从这个观点出发，人体有两个不同的温度感受系统，即热觉和冷觉。

人体的温度感受系统具有以下特点。

（1）在皮肤表面，热和冷的感受器分布并不均匀，冷觉感受器要比热觉感受器多，这说明人体对冷更为敏感。

（2）人体的不同部位对温度的感觉也不尽相同，比如，经常暴露的面和手足对温度的感觉就不如胸背部敏感。

（3）温度感觉的敏感性与皮肤当前的温度有关，皮肤温度为 27～32℃时，敏感度最高，此时，即使有 2℃以内的温度变化，人体通常也能辨别。

（4）自适应现象对温度的感知也有影响，比如，浸泡在温水盆中引起的温度感觉会很快被不感温度所取代。

（5）温度对皮肤的刺激还与被作用的面积有关，相同温度作用于较大的皮肤界面时，引起的感觉较强。比如，将一个手指浸没在 40℃的水中，而另一只手整个浸泡在 37℃水中，后者的温度感觉会更强些。

2. 表层体温 指人体外周组织的温度。表层温度并不稳定，不仅取决于小动脉内的血流量、毛细血管密度及充盈度，还会受到环境温度的影响。人体在安静状态下，环境温度为 23℃时，足皮肤温度约为 27℃，手皮肤温度约为 30℃，躯干为 32℃，额部为 33～34℃；当环境温度达 32℃以上时，皮肤温度的部位差将明显变小。在寒冷环境中，随着气温下降，手、足的皮肤温度降低最为显著，但头部皮肤温度的变动相对较小。

3. 温度刺激的特点 温热与寒冷刺激可以使人体产生性质完全不同的生理反应。人体对寒冷刺激的反应迅速、激烈，如产生电击式的冷颤；而对温热刺激，反应则较为缓慢。人类及恒温动物能耐受温度的变化范围是非常有限的，如果人体体温降至 25℃或升高至 43℃，就将危及生命。由此可见，温度对机体的生命活动影响很大。

人体对温度刺激的反应程度主要取决于以下因素。

（1）温度刺激的突然性。

（2）水温与体温的差距越大，反应越为强烈。

（3）温度刺激的范围越广、面积越大，刺激也就越强烈。

（4）作用的持续时间在一定范围内与反应程度成正比，但时间过长，反应则发生质的变化，如寒冷刺激在短时间内引起兴奋，长时间后则可抑制。

（5）重复应用温度刺激，反应度将会明显减弱。因此，在水疗时应逐渐增加刺激强度，以维持足够的生理反应。

（二）机械刺激

无论采用哪种水疗方式，都包含有一定量的机械性刺激。

1. 静水压刺激 水在静止的条件下，水分子给身体表面施加的压力称为静水压。一般情况下，静水压的大小随水密度和患者身处水的深度而增加。利用这一原理，在水中适当运动，有助于消退患肢肿胀，促进静脉回流。

即使是普通盆浴，也会有 40～60g/cm² 的静水压。这种静水压可直接压迫胸廓和腹部，使呼吸具有一定的困难感。这时，患者不得不用力呼吸加以补偿，从而可以促进呼吸运动和气体代谢功能。静水压还可同时作用于血管系统，通过持续压迫体表血管和淋巴管使体液回流量增加。

2. 水流冲击刺激 水流的冲击是另一种机械刺激，如淋浴、直喷浴、气泡浴等均可产生一定的机械刺激作用。临床上通常采用 2～3 个标准大气压的定向水流或气泡来冲击人体，尽管此时的水温可能较低，但仍能引起明显的血管扩张，并兴奋神经系统。因此，为了加强水疗的机械刺激作用，通常要求将水温降低一些，以提高水流冲击的刺激效果。

3. 浮力作用 根据阿基米德（Archimedes）定律，浸于水中的物体会受到向上的浮力，其浮力等于该物体所排出同体积水的重量。基于浮力分担部分体重的原理，患者能以水为运动助力，在水中可以较轻松地完成各种减重训练。水中运动是一种非常有效的有氧训练方式，浮力的作用对关节、脊柱不会产生继发性损伤，如关节强直、肌肉痉挛和萎缩的患者，可以借助于水的浮力较容易地在水中活动，同时进行各种水中体操和按摩治疗等。

（三）化学刺激

即使是采用淡水浴水疗，其水中包含的微量矿物质也具有一定的化学刺激作用。因此，如果在水中加入少量矿物盐、药物和气体，这些化学性物质的刺激可加强水疗的作用，并使机体获得一种特殊的治疗。

1. 盐水浴　是在淡水中加入普通的海盐或矿物盐，常用的含盐浓度为1%～2.5%。盐水浴的高渗透压有助于刺激皮肤血管扩张，改善血液循环及代谢，缓解酸痛和疲劳。盐水浴可作为强身和提高代谢的一种手段，适用于风湿和多发性关节炎、肌炎、神经炎等，35%高浓度盐水浴对银屑病有较好的疗效。

2. 硫黄浴　是在淡水中加入预先制备的硫黄溶液，使浴水中含有一定量的硫化物，特别是经氧化产生的多硫化物，它具有较强的水溶性和扩散性，可渗入生物体内呈单体硫，有重要的临床治疗价值。

（1）对皮肤的作用。可补充皮肤中的硫含量，具有软化角质、灭菌、防治多种皮肤病的作用。

（2）对关节的作用。关节、骨骼为富硫组织，通过硫黄浴刺激硫代谢可以改善局部血液循环，有利于排出病理代谢产物、减轻疼痛，促进关节渗出物吸收、消炎，缓解关节韧带的病理性紧张等。

（3）对全身的作用。硫黄浴可使周围血管扩张，血压下降；能够改善肝脏的血液循环，降低血糖；能兴奋呼吸中枢，增强机体代谢；还可促进肠蠕动，增加食欲。

3. 药浴　药浴对人体具有独到的功效，自古以来一直受医学界重视。药浴的方法包括中药浴和西药浴，是重要的外治法之一。药浴的形式多种多样，全身浴称为"药水澡"；局部洗浴又分为"烫洗""熏洗""坐浴""足浴"等。

皮肤是人体最大的器官，除了有物理性保护屏障的作用外，还具有分泌、吸收、渗透、排泄、感觉等多种功能。药浴疗法就是利用皮肤这一生理特性，通过皮肤和黏膜的吸收、扩散、辐射等途径，将药浴液中的药物离子直接吸收至体内。这种给药方式，不仅可以有效避免肝脏的首过效应，增加病灶局部的有效药物浓度；同时还可通过药浴的湿热刺激，使局部血管扩张，促进血液和淋巴液循环，从而加速基础代谢，使局部组织营养和全身机能得到改善。

（四）水疗对人体的影响

水疗对人体各系统的影响是温度、机械、化学等共同刺激的结果。

1. 对皮肤的影响　应用水疗法时，皮肤是人体第一个接受刺激的器官。从生理结构上看，皮肤有着丰富的血管体系和神经末梢。当皮肤毛细血管扩张时，可以容纳全身1/3的血流量，因而皮肤血管的扩张与收缩，对体内血液的分布状况有着较大的影响。皮肤上还分布有大量的脊神经和植物神经的神经末梢，通过对这些末梢神经的刺激，可以影响到中枢神经和内脏器官的功能。例如，手浴能够影响胸腔脏器，足浴可以影响脑部血液循环，坐浴还能影响盆腔器官等。

人体的热代谢过程，皮肤起着重要的作用，它承担机体60%～80%的散热任务。皮肤受到水疗的温度刺激，不仅可以调节机体的体温、代谢、心血管和呼吸等功能，还可以影响免疫系统。

2. 对心血管系统的影响　水疗对心血管系统的影响主要取决于刺激强度，即水的温度、持续作用时间。进行全身冷水浴的初期，毛细血管收缩、心搏加速、血压上升，但不久又会出现血管扩张、心率变慢、血压降低。因此认为，冷水浴能够提高心肌功能，使心搏变慢，改善心肌的养供。

当进行全身温水浴（37～39℃）时，周围血管扩张、心率增快，引起体内血液的再分配，这种再分配有一定的临床意义。在全身39℃以上热水浴时，血压出现波动，开始是上升，继而下降，然后再上升。这说明，39℃以上的热水浴将会增加心脏的负担。不感温水浴对人心血管系统影响不大。

3. 对呼吸系统的影响　水疗对呼吸频率和呼吸深度的影响，主要是通过神经性反射引起的。瞬间的冷水刺激可使呼吸加深，甚至出现短暂的呼吸停止和深呼吸。温度越低，刺激越突然，呼吸停止得越快、越急剧，之后经过一系列的深呼吸运动，会使呼吸的节律更快、更深。如果是受到热水刺激，状况接近于冷刺激，只不过反应相对缓和些。长时间的温水浴，可以使呼吸减缓。

4. 对肌肉系统的影响 一般认为，短时间的冷刺激可提高肌肉的应激能力，增加肌力，减少疲劳。但长时间的冷刺激，可引起组织内温度降低，肌肉发生僵直，造成活动困难。温热作用可以解除肌肉痉挛，提高肌肉收缩能力。同时，在温热的作用下，血管扩张，血氧增加和代谢过程加速，因而有利于消除肌肉疲劳。

5. 对泌尿功能的影响 温热刺激能使肾脏的血管扩张，可利尿；寒冷的刺激，则会使尿量减少。但实际上，冷水浴时出汗量减少，反而使排尿量相对增多；热水浴时，由于大量出汗，尿量反而减少。

6. 对神经系统的影响 适当的冷水浴，能兴奋神经，例如，民间常用冷水喷淋头或面部，以苏醒昏迷患者。多次进行不感温水浴，能够使从周围到大脑皮层的冲动减少，神经的兴奋性降低，可加强大脑皮层的抑制功能，有一定的镇静催眠作用。39℃以上的热水浴，起初是兴奋，之后则出现疲劳、软弱和欲睡等现象。

二、水疗技术及相关设备

为保证水疗的治疗与保健效果，实现预期的温度刺激和机械刺激，水疗还需要根据临床需要，采用相应的方法和支持设施。

完整的水疗支持设施应该包括更衣室、综合淋浴室、盆浴室、湿布包裹疗法室、水中运动池和水疗休息室等，更为重要的是需要有能够容纳治疗部位（全身或局部）、可以随意调节水温和水压（如果采用气泡浴，还要调节气压）的水疗设备。用于水疗的设备种类较多，现阶段常用的设备主要有四肢水疗机、蝶形浴槽、自动区域水按摩治疗槽、康复水疗池等，还有患者可以不沾水的干式水疗按摩床，以及便于进出水疗池的残疾患者提升转运装置等。

（一）常用的水疗技术

水疗的方法繁多，根据温度刺激，水疗可以划分为热水浴（39℃及以上）、温水浴（37～38℃）、不感温水浴（34～36℃）、低温水浴（26～33℃）和冷水浴（<26℃）；按照机械刺激分类有擦浴、浸浴、淋浴、喷射浴、漩水浴、气泡浴等；按水的成分有淡水浴、药物浴（包括西药浴和中药浴）、盐水浴和淀粉浴等。

1. 擦浴 是利用一定温度的水浸湿毛巾或布料，对皮肤进行摩擦，以机械刺激为主的一种简便、温和的治疗方法。擦浴分为局部擦浴和全身擦浴，擦浴可以患者自己进行，也可由医务人员帮助完成。

2. 湿布包裹 湿布包裹疗法是用一定温度（25～35℃）的水浸湿被单，按照一定方式包裹全身，再用毛毯保温。所用的水温和治疗时间依据治疗目的、患者体质和病情决定，具有退热、发汗、镇静等作用。湿布包裹，如图 5-200 所示。

湿布包裹疗法的生理作用分为三个生理期。

第一期称为兴奋作用期，在这一期间又分两个阶段。第一阶段因身体大部分面积与低于体温（25～35℃）被单接触，患者有寒

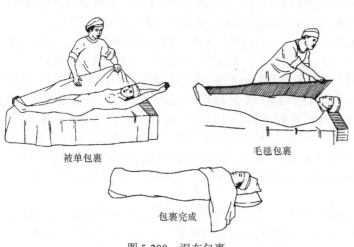

被单包裹　　　　　　毛毯包裹

包裹完成

图 5-200　湿布包裹

冷感觉而呼吸加深，由于寒冷刺激，皮肤血管产生强烈收缩，周围血液循环困难，因而使心跳加快，表现为兴奋。其后即进入第二阶段，出现周围血管扩张、血流加快。此时，患者逐渐感觉到温暖，被单温度与皮温相近，至此第一期反应即告结束，持续时间为 15～20min。

第二期称为镇静作用期。当患者处于不感温的条件下，会有一种舒适、温暖的感觉，有利于大脑皮质发生扩散性抑制，这个阶段呼吸、脉搏减慢，血压下降，内脏和脑部充血在某种程度上得到缓和，整个神经系统进入安静状态。在安静环境下，患者入睡，镇静作用期可持续 25～45min。

第三期称为发汗作用期。出现在镇静作用期后，由于包裹致使热量放散受阻，热量堆积致使机体产生过度的发热、呼吸和脉搏加速的现象又重新出现，兴奋性再度升高，可能大量出汗。在终止此治疗之前，发汗作用可维持整个时期。

3. 局部浸浴　是将身体的某一部分浸浴在不同温度的水中。由于冷热水的直接刺激，局部或全身会产生一系列生理性改变，从而达到治疗的目的。局部浸浴包括手盆浴、足盆浴、坐浴、渐加温浴、半身浸浴等，在局部浸浴中，还可对症加入药物，以强化治疗效果。

4. 全身浸浴　是患者全身浸入水中进行治疗的方法。全身浸浴可分为：淡水浴（包括冷水浸浴、不感温浸浴和热水浸浴）、药物浴（包括盐水浴、人工海水浴、松脂浴、芥末浴、碳酸氢钠浴、硫黄浴和中药浴等）、气水浴（包括二氧化碳浴、氧气浴、硫化氢浴等）。

5. 淋浴　是以各种形式的水流或水射流，在一定压力下喷射人体的治疗方法。进行淋浴治疗时，需要使用专门的装置来调节水温和水压。常用的淋浴治疗方法有：直喷浴、冷热交替浴、雨样淋浴、雾状淋浴、上行淋浴和周围淋浴等。

6. 涡流浴　是通过水流（压力）的变化，人为地在浴槽内形成一种涡流方式。主要作用包括：温热效应；流体静水压作用；水中气泡破裂的机械力，对体表的微细按摩作用；肢体顺涡流移动时，可以辅助运动训练；肢体逆涡流移动时，提供轻度至中度抗阻运动。

目前，涡流浴槽多采用亚克力一体模具成型设计，水的温度、涡流刺激强弱和治疗时间均可自动控制调节。涡流浴装置主要有三种类型：

（1）上肢用涡流浴装置。它的浴槽较浅，水容量小，槽内有一个喷水嘴，只能容纳一个手臂或两手臂进行治疗。

（2）上、下肢两用涡流浴装置。浴槽也较浅，水容量较大，通常槽内设置有三个喷水嘴，前面两个、后面一个。

（3）全身用涡流浴装置。浴槽较深，水容量也大，能容纳整个人体进行治疗。

7. 气泡浴　是在治疗时将浴水中混合一定量的空气，常用的方法是在浴槽底部装有多个气孔，通过气泡发生装置（压缩机）按预设程序输出气泡。气泡作用于人体，一方面可对人体产生微细的按摩作用；另一方面因为空气和水的导热性差异，气泡附着人体表面，就会形成一个冷、热温差，有助于改善血液微循环，提高血管的舒缩功能。

（二）四肢水疗机

XY-SL-BI 型四肢系列水疗机，如图 5-201 所示。

四肢水疗机是专为四肢水疗设计的专用设备，分为上肢旋涡水疗机、下肢旋涡水疗机和四肢水疗机。水疗浴槽采用亚克力一体模具成型设计，表面光洁，易于消毒清洗；本机还配备有涡流系统和气泡调节、臭氧消毒、可变光疗系统，可以通过各喷水口释放多种定向水流并带有气泡形成对人体的冲击。气泡附着在人体上肢肌肤表面时，其爆破释放频率很高的声波，可以有效缓解疼痛及痉挛，消除软组织肿胀，维持和扩大关节活动范围，降低肌肉张力，改善人体上肢血液循环，促进机体代谢。

1. 四肢水疗机结构　以下以 XY-SL-BI 型上肢旋涡水疗机为例介绍四肢水疗机，XY-SL-BI 型上肢旋涡水疗机的结构，如图 5-202 所示。

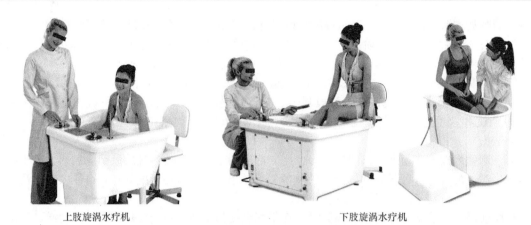

上肢旋涡水疗机   下肢旋涡水疗机

图 5-201 XY-SL-BI 型四肢系列水疗机

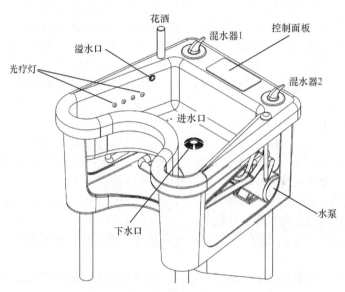

图 5-202 上肢旋涡水疗机的结构

除水槽之外，上肢旋涡水疗机的主要结构包括控制面板和水路系统两大部分。控制面板采用微处理器控制方式，它的基本功能有以下几点。

（1）治疗时间调整。设定范围为 1~60min，步进为 1min，启动后开始倒计时。治疗时间到，自动停机。

（2）启动/停止。水位未达到顶部液位开关以上，按动启动/停止键无效，循环水泵不启动，并发出"嘀"一声警告，主界面提示水位不足；水位达到启动条件（水位达到液位开关以上），按下启动/停止键，水泵打开机器启动，主界面显示水流动态效果。处于治疗状态时，按动启动/停止键，循环水泵关闭，机器停止运行，主界面水流动态效果终止。

（3）提示温度。水槽水位高于底部液位开关时才可显示水温，无水状态主界面水温显示框显示"--"字样；有水时不同的水温主界面水温显示框显示不同背景颜色，＜32℃背景色显示为乳白色，32~36℃显示蓝色，37~40℃黄色警示，＞40℃橙色警示。

（4）消毒功能。机器处于停止状态时，水位不满足启动条件（未达到顶部液位开关以上），按下消毒键，机器不启动消毒功能，发出"嘀"声警告，主界面显示水位不足；机器处于停止状态，水池水位达到顶部液位开关时，按上消毒键，机器启动臭氧消毒功能，同时开启循环水泵辅助消毒，显示界面从主界面切换到消毒界面，消毒时间为 5min。

机器处于消毒状态时，按动消毒键，机器停止消毒，并关闭循环水泵，液晶显示屏面由消毒界面切换到主界面。消毒时间到，机器停止消毒，显示界面提示消毒结束，同时发出持续5s"滴滴"声，结束后显示返回主界面。

（5）排水功能。机器处于运行状态和消毒状态时，或水位低于底部液位开关时，按下排水键无效。机器处于停止状态，水位在底部液位开关以上时，按下排水键，排水球阀打开，对水槽排水，液晶显示屏显示正在排水的动态效果。

（6）光疗功能。按下光疗键，光疗灯变换七彩颜色；在光疗过程中，按下光疗键即停止光疗。

2.水路　XY-SL-BI 型上肢旋涡水疗机的水路系统，如图 5-203 所示。

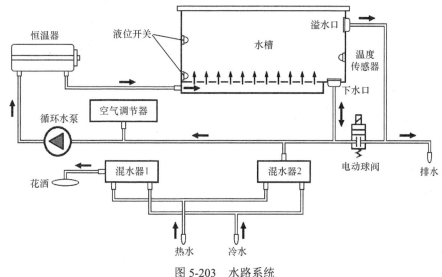

图 5-203　水路系统

水路系统的运行过程是：

（1）水槽进水。手动开启混水器 2，并调节水温，此时，循环水泵未启动、电动球阀关闭，进来的温水由下水口直接进入水槽。

（2）水槽的温水达到预设水位，顶部液位开关动作，此时按动启动/停止键，循环水泵启用，混水器 2 的进水经空气调节器、水泵和恒温器，由水槽底部的发散水孔并携带一定量的气体喷入水槽，形成涡流浴。

（3）在全部的治疗过程中，循环水泵始终处于运行状态。如果水温低，恒温器的电加热启用，对循环水进行快速加热；若控制电路通过温度传感器检测到水温已经达到预设温度时，则立即关断恒温器的供电，停止对循环水加热。恒温器内部还设有 PTC（温度敏感半导体）温控器件，如果循环水温度过高（42～45℃），可自动保护性关闭电加热。

（4）治疗过程中，若水槽的水位过高，可由溢水口排出。

（5）手动开启混水器 1 并调节水温，可以启用花洒喷淋。

（6）治疗结束，按动排水键，电动球阀闭合，水槽内的水，经下水口、电动球阀由排水口排出。

（三）全身水疗机

某品牌全身水疗机及搬运架，如图 5-204 所示。

1.蝶形浴槽　是一种现代流行的浴槽形式，它的浴槽横截面呈蝶形（类似于 8 字形状），适应大部分使用者在患病状态下的身体姿态，使用者可在槽内自由伸展躯干以及四肢，同时，也便于医护人员（不必浸在水中）从多个角度接近患者进行康复治疗。蝶形浴槽设有相应的水路、气路，可用于涡流浴、气泡浴、局部喷射浴等多种治疗方式。

蝶形浴槽的结构，如图 5-205 所示。

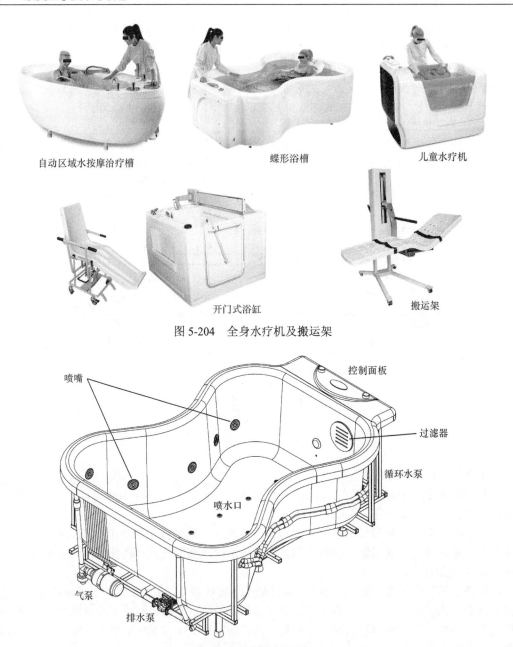

自动区域水按摩治疗槽　　　　蝶形浴槽　　　　儿童水疗机

开门式浴缸　　　　搬运架

图 5-204　全身水疗机及搬运架

控制面板

喷嘴

过滤器

循环水泵

喷水口

气泵

排水泵

图 5-205　蝶形浴槽结构

接通电源，显示屏亮，显示内容为水温和工作时间（默认时间 30min）。控制面板的基本功能如下：

（1）点击操作面板上的"↑"或"↓"键可设定工作时间，时间控制范围为 0～60min，设备运行后时间控制为倒计时。

（2）点击"涡流"按键，设备开始进行水按摩操作。水按摩时可根据患者体质自行改变涡流强弱，方法是，转动操作面板的左侧旋钮可控制浴槽内左侧 5 个出水口，操作面板的右侧旋钮控制浴槽内右侧 5 个出水口，通过转动旋钮可调节涡流的强弱。

（3）点击"气泡"按键，浴槽底部的喷水口开始向上喷射气泡，以按摩患者的背部等部位。

（4）点击"消毒"按键，设备开始进行臭氧消毒，时间控制范围为 0～60min，消毒时间一般建议为 20min。

（5）点击"恒温"按键，可使水温在一定范围内保持恒定，控温差不超过±3℃。

（6）点击"灯光"按键，设备启动光疗系统，可以循环变换七种色彩。

（7）治疗结束后，点击"强排"按键，启用排水系统。

2. 水路 蝶形浴槽的水路系统，如图 5-206 所示。

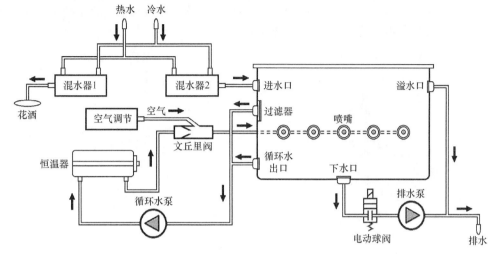

图 5-206 水路系统

蝶形浴槽水路系统的运行过程是：

（1）手动开启混水器 2，并调节水温，水槽进水。手动开启混水器 1 并调节水温，可进行花洒喷淋。

（2）水槽的温水达到要求水位后，按动"涡流"按键，循环水泵启动，经两个循环水出口（上部出口带有过滤器，目的是排出水面污物）、循环水泵、恒温器、文丘里阀及喷嘴形成一个水循环。

（3）为产生"涡流"的水按摩效果，蝶形浴槽在循环水进入喷嘴之前，装有一个文丘里阀，作用是由"文丘里"效应（水流产生的负压，引入气流），使循环水携带具有一定压力的气体，并通过调节浴槽两侧的进水强度（浴槽一侧的 5 个喷嘴为进水口，另一侧则为出水口），可形成压力可调的"旋转"涡流。

（4）在治疗过程中，如果水温偏低，恒温器的电加热启用，以对循环水进行快速加热；若水温达到预设温度，控制电路立即关断恒温器的供电，停止对循环水加热。恒温器内部也设有 PTC 温控器件，如果循环水温度过高，可保护性关闭电加热。

（5）治疗结束，按动"强排"按键，电动球阀闭合，排水泵启动，浴槽内的水，经下水口、电动球阀和排水泵由排水口排出。

3. 气路 蝶形浴槽的底部有两排喷气口，点击"气泡"按键，可由喷气口向上喷射气泡，形成气泡浴。气路系统，如图 5-207 所示。

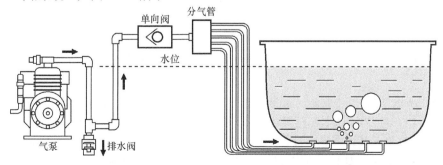

图 5-207 气路系统

蝶形浴槽气路系统的作用是有节律地从浴槽底部向上喷射气泡，以起到徒手按摩的效果。气路的运行原理是：按动控制面板的"气泡"按键，气泵开启并产生具有一定压力的气体，气体经通气管路至单向阀、分气管；在分气管处将气体分为多条通气支路，每个通气支路终端为浴槽底部的喷气口，气体从喷气口喷出，形成气泡浴。

4. 搬运架　是协助残疾患者进出水疗池的专用装置，它的基本功能是患者躺坐在椅架上后，可以近距离地转运和升降。搬运架，如图 5-208 所示。

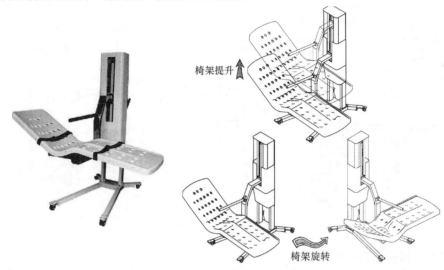

椅架提升

椅架旋转

图 5-208　搬运架

三、水中运动疗法

水中运动疗法（hydrokinesitherapy）是指利用水的物理特性，通过患者在水中进行的运动训练，达到缓解症状、改善功能的康复治疗方法。

水中运动疗法属于运动疗法范畴，是水中治疗体系中最为常用的一种治疗方法。由于水环境下的运动媒介发生了改变，与地面上所采用的运动疗法相比，既有相似性，又存在着明显的差异，一些在陆地难以完成康复训练的神经肌肉、骨骼损伤以及烧伤康复期的患者，可以依靠水的浮力作为减重和支撑，利用水的阻力进行"早期"的各种水中有氧运动。常规的水中运动包括：水中步行、平衡和协调训练、肌力训练、耐力训练、关节活动度训练和水中医疗体操运动训练等。

（一）水中运动的机制

水中运动疗法作为一种运动康复手段，已受到广泛关注。水具有浮力、压力、阻力及流动性等物理性质，应用水的这些物理性质可以有效地促进运动损伤康复。

1. 水的浮力　早在公元前 245 年，阿基米德就发现了浮力原理，并证明物体在液体（或气体）中所受浮力等于它所排开液体的重量。即

$$F = \rho g V$$

式中，F 为物体在液体中的浮力，ρ 为液体密度，g 为重力加速度；V 为物体在液体中排开液体的体积。

浮力（buoyanc force）与物体的自身重力方向相反，竖直向上。由于水的比重为 1.0，所以，凡是比重小于 1.0 的物体（软木、充气橡胶等）可以在水中漂浮；比重大于 1.0 的物体就会下沉。人体在肺内含有空气，其比重平均为 0.974（小于 1.0），因此，大多数人是可以在水中漂浮的。

人体四肢的平均比重为 1.0，但因脂肪和骨骼比率不同，脂肪多者可漂浮，脂肪少者则漂浮困难。如果身体某一部分比重大于 1.0，则借助于充气物体的浮力辅助支撑，仍可在水中浮起，进行

各种运动，这是水中运动经常采用的一些方法。水的浮力约可减轻体重 90%，产生优于悬吊的减重效果，可以帮助患者训练躯体的平衡与协调。在水中运动时，人体常处于俯卧或仰卧状态，下肢血液容易回流，可促使全身血液循环加快，增强心血管系统功能。

2. 水的阻力和助力　水中阻力为陆地的 12～15 倍，有助于增进肌力和肌耐力，能够避免肌肉突然用力收缩的冲击，减少运动损伤。在水中运动时，水流可成为助力或阻力。例如，躯体沿水流方向运动则变得容易漂浮，水流将对躯体运动起到助力作用；反之，如逆水流方向运动，则相当于对抗浮力形成的阻力，而变得费力。因此，利用流体抵抗可成为患者水中站立行走的阻力，训练患者抗阻主动运动。

（二）水中训练设备和器械

水中训练设备和器具主要有运动治疗池、水中治疗床或椅、水中步行训练用平行杠、漂浮物、转运升降装置，以及水过滤与消毒等。

1. 运动治疗池　是实施水中运动疗法的场所，与普通健康人群的游泳池比较，运动治疗池更适宜需进行康复训练患者使用，池内应有健全的辅助设施，例如，有便于患者进出水池的坡道、扶梯或转运升降装置，有池边扶手、池中悬吊架和平行杠，可以在池内安装治疗床、座椅以及各种水中运动装置等。运动治疗池，如图 5-209 所示。

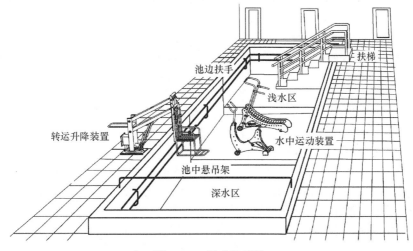

图 5-209　运动治疗池

（1）治疗浴池：有多种建造形式，其大小将根据同时治疗的患者人数来确定。如果每天只有 40 名患者治疗，浴池的面积应不小于 3m×10m；治疗人数为 90～100 名时，浴池一般不小于 6m×20m。浴池通常分为浅水区和深水区（两个水区之间还有一段中水区），在靠扶梯一侧一般安排为浅水区，水深约 1m；另一端为深水区，水深 1.4m。儿童用浴池多采用圆形，深度为 0.60～1.05m。大的治疗浴池，多用水泥镶嵌瓷砖结构；小些的治疗浴池，可使用不锈钢或陶瓷材料。

（2）池边扶手：池边扶手的直径约为 40mm，高度与水面持平或稍高于水面，距离墙壁 50～60mm。

（3）治疗床或治疗椅：治疗床或治疗椅可以在水中为患者提供一个固定位置。这种治疗床和治疗椅，要求具有足够的重量，能够牢固地保持在池底，而且还要求防水锈。治疗床和治疗椅的支撑脚需要采用防滑设计。

（4）平行杠和悬吊架：是进行步行训练的辅助设施，一般采用不锈钢材质，要求高度可以自行调整。

（5）漂浮物（或充气漂浮物）：可用于支撑患者头颈部或肢体，或作为在水中进行抗阻力运动的辅助工具。漂浮物形状规格如同常用的游泳用品，也可根据需要专门设计，如充气橡皮圈、马鞍形气垫、软木块或不吸水的泡沫塑料等。

（6）水中运动器材：常用的水中运动器材包括水下行走机、水下脚踏车和水下四肢联动装置等，如图5-210所示。

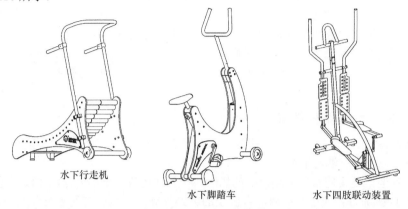

水下行走机　　　　　水下脚踏车　　　　　水下四肢联动装置

图 5-210　水中运动器材

水中运动主要为抗阻运动，通过应用各种水中运动器械，可以适量增加运动强度，能够有针对性地达到抗阻运动训练目的。

2. 治疗池水的清理　如何保持运动治疗池的水清洁度，这是一个必须解决的事宜，否则，运动治疗池的水就可能成为某些疾病的感染源。目前，运动治疗池的水清理主要是采用换水、溢流和水循环过滤这三种方法。

（1）换水：根据患者的使用量，在有条件的地方应尽可能频繁更换池水。在更换池水时，应首先清理池边、栏杆和池底，并经过消毒后再放入新水。

（2）溢流：无论是在治疗中，还是在平时，经常打开溢水口，让一定量的水流外排，这对于保持水的清洁度是非常重要的，这种方法相当于经常性的部分换水。

（3）循环过滤：治疗池水循环过滤是当前主流的水清理方式，这一方法不仅可以大幅节约用水，降低治疗成本，还可以在使用过程中不间断地过滤净化、灭菌消毒，可以使治疗池的水始终保持洁净。但水循环过滤系统的建设费用较高。

3. 治疗池的水循环过滤系统　运动治疗池的水循环过滤系统，如图5-211所示。

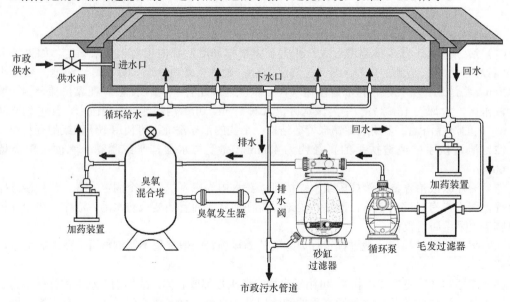

图 5-211　运动治疗池的水循环过滤系统

（1）回水与循环给水：治疗池水中的污染物主要来自于入水者自身携带的脏污、细菌、化妆品、人体分泌的油脂、汗液，还有一些外来杂物、灰尘以及池内滋生的菌类等。这些杂质大多不溶于水，由于其比重不同，有的漂浮在水面或混合水中，有的会沉淀到池底。因此，目前水循环过滤系统的主流回水是溢水槽+底排（出水口，此时排水阀关闭）方式，循环给水主要是采用池底垂直给水，以利于池底水循环。

（2）毛发过滤器：安装在回水循环水泵之前，作用是过滤掉池水中的毛发、纤维等杂物，并防止这些毛发、纤维堵塞循环管路。毛发过滤器，如图 5-212 所示。

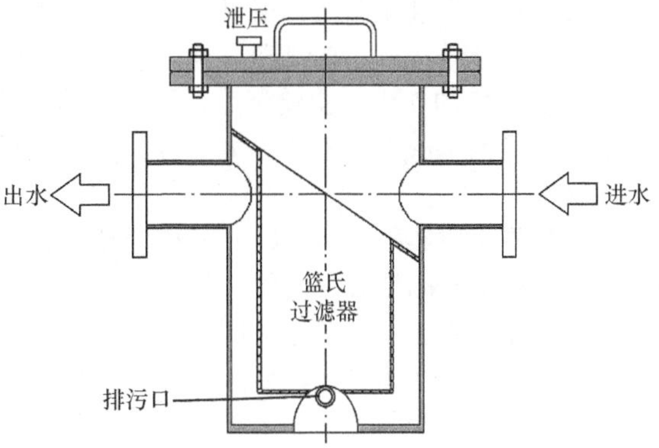

毛发过滤器主要用于杂质量较大的工况环境，由于过滤网结构像一个篮子，因而也称为篮式过滤器。当回水通过主管路进入过滤篮网后，固体杂质颗粒将被阻挡在篮网内，洁净的水从过滤器出口流出。需要清洗时，旋开主管底部螺塞，排净流体，拆卸法兰盖，取出篮网，清洗后重新装入即可。

图 5-212　毛发过滤器

（3）砂缸过滤器：如图 5-213 所示的砂缸过滤器也称为沉淀物过滤器，是一种压力式高效过滤装置，因而它需要连接在循环水泵的出口。当进水自上而下流经过滤层时，利用其内部所填充的精制石英砂滤料，可以截留回水中 $10\mu m$ 以上的颗粒，从而去除水中悬浮物以及粘胶质颗粒，使水的浊度降低。石英砂过滤器的主要用途是去除水中的悬浮物、有机物、胶体、泥沙等。

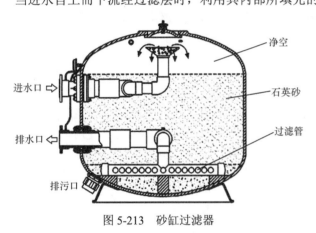

图 5-213　砂缸过滤器

由于砂缸过滤器采用截留方式去除水中沉淀物，因而，经过一段时间的使用，积存的污物将阻碍水流，使得流量降低，这时需要对过滤器进行清洁。砂缸过滤器的清理方法主要是采用"反冲洗"法，这时水流直接到达过滤器腔体的底部，再经过砂层反冲上来，将以前捕集的污物、残渣冲起，从排污口排出。

（4）池水消毒：由于治疗池中的水温适宜伤寒、痢疾、肝炎、脓疱病等致病菌滋生，如果不及时进行灭菌处理，治疗池将可能成为传播疾病的场所。目前，公共浴池（比如游泳池）的池水消毒还是以消毒液法为主，原因是这种消毒方法最为简便，成本也低。

对于消毒剂的选择，应兼顾下列性能要求：

1）杀菌消毒能力强，并有持续失活能力。

2）不会造成水和环境污染，不改变水质。

3）对人体无刺激或刺激性较小。

4）对建筑结构、设备和管道腐蚀小。

传统的池水消毒是以氯为主的氧化消毒方式，含氯消毒剂主要有液氯、漂精粉、漂水、次氯酸钠溶液等。其中，漂精粉因有残渣，容易堵塞管道，影响水质，已趋于淘汰；漂水的含氯极不稳定，其有效氯会随环境、温度、湿度、光线及存放时间等因素的影响而逐渐下降，因而应用也逐渐减少。

液氯（Cl_2）为黄绿色液体，沸点为 $-34.6\,℃$、熔点为 $-103\,℃$，在常压下即气化成气体，吸入人体会严重中毒，有剧烈刺激作用和腐蚀性，在日光下与其他易燃气体混合时发生燃烧和爆炸。因此，采用液氯消毒时，应有必要的防止泄漏措施，包括水处理机房应远离公共浴池并封闭，房间内有紧急报警装置等。液氯主要是采用真空式的自动投加方式，并应设置氯与池水的充分混合装置。由于液氯储存和使用具有一定的危险性，所以现在主要使用次氯酸钠溶液。

这种以氯为主的消毒方法往往在水中会遗留对人体有害的物质，如氯仿等。较高的余氯也会刺激皮肤、头发和眼睛等，所以，不用或少用氯一直是池水消毒的期望。臭氧具有很强的氧化能力，可以迅速杀灭水中的细菌、真菌和病毒等致病微生物，并能彻底氧化有机物，达到去色、除味、降低浊度的作用。实验证明，同样浓度的臭氧杀灭细菌和病毒的效果是氯的 600～3000 倍。在臭氧浓度为 1mg/L 时，粪型大肠杆菌的灭活只需要 5s，用同样浓度的氯要达到同样的效果则需要 15 000s。

4. 臭氧发生器 臭氧（O_3）又称为超氧、三原子氧，是氧气（O_2）的同素异形体，常温下为一种有特殊臭味的淡蓝色气体。由于臭氧易于分解，无法存储，通常是现场提取、现场使用。

臭氧是世界上公认的一种广谱消毒剂，它以空气或氧气为原料，利用高压放电或电解产生臭氧。臭氧比氧分子多一个活跃原子，化学性质更为活泼，具有超强的氧化能力，低浓度下可瞬间完成氧化作用。臭氧的灭菌过程主要是生物化学氧化反应，一是臭氧能够氧化分解细菌内部葡萄糖所需的酶，使细菌灭活；二是直接作用于细菌、病毒的 DNA、RNA，使其丧失蛋白质的合成和复制繁殖能力而导致死亡；三是透过细胞的膜组织侵入细胞，作用于脂蛋白和脂多糖，使细菌发生通透性畸变而溶解死亡。臭氧灭菌不遗留有毒残留，不会形成二次污染，被誉为"最为清洁的氧化剂和消毒剂"。

（1）臭氧发生器的类型：按臭氧产生机制划分，目前的臭氧发生器主要有三种形式：高压放电式、紫外线照射式和电解式，其中以高压放电式臭氧发生器最为常用。

1）高压放电式臭氧发生器是利用一定频率（常用＞1kHz 的高频电）的高压电流，产生一个较强的电场，使电场内或电场周围的氧分子发生电化学反应，从而产生臭氧。这种臭氧发生方式具有技术成熟、性能稳定、使用寿命长、臭氧产量大等优点。

2）紫外线照射式臭氧发生器是使用特定波长（185nm）的紫外线照射氧分子，使氧分子分解而产生臭氧。由于紫外线灯管体积大、臭氧产量低、使用寿命短，所以这种发生器使用范围较窄，常见于消毒柜等。

3）电解式臭氧发生器通常是利用直流电解含氧电解质（常用纯净水）而产生臭氧。这种方法能提取较高浓度的臭氧水，制造成本低，使用和维修简单。但由于电极使用寿命短、臭氧不容易收集等方面的欠缺，其用途范围受到限制。目前这种发生器只是在一些特定的小型设备上或某些特定场所内使用，不具备取代高压放电式臭氧发生器的条件。

（2）高压放电产生臭氧的机制：利用高压放电激励的高速电子轰击氧分子，使其自由电子离解，由于此时高速电子仍具有足够的动能（6～7eV），通过碰撞反应可聚合生成臭氧分子。反应过程为

$$O + O_2 + M \longrightarrow O_3 + M$$

式中，M 为气体中任何其他气体分子。与此同时，原子氧和电子同样也可能与臭氧反应形成新的氧气，即

$$O + O_3 \longrightarrow 2O_2$$

（3）气隙放电：气隙放电产生臭氧的结构示意图，如图 5-214 所示。

气隙放电是目前应用最多的臭氧发生器形式，特点是单机产气量大，技术较为成熟。气隙放电臭氧发生器分为板式结构和管式结构两种形式。板式结构臭氧发生器采用冲压盘式搪瓷技术，放电气隙小，加工精度高，臭氧浓度高，运行较稳定。板式结构适合中小型臭氧发生器，大型臭氧需要多个放电室串联和并联来实现，这对于整个系统的技术要求较高。管式结构臭氧发生器是

目前广为采用的一类臭氧发生器，占据我国大型臭氧机的绝大市场。

管式结构臭氧发生器，如图 5-215 所示。

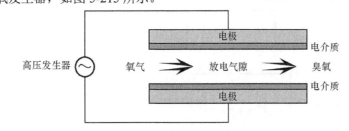

图 5-214 气隙放电产生臭氧结构示意图

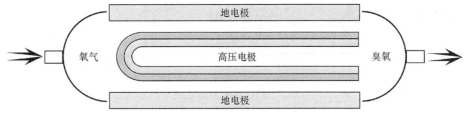

图 5-215 管式结构臭氧发生器

从使用安全性考虑，管式结构臭氧发生器的外电极接至"地"，也称为地电极；内电极连接高压脉冲电源，称为高压电极。为提高工作电压峰值和电场效率，需要在内外电极之间加一层具有足够耐压强度的电介质，其最高耐压应在 35～45kV 以上。

（4）放电室：是高压放电式臭氧发生器的核心装置，意义是通过气隙放电，离解含氧气体的氧分子，并聚合为臭氧（O_3），从而实现臭氧的制备。

臭氧发生器的放电室结构，如图 5-216 所示。

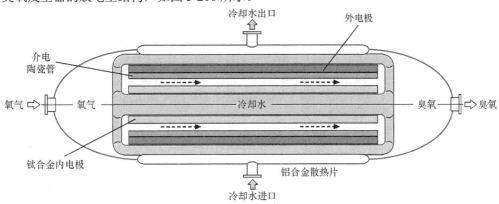

图 5-216 臭氧发生器的放电室结构

为安全地实现臭氧制备，臭氧发生器放电室必须有三个基本装置。一是有高压电极放电系统，通过交流高压电源的激励，可以在两个电极间的气隙中形成一个强电场，当空（氧）气通过放电间隙时，氧分子受到激活而分解成氧原子，这些被激活的氧原子中的一部分自行结合或与氧分子结合生成臭氧分子；二是有空气或氧气增压装置，可以使空（氧）气快速通过气隙，形成臭氧；三是由于臭氧合成过程中大约有 90% 的电功率将被转换为热能，因而，臭氧发生器需要有一个稳定高效的冷却系统。

5. 臭氧消毒 臭氧消毒系统，如图 5-217 所示。

（1）高频高压电源：高频高压电源的频率通常为 800～1000Hz、输出电压可达 4.5kV。作用是通过驱动电极系统，在气隙间产生较强的放电电场。高频高压电源实际上就是一个逆变器，可根据需要，采用不同的电路结构形式。

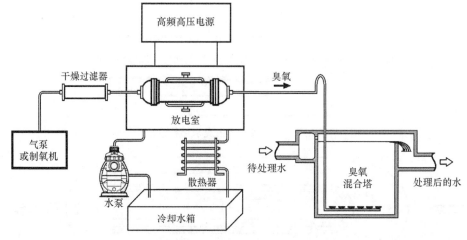

图 5-217　臭氧消毒系统

（2）冷却系统：主要对放电室进行冷却，以保证臭氧产量的稳定。根据现场应用需求，冷却系统分为开路循环和闭路循环两种方式。开路循环的管路结构非常简单，只是将冷却水引入放电室，经热交换后直接排放。这种方法的缺欠是水利用率太低，已不建议采纳。闭路循环是目前主流的冷却方法，冷却水经水泵加压后进入放电室，在放电室进行热交换后的水再由散热器物理降温，可循环对放电室冷却。

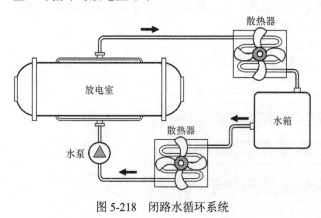

图 5-218　闭路水循环系统

闭路水循环系统，如图 5-218 所示。

（3）气源：臭氧发生器常用的气源可分为下列几种：

1）干燥空气气源。无油的压缩空气经过冷却、干燥、过滤处理后作为原料气使用。

2）富氧气源——制氧机。无油压缩空气经过冷干处理送入空气分解系统，将空气中的氮气和氧气分离，得到高浓度的氧气。这种原料气含有惰性气体和二氧化碳及少量氮气，并非纯氧气，所以称为富氧源。

3）工业氧气源。通常使用瓶装工业氧气，适用于小型臭氧发生器。

4）液态氧。液态氧经过汽化器汽化减压后，送入臭氧发生器作为原料气，常用于大型臭氧发生器。

习　题　五

1. 光波具有哪些生物学效应？
2. 光波在真空中直线传播速度是多少？
3. 可见光包含哪几种颜色？
4. 简述红外线的热辐射效应。
5. 说明偏振光的物理现象以及应用。

6. 简述可见光的生理学作用。

7. 紫外线有哪几个波段？

8. 简述紫外线主要的医学作用。

9. 什么是压力疗法？

10. 说明电动推杆的工作原理。

11. 多体位手法床的用途是什么？

12. 简述深层肌肉振动治疗仪的工作原理。

13. 整脊疗法的手法要求是什么？

14. 目前临床上应用的整脊枪主要有哪两大类？说明其工作原理。

15. 简述空气波压力治疗仪的医学用途。

16. 说明空气波压力治疗仪的作用机制。

17. 简述垂直律动的应用意义。

18. 什么是牵引疗法？简述牵引疗法的主要分类。

19. 简述颈椎牵引的作用机制。

20. 说明腰椎牵引的工作原理。

21. 简述冷热疗法的生理学意义。

22. 常见热疗方法有哪些？

23. 石蜡治疗主要有哪几种方式？

24. 说明蜡疗机的基本结构。

25. 熏蒸疗法是如何内病外治的？

26. 简述封闭式熏蒸治疗机的结构。

27. 热敷的治疗原理是什么？

28. 简述压缩式制冷原理。

29. 说明膨胀阀的作用及工作原理。

30. RICE 包括哪些治疗原则？

31. 简述帕尔贴效应。

32. 简述半导体制冷片的应用特点。

33. 机械波治疗主要包括哪几个方面？

34. 超声波的治疗机制主要包括哪几个方面？

35. 为什么超声换能器（声头）不可以空载运行？

36. 说明超声波治疗仪的工作原理。

37. 简述压电陶瓷片的换能原理。

38. 什么是冲击波？体外冲击波在临床主要有哪些应用？

39. 体外冲击波的波源包括哪几个类型？

40. 简述电磁式冲击波源的工作原理及应用特点。

41. 为什么气压弹道式冲击波为发散形式的冲击波？

42. 简述气压弹道式冲击波治疗仪的结构及工作原理。

43. 简述电磁式体外冲击波治疗机的工作原理。

44. 说明水疗的基本作用机制，列举几种水疗方法。

45. 全身水疗机有哪些基本功能？

46. 简述水中运动的治疗机制。

47. 说明水中运动治疗池的水循环过滤系统。

48. 简述臭氧发生器的工作原理。

第六章　生物反馈治疗技术

人体具有一整套完善且复杂的反馈体系，在一定条件下，可以自主调节其生理过程，意义是维持机体内环境的平衡与稳定。比如，环境温度升高时，引起汗腺分泌反应，以增加散热；身体受伤或不适时，出现疼痛反应，以限制机体活动；光线加强或减弱时，瞳孔自动调节大小，以控制眼球的进光量。但由于这些生理变化的过程比较缓慢，生理反应相对微弱，在大多情况下都不能被感觉器官所直接觉察，因而限制了人体主观意识参与自主调节生理过程的能力。为此，20 世纪 60 年代逐渐发展起来了一门新兴的医疗技术——生物反馈治疗，旨在通过现代技术扩展人体的生理反馈功能，用于防病治病。

传统的生物反馈疗法（biofeedback therapy，BFT）是在"行为疗法"的基础上发展起来的一种心理治疗技术，它利用生理学仪器，通过检测体内某些生理或病理信息，进行有意识的"意念"控制和心理训练，进而实现病理的训练消除过程，使患者恢复身心健康。这种治疗方法的特点是，训练目的明确、指标精准、无痛苦和副作用，是一种安全、有效的非药物治疗方法。

随着现代技术的进步，生物反馈治疗的定义已不仅限于心理治疗，逐渐扩展到神经康复等领域，通过采集相关生理信息，并给予恰当的功能性刺激，可以改善人体机能。比如，应用功能性电刺激技术，通过诱导脑功能重组和运动再学习，可以促进神经肌肉的功能恢复；应用脑电生物反馈技术能够抑制大脑紊乱，训练和调动机体的自我调节能力。

第一节　生物反馈治疗原理

医学研究表明，许多疾病并不单纯是由细菌、病毒或致病理化因素所致，还与人文环境和心理感受等有关。因此，现代医疗面临的任务不仅是消除机体的病变和残疾，还要研究如何来缓解患者心理上的困扰和不安。

生物反馈（biofeedback）起源于学习理论，强调环境对人体生理功能影响的重要性，通过环境影响，人类可以学习并逐渐习惯于适应所处环境的生理心理行为。这里有两个重要环节，首先是当前环境信息能够被人体的感觉器官所感知；另外就是这些环境信息通过心理和生理活动可以有意识地控制其行为，以达到适应当前环境的目的。由此可见，这个过程是一个闭环的"反馈"过程，感觉器官感受到的环境信息，经过神经中枢的信息处理，使机体采取适应于环境变化的某种生理行为。

一、自　我　调　节

人生存于自然界，必须要面对两个环境，一个是外环境，即自然与社会；另一个是内环境，就是机体自身的内部环境。人类为了更好地生存，需要对自身的心理、生理活动进行调节，以适应或改造外部环境，并保持机体内环境的相对平衡与稳定，否则人类就不可能进行正常的生理活动。一般情况下，人体内部可以通过自身健全的调节机制来适应外环境变化，产生适应性的生理反应，进而保持体内环境的稳定，使机体处于健康状态，这就是人体的自我调节（self-regulation）过程。人体生理的自我调节主要包括神经调节、体液调节和自身调节。

1. 神经调节（neuroregulation）　是指在神经系统的直接参与下所实现的生理功能调节过程，是人体最为重要的调节方式。

人体通过神经系统对各种刺激做出规律性应答的过程称为反射（reflex）。反射是神经调节的基本形式，反射的结构基础为反射弧（reflex arc），包括五个基本环节：感受器、传入神经、神经中枢、传出神经和效应器。其中，感受器是神经接受刺激的器官，效应器为产生反应的行为器官，神经中枢在脑和脊髓中，传入神经和传出神经是将神经中枢与感受器、效应器联系起来的通路。比如，膝跳反射过程示意图，如图 6-1 所示。

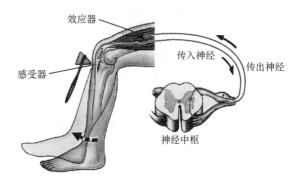

图 6-1　膝跳反射过程示意图

神经调节是指"刺激→感受器→传入神经→神经中枢→传出神经→效应器→做出反应"的一个连续过程，是许多器官协同作用的结果。当神经元受到刺激后产生兴奋，并且通过传入神经把兴奋传导出去，经神经中枢处理，再由传出神经激活效应器，产生机体活动或行为。

比如，当血液中氧分压下降时，颈动脉等化学感受器会产生兴奋，通过传入神经将信息传递至呼吸中枢并使其兴奋；呼吸中枢兴奋信息再通过传出神经可激励呼吸肌运动加强，以增加通气量；由于吸入了更多氧气，使血液中氧分压逐渐回升，得以维持内环境（氧代谢）的稳态。又比如，进食会引起消化腺体分泌，强光照射会使瞳孔缩小，环境温度升高会使皮肤血管扩张和出汗，运动引起心率加快和呼吸频率增高等。这些都说明，在中枢神经的参与下，机体可以对体内外环境刺激产生自我调节和适应性反应。

2. 体液调节（humoral regulation）　是指细胞产生某些化学物质（激素、组织胺、CO_2、H^+等），通过体液（血浆、组织液、淋巴等）的传送，对机体的新陈代谢、生长、发育、生殖等生理功能进行的一种调节方式。

体液调节中起主要作用的是激素。人体在神经系统的调节控制下，激素通过血液循环参与调节人体的生命活动。概括地说，生命活动中神经调节是主要形式，同时也受激素调节的影响。例如，下丘脑可以通过垂体调节和控制某些内分泌腺中激素的合成及分泌，而激素进入血液后，又可以反过来调节下丘脑和垂体有关激素的合成和分泌。

神经调节具有反应快、持续时间短的特点，而体液调节的特点是反应慢、持续时间长且弥散，只有两者相互配合，才能保证人体正常的生理功能调节。

3. 自身调节（auto-regulation）　是指器官、组织、细胞可以不依赖于神经或体液调节对周围环境变化产生适应性反应，相对神经或体液调节方式，自身调节的范围较小，灵敏度也较低。例如，骨骼肌或心肌的初长（收缩前的长度）能够对收缩力量起到调节作用，当初长在一定范围内增大时，收缩力量会相应增加，初长缩短时收缩力量会减小。

尽管器官组织的自身调节能力有限，也不够灵敏，但对于维持人体内环境的平衡仍具有重要意义。

二、生物反馈的控制原理

根据控制论的观点，维持人体内环境平衡的关键是环境与机体的双向信息反馈机制。在机体自我调节过程中，一方面由控制主体发出信息，以改变受控系统的功能状态；另一方面，受控系统也不断地向控制主体"反馈"信息，以调整控制主体对受控系统的影响。这样就构成一个实现自我调节的环路，并使调节达到十分精确的程度。

（一）闭环

闭环（closed-loop）是控制论的一个基本概念，是指被控的输出量以一定方式回馈至输入端，并对输入端施加影响的一种控制关系，是带有反馈信息的系统控制模式。

闭环控制系统，如图 6-2 所示。

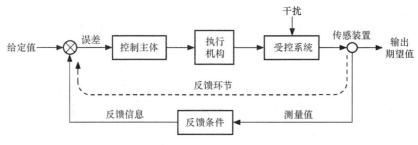

图 6-2　闭环控制系统

闭环控制也称为反馈控制，可将系统输出的测量值与所期望的给定值比较，由此产生一个误差信号，利用其误差调节，使输出尽可能接近于期望值。闭环控制系统还具有较强的抗干扰能力。当受控系统受到干扰，其实现状态与期望状态出现误差时，控制主体可根据这种误差发出新的调控指令，以纠正误差，抵消干扰影响。由于控制主体能够根据反馈信息实时发现和纠正受控系统的运行误差，从而保证了输出期望值的稳定。

闭环控制与开环控制的区别仅在于，闭环控制具有反馈环节，通过反馈环节可使系统的控制精确度和稳定性显著提升，响应时间也大幅缩短。

对于人体，机体所发生的反射既有开环控制也有闭环控制方式。比如，膝跳反射就是一种开环性质，当膝腱受到刺激后，股四头肌收缩，小腿上踢，反射到此终止。也有一些反射为闭环性质，比如，肺牵张反射，当吸气达到一定程度时，分布在支气管和细支气管上的牵张感受器受到刺激，发放兴奋冲动传入延脑，抑制吸气中枢活动，使吸气终止，开始呼气；呼气时，肺缩小，对牵张感受器的刺激减弱，传入冲动减少，解除对吸气中枢的抑制，使吸气中枢再次兴奋，发生吸气。

（二）反馈

反馈（feedback）又称为回授，是系统与环境相互作用的一种形式，是指在系统与环境相互作用的过程中，将系统输出返回到输入端并以某种方式改变输入，形成一个存在因果关系的"闭环"回路，进而影响系统的输出。

"反馈"这一概念为许多学科所使用，心理学上是指对自己行为结果的了解；神经学上是指大脑中枢根据来自神经末梢感受器的传入冲动，调整身体运动器官的活动与动作；机械、电子系统是指联系输入与输出，是调节系统运转的一种自动化手段。以人体的反射活动为例，当刺激（输入）作用于感受器后，神经兴奋沿传入神经传递给大脑中枢，再由传出神经控制效应器的活动（输出）。在"反馈"前面加上"生物"，意义在于强调生物体的主观能动作用。

1. 正反馈（active feedback）与负反馈（negative feedback）　是闭环控制常见的两种基本形式，从达到的目的角度具有同等的控制意义。从反馈实现的具体形式上看，正反馈与负反馈属于对输入的数学意义上的"加"或"减"，即正反馈增加增益，负反馈减少增益，通过输出量对输入量的"加"或"减"整合，形成对输出信号的进一步控制。

人体内也有类似于正反馈或负反馈的生理现象。如当膀胱排尿时，尿液刺激了膀胱壁和尿道内的压力感受器，通过反射，中枢发出的神经冲动使膀胱逼尿肌收缩加强，这时尿液排出加快，对膀胱壁和尿道内压力感受器所产生的刺激也随之加强，使排尿过程越加强烈，这就是体内出现的正反馈现象。又比如，活动量增加、情绪波动等使得血压升高，这时，主动脉弓区的感受器因压力改变而产生更多的传入冲动，通过反射，中枢发出指令，心脏收缩减弱及部分血管扩张，使原来上升的血压受到限制，起到稳定血压的作用，这就是一种负反馈的生理现象。

2. 内外反馈　生物反馈环节中通过外感受器（如视觉、听觉等）实现的反馈称为外反馈。比如，对患者进行降低血压训练时，需要将血压的升降信息通过视觉或听觉反馈给患者，这种反馈需要外感受器的参与，属于外反馈。相反，若不需要外感受器参与，在体内完成的反馈，则称为内反馈。比如，肺牵张反射就属于内反馈形式。

（三）前馈

前馈（feedforward）属于开环控制（输出不直接影响输入信息），是根据检测到的干扰信号，按补偿原理调控控制信息来稳定输出的方法。

前馈控制系统，如图6-3所示。

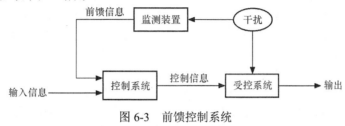

图6-3　前馈控制系统

如图6-3可见，前馈控制系统的输出端并不引出反馈信号，而是将监测装置检测到的干扰作为前馈信息直接作用于控制系统，控制系统通过调整控制信息以对抗受控系统的干扰，使输出保持稳定。前馈控制系统的特点是，如果发生干扰（即使还没影响到输出），控制系统可根据监测的干扰量级适时调整控制信息，以补偿干扰对受控系统的影响。由此可见，前馈是一种通过事前预判来消除干扰的控制方法，通过超前洞察并及时做出适应性反应，可以将干扰消灭在萌芽中。与反馈控制比较，前馈控制的抗干扰更为及时，并且不受系统滞后的影响。

生物体条件反射活动是一种典型的前馈控制活动。比如，动物见到食物会出现唾液分泌反应，这种分泌反应比食物进入口中后引起唾液分泌来得更快，更富有预见性。人类的高级心理活动大多是根据前馈原理实现的，人们的学习并不需要对每件事情都进行错误尝试，而是通过当前情景与过去记忆加以比较，就可以直接做出恰当的理性反应。生物反馈训练的最终目的就是要通过"反馈"实现"前馈"，这样才能对植物性神经系统所支配的器官行使随意控制。

生物反馈是现代物理治疗学的一项新技术，涉及物理医学、控制论、心理学、生理学等许多学科。从这个意义上讲，生物反馈又是一个涉及多学科的综合应用技术。

三、条件反射与生物反馈

条件反射（conditioned reflex）是指在一定条件下，外界刺激与机体反应之间建立起来的暂时性神经联系，使原本不能引起某种反应的外界刺激，通过学习过程（将这个刺激与另一个非条件刺激同时给予），使他们彼此建立联系。外界刺激包括具体事物和词语，其中词语是人类独有的条件刺激，借助于词语的形象思维，人类摆脱了具体刺激物的局限性，可以更多地了解自身未曾经历和未认知的事物，形成心理活动的有意性和自觉性。

条件反射是人出生后在生存环境中逐渐形成的后天性反射，是在非条件反射的基础上经大脑皮层参与实现的一种高级神经活动。

1. 非条件反射　非条件刺激可以引起非条件反射（unconditioned reflex），是指人生来就有的先天性反射，是一种比较低级且不易退化的神经活动。非条件反射仅通过大脑皮层以下的神经中枢（如脑干、脊髓）的参与即可完成。如膝跳反射、眨眼反射、缩手反射、婴儿的吮乳、排尿反射等，都属于非条件反射。

非条件反射是条件反射的基础，通过建立条件反射，可以提高动物对环境的适应能力，大脑越发达的动物，建立的条件反射也就越复杂。

2. 建立条件反射　条件反射是人出生后逐渐形成的后天性反射，是在非条件反射的基础上，经过一定的过程，在大脑皮层参与下完成的一种高级的神经活动。建立条件反射的基本途径就是将无关刺激与非条件刺激在时间上的重合，是指将一个无关刺激与另一个带有奖赏或惩罚的非条件刺激多次联结，可使个体学会在单独呈现该无关刺激时，也能引发类似无条件反应的条件反应。

例如，给犬进食会引起唾液分泌，这是非条件反射，食物为非条件刺激。给犬以铃声刺激，犬并不分泌唾液，因为铃声与进食无关，是无关刺激。但是，如果在给犬进食前先发出铃声，然后再给予食物，两者多次联结后，单独给以铃声刺激，犬也会分泌唾液，这是因为铃声与食物的多次联合应用已成为给予食物的信号，由无关刺激转变成条件刺激。

在日常生活中，任何无关刺激只要多次重复地与非条件刺激结合，都可能成为条件刺激并建立条件反射，因而条件反射的数量是无限的。条件反射建立后，如果只反复给予条件刺激，不再使用非条件刺激加以强化，经过一段时间后，条件反射效应就会逐渐减弱，甚至消失，这就是条件反射的消退。还是列举给犬进食和铃声的例子，铃声与食物的多次联合应用，使犬建立了条件反射；然后，再反复单独应用铃声刺激，但不给予食物（不强化），则铃声引起的唾液分泌量会逐渐减少，甚至完全不能引起分泌反应。条件反射的消退并不是条件反射的丧失，而是从原先引起兴奋（有唾液分泌）的条件反射转化成为引起抑制（无唾液分泌）的条件反射。初建的条件反射通常不够巩固，容易消退，为使条件反射稳固，就需要不断地强化。人类的学习过程就是条件反射的建立过程，若要获得牢固的知识，就需要不断地复习强化。

条件反射的建立和消退与所处环境（外界刺激）相关。在人类的生活过程中，随着环境的改变，一些条件反射会逐渐消退，又相继建立了一些新的条件反射，这才使得人类可以更好地适应环境。

3. 生物反馈的作用机制　根据条件反射的形成原理，临床上可以借助现代电子仪器来提升对体内环境的感知，目的是通过了解自身的生理状况并建立相应的条件反射，用于防病治病，这就是生物反馈的心理治疗。因此，建立良好的条件反射需要有 3 个基本条件。

其一，有能够监测到的靶反应。靶反应（target response，R）为主体反应，是由被训练患者体内引导出来的一种特异反应。这是一组生理活动所产生的信息，与治疗训练直接相关，常用的靶反应生理参数有肌电图（EMG）、脑电图（EEG）、心电图（ECG）、血压（BP）、心率、皮肤温度以及皮肤阻抗等。

其二，有可以检测生理参数的工具。工具（Instrument，I）是指电生理检测仪器，作用是通过放置在患者体表或体内的各种功能性传感器，监测人体无法直接察觉的靶反应信号，并将其放大，转换为声、光、图像等信号。

其三，有与靶反应同步的强化刺激。强化刺激（reinforcing stimulus，S）是由电子仪器在靶反应出现时立即发出的各种信号，如声音、光线、曲线及仪表的读数等。这些信号作为一种刺激可以通过患者的感觉器官直接感知，使其及时了解自身体内的功能状态，并适时采用自主控制。

为完成生物反馈，建立良好的技术性条件反射，首先需要利用电生理检测工具（I）引导出靶反应（R），并及时给予强化刺激（S）；患者逐步建立强化刺激（S）与靶反应（R）之间的暂时性联系，即 S 只是在正确地出现 R 时才给予；经过多次反复的自我训练，建立技术性条件反射，使患者能够自主地控制靶反应（R）。

生物反馈治疗就是利用现代工具建立良好的、有利于身心健康的条件反射，其作用原理如图 6-4 所示。

（1）人体对外界刺激的感知：人对外环境刺激的正常感知途径是①→②→③→④，由此可以引起相应的应激生理反应。应激生理反应（physiological response to stress）是各种紧张性刺激物（应激源）引起的个体非特异性反应，包括生理反应和心理反应。生理反应表现为交感神经兴奋、垂体和肾上腺皮质激素分泌增多、血糖升高、血压上升、心率加快和呼吸加速等；心理反应包括情绪反应与自我防御反应、应对反应等。比如，外环境刺激引起人的情绪激动时，会表现出心跳加快、呼吸急促、一身冷汗等特定的生理变化。

应激生理反应还有一个经由⑨→⑩→⑦的内部生理信息反馈环路，作用是通过心理调节和调动身体机能来适应环境刺激，以缓解应激反应的紧张度。这说明，应激生理反应是刺激物与个体交互作用的结果，它不仅仅是由刺激物引起的，还与个体对应激源的认识、个体处理应激事件的

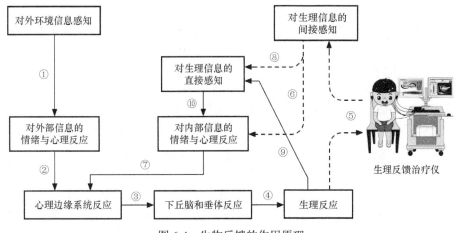

图 6-4　生物反馈的作用原理

经验等因素有关。

（2）建立间接感知通道：外环境刺激引起的应激生理反应就是条件反射。如果通过生理反馈治疗仪⑤，再开通一路对体内生理信息变化的间接感知通道⑧，人体就可以更清晰地了解一些不能被直接察觉的人体生理信息，如心率、血压、肌电等。

（3）自主控制体内环境：如果通过生理反馈治疗仪⑤的声、光提示，患者了解到自身的生理变化，再经过有意识地学习和训练，形成⑥→⑦→③→④有主观意识参与的反馈环路，就可以实现对应激生理反应的修正，维持着机体内环境的平衡。

生物反馈治疗就是借助于工具（生理反馈治疗仪），通过建立间接感知通道，强化对体内生理信息的直接感知，目的是增强患者对机体内环境的自我了解，再通过意识控制来调节机体的激素水平，使其保持平衡。比如，利用肌电生物反馈来治疗头痛，首先通过仪器监测额部肌电信号，并根据肌电信号的幅度提供强弱变化的提示音，即肌电信号弱则声音低，肌电信号强则声音高；患者根据提示音可以实时了解额部肌肉的紧张度，在肌电信号的引导下，通过学习和操作性训练，患者逐步掌握意识控制肌肉放松的方法，可以有效缓解头痛。从这个意义上讲，生物反馈治疗属于一种借助于专门仪器的"行为疗法"。

经过反复学习与训练，患者学会了对生理信息的感知方法，就可以在弃用生物反馈治疗仪的情况下仍保持对生理过程的调节能力。这说明，生物反馈治疗仪不单纯是治疗仪，还是一个学习和训练的工具。运用生物反馈治疗仪的深层意义是，可以增强患者对机体内部的自我感知，从而实现通过主观意识来控制内环境、调节机能和治疗疾病。

4. 生物反馈的临床意义　生物反馈是 20 世纪 60 年代在实验心理学领域发展起来的一种临床技术，它的兴起不是偶然的，至少有以下四个方面的因素促进了其应用和发展。

（1）随着"生物-心理-社会"医学模式的建立，人们越来越认识到心理因素与疾病的发生有着密切关系，这就迫使寻找新的、有效的心理学治疗手段。

（2）控制论的学科交叉，促进了对人体机能调节的研究，认识到如果能够改善生理信息反馈，可以提高人体机能的自我调节能力，通过精神、神经、内分泌、免疫等相互作用，可以使人体的内环境始终处于一种维持平衡的过程中。

（3）通过对操作性条件反射的研究，证明了通过学习和训练，内脏活动可以实现一定程度的随意控制，从而开辟了一种新的"内脏学习"模式。

（4）随着医用电子技术的发展，利用生物反馈仪器，患者可以实时观察到自身心理生理活动的动态变化，通过生物反馈训练，可以调节机体的内环境，改善神经、循环、呼吸、消化等系统的生理状态，为治疗多种疾患提供了新的手段。比如，心率快慢通常是意识不到的，也难以随意控制。如果将心脏跳动以一定的音调来表示，患者就可以根据声音的变化，主动、有意识地调整心率，通过学习训练，可以治疗心动过速或心动过缓。

生物反馈治疗适用于许多医疗领域，例如，治疗儿科的儿童多动症、学习困难、童年情绪障碍等；精神心理科的抑郁、焦虑、失眠、神经症、应激障碍、强迫症等；神经内科的癫痫、疼痛、脑血管病等；内科的高血压、心脏病、糖尿病、风湿病、甲状腺功能亢进等；康复科的大小便失禁、瘫痪、伤残等。根据生物反馈的治疗原理，凡是能够被采集到的生理信息都可以用于生物反馈治疗。目前，常用的生物反馈疗法有肌电生物反馈、脑电生物反馈、压力生物反馈、心电生物反馈、血压生物反馈、手指皮肤温度生物反馈以及直流电皮肤电反应生物反馈等。

第二节　生物反馈的心理治疗方法

生物反馈心理治疗技术是一种借助于电子仪器，让人们能够了解自己身体内部正在发生变化的行为矫治技术。通过生物反馈心理治疗有助于患者调整和控制心率、血压、胃肠蠕动、肌紧张程度、汗腺活动和脑电波等几乎包括所有的身体机能的活动，从而改善机体内部各系统的功能状态，矫正对应激的不适宜反应，达到防治疾病的目的。

生物反馈心理治疗是利用现代生理学仪器，通过对体内生理或病理信息的反馈，患者能够有意识地进行"意念"控制和心理训练，进而影响生理或病理过程。生物反馈的心理治疗包括两方面内容，一是放松训练，通过缓解过度紧张，使身体达到一定程度的放松状态；二是生物反馈和松弛反应训练相结合，利用生理反馈仪，使患者在了解与自身生理、心理有关功能信息的同时，通过训练学会应用松弛反应来对抗并消除一般的心理、情绪应激症状。

生物反馈的心理治疗，如图 6-5 所示。

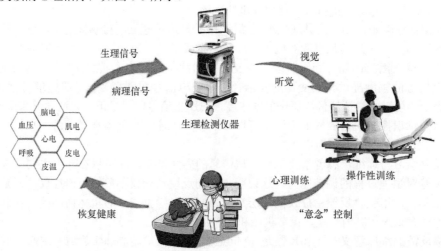

图 6-5　生物反馈的心理治疗

生物反馈的心理治疗是应用可操作性条件反射的治疗方法，通过学习和训练，人体某些生理活动可以得到一定程度的随意控制。主要方法是借助于生理学检测仪器，将人体意识不到的肌电、皮温、心率、血压等生理信号转换为患者能够明确察觉到的视、听信息，形成生理反馈，再通过指导和训练，让患者逐步学会根据这些信号来控制自身不随意的生理功能。

一、肌电生物反馈治疗

由于骨骼肌受中枢神经随意控制，患者可以比较容易地学会通过用力来调节自身肌电强度的方法，因此，肌电生物反馈治疗是目前临床应用范围最广，也是最为成功的一种生物反馈治疗方法。肌电生物反馈治疗的适应证较多，主要包括肌肉的放松训练和神经肌肉的再训练，即一方面可以通过松弛训练来降低自主神经兴奋性，降低痉挛肌的肌张力；另一方面是逆向训练，通过恢复或增强肌肉力量，提高弛缓性麻痹肌的功能。

1. 肌电生物反馈训练方法　肌电生物反馈治疗需要借助表面肌电接收设备来记录肌肉自主收缩时产生的电生理信号，并以此为信号源，为患者提供与自身用力成正比的视听或图像信号，通过医生指导和自我训练，学会控制机体的不随意功能。

肌电生物反馈治疗，如图 6-6 所示。

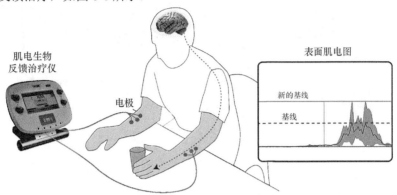

图 6-6　肌电生物反馈治疗

训练开始，患者尽力主动做医生指定的动作，显示器上可以观察到肌电信号曲线。将这一曲线作为基础数据，并标记出一条基线水平（图 6-6 中的水平虚线）。患者再做下一次重复动作，此时应努力使肌电信号强度超过上一次的基线水平。注意，治疗过程中，患者不要将注意力集中在活动关节和收缩肌肉上，而是关注显示器肌电信号曲线的变化。如果肌电信号超过原来的基线水平，则可以超出的最高点作为新的基线，以此类推，直到不能超过为止。

2. 肌电反馈上肢训练　据不完全统计，约有近半数的脑卒中患者因中枢神经系受损导致肢体运动功能减弱或丧失，表现为主动肌和拮抗肌的过度共同收缩，无法运用正常的激活模式实现运动。传统的上肢康复方法包括按摩治疗、作业疗法、强制运动疗法以及中医的针灸等，都在一定程度上促进脑卒中患者的运动功能恢复。近年来，又涌现出一些新的康复治疗技术，其中基于肌电反馈的上肢训练广受关注。肌电反馈的上肢训练特点是，以上肢动作产生的肌电信号作为人机交互媒介，通过对虚拟游戏进行线上控制，实现上肢多关节的训练，并可以在训练过程中对患者的肌肉疲劳程度进行跟踪评价和报警。

肌电反馈上肢训练是一个利用虚拟技术搭建的康复互动游戏平台，在虚拟互动游戏界面的引导下，通过监测患者前臂的肌电信号和旋转角度，并以此作为反馈控制指令，可以趣味性地进行相关训练内容。

肌电反馈上肢训练系统的基本结构，如图 6-7 所示。

肌电反馈上肢训练系统由运动装置、信号采集器、信号处理系统和显示终端等组成。运动装置有水平和垂直两个转轴，患者握住手柄，可以主动完成前臂的旋内、旋外和腕关节的掌曲、背伸等动作。信号采集系统可以采集两组信号，一个是通过连接置于患者上臂的表面电极，可以采集患者前臂动作时的肌电信号；另一个是由安装在运动装置内的光电编码器检测患者前臂的活动位置（角度）。

信号处理器是本系统的核心装置，通过其内部软件，可将患者前臂的活动信息转换为显示终端上的光标位置，并通过测试肌电的强度来控制游戏软件动作。例如，患者进行一个攻击型的虚拟游戏，虚拟环境有大炮、炮弹、目标物三个模型，虚拟环境参数为大炮发射角度、发射初速度和发射开关，患者在训练时，既要调整准确的前臂活动位置，也要有一定的动作力度，即由光电编码器采集的前臂位置信息可以实时调整大炮模型的发射角度，再通过肌电信号的强度来控制炮弹发射以及确定发射初速度。

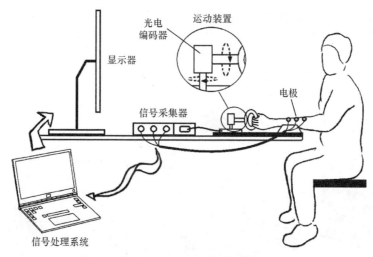

图 6-7　肌电反馈上肢训练系统的基本结构

3. 肌电假手反馈训练　肌电假手是由残肢肌肉运动产生肌电信号控制假肢的机械手，这是一种可以按截肢者主观意愿运动的外力源假肢。由于肌电假手的动作接受大脑支配，具有直感性强、控制灵活和使用方便等优点，是现代假肢技术的关注热点。

肌电假手，如图 6-8 所示。

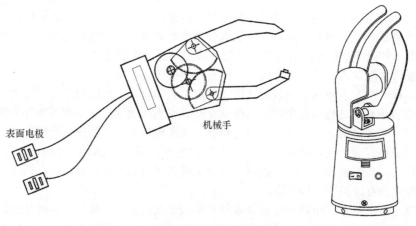

图 6-8　肌电假手

目前，肌电假手的基本功能就是抓握，工作原理是，通过采集前臂屈肌的肌电信号来控制假肢闭合以及闭合的速度、抓力，再由伸肌肌电信号控制假肢的打开及打开速度。也就是说，肌电假手通过表面肌电电极来探测前臂肌肉的运动，然后再利用系统软件将其转换成机械手的控制指令，控制手指完成张开、紧握或抓住等任务。注意，控制这些动作的方式并不是人类常规的手部习惯，因此，在使用肌电假手前还需要一段适应性训练过程，目的是使截肢者熟练掌握运用屈肌和伸肌的收缩力度来控制机械手的抓握、打开以及动作速度、力量。

肌电假手的训练方法是利用肌电信号放大器，将截肢者前臂屈肌、伸肌收缩时产生的肌电信号转换为显示器上虚拟抓握器的抓握动作，根据虚拟抓握器的动作位置，以及在屏幕上指示的屈肌或伸肌动作时产生的与力度成正比的肌电信号强度，学习控制肌电假手的使用方法和技巧。由于抓握力与接触时刻的肌电信号成正比，截肢者可以对抓握力进行预测，即通过调整假手闭合过程中的肌电信号来调节假手闭合后的抓握力。

肌电假手的反馈训练示意图，如图 6-9 所示。

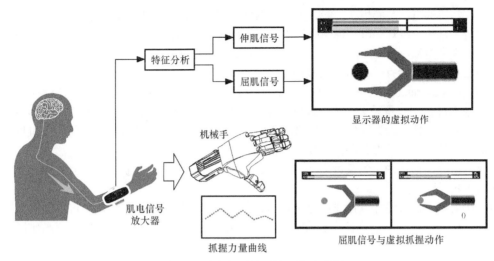

图 6-9　肌电假手的反馈训练示意图

　　训练过程中，截肢者的视觉场景为显示屏内的虚拟抓握器，真实的假肢隐藏在视线之外，并抓握一个坚硬的圆柱形物体。在显示屏的上方设有两条水平指示线，上面一条指示线表示伸肌的肌电信号强度，下面的指示线为屈肌的肌电信号强度，反映了当前肌肉的活动水平。若要完成抓握动作，屈肌肌电信号强度必须要超越阈值（垂直线），因而，通过屏幕两条水平指示线的视觉反馈，截肢者可以有参照物地进行肌电假手的抓握训练。

二、以声光为媒介的生物反馈治疗

　　视觉和听觉是人类最为重要的感觉，通过改变周围的视听环境，可以吸引注意力。生物反馈的心理治疗就是利用这一特性，将人体某一目标生理参数转换为声光信号，目的就是引起患者的注意。声光生物反馈治疗，如图 6-10 所示。

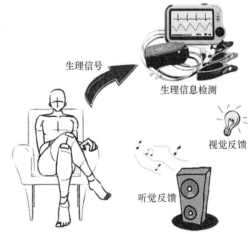

图 6-10　声光生物反馈治疗

　　近年来，以松弛训练为基础的生物反馈心理治疗逐渐受到医学界的重视。其治疗原理是，利用专用仪器将与心理生理过程有关的体内某些生物学信息（如心率、血压、皮温、心电、脑电等）加以处理，并以视觉（灯光颜色）和听觉（声调或语音）的方式发出提示，通过指导和控制性训练，患者逐渐学会有意识地控制自身生理指标。

　　1. 心率生物反馈治疗　心率（HR）是心脏收缩与舒张的节律，指心脏每分钟搏动的次数。正常人的心率为每分钟 70 次左右，在精神松弛、心情平静的状态下，心率减缓；情绪激动、焦虑、运动和其他刺激时，则会使心率加快。据流行病学调查，情绪应激和强烈的心理冲突，尤其是焦虑、抑郁、愤怒、恐惧和社会遗弃等，可使交感神经张力升高，引起心率加快，甚至是致命性心律失常或猝死。

　　有研究表明，在反馈治疗过程中，通过激活并增强压力感受器的反射功能，可以提高 HRV（心率变异性）指标并改善情绪。生物反馈是一种行为治疗手段，在应对认知压力应激时，通过降低交感神经敏感性，快速激活和强化迷走神经活动，可以提高个体对内部生理环境的控制能力和对外部环境压力的适应能力。治疗后，普遍感觉心情舒畅，思维敏捷，睡眠得到改善。心率反馈的方法较多，常用的方法是利用红、绿、黄三种颜色的灯来指示患者当前的心率状态。当红灯亮时，表示心率较正常快；绿灯亮时，说明心率正常或心率得到成功控制；黄灯亮则表示心率较正常慢。调节心率有许多方法，比如，深呼吸、做瓦尔萨尔瓦（Valsalva）动作、按摩颈动脉等。

2. 血压生物反馈治疗　血压是血液在血管内流动时对血管壁产生的侧压力，通常是特指体循环动脉压（blood pressure，BP）。心理反馈在治疗原发性高血压中是非常有效的，治疗技术主要包括两个基本过程：一是采集相关生理信息并转换为患者可以感知的视听信号；二是为患者提供并能够掌握的学习性行为训练技能（如放松训练），使患者体会到行为训练的熟练程度可以纠正血压，视听信息的变化就是患者自我调节血压的结果。

目前，治疗高血压的生物反馈方法有血压、肌电、皮肤温度、皮肤电等信息反馈，其中以肌电和皮温生物反馈最为广泛。

（1）应用肌电反馈治疗高血压：鉴于焦虑、紧张、愤怒以及情绪应激反应可以通过兴奋交感神经引起血压升高，高血压患者的基础肌张力高于正常值，这为肌电生物反馈治疗高血压提供了思路。

肌电生物反馈治疗高血压的原理是，同步记录患者的肌电位、血压和脉搏，并将其检测结果显示到屏幕上（或声光提示）。患者根据提示进行放松训练，通过有意识地调整心理活动来影响肌电等相关提示，可以有效降低血压。

（2）应用皮温反馈治疗高血压：情绪不稳定是高血压患者病情波动的主要原因之一，通过皮温可以观测到患者的情绪变化，其原理是高血压患者的紧张、焦虑、压抑心理可使外周血管收缩，血流减少导致体表温度降低。因此，可以将患者的皮温变化以数字量化的形式反馈给患者，训练患者掌握放松技术来进行皮温的自我控制，通过稳定皮温、控制情绪可以有效降低血压。

3. 皮肤电应激反馈治疗　皮肤电反应（galvanic skin response，GSR）源于皮肤汗腺的自主激活，是环境事件与人类心理状态的相互作用引发的人体皮肤电特性变化，可以反映交感神经对汗腺的支配活动，是一种敏感的心理生理唤醒指标，能够在无意识行为的状态下，测试出不受主观认知控制的真实心理状态，也是测谎仪等检测情绪变化和心理反应的技术基础。

皮电反馈（GSR feedback）是将测试的皮电活动（以声、光、数字等形式）呈现给患者本人的一种生物反馈治疗方法。治疗过程中，患者根据视觉和听觉反馈来自觉控制其应激生理反应，通过放松等训练，可以有效降低唤醒水平，主要用于治疗焦虑症、恐怖症、癫痫和多汗症等。

（1）皮肤电与情绪：皮肤电反应是人体最敏感的情绪反馈之一，只要情绪波动（焦虑、紧张、恐惧、激动、兴奋、困惑或惊讶等），皮肤的导电性都会发生微妙的变化。原因是，如果人体暴露在恐惧环境，会引起情感唤醒，使汗腺分泌增加，皮肤表面汗液中的水分和氯化钠可导致皮肤导电性增加或皮肤阻抗降低。皮电反应与情感、唤醒和注意力等密切相关，在精神紧张和交感神经兴奋时，身体会自动触发心跳加快、手掌心或足心出汗等生理过程。

由于人体无法有意识地控制皮肤的电特性，因而 GSR 可以提供真实的环境刺激（事件）对心理、生理的影响过程，以及潜意识的认知水平。应用皮电反应能够客观了解个体对某种刺激的情感反应，比如，饮食失调、恐惧症或创伤后压力综合征（PTSD），常表现出异常恐惧反应和创伤提醒性的情绪唤起，即使是在安全的环境下，通常也会产生威胁刺激的自主反应。为此，临床上可以在监测 GSR 的同时进行有关放松训练的认知行为治疗，进而评估病情、评价医疗干预效果。

（2）皮肤电测量：人体的皮肤是一种良好电导体，当通过体表电极向皮肤表面施加小电流时，其电导率会发生可观测到的变化。

皮电测试的示意图，如图 6-11 所示。

手掌和足底表面的小汗腺被认为是与行为控制有关，小汗腺对于心理刺激的反应往往比热刺激更为敏感。因此，皮电检测通常将两个电极分别粘贴到手掌或手指以及足底的不同部位，通过检测电极间的微弱电流，可以获得人体情绪被唤醒时其皮肤导电特性的变化曲线。

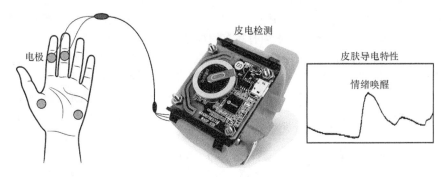

图 6-11　皮电测试示意图

第三节　具有生物反馈的功能性电刺激

生物反馈的心理治疗是通过感知自身的生理或病理信息，利用"意念"控制和心理训练来防病治病。然而，心理治疗的适应证是有限的，尤其是与神经肌肉有关的运动功能（包括肢体和器官）障碍等，还需要利用功能性电刺激等物理治疗技术，通过刺激神经肌肉，诱发肌肉收缩或模拟正常的自主运动，才能实现改善或恢复其运动功能的目的。

功能性电刺激（functional electrical stimulation，FES）的临床意义是通过施加有针对性的电刺激来兴奋神经肌肉，以辅助患者完成某些特定的功能性动作。患者的生理条件是脊髓前角到目标神经肌肉接头之间的下运动神经元通路保持完整，主要是上运动神经元损伤所致的运动功能障碍。通过电刺激可以替代或矫正肢体和器官已丧失的部分功能，如抓握动作、功能性行走等，因而功能性电刺激也称为"神经假肢"。

一、功能性电刺激的治疗原理

功能性电刺激（FES）属于神经肌肉电刺激（NMES）范畴。治疗机制是，利用一定强度的低频电刺激，在兴奋运动神经元轴突的同时，通过 Ia 神经纤维产生传入冲动，在脊髓层面调节主动肌、协同肌和拮抗肌之间的活性，从而使伸肌群与屈肌群间的张力保持平衡。功能性电刺激在刺激神经肌肉的同时也刺激传入神经，通过不断重复的运动模式信息，传入中枢神经系统在皮层形成兴奋痕迹，产生代偿性"恢复"或功能重建，逐渐恢复其原有的运动功能。运动功能的重建，也有利于患者身心功能的恢复。比如，如图 6-12 所示的手部生物反馈功能电刺激。

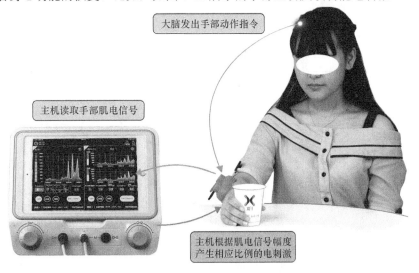

图 6-12　手部生物反馈功能电刺激

功能性电刺激生理学作用原理是利用神经细胞的电兴奋性，通过刺激支配肌肉的神经使其功能性收缩，因此，它要求所刺激的肌肉必须有完整的神经支配。功能性电刺激就是利用神经细胞对电刺激的这种反应来传递外加的人工控制信号，通过外部电流作用，神经细胞能产生一个与自然激发所引起的动作电位完全一样的神经冲动，使其支配的肌肉纤维产生收缩，从而获得运动效果。

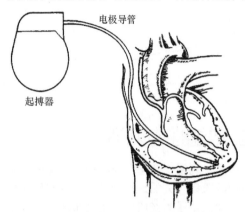

图 6-13　心脏起搏器

功能性电刺激最典型、也是最为成功的应用就是如图 6-13 所示的心脏起搏器，它使心动过缓的患者得以像正常人一样地生活。心脏起搏器的基本原理是，通过感知心脏自身电活动，并根据机体的代谢需求，发放频率适应性起搏电刺激，使心脏激动产生收缩，以替代自身的起搏和传导功能。

功能性电刺激发展至今大致经历三个发展阶段，第一代是被动电刺激、第二代为触发肌电反馈电刺激、第三代是助力肌电反馈功能电刺激。目前，功能性电刺激的应用已涉及众多临床领域，如用于上运动神经元引起的肢体功能障碍、用于心律失常和窦房结功能低下的心脏起搏器、用于救治呼吸中枢麻痹的膈肌起搏器、通过植入电极刺激尿道括约肌和盆底肌的尿失禁控制器等。

1. 第一代电刺激技术　没有生物反馈功能，是一种完全被动的运动训练模式。系统提供直流低频电脉冲刺激时，其电刺激可引起肌肉的功能性被动收缩，肢体会产生如图 6-14 所示的被动运动。

在治疗过程中，电刺激的强度和周期不会发生变化，系统不接受患者的主观运动意图，患者的肌肉也不需要做任何主动收缩，这种训练方法主要适用于 0 级肌力的运动康复。

直流低频电脉冲的频率范围通常为 15～40Hz，脉宽为 100～300μs，输出电流强度为 0～80mA。

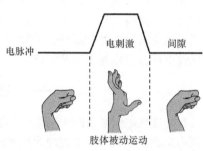

图 6-14　被动电刺激

2. 第二代电刺激技术　引入了表面肌电反馈功能，利用表面肌电提供的肌电信号来触发刺激电脉冲，使患者的患肢产生相应的被动运动，可以实现如图 6-15 所示的患者主动参与下的被动运动训练。

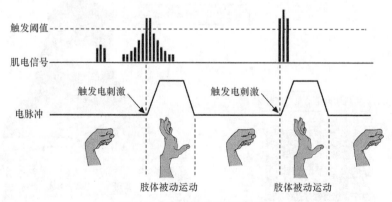

图 6-15　肌电信号触发电刺激

如图 6-15 可见，第二代电刺激技术需要有表面肌电信号和电刺激两套电极系统，电刺激脉冲是由患者肌肉的主动收缩来实施触发，只有检测到表面肌电信号的幅度大于设定阈值，系统即时发放低频电脉冲，患者的患肢才能产生相应的被动运动。由于第二代电刺激技术的电刺激脉冲的强度和作用时机是系统预先设定的，因此一旦电脉冲被触发，系统就开始实施电刺激，这时患者的主观意愿无法改变被动运动。

3. 第三代电刺激技术　也是利用表面肌电来获取生物反馈信号，但与第二代电刺激技术不同的是，第三代电刺激技术采集的肌电信号不仅仅是为了触发电刺激，还可以利用肌电信号的强度实时调整电脉冲的输出强度。也就是说，系统能够完整领会患者的主观运动意图，可根据提取的肌电信号"随心所欲"地帮助患者完成被动运动，如图 6-16 所示。

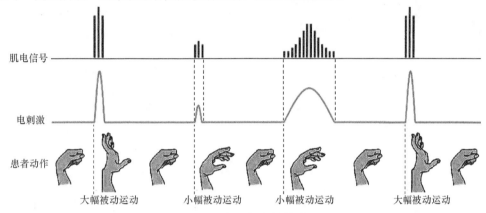

图 6-16　第三代电刺激技术

第三代电刺激技术实际上是一种助力式的电刺激模式。在助力电刺激模式下，功能性电刺激的输出由表面肌电的反馈信号控制，不仅可以控制电刺激的启动与终止，还能够控制刺激的强度和作用时间，以更好地开展瘫痪肌肉的运动再学习。

如图 6-17 所示的助力电刺激的技术特点是，实时检测目标部位的表面肌电，并根据其肌电信号的幅度给予相应强度的电刺激，以辅助患者完成相应的功能性运动。

大量的临床研究表明，主动的康复训练效果明显优于被动训练，通过助力电刺激实时反馈患者主观运动的意愿和要求，并帮助患肢在想动的时候就能够动起来。这种随意运动和电刺激并用的治疗方式主要适用于肌肉有微弱随意收缩（肌力水平

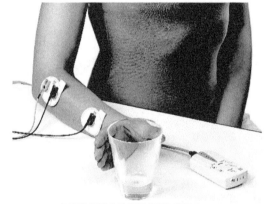

电刺激按肌电信号强度等比例输出

图 6-17　助力电刺激

1～2 级）的非重度脑损伤患者，可以减轻中枢神经系统疾病（如脑卒中、脊髓损伤等）造成的挛缩性，保持和扩大关节活动度，提高随意性肌力，改善废用性肌萎缩等。临床上常将功能性电刺激与传统的运动疗法配合使用，可以提高治疗效果。

二、功能性电刺激治疗器械

功能性电刺激治疗器械是一类康复电疗设备，主要是利用人工电子合成的神经信号，通过电刺激肢体（或器官）运动神经，使肌肉产生收缩，进而改善脑损伤患者的运动机能。

1. 足下垂助行仪　足下垂指摆动相踝关节背伸不足，足的前部无法正常抬起，常与足内翻或外翻同时存在，足趾在走路时沿着地面拖动或"画圈"，常见于脑卒中、非完全性脊髓损伤、脑外伤、偏瘫、多样性硬化症等病症。

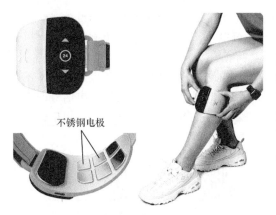

图 6-18　足下垂助行仪

　　如图 6-18 所示的足下垂助行仪是一款功能性电刺激器械，作用电极安置在绑带内侧，通过电刺激腓总神经所支配的胫骨前肌和其他肌肉，来控制足踝产生背屈，从而改善患者的步态。

　　（1）电刺激的启动时机：足下垂助行仪的电刺激应作用于步态周期的摆动相，即足尖离开地面时触发，通过刺激腓总神经来控制足踝及足产生背屈运动；当足后跟着地时则停止电刺激。

　　电刺激的启动时机，如图 6-19 所示。

　　（2）电刺激的触发方式：现阶段，足下垂助行仪的电刺激触发主要有两种形式，足跟开关触发方式和小腿倾斜角度触发方式，如图 6-20 所示。

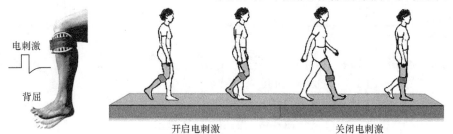

图 6-19　电刺激启动时机

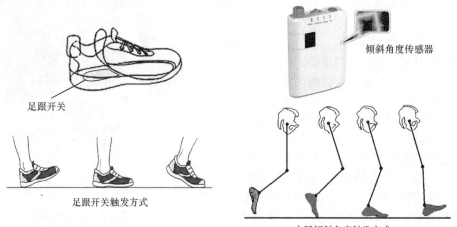

图 6-20　电刺激触发方式

　　足跟开关触发方式是足跟离开地面时，在鞋垫下方的足跟开关失去压力，电子开关动作（闭合或打开），主机立即开启电刺激；反之，足跟着地，足跟开关承受一定压力，电子开关关断电刺激。

　　小腿倾斜角度触发方式是通过主机内置的倾斜角度传感器检测胫骨角度的变化，当足尖离地迈步（进入摆动相）时，小腿与地面的垂直角度增大，倾斜角度传感器即可触发电刺激；足跟着地，步态周期转为支撑相，小腿与地面接近于垂直（倾斜角减小），即刻终止电刺激。

　　2. 功能性电刺激手功能康复系统　上肢主要承担着复杂、精细、灵巧的动作，尤其是手部的功能相当精细和复杂，因而脑卒中发病后的手功能恢复更为困难且缓慢。

　　如图 6-21 所示的功能性电刺激手功能康复系统是一款带有运动意图识别的功能性电刺激器械，利用其电刺激技术可以帮助患者进行手功能的康复训练，并通过内侧的不锈钢电极实时监测表面肌电信号，能够客观量化患者当前的肌力水平，评估手部功能。

（1）工作原理：功能性电刺激手功能康复系统原理示意图，如图 6-22 所示。

通过探测表面肌电信号可以捕捉到患者的动作意图，并根据其运动意愿实时提供适当的电刺激（即在患者想动的时候发放电刺激帮助患者做被动训练，如果患者不想动则终止刺激），以实现改善或恢复被刺激肌肉或肌群功能的训练目的。在刺激神经肌肉的同时，也刺激了传入神经，通过不断重复的传入运动模式信息，可在皮层形成运动兴奋痕迹，有利于神经运动功能的重塑。

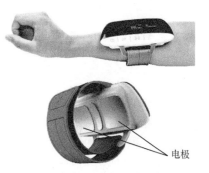

图 6-21　功能性电刺激手功能康复系统

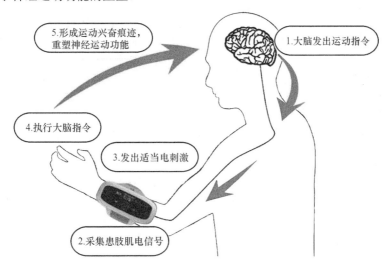

图 6-22　功能性电刺激手功能康复系统原理示意图

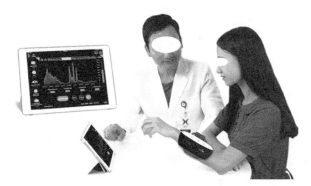

图 6-23　功能性电刺激手功能康复系统的监视系统

（2）肌电检测与趣味性训练：功能性电刺激手功能康复系统可以帮助患者进行腕背伸、拇指外翻等功能性动作，通过如图 6-23 所示的监视系统可实时监测表面肌电强度，使患者的康复训练有迹可循。系统还通过搭载 APP 平台内置了多款训练游戏，以增加康复训练的趣味性，患者可以根据自己的兴趣和意愿（控制肌肉收缩）来控制游戏，通过运动视觉反馈及对运动点的直接刺激，调动患者自主参与运动的积极性，刺激和增强运动皮质的功能连接，进而促进相应皮质的活动，其本质是改善认知水平并提高肌力，实现神经功能的重建。

3. 上肢功能性电刺激系统　如图 6-24 所示的上肢功能性电刺激系统是一款手功能康复治疗设备，其结构即为一种手腕-前臂矫形器，可将手腕固定于功能位。

该系统内置有多组表面电极，可以在训练过程中对伸指肌群、屈指肌群和鱼际肌等进行程序化的多通道功能性电刺激，诱发协调的肌群主动收缩，产生伸展、抓握、侧捏等动作，以辅助患者完成手部功能性活动或被动训练。

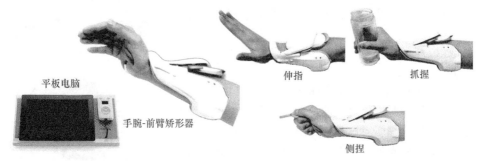

平板电脑

手腕-前臂矫形器

伸指

抓握

侧捏

图 6-24　上肢功能性电刺激系统

4. 镜像电刺激　属于功能性电刺激的范畴，是以镜像疗法为基础，基于镜像神经元理论的一种治疗方法，近年来广泛用于脑卒中后的上肢运动功能障碍的康复治疗。

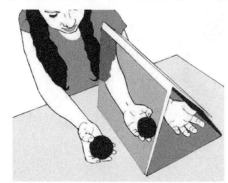

（1）镜像疗法：如图 6-25 所示的镜像疗法（mirror therapy，MT）是将镜子放置在两个上肢之间，镜面朝向健肢并遮挡患肢。借助于平面镜成像原理，巧妙地利用"视错觉"及视觉反馈，让患者观察镜子中健肢的活动画面并想象成是患肢在运动，同时主动控制患肢尽力完成相同的动作，通过观察、模仿及再学习，可刺激患肢的运动神经，促进脑功能的重塑。

有文献指出，患者在想象某个动作时所激活的脑区和他真正执行该动作时所激活的脑区会有大面积的重叠。不仅如此，利用平面镜为患者提供视觉输入，也可以在一定程度上代替逐渐减少或缺失的本体感觉。镜像

图 6-25　镜像疗法

疗法的技术优势在于，通过将患者的注意力集中到患侧，可以明显提高患侧的存在感，从而减轻习得性废用和习得性瘫痪，促进患侧运动功能的恢复。

（2）对侧控制型功能性电刺激：镜像疗法作为一种新兴的康复治疗手段，临床上广泛尝试将镜像疗法与其他治疗手段结合，用以提升疗效。其中，功能性电刺激与镜像疗法的联合应用就是成功的实例，方法是，提取患者健肢的肌电信号，并根据肌电信号的强度同步按一定比例输出低频电刺激，通过电极激发患侧特定部位的肌肉或肌群，使其产生收缩运动，从而实现健侧带动患侧进行自主运动训练。对侧控制型功能性电刺激，如图 6-26 所示。

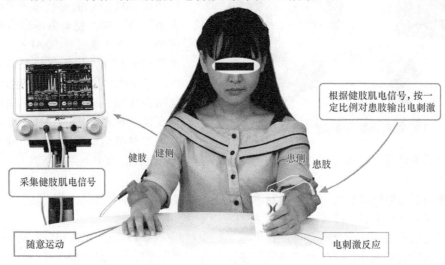

根据健肢肌电信号，按一定比例对患肢输出电刺激

健肢　健侧

患侧　患肢

采集健肢肌电信号

随意运动

电刺激反应

图 6-26　对侧控制型功能性电刺激

相比于传统的 NMES，对侧控制型功能性电刺激（contralateral controlled functional electrical stimulation，CCFES）调动了患者训练的主动性，有利于开展双侧运动和肢体间的配合。

5. 多通道功能性电刺激康复踏车　也称为第三代康复踏车，是一款兼有机械助力和功能性电刺激的康复训练设备。它通过机械传动装置在辅助患者进行主被动训练的同时，配合应用多通道的功能性电刺激，可明显改善脑卒中偏瘫患者的运动功能及平衡能力。

（1）多通道功能性电刺激：传统的单通道或双通道功能性电刺激只能刺激一组或两组肌群，其诱发是分离的、针对单一关节或单一肌群的单向活动，所以应用大多局限于手部运动的指伸肌、指屈肌等刺激，以及在步行中刺激腓总神经等。但是人体运动，即使是一个简单的动作也需要多肌群、多关节的协同，显然，单通道或双通道的功能性电刺激难以辅助患者完成复杂的功能性活动。多通道功能性电刺激的出现扩展了功能性电刺激在临床应用的范围，使得通过功能性电刺激控制更加复杂、协调的肢体运动成为可能。

多通道功能性电刺激是一个程控系统，需要通过预设的程序对各输出通道进行时序控制。比如，4 通道辅助步行功能性电刺激的输出时序，如图 6-27 所示。

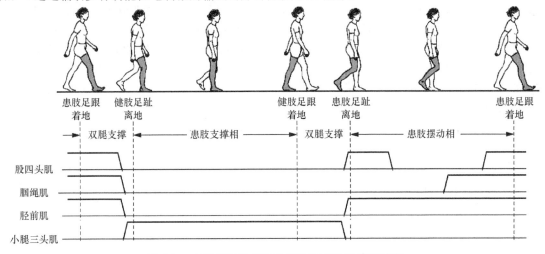

图 6-27　4 通道辅助步行功能性电刺激的输出时序

4 通道辅助步行功能性电刺激根据人体正常行走时各肌群收缩的时序，由程序控制系统依次开启电刺激，即刺激股四头肌产生伸膝、刺激腘绳肌产生屈膝、刺激胫前肌产生踝背屈、刺激小腿三头肌产生踝跖屈，使患者的患侧腿产生行走正常的动作。如图 6-27 可见，每一个步行周期的起始点为患肢足跟着地瞬间，为此，可采用足底开关，当患肢足跟着地时，足底开关动作，系统立即依次启动各通道的电刺激。

（2）功能性电刺激康复踏车：是在多通道功能性电刺激的引导下，通过刺激多组肌肉的主动收缩，辅助患者在电动踏车上完成肢体的圆周循环运动。从而克服了传统主被动训练设备只能带动肢体活动但没有刺激肌肉同步收缩的技术欠缺，使中枢神经损伤患者得以从"中枢"到"外周"都与功能性动作同步，实现最佳的脑功能重组，促进运动功能的恢复。

功能性电刺激康复踏车包括两个组成部分，一是具有可控动力源的电动踏车，能够支持患者进行被动或主被动训练；二是能同步提供多路（＞4 通道）功能性电刺激，比如，通过对股四头肌、腘绳肌、胫前肌、腓肠肌的有序刺激，可以帮助患者实现双下肢的周期性运动。早期的功能性电刺激康复踏车主要是针对下肢训练，但随着功能性电刺激踏车技术的进步，现已推广至上肢训练以及四肢联动训练。

功能性电刺激康复踏车，如图 6-28 所示。

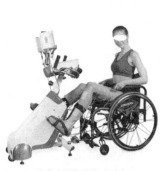
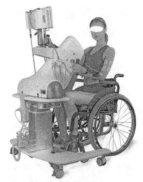
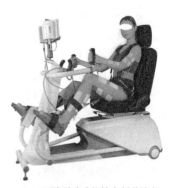

下肢功能性电刺激踏车　　　上肢功能性电刺激踏车　　　四肢联动功能性电刺激踏车

图 6-28　功能性电刺激康复踏车

功能性电刺激康复踏车主要由电动踏车、刺激器、中央控制器和表面电极等组成。电动踏车是支持主被动训练的动力源，多为功率车或三轮车的结构形式，可完成脚踏车、手摇或四肢联动等动作。训练过程中患者采用坐姿，以椭圆运动模式进行上肢、下肢或四肢的功能性活动，具备健肢带动患肢、一肢带动三肢的训练功能。电动踏车可以自行调整转轴输出的转速和驱动力矩，以适应被动和主被动的训练需求。中央控制器是功能性电刺激康复踏车的控制核心，可根据患者的运动状态，实时调整刺激器的强度以及对各肌群的刺激顺序，使患者相关的运动肌群能够协调、有效地用力。

习　题　六

1. 什么是生物反馈治疗？其治疗特点包括哪些？
2. 人体的自我生理调节主要包括哪几个方面？
3. 简述闭环控制系统。
4. 什么是反馈？反馈的生理学意义是什么？
5. 前馈是闭环控制吗？
6. 什么是条件反射与非条件反射？
7. 如何建立条件反射？并举例。
8. 简述生物反馈的作用机制。
9. 什么是生物反馈的心理治疗？其主要方法和关键技术是什么？
10. 简述以声光为媒介的生物反馈治疗技术。
11. 什么是功能性电刺激？
12. 简述足下垂助行仪的工作原理。
13. 试说明功能性电刺激手功能康复系统的工作原理。
14. 什么是镜像疗法？简述对侧控制型功能性电刺激。
15. 简述多通道功能性电刺激康复踏车的技术特点。

参 考 文 献

艾小庆. 2021. 经皮电刺激结合生物反馈治疗盆底肌筋膜疼痛综合征效果观察 [J]. 实用中医药杂志, 37(10): 1765-1767.

白敬. 2019. 上肢康复机器人关键技术及康复评定的研究 [D]. 南京: 东南大学.

毕伟博, 崔红生, 陈秋仪, 等. 2021. 超声中药离子导入法在肺系疾病中的应用 [J]. 中医杂志, 62(22): 1963-1966.

蔡瑜, 马学富. 2003. 肌电图机维修 2 例 [J]. 医疗设备信息, (3): 82.

常梦悦. 2021. 全身振动联合平衡训练对功能性踝关节不稳患者的疗效研究 [D]. 西安: 西安体育学院.

陈灿. 2021. 基于脑电图的抑郁症诊断方法研究 [D]. 南京: 东南大学.

陈红艳. 2020. 磁疗在治疗疼痛方面的研究进展 [J]. 按摩与康复医学, 11(21): 37-40.

陈敏, 张金响, 王凌波, 等. 2005. 轻度脑损伤患者的认知功能研究 [J]. 中国行为医学科学, (5): 403-404.

成海英. 2015. 手创伤患者应用可见光治疗的临床护理分析 [J]. 基层医学论坛, 19(29): 4128-4129.

崔征宇. 推拿结合下段段抗阻运动治疗颈型颈椎病的临床观察 [D]. 哈尔滨: 黑龙江中医药大学.

党静霞. 2013. 肌电图诊断与临床应用 [M]. 2 版. 北京: 人民卫生出版社.

邓学雄, 张思亮, 杨志成, 等. 2013. 人体关节运动跟踪 [J]. 东华大学学报 (自然科学版), 39(4): 448-454.

丁志萍. 2019. 神经肌肉电刺激与穴位针刺手法治疗难治性面瘫的对比研究 [D]. 宜昌: 三峡大学.

朵拉, 双梅. 2022. 肌电图检查在神经根型颈椎病诊治中的应用 [J]. 医学信息, 35(4): 57-59, 64.

范华娟. 2022. 肌电图检查评估脑卒中偏瘫患者神经功能的研究 [J]. 云南医药, 43(2): 35-37.

方又昕, 朱国行. 2012. 认知功能评定方法在癫 (痫) 中的应用 [J]. 中国临床神经科学, 20(3): 322-328.

冯园, 陈雨卉. 2020. 浅谈增强大学生肌力、耐力素质的训练方法 [J]. 田径, (11): 33-34.

付德龙. 2021. 膝关节假肢测试平台研究 [D]. 长春: 吉林大学.

高斌礼, 谷宇, 吉浩宇, 等. 2022. 体外冲击波与超声波治疗轻中度腕管综合征的疗效对比 [J]. 骨科, 13(1): 16-19.

高翠. 2017. 肌电图在面肌痉挛病因诊断中的临床应用价值 [D]. 青岛: 青岛大学.

高珍秀, 袁晓丹, 戴霞, 等. 2021. 运动治疗对糖尿病前期患者血糖转归的影响因素分析 [J]. 中国糖尿病杂志, 29(4): 266-270.

葛志鹏. 便携式生物反馈电刺激仪控制系统的研究 [D]. 大连: 大连理工大学.

顾旭东. 2022. 临床实用水疗学 [M]. 北京: 人民卫生出版社.

桂珊珊. 2020. 持续冷疗与间歇冷疗对膝关节置换患者治疗效果的 Meta 分析 [D]. 湖州: 湖州师范学院.

郭丹. 2021. 低频电刺激生物反馈治疗联合功能锻炼治疗子宫全切术后患者的临床研究 [J]. 中国现代药物应用, 15(23): 227-229. .

郭伏玲, 夏文广, 张阳普, 等. 经颅直流电联合表面肌电生物反馈治疗脑卒中后吞咽障碍的疗效观察 [J]. 神经损伤与功能重建, 16(12): 766-768.

何炳坤. 2021. 不同体位颈椎牵引治疗有颈椎不稳趋势的神经根型颈椎病短期疗效观察 [D]. 南宁: 广西中医药大学.

胡菱, 赵兰婷, 王明航, 等. 2021. 心肺康复理论及治疗技术 [M]. 北京: 清华大学出版社.

胡施琦. 2021. 一种超声波治疗仪的研制 [D]. 太原: 中北大学.

胡昕卉. 2017. 面向林业机械手势控制的表面肌电信号分类方法 [D]. 北京: 北京林业大学.

胡迎秋. 2022. 功能性电刺激联合针刺疗法对脑卒中患者吞咽障碍的疗效观察 [J]. 现代实用医学, 34(4): 498-500.

黄海, 谭三春, 徐建果. 2017. 光波疗法治疗致密性髂骨炎 30 例 [J]. 中国中医骨伤科杂志, 25(10): 48-49.

黄憼, 苻晓慧, 劳传梅, 等. 2021. 探讨神经肌电图在糖尿病周围神经病变诊断中的应用 [J]. 微量元素与健康研究, 38(3): 88-89.

黄涛. 运动损伤的治疗与康复 [M]. 北京: 北京体育大学出版社: 272.

黄怡, 潘翠环, 叶正茂, 等. 2014. 平衡训练对脑卒中 Pusher 综合征患者下茂运动能力的影响 [J]. 中国康复, 29(3): 170-172.

黄志宏. 2014. 经颅直流电刺激治疗脑小血管病导致的认知功能下降的有效性和安全性研究 [D]. 南昌: 南昌大学.

黄洲基. 2012. 直流电药物离子导入法在眼科治疗中临床应用价值探讨 [J]. 中外医疗, 31(12): 81-82.

纪树荣. 运动疗法技术学 [M]. 2 版. 北京: 华夏出版社.

姜斌, 牛皓, 岳寿伟, 等. 2021. 体外冲击波与超声波治疗髂胫束摩擦综合征的疗效对比研究 [J]. 中国康复医学杂志, 36(11): 1430-1432.

金晗, 陈朝晖, 张文娣, 等. 2021. 运动疗法治疗膝骨关节炎临床研究进展 [J]. 甘肃中医药大学学报, 38(3): 92-97. .

金洁. 2018. 运动疗法结合超声波及磁疗治疗早期膝关节骨性关节炎的临床观察 [D]. 哈尔滨: 黑龙江中医药大学.

雷向宇, 邓馨, 王薇薇, 等. 2022. 不同滤波参数设定对脑电图波形及功率谱的影响 [J]. 癫痫杂志, 8(2): 99-107.

李冰, 张朝霞, 冯晓东, 等. 2022. 眼针对不完全性脊髓损伤患者体感诱发电位及运动诱发电位的影响 [J]. 针刺研究, 47(4): 329-335.

李纯菊. 2013. 动态脑电图机系统设计及高频振荡信号提取算法研究 [D]. 广州: 广东工业大学.

李泓钰, 顾彬, 宋鲁平. 2022. 经颅直流电刺激治疗脑卒中后抑郁的研究进展 [J]. 中国医刊, 57(5): 484-486.

李金峰, 郑子微, 张元鸣飞, 等. 2020. 人工神经网络在康复评定中的应用进展 [J]. 中国康复医学杂志, 35(12): 1527-1531.

李兰. 2021. 耳穴磁疗联合肌电生物反馈对脑卒中后吞咽障碍患者的疗效观察 [D]. 长沙: 湖南中医药大学.

李莉芳. 2022. 838-DML 型超声波治疗仪的管理和维护 [J]. 中国医疗器械信息, 28(4): 173-175.

李硕, 闫成龙. 2022. 表面肌电生物反馈技术对脑卒中偏瘫患者踝关节运动功能的影响 [J]. 中国医学创新, 19(15): 131-135.

李玉章. 2015. 表面肌电在体育中的应用 [M]. 上海: 复旦大学出版社: 275.

刘翰柔. 2021. 基于诱发电位的声感觉评价方法研究 [D]. 青岛: 青岛理工大学.

刘欢, 李开红, 支美芳. 2022. 生物反馈联合电刺激和 Kegel 训练治疗经产妇产后盆腔脏器脱垂的疗效 [J]. 现代电生理学杂志, 29(2): 94-97.

刘朗. 2020. 基于深度学习的脑卒中上肢运动功能自动评定 [D]. 成都: 电子科技大学.

刘丽旭. 2022. 缺血性卒中的康复评定和治疗 [J]. 中华全科医师杂志, 21(2): 198-200.

刘唐浩. 2017. 慢跑运动人体下肢多关节运动控制策略分析 [J]. 临床合理用药杂志, 10(8): 169-170.

刘兴仁. 1997. 对麻痹肌肉的机能电刺激 (FES) 和治疗电刺激 (TES)[J]. 日本医学介绍, (5): 38-39.

刘玉红, 蒋玉宝, 李晓冬, 等. 2021. 腕管综合征针极肌电图异常与神经传导参数的相关性研究 [J]. 中国骨与关节损伤杂志, 36(9): 993-995.

刘玉玲, 黄蓉. 2022. 重复经颅磁刺激联合脑电生物反馈治疗在孤独症患儿康复治疗中的应用 [J]. 保健医学研究与实践, 19(5): 70-73.

刘月, 贝永红, 王海英. 2022. 经颅磁疗联合冰酸刺激治疗对吞咽障碍患者吞咽困难分级评分及神经功能的影响 [J]. 国际护理学杂志, 41(2): 273-276.

柳三凤, 黄志培, 吴振斌, 等. 2022. 浅谈肌电图检测的注意事项及体会 [J]. 现代电生理学杂志, 29(1): 53-55.

芦鸿雁, 俞翠玲. 2019. 康复护理常规与技术规范 [M]. 北京: 阳光出版社: 247.

马红梅, 王宝兰. 2021. 脑卒中后手运动功能评定方法的研究进展 [J]. 医学综述, 27(14): 2830-2835.

马文, 邹涛, 杨卉, 等. 2022. 脑电生物反馈治疗对老年慢性阻塞性肺疾病患者情绪及睡眠状况的影响 [J]. 贵州医科大学学报, 47(5): 576-580.

马亚洁, 武秋锋, 鲁华鹏, 等. 2022. 头部冷疗装置在乳腺癌患者化疗所致脱发中的应用效果 [J]. 临床医学研究与实践, 7(5): 138-141.

齐玉刚, 刘政宇, 谭思洁. 2016. 20～69 岁人群肌肉耐力变化规律的试验研究 [J]. 天津体育学院学报, 31(1): 69-72.

秦云辉. 2021. 基于功能性电刺激的上肢康复系统 [D]. 郑州: 郑州大学.

热娜·阿不都萨拉木. 维吾尔语版失语症量表的信度和效度研究 [D]. 乌鲁木齐: 新疆医科大学.

荣湘江, 刘华. 2017. 理疗学 [M]. 北京: 北京体育大学出版社.

阮瑞琨, 吴缝潮. 2022. 重复经颅磁刺激与中频电疗对脑梗死后上肢运动功能康复的影响 [J]. 中国处方药, 20(1): 177-179.

沈骁. 2022. 生物反馈治疗仪治疗出口梗阻型便秘疗效及护理配合效果分析 [J]. 山西医药杂志, 51(2): 232-234.

石宇登. 2018. 脑卒中康复评定与训练系统的研究与设计 [D]. 武汉: 湖北工业大学.

石宋坤. 2019. 舒筋液中药离子导入法治疗肝肾亏虚型膝骨关节炎的临床研究 [D]. 上海: 上海中医药大学.

宋明娟, 覃静, 许东升, 等. 2022. 神经肌肉电刺激联合躯干控制训练对脑卒中急性期偏瘫患者躯干功能障碍及生活能力的影响 [J]. 医药论坛杂志, 43(9): 7-10.

宋雨修. 2020. 神经肌肉电刺激与重复外周磁刺激治疗脑卒中后上肢痉挛的疗效比较研究 [D]. 沈阳: 中国医科大学.

孙文斌. 2021. 基于 BMI 多通道 FES 脑卒中上肢康复技术的研究 [D]. 长春: 长春理工大学.

孙杨. 2022. 脑电生物反馈治疗仪在精神分裂症患者康复护理中的应用效果 [J]. 医疗装备, 35(4): 147-149.

孙远航. 2015. 面向康复评定的上肢康复系统研究 [D]. 哈尔滨: 哈尔滨工程大学.

孙振栋. 2020. 基于功能性电刺激的膝关节运动控制方法研究 [D]. 苏州: 苏州大学.

汤洋. 2021. 上肢体感诱发电位在意识障碍患者评估中的临床应用 [D]. 南昌: 南昌大学.

汪萍, 刘燧. 1997. 脑外伤患者认知功能的评定 [J]. 中国康复医学杂志, (5): 10-12.

汪学鹏, 李伟, 李落意, 等. 2022. 低频电刺激以及联合其他手段在吞咽功能障碍中的研究进展 [J]. 中医药临床杂志, 34(6): 1184-1189.

汪峥嵘. 2020. 功法锻炼对稳定期慢性阻塞性肺病患者外周骨骼肌肌力和耐力的影响 [D]. 上海: 上海体育学院.

王安利. 2013. 运动损伤预防的功能训练 [M]. 北京: 北京体育大学出版社: 323.

王丹. 2021. 中频电疗对高血压脑出血后肢体痉挛性肌张力增高改善的观察 [J]. 中国医疗器械信息, 27(14): 84-86.

王红, 陈卓铭, 林玉萍, 等. 2005. 语言障碍诊治仪 ZM2·1 对失语症患者语言功能评定的效度和灵敏度 [J]. 暨南大学学报 (自然科学与医学版), (4): 552-555.

王家伟. 2021. 不同温度冷疗对男性大学生肱二和肱三头肌延迟性肌肉酸痛的影响 [D]. 沈阳: 沈阳体育学院.

王景华. 2018. 可见光和磁热疗法联合丹参粉针治疗慢性输卵管炎性不孕症的临床研究 [J]. 世界最新医学信息文摘, 18(A2): 188, 190.

王琳, 高东. 1998. FES 治疗神经系统疾病肢体瘫痪疗效研究 [J]. 重庆医学, (5): 316-317.

王梦娟. 运动疗法联合红外线治疗对类风湿关节炎患者关节活动度改善的研究 [D]. 蚌埠: 蚌埠医学院.

王伟. 2022. 水疗康复装备及其在军事训练伤中的研究进展 [J]. 中国医药导报, 19(1): 56-59.

王晓东. 2019. 心肺运动评估技术指导运动康复治疗代谢综合征的临床研究 [D]. 重庆: 重庆医科大学.

王晓静. 2018. 持续被动训练与超声波治疗对脑卒中肩手综合征的疗效研究 [D]. 济南: 泰山医学院.

王艳艳. 2021. 低频 rTMS 联合 FES 治疗脑卒中恢复期伴下肢痉挛及运动功能障碍患者的效果 [J]. 中外医疗, 40(31): 84-86, 94.

王玉龙. 2018. 康复功能评定学 [M]. 3 版. 北京: 人民卫生出版社.

王泽宇. 2021. 基于机器学习的癫痫颅内脑电跨频率耦合特征研究 [D]. 沈阳: 沈阳工业大学.

王志林, 黄明勇. 2022. 红外线辅助诊断和治疗特发性面神经麻痹研究进展 [J]. 山西医药杂志, 51(7): 761-764.

魏芳, 汤永红. 2020. 中频电疗仪配合康复治疗对脑卒中患者神经功能、运动功能的影响 [J]. 现代中西医结合杂志, 29(3): 298-301.

魏小东, 马尔江, 赵琦英, 等. 2021. 生物反馈治疗失眠症的临床研究 [J]. 世界睡眠医学杂志, 8(9): 1652-1653.

吴杨玲, 钟婷, 唐芳. 2022. 体外冲击波治疗早中期膝骨关节炎的临床效果观察 [J]. 实用医院临床杂志, 19(2): 62-64.

吴勇平. 2021. 发散式体外冲击波治疗脑卒中上肢运动功能障碍的效果研究 [D]. 海口: 海南医学院.

伍琳. 2022. 间歇式充气压力治疗仪联合系统化护理对胸腔镜下肺叶切除术后患者凝血功能及下肢深静脉血栓形成的影响 [J]. 医疗装备, 35(6): 152-154.

夏楠, Bolognini N. 2021. 经颅直流电治疗改善急性脑卒中后上肢功能 [J]. 中国康复, 36(7): 448.

熊才运, 杨媛媛, 李家琼, 等. 2020. 儿童孤独症谱系障碍运动功能评定分析 [J]. 中国儿童保健杂志, 28(11): 1205-1208.

许翔. 2010. 高频电疗机治疗慢性前列腺炎 [J]. 实用医技杂志, 17(8): 774.

严鹭慧, 张辰希, 骆斌, 等. 2022. 表面肌电图在肩痛康复评定和治疗中的应用 [J]. 医学综述, 28(3): 543-547, 553.

燕铁斌. 2018. 物理治疗学 [M]. 3 版. 北京: 人民卫生出版社.

燕铁斌. 2020. 骨科康复评定与治疗技术 [M]. 5 版. 北京: 科学出版社.

燕铁斌, 陈文华. 2020. 康复治疗指南 [M]. 北京: 人民卫生出版社.

燕铁斌, 金冬梅. 2019. 神经康复技术 [M]. 北京: 电子工业出版社.

杨康骅. 2012. 运动康复安全评定在成人肱骨远端骨折中的临床应用 [D]. 南昌: 南昌大学.

杨森. 2020. 腰背肌力量和耐力理学检查及与生活质量相关性的研究 [D]. 重庆: 中国人民解放军陆军军医大学.

杨涛, 王娜, 狄东川, 等. 2022. 脑电生物反馈治疗联合常规药物对抑郁症合并睡眠障碍患者的效果 [J]. 神经损伤与功能重建, 17(5): 299-301.

杨天潼, 于丽丽, 项剑, 等. 2018 《永久性残损评定指南》下肢关节活动评定原则 [J]. 中国法医学杂志, 33(1): 112-114.

杨晓红, 刘静, 柳韦华. 2012. 脑外伤病人认知功能评定量表的研究进展 [J]. 护理研究, 26(20): 1827-1829.

杨云英. 2019. 直流电药物离子导入法在眼科中应用的护理体会 [J]. 中国现代药物应用, 13(20): 224-225. .

尹军, 余涛. 2012. 核心部位肌群力量训练实验研究 [M]. 北京: 北京体育大学出版社: 137.

袁勇贵. 平衡心理治疗 [M]. 南京: 东南大学出版社: 186.

原文. 2009. 中频高频电疗对兔金属内固定物周围组织影响 [D]. 济南: 山东大学.

张丽春. 2015. 直流电离子导入正清风痛宁治疗疼痛 [J]. 世界最新医学信息文摘, 15(64): 62.

张田田, 李甲民, 欧梁, 等. 肌电生物反馈治疗卒中后肢体痉挛的 Meta 分析 [J]. 中国组织工程研究, 26(29): 4742-4748.

张微微, 顾玉玲, 陈文雅, 等. 功能性电刺激联合针刺肌筋膜疼痛触发点治疗脑卒中后痉挛型足下垂的临床研究 [J]. 卒中与神经疾病, 29(3): 240-243.

张玮淞, 邢艳丽. 吸气肌力量训练对脑卒中患者吸气肌功能及运动耐力的影响 [J]. 中国康复医学杂志, 36(9): 1123-1127.

张晓杰. 经颅直流电刺激治疗对脑卒中后注意障碍的疗效观察 [D]. 太原: 山西医科大学.

张晓玉. 假肢矫形器原理与应用 [M]. 南京: 东南大学出版社: 371.

张宇. 运动障碍患者康复评定指标与步态病症诊断方法的研究 [D]. 北京: 清华大学.

张育俊. 嵌入式 256 导联脑电图机系统设计 [D]. 广州: 广东工业大学.

赵丽香. 红外线治疗仪治疗糖尿病周围神经病变患者的有效性研究进展 [J]. 中国医疗器械信息, 28(4): 22-24.

赵亚萍. 2019. 基于肌电图检查探讨脑卒中患者脊髓运动神经元及周围神经的状况 [D]. 合肥: 安徽医科大学.

郑楷. 2016. 嵌入式中频电疗仪设计与关键技术研究 [D]. 北京: 北京工业大学.

郑延平. 2003. 生物反馈的临床实践 [M]. 北京: 高等教育出版社.

周誉华. 2022. 脑电生物反馈治疗仪联合康复护理对精神分裂症患者神经营养因子水平和认知功能的影响 [J]. 医疗装备, 35(4):137-139.

朱青, 吕露芬, 门爽. 2022. 水疗干预对痉挛型脑瘫患儿下肢运动技能水平的影响 [J]. 青岛医药卫生, 54(3): 202-204.

邹恩, 梁嘉瑜, 郑晓泳, 等. 2021. 基于脑电波深度学习算法的仿生假肢智能控制 [J]. 广东技术师范大学学报, 42(3): 8-13. .

В. Г. 雅可诺鲁鲁布斯基, 徐启刚. 1958. 高频及超高频电疗应用方法的一些问题 [J]. 中级医刊, (3): 70-71.

Abd-Alrazaq A, Alajlani M, Alhuwail D, et al. 2022. The effectiveness of serious games in alleviating anxiety: systematic review and meta-analysis[J]. JMIR Serious Games, 10(1): e29137.

Albuquerque L C A, Pernambuco L, Da Silva C M, et al. 2019. Effects of electromyographic biofeedback as an adjunctive therapy in the treatment of swallowing disorders: a systematic review of the literature[J]. Eur Arch Otorhinolaryngol, 276(4): 927-938.

Amedoro A, Berardi A, Conte A, et al. 2020. The effect of aquatic physical therapy on patients with multiple sclerosis: a systematic review and meta-analysis[J]. Mult Scler Relat Disord, 41: 102022.

Ashrafi M, Alonso-Rasgado T, Baguneid M, et al. 2017. The efficacy of electrical stimulation in lower extremity cutaneous wound healing: a systematic review[J]. Exp Dermatol, 26(2): 171-178.

Asiri F, Tedla J S, D Alshahrani MS, et al. 2020. Effects of patient-specific three-dimensional lumbar traction on pain and functional disability in patients with lumbar intervertebral disc prolapse[J]. Niger J Clin Pract, 23(4): 498-502.

Beck H, Beyer F, Gering F, et al. 2019. Sports therapy interventions following total hip replacement[J]. Dtsch Arztebl Int, 116(1-2): 1-8.

Belopasova A V, Dobrynina L A, Kadykov A S, et al. 2020. Noninvasive brain stimulation in the rehabilitation of patients with post-stroke aphasia[J]. Zh Nevrol Psikhiatr Im S S Korsakova, 120(3. Vyp. 2): 23-28.

Benfield J K, Everton L F, Bath P M, et al. 2019. Does therapy with biofeedback improve swallowing in adults with dysphagia? A systematic review and meta-analysis[J]. Arch Phys Med Rehabil, 100(3): 551-561.

Beniczky S, Karoly P, Nurse E, et al. 2021. Machine learning and wearable devices of the future[J]. Epilepsia, 62 Suppl 2: S116-S124.

Bergquist R, Iversen V M, Mork P J, et al. 2018. Muscle activity in upper-body single-joint resistance exercises with elastic resistance bands vs. free weights[J]. J Hum Kinet, 61: 5-13.

Capato T T C, de Vries N M, IntHout J, et al. 2020. Multimodal balance training supported by rhythmical auditory stimuli in parkinson's disease: a randomized clinical trial[J]. J Parkinsons Dis, 10(1): 333-346.

Chaparro-Cardenas S L, Lozano-Guzman A A, Ramirez-Bautista J A, et al. 2018. A review in gait rehabilitation devices and applied control techniques[J]. Disabil Rehabil Assist Technol, 13(8): 819-834.

Chen J. 2021. Clinical effect of virtual reality technology on rehabilitation training of sports injury[J]. J Healthc Eng, 2021: 1361851.

Chen L, Li W, Cheng S, et al. 2021. Correlation of N30 somatosensory evoked potentials with spasticity and neurological function after stroke: a cross-sectional study[J]. J Rehabil Med, 53(9): jrm00223.

Claus I, Muhle P, Czechowski J, et al. 2021. Expiratory muscle strength training for therapy of pharyngeal dysphagia in parkinson's disease[J]. Mov Disord, 36(8): 1815-1824.

Corrales-Quispiricra C, Gadea M E, Espert R. 2020. Transcranial direct current stimulation and speech therapy intervention in people with aphasia: a systematic review of the literature[J]. Rev Neurol, 70(10): 351-364.

Costa Vital J E, de Morais Nunes A, Souza De Albuquerque Cacique New York B, et al. Biofeedback therapeutic effects on blood pressure levels in hypertensive individuals: a systematic review and meta-analysis[J]. Complementary Therapies in Clinical Practice, 44(2): 101420.

Craighead D H, Heinbockel T C, Freeberg K A, et al. 2021. Time-efficient inspiratory muscle strength training lowers blood pressure and improves endothelial function, no bioavailability, and oxidative stress in midlife/older adults with above-normal blood pressure[J]. J Am Heart Assoc, 10(13): e020980.

Craik A, He Y, Contreras-Vidal J L. 2019. Deep learning for electroencephalogram (EEG) classification tasks: a review[J]. J Neural Eng, 16(3): 031001.

Cugusi L, Manca A, Bergamin M, et al. 2019. Aquatic exercise improves motor impairments in people with Parkinson's disease, with similar or greater benefits than land-based exercise: a systematic review[J]. J Physiother, 65(2): 65-74.

Drakon A K, Pateyuk L S, Sheludchenko V M, et al. 2021. Ocular iontophoresis[J]. Vestn Oftalmol, 137(6): 119-127.

Eling P, Whitaker H. 2022. History of aphasia: a broad overview[J]. Handb Clin Neurol, 185: 3-24.

Eraifej J, Clark W, France B, et al. 2017. Effectiveness of upper limb functional electrical stimulation after stroke for the improvement of activities of daily living and motor function: a systematic review and meta-analysis[J]. Syst Rev, 6(1): 40.

Etiyowati Y D, Wang S T, Chen H M. 2019. Thermotherapy combined with therapeutic exercise improves muscle strength and depression in patients with ischemic stroke[J]. Rehabil Nurs, 44(5): 254-262.

Fan Y, Yu M, Li J, et al. 2021. Efficacy and safety of resistance training for coronary heart disease rehabilitation: a systematic review of randomized controlled trials[J]. Front Cardiovasc Med, 8: 754794.

Fansa A, Talsania A J, Kennedy J G, et al. 2021. Efficacy of unfocused medium-intensity extracorporeal shock wave therapy (MI-ESWT) for plantar fasciitis[J]. J Foot Ankle Surg, 60(3): 471-476.

Felix C C, Joseph M E, Daniels S K. 2019. Clinical decision making in patients with stroke-related dysphagia[J]. Semin Speech Lang, 40(3): 188-202.

Filippiadis D, Efthymiou E, Tsochatzis A, et al. 2021. Percutaneous cryoanalgesia for pain palliation: current status and future trends[J]. Diagn Interv Imaging, 102(5): 273-278.

Flowers H L, Skoretz S A, Silver F L, et al. 2016. Poststroke aphasia frequency, recovery, and outcomes: a systematic review and meta-analysis[J]. Arch Phys Med Rehabil, 97(12): 2188-2201.e8.

Fraser F, Matsuzawa Y, Lee Y S C, et al. 2017. Behavioral treatments for post-traumatic headache[J]. Curr Pain Headache Rep, 21(5): 22.

Fu T, Jiang L, Peng Y, et al. 2020. Electrical muscle stimulation accelerates functional recovery after nerve injury[J]. Neuroscience, 426: 179-188.

Fukuda W, Kawamura K, Yokoyama S, et al. 2021. Joint movement variability during landing in patients with anterior cruciate ligament reconstruction[J]. J Sports Med Phys Fitness, 61(12): 1629-1635.

Girard V, Bellavance-Tremblay H, Gaudet-Drouin G, et al. 2021. Cardiorespiratory strain during stroke rehabilitation: are patients trained enough? A systematic review[J]. Ann Phys Rehabil Med, 64(4): 101443.

Goldenberg J Z, Brignall M, Hamilton M, et al. 2019. Biofeedback for treatment of irritable bowel syndrome[J]. Cochrane Database Syst Rev, 2019(11): CD012530.

Gruber L, Diot R, Durand S. 2020. The impact of thumb interphalangeal joint movement on hand dexterity[J]. J Hand Surg Eur Vol, 45(9): 991-993.

Han Y. 2021. A Virtual Reality Algorithm for the study of clinical efficacy of sports injury rehabilitation training[J]. J Healthc Eng, 2021: 6725625.

He M, Zhang H N, Tang Z C, et al. 2021. Balance and coordination training for patients with genetic degenerative ataxia: a systematic review[J]. J Neurol, 268(10): 3690-3705.

He M X, Lei C J, Zhong D L, et al. 2019. The effectiveness and safety of electromyography biofeedback therapy for motor dysfunction of children with cerebral palsy: a protocol for systematic review and meta-analysis[J]. Medicine (Baltimore), 98(33): e16786.

Hum M, Kalia S, Gniadecki R. 2019. Prescribing home narrowband UVB phototherapy: a review of current approaches[J]. J Cutan Med Surg, 23(1): 91-96.

Jiang X, Savchenko O, Li Y, et al. 2019. A review of low-intensity pulsed ultrasound for therapeutic applications[J]. IEEE Trans Biomed Eng, 66(10): 2704-2718.

Junaid M S A, Banga A K. 2022. Transdermal delivery of baclofen using iontophoresis and microneedles[J]. AAPS PharmSciTech, 23(3): 84.

Ke C, Zheng C N, Wang J, et al. 2020. Evaluation on the application of transcranial Doppler (TCD) and electroencephalography (EEG) in patients with vertebrobasilar insufficiency[J]. J Orthop Surg Res, 15(1): 470.

Kim J H, Kim B G, Im Y G. 2021. Surface electromyography for evaluating patients with oromandibular dystonia[J]. Cranio, 29: 1-9.

Kitamura H, Yamada S, Adachi T, et al. 2019. Effect of perioperative neuromuscular electrical stimulation in patients undergoing cardiovascular surgery: a pilot randomized controlled trial[J]. Semin Thorac Cardiovasc Surg, 31(3): 361-367.

Klopfer-Kramer I, Brand A, Wackerle H, et al. 2020. Gait analysis-available platforms for outcome assessment[J]. Injury, 51(Suppl 2): S90-S96.

Koutsojannis C, Andrikopoulos A, Adamopoulos A, et al. 2018. Microwave diathermy in physiotherapy: introduction and evaluation of a quality control procedure[J]. Radiat Prot Dosimetry, 181(3): 229-239.

Lee J H, Baker L L, Johnson R E, et al. 2017. Effectiveness of neuromuscular electrical stimulation for management of shoulder subluxation post-stroke: a systematic review with meta-analysis[J]. Clin Rehabil, 31(11): 1431-1444.

Lee T, Kim I, Lee S H. 2021. Estimation of the continuous walking angle of knee and ankle (talocrural joint, subtalar joint) of a lower-limb exoskeleton robot using a neural network[J]. Sensors (Basel), 21(8): 2807.

Li H, Guo C, Gao J, et al. 2022. Effectiveness of biofeedback therapy in patients with bowel dysfunction following rectal cancer surgery: a systemic review with meta-analysis[J]. Ther Clin Risk Manag, 18(2): 71-93.

Lorusso M, Tagliamonte N L, Tramontano M, et al. 2022. Technology-assisted balance assessment and rehabilitation in individuals with spinal cord injury: a systematic review[J]. NeuroRehabilitation, 51(2): 213-230.

Maggio M C, Corsello G, Salvo G, et al. 2020. Brainstem auditory evoked potentials and visual potentials in kawasaki disease: an observational monocentric study[J]. Front Pediatr, 8: 581780.

Maley C T, Becker J E, Shultz E K B. 2019. Electroconvulsive therapy and other neuromodulation techniques for the treatment of psychosis[J]. Child Adolesc Psychiatr Clin N Am, 28(1): 91-100.

Merino-Andres J, Garcia de Mateos-Lopez A, Damiano D L, et al. 2022. Effect of muscle strength training in children and adolescents with spastic cerebral palsy: a systematic review and meta-analysis[J]. Clin Rehabil, 36(1): 4-14.

Moini Jazani A, Ayati M H, Nadiri A A, et al. 2023. Efficacy of hydrotherapy, spa therapy, and balneotherapy for psoriasis and atopic dermatitis: a systematic review[J]. Int J Dermatol, 62(2): 177-189.

Moore D, Young C J. 2020. A systematic review and meta-analysis of biofeedback therapy for dyssynergic defaecation in adults[J]. Tech Coloproctol, 24(9): 909-918.

Moon D I, Pleckaityte G, Choi T, et al. 2020. On-demand printing of wearable thermotherapy pad[J]. Adv Healthc Mater, 9(4): e1901575.

Nacpil E J C, Nakano K. 2020. Surface electromyography-controlled automobile steering assistance[J]. Sensors (Basel), 20(3): 809.

Nagai Y, Jones C I, Sen A. 2019. Galvanic skin response (gsr)/electrodermal/skin conductance biofeedback on epilepsy: a systematic review and meta-analysis[J]. Front Neurol, 10(3): 377.

Nagai Y. 2019. Autonomic biofeedback therapy in epilepsy[J]. Epilepsy Res, 153(1): 76-78.

Narayanan S P, Bharucha A E. 2019. A practical guide to biofeedback therapy for pelvic floor disorders[J]. Curr Gastroenterol Rep, 21(5): 21. Oliveira S, Andrade R, Hinckel B B, et al. 2021. In vitro and in vivo effects of light therapy on cartilage regeneration for knee osteoarthritis: a systematic review[J]. Cartilage, 13(2_suppl): 1700S-1719S.

Omary R, Bockisch C J, Landau K, et al. 2019. Buzzing sympathetic nerves: a new test to enhance anisocoria in horner's syndrome[J]. Front Neurol, 10: 107.

Pettersson M, Eriksson M, Albinsson E, et al. 2021. Home phototherapy for hyperbilirubinemia in term neonates-an unblinded multicentre randomized controlled trial[J]. Eur J Pediatr, 180(5): 1603-1610.

Quintao C, Vigario R, Santos M M, et al. 2021. Surface electromyography for testing motor dysfunction in amyotrophic lateral sclerosis[J]. Neurophysiol Clin, 51(5): 454-465.

Ramme A J, Rourke B J, Larson C M, et al. 2020. Ischemic therapy in musculoskeletal medicine[J]. Am J Sports Med, 48(12): 3112-3120.

Resnik L, Borgia M, Biester S, et al. 2021. Longitudinal study of prosthesis use in veterans with upper limb amputation[J]. Prosthet Orthot Int, 45(1): 26-35.

Rivera-Brown A M, Frontera W R, Fontanez R, et al. 2022. Evidence for isokinetic and functional testing in return to sport decisions following ACL surgery[J]. PM R, 14(5): 678-690.

Rubin D I. 2019. Needle electromyography: basic concepts[J]. Handb Clin Neurol, 160: 243-256.

Sethi D, Bharti S, Prakash C. 2022. A comprehensive survey on gait analysis: history, parameters, approaches, pose estimation, and future work[J]. Artif Intell Med, 129: 102314.

Shafiei S B, Durrani M, Jing Z, et al. 2021. Surgical hand gesture recognition utilizing electroencephalogram as input to the machine learning and network neuroscience algorithms[J]. Sensors (Basel), 21(5): 1733.

Shimada T, Ito S, Makabe A, et al. 2022. Aerobic exercise and cognitive functioning in schizophrenia: an updated systematic review and meta-analysis[J]. Psychiatry Res, 314: 114656.

Shui S, Wang X, Chiang J Y, et al. 2015. Far-infrared therapy for cardiovascular, autoimmune, and other chronic health problems: a systematic review[J]. Exp Biol Med (Maywood), 240(10): 1257-1265.

Singh R, Sharma R, Prakash J, et al. 2021. Magnetic seizure therapy[J]. Ind Psychiatry J, 30(Suppl 1): S320-S321.

Song D, Ma Y, Zhang L, et al. 2022. Intermediate frequency electrotherapy stimulation to the medial femoris muscle for functional recovery of knee joint after anterior cruciate ligament reconstruction[J]. Pak J Med Sci, 38(3Part-I): 652-656.

Stanton R, Ada L, Dean C M, et al. 2017. Biofeedback improves performance in lower limb activities more than usual therapy in people following stroke: a systematic review[J]. J Physiother, 63(1): 11-16.

Sun H, Luo C, Chen X, et al. 2017. Assessment of cognitive dysfunction in traumatic brain injury patients: a review[J]. Forensic Sci Res, 2(4): 174-179.

Tanabe H, Akai M, Doi T, et al. 2021. Immediate effect of mechanical lumbar traction in patients with chronic low back pain: a crossover, repeated measures, randomized controlled trial[J]. J Orthop Sci, 26(6): 953-961.

Tanaka A, Nguyen H, Dhillon J S, et al. 2021. Reappraisal of the role of motor and somatosensory evoked potentials during open distal aortic repair[J]. J Thorac Cardiovasc Surg, S0022-5223(21): 01231-01239.

Tapia G I, Esteve S V, Moreno G F, et al. 2019. Thermotherapy: improving the vascular access cannulation procedure[J]. J Vasc Access, 20(4): 386-391.

Tremback-Ball A, Gherghel E, Hegge A, et al. 2018. The effectiveness of biofeedback therapy in managing bladder bowel dysfunction in children: a systematic review[J]. J Pediatr Rehabil Med, 11(3): 161-173.

Unger J, Chan K, Scovil C Y, et al. 2019. Intensive balance training for adults with incomplete spinal cord injuries: protocol for an assessor-blinded randomized clinical trial[J]. Phys Ther, 99(4): 420-427.

Vaamonde-Lorenzo L, Cuenca-Gonzalez C, Monleon-Llorente L, et al. 2019. Piezoelectric focal waves application in the treatment of plantar fascitis[J]. Rev Esp Cir Ortop Traumatol (Engl Ed), 63(3): 227-232.

Vaillancourt S, Coulombe-Leveque A, Fradette J, et al. 2021. Combining transcutaneous electrical nerve stimulation with therapeutic exercise to reduce pain in an elderly population: a pilot study[J]. Disabil Rehabil, 43(15): 2141-2148.

Voytenkov V B, Ekusheva E V, Bedova M A, et al. 2021. Transcranial magnetic stimulation for tinnitus treatment[J]. Vopr Kurortol Fizioter Lech Fiz Kult, 98(5): 74-79.

Wang H, Zhang C, Gao C, et al. 2017. Effects of short-wave therapy in patients with knee osteoarthritis: a systematic review and meta-analysis[J]. Clin Rehabil, 31(5): 660-671.

Wang Z R, Ni G X. 2021. Is it time to put traditional cold therapy in rehabilitation of soft-tissue injuries out to pasture?[J]. World J Clin Cases, 9(17): 4116-4122.

Wen Y, Zhang X, Lan W, et al. 2022. Effects of cardiac rehabilitation on cardiac function and quality of life in patients with ischemic nonobstructive coronary artery disease and diabetes mellitus[J]. Biomed Res Int, 2022: 3487107.

Xie G, Wang T, Jiang B, et al. 2019. Effects of hydrokinesitherapy on balance and walking ability in stroke survivors: a systematic review and meta-analysis of randomized controlled studies[J]. Eur Rev Aging Phys Act, 16: 21.

Xie Y J, Wang S, Gong Q J, et al. 2021. Effects of electromyography biofeedback for patients after knee surgery: a systematic review and meta- analysis[J]. J Biomech, 120(3): 110386.

Yaman Aktaş Y, Durgun H, Durhan R. 2021. Cold therapy and the effect on pain and physiological parameters in patients recovering from spine surgery: a randomized prospective study[J]. Complement Med Res, 28(1): 31-39.

Yang S, Hu F, Wang D, et al. 2019. Analysis and study in testing of infrared therapy equipment[J]. Zhongguo Yi Liao Qi Xie Za Zhi, 43(3): 217-219.

Yapuncich G S, Granatosky M C. 2021. Footloose: articular surface morphology and joint movement potential in the ankles of lorisids and cheirogaleids[J]. Am J Phys Anthropol, 175(4): 876-894.

Ye D, Chen C, Wang Q, et al. 2020. Short-wave enhances mesenchymal stem cell recruitment in fracture healing by increasing HIF-1 in callus[J]. Stem Cell Res Ther, 11(1): 382.

Yoo H J, Lee S, Kim J, et al. 2019. Development of 3D-printed myoelectric hand orthosis for patients with spinal cord injury[J]. J Neuroeng Rehabil, 16(1): 162.

Zhang D, Geng H, Cao L, et al. 2022. Clinical and electrophysiological features of chronic motor axonal neuropathy[J]. J Clin Neurophysiol, 39(4): 317-323.

Zhao N, Sun W, Xiao Z, et al. 2022. Effects of transcranial direct current stimulation on poststroke dysphagia: a systematic review and meta-analysis of randomized controlled trials[J]. Arch Phys Med Rehabil, 103(7): 1436-1447.

Zhao Z Q, Lei G X, Li Y L, et al. 2018. Neurofeedback therapy in the treatment of tinnitus[J]. Lin Chung Er Bi Yan Hou Tou Jing Wai Ke Za Zhi, 32(3): 233-236.

Zhou Y, Chia H W A, Tang H W K, et al. 2021. Efficacy of low-level light therapy for improving healing of diabetic foot ulcers: a systematic review and meta-analysis of randomized controlled trials[J]. Wound Repair Regen, 29(1): 34-44.

Zhu F, Shan W, Lv R, et al. 2020. Clinical characteristics of GAD 65-associated autoimmune encephalitis[J]. Acta Neurol Scand, 142(3): 281-293.